中药配方颗粒
标准汤剂与质量标准研究

（第二册）

名誉主编　陈映龙　杨文明　兰青山
主　　编　程学仁　沈斌斌　魏　梅
副主编　黄掌欣　孙冬梅　刘燎原　陈向东　罗文汇
编　　委（按姓氏笔画排序）

丁　青　马彩玲　王　超　王闽予　毛福林　方朝缵　邓　韬　邓立萍
邓涼友　叶瑞莲　冯艳妮　邢菊玲　毕晓黎　朱德全　刘　勇　刘远俊
刘晓琳　刘晓霞　刘潇晗　江洁怡　孙宜春　严玉晶　巫志强　李秀枝
李国卫　李定发　李勇才　李振雨　李惠馨　杨　丽　杨晓东　吴文平
邱韵静　何广铭　何民友　何嘉莹　宋　叶　张　正　张志鹏　陈万发
陈江平　陈铭恩　范耀耀　林　晗　林伟雄　林碧珊　罗文汇　罗宇琴
冼少华　庞　伟　官永河　赵书运　胡绮萍　钟春林　钟春琳　胥爱丽
秦　升　索彩仙　贾小舟　徐　敏　高永坚　唐　柏　黄　瑶　黄上书
黄小丹　黄昌杰　黄贵发　曹斯琼　梁　慧　梁志毅　彭劲源　鲁　云
童培珍　曾昭君　谢志辉　蔡林泰　蔡秋漫　谭斯尹　樊　化　潘礼业
霍文杰

人民卫生出版社
·北京·

版权所有，侵权必究！

图书在版编目（CIP）数据

中药配方颗粒标准汤剂与质量标准研究. 第二册 /
程学仁，沈斌斌，魏梅主编. —北京：人民卫生出版社，
2023.3

ISBN 978-7-117-34129-5

Ⅰ. ①中… Ⅱ. ①程… ②沈… ③魏… Ⅲ. ①中草药
－配方－颗粒剂－标准－研究②饮片－汤剂－中药炮制学
－标准－研究③中药材－质量标准－研究 Ⅳ. ①R286
②R283.64③R282.7

中国版本图书馆 CIP 数据核字（2022）第 229377 号

| 人卫智网 | www.ipmph.com | 医学教育、学术、考试、健康，购书智慧智能综合服务平台 |
| 人卫官网 | www.pmph.com | 人卫官方资讯发布平台 |

中药配方颗粒标准汤剂与质量标准研究（第二册）
Zhongyao Peifang Keli Biaozhun Tangji yu
Zhiliang Biaozhun Yanjiu（Di-er Ce）

主　　编：程学仁　沈斌斌　魏　梅
出版发行：人民卫生出版社（中继线 010-59780011）
地　　址：北京市朝阳区潘家园南里 19 号
邮　　编：100021
E - mail：pmph @ pmph.com
购书热线：010-59787592　010-59787584　010-65264830
印　　刷：保定市中画美凯印刷有限公司
经　　销：新华书店
开　　本：787×1092　1/16　印张：41
字　　数：998 千字
版　　次：2023 年 3 月第 1 版
印　　次：2023 年 4 月第 1 次印刷
标准书号：ISBN 978-7-117-34129-5
定　　价：175.00 元
打击盗版举报电话：010-59787491　E-mail：WQ @ pmph.com
质量问题联系电话：010-59787234　E-mail：zhiliang @ pmph.com
数字融合服务电话：4001118166　　E-mail：zengzhi @ pmph.com

中药配方颗粒是中药汤剂剂型改革的产物，较适合现代人的生活方式，深受广大医生和患者的喜爱。然而，中药配方颗粒失去了中药饮片的外形，与中药饮片"质同形不同"，因此，对中药配方颗粒真伪优劣的评价十分重要。广东一方制药有限公司从 1992 年开始研究中药配方颗粒，一直深耕中药配方颗粒行业，不断提升产品质量，打造"一流标准"引领行业的技术发展。

2016 年，国家药典委员会公布《中药配方颗粒质量控制与标准制定技术要求（征求意见稿）》后，2019 年底，广东一方制药有限公司就将历时 4 年研究的品种资料汇集为《中药配方颗粒标准汤剂与质量标准研究》（第一册）出版，为广大开展中药配方颗粒标准研究的科研工作者提供了参考。时隔 2 年，现在又看到《中药配方颗粒标准汤剂与质量标准研究》（第二册）即将出版，我从编者的介绍中也了解到，广东一方制药有限公司组织了强大的科研团队专门开展国家标准研究，目前已经完成 200 多个品种的国家标准研究，研发能力之强、工作效率之高值得称赞。

我有幸先行阅读本书，本书沿用了第一册的体例，但研究的品种均为动物药，我阅读本书的感受可以用"新、严、广"三个字进行概括。"新"主要体现在先进技术首次在中药配方颗粒中应用。例如蛋白质组学技术，由于动物类中药研究基础比较薄弱，目前的药材标准都比较简略，例如自从《中华人民共和国药典》（简称《中国药典》）2000 年版收载了阿胶药材标准，运用特征多肽的测定解决了动物药水提取后真伪鉴别的问题，之后两版《中国药典》中也没有胶类之外的动物类中药品种的研究内容。本书介绍了将特征多肽技术应用到中药配方颗粒标准研究中，有效解决了动物类中药配方颗粒的真伪鉴别问题。此外，本书还介绍了将 DNA 分子生物学技术用于鳖甲中药配方颗粒的鉴别研究，研究成果对于多种来源动物药的鉴别具有很高参考价值，对确保动物药来源的准确性有很大意义。"严"主要体现在标准汤剂制备方面的严谨性，如鳖甲的先煎，含量检测指标上采用多种成分测定，并规定了上限、下限等。在有毒有害成分研究方面，开展了重金属、真菌毒素等研究。"广"主要体现在品种选择上，本书选择了临床常用的滋补、消食、活血化瘀和解表药物，选择的品种具有代表性，并且对部分品种开展了相关的药理研究，为今后运用现代科学解读动物药作用原理打下基础。

　　动物药是中医临床用药的特色之一，其作用是植物药难以替代的。本书对动物类中药配方颗粒开展了探索性的研究，希望相关学者再接再厉，继续更加深入地开展动物药、矿物药研究，推动中药配方颗粒行业的技术创新。

　　是为序。

2022 年 10 月于北京

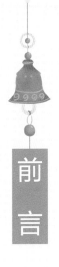

前言

　　中药配方颗粒曾被称为免煎中药、免煎饮片、中药饮片精制颗粒、单味中药浓缩颗粒等。2001 年 6 月，经国家药品监督管理局组织专家讨论，正式定名为"中药配方颗粒"，明确隶属于中药饮片管理。

　　中药配方颗粒是对中药饮片的补充，2001 年国家药品监督管理局颁布的《中药配方颗粒管理暂行规定》明确了"中药配方颗粒将从 2001 年 12 月 1 日起纳入中药饮片管理范畴"；2016 年 8 月国家药典委员会颁布《中药配方颗粒质量控制与标准制定技术要求（征求意见稿）》，"中药配方颗粒是对传统中药饮片的补充"已逐渐被行业所认可。中药配方颗粒的标准化和规范化研究被列入科学技术部等八部委制定的《中药现代化发展纲要》（2002 年至 2010 年）和国务院印发的《中医药发展战略规划纲要（2016—2030 年）》，足以体现国家对中药配方颗粒发展的重视和对中药配方颗粒发展意义的认可。

　　广东一方制药有限公司（以下简称"一方制药"）在 30 年的发展历程中，承担了科技部、国家中医药管理局、广东省科学技术厅、广东省发展和改革委员会等部门有关中药配方颗粒的多项重大科技攻关项目，在中药配方颗粒原料药材的入选标准、制备工艺、成品的质量标准、稳定性、安全性评价和临床应用等方面，进行了深入、系统和开拓性的研究，解决了中药配方颗粒产业化关键技术难题，形成了一份厚重的有关生产制造、质量控制的技术成果和技术积淀。

　　我国中药配方颗粒一直处于试点阶段，目前尚没有明确而统一的国家中药配方颗粒标准。本书是一方制药在参与中药配方颗粒国家标准研究过程中，结合企业内控标准，对中药配方颗粒进行规范性质量控制研究的部分研究成果。随着中药配方颗粒国家标准的不断推进，今后中药配方颗粒将逐渐规范化和标准化，故此，本书在编排上考虑兼顾中药配方颗粒未来发展。

　　本书系统总结了 30 年来中药配方颗粒研究的相关成果，特别针对中药配方颗粒标准汤剂与质量标准研究，以及相应的制定过程进行详细的描述，为从事中药配方颗粒研发的专业人员提供参考。本书为丛书，后续图书也将陆续推出。由于编者水平有限，加之时间仓促，书中难免出现差错和不足之处，希望广大读者和同仁提出宝贵意见，以便修订提高。我们希望本书所介绍的中药配方颗粒研究成果具有推广应用价值，并能够促进中药配方颗粒研究领域的快速发展。

程学仁　沈斌斌　魏　梅

2022 年 6 月

目录

第一章

动物药研究概况

中华民族文化源远流长,中医药文化根植于中华民族传统文化,源于"天人合一"的思想,在传承中得到不断的完善与发展,是关乎生命与疾病的文化,是体现中医药本质与特色的精神文明和物质文明的总和。中药即中医用药,为我国传统中医特有药物,是在中医药理论指导下,用于预防、治疗、诊断疾病并具有康复与保健作用的物质。中药主要来源于天然的植物、动物、矿物及其加工品。由于中药以植物药居多,故有"诸药以草为本"的说法。动物药在历代本草记载中所占比例虽较植物药小,但以其"血肉有情"之性,在疾病治疗中体现出重要价值,是中药不可或缺、不能被遗漏和忽略的部分。

动物药虽自古就有应用,但现代对其系统研究较植物药起步晚,自20世纪60年代初,拥有现代分类学知识的学者和专家,开始对动物药进行整理研究,历经20余年,将其研究成果汇编于《中国药用动物志》《中国动物药》《中药志》等著作中,在此整理过程中也发现了诸多问题,如本草记载与临床应用不符、同名异物、同物异名、假伪品泛滥等状况。20世纪80年代初,对动物药的研究开始转向实验室研究阶段,此阶段主要从生药、化学、药理、养殖等方面对动物药进行研究,至20世纪90年代,开始将一些有研究基础的动物药转化为产品。

动物药是指以动物的整体或动物体的某一部分、动物体的生理或病理产物、动物体的加工品等供药用的一类中药。包括动物的干燥全体,如全蝎、蜈蚣、斑蝥、土鳖虫等;除去内脏的动物体,如蚯蚓、蛤蚧、蛇类中药等;动物体的某一部分,如石决明、牡蛎、哈蟆油、龟甲、鸡内金、鹿茸等;动物的分泌物,如麝香、蟾酥等;动物的排泄物,如五灵脂、蚕沙等;动物的生理或病理产物,如蝉蜕、珍珠、牛黄、马宝等;动物体某一部分的加工品,如阿胶、鹿角胶等。

第一节　动物药药用历史

一、古籍中关于动物药的记载

远古时期人类散乱而居,狩猎而生,但也对自然保持敬畏,因此会将某种动物或自然物当作图腾，相信人与自然界的动物是同源的。人们将某些动物来源的物质涂抹在身上，甚至吞食动物的脏器或其他象征物，希望能替代有病的器官和增强力量，这是人类对动物作药用的初认识。

文字的出现，意味着人类走出了结绳记事的洪荒时代。出土于殷墟的商代占卜用文字——甲骨文，记载了许多疾病，如耳鸣、龋齿、失明、下痢、寄生虫病、产妇疾病等20余种；记载植物10余种；记载动物40余种，其中包括一些现代供药用的动物，如麝、犀牛、蛇、蝎、虫类、贝类，但未见明确的药用记载。在非医用古籍中，也有关于动物药的记载，如《周礼》记载"五药"，汉代郑玄将其解释为"五药，草木虫石也"。据相关研究，我国历代应用的动物类药有150万余种，其中节肢动物占70%左右，因此以草作为植物药的代表，以虫作为动物药的代表是合乎逻辑的。成书于春秋时期的《诗经》也记载了大量的动物和植物，据不完全统计，诗经中载植物178种、动物160种，动物中包括虫类28种、鱼类18种、鸟类43种、兽类71种。其中有部分动植物虽然未明言医疗功效，但在现代属于常用中药，如"七月蟋蟀"即指蟋蟀。

《山海经》中也有不少动物和植物的记载，其中部分记载了明确的医疗功效，如赤鱬"食之不疥"，臷羊"其脂可以已腊"（指外治皮肤皲），鹿蜀"佩之宜子孙"，数斯"食之已瘿"，鳛鱼"食之无疫"，虎蛟"食者不肿，可已痔"，肥遗"食之已疠，杀虫"等。可见，当时对药物的认识逐渐已丰富起来。

二、本草古籍中关于动物药的记载

古代医家对药物的认识从"药"到"方"到"本草"，随着用药知识及经验的积累，"本草"作为药物的内容开始出现在历代的文字记载中。"本草"一词始见《汉书》载："方士、使者、副佐、本草待诏，七十余人皆归家。"唐代颜师古将其解释为："本草待诏，谓以方药、本草而待诏者，盖官名也。"即"本草待诏"为古代的一种官职。药物从"药"到"方"到"本草"的发展，既是先秦时期医家对药物认知和利用的阶段，也是药物自上而下逐步得到官方认可的阶段。

在古代"本草"既指药物，也指记载药物的专著。我国现存最早的药学类专著《神农本草经》载药365种，动物药有67种，同时按"三品分类"将67种动物药分于三品之列，上品载动物药11种，中品载动物药24种，下品载动物药32种。随着政府及医家对药物的重视以及利用，历代本草古籍中对动物药的记载也逐渐增多。表1-1-1为历代本草古籍动物药的记载情况。

表 1-1-1　历代本草古籍对动物药的收载情况

时间	名称	载药总数（种）	动物药（种）	动物药占比（%）
东汉	《神农本草经》	365	67	18.36
南北朝	《本草经集注》	730	113	15.48
唐	《新修本草》	850	128	15.06
五代十国	《海药本草》	124	19	15.32
宋	《证类本草》	1 746	194	11.11
元	《汤液本草》	280	29	10.36

续表

时间	名称	载药总数（种）	动物药（种）	动物药占比（％）
明	《本草品汇精要》	1 815	337	18.57
	《本草蒙筌》	448	78	17.41
	《本草纲目》	1 892	444	23.47
清	《本草备要》	400	75	18.75
	《本经逢原》	700	192	27.43
	《本草从新》	720	142	19.72
	《本草纲目拾遗》	921	160	17.37

由表 1-1-1 可知，动物药在历代本草古籍中的占比在 10%～30% 之间，明代以前动物药在本草古籍中的占比在 10%～15% 之间，自明代起动物药的占比较明代以前有所增加，占比均高于 17%。作为本草古籍的组成部分，动物药所占比重虽不及植物类中药大，但其药用价值在漫长的历史演变中并不曾消失，而是成为中医药文化不可或缺的部分，弥足珍贵。

"食疗法"的应用自古沿用至今，如周朝所设"医食"；《素问·脏气法时论》载"毒药攻邪，五谷为养，五果为助。五畜为益，五菜为充，气味合而服之，以补精益气"，指出疾病治疗除了应用药物外，还需助以食物，才可达到扶正祛邪、标本兼治的效果。远古人类以食用动物维持生存，如前文所述，先古人类食用动物脏器或其象征物，以此希望能增强自生力量或替代有疾病的器官。《黄帝内经》中所说的"以形补形"可能源于此。成书于唐代开元年间的食疗专著《食疗本草》，该书对 260 种药物进行了药食两用的记载，收载了动物药 85 种，其中关于动物脏器疗法与藻菌类食疗作用的记载引人注目。此外，还有其他著作中也有动物除作药用还兼食疗性质的记载，如晋代《肘后备急方》用牛乳、羊乳治疗脚气，南北朝《（释）僧深药方》用鹿靥治疗瘿瘤；唐代《备急千金要方》用牛、羊、鸡、猪等多种动物的肝脏治疗夜盲症；唐代《本草拾遗》用人胞（胎盘）作为补益调经药等。

三、医籍中关于动物药的记载

治疗某种疾病所用的"方"可体现其收录的药物是如何被利用的，如马王堆出土的《五十二病方》《养生方》《杂疗方》等。不过这些方中的药物一般只有药名而无等级，注重合药诊疗的实践过程，而非对药物本身的记载。而动物药的记载在这些医籍中同样可以见到，我国现存最早的医方著作《五十二病方》中就有不少在治疗疾病时应用动物药的记载。如治疗外伤出血时应用白鸡毛和人发，烧成灰，取百草霜合之，蜜合为丸，温酒服用。载"燔白毛及人发，冶（各）等。百草末八灰，冶而以蜜为丸，伤者毁一垸（丸），温酒一（杯）中，饮之"；在治疗金刃所伤的药物治疗用方中，动物药也有应用。载："令金伤毋痛方，取鼢鼠，干而冶；取彘鱼，燔而冶；薪（辛）夷、甘草各与鼢鼠等，皆合挠，取三指最（撮）一，入温酒一杯中而饮之。不可，财（裁）益药，至不痛而止，令。"成书于东汉时期的临床诊疗专著《伤寒杂病论》也记载了相当多的动物药在疾病中的应用，如抵当丸中的水蛭、虻虫，文蛤散中的文蛤，大陷胸汤、猪肤汤、蜜煎导中的白蜜，白通加猪胆汁汤、通脉四逆加猪胆汁汤、猪胆汁方中的猪胆汁，牡蛎泽泻汤中的牡蛎，苦酒汤中的鸡子，黄连阿胶汤中的鸡子黄，桂枝甘草龙骨牡蛎汤、柴胡加龙骨牡蛎汤中的龙骨、牡蛎，黄连阿胶汤、炙甘草汤、猪苓汤中的阿胶，猪肤汤中的猪肤，白通加猪胆汁汤方中的人尿等。随着各医家对药物应用经验的积累，动物药也更多地应用于疾病治疗中。清代，温病学派大家叶天士对动物药的应用极为频繁，已达到炉火纯青的地步。对于久虚，元气不足者，如虚损、疟利、淋带、崩漏、痿癖等病，叶氏喜用血肉有情之品以填滋，常用紫河车、坎炁、羊肉等培元纳气；阿胶、鳖甲胶、鱼鳔胶、河车胶、龟甲、海参、鹿角胶、乌骨鸡、鹿角胶、淡菜、鸡子黄补肾填精；羊脊髓、猪脊髓、牛脊髓、羊胫骨、羊肾、虎骨、鹿筋胶等壮骨填髓；燕窝、鸡子白润肺宁心；麝香开窍通络；人乳、牛乳、天霞膏（牛肉）、鸡内金、猪肚丸扶中益胃；乌贼骨、鹿角胶、牛角腮、鲍鱼汁等固崩止带；乌骨鸡、阿胶、鹿茸、鹿角胶、龟甲、羊肉等补气养血；牡蛎、穿山甲软坚散结；阿胶、鸡子黄、鳖甲、牡蛎、龟甲、蚌水凉血退蒸等。

第二节 动物药现代研究概况

一、《中华人民共和国药典》（2020 年版）动物药的应用

2020 年版《中华人民共和国药典》（简称《中国药典》）所载动物药名录：无脊椎类有九香虫、五倍子、冬虫夏草、虫白蜡、全蝎、桑螵蛸、斑蝥、蜈蚣、蜂蜜、蜂蜡、蜂房、蝉蜕、僵蚕、土鳖虫、地龙、水蛭、瓦楞子、石决明、牡蛎、珍珠、珍珠母、蛤壳；脊椎类有海马、海龙、海螵蛸、乌梢蛇、金钱白花蛇、哈蟆油、蛇蜕、蛤蚧、蕲蛇、蟾酥、鳖甲、龟甲、鸡内金、牛黄、水牛角、水牛角浓缩粉、猪胆粉、鹿角、鹿角霜、鹿茸、麝香、血余炭、紫河车。

二、动物药化学成分研究概况

与化学药物单一成分、单一靶点的特点相比，中药化学成分复杂而多样，因此在阐明中药的药效物质基础、探索中药防治疾病原理的过程中，对中药化学成分的研究是至关重要的。我国动物药化学成分研究早在北宋时期就有记载，如《苏沈良方》中记载的用皂苷沉淀甾体的方法提取性激素结晶。目前，已知动物药的化学成分主要有蛋白质、多糖、氨基酸、核苷等大分子化合物。在长期的化学成分研究过程中，已从各动物体中得到具有代表性的化合物，如蟾蜍中的中华蟾蜍精、蟾蜍它灵、蟾蜍灵、远华蟾蜍精、嚏根草苷元、去乙酰华蟾蜍精、去乙酰蟾蜍它灵，水蛭中的水蛭素、肝素、组胺、吻蛭素，胆类动物药中的胆汁酸、胆红素等化合物，河豚中的河豚毒素。现代研究显示，动物体类有毒成分多为多肽类成分，如全蝎中蝎毒、蜈蚣中的蜈蚣毒以及蕲蛇中的蛇毒成分等。

三、动物药质量评价研究概况

控制中药的质量是保证临床用药安全及有效的重要途径。由于动物药的主要成分为蛋白质等大分子化合物，因此目前在其质量控制上与常规的化学分析大不一样。动物药在真伪鉴定、含量及安全性质量控制方面的研究还相对薄弱，很多还停留在传统经验鉴别、显微鉴别上，理化鉴别方法也停留在蛋白质层面，主要是一些氨基酸成分反应，缺乏针对性、专属性，对动物药的有效性成分和安全性研究很少。表 1-2-1 为《中国药典》2020 年版所收载的主要动物药的质量控制方法。

表 1-2-1　《中国药典》2020 年版主要动物药质量控制方法

动物药	性状	鉴别	检查	浸出物	含量测定	生物评价
九香虫、土鳖虫、地龙、全蝎、僵蚕	+	+	+	+	−	−
龟甲、蛤蚧	+	+	−	+	−	−
鸡内金、蜈蚣	+	+	+	+	−	−
金钱白花蛇	+	−	−	+	−	DNA 分子鉴定
人工牛黄、体外培育牛黄	+	+	−	−	胆酸、胆红素	−
五倍子	+	+	+	−	没食子酸、鞣质	−
水蛭	+	+	−	−	−	凝血酶原滴定
冬虫夏草	+	+	+	−	腺苷	−
牡蛎、海螵蛸、蛤壳	+	+	−	−	碳酸钙	−
石决明	+	+	+	−	碳酸钙	−
龟甲胶、阿胶、鹿角胶	+	+	+	−	L- 羟脯氨酸、甘氨酸、丙氨酸、L- 脯氨酸	−
鹿茸、海马、水牛角、羚羊角	+	+	−	−	−	−
珍珠、珍珠母、哈蟆油	+	+	+	−	−	−
斑蝥	+	+	+	−	斑蝥素	−
蟾酥		+	+	−	华蟾酥毒基、脂蟾毒配基	−
麝香	+	+	+	−	麝香酮	−
蕲蛇、乌梢蛇	+	+	−	+	−	DNA 分子鉴定

随着生物技术及现代仪器分析技术的飞速发展，动物药质量分析取得了突破性进展。目前，大部分研究者主要通过来源鉴定、化学成分分析、生物活性、安全性评价这四个方面来完成动物药整体的质量评价。

（一）性状鉴别法

性状鉴别法是指从动物药本身的表面和断面特征或专属性的性状特征来鉴别真伪和质量优劣的方法，是鉴别动物药最基本的方法之一，也是早期作为鉴别药物真伪的主要方法。如朱华等建立的"18 种真伪蛤蚧性状鉴定检索表"为蛤蚧的鉴别提供了较系统、简便的方法。陈吉言等对 106 份豹骨混伪品的骨骼进行鉴别，发现正品豹骨骨骼特征相对稳定。黄泽崧等通过蛇的鼻骨、毒牙及枢椎的形态特征鉴别了 13 种去皮蛇类药材，并列出了骨骼检索表，其后又对 40 种蛇类的骨骼进行了鉴别研究。

（二）显微鉴别

由于动物药组织复杂，显微镜用于动物药鉴别领域受到一定的影响和限制，起步较晚，发展较慢。徐国均主编的《中药材粉末显微鉴定》中详细介绍了乌梢蛇、蕲蛇、地龙、全蝎、海马、鹿茸、蛤蚧等 16 种动物药的粉末特征。王志远等采用数码成像技术结合显微测量法对鞭类药材进行鉴定，发现残留毛髓干比是具有一定意义的鉴别指数。近年，扫描电镜也逐渐被应用于鉴别研究中，如蛇类、燕窝、麝香等的鉴别。

（三）理化鉴别

理化鉴别也是传统鉴别方法之一。由于动物药的化学成分复杂，而且大部分有效成分目前还不是很清楚，所以一般理化鉴定只作为辅助的鉴别方法。正品熊胆细粉在 365nm 荧光下显黄白色荧光，伪品则显棕黄色荧光；燕窝于 365nm 灯下显微蓝白色，而燕窝丝、燕窝球等加工品多显绿白色、蓝紫色或灰绿色；正伪品蜂蜜可通过茚三酮显色法鉴别；通过三氯乙酸沉淀法与双缩脲比色法可对水蛭提取液中总蛋白含量进行测定；鹿茸中的水溶性蛋白质可通过 Folin 酚试剂法进行测定，其不同部位的鹿茸片可通过考马斯亮蓝法进行测定。

（四）光谱法

光谱法主要有红外光谱法、紫外分光光度计法、核磁共振法、X 射线衍射 Fourier 谱法，具有取样量小、快速、简便和准确等特点，可检测一种或几种小分子成分及其总量。唐惠英等采用傅里叶变换红外光谱法（FTIR）对 4 种胶类动物药进行鉴别，结果显示，FTIR 法可有效鉴别鹿茸、鹿角、羚羊角、水牛角之间的差异。王永生通过紫外谱线组法，比较其紫外吸收峰形状、紫外特征吸收峰和一阶导数特征吸收峰，有效鉴别出哈蟆油正伪品差异。路大勇等应用 X 射线衍射法对西藏冬虫夏草和市售冬虫夏草鉴别，发现西藏冬虫夏草的甘露醇含量比市售冬虫夏草高 31%，且甘露醇晶体结晶相不同于人工合成甘露醇。陈罡等采用核磁共振技术对野生冬虫夏草、冬虫夏草野生抚育品及冬虫夏草伪品进行测定，建立了冬虫夏草的特征指纹图谱，可用于冬虫夏草的鉴别及质量评价。

（五）色谱法

1. 薄层色谱　薄层色谱法是色谱法中应用广泛的方法之一，刘春花等应用薄层色谱法对动物药羊胆水进行定性研究，结果显示羊胆水药材的薄层色谱斑点清晰，与对照药材羊胆粉主斑点一致。林锦峰等对 8 批动物药竹蜂进行薄层鉴别，可用于竹蜂的真伪鉴别。

2. 高效液相液相色谱法　高效液相色谱法是 20 世纪 60 年代末至 70 年代初发展起来的一项新技术，具有分离效率高、分析速度快、灵敏度高、易于实现自动化等特点，是现代科学分离分析物质的重要手段之一，在动物药及其制剂的应用中多用于含量测定及指纹图谱研究。顾念念等采用柱前衍生 -HPLC 法对水蛭的指纹图谱及其 16 种氨基酸含量测定进行研究，结果显示该方法准确，重复性好，可全面反映水蛭药材的氨基酸信息。周恒等应用 HPLC 法建立了可有效测定沪地龙中 7 种核苷类成分的方法。王海澍应用 HPLC 法准确测定了牡蛎中牛磺酸的含量，且通过实验证明该方法具有良好的专属性。宋佳等应用柱前衍生化 HPLC 法比较梅花鹿茸和马鹿茸多糖的单糖组成和含量的差异，发现梅花鹿茸和马鹿茸多糖的单糖组成种类相同，但组成比例不同，且梅花鹿茸多糖含量和提取率高于马鹿茸。廖彭莹等应用柱前衍生化 HPLC 法分析鳖甲生品和制品中氨基酸的组成和含量，该方法可较好地将 18 种氨基酸成分分离，且准确测定 16 种氨基酸的含量。

3. 气相色谱法　气相色谱法广泛应用于中药材及中成药挥发性成分分析，在动物药中也有应用。徐爱仁等应用 GC 法比较羚羊角及其混伪品中脂质类化学成分，分析混伪品之间的差异，发现 47 个色谱峰中 3 个含量大于 5% 的共有峰可作为羚羊角的鉴别指标。李晓蒙等应用气相色谱法建立了准确、可靠的斑蝥特征图谱，其共有峰相似度均达到 0.9 以上。丁娟等应用气相色谱法建立养殖麝香、天然麝香和人工麝香的气相色谱指纹图谱，方法精密度、重复性、稳定性好，可作为麝香药材的整体质量评价指标。

4. 联用技术　目前所应用的联用技术有二维液相色谱、高效液相色谱 - 质谱联用、气相色谱 - 质谱联用以及新的高效通用检测器如蒸发光散射检测器等分析技术。陆雨顺等应用高效液相色谱 - 串联四极杆 - 静电场轨道阱 - 线性离子阱质谱法准确测定炒鸡内金中 7 种杂环胺类物质。裴一静等应用超声酶水解提取 / 高效液相色谱 - 原子荧光光谱联用法测定动物源性中药中的砷形态，此方法样品提取简便、样品测定精密度好、准确率高。藏彬如等应用超高效液相色谱串联三重四极杆质谱法建立测定梅花鹿茸中总游离氨基酸与游离氨基酸含量的方法，可用于梅花鹿茸的品质评价。焦安妮等应用高效液相色谱 - 串联质谱法建立测定干蟾皮中华蟾酥毒基和酯蟾毒配基的方法，可满足干蟾皮有毒物质分析的需要。王峰等应用高效液相色谱 - 三重四极杆质谱法有效检测益血生胶囊中阿胶、龟甲胶和鹿角胶。张怡欣等应用超高效液相色谱串联电喷雾式检测器技术建立熊胆粉特征指纹图谱，该方法解决了胆汁酸类化合物检测困难、化学信息不足、耗时长等问题，可作为熊胆粉药材的质量控制评价指标。

（六）生物鉴定法

1. 电泳鉴别技术　电泳鉴定技术是利用各种动物药中所含不同的带电荷组分在同一电场下泳动距离差异来分离鉴定的，主要取决于组分净电荷和分子量的大小。目前动物药研究中所用到的技术主要有蛋白质 SDS- 聚丙酰胺凝胶（SDS-PAGE）电泳技术和高效毛细管电泳法（HPCE）等，蕲蛇、地龙、土鳖虫、蜈蚣、金钱白花蛇、乌梢蛇、蛤蚧、鸡内金等动物药建立了毛细管电泳指纹图谱。张朝晖等首次采用高效毛细管电泳法对 12 种海龙、海马类药材进行鉴别研究，该方法可有效将两者区分，且速度快、分辨力强、重现性好。王勇等应用胶束电动毛细管电泳法对熊胆、鸡胆、鸭胆与狗胆进行鉴别，发现熊胆及鸡胆、鸭胆与狗胆中胆汁酸的含量存在明显差异。陈振江等采用 SDS-PAGE 电泳技术测定蝮蛇、乌梢蛇、金钱白花蛇、人工牛黄、鹿蹄筋及其伪品的主要蛋白相对分子质量，可为其及相关制剂生产提供质量控制的参考。周莹等应用 SDS-PAGE 考察自制、市售及麸炒僵蚕蛋白分析，发现生品僵蚕和麸炒僵蚕之间，自制僵蚕和市售僵蚕之间的蛋白条带存在差异。

2. DNA 条形码技术　DNA 条形码技术是指通过使用一段标准的、有足够变异的、易扩增且相对较短的 DNA 片段进行快速、准确的物种鉴定。动物药 DNA 条形码研究以 CO I 序列为主要序列，必要时以 ITS2 为辅助序列。肖凌选用 ITS2、CO I、12SrRNA、16SrRNA 序列对菲牛蛭、棒文牛蛭、光润金线蛭、八目石蛭、宽体金线蛭、尖细金线蛭、日本医蛭、日本山蛭等八个品种鉴别，通过比对 PCR 扩增效率、种间与种内差异、候选序列鉴定效率，建议使用 CO I 及 12SrRNA 联合序列作为医蛭的鉴别序列。张红印等以 CO I 条形码为基础，通过序列比对和邻接树的构建，准确鉴别 50 份样品中蜈蚣的正品及伪品。Taeman HAN 等通过 CO I 条形码鉴别来自韩国的药用蜈蚣 *Scolopendra subspinipes mutilans* L.Koch.1878，其作为一个独立物种，物种间遗传距离 >13.87%，在种内水平上，来源于韩国的蜈蚣与中国大陆的蜈蚣分为一支，来源于中国台湾与日本的蜈蚣为另一支。

四、动物药药理作用研究概况

药理研究是为了阐明药物作用及作用机制、改善药物质量、提高药物疗效、防治不良反应提供理论依据，其任务是将药理学基本理论转化为临床用药技术，即将药理效应转化为实际疗效。随着人们对动物药的重视，动物药药理作用得到更广、更深入的研究。

（一）攻毒散结类动物药

攻毒散结类动物药包括蜈蚣、全蝎、斑蝥，主要药理作用为抗肿瘤。山倩以蜈蚣、全蝎为研究对象，探讨其干预肺腺癌侵袭转移的相关机制，结果表明，蜈蚣、全蝎可能通过调控PHD2/HIF-1α信号通路，干预VEGF、MMP-2的含量，抑制肿瘤血管生长，调控肿瘤微环境异质性，达到抑制肺腺癌侵袭转移的目的。穆震通过研究CTD调控miR-21/PTEN通路抑制黑素瘤细胞增殖的情况，探讨斑蝥潜在的抗肿瘤机制，发现其可能的机制为通过减少miR-21增加PTEN，降低AKT信号通路活性，达到抑制A357细胞增殖的作用。

（二）清热解毒类动物药

清热解毒类动物药有水牛角、牛黄、麝香，主要药理作用为抗炎、抗菌、解热、抗肿瘤等。吴晓莹以水牛角和羚羊角为研究对象，探讨其解热作用，结果表明，羚羊角和水牛角水提液均能抑制发热大鼠血清中TNF-α、IL-1β、IL-6、5-HT、cAMP、PGE$_2$水平的上升，也能抑制发热大鼠下丘脑中cAMP、PGE$_2$水平的上升，具有良好的解热作用。李涓等通过小鼠耳郭二甲苯致炎法和大鼠角叉菜胶致炎法比较人工麝香和天然麝香抗炎效果，结果显示此两者均能有效抑制二甲苯小鼠致耳肿胀和角叉菜胶致大鼠足肿胀，即天然麝香和人工合成麝香抗炎效果无显著差异。刘化侠等发现酶育牛黄抗肿瘤作用的机制可能与抑制PI3K/AKT通路从而促进细胞凋亡有关。

（三）活血化瘀类动物药

活血化瘀类动物药主要有水蛭、土鳖虫、穿山甲、地龙、虻虫，主要药理作用为抗凝血、抗血栓。钟苗等研究宽体金线蛭和菲牛蛭不同炮制品的抗凝活性，发现宽体金线蛭经高温炮制后体内抗凝活性升高；菲牛蛭经高温炮制后体内抗凝活性降低；同时水蛭发挥抗凝作用的途径可能为内源性凝血途径及共同凝血途径。张璇以水蛭、地龙水提液为研究对象，对急性脑梗死模型大鼠尾静脉注射给药探讨其治疗作用，结果显示水蛭、地龙水提液能够明显改善神经功能、缩小脑梗死体积、减轻脑水肿及组织病理变化，对急性脑梗死有明显的治疗作用。杜清华建立HUVEC细胞损伤模型探讨土鳖虫活性成分F2-2抗凝作用，发现其抗凝机制可能与保护血管内皮细胞损伤作用及促纤溶作用有关。

（四）补血滋阴类动物药

补血滋阴类动物药有阿胶、龟甲、冬虫夏草等，主要药理作用为免疫调节、抗氧化等。刘俐以不同剂量的龟甲胶灌胃肾阴虚模型大鼠，结果显示不同剂量的龟甲胶均能显著升高大鼠血清中SOD、GSH-Px、E$_2$水平，降低MDA水平。姜一朴等建立复合血虚模型探讨小分子阿胶抗疲劳、抗氧化及止血作用，结果显示小分子阿胶各剂量组均能显著延长大鼠游泳力竭时间，降低血清MDA、LPO含量，缩短出血时间和凝血时间，逆转延长凝血酶原时间。提示小分子阿胶具有抗疲劳、抗氧化、增强耐力的作用，并有止血的功效。方秋月建立环磷酰胺诱导小鼠肠道损伤模型研究冬虫夏草对损伤肠道的修复作用，发现冬虫夏草可显著改善肠道损伤小鼠肠道黏膜的形态结构，增加IgA分泌细胞数量、sIgA含量和相关免疫细胞含量；调节Th1/Th2和Th17/Treg细胞分化的平衡，提高T细胞向不同亚群CD4[+]和CD8[+]分化，具有显著的肠道免疫活性。

（五）壮阳益肾类动物药

壮阳益肾类动物药有鹿茸、冬虫夏草、海马、蛤蚧等，主要药理作用为抗骨质疏松、雌激素样作用等。漆伟以冬虫夏草水提液灌胃去势骨质疏松模型大鼠，结果显示冬虫夏草可显著降低血清 ALP 和 TRAP 水平,促进骨钙素的分泌,降低 CTX 水平,降低 IFN-γ 水平,显著提高体内雌二醇的水平。表明冬虫夏草能有效治疗因骨强度和骨矿含量下降引起的骨质疏松症。张胜昌等以蛤蚧醇提液灌胃去势骨质疏松模型大鼠,发现给药组大鼠骨密度显著高于模型组,且成骨细胞中 TGF-β₁ 呈阳性表达。刘颖男等研究酶解鹿茸多肽对成骨细胞增殖分化的影响,发现酶解得到的多肽成分能够促进 OS-732 细胞的分化与增殖。

(六)祛风通络、息风止痉类动物药

祛风通络、息风止痉类动物药有蛇类药、全蝎、地龙、僵蚕、羚羊角、蜈蚣、僵蚕等,主要药理作用为抗风湿、镇痛、抗炎、免疫抑制等。杨耀芳等发现牛黄解毒颗粒剂有明显的解热作用,对小鼠二甲苯致耳部水肿、大鼠蛋清引起的足肿胀的炎性水肿模型亦呈现明显的抗炎作用。可显著延长小鼠后足痛阈值,降级醋酸所致的扭体次数,具有明显的镇痛作用。刘芬等发现全蝎水提物可明显提高巨噬细胞吞噬能力与分泌能力,活化巨噬细胞。

(七)化痰定喘类动物药

化痰定喘类动物药有蛤壳、冬虫夏草等,主要药理作用为平喘、镇咳等。蔡毅等采用二氧化硫引咳法和氯化乙酰胆碱致喘法比较蛤蚧定喘丸和蛤蚧定喘胶囊的药效差异,结果显示丸剂和胶囊剂均具有较好的镇咳、平喘作用,且平喘作用更突出。

(八)开窍醒神类动物药

开窍醒神类动物药有麝香、蟾酥、羚羊角,主要药理作用为抗炎和脑保护。王玲等采用大鼠局灶性脑缺血再灌注和蛛网膜下腔出血的动物模型,评价人工麝香对缺血性脑卒中和出血性脑卒中的治疗作用,发现人工麝香对缺血性脑卒中的有效剂量为 10mg/kg,对出血性脑卒中有效剂量为 200mg/kg,提示人工麝香在治疗缺血性脑卒中和出血性脑卒中效果方面存在差异。梁正敏等应用 LPS 诱导 RAW264.7 细胞和小鼠腹腔巨噬细胞建立细胞炎症模型,评估蟾酥体外抗炎作用,结果显示蟾酥水提取物对 LPS 诱导的 RAW264.7 细胞和小鼠腹腔巨噬细胞所分泌的炎症因子 NO、TNF-α、IL-1β 和 IL-6 有明显的抑制作用。

五、动物药临床研究概况

临床应用研究是考察药物是否有效的最直接、最可靠的方法。动物药的临床使用方法是历代医家经过长期的临床实践,用之有效而流传下来的。动物药在临床应用上具有疗效确切、应用范围广、活性强等特点。目前临床上有确切疗效的方剂有安宫牛黄丸、再造丸、梅花点舌丸、紫雪、乌鸡白凤丸、七厘散、万应锭、至宝丹、牛黄降压丸、牛黄清心丸、牛黄解毒丸、龟龄集、局方至宝散、蛇胆川贝液、清开灵等。动物药应用之广不仅在于各种疾病治疗(涉及呼吸、消化、泌尿、神经、风湿免疫、妇科、男科、皮肤科等多系统多学科疾病),也被广泛用作分子工具、检验试剂、高效低毒杀虫剂,其含有的特征成分具有显著的活性,如河豚中含有的河豚毒素,水蛭中含有的水蛭素,蜈蚣、全蝎及蛇类中含有的毒性多肽类成分。

攻毒散结类动物药可用于治疗浊痰、瘀血等结聚而形成的疮疡肿毒、瘰疬结核诸证。现代医学多用于肿瘤、癌症的治疗,如蜈蚣用于治疗肝癌;斑蝥酸钠维生素 B₆ 注射液用于治疗晚期肺癌及晚期肝癌;蟾蜍中蟾蜍毒素可用于治疗肝癌、肺癌、食管癌、直肠癌及白血病,有一定疗效,不良反应发生率低。壁虎内脏的提取液可用于治疗肝癌、食管癌及胃癌。清热解毒类动物药用于治疗里热证,现代临床上用于多种急性传染病、感染性疾病及肿瘤的治疗。活血化瘀类动物药临床上用于各种血瘀证,对心肌梗死和脑梗死有良好的临床疗

效。补血滋阴类动物药可以补益人体气血不足,提高机体免疫力,西医学主要用于治疗再生障碍贫血。壮阳益肾类动物药主治肾阳不足的畏寒肢冷、腰膝酸软、阳痿不举、宫冷不孕等,西医学用于治疗骨科疾病、性激素紊乱、男科疾病、妇科疾病等。如由蜈蚣、全蝎、土鳖虫、地龙、水蛭制成的五虫散可用于治疗化脓性骨髓炎;以蜂房为主要成分的蜂房散可用于治疗骨结核。祛风通络类动物药长于治风,临床上用于治疗风湿疾病。开窍醒神类动物药主要用于各种窍闭神昏证。

六、小结

动物药应用历史悠久,先秦时期,《山海经》中有"何罗之鱼,食之已痛,青耕之鸟,可以御疫"的记载。战国时期,我国最早医方古籍《五十二病方》记载药物 240 余种,其中包括动物药 40 余种,以方记载动物药的应用。动物药本草古籍记载始于《神农本草经》,载药 365 种,其中包含动物药 65 种。其后唐代《新修本草》,载药 850 种,其中包含动物药 128 种;明代《本草纲目》载药 1 892 种,其中包含动物药 461 种。历代本草古籍共载动物药 600 余种。现今,经药用资源普查,《中国中药资源志要》收录药用动物 414 科,879 属,1 574 种,约占全国中药资源总种数 12%。动物药应用,从用之果腹到用之治病,既反映了人类先祖在生存繁衍过程中对药用动物资源的利用程度,又反映了社会进步和文明程度的提升。

动物药其主要成分大多为蛋白质、多糖、核苷等,研究难度较大,基础相对薄弱,致使动物药应用品种混乱,且很难将其各部分成分与药材的功能主治一一对应,进行动物药的质量评价。如何能结合动物药的特点,寻找出符合当前动物药应用实际的品种鉴定与质量检测的方法与指标,是目前动物药品质评价亟待解决的问题。

动物药是我国中药宝库中的重要部分,在中医临床应用上有着一定的潜力,具有疗效高、活性强、应用广、潜力大等优势,也受到国内外学者和消费者越来越多的关注和重视。因此,在保证动物药安全、有效、质量可控的基础上,应进一步发掘其更大的市场潜力,改善动物药与植物类中药相比严重落后的发展局面。

主要参考文献

[1] 马卉.《临证指南医案》动物类药应用浅析[J]. 中国中医药现代远程教育,2011,9(10):89-90.

[2] 朱华,任仁安. 18 种商品蛤蚧原动物及性状的鉴别[J]. 广西中医药,1999,22(1):62.

[3] 张朝晖,徐珞珊. 我国动物类药材鉴定研究进展[J]. 中国中药杂志,1997,22(11):643-645.

[4] 黄泽崧,李振荣,赵丁,等. 10 种去皮蛇类药材的头骨鉴别法[J]. 中国中药杂志,1990(9):5-8,63.

[5] 徐国钧等. 中药材粉末显微鉴定[M]. 北京:人民卫生出版社,1986.

[6] 王远志,李锋,康廷国. 鞭类药材电泳及显微鉴定研究[J]. 中药科技,2004,6(2):34-37.

[7] 何报作,陈若泽. 中药白花蛇背部鳞片显微研究[J]. 中药材,1992(12):20-23.

[8] 刘惠敏,郭祖文,单海江,等. 应用扫描电镜识别真假燕窝[J]. 第一军医大学学报,1995,15(2):120.

[9] 倪荷芳. 麝香分泌形成和真伪的扫描电镜鉴别[J]. 中药新药与临床药理,1999,10(5):306-308.

[10] 刘惠娟,徐珞珊,徐纪文. 燕窝及其掺伪品的鉴定研究[J]. 中草药,1991,22(9):413.

[11] 张贵均,张黎化,扬春华,等. 14 种市售熊胆粉的真伪鉴别[J]. 中医药信息,1995(2):17-18.

[12] 楼小红,陈建真. 鹿茸中水溶性蛋白含量的测定[J]. 中国中医药科技,2003(1):31.

[13] 唐慧英,鄢丹,武彦文,等. 基于 FTIR 技术的角类动物药鉴别研究[J]. 中药材,2009,32(11):1658-1660.

[14] 永生. 哈蟆油药效成分及其质量控制方法的研究[D]. 吉林大学,2007.

[15] 路大勇，王阳，周文. 西藏冬虫夏草的 X 射线衍射鉴定及质量控制探讨[J]. 中药材，2017，40（12）：2783-2787.

[16] 陈罡，黄亮，李文佳，等. 冬虫夏草核磁特征指纹图谱建立及鉴别研究[J]. 世界科学技术 - 中医药现代化，2014，16（11）：2371-2379.

[17] 刘春花，熊丹丹，潘洁，等. 动物药羊胆水质量标准研究[J]. 中国药业，2019，28（11）：26-29.

[18] 林锦锋，陈浩桉. 动物药竹蜂质量标准研究[J]. 今日药学，2016，26（05）：325-326，330.

[19] 顾念念，索亚然，乔艺涵，等. 柱前衍生 -HPLC 法对水蛭的指纹图谱及其 16 种氨基酸含量测定研究[J]. 环球中医药，2020，13（4）：592-599.

[20] 周恒，曹依敏，苗水，等. HPLC 法测定沪地龙中 7 个核苷类成分的含量[J]. 药物分析杂志，2018，38（1）：97-103.

[21] 王海澍. 高效液相色谱法测定牡蛎中牛磺酸含量[J]. 食品安全导刊，2017（3）：90.

[22] 宋佳，张振秋，李峰. 柱前衍生 HPLC 对鹿茸多糖中单糖组成的研究[J]. 中华中医药学刊，2018，36（9）：2227-2230.

[23] 廖彭莹，周利琴，廖丹葵，等. 柱前衍生化高效液相色谱法测定鳖甲生、制品中氨基酸的含量[J]. 中药材，2016，39（4）：802-805.

[24] 徐爱仁，胡晓炜，马卫成，等. 羚羊角及其混伪品 GC 鉴别及聚类分析[J]. 中国现代应用药学，2011，28（6）：523-527.

[25] 李晓蒙，肖佳尚. 斑蝥药材气相色谱特征图谱研究[J]. 中国医院药学杂志，2010，30（2）：116-119.

[26] 于娟. 不同麝香的气相色谱指纹图谱[J]. 中国实验方剂学杂志，2019，25（6）：175-182.

[27] 陆雨顺，赵洋，王泽帅，等. 超高效液相色谱 - 串联四极杆 - 静电场轨道阱 - 线性离子阱质谱法测定中药中 7 种杂环胺类物质[J]. 食品安全质量检测学报，2021，12（4）：1427-1434.

[28] 裘一婧，贾彦博，方玲，等. 超声酶水解提取 / 高效液相色谱 - 原子荧光光谱联用法测定动物源性中药中的砷形态[J]. 中国现代应用药学，2019，36（23）：2943-2948.

[29] 臧彬如，周改莲，单国顺，等. 超高效液相色谱串联三重四极杆质谱法测定梅花鹿茸中总游离氨基酸与游离氨基酸含量[J]. 医药导报，2020，39（11）：1520-1527.

[30] 焦安妮，于敏，李蕾，等. 高效液相色谱 - 串联质谱法测定干蟾皮中华蟾酥毒基和酯蟾毒配基[J]. 中草药，2019，50（15）：3687-3690.

[31] 王峰，李广华，尹雪，等. 高效液相色谱 - 三重四极杆质谱法检测益血生胶囊中的阿胶、龟甲胶和鹿角胶[J]. 药物分析杂志，2020，40（10）：1882-1886.

[32] 张怡欣，孙帅，程绒绒，等. 基于超高效液相色谱串联电喷雾式检测器新技术的熊胆粉特征指纹图谱研究[J]. 上海中医药大学学报，2020，34（3）：83-90.

[33] 姚林. 毛细管电泳和混合模式色谱在药物分析中的应用[D]. 华中科技大学，2016.

[34] 张朝晖，范国荣，徐国钧，等. 12 种海马、海龙类药材高效毛细管电泳法鉴别[J]. 中国中药杂志，1998（5）：3-4，62.

[35] 王勇，吴春敏，卢端萍. 胶束电动毛细管电泳法测定熊胆及鸡胆、鸭胆与狗胆中胆汁酸成分[J]. 海峡药学，2006（4）：61-63.

[36] 陈振江，沈瑜琪，刘焱文. 贵重动物类中药蛋白质 SDS-PAGE 的图谱研究[J]. 中药材，2007，30（7）：769-771.

[37] 周莹. 僵蚕药材与饮片的 DNA 分子鉴定及蛋白质分析[D]. 镇江：江苏大学，2018.

[38] 肖凌. 水蛭 DNA 鉴定、活性多肽分离及其作用机制的研究[D]. 武汉：湖北中医药大学，2015.

[39] 张红印，陈俊，贾静，等. 中药材蜈蚣及其混伪品 DNA 条形码鉴别研究[J]. 中国中药杂志，2014，39（12）：2208-2211.

[40] HAN T，LEE Y B，KIM S H，et al. Genetic variation of COI gene of the Korean medicinal centipede Scolopendra mutilans Koch，1878（Scolopendromorpha：Scolopendridae）[J]. Entomological Research，2018，48（6）：559-566.

[41] 山倩. 蜈蚣、全蝎调控 PHD2/HIF-1α 通路干预肺腺癌侵袭转移效应研究[D]. 成都：成都中医药大学，2019.

[42] 穆震. 斑蝥素通过调控 miR-21/PTEN 通路抑制 A375 细胞增殖的机制研究[D]. 济南：山东大学，2019.

[43] 吴晓莹. 羚羊角和水牛角的解热作用及其成分研究[D]. 北京：北京协和医学院，2019.

[44] 李涓，凌华婷，谢子清，等. 人工合成麝香和天然麝香的抗炎作用比较[J]. 时珍国医国药，2009，20（6）：1508-1509.

[45] 刘化侠，魏寅翼，李蕾，等. 酶育牛黄对肉瘤 S180 荷瘤小鼠的抑瘤作用及机制[J]. 山东医药，2016，56（6）：25-27.

[46] 钟苗，雷艳，李尹，等. 宽体金线蛭与菲牛蛭不同炮制品体内抗凝活性研究[J]. 中药材，2020，43（6）：1351-1353.

[47] 张璇. 水蛭地龙提取液治疗脑梗死作用机理的实验研究[D]. 重庆：重庆医科大学，2005.

[48] 杜清华. 土鳖虫活性组分 F2-2 抗凝机制研究[D]. 北京：北京中医药大学，2014.

[49] 刘俐. 龟甲胶对肾阴虚大鼠抗氧化活性和 Bax、Bcl-2 蛋白表达的影响[D]. 长沙：湖南中医药大学，2020.

[50] 姜一朴，邸志权，王延涛，等. 小分子阿胶抗疲劳、抗氧化及止血作用研究[J]. 中国药理学通报，2019，35（2）：203-208.

[51] 方秋月. 天然冬虫夏草不同提取部分对小鼠肠道损伤的修复作用[D]. 南昌大学，2020.

[52] 漆伟. 冬虫夏草及其单体组分对大鼠骨质疏松治疗作用及机制的实验研究[D]. 第四军医大学，2014.

[53] 张胜昌，白鹭，蓝玲，等. 蛤蚧乙醇提取液影响去势大鼠胫骨 TGF-β₁ 表达的研究[J]. 广西医科大学学报，2010，27（2）：191-194.

[54] 刘颖男，吴晓冬，徐嘉鸿，等. 酶解鹿茸多肽促进人成骨细胞增殖分化的活性研究[J]. 中国实验诊断学，2020，24（12）：2033-2036.

[55] 杨耀芳，王钦茂，张伟媚，等. 牛黄解毒颗粒剂的解热、镇痛和抗炎作用的研究[J]. 安徽医科大学学报，1996（2）：87-90.

[56] 刘芬，侯睿，费巧玲，等. 全蝎水提物对巨噬细胞活化作用研究[J]. 中国免疫学杂志，2016，32（5）：660-664.

[57] 蔡毅，谢沛珊，李爱媛，等. 蛤蚧定喘丸及胶囊药理实验比较[J]. 时珍国药研究，1995（3）：11.

[58] 王玲，李江，徐少锋，等. 人工麝香对大鼠急性脑缺血再灌损伤和脑出血的实验治疗[J]. 药学学报，2019，54（6）：1036-1040.

[59] 梁正敏，韦英益，彭健波，等. 蟾酥水提取物体外抗炎作用的试验研究[J]. 黑龙江畜牧兽医，2017（5）：28-31.

[60] 宁迪敏，田莎，郭垠梅，等. 蜈蚣抗肝癌的临床应用及药理研究[J]. 中医肿瘤学杂志，2020，2（01）：39-41.

[61] 李丽静，臧亚茹，梁君伟，等. 斑蝥酸钠维生素 B₆ 注射液的疗效与安全性真实世界研究[J]. 肿瘤药学，2018，8（5）：799-802，807.

[62] 吴纪霞. 抗肿瘤新星蟾蜍毒素的临床应用及其机制的研究进展[J]. 中国医药指南，2011，9（28）：235-237.

[63] 韩进庭. 壁虎的抗肿瘤药理作用与临床应用研究进展[J]. 现代医药卫生，2011，27（13）：2019-2020.

[64] 侯为林. 丁锷运用虫类药物治疗骨伤科疑难病症经验[J]. 安徽中医学院学报，2011，30（5）：49-50.

第二章

动物药特征多肽鉴别研究

第一节 研 究 背 景

一、动物药的特殊性

近年来中药材的质量成为人们日益关注的问题，由于中药材成分复杂、特征成分不明确，对其进行质量评价及控制难度较大。动物药由于富含蛋白质等大分子物质，其鉴别较植物药更为复杂。目前，动物药在真伪鉴别、成分含量控制和质量评价方面研究突破性进展较少，评价手段还停留在依靠经验、显微和理化鉴别等传统的方法上。《中国药典》2020年版收录的动物药中，除部分品种进行了定量控制外，大多未采用现代检测方法对其质量进行评价，且测定指标多为非专属的氨基酸或常见的盐，如龟甲胶采用高效液相色谱法对L-羟脯氨酸、甘氨酸、丙氨酸、L-脯氨酸进行测定，牡蛎采用滴定法对碳酸钙进行测定。现代技术尚未广泛和完善地应用于动物药质量评价体系中，最主要的原因可能是动物药缺乏专属性有效成分和鉴别方法，研究基础相对薄弱；其中动物药明确的、可标记的、有效的特征性成分研究鲜有记载和报道，这也可能会成为今后构建和完善动物药质量评价体系研究中的难点和重点。目前，除阿胶、鹿角胶、龟甲胶等个别品种外，大部分品种存在物质基础不清晰、作用机制不明确的情况，是中药标准化和国际化必须弥补的短板之一。

动物药与植物药相比，具有以下难点：①成分复杂，药效物质基础不明确。目前从动物药中分离得到的活性成分主要有蛋白质、氨基酸类及其小分子物质。以水蛭为例，水蛭素是目前已知的作用最强的凝血特异性抑制剂，一般从水蛭唾液腺中获得。中医临床多以水蛭的动物全体入药，经高温炮制后入药仍具有较强的活性，水蛭真正发挥临床疗效的是水蛭素还是其他成分，目前尚无定论。②功效多，成分与药效难以关联。动物药大多具有多种功效，目前研究表明其含有蛋白质、多肽、氨基酸、脂肪、脂肪酸、信息素、糖类、酶及丰富的矿物质和微量元素等成分。众多的成分和众多的功效如何对应？不同的功效是否对应着不同的活性成分？各药效成分之间是否存在协同增效的可能性？动物药组成复杂，单以成分为指标，难以实现动物药质量控制的突破。因此，鉴于动物药化学成分研究现状，针对动物药中含量较高、专属性强的蛋白质、多肽类成分开发创新研究方法，阐明化学成分组成，对进一步开展药效物质基础等动物药相关研究具有重要的推动作用。③药性峻猛，大多有毒。虫类药多含异体蛋白，西医学认为，异体蛋白易引起人体过敏反应，以其致敏性损伤机体。目前动物药不良反应、毒性特征不完全清楚，毒性物质基础和中毒机制暂不明确。在历代本草专著和现行《中国药典》中，动物药仅有有毒和无毒的记载及毒力强弱的分级（如大毒、有毒和小毒），尚缺乏客观判断标准。因此动物药的安全性评价也需要加强。④来源复杂，掺伪现象较多。动物药的来源十分复杂（一部分来源于动物的分泌物、排泄物及生理病理产物，如五灵脂、蝉蜕等，或为动物的加工品，如阿胶、血余炭等），再加上饮片加工炮制等原因，很多原有的性状特征无法鉴别。而且《中华人民共和国野生动物保护法》将许多药用动物列入保护动物，而现有人工养殖技术还有待提高，导致目前许多动物药资源紧缺，价格都比较昂贵。在供不应求的市场上，伪品、劣品、混淆品和习用品泛滥，这使动物药真伪优劣的质量把控有更大的难度。

动物药活性成分质量评价方面，活性/毒性蛋白质、肽类成分的研究发现主要有两个思路：一个是活性导向的成分分离、纯化与鉴定研究；另一个是基于转录组-蛋白质组-多肽组等多组学联合应用，结合生物信息学分析、筛选、合成及验证活性/毒性蛋白质、肽段的研究思路。前者的研究思路早期被用来分离纯化天然毒素类成分，如芋螺毒素、蝎毒和蛇毒等，因活性或毒性强烈，选择合适的活性导向评价指标，可精准锁定活性成分，纯化并鉴定多种毒素类成分，然而这个思路并不适用于动物药中活性蛋白质、肽类成分的发现。

动物药的物质基础与天然毒素类成分的特性不同，大部分动物药按传统加工炮制方法处理后使用。来源于动物药的饮片或提取物中主要为变性蛋白、非特异性降解肽段等成分，与基于天然空间结构产生剧烈活性/毒性的蛋白质、肽类毒素完全不同。如从全蝎分泌的毒素中分离发现了具有多种生物活性的多肽，然而中医临床对全蝎的使用则是经过煎煮、浓缩，最终制成相应的中药汤剂或中药配方颗粒来发挥功效，这种起效方式特点与蝎毒天然毒性肽截然不同。因此，对于动物药功效物质基础的研究需要有特定的方法和手段，以解决动物药特有的科学问题。

二、动物药水溶性特征多肽的研究进展

由于动物药的外观性状突出，传统上对其的质量控制方法多以外观性状鉴别为主，如"方胜纹"的蕲蛇、"通天眼"的羚羊角、"乌金衣"的牛黄等。但此方法也存在一定的缺点，要求检测人员具备辨别各种动物药性状鉴别特征的经验，具有局限性和主观性，结果准确性不稳定；同时也要求药材和饮片的完整性，具有特定的微观或宏观可视性特征，否则难以作为鉴别同属近似种、动物甲壳类、胶类、炮制品类药物的专属性方法。中药配方颗粒作为中药饮片的替代品，在外观上已经不具备中药材的性状，无法从外观上对中药配方颗粒进行鉴别。因此，建立一种不以外观性状为依托，专属性强、准确性高的动物药质量控制手段，是提高动物药质量控制的需要，更是动物药配方颗粒质量控制的要求。动物药经煎煮、熬制后，胶原蛋白发生非特异性降解，形成水溶性良好的肽类成分，部分肽类可透过生物膜吸收入血而发挥多种生物效应。这些研究结果提示，胶原蛋白来源的肽类成分可能为胶类动物药的关键功效物质基础，在胶原来源肽类成分的系统鉴定、表征基础上，可结合传统功效及其相关性等方面开展深入研究。

动物药主要富含蛋白质与分解的氨基酸、多肽等大分子生物信息物质，对于测定其中

的活性成分及如何对整个药材质量进行评价，近年来也进行了多方面的研究。随着生物质谱技术的飞速发展，基于质谱的蛋白质组学研究日渐成熟，以肽生物标志物为基础的蛋白质组学技术为动物药鉴定提供了一种新思路。通过高分辨质谱对蛋白质的酶解肽段进行分离鉴定，寻找不同物种的专属特征肽，再利用高效液相色谱串联质谱提取特征肽的离子对信息进行定性和定量，从而实现对动物药的质量评价。这种方法具有高稳定性、高灵敏度、高准确性和高通量等其他方法无可比拟的优越性。从分子遗传学角度研究，由于不同物种DNA序列不同，其表达的氨基酸序列同样也存在差异，这样不同来源蛋白酶切产生的肽段具有一定的特异性。特征多肽为不同物种专属表达的肽段，具有物种特异性，是基于特征多肽建立的质量控制方法，具有专属性高、针对性强的特点。《中国药典》2015年版中已在阿胶、鹿角胶、龟甲胶的鉴别项中加入离子对测定。《中国药典》2020年版中，阿胶的含量测定项引入了特征多肽的定量测定，采用高效液相色谱 - 质谱法测定驴源多肽 A_1 和驴源多肽 A_2 的含量。至此，特征多肽作为质量指标正式出现在我国的官方法典中，也结束了法定标准中动物药无专属性质量控制成分的局面。因此，高效液相色谱 - 质谱法测定特征多肽的方法在未来将发展成为动物药质量控制的主要手段，同时，其在动物药配方颗粒质量控制上的应用也将成为未来发展的一个趋势。

现在学术界对生物大分子蛋白质和多肽的鉴定分析关键采用基于通过利用蛋白电泳、纳流液相色谱等其他蛋白质组学技术，对蛋白和多肽及其消化后所得多肽片段进行分离后，联合应用高分辨质谱和三重四极杆质谱仪，从中得到肽质量指纹图谱（即一级质谱），再通过对一级质谱及二级质谱进行分析，并在数据库里寻求匹配，根据肽段有规律碎裂的特点，确定氨基酸序列，极大程度上增强了对复杂蛋白和多肽的解析能力。刘宇文等通过采用超高效液相色谱 - 四极杆飞行时间质谱和数据处理软件对酶解后的鳖甲胶样品进行分析处理，查找鳖甲胶的特征肽段，找出鳖甲胶的特征离子，鉴定并确定鳖的 I 型 α2 链胶原蛋白，利用特征肽段二级质谱图，确定了专属性检测离子对，并建立了具有专属性的鉴别方法。席丽等建立高效液相色谱 - 四极杆串联飞行时间质谱（HPLC-Q-TOF-MS/MS）方法进行初生瘤牛下丘脑多肽组学研究，通过 nano-HPLC-Q-TOF-MS/MS 数据获取技术及基于数据库搜索软件的使用来鉴定蛋白多肽，为后续研究奠定理论基础。由此可见，以高分辨质谱和 LC-MS/MS 为核心技术，并结合蛋白电泳、色谱分离和肽段测序等手段，可解析水基原、角类、动物甲壳和胶类动物药与饮片中的标志性蛋白和多肽等，以确定它们的特征多肽，并建立起动物药标准汤剂的关键鉴定技术。

第二节　特征多肽的筛选研究流程

一、具体研究内容

本研究选择了临床上常用的鸡内金、炒鸡内金、土鳖虫、水蛭、鳖甲、醋鳖甲、地龙、蝉蜕、僵蚕、炒僵蚕、醋龟甲等 11 味动物药作为研究对象，通过筛选各动物药的特征多肽，建立 11 味动物药标准汤剂及配方颗粒的特征多肽质谱 MRM 鉴别或含量测定方法。为动物药配方颗粒提供一种灵敏度高、专属性强的检测手段，更好地对动物药配方颗粒的质量进行把控，同时也能够很好地解决部分动物药配方颗粒的掺伪问题。为后续动物药质量标准的提升以及配方颗粒的开发起到一种示范性的作用。具体包括以下研究内容：

（一）药用样品的采集与炮制

收集具有代表性的研究样品，所用药材产地应覆盖品种生产拟采用药材的道地产地或主产区，每个药材产地不少于 3 批，并对样品批次数量从产地环境条件、质量水平等方面的代表性进行合理评价，应收集 15 批以上药材样品。若该品种为多基原品种或者有常见的伪品，还需要收集一定数量的不同基原样品以及伪品。

所采集的样品质量需符合《中国药典》2020 年版或者其他中药材地方标准中的相关要求。并按照相应的炮制通则方法，将其炮制成符合要求的饮片。

（二）标准汤剂的制备

在充分研究古今文献的基础上，考虑中药药性、药用部位、质地等因素，并参照原卫生部、国家中医药管理局《医疗机构中药煎药室管理规范》（国中医药发〔2009〕3 号文），固定前处理方法、煎煮次数、加水量、煎煮时间等相关参数进行煎煮。再采用合适的固液分离方式进行滤过，在低温条件下对煎液进行浓缩和干燥处理，最终制备得到标准汤剂冻干粉。

（三）特征多肽的筛选

动物药配方颗粒特征多肽的研究关键是筛选出该品种的特征肽段，肽段的特征性在于为该品种或者该物种所特有的，能够与其他不同基原伪品或者其他物种品种进行有效的区分。本研究特征肽段的筛选采用了蛋白质组学的"Bottom-up"策略，即使用高分辨液质联用仪采集酶解后溶液一级和二级质谱数据，然后将数据导入软件进行搜库处理，匹配出已知的多肽序列，选择其他伪品或者物种不具有的肽段作为特征肽段，最后将筛选的特征多肽序列进行人工合成，以验证序列的准确性。特征多肽筛选的技术流程图如图 2-2-1。

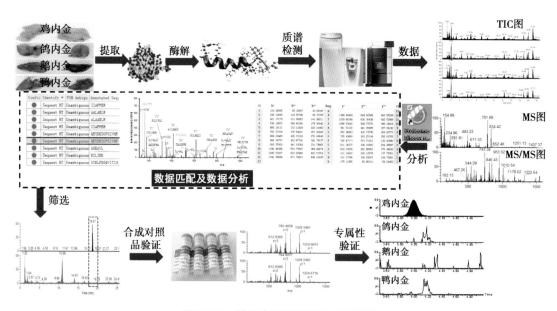

图 2-2-1 特征多肽筛选的技术流程图

（四）特征多肽质谱 MRM 鉴定或含量测定方法的建立

首先优化上述所筛选的特征肽段的色谱条件以减少分析时间，选择 MRM 模式响应最高的离子碎片,提高特征肽段检出灵敏度;其次对鉴别方法以及含量测定方法进行方法学考察,对于 MRM 鉴别方法,主要是验证方法的专属性、检出限以及耐用性;对于 MRM 定量方法,除了包括鉴别项的验证项目外还需要对定量限、精密度和准确度进行验证,以保证方法能够准确定量;最后采用经验证后的方法对所有批次样品的饮片和标准汤剂进行检测,确定量值传递规律。

（五）掺伪的研究

在对品种特征多肽的筛选过程中,同时对常见伪品的特征多肽进行筛选,筛选出能与正品进行区分的伪品特征多肽。并且对伪品掺伪的比例进行研究,以有效地控制动物药配方颗粒的掺伪现象。

二、研究方法与技术路线

（一）药用样品的采集与炮制

研究样品采集需要有代表性,应覆盖品种生产拟采用药材的道地产地或主产区,每个药材产地不少于 3 批,应收集 15 批以上药材样品。收集一定数量的不同基原样品以及伪品。所采集的样品均需要按《中国药典》2020 年版或其他中药材地方标准进行检验,各项指标均符合要求后才能进行进一步的炮制。炮制按《中国药典》2020 年版炮制通则方法进行,炮制后的饮片再按《中国药典》2020 年版或其他中药材地方标准进行检验合格后才能使用。

（二）标准汤剂冻干粉的制备

为了能够指导配方颗粒工艺和质量的研究,需要将合格饮片制备成标准汤剂。参照原卫生部、国家中医药管理局《医疗机构中药煎药室管理规范》（国中医药发〔2009〕3 号文）,按照相关参数进行煎煮。然后使用旋转蒸发仪在 65℃或以下的低温条件下对煎液进行浓缩,最后采用冷冻干燥技术将浓缩煎液干燥成冻干粉,以最大限度地保留了煎液有效成分,并且有利于标准汤剂的贮存。

（三）特征多肽的筛选

根据研究对象所含蛋白的类型不同,采取以下两种实验路线进行特征多肽的筛选:

1. 实验路线一 直接利用蛋白数据库筛选。

（1）蛋白提取:取饮片和标准汤剂以 1% 碳酸氢铵溶液进行超声提取,再以 0.22μm 微孔滤膜滤过,得续滤液。

（2）酶解:取续滤液使用胰蛋白酶溶液（取序列分析用胰蛋白酶,加 1% 碳酸氢铵溶液制成每 1ml 中含 1mg 的溶液,临用时配制）进行酶解,酶解条件为 37℃恒温酶解 12 小时,得酶解后的多肽供试品溶液。

（3）数据采集:将供试品溶液注入 Thermo Q-Exactive Focus 液质联用仪,采用电喷雾正离子模式（ESI+）,调整合适的参数,进行 full ms-dd ms2 扫描,得到样品的一级和二级图谱（图 2-2-2）。

（4）搜库与数据处理:在 Uniport 网站搜索合适的数据库,下载,并导入 Thermo Proteome Discoverer 或 Mascot 软件,对质谱数据进行搜库处理,最后将软件搜索到的结果进行对比分析,选取该品种特有并且符合要求的肽段作为方法的特征多肽（图 2-2-3）。

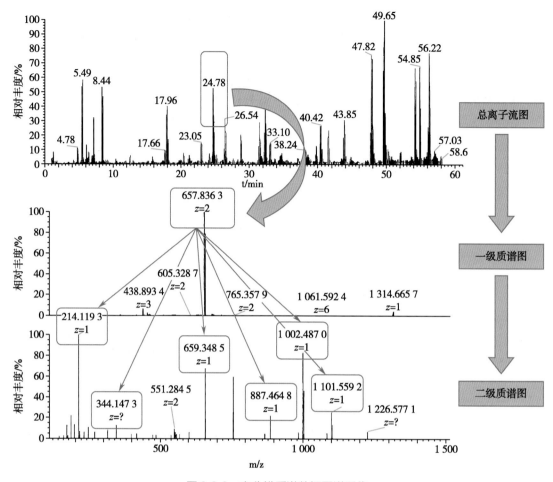

图 2-2-2 高分辨质谱数据图谱采集

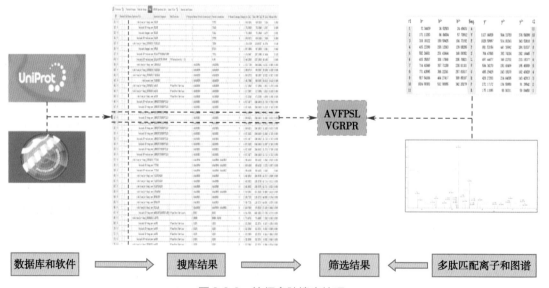

图 2-2-3 特征多肽搜库处理

2. 实验路线二 多肽经纯化后检测再利用蛋白数据库筛选。

（1）水提取：将药材研磨成粉末，称取适量于圆底烧瓶中，加入 100ml 水，加热回流 1 小时，滤过，残渣再加入 100ml 水加热回流 1 小时，用纱布过滤，收集滤液，合并两次滤液。取 20ml 水提物滤液浓缩至 2ml。加入 8ml 甲醇进行沉淀，离心取沉淀，再加入 1ml 水于沉淀中，得到浓缩的药材水提物。

（2）SDS-PAGE 凝胶电泳：各取 10μl 的浓缩水提物加入 40μl 的 loading buffer（上样缓冲液）和 150μl 的超纯水制备成适宜浓度的缓冲液，于热板上 100℃加热 5 分钟失活。精密吸取 10μl 制好的蛋白样品和标准蛋白（Marker）加入孔道中，然后用 30 分钟，80V 进行压胶；60 分钟，120V 进行分离；染色 30 分钟；脱色 4～12 小时，直至洗去背景能看到清晰的蛋白条带。

（3）胶内酶解：将切取的蛋白条带转入 1.5ml 进口离心管中，采用超纯水漂洗两次；再经过脱色、脱水等步骤，加入 10μl 酶解工作液，吸胀 30 分钟，再 20μl 酶解覆盖液，37℃水浴酶解 16 小时。

（4）肽段脱盐：使用制备 C_{18} 膜填充柱进行脱盐处理，脱盐后含多肽样品的溶液进行挥干。

（5）质谱数据采集：现将多肽样品采用 Nano-HPLC 液相系统 EASY-nLC1200 进行分离，样品由自动进样器上样并吸附到 Trap column 柱上，再经 Analysis column，75μm×150mm（RP-C18，Thermo Inc.）色谱柱分离，流速为 300nl/min。样品经毛细管高效液相色谱分离后用 Q-Exactive 质谱仪进行质谱分析。调整适当的参数，同样进行 full ms-dd ms2 扫描，得到样品的一级和二级图谱。

（6）搜库和数据处理：将质谱数据导入 Thermo Proteome Discoverer 或 Mascot 软件，采用合适的 Uniport 数据库，进行搜库处理。将软件搜索到的结果进行对比分析，选取该品种特有的、符合要求的肽段作为方法的特征多肽。

（四）特征多肽质谱 MRM 鉴定或含量测定方法的建立

（1）条件的优化：根据已选定的肽段，相应地调整流动相等色谱条件以减少分析时间，调整电喷雾能量和温度、碰撞能量等质谱条件以增加检测离子的灵敏度，选择响应最好的离子作为 MRM 的检测离子。

（2）方法学验证：对于 MRM 鉴别方法，主要是验证方法的专属性、检出限和耐用性。若为多基原品种的验证着重所选离子在不同基原之间的专属性，若不能区分相同种属的特征多肽要验证相近种属之间的专属性；对于 MRM 定量方法，除了包括鉴别项的验证项目外还需要对定量限、精密度和准确度进行验证，以保证方法能够准确定量。

（3）样品检测：采用经验证后的方法对所有批次样品的饮片和标准汤剂进行检测，确定量值传递规律。

（五）掺伪的研究

在对品种特征多肽的筛选过程中，同时对常见伪品的特征多肽进行筛选，再通过不同比例的正品与伪品进行混合煎煮，考察伪品的最低检出的掺伪比例，以有效地控制动物药配方颗粒的掺伪行为。

（六）总体技术开发路线

本研究总体技术开发路线如图 2-2-4。

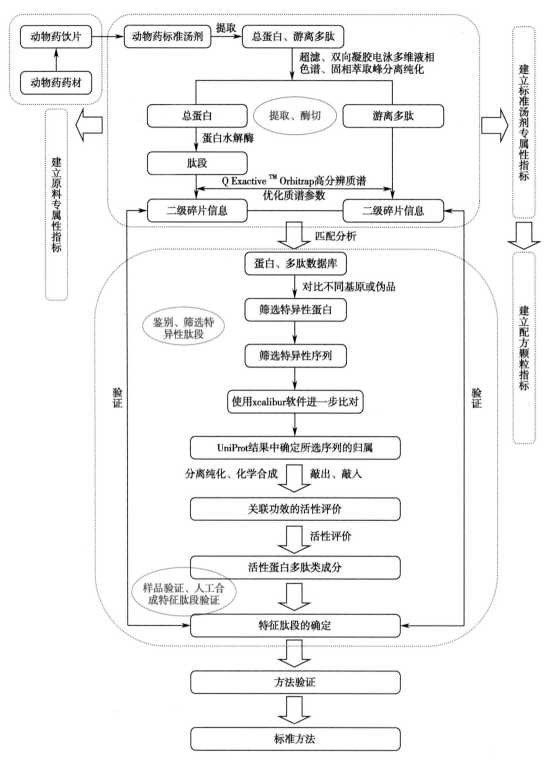

图 2-2-4　动物药配方颗粒特征多肽研究总体技术路线

第三节　特征多肽的合成流程

多肽的化学合成是指按照设计的氨基酸顺序，通过定向形成酰胺键方法而得到目标多肽分子。根据合成过程中是否使用固相载体，可以将多肽的化学合成方法分为液相合成法（liquid-phase peptide synthesis）和固相合成法（solid-phase peptide synthesis 简写为 SPPS）。液相合成法合成范围小，一般适合用于 10 个氨基酸以内的合成，并且合成过程中需要对中间体进行提纯，时间长，工作量大；而固相合成法则有不必纯化中间产物，合成过程可以连续进行的优点，不但可以比较容易合成得到 30 个氨基酸左右的多肽，并且容易实现自动化。R.Bruce Merrifield 在 1963 年因首次提出了固相多肽合成方法（SPPS），荣获了 1984 年的诺贝尔化学奖。1970 年，Beckman 公司也开发出第一台投入市场的科研用全自动多肽合成仪（Beckman 990 Peptide Synthesizer）。

固相合成法的基本原理：先将目标多肽的 C- 端氨基酸的羧基以共价键形式与一个不溶性的高分子树脂相连，然后以这一氨基酸的氨基作为多肽合成的起点，与其他的氨基酸已活化的羧基作用形成肽键，不断重复这一过程，即可得到多肽。用于固相法合成多肽的高分子载体主要有三类：聚苯乙烯 - 苯二乙烯交联树脂、聚丙烯酰胺、聚乙烯 - 乙二醇类树脂及衍生物。这些树脂只有导入反应基团，才能直接连上（第一个）氨基酸。根据所导入反应基团的不同，又把这些树脂及树脂衍生物分为氯甲基树脂、羧基树脂等，如 Merrifield 树脂、Wang 树脂。由于氨基酸在中性条件下是以分子内的两性离子形式[$H_3^+NCH(R)COO^-$]存在，因此，氨基酸之间直接缩合形成酰胺键的反应在一般条件下是难于进行的。为了使多肽的合成能够定向进行，即先将不需要反应的氨基或羧基用适当的基团暂时保护起来，然后再进行连接反应。根据保护基团的不同，固相合成方法又可分为 Fmoc（芴甲氧羰基）法和 tBoc（叔丁氧羰基）法，由于 Fmoc 法比 tBoc 法存在很多优势，现大多采用的是 Fmoc 法合成。

Fmoc 多肽固相合成的步骤流程由下列几个循环组成：①去保护：Fmoc 保护的柱子和单体必须用一种碱性溶剂（piperidine）去除氨基的保护基团。②激活和交联：下一个氨基酸的羧基被一种活化剂所活化。活化的单体与游离的氨基反应交联，形成肽键。在此步骤使用大量的超浓度试剂驱使反应完成。循环：这两步反应反复循环直到合成完成。③洗脱和脱保护：多肽从柱上洗脱下来，其保护基团被一种脱保护剂（TFA）洗脱和脱保护。流程见图 2-3-1。

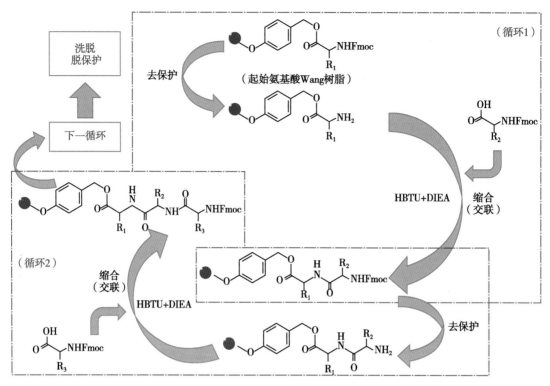

图 2-3-1　Fmoc 多肽固相合成的步骤流程图

第四节　特征多肽的验证

蛋白质的生物合成都起始于 N 端，其 N 端序列的组成对生物学功能有着巨大的影响，例如蛋白质的半衰期、蛋白质在亚细胞器中的定位等，而且 N 端可发生多种翻译后修饰，这些与蛋白质的功能和稳定性息息相关。因此，对于蛋白质 N 端序列的分析，有利于帮助分析蛋白质的高级结构，揭示蛋白质的生物学功能。并且随着现代医药工业的发展，出现了大量的蛋白质和多肽类药物分子，对这些蛋白质多肽类药物分子 N 端序列的分析确认也是医药工业质量控制的重要环节。目前对蛋白质 N 端序列分析的方法分为两大类：一是非质谱技术，例如经典的 Edman 降解法、RT-PCR 反转录法；二是质谱技术。这两种方法都有其使用的长处和受制约之处，市面上采用基于经典的 Edman 降解法的 N 端序列分析方法较为普遍，利用蛋白质序列测序系统进行蛋白质 N 端序列分析。

Edman 降解法是异硫氰酸苯酯（PITC）在弱碱（TMA）条件下与蛋白质 N 端 α 氨基偶联生成苯氨基硫甲酰肽（PTC- 蛋白质），然后在无水强酸（TFA）条件下，N- 端的第一个残基从完整的多肽蛋白链上以 2- 苯氨基噻唑啉酮（ATZ-AA）的形式裂解下来，之后在稀酸（25%TFA）条件下，ATZ-AA 转化为更加稳定的苯基乙内酰硫 N 脲衍生物，即 PTH- 氨基酸（原理见图 2-4-1），生成的 PTH-AA 输送至高效液相色谱中进行在线分析，剩下的多肽蛋白供试品可反复进行上述处理，依次生成各种 PTH-AA，经液相系统分离可以确定被测多肽蛋白质供试品 N 端的氨基酸排列顺序。

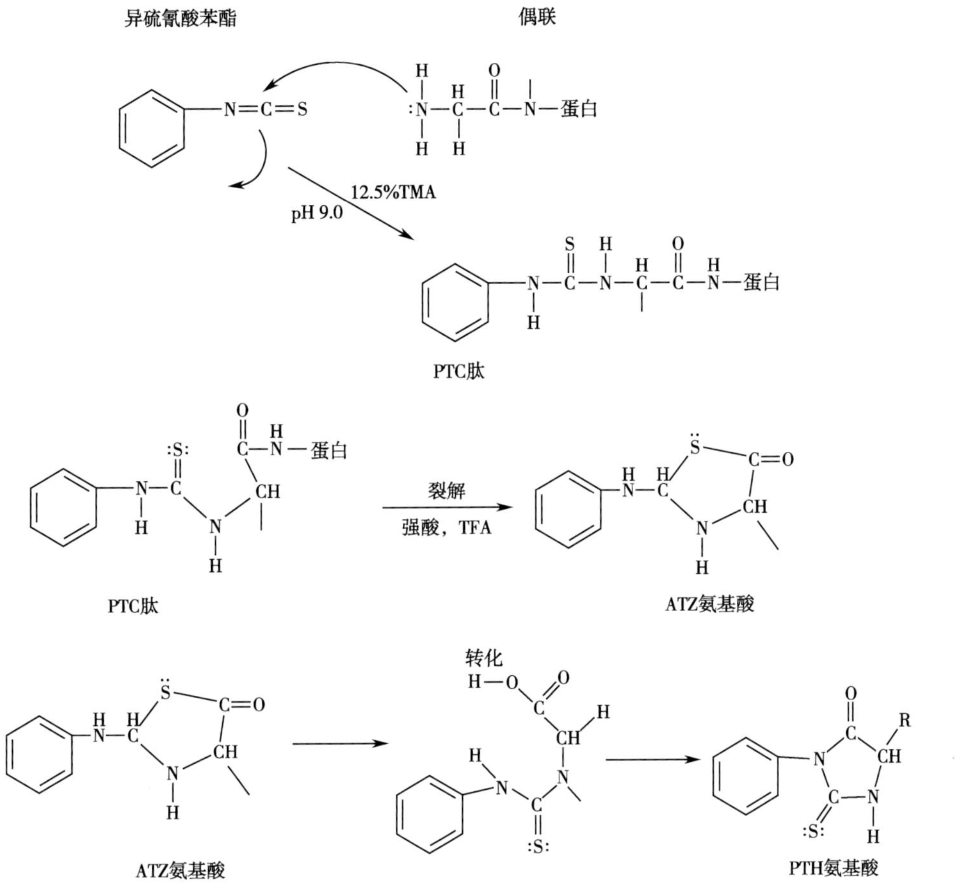

异硫氰酸苯酯   偶联

图 2-4-1 Edman 降解法示意图

第五节 SDS-PAGE 蛋白电泳

    SDS-PAGE 由非变性 PAGE 发展而来,是由丙烯酰胺(Acr)和亚甲基双丙烯酰胺(Bis)在催化剂的作用下聚合交联而成,具有三维网状结构,其分离机制包括电荷效应、浓缩效应和分子筛效应。SDS-PAGE 作为生化研究中常用的蛋白质分析手段,具有装置简单、条件灵活、方法成熟和重复性良好的多种优点,具体表现为以下几点:①在蛋白组提取方面,通过使用表面活性剂 SDS,能提高样品中难溶性蛋白质组分的溶解、提取和电泳分离;②在蛋白质鉴定方面,使用 SDS-PAGE 时,样品进行变性处理后,解离为单独的多肽链,便于进一步测序的鉴定;③在蛋白质定性方面,通 SDS-PAGE 电泳时,多肽链分子量与其电泳距离或淌度成正比,可以估算其分子量,起到粗略定性的作用。由此,Breci 等人将 SDS-PAGE 分离切胶作为质谱检测分析前的一种样品分离分级的方法,并探究了该方法的效率。

    到目前为止,在多肽链层面的分离上仍然是分辨率最高的方法,且具有装置简单、条件灵活、方法成熟和重复性良好的多种优点。使得 SDS-PAGE 成为自 1960 年起几乎所有生化研究中必备和常用的蛋白质分析手段。对于 SDS-PAGE 分离后的蛋白质的检测,近 30 年来多采用免疫化学染色(Western blot)或染料染色接以条带选取和质谱分析,但是充分利用

SDS-PAGE 在复杂蛋白质体系多肽链层面上的分离优势、不依赖于染色结果，系统性地与质谱进行联合应用，实现大规模组学分析的研究还很少。

一般 SDS-PAGE 蛋白电泳的分析流程包括制胶→上样→电泳→染色→成像。

1. 制胶 制备聚丙烯酰胺凝胶，其中浓缩胶浓度固定为 5%，分离胶浓度一般为 12% 和 15%，配方见表 2-5-1。

表 2-5-1 不同浓度聚丙烯酰胺凝胶配方

成分	分离胶浓度		浓缩胶浓度
	12%	15%	5%
超纯水	1.6	1.1	4.1
30% 丙烯酰胺	2.0	2.5	1.0
1.5MTris（pH 值 8.8）	1.3	1.3	—
1MTris（pH 值 6.8）	—	—	0.75
10%SDS	0.05	0.05	0.06
10% 过硫酸铵	0.05	0.05	0.06
TEMED	0.002	0.002	0.006

2. 上样及电泳 一般取供试品溶液 10μl 及预染色的蛋白 Marker 5μl 上样，以 80V 恒压预电泳 30 分钟，当溴酚蓝指示剂到达分离胶以后，采用 110V 恒定电压继续进行电泳约 120 分钟，直至溴酚蓝指示剂距离凝胶底部约 0.5cm 处时，关闭电源。

3. 染色及成像 小心将 PAGE 胶从玻璃板间剥离，将剥离的凝胶置于 10ml 染色液 [0.1% 考马斯亮蓝 R250（w/v）-7% 醋酸（v/v）-50% 甲醇（v/v）] 中，于水平往复式摇床上（60rpm/min）染色 15 分钟。弃去染色液，换上 10ml 脱色液 [7% 醋酸（v/v）-20% 甲醇（v/v）]，60rpm/min，脱色 30 分钟后，更换新的脱色液，继续脱色 90 分钟。弃去脱色液，加入 15ml 水合液 [7% 醋酸（v/v）]，使凝胶水合 30 分钟以上。水合结束后，用洁净的医用卫生棉小心擦去凝胶表面沉积的 CBB 颗粒。最终将处理好的 PAGE 胶密封在适量的 7% 醋酸溶液（v/v）当中，拍照及扫描。

将上述电泳的结果进行差异化比对，对于差异区进行切胶和酶解，供进一步质谱分析和鉴定。

第六节 研究实例（以鸡内金研究为例）

一、样品制备

取鸡、鸽、鹅和鸭的内金部位样品，以及鸡骨、鸡皮、鸡肉样品，分别加入溶剂，回流提取蛋白质。样品用 0.22μm 滤膜过滤后，取续滤液，加入胰蛋白酶溶液，酶解 12 小时（图 2-6-1）。

二、样品分析

采用梯度变换速率较缓的洗脱方法对样品溶液进行检测。带多电荷的肽段在 C18 色谱柱上保留较弱，大部分有效信息在有机相升至 30% 时已全部洗脱，因此，在初期的筛选中会采用一个时间较长、梯度上升较缓的方法（时长 1 小时，有机相比例从 3% 上升到 30%）。在质谱分析方面，采用 Full MS+dd MS^2 的模式，同时采集一级质谱以及二级质谱信息（图 2-6-2、图 2-6-3）。

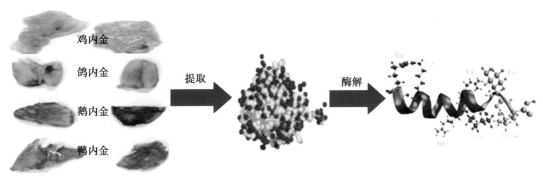

图 2-6-1　样品制备过程

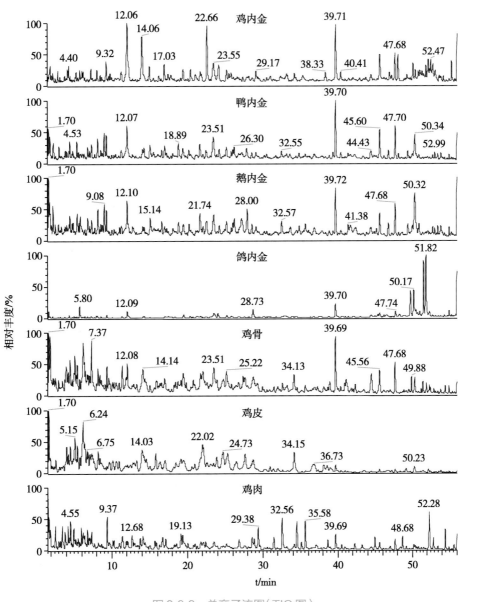

图 2-6-2　总离子流图（TIC 图）

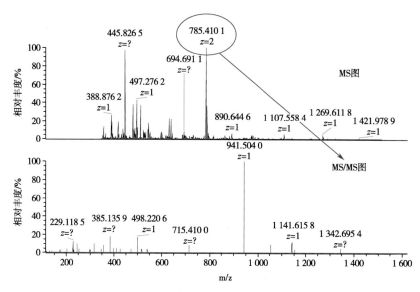

图 2-6-3　一级质谱图（MS 图）和二级质谱图（MS/MS 图）

三、数据分析

将图中所得质谱信息导入 Proteome Discoverer 软件（简称 PD 软件），进行序列匹配。匹配完成后，可以得到的信息是：样品中有可能存在的肽段序列（图 2-6-4）、蛋白质归属（图 2-6-5）、物种归属（图 2-6-6），以及二级图谱的匹配程度（图 2-6-8）等。

氨基酸序列	修饰	漏切位点	蛋白质编号	电荷数	保留时间（min）	质荷比（m/z）
IDEASIPELQEIGR		0	A0A1D5PFM9	2	42.8972	785.40979
IDEASIPELQEIGR		0	A0A1D5PFM9	2	42.7912	785.41003
IDEASIPELQEIGR		0	A0A1D5PFM9	2	42.7734	785.41003
YILQVEIGR		0	R4GLT1	2	39.6080	545.81610
IEScHVSR	C4 (Carbamidome	0	R0KE68	2	12.4932	494.24112
GGIDAK		0		1	8.5276	560.30347
TVPGmGDK	M5 (Oxidation)	0		1	23.9561	820.38733
KGTVQVR		1	A0A226FPS0	2	5.3016	394.24255
QGIVSPGLTEDDLWR		0	A0A091S6Q2	2	55.2464	843.42767
ASAADK		0		1	5.3585	562.28271
QGIVSPGLTEDDLWR		0	A0A091S6Q2	2	55.2318	843.42816
QGIVSPGLTEDDLWR		0	A0A091S6Q2	2	55.2220	843.42865
KGTVQVR		1	A0A226FPS0	2	5.3223	394.24255
LQLYTMLYKSPER		1	A0A1V4K7H3	2	54.9104	821.43915
mSQcSGK	N-Term (Prot) (M	0	F2Z4K3	1	5.2680	708.29431
GTSAEVSR		0	A0A093FDY4	2	4.9867	403.70358
QVFVcGDDmKAKQmVmDIVR	C5 (Carbamidome	2	A0A091KN08	3	50.2698	806.71765
GTVQVR		0	A0A226FPS0	1	7.2867	659.38275
AVPEDAKKELK		2		2	56.0090	614.35413
YQQDVK		0	A0A218VF21	2	4.6103	390.69754
mSFAGK	N-Term (Prot) (M	0	U3K6H5	1	3.8770	551.28162
YQQDVK		0	A0A218VF21	2	4.5768	390.69766
YQQDVK		0	A0A218VF21	2	4.5755	390.69766
QVRPFAWK		0	A0A091JEM0	1	56.0836	1031.5885
DPQGVKTGQTSR		1	A0A2I0T1K7	2	31.4561	637.33026

图 2-6-4　PD 软件匹配界面

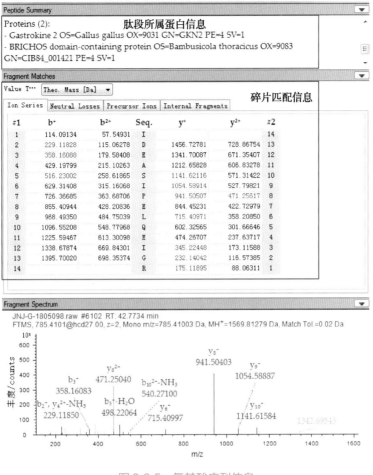

图 2-6-5　氨基酸序列信息

　　序列匹配完后，进行数据分析。筛选出鸡内金有，而其他内金和其他鸡部位没有的氨基酸序列（如 IDEASIPELQEIGR，m/z 785.41，RT（保留时间）43 分钟），进行查看。如图 2-6-6，在总离子流图（TIC 图）中输入所选中氨基酸序列的母离子 m/z 785.41 进行提取，可见，在 RT 43 分钟，仅鸡内金有响应，在鸭内金、鹅内金、鸽内金、鸡骨、鸡皮、鸡肉中均无响应。初步判定此多肽序列为鸡内金的特征多肽。

四、多肽序列合成

　　在动物类配方颗粒特征多肽研究中，特征多肽的合成采用的是 Fmoc 多肽固相合成法，以下为鸡内金的一段特征多肽的合成流程，简述 Fmoc 多肽固相合成法的步骤流程（图 2-6-7）。

　　肽段序列：IDEASIPELQEIGR

　　试验条件：室温

　　合成方向：C 端 → N 端合成

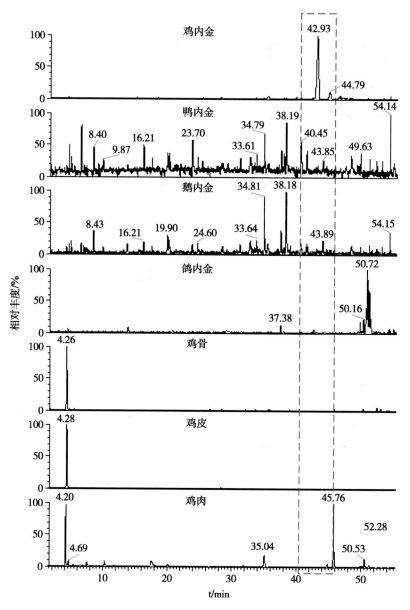

图 2-6-6 母离子 m/z 785.41 提取离子流图

　　先将树脂进行"步骤1"的操作：20% Piperidine（remove the N-terminal Fmoc group with piperidine）反应 20 分钟，用检测试剂检测验色为蓝色。再进行"步骤2"的操作：HBTU+DIEA 加 Fmoc-Gly-OH 反应 1 小时，用检测试剂检测验色为无色；再重复"步骤1"的操作：20% Piperidine（remove the N-terminal Fmoc group with piperidine）反应 20 分钟，用检测试剂检测验色为蓝色。重复"步骤2"的操作：HBTU+DIEA 加 Fmoc-Ile-OH 反应 1 小时，用检测试剂检测验色为无色；继续重复"步骤1"的操作，如此类推直到最后一个氨基酸 Ile 脱 Fmoc 后，将树脂抽干切割得到粗品肽。将粗品肽用 HPLC 纯化，使用三氟乙酸盐体系纯化，后脱盐冻干。冻干后得到产品。

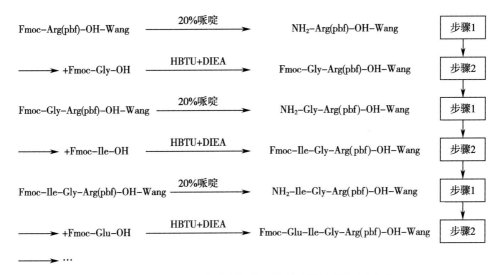

图 2-6-7　Fmoc 多肽固相合成法的步骤流程（鸡内金）

五、多肽序列验证

（一）质谱法

合成后将对照品和样品进行质谱检测。查看其保留时间、一级质谱图和二级质谱图是否能一一对应。如图 2-6-8，样品在保留时间、一级质谱图、二级质谱图与对照品一致，确定所合成肽段（序列：IDEASIPELQEIGR）为鸡内金的特征多肽。

（二）降解法

1. 实验方法

（1）样品处理：取转移至 PVDF 膜的供试品，用 0.1% TFA 溶液清洗 3 次，待自然晾干后将 PVDF 膜剪切后上样。

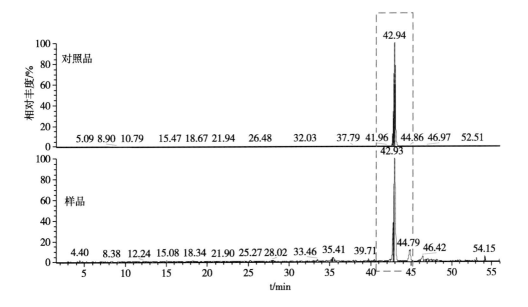

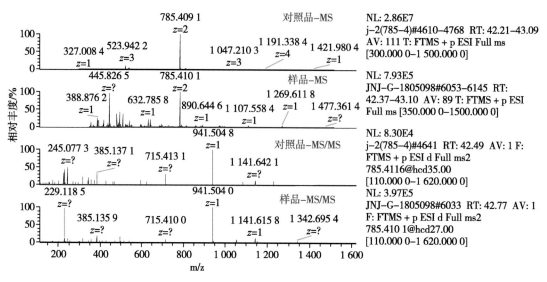

图 2-6-8　对照品与样品验证图
（从上到下分别为提取离子流图、一级质谱图、二级质谱图）

（2）测试样品：将剪切好的 PVDF 膜供试品放置到反应器中，组装好反应器后将其放置于仪器固定位置，通过软件 PPSQ Analysis/Labsolutions 设置：样品名称、样品号、测试循环数、选择方法文件，设置完成后开始测试。

（3）数据及图谱处理：PPSQ 产生的原始数据及图谱由 PPSQ DataProcessi-ng（Labsolutions）软件识别标峰并导出对应图谱。

2．标准品校准测试　对 19 种 PTH- 氨基酸进行校准，故先测试 19 种 PTH 氨基酸的混合标准品，校准测试混合标准品图谱（图 2-6-9）。

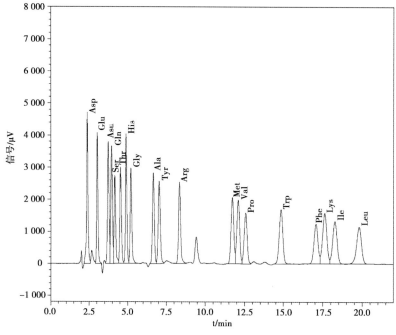

图 2-6-9　标准品校准测试图谱

3. 供试品测试分析　PTH 氨基酸混合标准品校准测试完成后，测试供试品的 N- 端序列，进行 14 个循环测试，供试品测试图谱见图 2-6-10。

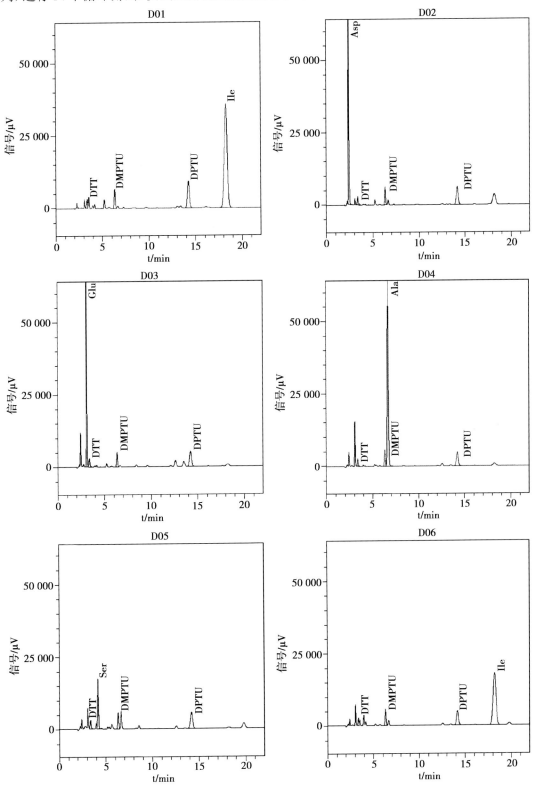

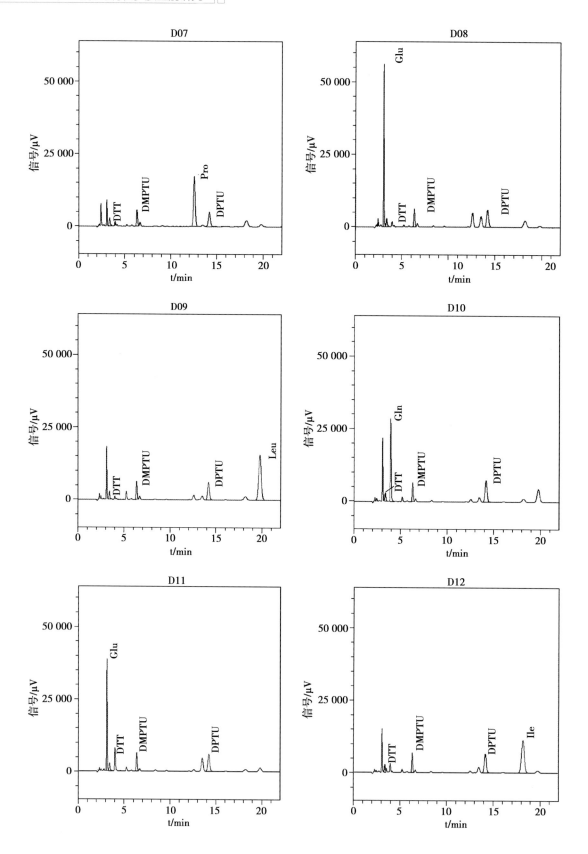

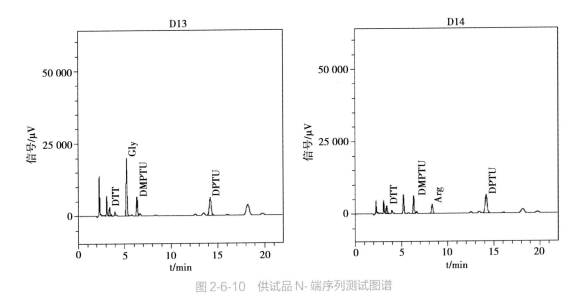

图 2-6-10　供试品 N- 端序列测试图谱

综上所述，供试品肽段 J-2（批号：P200921-LR792903）的 N 端序列为：NH2-Ile-Asp-Glu-Ala-Ser-Ile-Pro-Glu-Leu-Gln-Glu-Ile-Gly-Arg（IDEASIPELQEIGR）。

第三章

动物药小分子成分的分离与鉴定研究

第一节　动物药小分子化合物研究背景

　　动物药化学成分组成复杂,主要含有蛋白质、多肽等大分子初级代谢产物,此外还含有氨基酸、核苷类成分等小分子物质。大分子初级代谢产物结构复杂,提取分离困难,因此,动物药化学成分研究主要集中在部分小分子物质,如蛤蚧及全蝎中的肉毒碱为氨基酸衍生物,能防止室性心律不齐;蟾蜍色胺属吲哚类生物碱;地龙的次黄嘌呤有抗组胺、平喘、降压作用;以及其他动物药中存在的甾体类、萜类、酚、酮、酸等。但目前仅有极少数动物药有专属性小分子成分的研究报道。近年来,利用现代仪器分析技术鉴定动物药的研究主要是利用光谱或色谱技术检测一种或几种小分子成分或其总含量。

　　研究表明,动物药中小分子物质的种类远少于植物药,且特异性差,因此导致了多味动物药使用同一小分子化合物为指标性成分进行质量评价,而氨基酸、核苷类成分在不同动物药中广泛存在,很难与动物药的不同功效相关联。因此,动物药中有生物活性且专属性强的特征性成分成为动物药小分子研究的重点。

　　中药配方颗粒的快速发展是新时代中药饮片改革的新形势,是现代中医药发展的必然产物,更是迎合现代人快节奏、便捷易携带需求的必然趋势。中药配方颗粒具有调配快、免煎煮、携带便捷、剂量精确、质量可控等优点。中药的临床疗效取决于其含有的有效成分,通过复方多成分的配伍形成中药组方,进行有效成分的合理组合及利用。因此,指标性成分是单味中药发挥作用的最主要的物质基础(尽管不能代表该单味药的全部有效成分),多数情况下,药材的指标成分即为有效成分,或是其中之一。必须针对其进行有效成分的检测、鉴定,同时,制定相应的规范和统一的中药配方颗粒质量标准,以确保中药配方颗粒有效成分的质量得到保证。

　　目前,相对于植物类中药,动物药质量控制研究基础非常薄弱,存在质量标准不完善、缺少相关指导原则、缺乏具有动物药特色的质量控制和评价手段等问题。动物药化学成分类型多样,药理作用显著,有效成分复杂,化合物分析分离难度大,且很难被代替,在质量控制上与常规的化学分析不大一样,所以一直以来在真伪鉴别、含量测定及安全性质量控制方面的研究还相对薄弱,理化鉴定方法也停留在蛋白质层面,主要是一些氨基酸成分反应,缺乏针对性、专属性,且对动物药中的有效成分和安全性研究很少。《中国药典》和地方药材标准都存在标准不完善、缺少标准、仅在附录中收载或无标准、标准存在错误及缺少对照物质、不能有效控制质量等问题。因此,应提高和完善质量标准,加强动物药在贮藏、流通、运输使用过程中的管理,制定相关质控指导原则,保障人民用药安全。相关部门应加强基础研究,探索适合动物药质量控制的新模式,建立动物药质量控制研究平台,完善质量标准。动物药研究主要存在化学成分、药效物质基础、毒性物质基础不明确,动物药质量控制体系不健全等关键问题,而化学成分不明确导致动物药化学成分与药效、毒性无法对应及关联,导致动物药质量评价研究难以实现突破性进展,严重制约了动物药相关研究的深入开展。因此,为保证中药配方颗粒的质量安全、有效、稳定与可控,明确动物药化学成分是相关研究亟待解决的首要问题。

中药化学成分的确定有多种方法,但较为常用的是基于传统提取分离纯化方法,通过多维色谱纯化得到单一组分,然后利用现代仪器确定该单体的化学结构,如核磁共振谱图结合质谱、红外光谱、紫外光谱等信息或利用 X 射线单晶衍射等信息对单体进行结构解析,确定该成分的结构,判断是否具有生物活性,以此化合物作为对照物质更好地进行下一步研究。

第二节　动物药中小分子化合物的提取与分离鉴定

本研究通过对动物药中小分子化合物的提取与分离鉴定,丰富动物药专属性成分,建立标准汤剂及配方颗粒的特征性成分(专属性成分)鉴别、含量测定及特征图谱方法,以更好地控制动物药药材、饮片及配方颗粒质量,为解决动物药掺伪问题提供支持(图 3-2-1)。

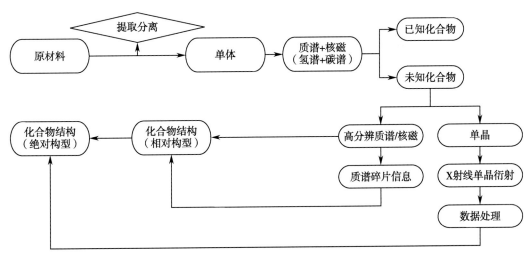

图 3-2-1　化合物分离鉴定一般流程图

一、确定所需分离的化合物

根据现有文献及现有数据,包括但不限于液相色谱、质谱等,判断所需分离鉴定的化合物或化合物类型,了解该类型化合物的理化性质,以确定该类化合物提取分离方法。

二、药材总浸膏的提取

动物药有效小分子成分的提取方式与植物药有效成分的提取方式极为相似,主要有溶剂提取法、水蒸气蒸馏法及升华法,后两种的应用较有局限性,大多数情况下是采用溶剂提取法。

动物药中的小分子成分主要为氨基酸、生物碱(蛤蚧及全蝎中的肉毒碱;河豚卵巢中的河豚毒素;动物胆汁中的胆红素;蟾蜍色胺;地龙中的次黄嘌呤)、多糖类(动物组织中的肝素;甲壳动物和昆虫体壁外的甲壳素;棘皮动物中的黏多糖和深海软骨鱼骨骼中的杂多糖;软体动物中的葡聚糖)、甾体类(性激素或性信息素如紫河车中的黄体酮;动物胆汁中的胆汁酸;蟾蜍中的甾体;棘皮动物的海参纲和海星纲含有的皂苷)、萜类(斑蝥中的斑蝥素;鲨鱼肝油中的鲨烯;海绵属动物中含有的环烯醚萜类成分)、酚酮酸类(海绵中siphonodictyal-A、siphonodictyal-B;麝香中的麝香酮;地龙中的花生四烯酸等)等。以上类型化合物大多均可使用溶剂提取法进行小分子化合物的提取。

溶剂提取法是根据相似相溶以及扩散作用的原理进行提取,要求药材粉碎并且需要防霉。选择溶剂提取法,需要溶剂对有效成分溶解度大而对杂质溶解度小,不能与中药的成分起化学变化,且经济、易得、使用安全等。常用的提取溶剂有水、亲水性有机溶剂、亲脂性溶剂。水是强极性溶剂,中药中亲水性成分如动物药中的糖类、分子不太大的多糖类、氨基酸、有机酸盐、生物碱盐及苷类等都能被水溶出。加入酸或碱可以增加某些成分的溶解度,如常见的生物碱提取方法为酸提碱沉,如河豚毒素(TTX),TTX 粗品的提取方法基本是先用水浸泡、酸提取、盐沉淀除杂质,再用氨水沉淀。胆红素不溶于水,但溶于苯、氯仿、氯苯、二硫化碳等有机溶剂,且分子中有两个丙酸基侧链,呈弱酸性,能与碱土金属离子如 Ca^{2+} 生成不溶性盐,不溶性盐与强酸如盐酸反应,可置换出胆红素。加碱则可以使有机酸、黄酮及酚类成分溶出。常用的亲脂性溶剂有乙醇、甲醇、丙酮等,其中乙醇最为常用,亲水性的成分除蛋白质、黏液质、部分多糖外均能在乙醇中溶解。亲脂溶剂较多,有石油醚、氯仿、二氯甲烷、乙酸乙酯、苯等,这些溶剂的选择性较强,不能或较难提取亲水性杂质。如张普照等采用有机溶剂甲醇提取的方法,制备液相色谱分离纯化从林麝麝香中分离得到胆固醇、雄甾 -4- 烯 -3, 17- 二酮等化合物。

提取方法常用有浸渍法、渗漉法、煎煮法、回流提取法及连续回流提取法、超临界 CO_2 流体萃取技术、超声波提取技术、微波提取法等。煎煮法不适用于含挥发性成分或有效成分遇热不稳定的药材;应用挥发性有机溶剂提取中药有效成分,以连续提取法为好,且需要的溶剂量较少,提取成分也较为完全,如麝香中的麝香酮,多用乙醚置于 Soxhlet 提取器回流提取。超声提取相比传统的提取方法有很多优势和特点,如提取时间短、节约溶剂、提取率高等,在动物药有效成分的提取中逐渐被更多的研究者所接受和利用,并取得了良好的效果。张国平等采用超声辅助提取蟾皮中蟾蜍噻咛活性成分,与传统水加热回流提取法相比,缩短了提取时间,降低了成本,并得到较高的蟾蜍噻咛提取率。

三、化合物的分离纯化

分离纯化是有机化合物分析必不可少的过程,不同的有机化合物样品有不同的纯化方法,需根据样品中有机化合物的性质和杂质的性质差别来选择分离纯化的方法。

动物药的纯化分离方式与植物药的分离纯化方式基本一致,常用的分离和纯化方法可以根据分离原理概括为:根据溶解度差别(结晶与重结晶)、物质在两相溶剂中的分配比不同[液 - 液萃取法、纸色谱、液滴逆流色谱法（DCCC）、高速逆流色谱（HSCCC）、气液分配色谱（GC/GLC）、液 - 液分配色谱（LC/LLC）等]、物质的吸附性差别（硅胶、氧化铝、活性炭为吸附剂进行的吸附色谱，硅胶、氧化铝均为极性吸附剂，活性炭则是非极性吸附剂）、物质分子的大小（透析法、凝胶过滤法、超滤法、超速离心法）、物质解离程度（离子交换或电泳技术）不同进行分离。接下来就最常用的几种提取分离方法进行简单的阐述：

（一）萃取法

利用同组溶剂中各物质分配系数不同或同种物质在不同溶剂组中分配系数不同而分开，可选择合适的溶剂，反复进行分配。萃取时如果各成分在两相溶剂中分配系数相差越大，则分离效率越高。如果在水提取液中的有效成分是亲脂性的物质，一般多用亲脂性有机溶剂，如苯、氯仿或乙醚进行两相萃取；如果有效成分是偏于亲水性的物质，在亲脂性溶剂中难溶解，就需要改用弱亲脂性的溶剂，例如乙酸乙酯、丁醇等。还可以在氯仿、乙醚中加入适量乙醇或甲醇以增大其亲水性。提取黄酮类成分时，多用乙酸乙酯和水的两相萃取。一般有机溶剂亲水性越大，与水做两相萃取的效果就越不好，因为能使较多的亲水性杂质伴随而出，对有效成分进一步精制影响很大。

（二）柱层析分离

柱层析技术（chromatography）又称柱色谱技术，主要原理是根据样品混合物中各组分在固定相和流动相中分配系数不同，经多次反复分配将组分分离开来。柱层析分为吸附色谱、分配色谱和凝胶色谱。

吸附色谱中吸附剂种类有氧化铝、硅胶、硅藻土、纤维素、氧化镁、碳酸钙、活性炭等。硅胶、氧化铝均为极性吸附剂，活性炭则是非极性吸附剂；化学吸附具有选择性、吸附十分牢固、有时不可逆的特点，如黄酮等酚酸性物质被碱性氧化铝吸附、生物碱被酸性氧化铝吸附。为避免发生化学吸附，酸性物质宜用硅胶、碱性物质宜用氧化铝进行分离；半化学吸附如聚酰胺对黄酮类、醌类等化合物之间的氢键吸附，特别适用于分离醌类、酚类、黄酮类化合物；大孔吸附树脂吸附性能取决于吸附剂的表面性质，如比表面积、表面电性、能否与化合物形成氢键等，常用大孔吸附树脂将中药的化学成分和糖分离，同时，大孔树脂本身就是一种分子筛，可按分子量大小将物质分离。

分配色谱分为正相色谱和反相色谱，通常分离水溶性或极性较大的成分，如生物碱、苷类、糖类、有机酸等化合物时，采用正相色谱进行分离；当分离脂溶性化合物，如高级脂肪酸、油脂、游离甾体等时，采用反相分配色谱进行分离。

凝胶色谱的原理为分子筛效应，即凝胶具有区分分子大小不同的物质的能力。当含有大小分子的混合物样品进入到层析柱中后，这些物质随洗脱液的流动而向前移动，小分子可在筛孔中自由的扩散、渗透，而大分子则被排阻于颗粒之外，由此相对分子质量大小不同的物质因受阻滞程度不同而分离。赵玉红等采用 DEAE-52 离子交换层析和 Sepharose20CL-6B 凝胶排阻层析对鹿茸粗多糖进行分离纯化，糖分离效果较好，可以分离纯化得到一种单一多糖。杨毅等采用乙醇提取和硅胶柱色谱、Sephadex20LH-20 柱色谱等手段对短雌海马样品进行分离纯化得到了 9 个化合物。

（三）薄层色谱

薄层色谱与柱色谱相似，也是一种应用非常广泛的分离分析手段，具有分离提纯简单、快速的特点，对于小数量样品有良好的分离效果，但分离容量不及柱色谱大，无法同时处理大量样品，效果也不及柱色谱好，塔板数有限。对于化合物成分少、分离度较好的混合物可尝试使用制备薄层色谱进行分离纯化。

（四）制备色谱

是指采用色谱技术制备纯物质，即分离、收集一种或多种色谱纯物质。制备色谱中的"制备"这一概念指获得足够量的单一化合物，以满足研究和其他用途。随着科学技术的不断发展，高效液相色谱制备化合物的使用逐渐普遍，采用高效色谱柱、高压输液设备和高灵敏度检测器，从而实现了高效、高速、高灵敏度和定量准确。制备型高效液相色谱可利用相同填料的分析柱，选择最适合于分离目的和要求的流动相组成，将其直接或略加修改后用于制备分离，一般不采用梯度洗脱，制备型高效液相色谱制备迅速、制备量大、自动化程度高，现大多数化合物单体的分离纯化均采用该方法结合其他方法共同完成。如曾瑶波等运用小孔树脂（MCI）、硅胶、高效液相反相制备色谱等技术手段从斑蝥的 95% 乙醇提取物中分离得到 10 个化合物；TTX 的纯化工艺主要采用氧化铝柱色谱、活性炭柱色谱、大孔树脂、离子交换树脂或高效液相色谱等方法。

四、化合物的结构鉴定

长期以来，研究工作者已经发展了一整套应用于化合物的结构鉴定分析技术，其中，质谱和核磁共振是最重要的结构解析技术，此外，还有各种光谱技术的应用，图 3-2-2 为一般结构研究的程序流程图。

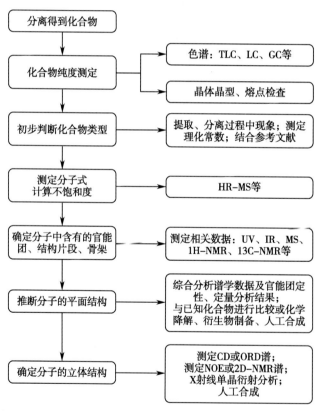

TLC：薄层色谱；LC：液相色谱；GC：气相色谱；HR-MS：高分辨质谱；UV：紫外光谱；IR：红外光谱；MS：质谱；1H-NMR：核磁共振氢谱；13C-NMR：核磁共振碳谱；CD：圆二色光谱；ORD：旋光光谱；NOE：核效应；2D-NMR：二维核磁共振谱。

图 3-2-2　结构研究程序图

（一）质谱（MS）

质谱在药物领域的主要应用为药物的定性鉴别、定量分析和结构解析。

用质谱法鉴定已知有机化合物结构时，应首先与标准图谱进行对照，常用的图集有：Registry of Mass Spectral Data，Eight Peak Index of Mass Spectral 以及质谱仪配有的高效计算机程序库搜索系统。

若化合物为未知化合物，可使用高分辨率质谱得到离子的精确质量数，然后计算出该化合物的分子式，或者用参照物做峰匹配可以确定分子量和分子式。分子离子的化学键发生断裂后形成碎片离子，由此丰富的碎片离子峰可推断其裂解方式，得到相应的结构信息，但质谱对于互为异构体的化合物较难鉴别。

（二）核磁共振（NMR）

核磁共振是磁矩不为零的原子核，在外磁场作用下自旋能级发生塞曼分裂，共振吸收某一定频率的射频辐射的物理过程。核磁共振波谱是天然有机化合物结构解析中最重要的手段之一，目前作为最常用的技术手段在结构鉴定包括手性确定中发挥着重要的作用，主要包括一维谱（氢谱、碳谱等）、二维谱（HSQC、HMBC、COSY、NOESY 等），从一维谱和二维谱中获得丰富的化合物结构信息，同时结合高分辨质谱、红外光谱、紫外光谱、旋光、圆二色谱等确定化合物结构。

（三）红外光谱（IR）

红外光谱是分子能选择性吸收某些波长的红外线，而引起分子中振动能级和转动能级的跃迁，不同的化学键或官能团吸收频率不同，在红外光谱上将处于不同位置，从而可获得分子中含有何种化学键或官能团的信息。

（四）紫外光谱（UV）

紫外吸收光谱是由于分子价电子的跃迁而产生的。获得吸收光谱图，可推断分子中的骨架信息，但不能完全确定物质的分子结构，需结合其他谱图信息。适用于分析分子中具有不饱和结构的化合物。

（五）X 射线单晶衍射（X-Ray）

X 射线单晶衍射是利用单晶体对 X 射线的衍射效应来测定晶体结构的实验方法。在材料学、化学、矿物学及晶体学中有着极其重要的作用，它是研究一切结晶物质结构和物相的主要手段。单晶结构分析是有机合成、不对称化学反应、配合物研究、新药合成、天然提取物分子结构、矿物结构以及各种新材料结构与性能关系研究中不可缺少的最直接、最有效、最权威的方法之一。可用于中小分子直至大分子晶体的分子结构分析、绝对构型测定及精密电子密度测定，对孪晶、微小晶体有优良的适应性。

第三节　动物药研究实例

一、蝉蜕

为蝉科昆虫黑蚱 *Cryptotympana pustulata* Fabricius 的若虫羽化时脱落的皮壳（图 3-3-1），具有抗惊厥、镇静止痛、镇咳、祛痰、平喘等功效，经查阅大量文献，发现乙酰多巴胺二聚体是蝉蜕中具有活性且较具专属性的小分子化合物，经传统分离纯化方法分离其中的成分：取蝉蜕（3.5kg），粉碎，10 倍重量 85% 甲醇超声 30 分钟，过滤，减压浓缩，经 C_{18} 柱色谱分离，乙腈 /0.1% 甲酸水体系梯度洗脱，得到单体。经高分辨质谱（ESI-HRMS）检测，[M+H]$^+$: 387.154 88（理论值：387.155 61）（图 3-3-2），分子式为 $C_{20}H_{22}N_2O_6$。

分离得到的化合物用二甲基亚砜（DMSO）溶解后经核磁共振仪核磁共振检测其氢谱及碳谱，氢谱（^{1}H NMR）及碳谱（^{13}C NMR）数据归属及光谱图如图 3-3-3、图 3-3-4、表 3-3-1：

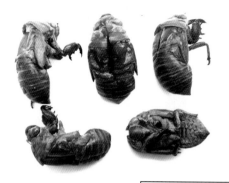

图 3-3-1 蝉蜕药材图片

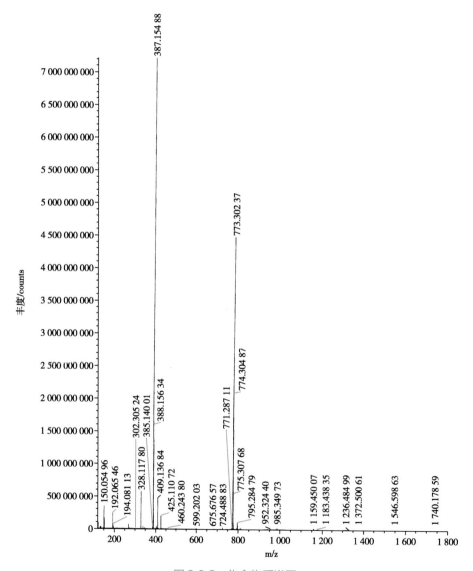

图 3-3-2 化合物质谱图

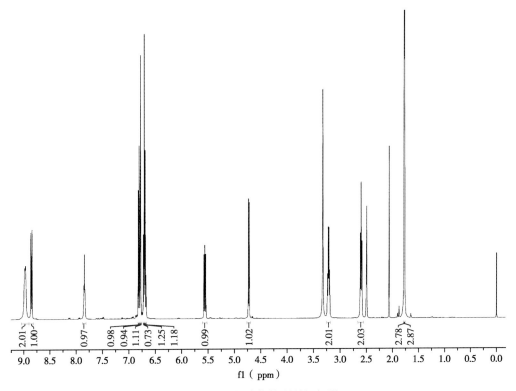

图 3-3-3　化合物核磁共振氢谱

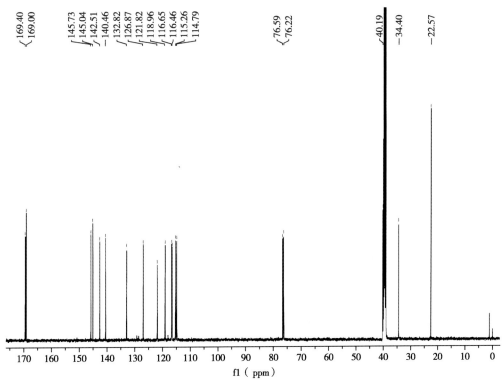

图 3-3-4　化合物核磁共振碳谱

^{1}H NMR（500MHz，DMSO）δ 8.98（d，$J = 8.8$Hz，2H），8.86（d，$J = 9.6$Hz，1H），7.85（t，$J = 5.5$Hz，1H），6.82（d，$J = 8.2$Hz，1H），6.79（d，$J = 2.1$Hz，1H），6.78（d，$J = 2.1$Hz，1H），6.72（d，$J = 6.0$Hz，1H），6.71（d，$J = 6.2$Hz，1H），6.69（dd，$J = 8.2，1.9$Hz，1H），5.56（dd，$J = 9.6，7.4$Hz，1H），4.73（d，$J = 7.3$Hz，1H），3.22（dd，$J = 13.6，6.7$Hz，1H），2.60（t，$J = 7.3$Hz，2H），1.78（s，1H），1.77（s，1H）．

^{13}C NMR（126MHz，DMSO）δ 169.40，169.00，145.73，145.04，142.51，140.46，132.82，126.87，121.82，118.96，116.65，116.46，115.26，114.79，76.59，76.22，40.19，34.40，22.57．

表 3-3-1　化合物核磁数据归属表

No.	δ_C	δ_H
2	76.22	4.73（d，$J = 7.3$Hz，1H）
3	76.59	5.56（dd，$J = 9.6，7.4$Hz，1H）
4a	140.46	—
5	116.46	6.72（d，$J = 6.0$Hz，1H）
6	121.82	6.71（d，$J = 6.2$Hz，1H）
7	132.82	—
8	116.65	6.69（dd，$J = 8.2，1.9$Hz，1H）
8a	142.51	—
1'	126.87	—
2'	114.79	6.82（d，$J = 8.2$Hz，1H）
3'	145.04	—
4'	145.73	—
5'	115.26	6.78（d，$J = 2.1$Hz，1H）
6'	118.96	6.79（d，$J = 2.1$Hz，1H）
1''	34.40	2.60（t，$J = 7.3$Hz，2H）
2''	40.19	3.22（dd，$J = 13.6，6.7$Hz，1H）
C=O	169.00	—
C=O	169.40	—
CH$_3$	22.57	1.78（s，1H）
CH$_3$	22.57	1.78（s，1H）
-NH	—	8.86（d，$J = 9.6$Hz，1H）
-NH	—	7.85（t，$J = 5.5$Hz，1H）
-OH	—	
-OH	—	8.98（d，$J = 8.8$Hz，2H）

该核磁数据与文献报道一致，此外，在其 NOESY 图谱（图 3-3-5）中可以发现，H-2 与 H-3 有相关信号，说明，2 位 H 与 3 位 H 空间靠近，处于同一平面，故该化合物为［N-（2（（2S,3S）-2-acetamido-3-（3,4-dihydroxyphenyl）-2,3-dihydrobenzo［b］［1,4］dioxin-6-yl）ethyl）acetamide］（图 3-3-6）。据文献报道，乙酰多巴胺二聚体具有抗炎和抗氧化活性，因此该成分可作为质量控制的指标之一。

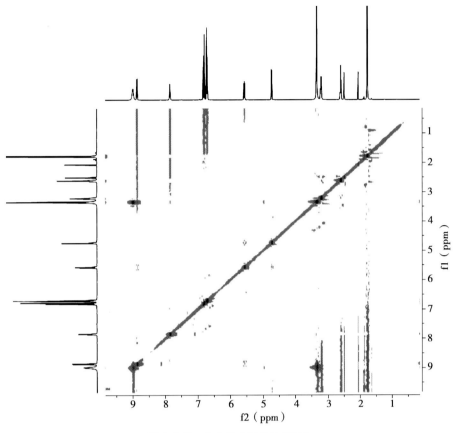

图 3-3-5　化合物 NOESY 图谱

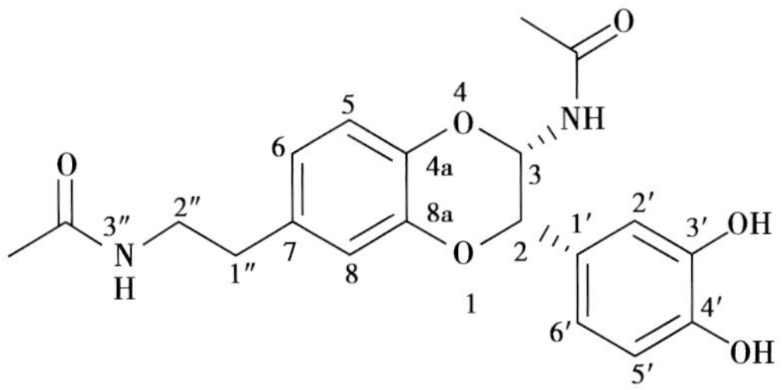

图 3-3-6　乙酰多巴胺二聚体结构图

二、水蛭

为水蛭科动物蚂蟥 *Whitmania pigra* Whitman、水蛭 *Hirudo nipponica* Whitman 或柳叶蚂蟥 *Whitmania acranulata* Whitman 的干燥全体（图 3-3-7），具有抗凝血、抗血栓、抗肿瘤、降血脂及抗炎作用等。水蛭的主要成分为大分子化合物，主含蛋白质，还含有糖脂类、蝶啶类、甾体类等小分子类化合物。根据文献报道，水蛭胺 A、水蛭胺 B、水蛭胺 C 为水蛭中具有抗缺氧活性的蝶啶类杂环化合物，为得到标准对照品，采用传统提取分离纯化手段对该三个成分进行提取分离：取水蛭（4kg），粉碎，20 倍重量 50% 甲醇回流 1 小时，过滤，减压浓缩，经 C_{18} 柱色谱分离，甲醇 /0.1% 三氟乙酸水体系梯度洗脱，得到化合物 1。

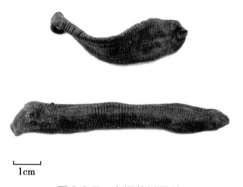

1cm

图 3-3-7　水蛭药材图片

化合物 1 经高分辨质谱（ESI-HRMS）检测，[M+H]⁺：327.021 79（理论值：327.022 17），分子式为 $C_{11}H_{11}N_4O_4S_2$（图 3-3-8）。

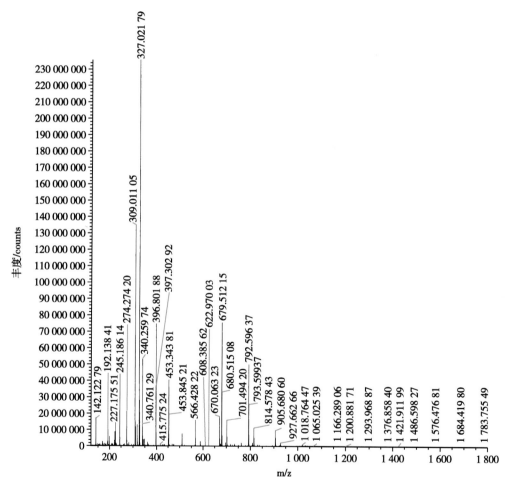

图 3-3-8　化合物 1 核磁共振质谱图

分离得到的化合物 DMSO 溶解后经核磁共振仪核磁共振检测其氢谱及碳谱，氢谱（¹H NMR）及碳谱（¹³C NMR）数据归属及光谱图如图 3-3-9、图 3-3-10、表 3-3-2。

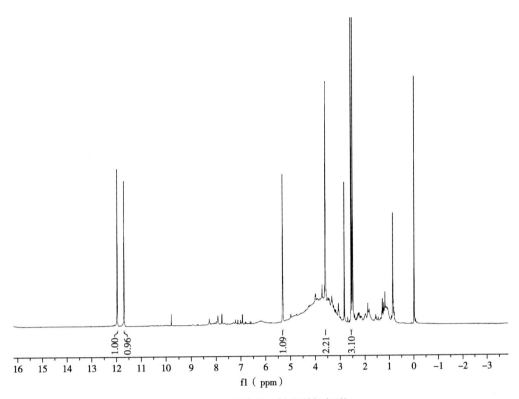

图 3-3-9 化合物 1 核磁共振氢谱

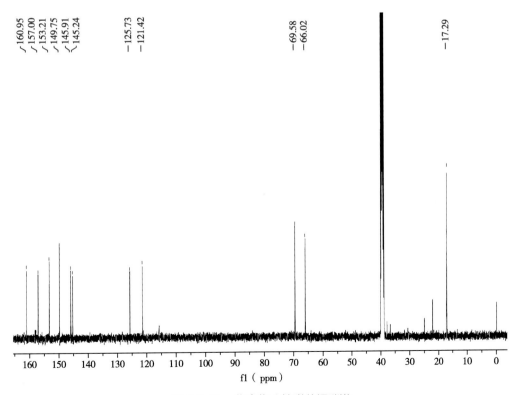

图 3-3-10 化合物 1 核磁共振碳谱

^{1}H NMR（500MHz，DMSO）δ 11.97（s，1H），11.70（s，1H），5.31（t，J = 5.6Hz，1H），3.59（d，J = 5.4Hz，2H），2.56（s，3H）．

^{13}C NMR（126MHz，DMSO）δ 160.95，157.00，153.21，149.75，145.91，145.24，125.73，121.42，69.58，66.02，17.29．

表 3-3-2　化合物 1 核磁数据归属表

No.	δ_C	δ_H
1	—	11.97（s，1H）
2	149.75	—
3	—	11.70（s，1H）
4	125.73	—
5	160.95	—
7	145.91	—
8	157.00	—
10	145.24	—
12	153.21	—
13	121.42	—
14	69.58	5.31（t，J = 5.6Hz，1H）
15	66.02	3.59（d，J = 5.4Hz，2H）
17	16.75	2.56（s，3H）

核磁共振氢谱、碳谱数据结合文献数据，发现核磁数据与文献报道一致，最终确定化合物 1 为水蛭胺 B（水蛭乙素，hirudonucleodisulfide B）（图 3-3-11）。

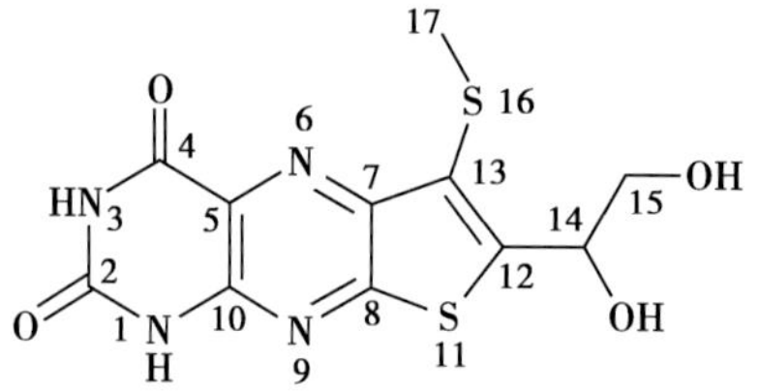

图 3-3-11　化合物 2 结构图

为保证水蛭（蚂蟥）配方颗粒的质量安全、有效、稳定与可控，对其原料，在《中国药典》2020 年版水蛭药材与饮片标准的基础上，增加水蛭胺 1（水蛭乙素，hirudonucleodisulfide B）含量测定及特征图谱项目，以健全质控标准。

主要参考文献

[1] 赵清，徐月清，冯天铸，等. 不同炮制方法对僵蚕指标性成分的含量影响研究[J]. 时珍国医国药 2011，22（3）：657-660.

[2] CHEN P，LI W，LI Q，et al. Identification and quantification of nucleosides and nucleobases in Geosaurus and Leech by hydrophilic-interaction chromatography[J]. Talanta，2011，85（3）：1634-1641.

[3] 朱峰，吴潍. 中药配方颗粒存在的问题与应对策略[J]. 中医药管理杂志. 2020，28（9）：92-94.

[4] 蒲娟，周晓梅. 中药配方颗粒的发展现状及思考[J]. 中国社区医师，2019. 35（24）：6，9.

[5] 陈天朝. 中药配方颗粒制备工艺研究思路[J]. 中国药业. 2003（7），23-25.

[6] 罗亚虹，张治军. 动物药质量控制研究新进展[J]. 海峡药学. 2016，28（8）：55-57.

[7] 邓明鲁，曲晓波，张辉，等. 动物药的特点及长春中医药大学在动物药工作中取得的主要成就[J]. 长春中医药大学学报. 2008（5）：489-491.

[8] 王丹丹，咎珂，魏锋，等. 动物类中药材使用情况及常见质量问题探讨[J]. 中国药事，2020，34（11）：1281-1298.

[9] 杨彬，高文远，张艳军. 基于转录组学 - 蛋白质组学 - 多肽组学整合关联分析策略的动物药蛋白多肽类成分研究思路及方法[J]. 中草药. 2019，50（5）：1033-1038.

[10] 郭瑞霞，李力更，王磊，等. 天然药物化学史话：河豚毒素[J]. 中草药，2014，45（9）：1330-1335.

[11] 顾文杰，朱旗，舒春鸽，等. 以猪胆囊为原料提取胆红素[J]. 安徽化工，2020，46（6）：30-33.

[12] 张普照，黄美华，罗云，等. 林麝麝香化学成分研究[J]. 中药材，2019，42（2）：331-333.

[13] 薛峰，李春娜，李朋收，等. 超声提取在中药化学成分提取中的应用. [J]. 中国实验方剂学杂志，2014，20（18）：231-234.

[14] 张国平，张晓萍，张晓嫚，等. 蟾皮中蟾蜍噻咛的超声提取工艺研究[J]. 时珍国医国药，2011，22（8）：1904.

[15] 吴立军. 天然药物化学[M]，北京：人民卫生出版社，2014.

[16] 赵玉红，金秀明，韩睿. 鹿茸多糖分离纯化及抗氧化活性研究[J]. 食品工业科技，2012，33（12）：155-158.

[17] 杨毅，王真，顾艳玲，等. 短刺海马的化学成分研究[J]. 中国药房，2014，25（19）：1780-1782.

[18] 曾瑶波，刘晓玲，李创军，等. 斑蝥化学成分及体外抗肿瘤活性研究[J]. 中国中药杂志，2016，41（05）：859-863.

[19] NODA N, KUBOTA S, MIYATA Y, et al. Optically active N-acetyldopamine dimer of the crude drug"Zentai," the cast-off shell of the Cicada, Cryptotympana sp[J]. Chemical and pharmaceutical bulletin，2000，48（11）：1749-1752.

[20] ZHENG Y F, HUANG X F, PENG G P .Structures of two novel heterocyclics from Whitmania pigra.[J]. Planta Medica，2008，74（5）：562-564.

第四章

动物药特异性 PCR 鉴别研究

动物药作为传统中药的重要组成部分，在许多国家都有悠久的药用历史。我国历代本草共计载动物药 600 余种，全世界已研究和使用的动物药有 3 000 味以上，涉及药用动物 2 300 种。动物药因活性强、疗效确切、显效快等特点，被世界贸易组织（World Trade Organization，WTO）认为是 21 世纪最有潜力的研究及应用。但由于人类对自然环境的影响和对动物类资源的过度消费，许多药用野生动物资源大量减少，非法贸易进一步加剧了珍稀药用动物的濒危状况。其结果导致野生动物资源短缺，难以满足市场需求，各种混伪品和替代品大量出现，给动物药市场监管带来了严峻挑战。

自《中国药典》2010 年版首次收载了聚合酶链式反应法开始，以乌梢蛇等为代表，建立了动物药新的鉴别体系，随后《中国药典》2020 年版收载了聚合酶链式反应法（通则 1001），其品种包括蕲蛇、乌梢蛇、金钱白花蛇的 PCR 鉴别方法，川贝母及霍山石斛的 PCR-RFLP 法，该通则进一步规范了中药、生化药及生产加工过程中涉及核酸的生物制品、重组产品的种属鉴别和质量控制，特别是在药品的真伪鉴别、原料药监控、微生物污染管控、进出口管理及检验检疫发挥方面着重要作用，进一步推动了动物药从传统经验、显微和理化鉴别，进入分子水平，促进新的动物药鉴定体系的建立，也日益完善中药、中药配方颗粒及中成药等的生物鉴别体系。

第一节 聚合酶链式反应技术研究概述

一、聚合酶链式反应法技术简介

聚合酶链式反应是一种基于微量核酸进行体外序列扩增的技术。它与分子克隆和 DNA 序列分析是现代分子生物学技术的实验基础。其中，PCR 方法在理论上出现最早，也是目前在实践中应用得最广泛的，且极大地推动了分子生物学以及生物技术产业的发展。PCR 技术是由美国科学家 Kary mullis 在 1983 年设想出的，后经过 2 年的努力，在实验上经证实了其关于 PCR 的构想，并于 1985 年申请了有关 PCR 的第一个专利，并在 *Science* 杂志上发表了第一篇 PCR 的学术论文，从此 PCR 技术得到了生命科学界的普遍认同。

目前在聚合酶链式反应技术在动物药应用中，以位点特异性 PCR 技术和荧光定量 PCR

技术应用较为广泛。位点特异性 PCR 技术是基于 DNA 序列分析和 PCR 扩增的一种鉴定方法，通过比较待鉴定种及其混伪品的某段 DNA 序列，找到特异的变异性位点，并根据该变异位点设计特异性的扩增引物，通过设置退火温度差异，达到正确物种具扩增条带，而其他物种不能扩增的目的。位点特异性 PCR 技术由于其操作简单、快速的特点，其在中药鉴定方面应用广泛。最早，有研究采用位点特异性 PCR 技术对蛇、鹿类中药材进行了鉴定。此外，该方法还已广泛应用于龟甲、鹿茸、蜈蚣、蛤蚧、鸡内金等动物药及饮片。

实时定量 PCR 技术又称为实时荧光定量 PCR（real-time fluorescence quantita- tive PCR，q-PCR）技术是指以荧光基团加入 PCR 反应体系中，通过对 PCR 的整个反应进程利用荧光信号积累进行实时监测，最后通过标准曲线定量分析所测未知样品模板的浓度的方法。该技术是在普通定性技术基础上发展起来的一种高度灵敏的核酸定量技术。美国 Applied Bio systems 公司在 1996 年首先推出成熟的实时荧光定量技术，因其操作简便、快速高效，而得到快速广泛的应用。目前 qPCR 技术广泛使用于病毒检测、转基因成分检测及中药鉴定等领域。范瑞强等运用荧光定量 PCR 技术探讨中药抗病毒胶囊治疗生殖器疱疹的研究，检测豚鼠生殖道单纯疱疹病毒（HSV-2DNA）的含量，能有效测定脊髓神经节单纯疱疹病毒 HSV 的含量。杨爱文等通过基因芯片和实时荧光定量 PCR 技术平台，从基因表达水平阐释蟾酥组方成麝香保心丸的配伍机制。Yajun Wu 等运用 SYBR Green I 实时荧光 PCR 技术快速检测燕窝的真伪，对于制品中的燕窝成分检测灵敏较高。

二、聚合酶链式反应法技术原理及技术流程

（一）技术原理

AS-PCR 技术的理论基础是引物 3′ 末端的末位碱基在很大程度上影响着 TaqDNA 聚合酶的延伸效率。研究资料表明，引物 3′ 末端碱基在错误配对时不同碱基的引发效率存在很大差异，如当末位碱基为 A 时，即使在错配的情况下，也能引发链的合成，当末位碱基为 T 时，错配时引发效率大大降低，而 G、C 居于中间。因此引物的正反向主要由 3′ 末端的末位碱基决定。同时为保证方法的特异性扩增效率，一般在下游引物 3′ 末端第三个碱基进行人为错配。并对扩增后的产物测序以验证方法的准确性。

（二）技术操作流程

AS-PCR 技术一般包括 4 个基本步骤。第一步，根据基因名称查询序列，设计引物；第二步，提取基因组 DNA；第三步，进行 PCR 扩增；第四步，产物凝胶电泳。其流程图如图 4-1-1。

三、聚合酶链式反应法技术应用举例

本节以鳖甲为研究材料，针对鳖甲配方颗粒的特异性 PCR 鉴别进行研究，其具体研究内容如下：

（一）仪器与试剂

一般仪器包括电子天平、离心机、冰箱、恒温仪、紫外分光光度仪、可对温度进行连续控制并实现核酸指数级扩增的 PCR 仪、具有稳压直流电源和平板电泳槽电泳仪、紫外凝胶成像仪（或紫外透射仪）等。一般试剂包括所涉及的试剂组成或试剂盒等。

（二）模板 DNA 制备方法依据

常用的药品 DNA 提取方法包括十六烷基三甲基溴化铵（CTAB）法、十二烷基硫酸钠

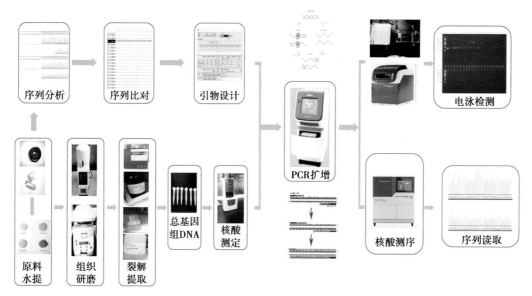

图 4-1-1　AS-PCR 实验流程图

（SDS）法、DNA 碱裂解法及试剂盒法等。具体方法参照各自提取步骤，原则上模板 DNA 质量浓度宜不低于 100ng/μl，OD260/OD280 宜在 1.8～2.0，进行不同提取方法考察时，其判断依据一般包括提取 DNA 浓度、OD260/OD280、OD260/OD230 等。

（三）引物选择的依据

一般引物设计以 Genbank 等公共核酸数据库为来源，通过 Bioedit、MEGA 等软件进行 Clustal W 多重比对。经序列对比发现（图 4-1-2），在 289 位鳖甲位点为 C 而其他为 A 或 T，确定该 SNP 位点后，使 SNP 位点接近正向引物 3′ 端，借助 Primer Premier 5 软件，调节反向引物位置，通过最终引物评分以确定最佳组合，设计鉴别引物（10μmol/L）上游：

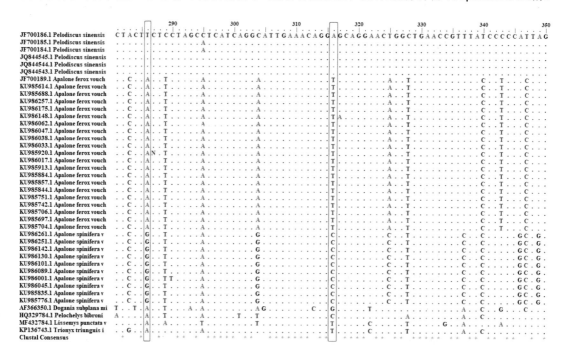

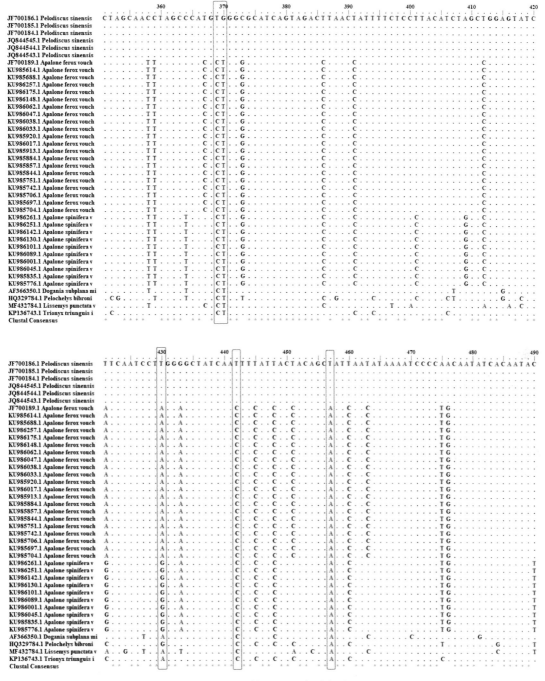

图 4-1-2　鳖甲 COI 序列比对图

5′-CTACCCCCCTCATTACTACTTCTC-3′ 和下游：5′-ACGGGAGTTTGGTATTGTGA-3′。经特异性 PCR 扩增后，扩增产物长度为 236bp。

（四）PCR 反应条件考察

一般来说，PCR 反应体系应由脱氧核糖核苷三磷酸（dNTPs，如 dATP、dCTP、dGTP、dTTP 各 2.5mmol/L）、引物溶液（10～30μmol/L）、耐热 Taq DNA 聚合酶（具有 5′-3′ 聚合酶活

性)1～2.5U 及其缓冲液(含镁离子)、模板和无菌水组成,总体积为 25 或 30μl。具体体系参照各引物说明书。

PCR 的反应条件,预变性时间一般为 94℃保温 3～5 分钟,对于鸟嘌呤和胞嘧啶所占比例较高的品种,可适当延长预变性时间至 10 分钟或升高预变性温度至 98℃。PCR 循环可以为 3 步或 2 步 PCR 循环,反应循环次数一般在 30～40 次,退火温度一般在 45～65℃。当 PCR 反应产物长度小于 500bp 时,退火延伸时间一般在 20～45 秒。终延伸温度一般为 72℃或 68℃,可根据使用的 Taq DNA 聚合酶特性决定。特异性 PCR 对反应条件要求严格,其退火温度、酶量、引物量、循环数、模板浓度、Taq 酶种类均可影响鉴别结果。因此一般通过单因素考察退火温度、Taq 酶种类、酶量、循环数、引物量及不同 PCR 仪等条件对实验结果的影响。

（五）方法适用性考察

此项包括检出限及专属性考察。

考察鳖甲特异性 PCR 法的灵敏度。选择鳖甲药材及配方颗粒各 1 批,分别稀释 10、100、1 000 倍,并测定 DNA 模板浓度。按鳖甲特异性 PCR 体系和扩增条件进行扩增。确定最低检出限。

考察鳖甲特异性 PCR 法的灵敏度。选择鳖甲阳性对照、鳖甲配方颗粒及阴性样品,按鳖甲特异性 PCR 体系和扩增条件进行扩增。确定该方法的准确鉴定率、真阳性率、真阴性率、假阳性率及假阴性率。

结果如图 4-1-3。

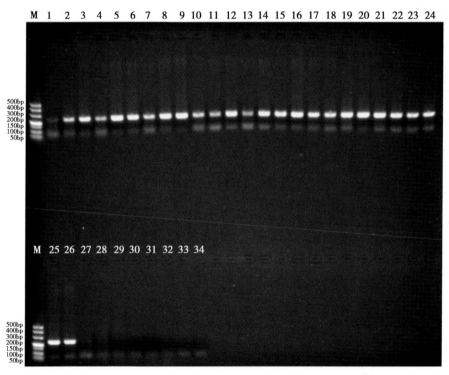

M.DNA maker DL 500,1. 鳖甲对照药材,2～16. 鳖甲饮片,17～23. 鳖甲标准汤剂,24～26. 鳖甲配方颗粒,27～28. 龟甲药材,29～30. 角鳖药材,31～32. 佛罗里达鳖药材,33. 山瑞鳖药材,34. 空白(ddH₂O)

图 4-1-3 鳖甲特异性 PCR 法样品适用性结果

结果对于鳖甲配方颗粒的鉴定率为 100%，真阳性率为 100%，真阴性率为 100%，假阳性率为 0%，假阴性率为 0%，表明该方法能用于鳖甲配方颗粒的特异性鉴别。

第二节 动物药 DNA 分子鉴别技术研究展望

近年来，随着中医药国际化进程的加快，中药系统研究越来越受到国内外研究者的重视。而基原鉴定作为研究中药品种、制定中药标准、确保用药安全、寻找和扩大药源的前提和基础，其研究方法也呈现出系统化和多样化。

一、动物药 DNA 分子鉴别技术研究现状

本次研究以动物药和 DNA 和鉴别为主题，通过中国知网进行检索分析，从 1993 年至 2021 年共搜索到 111 条结果。其中，2017 年论文发表量达到最高，而后整体呈现下降趋势，其研究主题较多，研究领域主要集中在中药学与生物学等，机构主要是中医药高校和中国中医科学院等，具体数据如下：

（一）论文研究方向

论文的主要方向包括 DNA 条形码、分子鉴定、分类学研究等，其研究热点包括 COI、DNA 条形码、条形码技术等，多侧重于应用研究。

（二）研究领域分布

目前动物药 DNA 分子鉴别的研究领域集中于中药学（34.4%）、轻工业领域（20.0%）、生物学（12.0%）等，此外在水产和渔业、动物医学等领域也有应用研究。

（三）论文发表趋势

从论文发文数来看，自 2008 年至 2017 年，论文数量整体呈现快速增长趋势，年均增长速度约为 50%，自 2017 年呈现下降趋势，年均下降速度为 20%。

（四）研究机构

目前动物药 DNA 分子鉴别的相关研究机构主要是长春中医药大学、上海出入境检验检疫局、中国中医科学院、辽宁中医药大学等。

二、动物药 DNA 分子鉴别技术专利分布

（一）总体趋势分析

以（动物源 and DNA and 鉴别）为关键字检索，专利申请趋势侧面反映了专利技术的发展历程，从申请量变化中可以了解各阶段技术创新情况。目前可知，专利申请始于 2007 年，截至目前申请已公开专利 59 件，并于 2015 年达到了申请量的阶段性顶峰，该年专利申请量为历年之最，共计 15 件。

（二）主要保护地域分析

通过对区域专利申请量进行统计，能够了解到目前专利技术的布局范围及技术创新的活跃度，进而分析各区域的竞争激烈程度。目前中国的专利申请量独占鳌头，说明该地区的技术创新活跃度较高，市场竞争也比较激烈。

（三）重要专利申请人分析

通过专利申请人的专利申请量排行可以了解当前技术创新的核心领军机构，判断该领

域的技术竞争现状并发现潜在竞争对手，对于领域内的领军机构可重点关注其研发动态。

在专利申请人申请量排名中，山东省农业科学院生物技术研究中心与陕西科技大学的表现最为突出，各申请专利 5 件；深圳出入境检验检疫局动植物检验检疫技术中心共申请专利 4 件。这三个申请单位（申请人）需重点加以关注，其专利申请在一定程度上可以代表当前技术发展的方向。

（四）专利技术布局分析

通过统计专利技术分类情况可以了解当前专利检索领域的技术分布状况，从而找到专利技术申请热点与空白点，对于了解专利技术布局和找到研发方向非常有帮助。目前领域内的专利申请主要集中于 c12q1/68，由此说明当前该领域的技术研究热点是包括核酸〔3，2006.01，2018.01〕；c12q1/6806 的专利申请量相对较少，说明制备用于分析的核酸，例如用于聚合酶链式反应〔PCR〕分析（C12Q 1/6804 优先）〔2018.01〕的创新稍显薄弱。

三、动物药 DNA 分子鉴别技术的问题与挑战

动物药的分子鉴定目前主要面临以下几个问题：

首先，动物药的分子鉴别主要依赖于对其原动物进行准确的分类学鉴定。然而不同种类动物的分类学研究进展存在严重的不平衡，如相对于鸟类、兽类等大型动物，昆虫等无脊椎动物的分类研究进展缓慢，导致其物种的区分、鉴定和命名工作远未完成。加之世界范围传统分类学研究人员的缺乏，且如不具备相关形态学经验，仅依靠检索表难以完成动物的准确分类鉴定，也造成部分动物药的原动物分类基础薄弱。同时对于公共数据库（BOLD，http://www.boldsystems.org/）和 / 或 GenBank（http://www.ncbi.nlm.nih.gov/genbank/），因早期分类学研究团队发表的数据常不能上传完整的凭证标本信息、采集信息和测序峰图的原始文件，导致后续以此类研究为基础的动物药分子鉴定工作，存在假阳性或假阴性可能。

其次，动物药中同样存在道地药材鉴别、野生与家养品鉴别等难题。而目前最为通用的动物 DNA 条形码技术是物种水平鉴定的工具，其分子标记的选择可有效区分同属近缘物种。而针对种下水平（如不同地理居群、品种与产地）暂无有效的解决方案。再次，提取到高质量的 DNA 是动物药鉴定的基础。动物药常需炮制方可入药，此过程可能会导致 DNA 分子的降解，影响 DNA 提取效率。

然而，随着 DNA 分子标记技术的发展，随着高通量测序技术普及，以基因组（包括线粒体基因组）、转录组数据，设计开发新的分子标记。并结合细胞器基因组本身，也有望以"超级条形码"，解决快速分化的近缘物种鉴定问题。

主要参考文献

[1] 聚合酶链式反应法通则起草组，袁媛，王自强，等.《中国药典》聚合酶链式反应法的建立[J]. 中国中药杂志 2020，45（19）：4537-4544.

[2] 陈康，蒋超，袁媛，等. 快速 PCR 方法在蛇类药材真伪鉴别中的应用[J]. 中国中药杂志，2014，39（19）：3673-3677.

[3] 钱润，田娜，张雪艳，等. 鹿茸、鹿角的位点特异性 PCR 鉴别[J]. 中国实验方剂学杂志，2019，25（17）：118-123.

[4] 范瑞强，李红毅，禤国维，等. 中药抗病毒胶囊对豚鼠生殖器疱疹模型神经节及大脑影响的电镜和定量 PCR 研究[J]. 岭南皮肤性病科杂志，2001，8（1）：8-10.

[5] 杨爱文. 基于表达谱芯片技术的基因组学在中药药理及病理研究中的应用[D]. 上海：华东理工大学，2011.

[6] WU Y，CHEN Y，WANG B，et al. Application of SYBRgreen PCR and 2DGE methods to authenticate edible bird's nest food[J]. Food research international，2010，43（8）：2020-2026.

第五章

安全性指标控制

中药配方颗粒是以符合炮制规范的单味中药饮片为原料，经采用现代制药的先进工艺和方法制备而成的中药颗粒。中药品种的原材料大多源于自然环境下生长的植物、动物或矿物，其存在有害残留物质或污染物质的概率较高。中药中有害残留物或污染物的种类主要有生物毒素、重金属及有害元素、二氧化硫及农药残留等，对中药的品质控制和安全性带来巨大挑战。为提高中药配方颗粒的安全性和有效性，进一步增加中药的安全性指标控制项目，本文对12种动物药原料进行有害残留杂质检测，尤其是黄曲霉毒素、重金属及有害元素、二氧化硫残留量、33种禁用农药及孔雀石绿等。《中国药典》是我国药品质量控制的法典，自2005年版《中国药典》开始，逐步加强了对中药外源性有害残留杂质的控制，不仅附录中收载了相关检测方法，部分品种正文中也规定了详细的检测指标和检测限度。

第一节　黄曲霉毒素测定

黄曲霉毒素（aflatoxin，AFT）是一组化学结构相似的二氢呋喃香豆素类的衍生物，主要由黄曲霉、寄生曲霉、集峰曲霉和伪溜曲霉代谢产生，是迄今发现的各种真菌毒素中最稳定的一种，具有高致癌性、致畸形和致突变性。目前最常见的黄曲霉毒素有 B_1、B_2、G_1、G_2 等，其中以黄曲霉毒素 B_1 分布最广，毒性和致癌性最强，且对人体有明确的致癌性和致畸性，可引起急性或慢性中毒甚至死亡，1993年被世界卫生组织列为第一类致癌物质。为保证用药安全，本文按《中国药典》2020年版通则2351黄曲霉毒素测定法（第一法）操作，采用液相色谱仪对12种动物药339批样品进行黄曲霉毒素测定。12种动物药中，黄曲霉毒素 $B_1 \leqslant 5\mu g$，黄曲霉毒素 G_2、黄曲霉毒素 G_1、黄曲霉毒素 B_2 和黄曲霉毒素 B_1 总量 $\leqslant 10\mu g$，符合《中国药典》2020年版对中药材黄曲霉毒素的一般规定。本次黄曲霉毒素检验339批，合格339批，合格率100%（表5-1-1）。

表5-1-1　黄曲霉毒素测定结果

序号	名称	检验批次	合格批次	超标批次	合格率（%）
1	鸡内金药材	18	18	/	100
2	鸡内金饮片	18	18	/	100

续表

序号	名称	检验批次	合格批次	超标批次	合格率（%）
3	炒鸡内金饮片	18	18	/	100
4	僵蚕药材	17	17	/	100
5	僵蚕饮片	17	17	/	100
6	炒僵蚕饮片	17	17	/	100
7	龟甲药材	15	15	/	100
8	龟甲饮片	15	15	/	100
9	醋龟甲饮片	15	15	/	100
10	鳖甲药材	15	15	/	100
11	鳖甲饮片	15	15	/	100
12	醋鳖甲饮片	15	15	/	100
13	地龙药材	18	18	/	100
14	地龙饮片	18	18	/	100
15	水蛭药材	16	16	/	100
16	水蛭饮片	16	16	/	100
17	土鳖虫药材	21	21	/	100
18	土鳖虫饮片	21	21	/	100
19	蝉蜕药材	17	17	/	100
20	蝉蜕饮片	17	17	/	100

第二节　重金属及有害元素测定

重金属及有害元素主要是指铅（Pb）、汞（Hg）、镉（Cd）、铜（Cu）、银（Ag）、铋（Bi）、锑（Ti）、锡（Sn）、砷（As）等。其一般来源于药材生产过程中的环境污染和土壤污染等，此类残留杂质毒性较大，进入体内后可与体内中药成分形成配合物或金属螯合物，具有非常强的毒性。为保证用药安全，本文按《中国药典》2020 年版通则 2321 铅、镉、砷、汞、铜测定法（电感耦合等离子体质谱法）操作，采用电感耦合等离子体质谱仪对 12 种动物药共 339 批样品进行铅、镉、砷、汞、铜的测定。

测定结果显示，12 种动物药中，僵蚕、炒僵蚕、龟甲、醋龟甲、鳖甲、醋鳖甲、水蛭 7 种动物药的重金属及有害元素均符合《中国药典》2020 年版通则 9302 对药材及饮片（植物类）重金属及有害元素的一般规定。鸡内金及炒鸡内金饮片铜元素超出《中国药典》2020 年版对药材及饮片（植物类）重金属及有害元素的一般规定，可能与饲料中过量添加铜元素存在一定关系。微量元素是动物生长中必不可少的一些物质，虽然需求量较低，但是一旦缺乏会对动物的正常生长产生影响，如果基础饲料中微量元素的含有量不足，则需要人工适当添加相应的微量元素。其中铜元素是参与促进血红细胞成熟、骨骼发育的组成成分。养殖业中为促进动物的生长发育，缩短生长周期，普遍存在向饲料中添加铜元素的现象，从而造成鸡内金和炒鸡内金铜超标。土鳖虫铜元素超出《中国药典》2020 年版对药材及饮片（植物类）重金属及有害元素的一般规定，分析原因为土鳖虫喜安静阴湿的环境，以瓜果蔬菜、青菜、麸皮、米糠等为饲料，若瓜果蔬菜等饲料的生长过程中使用如硫酸铜等杀菌剂进行蔬菜病害防治，则饲料就存在铜元素污染的情况,土鳖虫进食后,铜元素长时间在体内富集,从而造成铜元素超标的现象。地龙铅元素、镉元素、砷元素超出《中国药典》2020年版通则9302对药材及饮片(植物类)重金属及有害元素的一般规定。分析其原因为地龙长期生活在土壤中,极易受到土壤生态质量的直接影响,尤其是对土壤中的重金属具有耐受性或自然富集作用。蝉蜕铅元素、镉元素、砷元素超出《中国药典》2020年版通则9302对药材及饮片(植物类)重金属及有害元素的一般规定,分析与其生长环境有关。蝉蜕为蝉科昆虫黑蚱若虫羽化时脱落的皮壳,黑蚱孵化后幼虫以植物地下部分的液汁为食,蛰居于根际向阳干燥的土壤中,若黑蚱生存的土壤环境受到重金属铅、镉、砷、汞等污染,则体内积存的泥土异物及机体本身吸纳的有害物质也会大幅度增加,从而造成重金属铅、镉、砷元素含量超标现象。测定结果详见表5-2-1。

表 5-2-1　重金属及有害元素测定结果

序号	名称	检验批次	符合植物类要求批次	超出植物类要求批次
1	鸡内金药材	18	/	18
2	鸡内金饮片	18	/	18
3	炒鸡内金饮片	18	/	18
4	僵蚕药材	17	17	/
5	僵蚕饮片	17	17	/
6	炒僵蚕饮片	17	17	/
7	龟甲药材	15	15	/
8	龟甲饮片	15	15	/
9	醋龟甲饮片	15	15	/
10	鳖甲药材	15	15	/
11	鳖甲饮片	15	15	/
12	醋鳖甲饮片	15	15	/
13	地龙药材	18	/	18
14	地龙饮片	18		18
15	水蛭药材	16	16	/
16	水蛭饮片	16	16	/
17	土鳖虫药材	21	/	21
18	土鳖虫饮片	21	/	21
19	蝉蜕药材	17	/	17
20	蝉蜕饮片	17	/	17

注:根据《中国药典》2020年版对中药材重金属及有害元素的一般规定,除矿物、动物、海洋类以外的中药材中,铅不得过5mg/kg;镉不得过1mg/kg;砷不得过2mg/kg;汞不得过0.2mg/kg;铜不得过20mg/kg。本文检测的12种样品均为动物药,故此部分数据只作为标准制订的数据积累,作为参考,不纳入标准。

第三节　二氧化硫残留量测定

二氧化硫具有防腐、漂白、抗氧化作用,硫熏是中药材产地粗加工过程中的一种常用方法。药材经硫熏后以二氧化硫和各价态硫酸盐的形式残留,残留少量的二氧化硫进入体内后不会造成伤害,但残留过量则会对人体肠胃造成强烈刺激,与血液中的硫胺结合,会导致脑、肝、脾等器官发生病变,还可对神经系统、呼吸系统等造成影响,严重危害临床用药安全。本文按《中国药典》2020 年版通则 2331 二氧化硫残留量测定法(第一法)操作,采用酸碱滴定法对 12 种动物药 339 批样品进行二氧化硫残留量测定。12 种动物药中,二氧化硫残留量检测结果均 <150mg/kg,符合《中国药典》2020 年版通则 0212(药材和饮片检定通则)对中药材二氧化硫的一般规定。本次二氧化硫残留量检验 339 批,合格 339 批,合格率 100%。测定结果详见表 5-3-1。

表 5-3-1 二氧化硫残留量测定结果

序号	名称	检验批次	合格批次	超标批次	合格率(%)
1	鸡内金药材	18	18	/	100
2	鸡内金饮片	18	18	/	100
3	炒鸡内金饮片	18	18	/	100
4	僵蚕药材	17	17	/	100
5	僵蚕饮片	17	17	/	100
6	炒僵蚕饮片	17	17	/	100
7	龟甲药材	15	15	/	100
8	龟甲饮片	15	15	/	100
9	醋龟甲饮片	15	15	/	100
10	鳖甲药材	15	15	/	100
11	鳖甲饮片	15	15	/	100
12	醋鳖甲饮片	15	15	/	100
13	地龙药材	18	18	/	100
14	地龙饮片	18	18	/	100
15	水蛭药材	16	16	/	100
16	水蛭饮片	16	16	/	100
17	土鳖虫药材	21	21	/	100
18	土鳖虫饮片	21	21	/	100
19	蝉蜕药材	17	17	/	100
20	蝉蜕饮片	17	17	/	100

第四节 33 种禁用农药测定

中药中的农药残留(pesticide residue)是指受生长环境的影响或者在种植、加工、贮藏过程中使用农药后,残留在药用部位中的农药母体以及有毒理学意义的特殊衍生物,如降解或转化产物、代谢物以及工业杂质等。目前生产和使用的有机磷农药种类繁多,鸡内金为雉科动物家鸡的干燥砂囊内壁,由于农药的残留导致环境受到污染,影响和威胁着人类和畜禽健康,家鸡中毒现象日益严重。僵蚕为蚕蛾科昆虫家蚕 4～5 龄的幼虫感染(或人工接种)白僵菌而致死的干燥体,桑叶是家蚕主要饲料,由于桑叶在生长过程中容易受周围农业生态环境或桑园内使用农药的污染,导致多起家蚕中毒事件发生。为保证用药安全,本文按《中国药典》2020 年版通则 2341 农药残留量测定法(第五法)操作,采用气相色谱 - 串联质谱法对鸡内金、炒鸡内金、僵蚕、炒僵蚕 4 种动物药 105 批样品进行 33 种禁用农药测定。

4 种动物药的 33 种禁用农药检测结果均未超出各指标定量限,符合《中国药典》2020 年版通则 0212(药材和饮片检定通则)对中药材 33 种禁用农药的一般规定。本次 33 种禁用农药检验 105 批,合格 105 批,合格率 100%。测定结果详见表 5-4-1。

表 5-4-1 33 种禁用农药测定结果

序号	名称	检验批次	合格批次	超标批次	合格率(%)
1	鸡内金药材	18	18	/	100
2	鸡内金饮片	18	18	/	100
3	炒鸡内金饮片	18	18	/	100
4	僵蚕药材	17	17	/	100
5	僵蚕饮片	17	17	/	100
6	炒僵蚕饮片	17	17	/	100

第五节 孔雀石绿测定

孔雀石绿(malachite green)又名碱性绿、盐基块绿、孔雀绿,是一种带有金属光泽的绿色结晶体,属有毒的三苯甲烷类化学物,自 1933 年发现其对水产动物具有较好的药用作用后,主要用于防治水产养殖中的水霉病和控制生物原虫的数量,是药用染料中抗菌效力较强的一类。孔雀石绿具有高毒素的副作用,能引起水生动物急性锌中毒,进入人体或动物机体后,可通过生物转化,还原代谢成脂溶性的无色孔雀石绿,具有高毒素、高残留和致癌、致畸、致突变作用,严重威胁人类身体健康。鉴于孔雀石绿的危害性,许多国家都将其列为水产养殖禁用药物,2002 年,孔雀石绿列入《食品动物禁用的兽药及其化合物清单》中,禁止用于所有食用动物。

一、薄层色谱鉴别

为保证用药安全,本文参考原国家食品药品监督管理局稽查局下发的《中药材及中药饮片药品检验补充检验方法和检验项目批准件》增加检测项青黛的孔雀石绿鉴别方法项下供试品制备方法和薄层条件,采用薄层色谱仪对龟甲、醋龟甲、鳖甲、醋鳖甲、水蛭 5 种水产品进行孔雀石绿测定。

(一)供试品溶液制备

取本品 0.5g,加 3% 甲酸甲醇溶液 10ml,超声处理 20 分钟,滤过,滤液作为供试品溶液。另取孔雀石绿对照试剂,加甲醇制成每 1ml 中含有 0.1mg 的溶液,作为对照试剂溶液。吸取上述供试品溶液和对照试剂溶液各 10~20μl,分别点于同一硅胶 G 薄层板上,以环己烷-三氯甲烷(5:5)为展开剂,置氨蒸气饱和的层析缸内,展开,取出,晾干。供试品色谱中,在与对照试剂色谱相应的位置上,不得显相同的蓝色斑点。若供试品色谱中出现与对照试剂相同颜色的斑点,则采用高效液相色谱法验证,必要时可采用高效液相色谱-质谱的方法做进一步验证。

(二)样品测定

对龟甲、醋龟甲、鳖甲、醋鳖甲、水蛭药材和饮片进行薄层色谱鉴别,结果显示:5 种动物药薄层色谱鉴别供试品色谱中,在与对照试剂色谱相应的位置上,所有批次的药材和饮片均未显相同的蓝色斑点。本次孔雀石绿薄层色谱鉴别检验 122 批,未检出 122 批,未检出率 100%。测定结果详见表 5-5-1。

表 5-5-1　孔雀石绿薄层色谱鉴别测定结果

序号	名称	检验批次	合格批次	检出批次	未检出率 /%
1	龟甲药材	15	15	/	100
2	龟甲饮片	15	15	/	100
3	醋龟甲饮片	15	15	/	100
4	鳖甲药材	15	15	/	100
5	鳖甲饮片	15	15	/	100
6	醋鳖甲饮片	15	15	/	100
7	水蛭药材	16	16	/	100
8	水蛭饮片	16	16	/	100

二、质谱鉴别

参考河北省地方标准《养殖水体中孔雀石绿残留量的测定液相色谱 - 串联质谱法》的质谱条件，采用液相色谱 - 串联质谱法对龟甲、醋龟甲、鳖甲、醋鳖甲、水蛭 5 种水产品进行孔雀石绿定性鉴别。

（一）色谱和质谱条件

色谱条件：选择 Thermo Accucore C_{18}（2.1mm×100mm，2.6μm）色谱柱；以乙腈为流动相 A，以 0.1% 甲酸为流动相 B，按表 5-5-2 中的规定进行梯度洗脱；流速为每分钟 0.4ml；柱温为 35℃；进样量为 5μl。

质谱条件：电喷雾正离子模式（ESI⁺），毛细管电压为 1.50kV；离子源温度 500℃；去溶剂气流速为 900L/h；进行 MRM 模式扫描；监测离子对及对应的锥孔电压和碰撞能量见表 5-5-3。

表 5-5-2　梯度洗脱表

时间（min）	流动相 A（%）	流动相 B（%）
0～1	5	95
1～6	5 → 90	95 → 10
6～8	90	10
8～8.5	90 → 5	10 → 95
8.5～10	5	95

表 5-5-3　监测离子对的碰撞能量和碎裂电压

母离子（m/z）	锥孔电压（V）	子离子（m/z）	碰撞能量（V）
329	30	313	50
329	30	208	50

（二）对照品溶液制备

取孔雀石绿对照品适量，精密称定，加乙腈溶液制成每 1ml 含孔雀石绿 1.024μg 的溶液，作为对照品母液。

取上述对照品母液 1ml 至 10ml 量瓶中，加乙腈溶液定容制成每 1ml 含孔雀石绿 0.102μg 的溶液，作为对照品参照物溶液。

（三）供试品溶液制备

参照薄层色谱鉴别项下的供试品溶液方法，取本品 0.5g，加乙腈溶液 10ml，称定重量，超声处理 20 分钟，放冷，用乙腈补足减失重量，摇匀，用 0.22μm 微孔滤膜滤过，取续滤液，即得。

（四）方法学考察

1. 专属性考察　精密吸取龟甲、醋龟甲、鳖甲、醋鳖甲、水蛭溶液、加标溶液、空白溶剂和对照品溶液各 5μl，注入液质联用仪，按照拟定色谱与质谱条件测定。

结果显示：空白溶剂供试品溶液图谱在与对照品色谱相应的保留时间处未检出特征离子峰，表明空白溶剂对方法中特征离子对的检出无干扰，方法具有专属性。各样品专属性质谱图见图 5-5-1～图 5-5-3。

2. 检测限　通过对一系列已知浓度的标准溶液进行分析，试验出能被可靠地检测出的最低浓度或量。

稀释对照品溶液至约 3 倍信噪比的浓度，S/N=2.518，检测最低量为：0.000 5ng。孔雀石绿的检测限为：0.000 5ng。

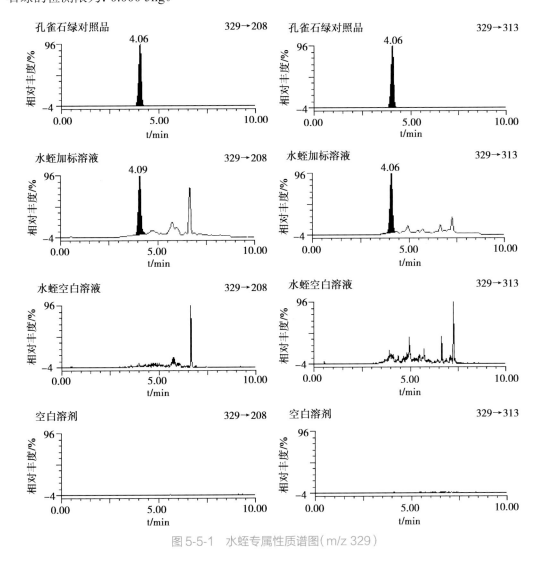

图 5-5-1　水蛭专属性质谱图（m/z 329）

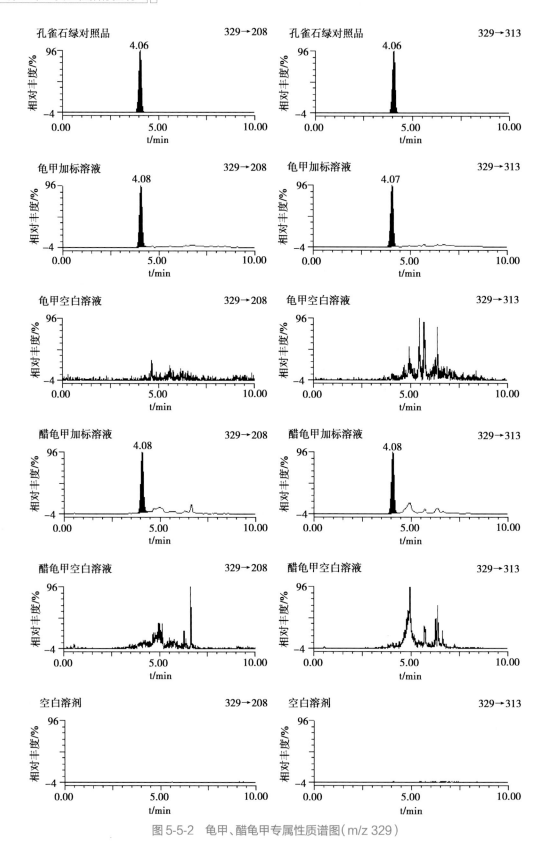

图 5-5-2　龟甲、醋龟甲专属性质谱图(m/z 329)

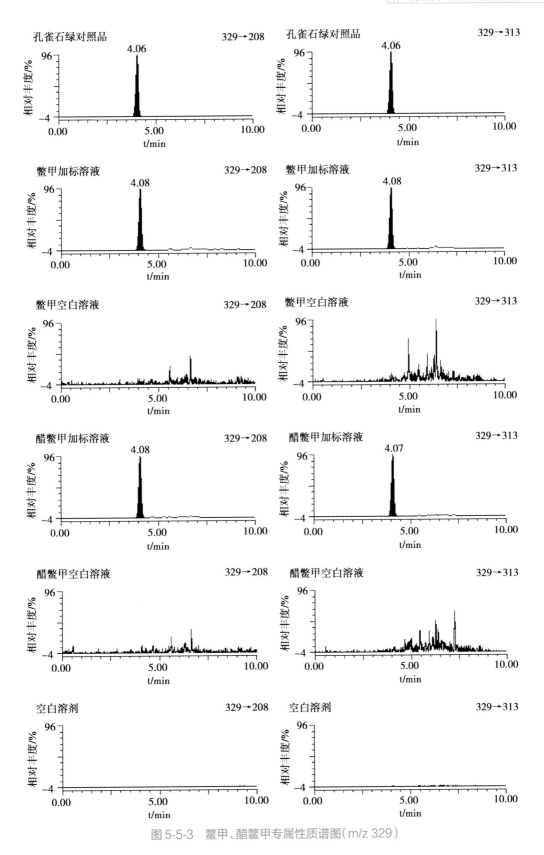

图 5-5-3　鳖甲、醋鳖甲专属性质谱图（m/z 329）

3. 定量限 通过对一系列已知浓度的标准溶液进行分析,试验出能被定量测定的最低浓度或量。

稀释对照品溶液至约 10 倍信噪比的浓度,S/N=11.210,检测最低量为: 0.010 2ng。结果表明,孔雀石绿的定量限为: 0.010 2ng。

(五)样品测定

按龟甲、醋龟甲、鳖甲、醋鳖甲、水蛭药材和饮片的质谱鉴别方法,分别精密吸取对照品溶液和供试品溶液各 5μl,注入液质联用仪,测定,即得。

结果显示: 5 种动物药以质荷比(m/z)329 → 208,(m/z)329 → 313 离子对提取的供试品离子流色谱中,所有批次的药材和饮片均未呈现与对照品色谱保留时间一致的色谱峰。本次孔雀石绿质谱鉴别检验 122 批,未检出 122 批,未检出率 100%。测定结果详见表 5-5-4。

表 5-5-4 孔雀石绿质谱鉴别测定结果

序号	名称	检验批次	合格批次	检出批次	未检出率 /%
1	龟甲药材	15	15	/	100
2	龟甲饮片	15	15	/	100
3	醋龟甲饮片	15	15	/	100
4	鳖甲药材	15	15	/	100
5	鳖甲饮片	15	15	/	100
6	醋鳖甲饮片	15	15	/	100
7	水蛭药材	16	16	/	100
8	水蛭饮片	16	16	/	100

主要参考文献

[1] 张牧臣,郑楠,王加启. 食品中黄曲霉毒素 B1 污染研究进展[J]. 食品科学,2018,39(7):312-320.

[2] 李曼玲,冯伟红,刘君英,等. 含重金属中药制剂的临床药理及毒性综述[J]. 基层中药杂志,2000,14(6):49-51.

[3] 吉艳艳. 饲料添加剂对畜产品安全影响及对策[J]. 畜牧兽医科学(电子版),2019,4(11):161-162.

[4] 张莉,张婷婷,李丹. 中药材地龙的质量状况研究[J]. 中国药事,2020,34(7):825-828.

[5] 张波,刘承芸,孟紫强. 二氧化硫对小鼠脑细胞 DNA 的损伤作用[J]. 山西大学学报:自然科学版,2003,26(3):257-259.

[6] 白剑英. 食品添加剂亚硫酸盐的研究进展[J]. 环境与职业医学,2007,24(4):431-434.

[7] 王慧阳,孟紫强,常凤滨. 二氧化硫体内衍生物对雄性小鼠精子的毒性效应[J]. 应用与环境生物学报,2006,12(3):363-366.

[8] 王大宁,董益阳,邹明强. 农药残留检测与控技术[M]. 北京:化学工业出版社,2006.

[9] 朱蓓蕾. 动物毒理学[M]. 上海:上海科学技术出版社,1989.

[10] 蒋猷龙,陈清其,冯家新,等. 浙江省蚕桑志[M]. 杭州:浙江大学出版社,2004.

[11] 李宁. 孔雀石绿对健康的影响[J]. 国外医学卫生学分册,2005,32(5):262-264.

[12] 龚朋飞,王权,陈永军. 孔雀石绿毒性及其检测研究进展[J]. 水利渔业,2007,27(4):1-4.

[13] 翟毓秀,张翠,宁劲松,等. 水产品中的孔雀石绿残留及其研究概况[J]. 海洋水产研究,2007,28(1):101-108.

[14] 何丽华,沈国顺,邹伟,等. 孔雀石绿及其危害[J]. 吉林畜牧兽医,2006,27(5):45-46,48.

第六章

动物药生物评价与药理药效实验

动物药成分复杂,物质基础不明确,直接导致目前动物药质量评价与控制方法相对落后,很大一部分动物药只是通过性状、鉴别和检查等进行质量控制。只有少部分选择指标性成分进行定性检测或定量检测。中药及其制剂的质量标准需与其安全性和有效性密切相关,其关联程度是衡量其质量评价体系和质量控制手段科学性、先进性和使用价值的重要标准。生物活性的存在是药物实现药效作用的前提和基础,因此,为了使中药的质量标准能更好地保证每批药品的临床使用安全有效,有必要在现有表观的理化测定的基础上增加更能反映其安全性和有效性的生物活性测定,以综合评价其质量。

生物活性测定法是以药物的生物效应为基础,以生物统计为工具,运用特定的实验设计,测定药物有效性的一种方法,从而达到控制药品质量的作用,该方法包括生物效价测定法和生物活性限值测定法,对于成分复杂、有效成分繁多或成分不够明确的药物尤其适用。传统的化学测定大多聚焦在药品的成分、组成,与传统检测方法不一样,生物活性测定法更加注重从活性的角度更好地评价药品的质量,更能反映药品的内在质量与临床疗效的关联性。在基于化学基准的基础上增加生物基准,逐步建立以化学评价为基础,结合生物活性评价的整体中药质量评价体系,不仅能在化学基准的化学评价方法中分辨中药材的"真伪",更能在生物基准的生物活性评价方法中对中药材的"优劣"进行把关,从而实现对中药材"真伪优劣"的立体评价,这将是中药质量标准化建设的重要发展方向。

本研究选择动物药中的水蛭、鸡内金作为研究对象,探索生物活性测定法在动物药配方颗粒质量控制中可行性,为动物药配方颗粒的质量标准制定提供新思路。

第一节 水蛭配方颗粒凝血作用研究

水蛭为我国传统活血化瘀药,《中国药典》2020 年版规定水蛭药材为水蛭科动物蚂蟥(宽体金线蛭)*Whitmania pigra* Whitman、水蛭(日本医蛭)*Hirudo nipponica* Whitman 或柳叶蚂蟥(尖细金线蛭)*Whitmania acranulata* Whitman 的干燥全体,具有破血通经、逐瘀消癥的功能,临床上主要用于脑梗死、脑缺血等疾病。

中药配方颗粒是中药传统饮片与现代科技融合下的新生产物，作为中药传统饮片的补充，质量稳定可控，临床上疗效确切，可供随证加减，应用上即冲即服，更大程度上满足了现代快节奏需求。本研究以水蛭配方颗粒为研究对象，探讨其对正常大鼠和下腔静脉狭窄诱导的深静脉血栓模型大鼠的凝血功能的影响，以及抗凝血酶活性，以期为水蛭配方颗粒临床研究提供实验依据。

一、水蛭配方颗粒对正常大鼠血栓弹力图（TEG）的影响

（一）实验材料

1. 实验样品及试剂　水蛭配方颗粒（批号：CG2008039，广东一方制药有限公司），利伐沙班片（批号：H20181086，拜耳医药保健有限公司），AllProtectTM 动物组织核酸、蛋白稳定保存液（上海碧云天生物技术有限公司）。

2. 试验仪器　电子天平（型号 JJ3000，常熟市双杰测试仪器厂），分析天平［型号 EL204，梅特勒-托利多仪器（上海）有限公司］，涡旋仪（型号 XW-80A，海门市其林贝尔仪器制造有限公司），血栓弹力图仪［型号 TEG® 5000，唯美（上海）管理有限公司］。

3. 实验动物　SPF 级 SD 大鼠，雌雄各半，220～260g，共 50 只，购自广东省医学实验动物中心，许可证号 SCXK（粤）2013-0020；饲养于广州中医药大学实验动物中心 SPF 环境［SYXK（粤）2018-0085］。动物房环境温度范围为 22～24℃，相对湿度为 50%～60%，12 小时照明/12 小时黑暗明暗交替，工作照度 200～300lx，动物照度 15～20lx。自由饮食和饮水。

（二）试验方法

1. 动物分组及给药　将 SD 大鼠按体重完全随机分为 5 个组：正常组，水蛭配方颗粒低、中、高剂量组，利伐沙班组。每组 10 只，雌雄各半，共计 50 只。

（1）正常组：灌胃给予超纯水，体积为 10ml/（kg·d）；

（2）水蛭配方颗粒：《中国药典》2020 年版中水蛭的人用剂量为 1～3g/（d·人）。按人与动物体表面积等效剂量折算，大鼠的给药剂量为 104.2～312.5mg 生药/（kg·d）。则水蛭的低、中、高给药剂量为 104.2mg 生药/（kg·d）、312.5mg 生药/（kg·d）、937.5mg 生药/（kg·d）。选用批号 CG2008039 配方颗粒进行配制，该批号 1g 水蛭配方颗粒相当于生药 4.0g。则低、中、高剂量 CG2008039 配方颗粒的给药剂量为 26.04mg 配方颗粒/（kg·d）、78.13mg 配方颗粒/（kg·d）、234.38mg 配方颗粒/（kg·d）。

（3）利伐沙班：利伐沙班片用于治疗急性深静脉血栓（DVT）的初始治疗推荐人用剂量为每日 30mg，按人与动物体表面积等效剂量折算，大鼠的给药剂量为 3.125mg/（kg·d）。

大鼠灌胃给予水蛭配方颗粒、利伐沙班溶液，给药体积均为 10ml/（kg·d），动物单次灌胃给药，给药 1 小时后采血。各组具体给药剂量和给药途径见表 6-1-1。

表 6-1-1　实验动物分组及给药

分组	临床给药剂量	传统饮片给药剂量	配方颗粒给药剂量
正常组	—		10ml/（k·d），ig.
配方颗粒低剂量组	1.0g 生药/d	104.2mg 生药/（kg·d）	26.04mg 配方颗粒/（kg·d），ig.
配方颗粒中剂量组	3.0g 生药/d	312.5mg 生药/（kg·d）	78.13mg 配方颗粒/（kg·d），ig.
配方颗粒高剂量组	9.0g 生药/d	937.5mg 生药/（kg·d）	234.38mg 配方颗粒/（kg·d），ig.
利伐沙班组	—	3.125mg/（kg·d）	3.125mg 利伐沙班/（kg·d），ig.

2. 溶液配制

（1）高剂量水蛭配方颗粒：给药剂量为 234.38mg 配方颗粒 /（kg•d），大鼠灌胃给药体积为 10ml/（kg•d），则溶液浓度为 23.438mg/ml。按大鼠平均体重 300g 计算，该组 5 只动物需水蛭配方颗粒溶液 15ml。因为采用梯度稀释法，因此需要配制 22ml。称取约 0.515 6g 配方颗粒于 50ml 离心管，加入 22ml 超纯水，涡旋溶解。现配现用。

（2）中剂量水蛭配方颗粒：给药剂量为 78.13mg 配方颗粒 /（kg•d），大鼠灌胃给药体积为 10ml/（kg•d），则溶液浓度为 7.813mg/ml。按大鼠平均体重 300g 计算，该组 5 只动物需水蛭配方颗粒溶液 15ml。因为采用梯度稀释法，因此需要配制 21ml。用移液器取 7ml 高剂量水蛭配方颗粒于 50ml 离心管，加入 14ml 超纯水稀释。现配现用。

（3）低剂量水蛭配方颗粒：给药剂量为 26.04mg 配方颗粒 /（kg•d），大鼠灌胃给药体积为 10ml（kg•d），则溶液浓度为 2.604mg/ml。按大鼠平均体重 300g 计算，该组 5 只动物需水蛭配方颗粒溶液 15ml。现配制 15ml，则用移液器取 5ml 中剂量水蛭配方颗粒于 50ml 离心管，加入 10ml 超纯水稀释。现配现用。

（4）利伐沙班溶液的配制：给药剂量为 3.125mg/（kg•d），大鼠灌胃给药体积为 10ml/（kg•d），则溶液浓度为 0.312 5mg/ml（水溶性 <1mg/ml，25℃）。按大鼠平均体重 300g 计算，该组 5 只动物需利伐沙班溶液 15ml。现配制 15ml 利伐沙班溶液，需利伐沙班 4.688mg。已知每片含利伐沙班 20mg，平均片重 90mg，因此所需的利伐沙班片粉末的质量为 $W_{称重}$=4.688×90÷20=0.021 0g。精密称定，加入 15ml 超纯水，充分振荡混匀，现配现用。

3. 指标检测　给药后 1 小时，大鼠腹腔注射 10% 水合氯醛溶液（3.0ml/kg）麻醉。

（1）腹主动脉采血，取 3ml 血液到普通管（不含抗凝剂，不含促凝剂）中，4℃冰箱静置。以 3 000rpm、25℃ 离心 10 分钟，分离得到上清（即血清），于 −80℃ 冷冻保存。

（2）TEG 检测：继续取 2ml 血液于 1 个 3.2% 枸橼酸钠抗凝管中（枸橼酸钠∶全血 =1∶9），上下翻转 5 次，室温静置至少 15 分钟后进行 TEG 检测，检测需在 8 小时内完成。

（3）体外凝血时间：将静脉采血针剪断，毛细管一端对准采血管，收集 2 管血液用于检测凝血时间。从血液充满毛细管开始计时，将毛细管置于玻璃皿上，30 秒后开始折断毛细管的一端（接血的另一端开始折），50 秒后每隔 10 秒折一次，当折断处出现血丝时，折另一端进行验证。两端均出现血丝的时间记为凝血时间。

4. 数据处理　所有数据以均数 ± 标准差（$\bar{x}±s$）表示，并使用 Graphpad Prism 5 软件制图以及统计学分析。分析各组间的统计学差异采用单因素方差分析（One-Way ANOVA）中的 Dunnett 多重比较试验。$P≤0.05$ 为显著差异，$P≤0.01$ 为极显著差异。

（三）试验结果

1. 水蛭配方颗粒对正常大鼠凝血时间的影响　由表 6-1-2 可见，水蛭配方颗粒及利伐沙班组的凝血时间与正常对照组的差异无统计学意义。

表 6-1-2　水蛭配方颗粒和标准汤剂对正常大鼠凝血时间的影响（$\bar{x}±s$，n=10）

组别	凝血时间（s）
正常组	195±73.6
配方颗粒低剂量组	170±57.1

续表

组别	凝血时间（s）
配方颗粒中剂量组	221±57.0
配方颗粒高剂量组	198±34.3
利伐沙班组	244±82.8

2．水蛭配方颗粒对正常大鼠 TEG 的影响　由表 6-1-3 可见，与正常对照组相比，给药组（水蛭配方颗粒）和阳性组（利伐沙班）的 TEG 值差异无统计学意义。

表6-1-3　水蛭配方颗粒和标准汤剂对正常大鼠 TEG 的影响（$\bar{x}±s, n=10$）

组别	R（min）	K（min）	Angle（°）	MA（mm）	EPL（%）	LY30（%）	CI
正常组	2.0±0.19	0.8±0.03	80.9±1.30	73.3±3.43	0.1±0.15	0.2±0.48	5.7±0.48
配方颗粒低剂量组	1.9±0.19	0.8±0.00	81.4±1.60	75.8±4.45	0.3±0.59	0.4±0.64	6.0±0.73
配方颗粒中剂量组	2.0±0.16	0.8±0.00	81.4±1.22	73.6±2.62	0.1±0.18	0.1±0.20	5.8±0.46
配方颗粒高剂量组	2.0±0.11	0.8±0.00	81.4±1.14	71.7±5.02	1.6±4.32	1.8±4.80	5.5±0.69
利伐沙班组	2.0±0.44	0.8±0.03	80.4±1.64	75.3±6.18	0.1±0.24	0.1±0.28	5.9±0.74

（四）试验讨论与结论

本实验以正常的大鼠为给药对象，通过对凝血时间和 TEG 的检测考察水蛭配方颗粒对正常大鼠有无影响。结果表明：在本次实验下，水蛭配方颗粒对正常大鼠的凝血时间和 TEG 检测数值无影响。结果提示，本实验条件下，水蛭配方颗粒对正常大鼠的凝血功能没有影响。

二、水蛭配方颗粒对下腔静脉狭窄诱导的深静脉血栓（DVT）大鼠的影响

（一）实验材料

1．实验样品及试剂　水蛭配方颗粒（批号：CG2008039，广东一方制药有限公司），利伐沙班片（批号：H20181086，拜耳医药保健有限公司），AllProtectTM 动物组织核酸、蛋白稳定保存液（上海碧云天生物技术有限公司）。

2．试验仪器　电子天平（型号 JJ3000，常熟市双杰测试仪器厂），分析天平［型号EL204，梅特勒 - 托利多仪器（上海）有限公司］，涡旋仪（型号 XW-80A，海门市其林贝尔仪器制造有限公司），血栓弹力图仪（型号 TEG® 5000，唯美（上海）管理有限公司）。

3．实验动物　SPF 级 SD 大鼠，雌雄各半，220～260g，共 70 只，购自广东省医学实验动物中心，许可证号 SCXK（粤）2013-0020；饲养于广州中医药大学实验动物中心 SPF 环境（SYXK（粤）2018-0085）。动物房环境温度范围为 22～24℃，相对湿度为 50%～60%，12h 照明/12h 黑暗明暗交替，工作照度 200～300lx，动物照度 15～20lx。自由饮食和饮水。

（二）试验方法

1．动物分组及给药　将 SD 大鼠按体重随机分为 7 组：正常组，假手术组，模型组，水蛭配方颗粒低、中、高剂量组，利伐沙班组。每组 7 只，雌雄各半，共计 70 只。

（1）正常组：灌胃给予超纯水，体积为 10ml/（kg•d）；

（2）假手术组：灌胃给予超纯水，体积为 10ml/（kg•d）；

（3）模型组：灌胃给予超纯水，体积为 10ml/（kg•d）；

（4）水蛭配方颗粒：《中国药典》2020 年版中水蛭的人用剂量为 1～3g/（d·人）。按人与动物体表面积等效剂量折算，大鼠的给药剂量为 104.2～312.5mg 生药 /（kg·d）。水蛭的大鼠低、中、高给药剂量为 104.2mg 生药 /（kg·d）、312.5mg 生药 /（kg·d）、937.5mg 生药 /（kg·d）。选用批号 CG2008038 配方颗粒进行配制，该批号 1g 水蛭配方颗粒相当于水蛭生药 4.0g。则低、中、高剂量 CG2008038 配方颗粒的给药剂量为 26.04mg 配方颗粒 /（kg·d）、78.13mg 配方颗粒 /（kg·d）、234.38mg 配方颗粒 /（kg·d）。

（5）利伐沙班：利伐沙班片用于治疗急性 DVT 的初始治疗，推荐人用剂量为每日 30mg，按人与动物体表面积等效剂量折算，大鼠的给药剂量为 3.125mg/（kg·d）。

大鼠灌胃给予水蛭配方颗粒、水蛭标准汤剂、利伐沙班溶液，给药体积均为 10ml/（kg·d），给药 2 次。大鼠术后 1 小时和 24 小时给予药物。各组具体给药剂量和给药途径见表 6-1-4。

表 6-1-4　实验动物分组及给药

组别	临床给药剂量	传统饮片给药剂量	配方颗粒给药剂量
正常组（A）	—	—	10ml/（k·d），ig.
假手术组（B）	—	—	10ml/（k·d），ig.
模型组（C）	—	—	10ml/（k·d），ig.
配方颗粒低剂量组（D）	1.0g 生药 /d	104.2mg 生药 /（kg·d）	26.04mg 配方颗粒 /（kg·d），ig.
配方颗粒中剂量组（E）	3.0g 生药 /d	312.5mg 生药 /（kg·d）	78.13mg 配方颗粒 /（kg·d），ig.
配方颗粒高剂量组（F）	9.0g 生药 /d	937.5mg 生药 /（kg·d）	234.38mg 配方颗粒 /（kg·d），ig.
利伐沙班（G）	—	3.125mg /（kg·d）	3.125mg 利伐沙班 /（kg·d），ig.

2．溶液配制　同"一、水蛭配方颗粒对正常大鼠血栓弹力图（TEG）的影响"中"溶液配制"。

3．下腔静脉狭窄诱导的深静脉血栓模型制备　各组大鼠禁食 12 小时。腹腔注射 10% 水合氯醛溶液麻醉，注射体积为 3.0ml/kg。将动物绑置固定板上并于板左上角贴上标签纸，记录前期给药时间；大鼠腹腔剃毛、擦碘伏。沿大鼠正中线开腹，寻找左肾静脉下方与下腔静脉交界处为结扎点。使用玻璃分针分离下腔静脉与腹主动脉，5-0 爱惜康线穿过结扎点，另取针灸针（0.35×50mm）并排于下腔静脉，用 5-0 号线同时结扎下腔静脉和针灸针，结扎好后抽出针灸针，完成造模并记录造模时间，并在腹腔中注射少量生理盐水以补充术后缺水。使用缝合线逐层关腹，每层缝合完后于伤口处撒头孢曲松钠粉末。

4．指标检测　末次给药 1 小时后，大鼠腹腔注射 10% 水合氯醛溶液（3.0ml/kg）进行麻醉。

（1）血液采集

1）腹主动脉采血，取 3ml 血液到普通管（不含抗凝剂，不含促凝剂）中，4℃冰箱静置。以 3 000rpm、25℃离心 10 分钟，分离得到上清（即血清），于 −80℃冷冻保存。

2）TEG 检测：继续取 2ml 血液于 1 个 3.2% 枸橼酸钠抗凝管中（枸橼酸钠：全血 =1:9），上下翻转 5 次，室温静置至少 15 分钟后送至广东省中医药科学院进行 TEG 检测，检测需在 8 小时内完成。

3）体外凝血时间：将静脉采血针剪断，毛细管一端对准采血管，收集 2 管血液用于检测凝血时间。从血液充满毛细管开始计时，将毛细管置于玻璃皿上，30 秒后开始折断毛细管的一端(接血的另一端开始折),50秒后每隔10秒折一次,当折断处出现血丝时,折另一端进行验证。两端均出现血丝的时间记为凝血时间。

(2)组织采集:正常组、假手术组剪取空血管,其余组别剪取成栓血管段,于吸水纸上吸干残留血液,称重并测量长度,拍照。

5. 数据处理 所有数据以均数 ± 标准差($\bar{x}\pm s$)表示,并使用 Graphpad Prism 5 软件制图以及统计学分析。分析各组间的统计学差异采用单因素方差分析(One-Way ANOVA)中的 Dunnett 多重比较试验。$P\leq0.05$ 为显著差异,$P\leq0.01$ 为极显著差异。

(三)试验结果

1. 水蛭配方颗粒对 DVT 大鼠血栓栓重的影响 下腔静脉狭窄法能够诱导血栓形成。与模型组相比,利伐沙班作为阳性药可抑制血栓的形成,疗效显著($P\leq0.01$)。水蛭配方颗粒可剂量依赖性抑制下腔静脉血栓的形成,中剂量组和高剂量组血栓栓重分别降低 40.2%($P\leq0.05$)和 49.9%($P\leq0.01$)。结果见表6-1-5。

表6-1-5 水蛭配方颗粒和标准汤剂对 DVT 大鼠血栓栓重的影响($\bar{x}\pm s$,$n=10$)

组别	血栓湿重(mg)	血栓形成抑制率(%)
正常组	14.9±2.6	/
假手术组	15.1±8.3	/
模型组	115.4±47.5**	0
配方颗粒低剂量组	78.0±47.1	32.4%
配方颗粒中剂量组	69.0±34.4#	40.2%
配方颗粒高剂量组	57.8±22.1##	49.9%
利伐沙班	47.5±27.0##	58.8%

注:与假手术组相比,*$P\leq0.05$,**$P\leq0.01$;与模型组相比,#$P\leq0.05$,##$P\leq0.01$。

2. 水蛭配方颗粒和标准汤剂对 DVT 大鼠凝血时间的影响 与模型组相比,阳性药利伐沙班组可显著延长 DVT 大鼠的凝血时间($P\leq0.01$),但是配方颗粒组对 DVT 大鼠的凝血时间无影响。结果见表6-1-6。

表6-1-6 水蛭配方颗粒对 DVT 大鼠凝血时间的影响($\bar{x}\pm s$,$n=10$)

组别	凝血时间(s)
正常组	185.4±59.3
模型组	195.3±76.2
配方颗粒低剂量组	218.6±84.0
配方颗粒中剂量组	204.3±91.9
配方颗粒高剂量组	232.6±113.0
利伐沙班组	387.3±50.7##

注:与模型组相比,##$P\leq0.01$。

3. 水蛭配方颗粒对 DVT 大鼠 TEG 的影响 水蛭配方颗粒和标准汤剂以及利伐沙班对 DVT 大鼠的 R 值、K 值、Angle 角、MA 值、LY30 和 CI 值均无影响。结果见表6-1-7。

表 6-1-7　水蛭配方颗粒和标准汤剂对 DVT 大鼠 TEG 的影响（$\bar{x} \pm s, n=10$）

组别	R(min)	K(min)	Angle (°)	MA (mm)	EPL(%)	LY30 (%)	CI
正常组	2.0±0.19	0.8±0.03	81.5±1.92	75.4±4.54	0.0±0.00	0.0±0.00	6.0±0.68
模型组	2.5±0.62	0.8±0.03	81.7±2.60	80.2±2.50	0.0±0.00	0.0±0.00	6.3±0.68
配方颗粒低剂量组	2.8±0.57	0.8±0.00	81.7±1.64	80.3±2.54	0.1±0.16	0.1±0.16	6.1±0.60
配方颗粒中剂量组	2.3±0.36	0.8±0.00	81.8±1.65	78.6±5.07	0.0±0.00	0.0±0.00	6.2±0.83
配方颗粒高剂量组	2.5±0.47	0.8±0.00	81.2±1.85	80.3±4.19	0.0±0.00	0.0±0.00	6.3±0.63
利伐沙班组	2.8±0.51	0.8±0.09	80.1±3.15	81.2±4.89	0.0±0.00	0.0±0.00	6.1±0.94

（四）试验讨论与结论

本实验采用下腔静脉狭窄诱导 DVT 的大鼠模型用以评价水蛭配方颗粒的疗效。通过对血栓栓重、凝血时间、TEG 这三种指标的检测，结果显示水蛭配方颗粒对血栓形成的抑制率为 18.3%、2.7%、29.7%，结果表明水蛭配方颗粒可显著抑制大鼠 DVT。但是对 DVT 大鼠的凝血时间和 TEG 检测数值均无影响，这一结果显示水蛭可能是通过恢复静脉内皮损伤发挥作用，对于体循环的凝血功能没有影响。

三、水蛭抗凝血酶活性的测定

（一）测定方法

药材及饮片的测定方法：取样品粉末（过三号筛）约 1.0g，精密称定，精密加入 0.9% 氯化钠溶液 5.0ml，充分搅拌，浸提 30 分钟，并时时振摇，离心，精密量取上清液 100μl，置试管（8mm×38mm）中，加入含 0.5%（牛）纤维蛋白原（以凝固物计）的三羟甲基氨基甲烷盐酸缓冲液（临用配制）200μl，摇匀，置水浴中（37℃±0.5℃）温浸 5 分钟，滴加每 1ml 中含 10 单位的凝血酶溶液（每 4 分钟滴加 1 次，每次 2μl，边滴加边轻轻摇匀）至凝固，记录消耗凝血酶溶液的体积。

标准汤剂的测定方法：取水蛭（蚂蟥）标准汤剂冻干粉研细，取约 0.1g，精密称定，精密加入 0.9% 氯化钠溶液 1ml，充分搅拌，浸提 30 分钟，并时时振摇，离心，精密量取上清液 100μl，置试管（8mm×38mm）中，其他步骤同"药材及饮片的测定方法"项。

配方颗粒的测定方法：取水蛭（蚂蟥）配方颗粒研细，取约 0.1g，精密称定，其他步骤同"标准汤剂的测定方法"项。

（二）计算方法

计算公式：$U = C_1 V_1 / C_2 V_2$

U：每 1g 含凝血酶活性单位，U/g；

C_1：凝血酶溶液的浓度，μ/ml；

C_2：供试品溶液溶液的浓度，g/ml；

V_1：消耗凝血酶溶液的体积，μl；

V_2：供试品溶液的加入量，μl；

中和一个单位的凝血酶的量，为一个抗凝血酶活性单位。

（三）测定结果

取不同产地的 16 批水蛭（蚂蟥）药材以及对应的饮片、标准汤剂冻干粉、配方颗粒按照"水蛭抗凝血酶活性的测定""（一）测定方法"项下测定方法进行测定，按"水蛭抗凝血酶活性的测定""（二）计算方法"项下计算方法计算样品的抗凝血酶活性，结果见表6-1-8、图6-1-1。

表6-1-8　水蛭（蚂蟥）抗凝血活性测定

序号	药材	活性（U/g）	饮片	活性（U/g）	标准汤剂	活性（U/g）	颗粒	活性（U/g）
1	SZ-YC-01	26	SZ-YP-01	14	SZ-T-01	33	SZ-C-01	9.6
2	SZ-YC-02	8	SZ-YP-02	14	SZ-T-02	31	SZ-C-02	9.9
3	SZ-YC-03	8	SZ-YP-03	12	SZ-T-03	20	SZ-C-03	9.9
4	SZ-YC-04	11	SZ-YP-04	13	SZ-T-04	32		
5	SZ-YC-05	9	SZ-YP-05	13	SZ-T-05	26		
6	SZ-YC-06	8	SZ-YP-06	10	SZ-T-06	16		
7	SZ-YC-07	8	SZ-YP-07	10	SZ-T-07	27		
8	SZ-YC-08	15	SZ-YP-08	12	SZ-T-08	28		
9	SZ-YC-09	4	SZ-YP-09	4	SZ-T-09	26		
10	SZ-YC-10	8	SZ-YP-10	10	SZ-T-10	30		
11	SZ-YC-11	15	SZ-YP-11	9	SZ-T-11	20		
12	SZ-YC-12	15	SZ-YP-12	10	SZ-T-12	20		
13	SZ-YC-13	15	SZ-YP-13	10	SZ-T-13	19		
14	SZ-YC-14	8	SZ-YP-14	8	SZ-T-14	19		
15	SZ-YC-15	8	SZ-YP-15	8	SZ-T-15	20		
16	SZ-YC-16	10	SZ-YP-16	10	SZ-T-16	18		
	最小值	4	最小值	4		16		9.6
	最大值	26	最大值	14		33		9.9
	平均值	11.0	平均值	10.4		24.1		9.8
	SD	5.2	SD	2.6		5.6		0.2

水蛭（蚂蟥）抗凝血活性测定

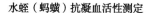

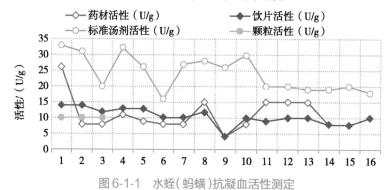

图6-1-1　水蛭（蚂蟥）抗凝血活性测定

（四）结果分析

实验结果表明，16批水蛭（蚂蟥）药材的活性范围在4～26U/g，均值为11.0U/g，SD值为5.2U/g；16批水蛭（蚂蟥）饮片的活性范围在4～14U/g，均值为10.4U/g，SD值为2.6U/g。

16 批水蛭(蚂蟥)药材及其对应饮片抗凝血活性均符合《中国药典》2020 年版"水蛭"项下含量测定限度要求。

　　16 批水蛭(蚂蟥)标准汤剂的活性范围在 16~33U/g,均值为 24.1U/g,SD 值为 5.6U/g,3 批水蛭(蚂蟥)配方颗粒的活性范围在 9.6~9.9U/g,均值为 9.8U/g,SD 值为 0.2U/g。上述数据表明,水蛭(蚂蟥)经提取后,仍然保持一定的抗凝血活性。

第二节　鸡内金酶活性的测定

　　中医传统上将鸡内金作为消食药入药,具有健胃消食的功效,用于消化不良、食积不化,小儿疳积等。有研究报道鸡内金主要成分中还有胃蛋白酶、淀粉酶等活性酶,胃蛋白酶能水解食物中的蛋白质,淀粉酶能分解食物中的淀粉类物质,但目前对鸡内金消食作用的机制尚不明确,是否与上述成分有关尚待研究。

　　本研究是对鸡内金、炒鸡内金饮片及其对应的标准汤剂中 3 种消化酶进行活性检测,从测定结果分析出这三种消化酶由鸡内金饮片到炒鸡内金饮片以及由饮片到标准汤剂之间的传递规律。具体方法和结果分析如下:

一、测定方法

(一) α- 淀粉酶活性测定

1. 样本前处理　称取约 0.05g 样本,加 0.5ml 蒸馏水匀浆;匀浆后在室温下放置提取 15 分钟,每隔 5 分钟振荡 1 次,使其充分提取;6 000g,室温离心 10 分钟,吸取上清液即为淀粉酶原液。

2. 测定步骤

(1) 酶标仪预热 30 分钟以上,调节波长到 570nm,蒸馏水调零。

(2) 将淀粉标准液用蒸馏水稀释为 0.4mg/ml、0.2mg/ml、0.1mg/ml、0.05mg/ml、0.025mg/ml、0.012 5mg/ml、0.006 25mg/ml 的标准溶液。

(3) 按以下操作表依次加入各试剂

试剂(µl)	测定管	对照管	空白管	标准管	标准空白管
α- 淀粉酶原液	50	50	—	—	—
蒸馏水	—	—	50	—	50
标准溶液	—	—	—	50	—
70℃水浴 15 分钟左右,冷却					
试剂一	50	—	50	—	—
蒸馏水	—	50	—	50	50
在 40℃恒温水浴中准确保温 5 分钟					
试剂二	25	25	25	25	25

混匀后吸取 100µl 于 96 孔板中读取测定管、对照管、空白管、标准管、标准空白管 570nm 下的吸光度,分别记为 A 测定、A 对照、A 空白、A 标准和 A 标准空白,计算 ΔA 测定 =A 空白 -(A 测定 -A 对照),ΔA 标准 =A 标准 -A 标准空白。

（二）β- 淀粉酶活性测定

1. 样本前处理　称取约 0.05g 样本,加 0.5ml 蒸馏水匀浆;匀浆后在室温下放置提取 15 分钟,每隔 5 分钟振荡 1 次,使其充分提取;6 000g,常温离心 10 分钟,吸取上清液即为淀粉酶原液。

2. 测定步骤

（1）酶标仪预热 30 分钟以上,调节波长至 570nm。

（2）将淀粉标准液用蒸馏水稀释为 0.4mg/ml、0.2mg/ml、0.1mg/ml、0.05mg/ml、0.025mg/ml、0.012 5mg/ml、0.006 25mg/ml 的标准溶液。

（3）按以下操作表依次加入各试剂

试剂名称(μl)	α- 淀粉酶活力测定		总淀粉酶活力测定		空白管 5	标准曲线的测定	
	测定管 1	对照管 2	测定管 3	对照管 4		标准管 6	标准空白管 7
样本	50	50	—	—	—	—	—
蒸馏水	—	—	—	—	50	—	50
标准溶液	—	—	—	—	—	50	—
70℃水浴 15 分钟左右,冷却							
样本	—	—	50	50	—	—	—
试剂一	50	—	50	—	50	—	—
蒸馏水	—	50	—	50	—	50	50
于 40℃恒温水浴中准确保温 5 分钟							
试剂二	25	25	25	25	25	25	25

混匀后吸取 100μl 于 96 孔板中测定 570nm 下的吸光度,从左到右分别记为 A1、A2、A3、A4、A5 和 A6,计算 ΔAα=A5-（A1-A2）,ΔA 总 =A5-（A3-A4）,ΔA 标准 =A6-A7。

（三）胃蛋白酶酶活性测定

1. 样本前处理　称取 0.05g 样本加入 0.5ml 提取液进行冰浴匀浆。10 000rpm　4℃离心 10 分钟,取上清液,置冰上待测。

2. 测定步骤

（1）酶标仪预热 30 分钟以上,调节波长至 275nm。

（2）按以下操作表依次加入各试剂

试剂名称(μl)	测定管	对照管
样本	25	—
试剂一	125	125
混匀,37℃保温 10 分钟		
试剂三	125	125
摇匀 1 分钟		
样本	—	25
混匀后 10 000rpm 4℃离心 10 分钟,取 200μl 上清用 96 孔 UV 板测定 A275nm。计算 ΔA=A 测定 -A 对照。		

注意:对照管后加样本,而测定管先加样本。

二、结果

（一）α-淀粉酶

测定结果见表6-2-1和图6-2-1。

表6-2-1　α-淀粉酶测定结果（折算为1g饮片量）

鸡内金饮片批号	饮片活性（IU）	标准汤剂活性（IU）	炒鸡内金饮片批号	饮片活性（IU）	标准汤剂活性（IU）
JNJ-YP-01	0.950 6	0.072 9	CJNJ-YP-01	0.347 4	0.107 9
JNJ-YP-02	1.136 2	0.140 9	CJNJ-YP-02	0.367 3	0.095 3
JNJ-YP-03	1.069 8	0.105 6	CJNJ-YP-03	0.635 2	0.138 6
JNJ-YP-04	0.973 5	0.129 9	CJNJ-YP-04	0.665 4	0.123 2
JNJ-YP-05	0.805 9	0.131 4	CJNJ-YP-05	0.564 7	0.098 7
JNJ-YP-06	0.959 5	0.117 5	CJNJ-YP-06	0.487 7	0.083 3
JNJ-YP-07	0.854 8	0.174 9	CJNJ-YP-07	0.405 7	0.080 6
JNJ-YP-08	0.781 9	0.129 7	CJNJ-YP-08	0.646 1	0.090 2
JNJ-YP-09	1.262 8	0.164 8	CJNJ-YP-09	0.978 0	0.045 7
JNJ-YP-10	0.517 5	0.134 7	CJNJ-YP-10	0.590 1	0.086 5
JNJ-YP-11	0.358 4	0.102 1	CJNJ-YP-11	0.327 7	0.109 3
JNJ-YP-12	0.427 5	0.137 1	CJNJ-YP-12	0.581 3	0.070 3
JNJ-YP-13	0.691 9	0.111 0	CJNJ-YP-13	0.511 8	0.037 9
JNJ-YP-14	0.686 9	0.114 8	CJNJ-YP-14	0.397 1	0.058 3
JNJ-YP-15	1.218 7	0.155 8	CJNJ-YP-15	0.446 1	0.073 6
JNJ-YP-16	0.573 5	0.141 1	CJNJ-YP-16	0.391 5	0.093 7
JNJ-YP-17	0.551 2	0.136 7	CJNJ-YP-17	0.341 9	0.133 9
JNJ-YP-18	0.557 0	0.106 4	CJNJ-YP-18	0.348 8	0.140 2

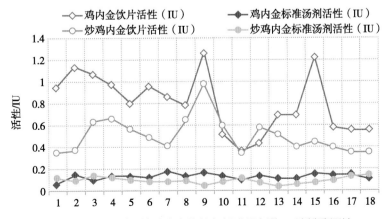

图6-2-1　鸡内金、炒鸡内金饮片与标准汤剂的α-淀粉酶活性

（二）β-淀粉酶：

测定结果见表6-2-2、图6-2-2、图6-2-3。

表6-2-2 β-淀粉酶测定结果（折算为1g饮片量）

鸡内金饮片批号	饮片活性（IU）	标准汤剂活性（IU）	炒鸡内金饮片批号	饮片活性（IU）	标准汤剂活性（IU）
JNJ-YP-01	0.016 9	0.004 0	CJNJ-YP-01	0.016 5	0.023 1
JNJ-YP-02	0.568 1	0.001 9	CJNJ-YP-02	0.021 9	0.012 1
JNJ-YP-03	0.022 1	0.001 2	CJNJ-YP-03	0.048 9	0.003 4
JNJ-YP-04	0.703 1	0.001 2	CJNJ-YP-04	0.055 9	0.007 6
JNJ-YP-05	0.010 8	0.001 7	CJNJ-YP-05	0.016 3	0.010 2
JNJ-YP-06	0.601 1	0.008 1	CJNJ-YP-06	0.005 4	0.004 0
JNJ-YP-07	0.187 5	0.003 2	CJNJ-YP-07	0.021 9	0.002 6
JNJ-YP-08	0.039 4	0.006 4	CJNJ-YP-08	0.027 1	0.012 9
JNJ-YP-09	0.005 5	0.005 1	CJNJ-YP-09	0.011 1	0.000 3
JNJ-YP-10	0.247 5	0.003 0	CJNJ-YP-10	0.038 6	0.023 8
JNJ-YP-11	0.545 9	0.031 9	CJNJ-YP-11	0.071 0	0.007 0
JNJ-YP-12	0.303 7	0.001 8	CJNJ-YP-12	0.088 6	0.011 0
JNJ-YP-13	0.438 7	0.017 5	CJNJ-YP-13	0.099 1	0.005 5
JNJ-YP-14	0.183 9	0.021 3	CJNJ-YP-14	0.092 5	0.013 9
JNJ-YP-15	1.125 0	0.002 2	CJNJ-YP-15	0.087 0	0.005 1
JNJ-YP-16	0.115 8	0.015 3	CJNJ-YP-16	0.011 0	0.007 5
JNJ-YP-17	0.123 7	0.001 3	CJNJ-YP-17	0.077 2	0.009 6
JNJ-YP-18	0.049 6	0.005 5	CJNJ-YP-18	0.033 2	0.008 3

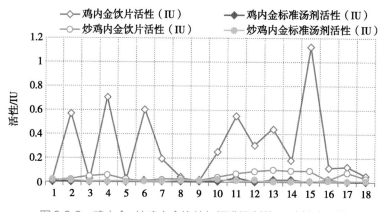

图6-2-2 鸡内金、炒鸡内金饮片与标准汤剂的 β-淀粉酶活性

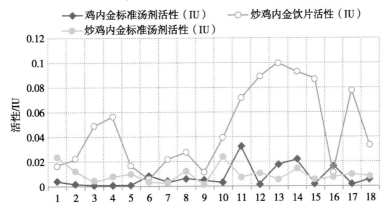

图 6-2-3　鸡内金、炒鸡内金饮片与标准汤剂的 β- 淀粉酶活性（局部放大图）

（三）胃蛋白酶

测定结果见表 6-2-3、图 6-2-4。

表 6-2-3　胃蛋白酶测定结果（折算为 1g 饮片量）

鸡内金饮片批号	饮片活性（IU）	标准汤剂活性（IU）	炒鸡内金饮片批号	饮片活性（IU）	标准汤剂活性（IU）
JNJ-YP-01	2.761 3	0.011 3	CJNJ-YP-01	2.144 6	0.010 1
JNJ-YP-02	4.944 6	0.021 2	CJNJ-YP-02	3.930 0	0.017 3
JNJ-YP-03	3.379 8	0.009 8	CJNJ-YP-03	3.605 0	0.011 2
JNJ-YP-04	3.480 5	0.008 5	CJNJ-YP-04	0.734 9	0.021 4
JNJ-YP-05	2.298 9	0.019 4	CJNJ-YP-05	1.236 8	0.020 0
JNJ-YP-06	2.401 7	0.020 1	CJNJ-YP-06	1.982 9	0.025 1
JNJ-YP-07	2.427 4	0.015 4	CJNJ-YP-07	0.813 9	0.015 8
JNJ-YP-08	2.842 7	0.022 9	CJNJ-YP-08	1.876 9	0.006 4
JNJ-YP-09	3.390 6	0.018 4	CJNJ-YP-09	2.873 7	0.012 9
JNJ-YP-10	13.021 4	0.003 8	CJNJ-YP-10	4.774 2	0.012 7
JNJ-YP-11	12.149 6	0.012 7	CJNJ-YP-11	5.074 7	0.008 3
JNJ-YP-12	13.112 8	0.019 2	CJNJ-YP-12	4.135 5	0.010 1
JNJ-YP-13	5.856 5	0.008 5	CJNJ-YP-13	1.474 1	0.007 8
JNJ-YP-14	5.856 5	0.011 1	CJNJ-YP-14	2.435 1	0.014 1
JNJ-YP-15	8.803 2	0.009 6	CJNJ-YP-15	1.806 0	0.015 5
JNJ-YP-16	1.939 3	0.009 8	CJNJ-YP-16	5.856 5	0.007 3
JNJ-YP-17	1.990 7	0.023 8	CJNJ-YP-17	3.788 7	0.010 7
JNJ-YP-18	2.311 8	0.007 8	CJNJ-YP-18	3.571 6	0.027 4

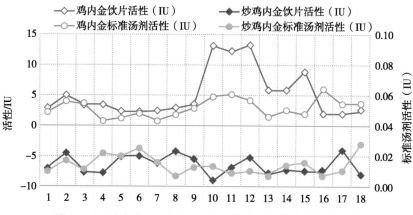

图6-2-4　鸡内金、炒鸡内金饮片与标准汤剂的胃蛋白酶活性

三、分析与讨论

　　结果显示，鸡内金、炒鸡内金饮片经煎煮后，其标准汤剂中的三种消化酶（β-淀粉酶、α-淀粉酶、胃蛋白酶）仍然保持一定的活性。鸡内金饮片经过炮制成炒鸡内金后，三种消化酶的活性普遍都有所下降，尤其是β-淀粉酶活性下降明显，而α-淀粉酶和胃蛋白酶的活性降低幅度相对较小，有部分批次还有稍微的增加，表明鸡内金经过砂烫后，α-淀粉酶和胃蛋白酶仍然保持较好的活性，这与此两种酶在干品状态下有较高的耐热性相符。对比标准汤剂测定结果可知，鸡内金标准汤剂和炒鸡内金标准汤剂中三种消化酶的活性相对于饮片都有大幅度的下降，表明三种消化酶在煎煮过程中的转移率较低；根据β-淀粉酶的测定结果可知，不同批次的鸡内金饮片β-淀粉酶的活性差异较大。

主要参考文献

[1] 周成浩,陈文培,张子扬,等. 水蛭提取物结肠迟释微丸与普通微丸的抗血栓作用比较[J]. 中药新药与临床药理. 2017, 28(5): 568-572.

[2] 黄鹤,马莉. 血栓弹力图的应用进展[J]. 现代临床医学, 2015, 41(3): 163-165, 171.

[3] 徐佳骏,黄赛杰,苏克剑. 新型口服抗凝药利伐沙班[J]. 医药导报, 2009, 28(11): 1474-1476.

[4] YAO X, LIU H, LI P, et al. Aqueous extract of Whitmania Pigra Whitman alleviates thrombus burden via sirtuin 1/NF-κB pathway[J]. Journal of Surgical Research, 2020, 245: 441-452.

[5] 黄鹤,马莉. 血栓弹力图的应用进展[J]. 现代临床医学, 2015, 41(3): 163-165, 171.

[6] 徐佳骏,黄赛杰,苏克剑. 新型口服抗凝药利伐沙班[J]. 医药导报, 2009, 28(11): 1474-1476.

第七章

鸡内金配方颗粒标准汤剂与质量标准研究

第一节 概　　述

鸡内金为雉科动物家鸡的干燥砂囊内壁。杀鸡后，取出鸡肫，立即剥下内壁，洗净，干燥。鸡内金味甘，性平，归脾、胃、小肠、膀胱经，具有健胃消食、涩精止遗、通淋化石之功，临床上常用于食积不消、呕吐泻痢、小儿疳积、遗尿、遗精、石淋涩痛、胆胀胁痛等。

鸡内金始载于《神农本草经》中品禽类丹雄鸡，言"肶胵里黄皮：主治泄痢"。《本草纲目》载"膍胵里黄皮，一名鸡内金。膍胵，鸡肫也。近人讳之。呼肫内黄皮为鸡内金"。《本草图经》云："鸡之类最多。丹雄鸡、白雄鸡、乌雄雌鸡，头、血、冠、肠、肺、肝、胆、肶胵里黄、脂肪、羽翮、肋骨、卵黄白、屎白等并入药。"鸡经过长期饲养杂交后，形成许多品种，虽体形大小、毛色不一，均称家鸡。故全国各地均有饲养，鸡内金全国各地均产。

第二节　鸡内金药材和饮片研究

一、药材来源

鸡内金为雉科动物家鸡 *Gallus gallus domesticus* Brisson 的干燥砂囊内壁。杀鸡后，取出鸡肫，立即剥下内壁，洗净，干燥。本研究共收集鸡内金药材 18 批（JNJ-YC-01～JNJ-YC-18），其中山东临沂 3 批、山东菏泽 3 批、山东聊城 3 批、浙江金华 3 批、辽宁鞍山 3 批、山西吕梁 3 批。经广东一方制药有限公司质量中心鉴定，研究样品均为《中国药典》2020 年版一部鸡内金项下规定的品种。

二、饮片炮制

按照《中国药典》2020 年版一部鸡内金项下进行炮制，取鸡内金原药材，洗净，干燥，即得鸡内金饮片（JNJ-YP-01～JNJ-YP-18）。

三、药材及饮片质量标准

（一）性状

鸡内金药材为不规则卷片，厚约 2mm。表面黄色、黄绿色或黄褐色，薄而半透明，具明显的条状皱纹，质脆，易碎，断面角质样，有光泽，气微腥，味微苦。

鸡内金饮片同药材（图 7-2-1）。

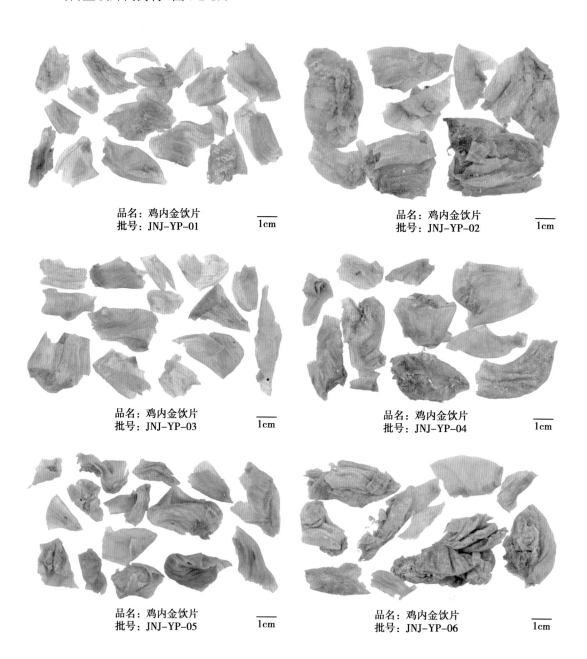

品名：鸡内金饮片
批号：JNJ-YP-01
———
1cm

品名：鸡内金饮片
批号：JNJ-YP-02
———
1cm

品名：鸡内金饮片
批号：JNJ-YP-03
———
1cm

品名：鸡内金饮片
批号：JNJ-YP-04
———
1cm

品名：鸡内金饮片
批号：JNJ-YP-05
———
1cm

品名：鸡内金饮片
批号：JNJ-YP-06
———
1cm

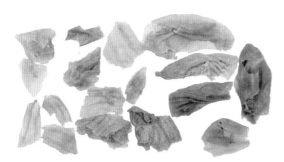

品名：鸡内金饮片
批号：JNJ-YP-07
1cm

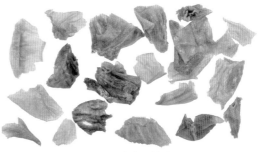

品名：鸡内金饮片
批号：JNJ-YP-08
1cm

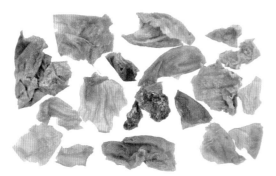

品名：鸡内金饮片
批号：JNJ-YP-09
1cm

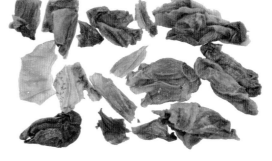

品名：鸡内金饮片
批号：JNJ-YP-10
1cm

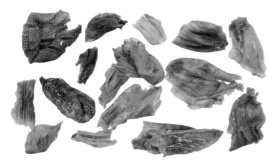

品名：鸡内金饮片
批号：JNJ-YP-11
1cm

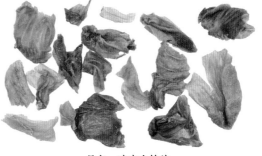

品名：鸡内金饮片
批号：JNJ-YP-12
1cm

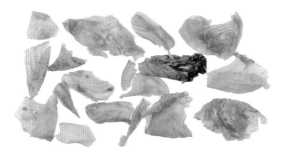

品名：鸡内金饮片
批号：JNJ-YP-13
1cm

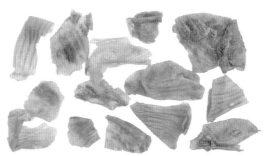

品名：鸡内金饮片
批号：JNJ-YP-14
1cm

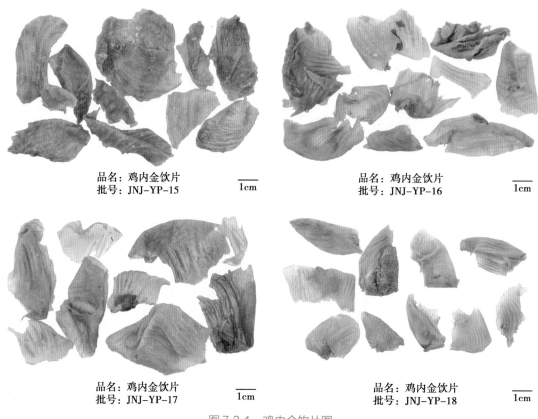

品名：鸡内金饮片
批号：JNJ-YP-15

品名：鸡内金饮片
批号：JNJ-YP-16

品名：鸡内金饮片
批号：JNJ-YP-17

品名：鸡内金饮片
批号：JNJ-YP-18

图 7-2-1　鸡内金饮片图

（二）检测

按照《中国药典》2020 年版一部鸡内金项下有关要求，对上述鸡内金药材及饮片进行检测，所有样品均符合规定，测定结果见表 7-2-1、表 7-2-2。

（三）特征图谱

1. 色谱条件　以 Thermo Acclaim C$_{18}$（4.6mm×250mm，5μm）色谱柱；以乙腈 -0.1mol/L 醋酸钠溶液（用醋酸调节 pH 值至 6.5）（7∶93）为流动相 A；以乙腈 - 水（4∶1）为流动相 B，表 7-2-3 中的规定进行梯度洗脱；按流速为每分钟 1.0ml；柱温为 40℃；检测波长为 254nm；进样量为 5μl。

2. 参照物溶液制备　取甘氨酸对照品、丙氨酸对照品、脯氨酸对照品、苯丙氨酸对照品适量，精密称定，加 0.1mol/L 盐酸溶液制成每 1ml 含甘氨酸 170μg、丙氨酸 100μg、脯氨酸 150μg、苯丙氨酸 150μg 的混合溶液。

取苏氨酸对照品、酪氨酸对照品、缬氨酸对照品、异亮氨酸对照品、亮氨酸对照品适量，精密称定，加 0.1mol/L 盐酸溶液制成每 1ml 含苏氨酸 95μg、酪氨酸 140μg、缬氨酸 100μg、异亮氨酸 95μg、亮氨酸 140μg 的混合溶液。

取鸡内金对照药材适量，约 0.1g，精密称定，置于氨基酸水解管中，精密加入 6mol/L 盐酸溶液 10ml，150℃水解 3 小时，放冷，取出，滤过，滤液移至蒸发皿中，水解管与滤渣再用水 10ml 分次洗涤，滤过，滤液并入蒸发皿中，蒸干，残渣加 0.1mol/L 盐酸溶液溶解，转移至 25ml 量瓶中，加 0.1mol/L 盐酸溶液至刻度，摇匀。

表 7-2-1　鸡内金药材测定结果

序号	药材批号	鉴别	水分 (%)	总灰分 (%)	浸出物 (%)	铅 (mg/kg)	镉 (mg/kg)	砷 (mg/kg)	汞 (mg/kg)	铜 (mg/kg)	二氧化硫残留量 (mg/kg)	甘氨酸 (mg/g)	丙氨酸 (mg/g)	脯氨酸 (mg/g)	苯丙氨酸 (mg/g)
1	JNJ-YC-01	符合规定	11.2	0.6	9.0	0.054	0.097	0.078	<0.002	32.243	9	49.9	43.6	40.3	44.1
2	JNJ-YC-02	符合规定	12.3	0.5	8.5	0.088	0.074	0.340	<0.002	27.879	8	51.5	44.3	41.7	45.8
3	JNJ-YC-03	符合规定	9.8	0.5	8.1	0.069	0.101	0.029	<0.002	36.076	未检出	50.5	43.3	41.5	44.3
4	JNJ-YC-04	符合规定	11.8	0.6	8.9	0.112	0.070	0.203	<0.002	36.534	未检出	50.5	43.3	41.3	43.8
5	JNJ-YC-05	符合规定	11.5	0.6	10.2	0.294	0.081	0.128	0.002	40.162	未检出	51.3	43.4	41.8	45.1
6	JNJ-YC-06	符合规定	11.1	0.7	10.0	0.110	0.089	0.035	<0.002	38.957	未检出	50.8	43.0	41.6	44.5
7	JNJ-YC-07	符合规定	11.0	0.9	8.6	0.201	0.141	2.313	0.003	54.643	未检出	49.8	41.9	40.4	42.4
8	JNJ-YC-08	符合规定	12.4	0.5	9.4	0.085	0.089	0.391	<0.002	39.590	1	50.6	43.1	41.6	44.9
9	JNJ-YC-09	符合规定	12.0	0.5	11.0	0.207	0.149	0.342	0.003	47.914	1	51.5	44.0	42.5	46.6
10	JNJ-YC-10	符合规定	10.7	1.0	9.0	0.057	0.070	0.045	0.002	32.496	3	48.0	41.9	39.9	43.9
11	JNJ-YC-11	符合规定	10.8	0.7	9.4	0.201	0.076	0.043	<0.002	34.890	3	47.9	42.0	40.2	42.5
12	JNJ-YC-12	符合规定	10.8	0.6	9.3	0.097	0.075	0.075	0.049	31.805	未检出	48.9	42.2	40.7	43.9
13	JNJ-YC-13	符合规定	11.7	0.6	11.0	0.355	0.061	0.024	0.006	34.622	未检出	49.9	43.3	41.7	43.2
14	JNJ-YC-14	符合规定	12.0	0.4	10.6	0.142	0.044	<0.005	<0.002	27.972	未检出	47.8	41.0	39.8	40.3
15	JNJ-YC-15	符合规定	11.5	0.5	10.6	0.299	0.059	0.009	<0.002	40.255	未检出	49.0	41.4	40.9	41.4
16	JNJ-YC-16	符合规定	12.3	0.8	9.9	0.268	0.145	0.077	<0.003	48.616	未检出	53.1	44.4	44.1	50.8
17	JNJ-YC-17	符合规定	11.8	0.6	10.0	0.172	0.128	0.067	<0.003	51.427	未检出	52.0	45.0	43.0	49.4
18	JNJ-YC-18	符合规定	11.6	0.6	10.5	0.355	0.135	0.067	<0.003	48.038	未检出	51.6	45.1	42.6	48.9

表 7-2-2 鸡内金饮片测定结果

序号	饮片批号	鉴别	水分(%)	总灰分(%)	浸出物(%)	铅(mg/kg)	镉(mg/kg)	砷(mg/kg)	汞(mg/kg)	铜(mg/kg)	二氧化硫残留量(mg/kg)	甘氨酸(mg/g)	丙氨酸(mg/g)	脯氨酸(mg/g)	苯丙氨酸(mg/g)
1	JNJ-YP-01	符合规定	10.7	0.5	11.4	0.116	0.066	0.066	<0.002	32.686	未检出	49.6	42.5	41.5	43.5
2	JNJ-YP-02	符合规定	10.8	0.4	9.3	0.124	0.071	0.415	<0.002	31.849	未检出	49.5	41.6	41.4	43.7
3	JNJ-YP-03	符合规定	10.2	0.6	10.4	0.319	0.108	0.047	<0.002	32.112	未检出	49.1	42.1	41.4	43.9
4	JNJ-YP-04	符合规定	10.6	0.6	12.6	0.167	0.079	0.393	<0.002	33.029	未检出	49.1	42.5	40.8	43.6
5	JNJ-YP-05	符合规定	11.2	0.6	10.4	0.457	0.093	0.176	<0.002	36.371	3	49.5	42.2	41.1	44.3
6	JNJ-YP-06	符合规定	11.7	0.5	9.7	0.133	0.094	0.043	0.002	32.246	未检出	51.0	43.3	42.6	45.4
7	JNJ-YP-07	符合规定	10.2	0.8	9.9	0.251	0.164	2.601	<0.002	40.535	3	51.2	43.0	42.7	43.1
8	JNJ-YP-08	符合规定	11.4	0.6	10.5	0.144	0.089	0.352	<0.002	38.884	未检出	49.1	42.0	41.8	44.0
9	JNJ-YP-09	符合规定	11.4	0.5	12.1	0.120	0.080	0.238	<0.002	34.248	未检出	49.4	42.7	41.4	45.5
10	JNJ-YP-10	符合规定	10.7	0.6	7.9	0.116	0.064	0.029	<0.002	28.066	3	48.2	42.6	40.6	45.2
11	JNJ-YP-11	符合规定	10.5	0.6	10.4	0.116	0.065	0.049	<0.002	29.621	3	46.9	41.6	39.7	42.5
12	JNJ-YP-12	符合规定	10.4	0.6	8.0	0.112	0.064	0.036	<0.002	30.011	未检出	47.7	41.5	40.3	43.7
13	JNJ-YP-13	符合规定	11.6	0.5	11.0	0.166	0.045	0.052	<0.002	33.570	8	46.5	40.7	39.4	41.2
14	JNJ-YP-14	符合规定	11.4	0.4	9.5	0.136	0.047	0.012	<0.002	33.885	8	46.2	39.8	39.2	39.6
15	JNJ-YP-15	符合规定	11.8	0.5	11.6	0.194	0.053	0.085	<0.002	36.059	未检出	48.9	41.5	41.4	42.0
16	JNJ-YP-16	符合规定	11.0	0.6	9.5	0.145	0.148	<0.036	<0.002	50.159	未检出	52.2	42.9	43.9	48.9
17	JNJ-YP-17	符合规定	10.4	0.7	9.8	0.220	0.131	<0.036	<0.002	50.922	未检出	50.9	43.4	42.7	47.4
18	JNJ-YP-18	符合规定	10.5	0.5	10.0	0.195	0.134	<0.036	<0.002	52.919	未检出	51.1	43.8	42.8	47.3

表 7-2-3　梯度洗脱表

时间（min）	流动相 A（%）	流动相 B（%）
0~6	100 → 97	0 → 3
6~9	97	3
9~11	97 → 88	3 → 12
11~13	88	12
13~18	88 → 80	12 → 20
18~29	80 → 72	20 → 28
29~33	72 → 66	28 → 34
33~36	66 → 0	34 → 100
36~39	0	100

3．供试品溶液制备　取本品粉末（过三号筛）约 0.1g，精密称定，置氨基酸水解管中，精密加入 6mol/L 盐酸溶液 10ml，置 150℃ 水解 3 小时，取出，放冷，滤过，滤液移至蒸发皿中，水解管与滤渣再用水 10ml 分次洗涤，滤过，滤液并入蒸发皿中，蒸干，残渣加 0.1mol/L 盐酸溶液溶解，转移至 25ml 量瓶中，定容至刻度，摇匀，即得。

精密量取上述供试品溶液及对照品溶液各 5ml，分别置于 25ml 量瓶中，加 0.1mol/L 异硫氰酸苯酯（PITC）的乙腈溶液 2.5ml，1mol/L 三乙胺的乙腈溶液 2.5ml，摇匀，室温放置 1 小时后，加 50% 乙腈至刻度，摇匀。取 10ml，加正己烷 10ml，振摇，放置 10 分钟，取下层溶液，滤过，取续滤液，即得。

4．方法学验证　方法学考察合格（具体内容略）。

5．特征图谱的建立及共有峰的标定

（1）药材特征图谱的建立及共有峰的标定：按鸡内金药材及饮片特征图谱方法，精密吸取 5μl，注入液相色谱仪，测定，即得。

供试品色谱中应呈现 11 个特征峰（图 7-2-2、图 7-2-3），并应与对照药材参照物色谱中

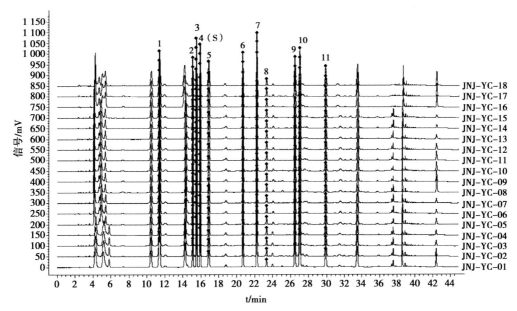

图 7-2-2　鸡内金药材特征图谱共有峰

的 11 个特征峰保留时间相对应，其中 9 个峰应分别与相应对照品参照物峰保留时间相对应，以脯氨酸参照物相应的峰为 S 峰，计算各特征峰与 S 峰的相对保留时间，其相对保留时间应该在规定值的 ±10% 之内［规定值为：1.07（峰 5）、1.48（峰 8）］（表 7-2-4）。

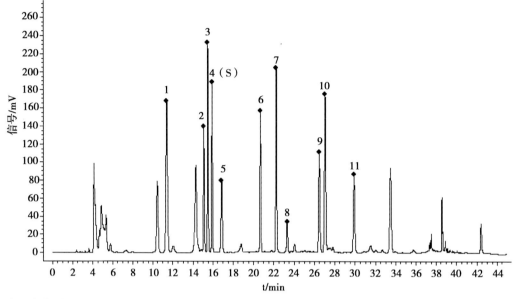

峰 1：甘氨酸；峰 2：苏氨酸；峰 3：丙氨酸；峰 4（S）：脯氨酸；峰 6：酪氨酸；峰 7：缬氨酸；峰 9：异亮氨酸；
峰 10：亮氨酸；峰 11：苯丙氨酸。

图 7-2-3　鸡内金药材对照特征图谱共有峰

表 7-2-4　鸡内金药材特征图谱（相对保留时间）

序号	药材批号	峰 1	峰 2	峰 3	峰 4（S）	峰 5	峰 6	峰 7	峰 8	峰 9	峰 10	峰 11
1	JNJ-YC-01	0.715	0.948	0.974	1.000	1.058	1.297	1.396	1.462	1.665	1.700	1.875
2	JNJ-YC-02	0.715	0.948	0.974	1.000	1.058	1.297	1.396	1.462	1.665	1.700	1.875
3	JNJ-YC-03	0.716	0.949	0.974	1.000	1.059	1.297	1.396	1.462	1.665	1.700	1.875
4	JNJ-YC-04	0.716	0.948	0.974	1.000	1.059	1.297	1.396	1.462	1.665	1.701	1.875
5	JNJ-YC-05	0.717	0.949	0.974	1.000	1.062	1.297	1.393	1.462	1.658	1.693	1.874
6	JNJ-YC-06	0.717	0.949	0.974	1.000	1.062	1.297	1.393	1.462	1.658	1.693	1.873
7	JNJ-YC-07	0.718	0.949	0.974	1.000	1.062	1.297	1.393	1.462	1.658	1.693	1.874
8	JNJ-YC-08	0.718	0.949	0.974	1.000	1.062	1.297	1.393	1.462	1.658	1.692	1.874
9	JNJ-YC-09	0.718	0.949	0.974	1.000	1.062	1.297	1.393	1.463	1.658	1.693	1.875
10	JNJ-YC-10	0.718	0.949	0.974	1.000	1.062	1.297	1.393	1.463	1.658	1.693	1.875
11	JNJ-YC-11	0.719	0.949	0.974	1.000	1.062	1.297	1.393	1.463	1.659	1.693	1.875
12	JNJ-YC-12	0.719	0.949	0.974	1.000	1.062	1.297	1.393	1.463	1.658	1.693	1.875
13	JNJ-YC-13	0.719	0.949	0.974	1.000	1.062	1.297	1.393	1.462	1.658	1.693	1.875
14	JNJ-YC-14	0.716	0.949	0.974	1.000	1.062	1.298	1.394	1.464	1.659	1.694	1.877
15	JNJ-YC-15	0.716	0.949	0.974	1.000	1.062	1.298	1.394	1.464	1.660	1.694	1.877
16	JNJ-YC-16	0.704	0.946	0.973	1.000	1.055	1.300	1.399	1.469	1.666	1.701	1.885
17	JNJ-YC-17	0.704	0.946	0.973	1.000	1.055	1.300	1.399	1.468	1.666	1.701	1.884
18	JNJ-YC-18	0.705	0.946	0.973	1.000	1.055	1.300	1.399	1.468	1.666	1.701	1.884
	RSD（%）	0.71	0.12	0.04	0.00	0.26	0.09	0.16	0.16	0.22	0.22	0.20

（2）饮片特征图谱的建立及共有峰的标定：按鸡内金药材及饮片特征图谱方法，分别精密吸取参照物溶液和供试品溶液各 5μl，注入液相色谱仪，测定，即得（图 7-2-4～图 7-2-5）。

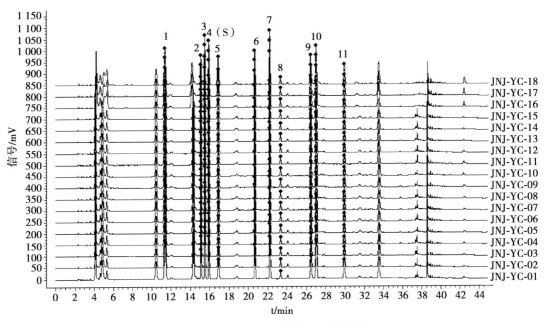

图 7-2-4　鸡内金饮片特征图谱共有峰

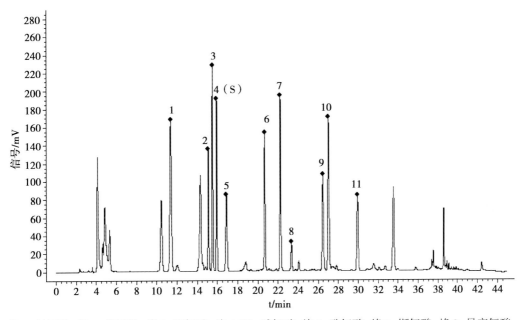

峰 1：甘氨酸；峰 2：苏氨酸；峰 3：丙氨酸；峰 4（S）：脯氨酸；峰 6：酪氨酸；峰 7：缬氨酸；峰 9：异亮氨酸；峰 10：亮氨酸；峰 11：苯丙氨酸。

图 7-2-5　鸡内金饮片对照特征图谱

以脯氨酸参照物相应的峰为 S 峰，计算各特征峰与 S 峰的相对保留时间（表 7-2-5）。

表 7-2-5　18 批鸡内金饮片特征图谱（相对保留时间）

序号	饮片批号	峰1	峰2	峰3	峰4(S)	峰5	峰6	峰7	峰8	峰9	峰10	峰11
1	JNJ-YP-01	0.717	0.949	0.974	1.000	1.062	1.298	1.394	1.463	1.659	1.694	1.876
2	JNJ-YP-02	0.717	0.949	0.974	1.000	1.062	1.298	1.395	1.464	1.661	1.695	1.878
3	JNJ-YP-03	0.717	0.949	0.974	1.000	1.062	1.298	1.395	1.464	1.661	1.696	1.878
4	JNJ-YP-04	0.718	0.949	0.974	1.000	1.062	1.298	1.394	1.464	1.661	1.695	1.878
5	JNJ-YP-05	0.715	0.949	0.974	1.000	1.062	1.298	1.395	1.465	1.661	1.696	1.879
6	JNJ-YP-06	0.715	0.949	0.974	1.000	1.062	1.298	1.395	1.465	1.661	1.696	1.879
7	JNJ-YP-07	0.716	0.949	0.974	1.000	1.062	1.298	1.395	1.465	1.661	1.696	1.879
8	JNJ-YP-08	0.716	0.949	0.974	1.000	1.062	1.298	1.395	1.465	1.661	1.696	1.879
9	JNJ-YP-09	0.716	0.949	0.974	1.000	1.062	1.298	1.395	1.465	1.661	1.696	1.879
10	JNJ-YP-10	0.716	0.949	0.974	1.000	1.062	1.298	1.395	1.464	1.661	1.696	1.879
11	JNJ-YP-11	0.716	0.949	0.974	1.000	1.062	1.297	1.394	1.463	1.658	1.693	1.875
12	JNJ-YP-12	0.717	0.949	0.974	1.000	1.062	1.297	1.394	1.463	1.658	1.693	1.875
13	JNJ-YP-13	0.717	0.949	0.974	1.000	1.062	1.297	1.394	1.463	1.658	1.693	1.875
14	JNJ-YP-14	0.717	0.949	0.974	1.000	1.062	1.297	1.393	1.463	1.658	1.693	1.875
15	JNJ-YP-15	0.718	0.949	0.974	1.000	1.062	1.297	1.393	1.463	1.658	1.693	1.875
16	JNJ-YP-16	0.705	0.947	0.973	1.000	1.055	1.300	1.399	1.469	1.666	1.702	1.885
17	JNJ-YP-17	0.705	0.947	0.973	1.000	1.055	1.300	1.399	1.469	1.666	1.702	1.885
18	JNJ-YP-18	0.706	0.947	0.973	1.000	1.055	1.301	1.400	1.470	1.669	1.705	1.889
	RSD(%)	0.61	0.08	0.04	0.00	0.25	0.09	0.14	0.15	0.19	0.20	0.21

（四）质谱鉴别

1. 色谱和质谱条件　以 Agilent SB C$_{18}$（100mm×2.1mm，1.8μm）为色谱柱；以乙腈为流动相 A，以 0.1% 甲酸水溶液作流动相 B，按表 7-2-6 规定的梯度进行洗脱；柱温为 30℃，流速为每分钟 0.3ml，电喷雾正离子模式（ESI+），进行多反应监测（MRM），以质荷比（m/z）379.21（双电荷）→ 571.36 和 m/z 379.21（双电荷）→ 385.26，m/z 785.41（双电荷）→ 941.51 和 m/z 785.41（双电荷）→ 245.08 作为检测离子对进行检测。进样 2μl，按上述检测离子对测定的 MRM 色谱峰的信噪比均应大于 3:1。

表 7-2-6　梯度洗脱表

时间（min）	流动相 A（%）	流动相 B（%）
0~5	8 → 20	92 → 80
5~10	20 → 35	80 → 65
10~11	35 → 90	65 → 10
11~13	90	10
13~14	90 → 8	10 → 92
14~20	8	92

2. 对照品溶液的制备　取鸡源多肽 1、鸡源多肽 2 对照品适量，精密称定，加 1% 碳酸氢铵溶液制成每 1ml 含鸡源多肽 1、鸡源多肽 2 分别为 2μg 的混合溶液，即得。

3. 供试品溶液制备　取本品粉末 0.1g，加 1% 碳酸氢铵溶液 25ml，称定重量，超声处理

（功率250W，频率40kHz）30分钟，再称定重量，用1%碳酸氢铵溶液补足减失的重量，摇匀，用微孔滤膜滤过，取续滤液1ml，加胰蛋白酶溶液100μl（取序列分析用胰蛋白酶，加1%碳酸氢铵溶液制成每1ml中含1mg的溶液，临用时配制），摇匀，37℃恒温酶解12小时，作为供试品溶液。

4.方法学验证　方法学考察合格（具体内容略）。

5.样品的测定

药材及饮片的质谱鉴别：按鸡内金药材和饮片的质谱鉴别方法，分别精密吸取对照品溶液和供试品溶液各2μl，注入液质联用仪，测定，即得。

以质荷比（m/z）379.21（双电荷）→ 571.36和m/z 379.21（双电荷）→ 385.26，m/z 785.41（双电荷）→ 941.51和m/z 785.41（双电荷）→ 245.08离子对提取的供试品离子流色谱中，所有批次的鸡内金药材均同时呈现与对照品色谱保留时间一致的色谱峰（图7-2-6、图7-2-7、表7-2-7、表7-2-8）。

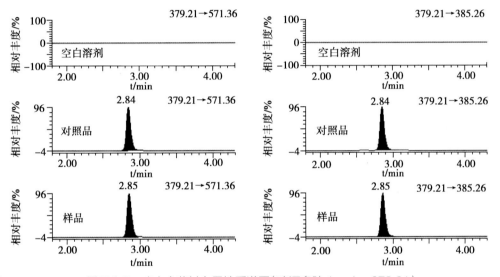

图7-2-6　鸡内金药材专属性质谱图（鸡源多肽1，m/z= 379.21）

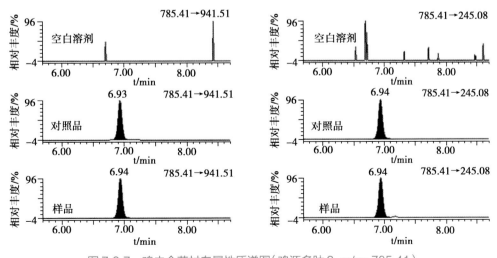

图7-2-7　鸡内金药材专属性质谱图（鸡源多肽2，m/z= 785.41）

表 7-2-7　鸡内金药材样品测定结果

批号	保留时间（min）	379.21→571.36 峰面积	379.21→571.36 信噪比	379.21→385.26 峰面积	379.21→385.26 信噪比	保留时间（min）	785.41→941.51 峰面积	785.41→941.51 信噪比	785.41→245.08 峰面积	785.41→245.08 信噪比
JNJ-YC-01	2.86	100 851	113 645	38 034	59 735	6.94	41 831	28 044	6 229	9 145
JNJ-YC-02	2.85	185 117	73 751	70 010	175 375	6.94	53 379	51 089	7 900	5 995
JNJ-YC-03	2.84	128 420	158 584	47 731	390 958	6.91	51 972	15 980	7 401	3 255
JNJ-YC-04	2.85	97 650	165 361	36 947	53 300	6.94	32 876	23 383	4 798	4 478
JNJ-YC-05	2.85	58 215	76 752	21 924	213 404	6.91	41 159	26 603	5 825	2 130
JNJ-YC-06	2.85	154 475	107 772	58 494	281 887	6.94	52 355	11 275	7 664	2 388
JNJ-YC-07	2.84	94 396	111 107	35 718	345 859	6.91	37 509	15 935	5 439	2 779
JNJ-YC-08	2.86	143 833	118 118	54 596	526 388	6.94	49 092	53 174	7 318	2 343
JNJ-YC-09	2.86	155 413	85 543	58 974	111 782	6.94	49 353	26 033	7 319	4 578
JNJ-YC-10	2.84	51 618	86 206	19 836	58 889	6.91	27 471	16 566	4 009	3 070
JNJ-YC-11	2.86	51 884	98 249	19 888	192 154	6.94	28 858	46 227	4 183	3 215
JNJ-YC-12	2.87	47 898	393 131	17 970	26 204	6.94	25 123	25 037	3 709	6 257
JNJ-YC-13	2.86	60 950	172 959	22 954	223 036	6.94	22 133	4 996	3 290	4 753
JNJ-YC-14	2.86	54 728	170 974	20 887	203 061	6.94	32 833	29 967	4 960	2 359
JNJ-YC-15	2.85	70 773	105 600	26 791	261 420	6.91	36 650	11 041	5 318	3 012
JNJ-YC-16	2.86	33 396	111 782	12 762	123 765	6.94	31 450	23 797	4 591	2 400
JNJ-YC-17	2.86	37 134	91 842	14 178	137 199	6.94	36 275	32 165	5 206	1 849
JNJ-YC-18	2.86	34 131	329 090	12 891	124 871	6.94	26 493	32 278	3 915	4 057

表 7-2-8　鸡内金饮片样品测定结果

批号	保留时间（min）	379.21→571.36 峰面积	379.21→571.36 信噪比	379.21→385.26 峰面积	379.21→385.26 信噪比	保留时间（min）	785.41→941.51 峰面积	785.41→941.51 信噪比	785.41→245.08 峰面积	785.41→245.08 信噪比
JNJ-YP-01	2.86	101 966	140 771	38 883	129 305	6.94	42 322	29 793	6 368	2 377
JNJ-YP-02	2.85	188 283	88 181	71 616	81 769	6.94	54 806	52 693	8 439	7 558
JNJ-YP-03	2.86	128 496	182 148	49 369	243 942	6.94	52 391	38 525	7 741	2 834
JNJ-YP-04	2.86	99 497	310 265	38 025	118 413	6.94	33 286	29 312	5 013	4 367
JNJ-YP-05	2.86	59 635	109 321	22 348	215 934	6.94	41 451	36 263	6 293	5 556
JNJ-YP-06	2.85	159 332	137 420	59 631	72 128	6.94	54 319	66 344	8 170	6 108
JNJ-YP-07	2.86	95 134	257 200	36 257	78 961	6.94	39 104	63 890	5 873	4 235
JNJ-YP-08	2.86	144 659	59 333	55 124	534 211	6.94	49 950	42 447	7 421	3 871
JNJ-YP-09	2.85	154 677	149 891	58 291	67 835	6.94	50 291	15 675	7 429	6 166
JNJ-YP-10	2.84	52 112	90 583	19 949	194 055	6.91	27 876	21 547	4 231	2 552

批号	保留时间（min）	379.21→571.36		379.21→385.26		保留时间（min）	785.41→941.51		785.41→245.08	
		峰面积	信噪比	峰面积	信噪比		峰面积	信噪比	峰面积	信噪比
JNJ-YP-11	2.86	51 561	365 899	19 694	146 554	6.94	29 603	12 133	4 342	4 744
JNJ-YP-12	2.84	47 264	158 556	18 129	177 238	6.91	25 476	9 333	3 916	35 871
JNJ-YP-13	2.86	59 905	65 943	22 687	44 985	6.94	22 842	19 010	3 343	3 923
JNJ-YP-14	2.85	54 116	54 634	20 601	68 844	6.91	32 831	24 612	4 670	3 176
JNJ-YP-15	2.86	70 638	82 830	26 474	247 268	6.94	37 340	23 820	5 557	6 862
JNJ-YP-16	2.87	33 267	319 827	12 812	124 865	6.94	31 759	51 287	4 643	4 869
JNJ-YP-17	2.86	37 043	67 638	14 067	136 732	6.94	37 104	98 421	5 458	2 533
JNJ-YP-18	2.86	33 756	324 999	12 676	123 380	6.94	27 069	13 204	3 854	1 776

以鸡内金标准汤剂质量标准和《中国药典》2020 年版一部鸡内金项下质量标准为基础，研究制定了高于中国药典且具有与标准汤剂质量指标一致性的药材和饮片标准：①鸡内金药材二氧化硫残留量标准提高（规定不得过 50mg/kg，药典一般要求不得过 150mg/kg）；②新增重金属及有害元素含量检测项；③新增 4 种氨基酸的含量测定；④新增鸡内金药材特征图谱标准，并规定了 11 个特征峰的相对保留时间；⑤新增鸡内金两个鸡源多肽的质谱鉴别方法。饮片相关项同药材。后续研究将对原料、成品建立重金属及有害元素、33 种禁用农残残留量检测，并长期积累数据，防止原料及生产过程中外源性有害物质的带入和累积，保证产品临床用药的安全性；所建立的质量标准，能定性、定量评价鸡内金质量，为鸡内金配方颗粒提供质量安全、品质优良、稳定的原药材。

第三节　鸡内金配方颗粒标准汤剂研究

一、鸡内金标准汤剂的制备

鸡内金标准汤剂的制备工艺研究，均按照国家药典委员会起草的《中药配方颗粒质量控制与标准制定技术要求》中"标准汤剂的制备"有关要求进行，根据研究结果，确定鸡内金标准汤剂的制备方法如下：

取鸡内金饮片 100g，置电陶瓷壶中，加水煎煮两次，第一次煎煮加入 9 倍量水，浸泡30 分钟后，武火（功率 500W）煮沸后文火（功率 200W）保持微沸 30 分钟，煎液经 350 目筛网趁热滤过，滤液迅速用冷水冷却。第二次加 7 倍量水，武火（功率 500W）煮沸后文火（功率 200W）保持微沸 25 分钟，煎液用 350 目筛网趁热滤过，滤液迅速用冷水冷却，合并两次煎液。将煎液转移至圆底烧瓶中，采用旋转蒸发仪减压低温浓缩（温度：65℃；真空度：−0.08MPa～−0.1MPa），转速 50～90r/min，浓缩至体积约为 100ml；在磁力搅拌下，精密吸取煎液 2ml 均匀分装于 10ml 西林瓶中，转移至真空冷冻干燥机中冻干，真空冷冻干燥工艺参数见表 7-3-1，冻干曲线见图 7-3-1，取出，轧铝盖，即得。鸡内金标准汤剂样品制备测定数据见表 7-3-2。

表 7-3-1　鸡内金标准汤剂冷冻干燥参数设置

步骤	设定温度（℃）	设定时间（min）	维持时间（min）	真空度（mbar）
预冻	−50	70	150	/
一次干燥	−40	15	120	0.2
	−35	15	400	0.2
	−30	15	1 200	0.2
	−25	15	800	0.2
	−20	15	300	0.2
	−10	15	120	0.2
	0	15	120	0.2
解析干燥	10	15	120	0.0
	20	15	120	0.0
	30	15	410	0.0

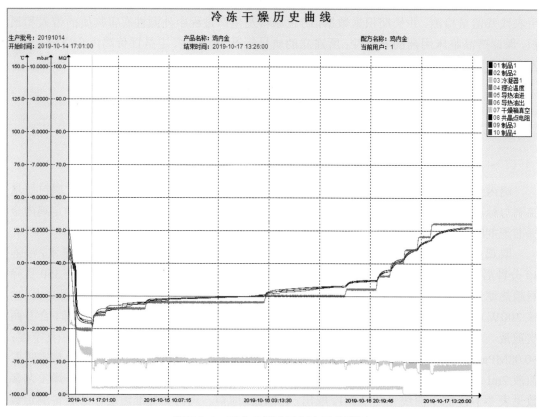

图 7-3-1　鸡内金标准汤剂冻干曲线图

表 7-3-2 18 批鸡内金标准汤剂研究汇总表

| 序号 | 标准汤剂批号 | 药材批号 | 饮片批号 | 饮片量 (g) | 第一煎 | | | | 第二煎 | | | 过滤目数 (目) | 浓缩温度 (℃) | 浓缩液重量 (g) | 冻干用浓缩液 (g) | 冻干后重量 (g) | 水分 (%) |
					浸泡时间 (min)	加水量 (ml)	加热时间 (min)		加水量 (ml)	加热时间 (min)						
1	JNJ-T-01	JNJ-YC-01	JNJ-YP-01	100.62	30	900	30		700	25	350	65	109.83	98.75	2.29	7.8
2	JNJ-T-01	JNJ-YC-01	JNJ-YP-01	100.54	30	900	30		700	25	350	65	126.03	114.98	2.75	7.5
3	JNJ-T-02	JNJ-YC-02	JNJ-YP-02	100.25	30	900	30		700	25	350	65	107.52	96.24	3.80	7.8
4	JNJ-T-02	JNJ-YC-02	JNJ-YP-02	100.58	30	900	30		700	25	350	65	101.84	90.47	3.61	7.6
5	JNJ-T-03	JNJ-YC-03	JNJ-YP-03	100.18	30	900	30		700	25	350	65	98.93	87.71	2.85	6.9
6	JNJ-T-03	JNJ-YC-03	JNJ-YP-03	100.24	30	900	30		700	25	350	65	103.44	92.32	2.84	7.2
7	JNJ-T-04	JNJ-YC-04	JNJ-YP-04	100.33	30	900	30		700	25	350	65	108.48	97.49	3.72	7.0
8	JNJ-T-04	JNJ-YC-04	JNJ-YP-04	100.33	30	900	30		700	25	350	65	100.19	89.20	3.68	7.2
9	JNJ-T-05	JNJ-YC-05	JNJ-YP-05	100.24	30	900	30		700	25	350	65	115.33	104.12	3.38	7.0
10	JNJ-T-05	JNJ-YC-05	JNJ-YP-05	100.34	30	900	30		700	25	350	65	100.28	88.74	3.40	7.4
11	JNJ-T-06	JNJ-YC-06	JNJ-YP-06	100.08	30	900	30		700	25	350	65	112.57	100.86	3.40	5.4
12	JNJ-T-06	JNJ-YC-06	JNJ-YP-06	100.50	30	900	30		700	25	350	65	101.58	90.43	3.48	5.9
13	JNJ-T-07	JNJ-YC-07	JNJ-YP-07	201.82	30	1 800	30		1 400	25	350	65	98.77	87.41	8.57	5.7
14	JNJ-T-07	JNJ-YC-07	JNJ-YP-07	200.60	30	1 800	30		1 400	25	350	65	109.59	98.39	9.56	5.2
15	JNJ-T-07	JNJ-YC-07	JNJ-YP-07	200.96	30	1 800	30		1 400	25	350	65	94.84	83.85	8.23	6.2
16	JNJ-T-08	JNJ-YC-08	JNJ-YP-08	100.38	30	900	30		700	25	350	65	95.75	85.05	3.35	7.4
17	JNJ-T-08	JNJ-YC-08	JNJ-YP-08	100.92	30	900	30		700	25	350	65	99.78	88.27	3.16	7.5
18	JNJ-T-09	JNJ-YC-09	JNJ-YP-09	100.42	30	900	30		700	25	350	65	124.18	109.72	3.16	7.4

续表

序号	标准汤剂批号	药材批号	饮片批号	饮片量(g)	第一煎			第二煎		过滤目数(目)	浓缩温度(℃)	浓缩液重量(g)	冻干用浓缩液(g)	冻干后重量(g)	水分(%)
					浸泡时间(min)	加水量(ml)	加热时间(min)	加水量(ml)	加热时间(min)						
19	JNJ-T-09	JNJ-YC-09	JNJ-YP-09	100.34	30	900	30	700	25	350	65	102.81	90.97	3.33	7.6
20	JNJ-T-10	JNJ-YC-10	JNJ-YP-10	100.60	30	900	30	700	25	350	65	103.54	91.48	3.25	7.5
21	JNJ-T-10	JNJ-YC-10	JNJ-YP-10	100.04	30	900	30	700	25	350	65	102.78	90.40	3.23	7.7
22	JNJ-T-11	JNJ-YC-11	JNJ-YP-11	100.11	30	900	30	700	25	350	65	98.84	86.62	3.74	6.5
23	JNJ-T-11	JNJ-YC-11	JNJ-YP-11	100.60	30	900	30	700	25	350	65	95.57	84.10	3.40	6.6
24	JNJ-T-12	JNJ-YC-12	JNJ-YP-12	100.38	30	900	30	700	25	350	65	104.36	95.04	3.31	6.6
25	JNJ-T-12	JNJ-YC-12	JNJ-YP-12	100.76	30	900	30	700	25	350	65	126.11	114.53	3.54	6.2
26	JNJ-T-13	JNJ-YC-13	JNJ-YP-13	100.43	30	900	30	700	25	350	65	98.27	87.02	3.55	8.2
27	JNJ-T-13	JNJ-YC-13	JNJ-YP-13	100.18	30	900	30	700	25	350	65	118.93	107.46	3.92	9.7
28	JNJ-T-14	JNJ-YC-14	JNJ-YP-14	100.24	30	900	30	700	25	350	65	96.41	85.10	3.62	6.2
29	JNJ-T-14	JNJ-YC-14	JNJ-YP-14	100.14	30	900	30	700	25	350	65	95.07	84.51	2.88	6.7
30	JNJ-T-15	JNJ-YC-15	JNJ-YP-15	100.32	30	900	30	700	25	350	65	107.94	96.30	3.94	6.5
31	JNJ-T-15	JNJ-YC-15	JNJ-YP-15	100.80	30	900	30	700	25	350	65	123.80	112.59	4.42	7.1
32	JNJ-T-16	JNJ-YC-16	JNJ-YP-16	100.99	30	900	30	700	25	350	65	108.44	97.49	4.45	7.4
33	JNJ-T-16	JNJ-YC-16	JNJ-YP-16	100.08	30	900	30	700	25	350	65	105.27	94.35	4.14	7.8
34	JNJ-T-17	JNJ-YC-17	JNJ-YP-17	100.09	30	900	30	700	25	350	65	116.74	105.81	4.18	7.8
35	JNJ-T-17	JNJ-YC-17	JNJ-YP-17	100.50	30	900	30	700	25	350	65	103.20	92.19	4.03	7.5
36	JNJ-T-18	JNJ-YC-18	JNJ-YP-18	100.01	30	900	30	700	25	350	65	102.51	91.48	3.34	7.6
37	JNJ-T-18	JNJ-YC-18	JNJ-YP-18	100.45	30	900	30	700	25	350	65	106.20	95.02	3.35	8.1

二、含量测定

（一）色谱条件

选择 Thermo Acclaim C_{18}（4.6mm×250mm，5μm）色谱柱；以乙腈 −0.1mol/L 醋酸钠溶液（用醋酸调节 pH 值至 6.5）（7:93）为流动相 A，以乙腈 - 水（4:1）为流动相 B，按表 7-3-3 中的规定进行梯度洗脱；流速为每分钟 1.0ml；柱温为 40℃；检测波长为 254nm；进样量为 5μl。

表 7-3-3　梯度洗脱表

时间(min)	流动相 A(%)	流动相 B(%)
0～6	100 → 97	0 → 3
6～9	97	3
9～11	97 → 88	3 → 12
11～13	88	12
13～18	88 → 80	12 → 20
18～29	80 → 72	20 → 28
29～33	72 → 66	28 → 34
33～36	66 → 0	34 → 100
36～39	0	100

（二）对照品溶液的制备

取甘氨酸对照品 4.282mg、丙氨酸对照品 2.570mg、脯氨酸对照品 3.830mg、苯丙氨酸对照品 3.813mg，精密称定，置 25ml 量瓶中，加 0.1mol/L 盐酸溶液制成每 1ml 含甘氨酸 171.28μg、丙氨酸 102.80μg、脯氨酸 153.05μg、苯丙氨酸 152.52μg 的混合溶液。

（三）供试品溶液的制备

取鸡内金标准汤剂适量，研细，取约 0.1g，精密称定，置氨基酸水解管中，精密加入 6mol/L 盐酸溶液 10ml，分别置 150℃水解 3 小时，取出，放冷，滤过，滤液移至蒸发皿中，水解管与滤渣再用水 10ml 分次洗涤，滤过，滤液并入蒸发皿中，蒸干，残渣加 0.1mol/L 盐酸溶液溶解，转移至 25ml 量瓶中，定容至刻度，摇匀，即得。

精密量取上述供试品溶液及对照品溶液各 5ml，分别置于 25ml 量瓶中，加 0.1mol/L 异硫氰酸苯酯（PITC）的乙腈溶液 2.5ml，1mol/L 三乙胺的乙腈溶液 2.5ml，摇匀，室温放置 1 小时后，加 50% 乙腈至刻度，摇匀。取 10ml，加正己烷 10ml，振摇，放置 10 分钟，取下层溶液，滤过，取续滤液，即得。

（四）方法学验证

方法学考察合格（具体内容略）。

（五）测定结果

鸡内金标准汤剂的甘氨酸、丙氨酸、脯氨酸和苯丙氨酸含量测定及转移率结果见表 7-3-4～表 7-3-7。

表 7-3-4　18 批鸡内金标准汤剂甘氨酸含量及转移率结果

序号	鸡内金标准汤剂批号	对应饮片含量（mg/g）	标准汤剂含量（mg/g）	甘氨酸转移率（%）
1	JNJ-T-01	49.6	38.4	2.21
2	JNJ-T-02	49.5	41.7	3.61
3	JNJ-T-03	49.1	38.7	2.61
4	JNJ-T-04	49.1	40.7	3.55
5	JNJ-T-05	49.5	46.3	3.70
6	JNJ-T-06	51.0	38.3	3.08
7	JNJ-T-07	51.2	42.5	4.15
8	JNJ-T-08	49.1	39.7	3.08
9	JNJ-T-09	49.4	39.6	3.06
10	JNJ-T-10	48.2	34.3	2.69
11	JNJ-T-11	46.9	33.7	3.04
12	JNJ-T-12	47.7	34.5	2.83
13	JNJ-T-13	46.5	41.6	3.84
14	JNJ-T-14	46.2	38.8	3.26
15	JNJ-T-15	48.9	41.6	4.15
16	JNJ-T-16	52.2	39.7	3.76
17	JNJ-T-17	50.9	38.9	3.58
18	JNJ-T-18	51.1	39.2	2.95
	最小值	46.2	33.7	2.21
	最大值	52.2	46.3	4.15
	平均值	49.2	39.4	3.29
	SD	—	3.1	0.54
	均值的 70%～130%	—	27.5～51.2	2.30～4.27
	均值 ±3 倍 SD	—	30.1～46.8	1.67～4.90

表 7-3-5　鸡内金标准汤剂丙氨酸含量及转移率结果

序号	鸡内金标准汤剂批号	对应饮片含量（mg/g）	标准汤剂含量（mg/g）	丙氨酸转移率（%）
1	JNJ-T-01	42.5	28.8	1.94
2	JNJ-T-02	41.6	27.4	2.83
3	JNJ-T-03	42.1	27.5	2.16
4	JNJ-T-04	42.5	28.7	2.90
5	JNJ-T-05	42.2	31.1	2.91
6	JNJ-T-06	43.3	30.3	2.87
7	JNJ-T-07	43.0	25.6	2.98
8	JNJ-T-08	42.0	30.3	2.75
9	JNJ-T-09	42.7	29.6	2.64
10	JNJ-T-10	42.6	25.9	2.30
11	JNJ-T-11	41.6	25.5	2.59
12	JNJ-T-12	41.5	25.8	2.43

续表

序号	鸡内金标准汤剂批号	对应饮片含量（mg/g）	标准汤剂含量（mg/g）	丙氨酸转移率（%）
13	JNJ-T-13	40.7	29.0	3.05
14	JNJ-T-14	39.8	29.1	2.84
15	JNJ-T-15	41.5	29.8	3.50
16	JNJ-T-16	42.9	26.6	3.07
17	JNJ-T-17	43.4	27.2	2.94
18	JNJ-T-18	43.8	27.0	2.37
	最小值	39.8	25.5	1.94
	最大值	43.8	31.1	3.50
	平均值	42.2	28.1	2.73
	SD	—	1.8	0.37
	均值的70%～130%	—	19.6～36.5	1.91～3.54
	均值±3倍SD	—	22.7～33.4	1.60～3.85

表 7-3-6　18 批鸡内金标准汤剂脯氨酸含量及转移率结果

序号	鸡内金标准汤剂批号	对应饮片含量（mg/g）	标准汤剂含量（mg/g）	脯氨酸转移率（%）
1	JNJ-T-01	41.5	41.3	2.85
2	JNJ-T-02	41.4	39.5	4.10
3	JNJ-T-03	41.4	45.0	3.60
4	JNJ-T-04	40.8	44.6	4.68
5	JNJ-T-05	41.1	47.2	4.55
6	JNJ-T-06	42.6	40.3	3.88
7	JNJ-T-07	42.7	37.6	4.42
8	JNJ-T-08	41.8	45.1	4.11
9	JNJ-T-09	41.4	44.3	4.09
10	JNJ-T-10	40.6	33.1	3.09
11	JNJ-T-11	39.7	32.7	3.49
12	JNJ-T-12	40.3	31.6	3.06
13	JNJ-T-13	39.4	40.8	4.43
14	JNJ-T-14	39.2	40.9	4.05
15	JNJ-T-15	41.4	42.8	5.04
16	JNJ-T-16	43.9	40.2	4.52
17	JNJ-T-17	42.7	39.8	4.37
18	JNJ-T-18	42.8	40.0	3.59
	最小值	39.2	31.6	2.85
	最大值	43.9	47.2	5.04
	平均值	41.4	40.4	4.00
	SD	—	4.4	0.61
	均值的70%～130%	—	28.3～52.5	2.80～5.19
	均值±3倍SD	—	27.2～53.6	2.17～5.82

表 7-3-7 18 批鸡内金标准汤剂苯丙氨酸含量及转移率结果

序号	鸡内金标准汤剂批号	对应饮片含量（mg/g）	标准汤剂含量（mg/g）	苯丙氨酸转移率（%）
1	JNJ-T-01	43.5	41.5	2.73
2	JNJ-T-02	43.7	36.6	3.59
3	JNJ-T-03	43.9	44.1	3.32
4	JNJ-T-04	43.6	41.9	4.12
5	JNJ-T-05	44.3	43.7	3.90
6	JNJ-T-06	45.4	35.3	3.19
7	JNJ-T-07	43.1	37.6	4.34
8	JNJ-T-08	44.0	45.6	3.95
9	JNJ-T-09	45.5	42.6	3.57
10	JNJ-T-10	45.2	35.9	3.01
11	JNJ-T-11	42.5	34.8	3.47
12	JNJ-T-12	43.7	31.4	2.81
13	JNJ-T-13	41.2	38.2	3.97
14	JNJ-T-14	39.6	34.5	3.37
15	JNJ-T-15	42.0	35.0	4.06
16	JNJ-T-16	48.9	38.7	3.91
17	JNJ-T-17	47.4	40.4	4.00
18	JNJ-T-18	47.3	38.8	3.15
	最小值	39.6	31.4	2.73
	最大值	48.9	45.6	4.23
	平均值	44.2	38.7	3.58
	SD	—	3.9	0.48
	均值的 70%～130%	—	27.1～50.3	2.51～4.65
	均值 ±3 倍 SD	—	26.9～50.5	2.15～5.01

三、特征图谱

测定方法同本章第二节鸡内金药材和饮片研究"三、药材及饮片质量标准"下"（三）特征图谱"项。

（一）方法学考察

1. 专属性考察 取鸡内金标准汤剂溶液、空白溶剂和参照物溶液，精密吸取上述溶液各 5µl，注入液相色谱仪，按拟定色谱条件测定，记录色谱，详见图 7-3-2。

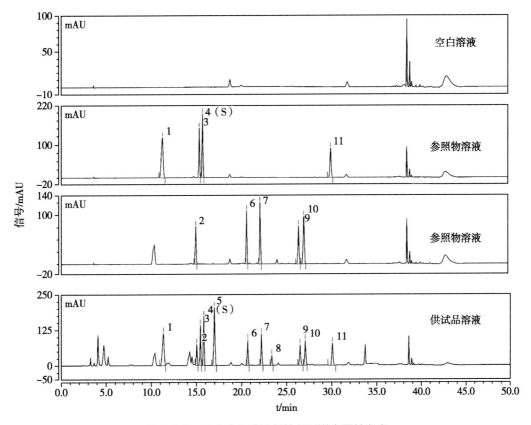

图 7-3-2 鸡内金标准汤剂特征图谱专属性考察

结果显示,供试品色谱在与对照品色谱相应的保留时间处有相同的色谱峰,且空白溶剂无干扰,说明该方法专属性良好。

2. 精密度考察 取鸡内金标准汤剂供试品溶液,连续进样 6 次测定分析,以脯氨酸峰为参照峰 S,计算各特征峰与 S 峰的相对保留时间和相对峰面积,并计算连续 6 次进样结果的 RSD 值,实验结果见表 7-3-8、表 7-3-9。

表 7-3-8 鸡内金标准汤剂特征图谱精密度结果表(相对保留时间)

序号	峰1	峰2	峰3	峰4(S)	峰5	峰6	峰7	峰8	峰9	峰10	峰11
1	0.717	0.951	0.976	1.000	1.073	1.309	1.404	1.477	1.675	1.711	1.902
2	0.717	0.951	0.976	1.000	1.073	1.309	1.404	1.477	1.676	1.712	1.903
3	0.717	0.951	0.976	1.000	1.073	1.309	1.404	1.477	1.676	1.712	1.902
4	0.717	0.951	0.976	1.000	1.073	1.309	1.404	1.477	1.675	1.711	1.902
5	0.718	0.951	0.977	1.000	1.073	1.309	1.404	1.477	1.676	1.712	1.903
6	0.718	0.951	0.977	1.000	1.073	1.309	1.404	1.477	1.675	1.711	1.902
RSD(%)	0.04	0.02	0.02	0.00	0.02	0.01	0.01	0.01	0.01	0.01	0.01

表7-3-9　鸡内金标准汤剂特征图谱精密度结果表（相对峰面积）

序号	峰1	峰2	峰3	峰4(S)	峰5	峰6	峰7	峰8	峰9	峰10	峰11
1	1.529	0.472	0.794	1.000	1.750	0.551	0.696	0.238	0.588	0.720	0.704
2	1.527	0.473	0.793	1.000	1.753	0.550	0.692	0.234	0.586	0.716	0.701
3	1.525	0.473	0.792	1.000	1.761	0.549	0.691	0.234	0.584	0.715	0.700
4	1.526	0.473	0.790	1.000	1.770	0.549	0.688	0.234	0.584	0.715	0.700
5	1.527	0.473	0.789	1.000	1.776	0.549	0.686	0.233	0.582	0.713	0.699
6	1.527	0.472	0.790	1.000	1.781	0.546	0.684	0.233	0.581	0.711	0.698
RSD(%)	0.09	0.09	0.23	0.00	0.72	0.29	0.64	0.73	0.43	0.44	0.30

结果显示，同一份供试品溶液连续进样 6 次，以脯氨酸峰为参照峰 S，各特征峰与 S 峰的相对保留时间 RSD 值在 0.01%～0.04% 范围内，相对峰面积 RSD 值在 0.09%～0.73% 范围内，均小于 3.0%，表明仪器精密度良好。

3. 稳定性考察　取鸡内金标准汤剂特征图谱供试品溶液，于常温下放置，分别在 0、2、3、7、16、24 小时进样测定，以脯氨酸峰为参照峰 S，计算各特征峰与 S 峰的相对保留时间和相对峰面积，并计算 RSD 值，结果见表 7-3-10、表 7-3-11。

表7-3-10　鸡内金标准汤剂特征图谱稳定性结果表（相对保留时间）

时间(h)	峰1	峰2	峰3	峰4(S)	峰5	峰6	峰7	峰8	峰9	峰10	峰11
0	0.717	0.951	0.976	1.000	1.074	1.311	1.406	1.480	1.681	1.717	1.910
2	0.717	0.951	0.977	1.000	1.074	1.309	1.404	1.477	1.675	1.711	1.902
3	0.717	0.951	0.976	1.000	1.073	1.309	1.404	1.477	1.675	1.711	1.902
7	0.717	0.951	0.977	1.000	1.073	1.309	1.404	1.477	1.676	1.712	1.902
16	0.718	0.951	0.976	1.000	1.073	1.309	1.404	1.477	1.675	1.711	1.902
24	0.718	0.951	0.976	1.000	1.073	1.309	1.404	1.477	1.676	1.712	1.903
RSD(%)	0.06	0.01	0.01	0.00	0.04	0.07	0.07	0.09	0.13	0.14	0.17

表7-3-11　鸡内金标准汤剂特征图谱稳定性结果表（相对峰面积）

时间(h)	峰1	峰2	峰3	峰4(S)	峰5	峰6	峰7	峰8	峰9	峰10	峰11
0	1.547	0.473	0.801	1.000	1.701	0.561	0.687	0.242	0.597	0.734	0.714
2	1.533	0.473	0.798	1.000	1.722	0.556	0.703	0.240	0.593	0.728	0.709
3	1.530	0.474	0.793	1.000	1.742	0.552	0.696	0.239	0.590	0.724	0.705
7	1.521	0.473	0.789	1.000	1.785	0.549	0.688	0.234	0.582	0.712	0.698
16	1.516	0.468	0.780	1.000	1.843	0.539	0.666	0.228	0.567	0.695	0.687
24	1.508	0.461	0.770	1.000	1.856	0.533	0.651	0.225	0.558	0.684	0.679
RSD(%)	0.90	1.05	1.50	0.00	3.61	1.95	2.89	2.92	2.64	2.78	1.94

结果显示，同一份供试品溶液分别在 0、2、3、7、16、24 小时进行分析，以脯氨酸峰为参照峰 S，各特征峰与 S 峰的相对保留时间 RSD 值在 0.01%～0.17% 范围内，相对峰面积 RSD 值在 0.90%～3.61% 范围内，表明供试品溶液在 24 小时内相对稳定。

4. 重复性考察　取同一批鸡内金标准汤剂，平行 6 份，按鸡内金标准汤剂特征图谱供试品溶液制备方法制备 6 份供试品溶液,进样测定分析,以脯氨酸峰为参照峰 S,计算各特征峰与 S 峰的相对保留时间和相对峰面积,并计算 RSD 值,结果见表 7-3-12、表 7-3-13。

表 7-3-12 鸡内金标准汤剂特征图谱重复性结果表(相对保留时间)

序号	峰1	峰2	峰3	峰4(S)	峰5	峰6	峰7	峰8	峰9	峰10	峰11
1	0.715	0.950	0.976	1.000	1.072	1.309	1.405	1.478	1.678	1.715	1.905
2	0.714	0.950	0.976	1.000	1.072	1.310	1.406	1.479	1.679	1.715	1.906
3	0.714	0.950	0.976	1.000	1.072	1.310	1.406	1.479	1.679	1.715	1.906
4	0.714	0.950	0.976	1.000	1.072	1.310	1.405	1.479	1.679	1.715	1.906
5	0.714	0.950	0.976	1.000	1.072	1.309	1.405	1.479	1.679	1.715	1.906
6	0.714	0.950	0.976	1.000	1.072	1.309	1.405	1.478	1.679	1.715	1.905
RSD(%)	0.05	0.02	0.01	0.00	0.02	0.02	0.01	0.01	0.02	0.02	0.02

表 7-3-13 鸡内金标准汤剂特征图谱重复性结果表(相对峰面积)

序号	峰1	峰2	峰3	峰4(S)	峰5	峰6	峰7	峰8	峰9	峰10	峰11
1	1.534	0.517	0.818	1.000	1.948	0.558	0.674	0.247	0.570	0.730	0.707
2	1.518	0.514	0.810	1.000	1.901	0.557	0.658	0.245	0.556	0.723	0.703
3	1.532	0.511	0.807	1.000	1.956	0.545	0.693	0.241	0.585	0.731	0.705
4	1.503	0.508	0.801	1.000	1.926	0.546	0.635	0.240	0.538	0.711	0.690
5	1.518	0.512	0.806	1.000	2.004	0.549	0.660	0.240	0.559	0.718	0.695
6	1.513	0.508	0.798	1.000	1.995	0.543	0.653	0.238	0.555	0.711	0.688
RSD(%)	0.76	0.71	0.85	0.00	2.02	1.13	2.98	1.54	2.83	1.22	1.15

结果显示,同一批样品重复测定 6 次,以脯氨酸峰为参照峰 S,各特征峰与 S 峰的相对保留时间 RSD 值在 0.01%~0.05% 范围内,相对峰面积 RSD 值在 0.76%~2.98% 范围内,均小于 3.0%,表明该方法重复性良好。

5. 中间精密度考察 由其他分析人员在不同日期取同一批鸡内金标准汤剂适量,按鸡内金标准汤剂特征图谱项下供试品溶液制备方法制备样品,平行 6 份,并在不同色谱仪下操作,进样测定分析,以脯氨酸峰为参照峰 S,计算各特征峰与 S 峰的相对保留时间和相对峰面积,并计算 RSD 值,实验结果见表 7-3-14、表 7-3-15。

表 7-3-14 鸡内金标准汤剂特征图谱中间精密度结果表(相对保留时间)

序号	峰1	峰2	峰3	峰4(S)	峰5	峰6	峰7	峰8	峰9	峰10	峰11
重复性1	0.715	0.950	0.976	1.000	1.072	1.309	1.405	1.478	1.678	1.715	1.905
重复性2	0.714	0.950	0.976	1.000	1.072	1.310	1.406	1.479	1.679	1.715	1.906
重复性3	0.714	0.950	0.976	1.000	1.072	1.310	1.406	1.479	1.679	1.715	1.906
重复性4	0.714	0.950	0.976	1.000	1.072	1.310	1.405	1.479	1.679	1.715	1.906
重复性5	0.714	0.950	0.976	1.000	1.072	1.309	1.405	1.479	1.679	1.715	1.906
重复性6	0.714	0.950	0.976	1.000	1.072	1.309	1.405	1.478	1.679	1.715	1.905
中间精密度1	0.702	0.945	0.972	1.000	1.053	1.303	1.401	1.471	1.671	1.706	1.891
中间精密度2	0.703	0.945	0.972	1.000	1.053	1.303	1.401	1.47	1.67	1.706	1.891

序号	峰1	峰2	峰3	峰4(S)	峰5	峰6	峰7	峰8	峰9	峰10	峰11
中间精密度3	0.703	0.945	0.972	1.000	1.053	1.303	1.401	1.47	1.67	1.706	1.89
中间精密度4	0.703	0.945	0.972	1.000	1.053	1.303	1.401	1.47	1.67	1.705	1.89
中间精密度5	0.703	0.945	0.972	1.000	1.053	1.303	1.401	1.47	1.67	1.705	1.89
中间精密度6	0.704	0.945	0.972	1.000	1.053	1.303	1.401	1.47	1.67	1.706	1.89
中间精密度6个数据RSD(%)	0.09	0.00	0.00	0.00	0.00	0.00	0.00	0.03	0.02	0.03	0.03
与重复性试验6个数据RSD(%)	0.81	0.27	0.21	0.94	0.26	0.16	0.30	0.27	0.28	0.42	0.81

表7-3-15 鸡内金标准汤剂特征图谱中间精密度结果表(相对峰面积)

序号	峰1	峰2	峰3	峰4(S)	峰5	峰6	峰7	峰8	峰9	峰10	峰11
重复性1	1.534	0.517	0.818	1.000	1.948	0.558	0.674	0.247	0.570	0.730	0.707
重复性2	1.518	0.514	0.810	1.000	1.901	0.557	0.658	0.245	0.556	0.723	0.703
重复性3	1.532	0.511	0.807	1.000	1.956	0.545	0.693	0.241	0.585	0.731	0.705
重复性4	1.503	0.508	0.801	1.000	1.926	0.546	0.635	0.240	0.538	0.711	0.690
重复性5	1.518	0.512	0.806	1.000	2.004	0.549	0.660	0.240	0.559	0.718	0.695
重复性6	1.513	0.508	0.798	1.000	1.995	0.543	0.653	0.238	0.555	0.711	0.688
中间精密度1	1.560	0.530	0.841	1.000	1.996	0.564	0.704	0.253	0.577	0.714	0.709
中间精密度2	1.547	0.525	0.834	1.000	1.960	0.564	0.685	0.254	0.564	0.705	0.705
中间精密度3	1.564	0.526	0.832	1.000	2.021	0.552	0.718	0.246	0.594	0.710	0.706
中间精密度4	1.539	0.518	0.827	1.000	1.999	0.557	0.663	0.248	0.547	0.691	0.696
中间精密度5	1.550	0.524	0.828	1.000	2.060	0.556	0.682	0.245	0.565	0.692	0.696
中间精密度6	1.550	0.518	0.824	1.000	2.083	0.553	0.673	0.245	0.562	0.689	0.691
中间精密度6个数据RSD(%)	0.58	0.90	0.73	0.00	2.23	0.94	2.94	1.62	2.79	1.55	1.02
与重复性试验6个数据RSD(%)	1.26	1.44	1.73	2.66	1.25	3.43	2.07	2.77	1.99	1.05	1.26

人员1 仪器:Thermo U3000;编号:208034;实验日期:2020年3月26日

人员2 仪器:Waters ARC;编号:208021;实验日期:2020年3月27日

结果显示,由不同的分析人员在不同时间于不同的仪器上操作,同一批样品重复测定6次,以脯氨酸峰为参照峰S,各特征峰与S峰的相对保留时间RSD值在0.02%～0.09%范围内,相对峰面积RSD值在0.58%～2.79%范围内,相对保留时间与重复性试验6个数据的RSD值在0.16%～0.81%范围内,相对峰面积与重复性试验6个数据的RSD值在1.05%～3.43%范围内,相对保留时间和相对峰面积RSD值均小于5.0%,说明该方法中间精密度良好。

(二)测定结果

按照高效液相色谱法建立特征图谱测定方法,并进行方法学考察,对18批鸡内金标准汤剂特征图谱测定,最终确定了鸡内金标准汤剂特征图谱标准:规定鸡内金标准汤剂供试品溶液特征图谱中应呈现 11 个特征峰（图 7-3-3～图 7-3-5），其中 9 个峰应分别与相应对照品参照物峰保留时间相对应，与脯氨酸参照物相应的峰为 S 峰，计算各特征峰与 S 峰的相对保留时间和 RSD 值，其相对保留时间应该在规定值的 ±10% 之内［规定值为：1.07（峰 5）、1.48（峰 8）］。实验结果见表 7-3-16。

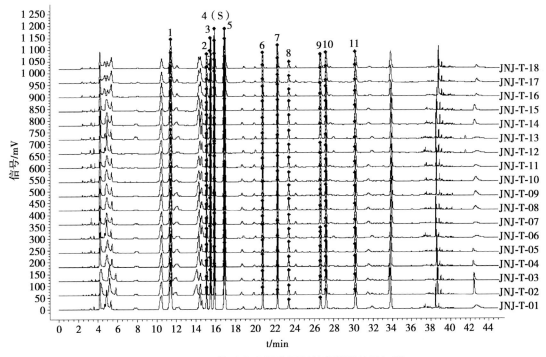

图 7-3-3　18 批鸡内金标准汤剂特征图谱的叠加图

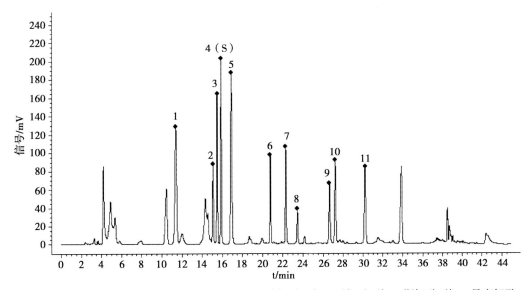

峰 1：甘氨酸；峰 2：苏氨酸；峰 3：丙氨酸；峰 4（S）：脯氨酸；峰 6：酪氨酸；峰 7：缬氨酸；峰 9：异亮氨酸；峰 10：亮氨酸；峰 11：苯丙氨酸。

图 7-3-4　鸡内金标准汤剂对照特征图谱

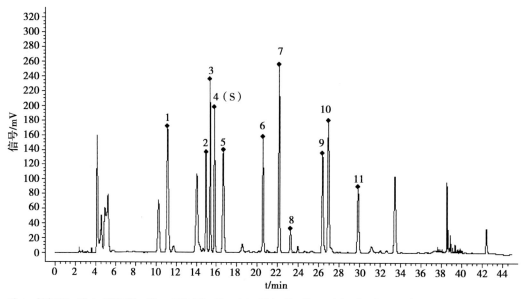

峰1：甘氨酸；峰2：苏氨酸；峰3：丙氨酸；峰4（S）：脯氨酸；峰6：酪氨酸；峰7：缬氨酸；峰9：异亮氨酸；
峰10：亮氨酸；峰11：苯丙氨酸。

图7-3-5　鸡内金对照药材特征图谱

表7-3-16　18批鸡内金标准汤剂特征图谱相对保留时间

序号	批号	峰1	峰2	峰3	峰4（S）	峰5	峰6	峰7	峰8	峰9	峰10	峰11
1	JNJ-T-01	0.731	0.952	0.976	1.000	1.074	1.306	1.399	1.472	1.671	1.707	1.895
2	JNJ-T-02	0.708	0.947	0.976	1.000	1.060	1.312	1.412	1.481	1.690	1.726	1.911
3	JNJ-T-03	0.710	0.948	0.976	1.000	1.060	1.312	1.411	1.480	1.688	1.724	1.909
4	JNJ-T-04	0.722	0.951	0.976	1.000	1.064	1.309	1.404	1.476	1.677	1.712	1.903
5	JNJ-T-05	0.720	0.950	0.976	1.000	1.064	1.310	1.404	1.477	1.677	1.713	1.903
6	JNJ-T-06	0.731	0.952	0.976	1.000	1.073	1.306	1.399	1.472	1.671	1.707	1.895
7	JNJ-T-07	0.721	0.950	0.976	1.000	1.064	1.312	1.406	1.480	1.683	1.719	1.912
8	JNJ-T-08	0.719	0.950	0.976	1.000	1.064	1.312	1.406	1.481	1.683	1.719	1.912
9	JNJ-T-09	0.716	0.950	0.976	1.000	1.065	1.313	1.408	1.482	1.685	1.721	1.914
10	JNJ-T-10	0.715	0.950	0.976	1.000	1.064	1.313	1.408	1.482	1.685	1.721	1.914
11	JNJ-T-11	0.715	0.950	0.976	1.000	1.064	1.313	1.407	1.482	1.685	1.720	1.914
12	JNJ-T-12	0.731	0.952	0.976	1.000	1.073	1.306	1.399	1.472	1.671	1.707	1.895
13	JNJ-T-13	0.749	0.946	0.975	1.000	1.099	1.337	1.433	1.507	1.712	1.748	1.941
14	JNJ-T-14	0.716	0.950	0.976	1.000	1.064	1.312	1.406	1.480	1.682	1.717	1.910
15	JNJ-T-15	0.715	0.950	0.976	1.000	1.064	1.312	1.407	1.481	1.682	1.718	1.910
16	JNJ-T-16	0.709	0.948	0.973	1.000	1.059	1.300	1.399	1.468	1.668	1.704	1.887
17	JNJ-T-17	0.708	0.947	0.973	1.000	1.058	1.301	1.399	1.469	1.669	1.705	1.888
18	JNJ-T-18	0.708	0.947	0.973	1.000	1.058	1.300	1.399	1.469	1.669	1.705	1.888
	RSD（%）	1.49	0.19	0.13	0.00	0.89	0.61	0.57	0.60	0.64	0.62	0.69

四、质谱鉴别

测定方法同本章第二节鸡内金药材和饮片研究"三、药材及饮片质量标准"下"（四）质谱鉴别"项。

（一）方法学验证

1. 专属性考察　精密吸取鸡内金标准汤剂溶液、空白溶剂溶液和对照品溶液各 2μl，注入液质联用仪，按照拟定色谱与质谱条件测定（图 7-3-6、图 7-3-7）。

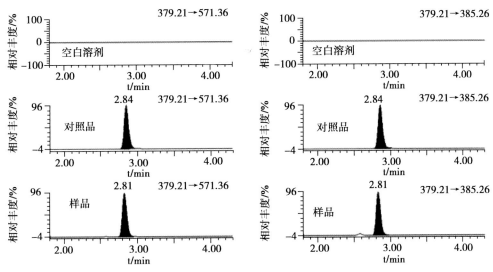

图 7-3-6　鸡内金标准汤剂专属性质谱图（m/z 397.21）

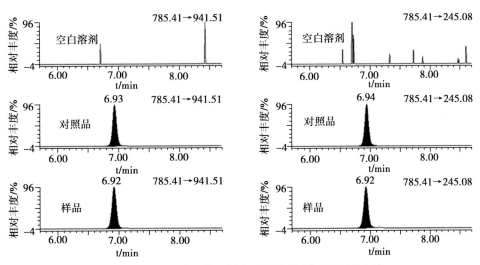

图 7-3-7　鸡内金标准汤剂专属性质谱图（m/z 785.41）

结果显示：缺鸡内金的空白溶剂供试品溶液图谱在与鸡源多肽 1 和鸡源多肽 2 对照品色谱相应的保留时间处未检出特征多肽离子峰，表明空白溶剂对方法中特征多肽离子对的检出无干扰，方法具有专属性。

2．稳定性考察　取鸡内金标准汤剂供试品溶液，分别在 0、2、3、5、7、8、10、12 小时精密吸取 2μl 注入液质联用仪，按拟定的色谱与质谱条件进行测定，以离子对的峰面积对溶液稳定性进行评价，测定结果见表 7-3-17。

表 7-3-17　稳定性考察结果

时间（h）	379.21→571.36		379.21→385.26		785.41→941.51		785.41→245.08	
	峰面积	信噪比	峰面积	信噪比	峰面积	信噪比	峰面积	信噪比
0	82 605	57 720	31 998	28 389	45 618	30 539	7 951	3 896
2	79 075	35 046	31 326	24 096	44 562	68 429	6 851	2 786
3	81 690	70 351	32 348	22 631	47 147	26 428	7 412	2 905
5	84 460	60 103	32 881	33 175	49 519	32 415	7 469	5 449
7	86 353	33 858	33 882	28 910	51 544	40 156	7 531	3 691
8	89 225	57 654	35 177	77 178	54 609	42 178	8 046	4 699
10	93 193	49 067	35 943	38 829	56 850	28 291	8 412	4 372
12	99 151	29 725	38 709	18 426	62 568	48 121	9 111	3 859

结果显示，供试品溶液在常温下放置 12 小时，4 个特征多肽离子均能明显检出。表明供试品溶液在常温下放置 12 小时内，不影响特征多肽离子的鉴别。

3．耐用性考察

（1）不同色谱柱考察：比较了 Agilent SB C_{18} 色谱柱（100mm×2.1mm，1.8μm）、Waters BEH C_{18} 色谱柱（100mm×2.1mm，1.7μm）和 YMC Triart C_{18} 色谱柱（100mm×2.1mm，1.9μm）3 种不同品牌和类型的色谱柱对鸡内金标准汤剂特征多肽离子峰的检出影响。

取鸡内金标准汤剂供试品溶液，精密吸取 2μl 注入液质联用仪，按拟定的色谱与质谱条件进行测定，实验结果见表 7-3-18、图 7-3-8、图 7-3-9。

表 7-3-18　鸡内金标准汤剂不同色谱柱耐用性考察峰面积结果

色谱柱	379.21→571.36		379.21→385.26		785.41→941.51		785.41→245.08	
	峰面积	信噪比	峰面积	信噪比	峰面积	信噪比	峰面积	信噪比
1#	87 972	37 384	35 980	12 404	50 267	34 145	8 677	3 608
2#	78 550	47 276	32 819	20 148	36 917	24 323	7 874	3 022
3#	82 758	33 788	33 379	11 494	39 959	38 792	6 605	4 115

注：1# 色谱柱为 Agilent SB C_{18}；

　　2# 色谱柱为 Waters BEH C_{18}；

　　3# 色谱柱为 YMC Triart C_{18}。

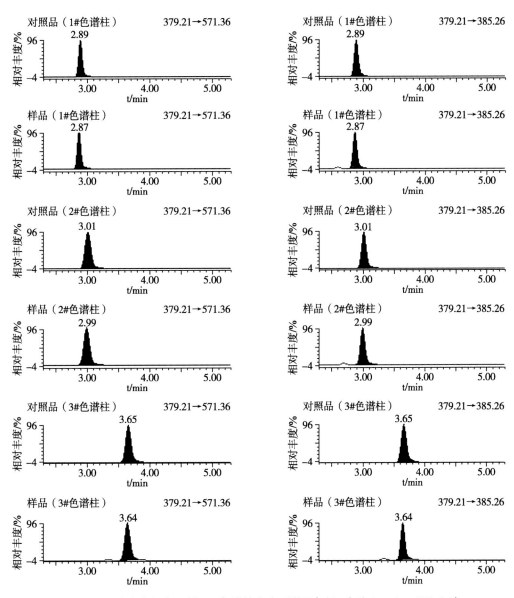

图 7-3-8　鸡内金标准汤剂不同色谱柱考察质谱图（鸡源多肽 1，m/z= 379.21）

　　结果显示：所使用的 3 种色谱柱均能明显检出规定的特征多肽离子，表明不同品牌和型号的色谱柱对鸡内金标准汤剂的特征多肽离子的检出鉴别无影响。

　　（2）不同流速考察：比较 0.27ml/min、0.30ml/min、0.33ml/min 不同流速对鸡内金标准汤剂特征多肽离子峰的检出影响。

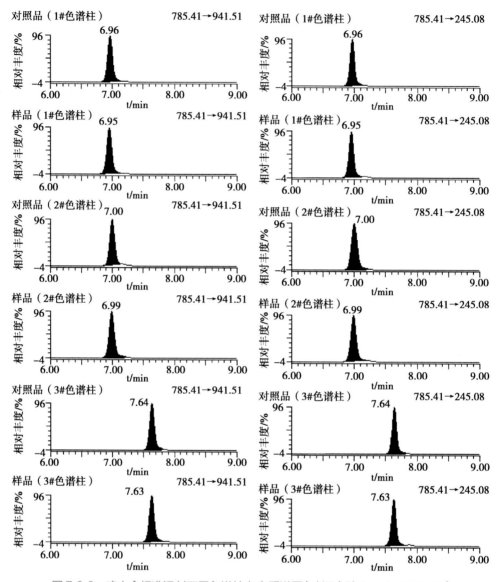

图 7-3-9　鸡内金标准汤剂不同色谱柱考察质谱图（鸡源多肽 2，m/z= 785.41）

取鸡内金标准汤剂供试品溶液，精密吸取 2μl 注入液质联用仪，按拟定的色谱与质谱条件进行测定，实验结果见表 7-3-19，图 7-3-10、图 7-3-11。

表 7-3-19　鸡内金标准汤剂不同流速耐用性考察峰面积结果

流速	379.21→571.36		379.21→385.26		785.41→941.51		785.41→245.08	
	信噪比	峰面积	信噪比	峰面积	信噪比	峰面积	信噪比	峰面积
0.30ml/min	87 972	37 384	35 980	12 404	50 267	34 145	8 677	3 608
0.27ml/min	99 499	32 039	40 812	48 213	58 131	61 532	9 474	4 665
0.33ml/min	64 433	122 560	26 584	34 605	33 736	30 272	6 002	4 529

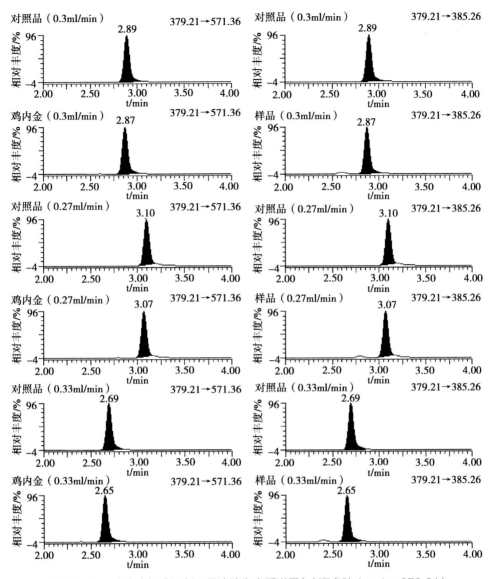

图 7-3-10　鸡内金标准汤剂不同流速考察质谱图（鸡源多肽 1，m/z= 379.21）

　　结果显示：通过考察 3 个不同的流速，均能明显检出规定的特征多肽离子，表明流速的小范围调整对鸡内金标准汤剂的特征多肽离子的检出鉴别无影响。

　　（3）不同柱温考察：比较 27℃、30℃、33℃不同柱温对鸡内金标准汤剂特征多肽离子峰的检出影响。

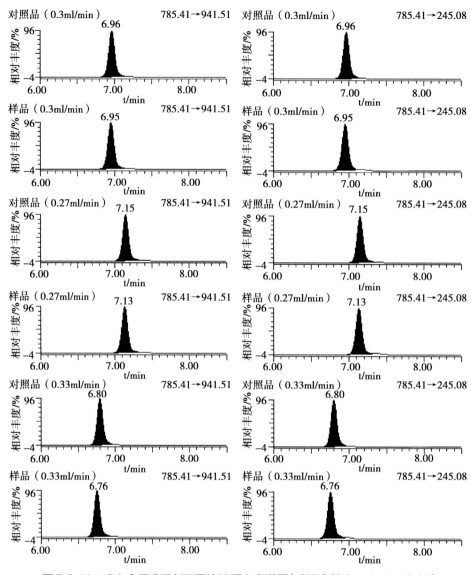

图 7-3-11 鸡内金标准汤剂不同流速质考察谱图（鸡源多肽 2，m/z= /85.41）

取鸡内金标准汤剂供试品溶液，精密吸取 2μl 注入液质联用仪，按拟定的色谱与质谱条件进行测定，实验结果见表 7-3-20，图 7-3-12、图 7-3-13。

表 7-3-20 鸡内金标准汤剂不同柱温耐用性考察峰面积结果

柱温	379.21→571.36		379.21→385.26		785.41→941.51		785.41→245.08	
	峰面积	信噪比	峰面积	信噪比	峰面积	信噪比	信噪比	峰面积
30℃	87 972	37 384	35 980	12 404	50 267	34 145	8 677	3 608
27℃	96 643	45 024	38 991	23 667	57 750	31 950	9 250	4 842
33℃	98 634	62 430	39 974	18 561	60 019	29 151	9 454	5 536

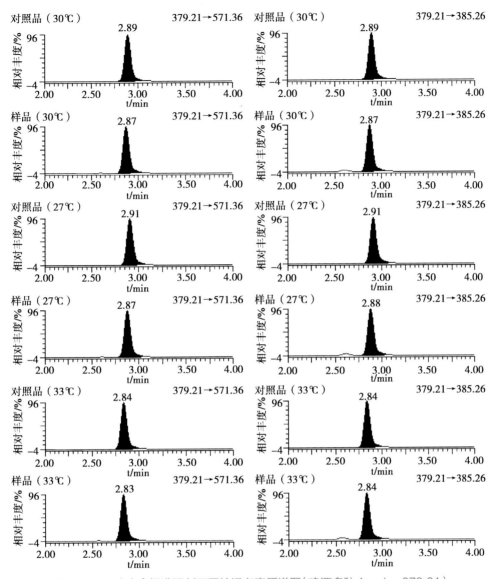

图 7-3-12　鸡内金标准汤剂不同柱温考察质谱图（鸡源多肽 1，m/z= 379.21）

结果显示：通过考察 3 个不同的柱温条件，均能明显检出规定的特征多肽离子，表明柱温的小范围调整对鸡内金标准汤剂的特征多肽离子的检出鉴别无影响。

（4）不同液质联用仪的考察：考察使用不同牌子的液质联用仪（岛津 LCMS-8045 三重四极杆液质联用仪）对鸡内金标准汤剂特征多肽离子峰的检出影响。

取鸡内金标准汤剂供试品溶液，精密吸取 2μl 注入液质联用仪，按拟定的色谱与质谱条件进行测定，实验结果见表 7-3-21、图 7-3-14、图 7-3-15。

结果显示：使用其他品牌（岛津）的三重四极杆液质联用仪，鸡内金标准汤剂的特征多肽离子对仍能明显检出。

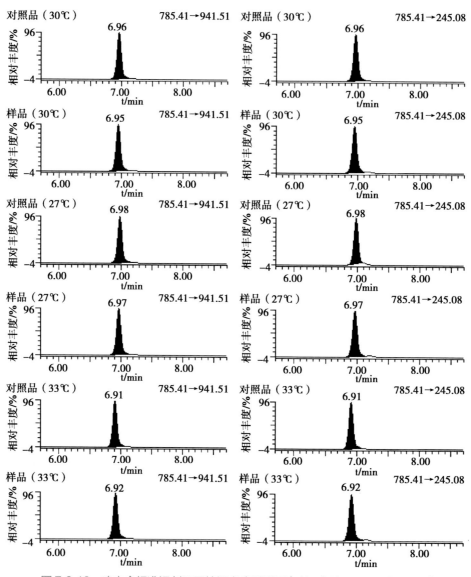

图7-3-13　鸡内金标准汤剂不同柱温考察质谱图（鸡源多肽2，m/z= 785.41）

表7-3-21　鸡内金标准汤剂不同仪器耐用性考察峰面积结果

仪器品牌	379.21>571.36		379.21>385.26		785.41>941.51		785.41>245.08	
	峰面积	信噪比	峰面积	信噪比	峰面积	信噪比	信噪比	峰面积
岛津	10 069 240	3 367	6 695 036	1 332	1 415 427	4 806	527 655	531
Waters	87 972	37 384	35 980	12 404	50 267	34 145	8 677	3 608

　　综上所述，对鸡内金标准汤剂质谱鉴别分析方法进行了专属性考察，特征峰不受溶剂峰干扰，方法专属；对方法的溶液稳定性进行了考察，表明供试品溶液能在12小时内保持稳定。并对方法的耐用性进行了考察，表明不同色谱柱、不同流速、小范围的柱温变动以及不同品牌的液质联用仪，对特征多肽离子的检出无明显影响，方法的耐用性良好。

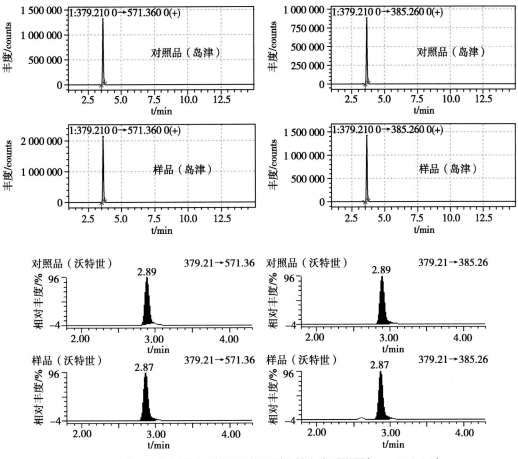

图 7-3-14　鸡内金标准汤剂不同仪器耐用性考察质谱图（m/z 379.21）

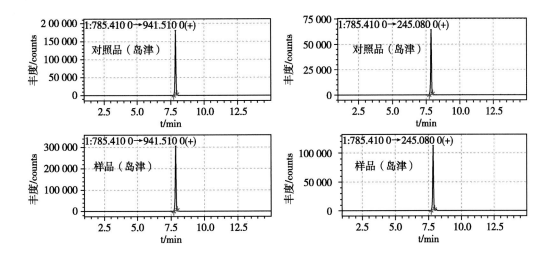

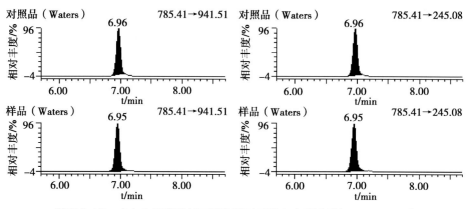

图 7-3-15 鸡内金标准汤剂不同仪器耐用性考察质谱图（m/z 785.41）

（二）样品的测定

1. 标准汤剂的质谱鉴别 鸡内金标准汤剂质谱鉴别方法，分别精密吸取对照品溶液和供试品溶液各 2μl，注入液质联用仪，测定，即得。

以质荷比（m/z）379.21（双电荷）→ 571.36 和 m/z 379.21（双电荷）→ 385.26，m/z 785.41（双电荷）→ 941.51 和 m/z 785.41（双电荷）→ 245.08 离子对提取的供试品离子流色谱中，所有批次的鸡内金标准汤剂均同时呈现与对照品色谱保留时间一致的色谱峰（表 7-3-22）。

表 7-3-22 鸡内金标准汤剂样品测定峰面积结果

批号	保留时间（min）	379.21>571.36		379.21>385.26		保留时间（min）	785.41>941.51		785.41>245.08	
		峰面积	信噪比	峰面积	信噪比		峰面积	信噪比	峰面积	信噪比
JNJ-T-01	2.82	140 976	49 532	55 785	39 449	6.92	65 457	31 727	10 107	5 757
JNJ-T-02	2.82	145 060	67 404	57 342	29 820	6.92	61 499	46 777	9 357	4 798
JNJ-T-03	2.81	153 609	47 321	60 845	56 793	6.90	73 265	57 865	11 149	4 498
JNJ-T-04	2.82	138 759	66 949	54 922	43 484	6.92	89 831	60 365	13 559	5 796
JNJ-T-05	2.82	124 229	49 737	49 267	16 634	6.92	84 140	77 817	12 866	9 278
JNJ-T-06	2.83	140 031	43 337	55 342	38 426	6.92	103 743	106 084	15 412	6 158
JNJ-T-07	2.82	132 830	34 914	52 451	29 446	6.92	91 472	57 815	13 929	5 960
JNJ-T-08	2.83	135 743	52 403	52 761	23 672	6.91	112 728	76 196	16 885	6 892
JNJ-T-09	2.82	139 999	74 899	55 164	29 566	6.91	100 363	52 209	15 358	6 422
JNJ-T-10	2.82	92 397	31 788	35 891	37 324	6.91	85 462	36 324	12 802	10 280
JNJ-T-11	2.81	90 372	32 383	34 871	68 064	6.89	85 420	52 622	12 503	9 130
JNJ-T-12	2.83	93 418	46 710	36 726	17 613	6.92	80 150	56 521	12 032	6 841
JNJ-T-13	2.82	144 317	50 596	56 098	17 182	6.91	79 344	46 193	11 859	6 052
JNJ-T-14	2.81	146 082	42 904	57 079	15 503	6.89	74 055	51 248	11 147	5 757
JNJ-T-15	2.82	141 614	37 056	55 554	12 829	6.91	82 309	51 441	12 010	4 453
JNJ-T-16	2.82	62 070	31 713	23 948	21 279	6.91	59 824	32 310	8 951	4 507
JNJ-T-17	2.83	74 135	49 870	28 945	16 225	6.91	56 894	22 721	8 530	3 920
JNJ-T-18	2.83	67 978	26 627	26 629	19 065	6.92	60 607	36 902	9 145	5 117

2. 鸡不同部位标准汤剂的质谱鉴别 6 种不同品种鸡的鸡肉、鸡骨和鸡皮的标准汤剂，按鸡内金标准汤剂谱鉴别方法，分别制备供试品溶液。分别精密吸取对照品溶液和供试品溶液各 2μl，注入液质联用仪，测定，即得。

以质荷比（m/z）379.21（双电荷）→ 571.36 和 m/z 379.21（双电荷）→ 385.26，m/z 785.41（双电荷）→ 941.51 和 m/z 785.41（双电荷）→ 245.08 离子对提取的供试品离子流色谱中，鸡肉、鸡骨和鸡皮的标准汤剂中均未同时呈现与对照品色谱保留时间一致的色谱峰（图 7-3-16～图 7-3-18）。

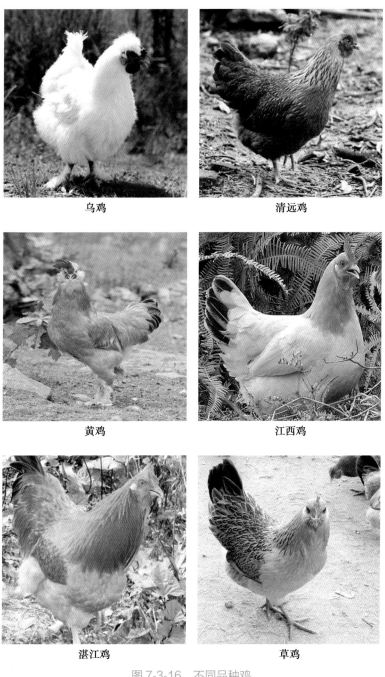

乌鸡　　　　　　　　　　　　　清远鸡

黄鸡　　　　　　　　　　　　　江西鸡

湛江鸡　　　　　　　　　　　　草鸡

图 7-3-16　不同品种鸡

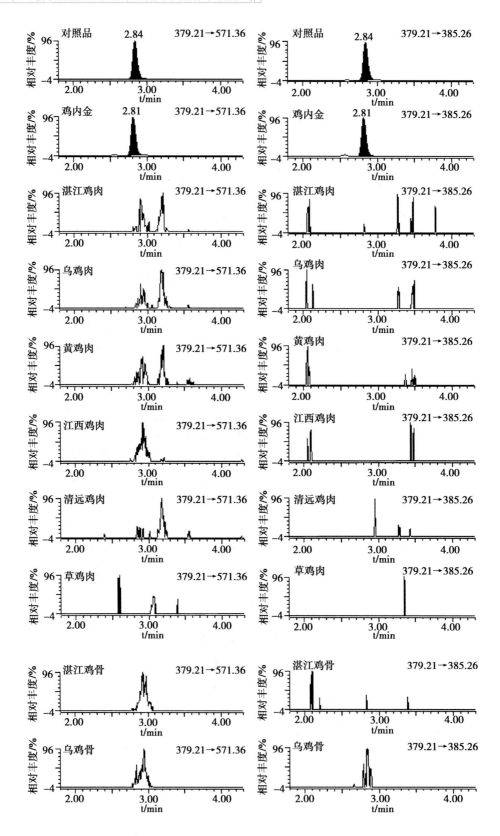

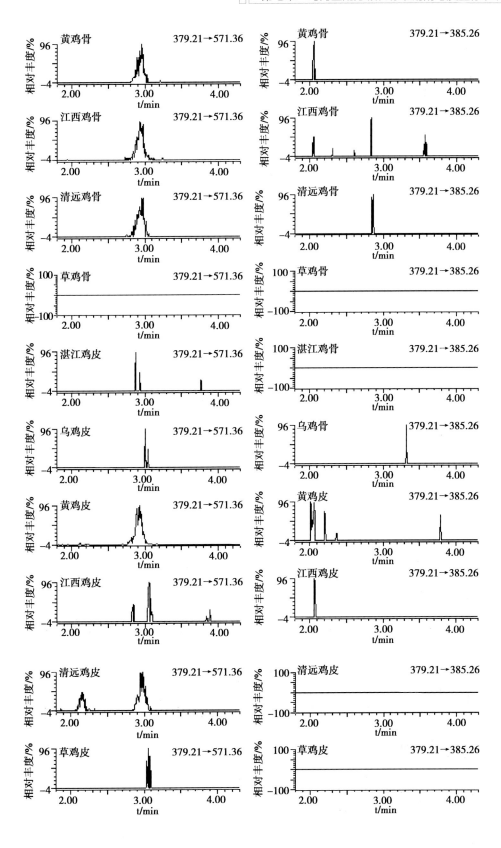

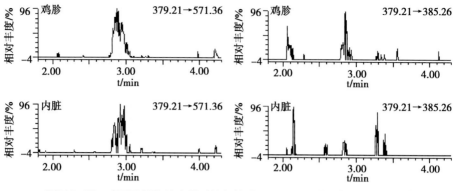

图 7-3-17 鸡不同部位的离子对特征性验证 MRM 质谱图(m/z 379.21)

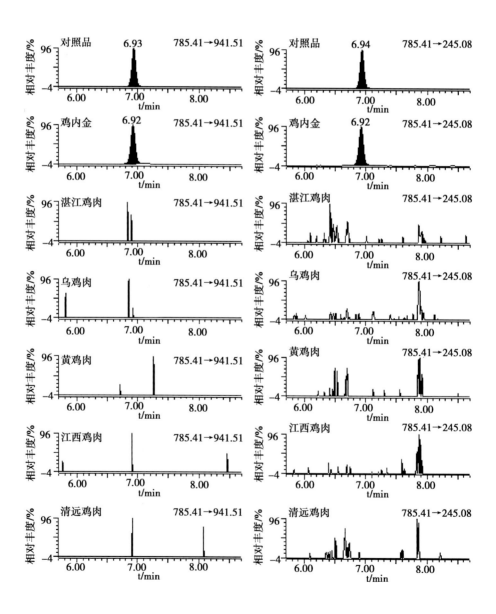

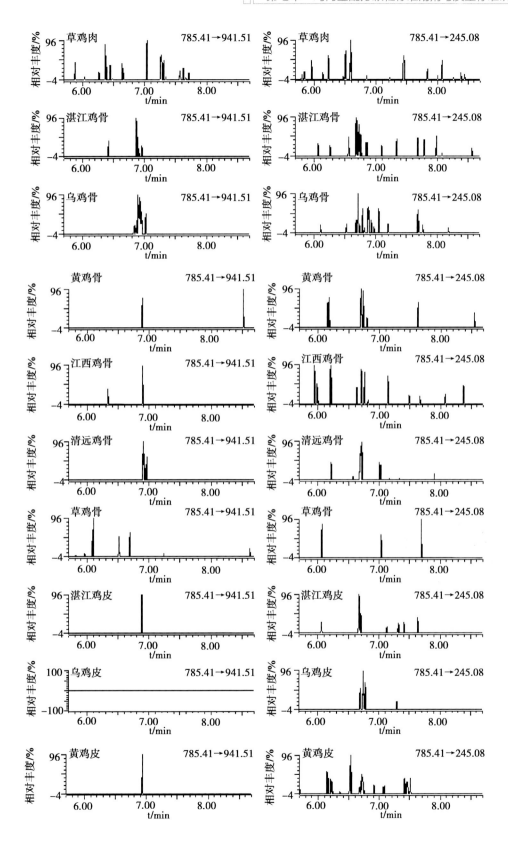

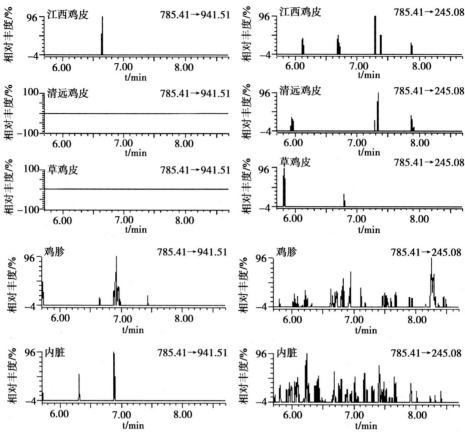

图 7-3-18 鸡不同部位的离子对特征性验证 MRM 质谱图（m/z 785.41）

3. 伪品禽类内金的质谱鉴别 鸡内金、鸭内金、鹅内金和鸽内金药材，按鸡内金药材和饮片的质谱鉴别方法，分别制备供试品溶液。

分别精密吸取对照品溶液和供试品溶液各 2μl，注入液质联用仪，测定，即得。

以质荷比（m/z）379.21（双电荷）→ 571.36 和 m/z 379.21（双电荷）→ 385.26，m/z 785.41（双电荷）→ 941.51 和 m/z 785.41（双电荷）→ 245.08 离子对提取的供试品离子流色谱中，鸭内金、鹅内金和鸽内金的标准汤剂中均未同时呈现与对照品色谱保留时间一致的色谱峰（图 7-3-19、图 7-3-20）。

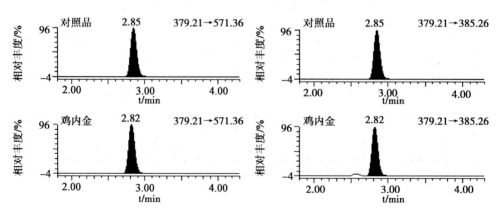

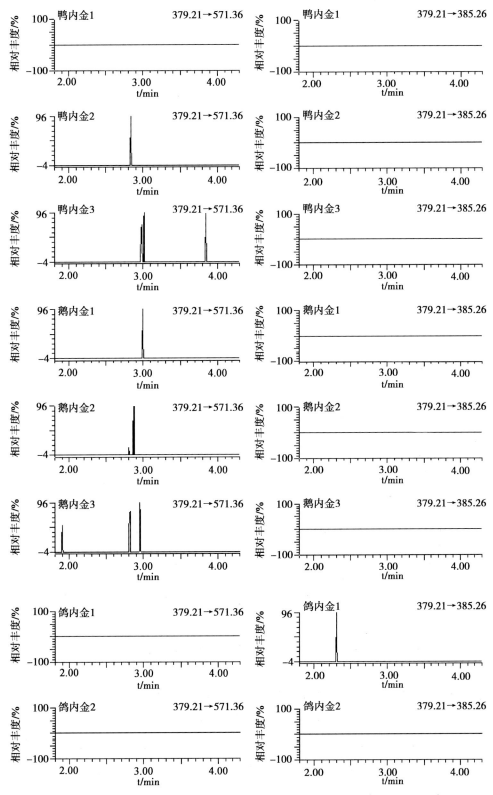

图 7-3-19　鸭、鹅、鸽内金的离子对特征性验证 MRM 质谱图(m/z 379.21)

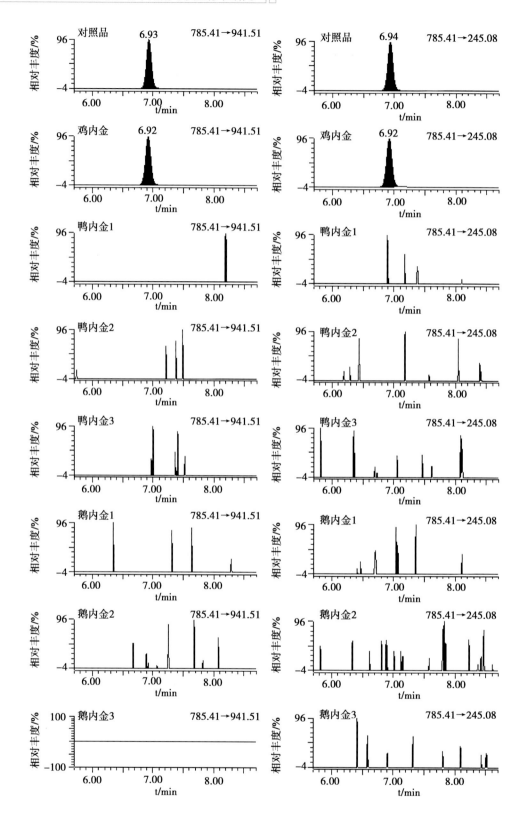

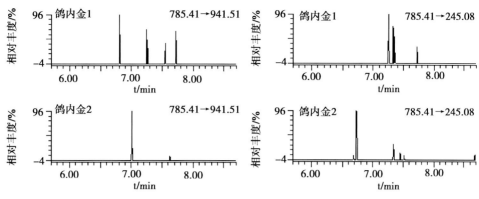

图 7-3-20 鸭、鹅、鸽内金的离子对特征性验证 MRM 质谱图（m/z 785.41）

本研究对鸡内金标准汤剂提取、固液分离、浓缩和冻干工艺进行了考察，制订了鸡内金标准汤剂制备工艺；建立鸡内金标准汤剂中 4 种氨基酸含量测定方法并根据出膏率及转移率确定了鸡内金标准汤剂中 4 种氨基酸的含量范围及转移率范围；建立鸡内金标准汤剂特征图谱，规定供试品色谱中应呈现 11 个特征峰，其中 9 个峰应分别与相应对照品参照物峰保留时间相对应，与脯氨酸参照物相应的峰为 S 峰，计算各特征峰与 S 峰的相对保留时间和 RSD 值，其相对保留时间应该在规定值的 ±10% 之内〔规定值为：1.07（峰 5）、1.48（峰 8）〕。并确定了鸡内金标准汤剂的质谱鉴别方法，以质荷比（m/z）379.21（双电荷）→ 571.36 和 m/z 379.21（双电荷）→ 385.26，m/z 785.41（双电荷）→ 941.51 和 m/z 785.41（双电荷）→ 245.08 离子对提取的供试品离子流色谱中，供试品溶液色谱应同时呈现与对照品色谱保留时间一致的色谱峰。

第四节 鸡内金配方颗粒质量标准研究

一、鸡内金配方颗粒质量标准草案

鸡内金配方颗粒

Jineijin Peifangkeli

【来源】本品为雉科动物家鸡 *Gallus gallus domesticus* Brisson 的干燥砂囊内壁经炮制并按标准汤剂的主要质量指标加工制成的配方颗粒。

【制法】取鸡内金饮片 8 000g，加水煎煮，滤过，滤液浓缩成清膏（干浸膏出膏率为 3.0%～6.0%），加入辅料适量，干燥（或干燥，粉碎），再加入辅料适量，混匀，制粒，制成 1 000g，即得。

【性状】本品为类白色至黄白色的颗粒；气微腥，味苦。

【鉴别】（1）取本品 1.5g，研细，加乙醇 30ml，加热回流 30 分钟，滤过，滤液蒸干，残渣加水 20ml 使溶解，用三氯甲烷振摇提取 2 次，每次 15ml，合并三氯甲烷液，蒸干，残渣加甲醇 1ml 使溶解，作为供试品溶液。另取鸡内金对照药材 0.2g，加水 10ml，煮沸 30 分钟，滤过，滤液蒸干，残渣自"加乙醇 30ml"起，同法制成对照药材溶液。按照薄层色谱法（《中国药典》2020 年版通则 0502）试验，吸取供试品溶液 8μl、对照药材溶液 15μl，分别点于同一硅胶 G 薄层板上，以三氯甲烷 - 乙酸乙酯 - 甲酸（3∶3∶0.5）为展开剂，展开，取出，晾干，喷以

10% 硫酸乙醇溶液,在 105℃加热至斑点显色清晰,置紫外光灯(365nm)下检视。供试品色谱中,在与对照药材色谱相应的位置上,显相同颜色的荧光斑点。

(2)取本品适量,研细,取约 0.1g,精密称定,置具塞锥形瓶中,加 1% 碳酸氢铵溶液 25ml,称定重量,超声处理(功率 250W,频率 40kHz)30 分钟,放冷后用 1% 碳酸氢铵补足减失重量,用 0.22μm 微孔滤膜滤过,取续滤液 1ml,加胰蛋白酶溶液 100μl(取序列分析用胰蛋白酶,加 1% 碳酸氢铵溶液制成每 1ml 中含 1mg 的溶液,临用时配制),摇匀,37℃恒温酶解 12 小时,作为供试品溶液。另取鸡源多肽 1、鸡源多肽 2 对照品适量,精密称定,加 1% 碳酸氢铵溶液分别制成每 1ml 含 2μg 的混合对照品溶液。照高效液相色谱法 - 质谱法(《中国药典》2020 年版通则 0512 和通则 0431)试验,以十八烷基硅烷键合硅胶为填充剂(柱长为 100mm,内径为 2.1mm,粒径为 1.7~1.9μm);以乙腈为流动相 A,0.1% 甲酸水溶液为流动相 B,按表 7-4-1 中规定进行梯度洗脱;流速为每分钟 0.3ml,采用质谱检测器,电喷雾正离子模式(ESI+),进行多反应监测(MRM),选择质荷比(m/z)379.21(双电荷)→ 571.36 和 m/z 379.21(双电荷)→ 385.26,m/z 785.41(双电荷)→ 941.51 和 m/z 785.41(双电荷)→ 245.08 作为检测离子对进行检测,色谱峰的信噪比均应大于 3:1。

表 7-4-1　梯度洗脱表

时间(min)	流动相 A(%)	流动相 B(%)
0~5	8 → 20	92 → 80
5~10	20 → 35	80 → 65
10~11	35 → 90	65 → 10
11~13	90	10
13~14	90 → 8	10 → 92
14~20	8	92

吸取供试品溶液 2μl,注入高效液相色谱 - 质谱联用仪,测定。以质荷比(m/z)379.21(双电荷)→ 571.36 和 m/z 379.21(双电荷)→ 385.26,m/z 785.41(双电荷)→ 941.51 和 m/z 785.41(双电荷)→ 245.08 离子对提取的供试品离子流色谱中,应同时呈现与对照品色谱保留时间一致的色谱峰。

【检查】应符合颗粒剂项下有关的各项规定(《中国药典》2020 年版通则 0104)。

【浸出物】取本品研细,取约 2g,精密称定,精密加入乙醇 100ml,照醇溶性浸出物测定法(《中国药典》2020 年版通则 2201)项下的热浸法测定,不得少于 8.0%。

【特征图谱】照高效液相色谱法(《中国药典》2020 年版通则 0512)测定。

色谱条件与系统适用性试验　以十八烷基硅烷键合硅胶为填充剂(柱长为 250mm,内径为 4.6mm,粒径为 5μm);以乙腈 -0.1mol/L 醋酸钠溶液(用醋酸调节 pH 值至 6.5)(7:93)为流动相 A;以乙腈 - 水(4:1)为流动相 B,按表 7-4-2 中的规定进行梯度洗脱;流速为每分钟 1.0ml;柱温为 40℃;检测波长为 254nm。理论板数按丙氨酸峰计算应不低于 4 000。

参照物溶液的制备　取鸡内金对照药材适量,约 0.1g,精密称定,置于氨基酸水解管中,精密加入 6mol/L 盐酸溶液 10ml,置于 150℃烘箱中水解 3 小时,放冷,取出,滤过,滤液移至蒸发皿中,水解管与滤渣再用水 10ml 分次洗涤,滤过,滤液并入蒸发皿中,蒸干,残渣加 0.1mol/L 盐酸溶液溶解,转移至 25ml 量瓶中,加 0.1mol/L 盐酸溶液至刻度,摇匀,作为鸡内金对照药材参照物溶液。

另取[含量测定]项下的对照品溶液，作为对照品参照物溶液。

取苏氨酸对照品、酪氨酸对照品、缬氨酸对照品、异亮氨酸对照品、亮氨酸对照品适量，精密称定，加 0.1mol/L 盐酸溶液制成每 1ml 含苏氨酸 95μg、酪氨酸 140μg、缬氨酸 100μg、异亮氨酸 95μg、亮氨酸 140μg 的混合溶液，作为对照品参照物溶液。

供试品溶液的制备　取本品适量，研细，取约 0.1g，精密称定，置于氨基酸水解管中，精密加入 6mol/L 盐酸溶液 10ml，置于 150℃烘箱中水解 3 小时，放冷，取出，滤过，滤液移至蒸发皿中，水解管与滤渣再用水 10ml 分次洗涤，滤过，滤液并入蒸发皿中，蒸干，残渣加 0.1mol/L 盐酸溶液溶解，转移至 25ml 量瓶中，加 0.1mol/L 盐酸溶液至刻度，摇匀，即得。

精密量取上述参照物溶液和供试品溶液各 5ml，分别置 25ml 量瓶中，各加 0.1mol/L 异硫氰酸苯酯（PITC）的乙腈溶液、1mol/L 三乙胺的乙腈溶液 2.5ml，摇匀，室温放置 1 小时后，加 50% 乙腈至刻度，摇匀。取 10ml，加正己烷 10ml，振摇，放置 10 分钟，取下层溶液，滤过，取续滤液，即得。

测定法　分别精密吸取参照物溶液与供试品溶液各 5μl，注入液相色谱仪，测定，即得。

供试品色谱中应呈现 11 个特征峰，并应与对照药材参照物色谱中的 11 个特征峰保留时间相对应，其中 9 个峰应分别与相应对照品参照物峰保留时间相对应，与脯氨酸参照物相应的峰为 S 峰，计算各特征峰与 S 峰的相对保留时间，其相对保留时间应该在规定值的 ±10% 范围之内[规定值为：1.07（峰 5）、1.48（峰 8）]（图 7-4-1）。

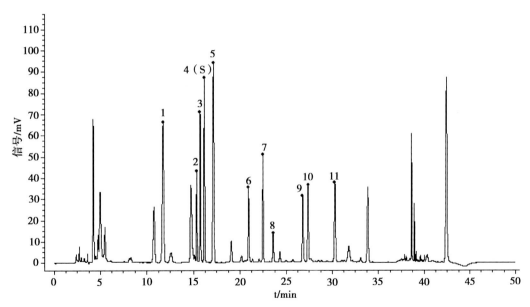

峰 1：甘氨酸；峰 2：苏氨酸；峰 3：丙氨酸；峰 4（S）：脯氨酸；峰 6：酪氨酸；峰 7：缬氨酸峰 9：异亮氨酸；峰 10：亮氨酸；峰 11：苯丙氨酸。

图 7-4-1　鸡内金配方颗粒对照特征图谱

色谱仪：Waters Acquity Arc 高效液相色谱仪；色谱柱：Thermo Acclaim C$_{18}$

【含量测定】照高效液相色谱法（《中国药典》2020 年版通则 0512）测定。

色谱条件与系统适用性试验　以十八烷基硅烷键合硅胶为填充剂（柱长为 250mm，内径为 4.6mm，粒径为 5μm）；以乙腈 -0.1mol/L 醋酸钠溶液（用醋酸调节 pH 值至 6.5）(7∶93)为流动相 A；以乙腈 - 水（4∶1）为流动相 B，按表 7-4-2 中的规定进行梯度洗脱；流速为每分钟 1.0ml；柱温为 40℃；检测波长为 254nm。理论板数按丙氨酸峰计算应不低于 4 000。

表 7-4-2　梯度洗脱表

时间（min）	流动相 A（%）	流动相 B（%）
0～6	100 → 97	0 → 3
6～9	97	3
9～11	97 → 88	3 → 12
11～13	88	12
13～18	88 → 80	12 → 20
18～29	80 → 72	20 → 28
29～33	72 → 66	28 → 34
33～36	66 → 0	34 → 100
36～39	0	100

对照品溶液的制备　取甘氨酸对照品、丙氨酸对照品、脯氨酸对照品、苯丙氨酸对照品适量，精密称定，加 0.1mol/L 盐酸溶液制成每 1ml 含甘氨酸 90μg、丙氨酸 50μg、脯氨酸 75μg、苯丙氨酸 70μg 的混合溶液。

供试品溶液的制备　取本品适量，研细，取约 0.1g，精密称定，置于氨基酸水解管中，精密加入 6mol/L 盐酸溶液 10ml，置于 150℃烘箱中水解 3 小时，放冷，取出，滤过，滤液移至蒸发皿中，水解管与滤渣再用水 10ml 分次洗涤，滤过，滤液并入蒸发皿中，蒸干，残渣加 0.1mol/L 盐酸溶液溶解，转移至 25ml 量瓶中，加 0.1mol/L 盐酸溶液至刻度，摇匀，即得。

精密量取上述对照品溶液和供试品溶液各 5ml，分别置 25ml 量瓶中，各加 0.1mol/L 异硫氰酸苯酯（PITC）的乙腈溶液、1mol/L 三乙胺的乙腈溶液 2.5ml，摇匀，室温放置 1 小时后，加 50% 乙腈至刻度，摇匀。取 10ml，加正己烷 10ml，振摇，放置 10 分钟，取下层溶液，滤过，取续滤液，即得。

测定法　分别精密吸取对照品溶液与供试品溶液各 5μl，注入液相色谱仪，测定，即得。

本品每 1g 含甘氨酸（$C_2H_5NO_2$）应为 6.0～19.0mg、丙氨酸（$C_3H_7NO_2$）应为 5.0～12.5mg、脯氨酸（$C_5H_9NO_2$）应为 7.0～19.0mg、苯丙氨酸（$C_9H_{11}NO_2$）应为 7.0～18.0mg。

【规格】每 1g 配方颗粒相当于饮片 8.0g。

【贮藏】密封。

二、鸡内金配方颗粒质量标准草案起草说明

本研究以大生产三批鸡内金配方颗粒样品进行质量研究，根据国家药品监督管理局《中药配方颗粒质量控制与标准制定技术要求》的要求，参考《中国药典》2020 年版一部鸡内金药材质量标准，《天津市中药配方颗粒质量标准》鸡内金配方颗粒项下质量标准，以及前期鸡内金标准汤剂的质量标准，建立符合标准汤剂质量要求的鸡内金配方颗粒质量标准。

（一）药品名称

药品名称：鸡内金配方颗粒

汉语拼音：Jineijin Peifangkeli

（二）来源

本品为雉科动物家鸡 *Gallus gallus domesticus* Brisson 的干燥砂囊内壁经炮制并按标准汤剂的主要质量指标加工制成的配方颗粒。

（三）制法

鸡内金配方颗粒的研究以标准汤剂为对照，以出膏率、指标成分含量和转移率、特征图谱的一致性为考察指标，通过单因素实验，确定了提取、固液分离、浓缩、干燥、成型工艺，通过三批中试的验证，考察了鸡内金中间体及成品制备过程中的量值传递和物料平衡，最终确定了鸡内金配方颗粒的制备工艺。

（四）性状

根据三批鸡内金配方颗粒样品的实际性状描述，暂定本品性状为：本品为类白色至黄白色的颗粒；气微腥，味苦（图 7-4-2）。

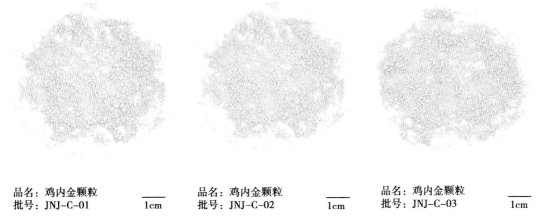

品名：鸡内金颗粒　　　　　品名：鸡内金颗粒　　　　　品名：鸡内金颗粒

批号：JNJ-C-01　　__1cm__　批号：JNJ-C-02　　__1cm__　批号：JNJ-C-03　　__1cm__

图 7-4-2　3 批鸡内金配方颗粒性状图

（五）鉴别

1. 薄层鉴别　金的化学成分主要为蛋白质、多糖、氨基酸和微量元素。本研究参照《天津市中药配方颗粒质量标准》的鸡内金【鉴别】项下方法制定，按本节标准草案鉴别项下方法操作，结果供试品在与对照品相应位置上有对应斑点；经试验验证，方法重现性好，因此将该方法收入正文（图 7-4-3）。

2. 质谱鉴别　前期鸡内金标准汤剂的研究，选用鸡源多肽 1（GESVLPR）和鸡源多肽 2（IDEASIPELQEIGR）两个肽段作为鸡内金配方颗粒的特征多肽，按照与标准汤剂相同的供试品制备方法和条件对鸡内金配方颗粒进行测定，结果显示，以质荷比（m/z）379.21（双电荷）→ 571.36 和 m/z 379.21（双电荷）→ 385.26，m/z 785.41（双电荷）→ 941.51 和 m/z 785.41（双电荷）→ 245.08 离子对提取的鸡内金配方颗粒供试品溶液离子流色谱中，均能呈现与对照品保留时间一致的色谱图峰，且所检测出的离子对测定的 MRM 色谱峰信噪比均大于3∶1（图 7-4-4～图 7-4-5），表明鸡内金标准汤剂质谱鉴别方法和条件同样适用于鸡内金配方颗粒。通过对方法供试品溶液制备中的提取方式和胰蛋白酶用量进行考察，并对方法的专属性、溶液稳定性以及耐用性进行方法学验证，表明该方法专属性且耐用性良好，因此列入标准正文。

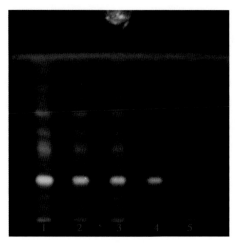

1. 鸡内金配方颗粒（JNJ-C-01）8μl；2. 鸡内金配方颗粒（JNJ-C-02）8μl；3. 鸡内金配方颗粒（JNJ-C-03）8μl；4. 鸡内金对照药材 15μl；5. 阴性样品 8μl。

图 7-4-3　3批鸡内金配方颗粒薄层色谱

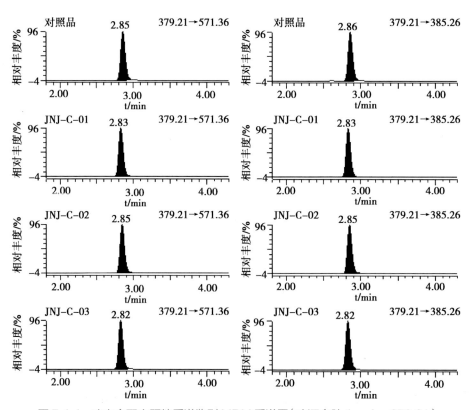

图 7-4-4　鸡内金配方颗粒质谱鉴别 MRM 质谱图（鸡源多肽 1，m/z =379.21）

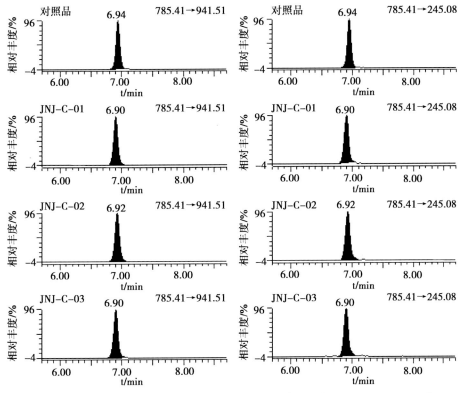

图 7-4-5　鸡内金配方颗粒质谱鉴别 MRM 质谱图（鸡源多肽 2，m/z =785.41）

（六）检查

1. 常规检查　《中国药典》2020 年版通则 0104 颗粒剂项下规定，对鸡内金配方颗粒的粒度、水分、溶化性、装量差异、微生物限度进行了检查，规定如正文。

2. 其他检查

（1）重金属及有害元素：按《中国药典》2020 年版通则 2321 铅、镉、砷、汞、铜测定法（电感耦合等离子体质谱法）操作，采用电感耦合等离子体质谱仪对本品样品三批进行铅、镉、砷、汞、铜的测定，结果见表 7-4-3。

表 7-4-3　重金属及有害元素测定结果表

批号	镉（mg/kg）	铜（mg/kg）	铅（mg/kg）	砷（mg/kg）	汞（mg/kg）
JNJ-C-01	0.017	0.057	0.470	0.004	1.160
JNJ-C-02	0.039	0.062	0.464	0.004	1.142
JNJ-C-03	0.010	0.059	0.464	0.003	1.133

根据《中国药典》2020 年版对中药材重金属及有害元素的一般规定，除矿物、动物、海洋类以外的中药材中，铅不得过 5mg/kg；镉不得过 1mg/kg；砷不得过 2mg/kg；汞不得过 0.2mg/kg；铜不得过 20mg/kg。由表 7-4-3 可见，三批鸡内金配方颗粒重金属及有害元素镉≤1mg/kg、铜≤20mg/kg、铅≤5mg/kg、砷≤2mg/kg、汞≤0.2mg/kg。暂不纳入标准正文中。

（2）有机氯农药残留量：按《中国药典》2020年版通则2341农药残留量测定法（第一法有机氯类农药残留量测定法 - 色谱法）中9种有机氯类农药残留量测定法操作，采用气相色谱仪对本品三批样品进行9种有机氯类农药残留量进行测定，测定结果见表7-4-4。

表7-4-4　有机氯类农药残留量测定结果表

批号	总BHC（mg/kg）	总DDT（mg/kg）	PCNB（mg/kg）
JNJ-C-01	0.007	0.004	未检出
JNJ-C-02	0.008	0.003	未检出
JNJ-C-03	0.006	0.003	未检出

结果：根据《中国药典》2020年版对中药材有机氯类农药残留量的一般规定，六六六（总BHC）不得过0.2mg/kg；滴滴涕（总DDT）不得过0.2mg/kg；五氯硝基苯（PCNB）不得过0.1mg/kg。由表7-4-4可见，三批鸡内金配方颗粒中有机氯农药残留未超过《中国药典》2020年版限度，暂不纳入标准正文中。

（七）浸出物

按《中国药典》2020年版通则2201浸出法测定项下醇溶性浸出物测定法的热浸法测定，对三批鸡内金配方颗粒进行测定，测定结果为20.74%、19.75%、20.57%。本研究仅测定了三批样品，缺乏样品的代表性，有待后续积累更多数据进行完善。因此参考广东一方制药有限公司的历史数据和本品大生产三批数据，暂定鸡内金配方颗粒醇溶性浸出物不得少于8.0%。

（八）特征图谱

参照鸡内金标准汤剂特征图谱标准，对鸡内金配方颗粒特征图谱进行研究。

取三批鸡内金配方颗粒，按正文色谱条件，测定三批鸡内金配方颗粒特征图谱，结果见表7-4-5、图7-4-6、图7-4-7。

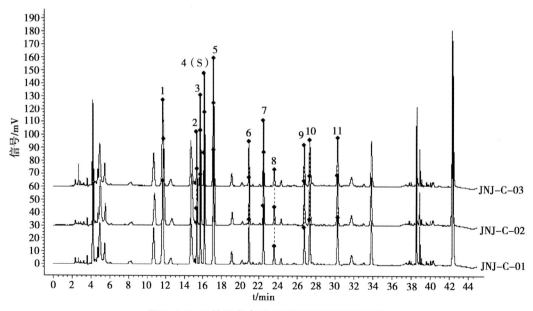

图7-4-6　3批鸡内金配方颗粒特征图谱叠加图

表 7-4-5　3 批鸡内金配方颗粒特征图谱（相对保留时间）

批号	峰1	峰2	峰3	峰4（S）	峰5	峰6	峰7	峰8	峰9	峰10	峰11
JNJ-C-01	0.729	0.949	0.973	1.000	1.060	1.293	1.388	1.456	1.652	1.687	1.867
JNJ-C-02	0.725	0.949	0.973	1.000	1.060	1.296	1.391	1.460	1.657	1.693	1.874
JNJ-C-03	0.725	0.949	0.973	1.000	1.060	1.296	1.390	1.460	1.657	1.692	1.874
RSD（%）	0.31	0.01	0.01	0.00	0.01	0.10	0.13	0.14	0.17	0.18	0.21

　　将三批鸡内金配方颗粒 HPLC 特征图谱使用"中药色谱指纹图谱相似度评价系统"2012年版进行匹配，生成对照图谱，建立鸡内金配方颗粒对照特征图谱（图 7-4-6）。

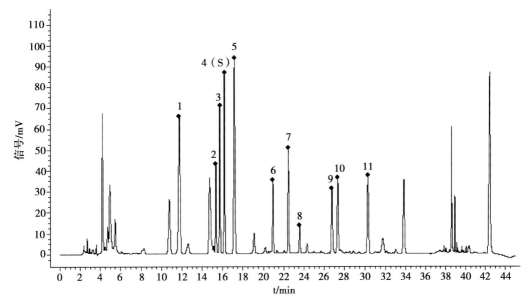

峰 1：甘氨酸；峰 2：苏氨酸；峰 3：丙氨酸；峰 4（S）：脯氨酸；峰 6：酪氨酸；峰 7：缬氨酸峰 9：异亮氨酸；
峰 10：亮氨酸；峰 11：苯丙氨酸。

图 7-4-7　鸡内金配方颗粒对照特征图谱

（九）含量测定

　　前期研究在鸡内金标准汤剂的研究中建立了以甘氨酸、丙氨酸、脯氨酸及苯丙氨酸为含测指标的质量控制方法，并规定了标准汤剂中甘氨酸、丙氨酸、脯氨酸及苯丙氨酸的含量限度；本次研究参考标准汤剂的方法，建立鸡内金配方颗粒中甘氨酸、丙氨酸、脯氨酸及苯丙氨酸的含量测定，并开展方法学验证。根据 18 批标准汤剂的研究结果，确定配方颗粒成品中甘氨酸、丙氨酸、脯氨酸及苯丙氨酸的含量限度。

　　取所制备的 3 批鸡内金配方颗粒，按照【含量测定】项下供试品制备方法制备供试品溶液，按正文项下色谱条件进行测定，测定 3 批鸡内金配方颗粒，结果见表 7-4-6。

表 7-4-6　鸡内金配方颗粒的含量测定结果表

批号	甘氨酸含量（mg/g）	丙氨酸含量（mg/g）	脯氨酸含量（mg/g）	苯丙氨酸（mg/g）
JNJ-C-01	18.3	11.7	16.5	16.3
JNJ-C-02	18.5	11.7	16.8	16.2
JNJ-C-03	18.4	11.4	16.6	16.0

结合鸡内金药材、饮片质量及鸡内金标准汤剂氨基酸含量测定结果，暂定本品每1g 含甘氨酸（$C_2H_5NO_2$）应为 6.0～19.0mg、丙氨酸（$C_3H_7NO_2$）应为 5.0～12.5mg、脯氨酸（$C_5H_9NO_2$）应为 7.0～19.0mg、苯丙氨酸（$C_9H_{11}NO_2$）应为 7.0～18.0mg。

（十）性味与归经、功能与主治、用法与用量、注意事项

本品为黄白色至棕黄色的颗粒；气微腥，味苦。

（十一）规格

按照制法中制成总量计算出每 1g 配方颗粒相当于饮片 8.0g。

（十二）贮藏

根据颗粒剂易吸潮特点以及稳定性试验结果，包装应密封。

三、小结

本研究以鸡内金标准汤剂作为参照物，以衡量鸡内金配方颗粒与传统汤剂的一致性。首先通过 18 批不同产地样品建立了鸡内金标准汤剂的三大质量指标，即出膏率，甘氨酸、丙氨酸、脯氨酸和苯丙氨酸含量和转移率，以及特征图谱标准；并以标准汤剂质量指标为基准，指导鸡内金配方颗粒生产工艺过程的质量控制，建立了与鸡内金标准汤剂质量指标一致的原料、中间体和配方颗粒的质量标准。

鸡内金的主要成分包括蛋白质、多糖、氨基酸和微量元素等，其中以氨基酸成分为主。鸡内金饮片中含有甘氨酸、丙氨酸等鲜味氨基酸，以及苯丙氨酸等必需氨基酸。具有调节肠胃运动、调节消化液分泌、调节血糖血脂、改善乳腺增生等作用。因此，鸡内金配方颗粒质量标准的建立，以标准汤剂质量标准为依据，针对氨基酸类成分作为含量测定指标成分，采用 HPLC 法，测定本品中甘氨酸、丙氨酸、脯氨酸和苯丙氨酸含量；分别建立药材、饮片、标准汤剂、中间体、成品的特征图谱，选取了 11 个共有峰，并对全过程进行量值传递分析，以确保鸡内金配方颗粒的整体性质量控制。采用 TLC 法，选择鸡内金对照药材为对照进行专属性鉴别。此外还建立了其质谱鉴别方法，选用鸡源多肽 1（GESVLPR）和鸡源多肽 2（IDEASIPELQEIGR）两个肽段作为鸡内金配方颗粒的特征多肽，以质荷比（m/z）379.21（双电荷）→ 571.36 和 m/z 379.21（双电荷）→ 385.26，m/z 785.41（双电荷）→ 941.51 和 m/z 785.41（双电荷）→ 245.08 离子对提取的鸡内金配方颗粒供试品溶液离子流色谱中，均能呈现与对照品保留时间一致的色谱图峰。除了进行定性定量分析外，还采用 ICP-MS 进行重金属及有害元素的测定、采用 GC 进行 9 种有机氯农药残留量的测定、采用《中国药典》2020 年版所载方法进行二氧化硫残留量控制原料、产品质量，以期积累数据纳入药材内控质量标准，确保本品临床使用的安全性。经方法学考察，检测方法均符合要求，检测数据稳定可靠。三批大生产的中间体、成品之间各项关键指标均在规定质量范围内，即三批大生产量值传递过程与标准汤剂均一致。说明鸡内金配方颗粒与鸡内金标准汤剂物质基础一致，与鸡内金标准汤剂"形不同，但质相同"。

所建立的质量标准，能定性、定量评价鸡内金配方颗粒的质量，为临床配方提供了符合传统汤剂质量，剂量合理、准确，工艺规范、统一，质量安全、优良且稳定的鸡内金配方颗粒。

第八章

炒鸡内金配方颗粒标准汤剂与
质量标准研究

第一节 概 述

炒鸡内金为中药鸡内金的临床常用炮制品，鸡内金为雉科动物家鸡 *Gallus gallus domesticus* Brisson 的干燥砂囊内壁。杀鸡后，取出鸡肫，立即剥下内壁，洗净，干燥。照清炒或烫法炒至鼓起。味甘，平，归脾、胃、小肠、膀胱经，具有健胃消食、涩精止遗、通淋化石之功，临床上常用于食积不消、呕吐泻痢、小儿疳积、遗尿、遗精、石淋涩痛、胆胀胁痛。

鸡内金始载于《神农本草经》的"丹雄鸡"名"肶胵裹黄皮"。《本草纲目》载"肶胵裹黄皮，一名鸡内金。肶胵音睥鸱，鸡肫也。近人讳之。呼肫内黄皮为鸡内金"。《本草图经》云："鸡之类最多，丹雄鸡、白雄鸡、乌雄雌鸡，头、血、冠、肠、肝、胆、里黄、脂肪、羽翮、肋骨、卵黄白、屎白等并入药。"鸡经过长期饲养选育后，形成许多品种，虽体形大小、毛色不一，均称家鸡。全国各地均有饲养，故鸡内金全国各地均产。

鸡内金最早加工处理方法始见于南北朝时期的《刘涓子鬼遗方》，有"咬咀"描述，《集验方》称要"烧存性"，说明此时已有烧制法；唐朝时期，鸡内金的炮制有进一步发展，出现了"煮汁""治下筛""蒸""暴干""阴干""炙"等方法；至宋朝，为了适应临床不同治疗目的，又新创了"细剉""洗净""焙""研""麸炒"等方法；元、明、清时期，又发明了"煅""制""酒炒"等制法。鸡内金现代没有一个明确的理化标准及含量指标，故各省对鸡内金的炮制各行其法，《湖南省中药饮片炮制规范》《云南省中药饮片炮制规范》《江西省中药饮片炮制规范》《中药大辞典》等法定炮制规范均规定鸡内金用砂炒法。《浙江省中药炮制规范》规定用清炒法。《中国药典》2020 年版共收载了清炒、砂炒、醋炒 3 种炮制方法。即各省对鸡内金的炮制规定主要有生用、醋炒、砂炒、炒焦、炒黄等 5 种。

第二节 鸡内金药材和炒鸡内金饮片研究

一、药材来源

药材来源同第七章鸡内金配方颗粒标准汤剂与质量标准研究。

二、饮片炮制

按照《中国药典》2020年版一部鸡内金项下进行炮制,取净鸡内金饮片,照清炒或烫法(通则0213)炒至鼓起。即得炒鸡内金饮片(CJNJ-YP-01～CJNJ-YP-18)。

三、药材及饮片质量标准

(一) 性状

鸡内金药材同第七章鸡内金配方颗粒标准汤剂与质量标准研究。

炒鸡内金饮片表面暗黄褐色或焦黄色,用放大镜观察,显颗粒状或微细泡状。轻折即断,断面有光泽(图8-2-1)。

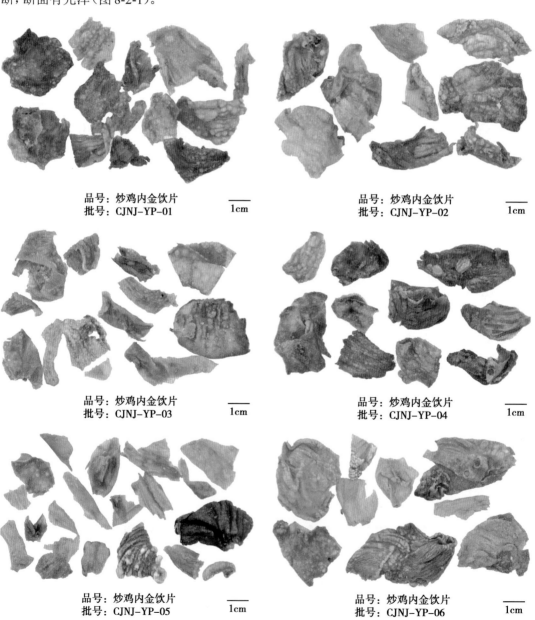

品号:炒鸡内金饮片　批号:CJNJ-YP-01　——1cm

品号:炒鸡内金饮片　批号:CJNJ-YP-02　——1cm

品号:炒鸡内金饮片　批号:CJNJ-YP-03　——1cm

品号:炒鸡内金饮片　批号:CJNJ-YP-04　——1cm

品号:炒鸡内金饮片　批号:CJNJ-YP-05　——1cm

品号:炒鸡内金饮片　批号:CJNJ-YP-06　——1cm

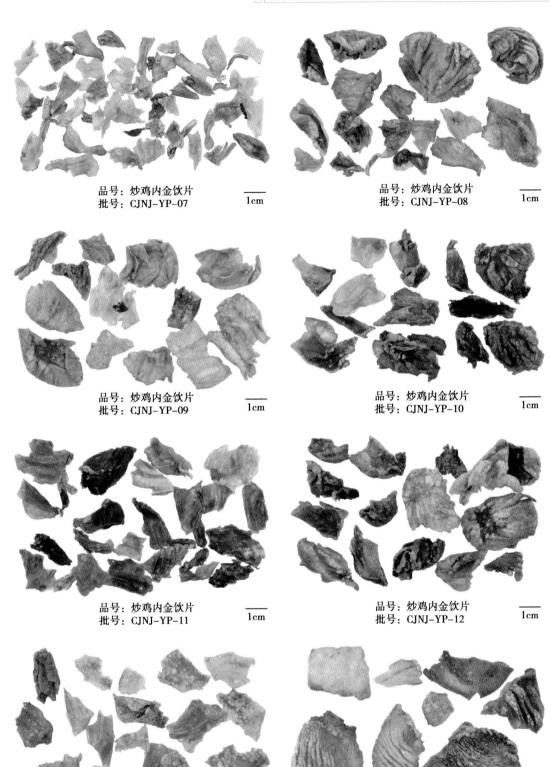

品号：炒鸡内金饮片
批号：CJNJ-YP-07
1cm

品号：炒鸡内金饮片
批号：CJNJ-YP-08
1cm

品号：炒鸡内金饮片
批号：CJNJ-YP-09
1cm

品号：炒鸡内金饮片
批号：CJNJ-YP-10
1cm

品号：炒鸡内金饮片
批号：CJNJ-YP-11
1cm

品号：炒鸡内金饮片
批号：CJNJ-YP-12
1cm

品号：炒鸡内金饮片
批号：CJNJ-YP-13
1cm

品号：炒鸡内金饮片
批号：CJNJ-YP-14
1cm

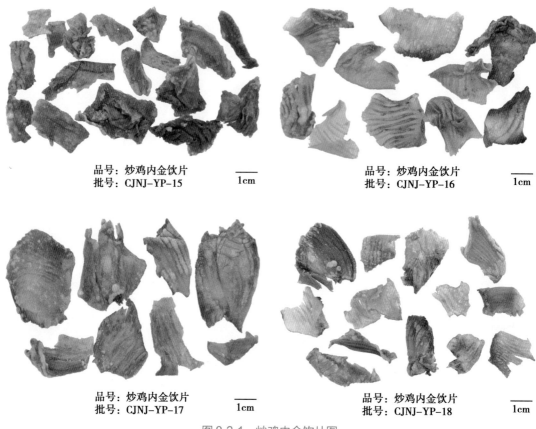

品号：炒鸡内金饮片
批号：CJNJ-YP-15
1cm

品号：炒鸡内金饮片
批号：CJNJ-YP-16
1cm

品号：炒鸡内金饮片
批号：CJNJ-YP-17
1cm

品号：炒鸡内金饮片
批号：CJNJ-YP-18
1cm

图 8-2-1　炒鸡内金饮片图

（二）检测

按照《中国药典》2020 年版一部鸡内金项下炒鸡内金有关要求，对上述炒鸡内金饮片进行检测，所有样品均符合规定，测定结果见表 8-2-1。

（三）特征图谱

1．色谱条件　以 Thermo Acclaim C_{18}（4.6mm×250mm，5μm）色谱柱；以乙腈 -0.1mol/L 醋酸钠溶液（用醋酸调节 pH 值至 6.5）（7∶93）为流动相 A；以乙腈 - 水（4∶1）为流动相 B，表 8-2-2 中的规定进行梯度洗脱；流速为每分钟 1.0ml；柱温为 40℃；检测波长为 254nm；进样量为 5μl。

2．参照物溶液制备　取甘氨酸对照品、丙氨酸对照品、脯氨酸对照品、苯丙氨酸对照品适量，精密称定，加 0.1mol/L 盐酸溶液制成每 1ml 含甘氨酸 170μg、丙氨酸 100μg、脯氨酸 150μg、苯丙氨酸 150μg 的混合溶液。

取苏氨酸对照品、酪氨酸对照品、缬氨酸对照品、异亮氨酸对照品、亮氨酸对照品适量，精密称定，加 0.1mol/L 盐酸溶液制成每 1ml 含苏氨酸 95μg、酪氨酸 140μg、缬氨酸 100μg、异亮氨酸 95μg、亮氨酸 140μg 的混合溶液。

表 8-2-1 炒鸡内金饮片测定结果

序号	饮片批号	鉴别	水分(%)	铅(mg/kg)	镉(mg/kg)	砷(mg/kg)	汞(mg/kg)	铜(mg/kg)	二氧化硫残留量(mg/kg)	甘氨酸(mg/g)	丙氨酸(mg/g)	脯氨酸(mg/g)	苯丙氨酸(mg/g)
1	CJNJ-YP-01	符合规定	4.8	0.251	0.087	0.041	<0.002	30.812	9	48.1	43.9	39.6	43.6
2	CJNJ-YP-02	符合规定	5.6	0.738	0.084	0.410	<0.002	27.515	8	48.7	44.1	40.4	43.8
3	CJNJ-YP-03	符合规定	5.1	0.326	0.110	<0.014	<0.002	33.142	未检出	49.6	44.3	41.2	44.3
4	CJNJ-YP-04	符合规定	4.0	0.420	0.066	0.408	<0.002	33.910	未检出	47.0	42.3	38.8	41.3
5	CJNJ-YP-05	符合规定	4.8	0.469	0.100	0.123	<0.002	37.259	未检出	48.0	43.0	40.1	42.5
6	CJNJ-YP-06	符合规定	5.1	0.087	0.220	<0.014	<0.002	37.640	未检出	48.2	43.7	39.6	44.0
7	CJNJ-YP-07	符合规定	5.1	0.353	0.154	1.659	<0.002	50.219	1	49.7	44.5	40.7	45.3
8	CJNJ-YP-08	符合规定	5.7	0.222	0.104	0.320	<0.002	37.148	1	49.1	44.6	40.9	44.9
9	CJNJ-YP-09	符合规定	5.2	0.219	0.102	0.196	<0.002	38.884	3	49.7	45.0	41.6	45.0
10	CJNJ-YP-10	符合规定	5.7	0.268	0.074	0.036	<0.002	32.231	3	46.1	42.3	38.6	41.7
11	CJNJ-YP-11	符合规定	5.1	0.307	0.078	0.022	<0.002	31.838	未检出	48.5	44.0	40.9	43.9
12	CJNJ-YP-12	符合规定	5.0	0.233	0.079	0.047	<0.002	33.474	未检出	49.5	44.0	41.4	44.2
13	CJNJ-YP-13	符合规定	5.0	0.361	0.066	<0.014	<0.002	41.804	未检出	47.8	42.1	40.2	41.6
14	CJNJ-YP-14	符合规定	5.4	0.390	0.054	0.029	<0.002	34.165	未检出	47.0	41.8	39.2	40.3
15	CJNJ-YP-15	符合规定	5.8	0.245	0.060	0.060	<0.002	34.206	未检出	47.2	42.4	39.7	40.8
16	CJNJ-YP-16	符合规定	6.0	0.371	0.125	0.084	<0.002	52.133	未检出	55.1	44.9	43.0	48.9
17	CJNJ-YP-17	符合规定	5.9	0.313	0.126	0.067	<0.002	54.226	未检出	47.1	41.4	39.4	44.6
18	CJNJ-YP-18	符合规定	6.2	0.249	0.110	<0.036	<0.002	51.990	未检出	53.0	42.3	41.7	46.4

表 8-2-2　梯度洗脱表

时间(min)	流动相A(%)	流动相B(%)
0～6	100 → 97	0 → 3
6～9	97	3
9～11	97 → 88	3 → 12
11～13	88	12
13～18	88 → 80	12 → 20
18～29	80 → 72	20 → 28
29～33	72 → 66	28 → 34
33～36	66 → 0	34 → 100
36～39	0	100

取鸡内金对照药材适量,约 0.1g,精密称定,置于氨基酸水解管中,精密加入 6mol/L 盐酸溶液 10ml,150℃水解 3 小时,放冷,取出,滤过,滤液移至蒸发皿中,水解管与滤渣再用水 10ml 分次洗涤,滤过,滤液并入蒸发皿中,蒸干,残渣加 0.1mol/L 盐酸溶液溶解,转移至 25ml 量瓶中,加 0.1mol/L 盐酸溶液至刻度,摇匀。

3. 供试品溶液制备　取本品粉末(过三号筛)约 0.1g,精密称定,置氨基酸水解管中,精密加入 6mol/L 盐酸溶液 10ml,置 150℃水解 3 小时,取出,放冷,滤过,滤液移至蒸发皿中,水解管与滤渣再用水 10ml 分次洗涤,滤过,滤液并入蒸发皿中,蒸干,残渣加 0.1mol/L 盐酸溶液溶解,转移至 25ml 量瓶中,定容至刻度,摇匀,即得。

精密量取上述供试品溶液及对照品溶液各 5ml,分别置于 25ml 量瓶中,加 0.1mol/L 异硫氰酸苯酯(PITC)的乙腈溶液 2.5ml,1mol/L 三乙胺的乙腈溶液 2.5ml,摇匀,室温放置 1 小时后,加 50% 乙腈至刻度,摇匀。取 10ml,加正己烷 10ml,振摇,放置 10 分钟,取下层溶液,滤过,取续滤液,即得。

4. 方法学验证　方法学考察合格(具体内容略)。

5. 特征图谱的建立及共有峰的标定

(1)药材特征图谱的建立及共有峰的标定:药材特征图谱的建立及共有峰的标定同第七章鸡内金配方颗粒标准汤剂与质量标准研究。

(2)饮片特征图谱的建立及共有峰的标定:按炒鸡内金饮片特征图谱方法,分别精密吸取参照物溶液和供试品溶液各 5μl,注入液相色谱仪,测定,即得(图 8-2-2、图 8-2-3)。

以脯氨酸参照物相应的峰为 S 峰,计算各特征峰与 S 峰的相对保留时间(表 8-2-3)。

(四)质谱鉴别

1. 色谱和质谱条件　以 Agilent SB C$_{18}$ 色谱柱(100mm×2.1mm,1.7μm);以乙腈为流动相 A,0.1% 甲酸水溶液作流动相 B,按表 8-2-4 中的规定进行梯度洗脱;柱温为 30℃,流速为每分钟 0.3ml,电喷雾正离子模式(ESI$^+$),进行多反应监测(MRM),以质荷比(m/z)379.21(双电荷)→ 571.36,m/z 379.21(双电荷)→ 385.26 和 m/z 785.41(双电荷)→ 245.08,

m/z 785.41（双电荷）→ 941.51 作为检测离子对进行检测，进样量 2μl。按上述检测离子对测定的 MRM 色谱峰的信噪比均应大于 3∶1。

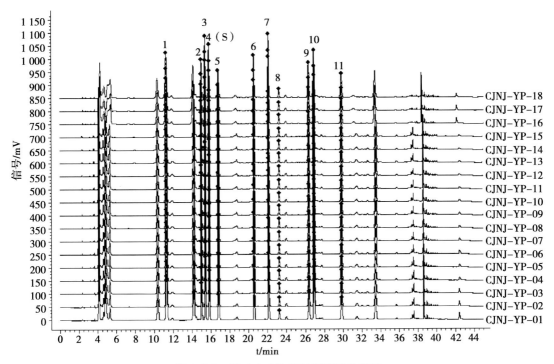

图 8-2-2　炒鸡内金饮片特征图谱共有峰

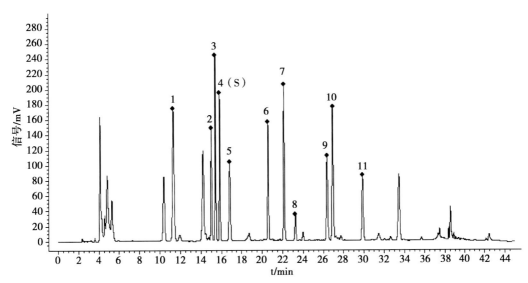

峰 1：甘氨酸；峰 2：苏氨酸；峰 3：丙氨酸；峰 4：脯氨酸；峰 6：酪氨酸；峰 7：缬氨酸峰 9：异亮氨酸；峰 10：亮氨酸；峰 11：苯丙氨酸。

图 8-2-3　炒鸡内金饮片对照特征图谱

表8-2-3　18批炒鸡内金饮片特征图谱（相对保留时间）

序号	饮片批号	峰1	峰2	峰3	峰4(S)	峰5	峰6	峰7	峰8	峰9	峰10	峰11
1	CJNJ-YP-01	0.713	0.948	0.974	1.000	1.062	1.298	1.395	1.465	1.660	1.695	1.878
2	CJNJ-YP-02	0.713	0.948	0.974	1.000	1.062	1.298	1.395	1.465	1.660	1.695	1.878
3	CJNJ-YP-03	0.713	0.948	0.974	1.000	1.062	1.298	1.395	1.465	1.661	1.696	1.879
4	CJNJ-YP-04	0.713	0.949	0.974	1.000	1.062	1.298	1.395	1.464	1.660	1.695	1.878
5	CJNJ-YP-05	0.713	0.948	0.973	1.000	1.062	1.299	1.396	1.466	1.662	1.697	1.881
6	CJNJ-YP-06	0.713	0.948	0.973	1.000	1.062	1.299	1.396	1.466	1.662	1.697	1.881
7	CJNJ-YP-07	0.714	0.948	0.973	1.000	1.062	1.299	1.396	1.466	1.662	1.697	1.881
8	CJNJ-YP-08	0.713	0.948	0.973	1.000	1.062	1.299	1.396	1.465	1.662	1.697	1.880
9	CJNJ-YP-09	0.714	0.949	0.973	1.000	1.062	1.299	1.395	1.465	1.662	1.697	1.880
10	CJNJ-YP-10	0.714	0.949	0.973	1.000	1.062	1.299	1.396	1.465	1.662	1.697	1.881
11	CJNJ-YP-11	0.714	0.949	0.973	1.000	1.062	1.299	1.396	1.465	1.662	1.697	1.880
12	CJNJ-YP-12	0.715	0.949	0.973	1.000	1.062	1.299	1.396	1.466	1.662	1.697	1.881
13	CJNJ-YP-13	0.715	0.949	0.973	1.000	1.062	1.298	1.395	1.465	1.661	1.696	1.880
14	CJNJ-YP-14	0.716	0.949	0.973	1.000	1.062	1.298	1.395	1.465	1.662	1.697	1.880
15	CJNJ-YP-15	0.717	0.949	0.973	1.000	1.062	1.298	1.395	1.465	1.662	1.697	1.880
16	CJNJ-YP-16	0.714	0.948	0.974	1.000	1.062	1.305	1.406	1.478	1.681	1.718	1.906
17	CJNJ-YP-17	0.714	0.948	0.974	1.000	1.062	1.305	1.406	1.478	1.681	1.718	1.906
18	CJNJ-YP-18	0.714	0.948	0.974	1.000	1.062	1.305	1.406	1.478	1.681	1.718	1.906
	RSD(%)	0.16	0.03	0.01	0.00	0.01	0.20	0.30	0.33	0.45	0.48	0.54

表8-2-4　梯度洗脱表

时间(min)	流动相A(%)	流动相B(%)
0～5	8→20	92→80
5～10	20→35	80→65
10～11	35→90	65→10
11～13	90	10
13～14	90→8	10→92
14～20	8	92

　　2. 对照品溶液的制备　　取鸡源多肽1、鸡源多肽2对照品适量，精密称定，加1%碳酸氢铵溶液制成每1ml含鸡源多肽1、鸡源多肽2分别为1.0μg、1.0μg的混合溶液，作为对照品溶液。

　　3. 供试品溶液制备　　取本品粉末0.1g，加1%碳酸氢铵溶液25ml，超声处理（功率250W，频率40kHz）30分钟，用微孔滤膜滤过，取续滤液1ml，加胰蛋白酶溶液100μl（取序列分析用胰蛋白酶，加1%碳酸氢铵溶液制成每1ml中含1mg的溶液，临用时配制），摇匀，37℃恒温酶解12小时，作为供试品溶液。

　　4. 方法学验证　　方法学考察合格（具体内容略）。

　　5. 样品的测定

　　（1）药材的质谱鉴别：药材的质谱鉴别同第七章鸡内金配方颗粒标准汤剂与质量标准研究。

　　（2）饮片的质谱鉴别：按炒鸡内金饮片的质谱鉴别方法，分别精密吸取对照品溶液和供试品溶液各2μl，注入液质联用仪，测定，即得。

以质荷比（m/z）379.21（双电荷）→ 571.36 和 m/z 379.21（双电荷）→ 385.26，m/z 785.41（双电荷）→ 941.51 和 m/z 785.41（双电荷）→ 245.08 离子对提取的供试品离子流色谱中，所有批次炒鸡内金饮片均同时呈现与对照品色谱保留时间一致的色谱峰（表8-2-5）。

表 8-2-5　炒鸡内金饮片样品测定峰面积结果

批号	保留时间（min）	379.21>571.36		379.21>385.26		保留时间（min）	785.41>941.51		785.41>245.08	
		峰面积	信噪比	峰面积	信噪比		峰面积	信噪比	峰面积	信噪比
CJNJ-YP-01	2.85	17 064	162 766	6 657	64 326	6.93	6 064	7 624	951	2 147
CJNJ-YP-02	2.86	29 232	203 975	11 092	107 919	6.94	8 990	1 943	1 295	2 109
CJNJ-YP-03	2.84	13 195	126 893	5 109	49 808	6.91	5 417	6 133	789	443
CJNJ-YP-04	2.86	7 505	71 675	2 761	26 530	6.93	2 039	5 131	305	274
CJNJ-YP-05	2.85	6 710	64 818	2 499	24 544	6.91	2 886	4 482	448	458
CJNJ-YP-06	2.85	31 580	136 532	12 042	117 788	6.94	10 615	10 430	1 543	1 778
CJNJ-YP-07	2.84	20 601	197 642	8 015	77 856	6.91	7 664	4 717	1 164	1 082
CJNJ-YP-08	2.84	28 496	124 933	10 980	107 220	6.91	11 434	7 801	1 636	562
CJNJ-YP-09	2.84	29 489	282 877	11 259	109 719	6.90	11 648	12 144	1 752	3 641
CJNJ-YP-10	2.84	7 175	68 281	2 755	27 075	6.91	5 004	11 101	735	835
CJNJ-YP-11	2.85	7 624	73 396	2 935	28 727	6.94	4 879	5 551	742	269
CJNJ-YP-12	2.85	5 739	54 710	2 192	21 322	6.93	3 252	4 168	478	158
CJNJ-YP-13	2.86	5 815	55 215	2 182	21 129	6.94	2 212	994	339	157
CJNJ-YP-14	2.86	4 573	43 533	1 747	17 304	6.94	2 115	981	296	250
CJNJ-YP-15	2.85	5 483	52 506	2 089	20 337	6.94	2 093	3 365	330	138
CJNJ-YP-16	2.86	9 929	95 117	3 711	35 799	6.94	8 491	12 408	1 245	926
CJNJ-YP-17	2.86	7 853	75 251	2 989	14 948	6.94	5 289	14 087	786	2 479
CJNJ-YP-18	2.86	12 073	91 406	4 516	43 534	6.94	8 646	20 808	1 263	703

以炒鸡内金标准汤剂质量标准和《中国药典》2020 年版一部鸡内金项下炒鸡内金质量标准为基础，研究制定了高于中国药典且符合与标准汤剂质量指标一致性的药材和饮片标准：①鸡内金药材二氧化硫残留量标准提高（规定不得过 50mg/kg，药典一般要求不得过 150mg/kg）；②新增加重金属及有害元素含量的检测项；③新增加了 4 种氨基酸的含量测定；④新增加了炒鸡内金饮片特征图谱标准，并规定了 11 个特征峰的相对保留时间；⑤新增加了炒鸡内金两个鸡源多肽的质谱鉴别方法。后续研究将对原料、成品建立重金属、农残检测，并长期积累数据，防止原料及生产过程中外源性有害物质的带入和累积，保证产品临床用药的安全性；所建立的质量标准，能定性、定量评价炒鸡内金质量，为炒鸡内金配方颗粒提供质量安全，品质优良、稳定的原药材。

第三节　炒鸡内金配方颗粒标准汤剂研究

一、炒鸡内金标准汤剂的制备

炒鸡内金标准汤剂的制备工艺研究，均按照国家药典委员会起草的《中药配方颗粒质量控制与标准制定技术要求》中"标准汤剂的制备"有关要求进行，根据研究结果，确定炒鸡内金标准汤剂的制备方法如下：

取炒鸡内金饮片 100g，置电陶瓷壶中，加水煎煮两次，第一次煎煮加入 9 倍量水，浸泡 30 分钟后，武火（功率 500W）煮沸后文火（功率 200W）保持微沸 30 分钟，煎液经 350 目筛网趁热滤过，滤液迅速用冷水冷却。第二次加 7 倍量水，武火（功率 500W）煮沸后文火（功率 200W）保持微沸 25 分钟，煎液用 350 目筛网趁热滤过，滤液迅速用冷水冷却，合并两次煎液。将煎液转移至圆底烧瓶中，采用旋转蒸发仪减压低温浓缩（温度：65℃；真空度：−0.08MPa～−0.1MPa），转速 50～90r/min，浓缩至体积约为 100ml；在磁力搅拌下，精密吸取煎液 2ml 均匀分装于 10ml 西林瓶中，转移至真空冷冻干燥机中，冻干真空冷冻干燥工艺参数见表 8-3-1，冻干曲线见图 8-3-1，取出，轧铝盖，即得。炒鸡内金标准汤剂样品制备测定数据见表 8-3-2。

表 8-3-1　炒鸡内金标准汤剂冷冻干燥参数设置

步骤	设定温度（℃）	设定时间（min）	维持时间（min）	真空度（mbar）
预冻	−50	80	360	/
一次干燥	−45	15	1 200	0.2
	−40	15	1 000	0.2
	−35	15	500	0.2
	−30	15	300	0.2
	−20	15	200	0.2
	−10	15	200	0.2
	0	15	100	0.2
解析干燥	10	15	120	0.0
	20	15	120	0.0
	30	15	200	0.0

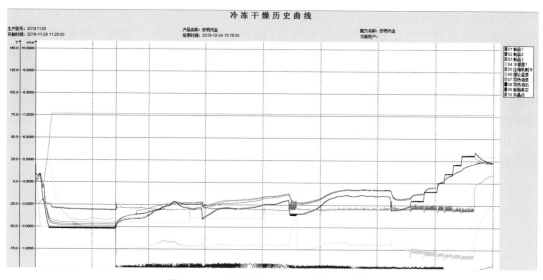

图 8-3-1　炒鸡内金标准汤剂冻干曲线图

表8-3-2　18批炒鸡内金标准汤剂研究汇总表

序号	标准汤剂批号	药材批号	饮片批号	饮片量 (g)	第一煎			第二煎			过滤目数 (目)	浓缩温度 (℃)	浓缩液重量 (g)	冻干用浓缩液 (g)	冻干后重量 (g)	水分 (%)
					浸泡时间 (min)	加水量 (ml)	加热时间 (min)	加水量 (ml)	加热时间 (min)							
1	CJNJ-T-01	JNJ-YC-01	CJNJ-YP-01	100.21	30	900	30	700	25	350	65	89.54	78.94	2.90	7.08
2	CJNJ-T-01	JNJ-YC-01	CJNJ-YP-01	100.14	30	900	30	700	25	350	65	99.73	87.80	2.78	6.83
3	CJNJ-T-02	JNJ-YC-02	CJNJ-YP-02	100.12	30	900	30	700	25	350	65	110.63	98.07	2.04	7.12
4	CJNJ-T-02	JNJ-YC-02	CJNJ-YP-02	100.88	30	900	30	700	25	350	65	103.04	91.16	3.23	5.05
5	CJNJ-T-03	JNJ-YC-03	CJNJ-YP-03	100.13	30	900	30	700	25	350	65	95.64	84.76	3.59	4.76
6	CJNJ-T-03	JNJ-YC-03	CJNJ-YP-03	100.07	30	900	30	700	25	350	65	95.43	83.71	2.84	4.33
7	CJNJ-T-04	JNJ-YC-04	CJNJ-YP-04	100.00	30	900	30	700	25	350	65	104.89	93.07	2.71	4.40
8	CJNJ-T-04	JNJ-YC-04	CJNJ-YP-04	100.18	30	900	30	700	25	350	65	98.92	86.46	5.43	5.74
9	CJNJ-T-05	JNJ-YC-05	CJNJ-YP-05	100.96	30	900	30	700	25	350	65	98.45	87.33	4.10	7.54
10	CJNJ-T-05	JNJ-YC-05	CJNJ-YP-05	100.3	30	900	30	700	25	350	65	109.39	97.14	2.18	9.25
11	CJNJ-T-06	JNJ-YC-06	CJNJ-YP-06	100.81	30	900	30	700	25	350	65	111.80	100.58	2.99	9.13
12	CJNJ-T-06	JNJ-YC-06	CJNJ-YP-06	100.61	30	900	30	700	25	350	65	87.58	87.58	2.89	9.60
13	CJNJ-T-07	JNJ-YC-07	CJNJ-YP-07	100.12	30	900	30	700	25	350	65	95.95	84.59	2.98	8.10
14	CJNJ-T-07	JNJ-YC-07	CJNJ-YP-07	100.91	30	900	30	700	25	350	65	90.95	80.13	2.95	4.98
15	CJNJ-T-07	JNJ-YC-07	CJNJ-YP-07	100.94	30	900	30	700	25	350	65	99.32	85.07	2.29	5.57
16	CJNJ-T-08	JNJ-YC-08	CJNJ-YP-08	100.57	30	900	30	700	25	350	65	101.93	90.53	2.93	8.02
17	CJNJ-T-08	JNJ-YC-08	CJNJ-YP-08	100.11	30	900	30	700	25	350	65	94.01	83.58	2.68	7.43
18	CJNJ-T-09	JNJ-YC-09	CJNJ-YP-09	100.49	30	900	30	700	25	350	65	91.91	86.47	1.57	6.26

续表

序号	标准汤剂批号	药材批号	饮片批号	饮片量(g)	第一煎			第二煎		过滤目数(目)	浓缩温度(℃)	浓缩液重量(g)	冻干用浓缩液(g)	冻干后重量(g)	水分(%)
					浸泡时间(min)	加水量(ml)	加热时间(min)	加水量(ml)	加热时间(min)						
19	CJNJ-T-09	JNJ-YC-09	CJNJ-YP-09	100.3	30	900	30	700	25	350	65	101.07	92.88	1.74	6.09
20	CJNJ-T-10	JNJ-YC-10	CJNJ-YP-10	100.44	30	900	30	700	25	350	65	99.23	90.70	2.36	6.67
21	CJNJ-T-10	JNJ-YC-10	CJNJ-YP-10	100.77	30	900	30	700	25	350	65	95.93	92.40	1.63	7.23
22	CJNJ-T-11	JNJ-YC-11	CJNJ-YP-11	100.35	30	900	30	700	25	350	65	104.86	102.30	2.65	5.37
23	CJNJ-T-11	JNJ-YC-11	CJNJ-YP-11	100.34	30	900	30	700	25	350	65	97.90	98.10	2.62	5.99
24	CJNJ-T-12	JNJ-YC-12	CJNJ-YP-12	100.68	30	900	30	700	25	350	65	105.97	93.00	1.38	6.26
25	CJNJ-T-12	JNJ-YC-12	CJNJ-YP-12	100.98	30	900	30	700	25	350	65	84.42	75.35	1.51	5.94
26	CJNJ-T-13	JNJ-YC-13	CJNJ-YP-13	100.65	30	900	30	700	25	350	65	100.63	90.42	1.38	5.50
27	CJNJ-T-13	JNJ-YC-13	CJNJ-YP-13	100.38	30	900	30	700	25	350	65	98.35	87.92	2.16	5.83
28	CJNJ-T-14	JNJ-YC-14	CJNJ-YP-14	100.68	30	900	30	700	25	350	65	105.94	94.45	2.28	5.68
29	CJNJ-T-14	JNJ-YC-14	CJNJ-YP-14	100.68	30	900	30	700	25	350	65	117.97	107.24	2.67	4.63
30	CJNJ-T-15	JNJ-YC-15	CJNJ-YP-15	100.27	30	900	30	700	25	350	65	107.60	96.37	2.80	4.83
31	CJNJ-T-15	JNJ-YC-15	CJNJ-YP-15	100.8	30	900	30	700	25	350	65	99.26	87.50	1.85	5.37
32	CJNJ-T-16	JNJ-YC-16	CJNJ-YP-16	100.53	30	900	30	700	25	350	65	93.37	82.63	3.10	7.87
33	CJNJ-T-16	JNJ-YC-16	CJNJ-YP-16	100.49	30	900	30	700	25	350	65	110.16	99.41	3.14	6.96
34	CJNJ-T-17	JNJ-YC-17	CJNJ-YP-17	100.43	30	900	30	700	25	350	65	95.37	84.81	3.41	7.88
35	CJNJ-T-17	JNJ-YC-17	CJNJ-YP-17	100.11	30	900	30	700	25	350	65	90.42	79.48	2.73	8.05
36	CJNJ-T-18	JNJ-YC-18	CJNJ-YP-18	100.4	30	900	30	700	25	350	65	111.20	100.35	2.98	6.82
37	CJNJ-T-18	JNJ-YC-18	CJNJ-YP-18	100.36	30	900	30	700	25	350	65	91.03	80.09	2.91	7.92

二、含量测定

（一）色谱条件

选择 Thermo Acclaim C$_{18}$（4.6mm×250mm，5μm）色谱柱；以乙腈 -0.1mol/L 醋酸钠溶液（用醋酸调节 pH 值至 6.5）（7∶93）为流动相 A，以乙腈 - 水（4∶1）为流动相 B，按表 8-3-3 中的规定进行梯度洗脱；流速为每分钟 1.0ml；柱温为 40℃；检测波长为 254nm；进样量为 5μl。

表 8-3-3　梯度洗脱表

时间（min）	流动相 A（%）	流动相 B（%）
0～6	100 → 97	0 → 3
6～9	97	3
9～11	97 → 88	3 → 12
11～13	88	12
13～18	88 → 80	12 → 20
18～29	80 → 72	20 → 28
29～33	72 → 66	28 → 34
33～36	66 → 0	34 → 100
36～39	0	100

（二）对照品溶液的制备

精密称取甘氨酸对照品 4.282mg、丙氨酸对照品 2.570mg、脯氨酸对照品 3.830mg、苯丙氨酸对照品 3.813mg 置 25ml 量瓶中，加 0.1mol/L 盐酸溶液制成每 1ml 含甘氨酸 171.28μg、丙氨酸 102.80μg、脯氨酸 153.05μg、苯丙氨酸 152.52μg 溶液。

（三）供试品溶液的制备

取炒鸡内金标准汤剂适量，研细，取约 0.1g，精密称定，置氨基酸水解管中，精密加入 6mol/L 盐酸溶液 10ml，分别置 150℃水解 3 小时，取出，放冷，滤过，滤液移至蒸发皿中，水解管与滤渣再用水 10ml 分次洗涤，滤过，滤液并入蒸发皿中，蒸干，残渣加 0.1mol/L 盐酸溶液溶解，转移至 25ml 量瓶中，定容至刻度，摇匀，即得。

精密量取上述供试品溶液及对照品溶液各 5ml，分别置于 25ml 量瓶中，加 0.1mol/L 异硫氰酸苯酯（PITC）的乙腈溶液 2.5ml，1mol/L 三乙胺的乙腈溶液 2.5ml，摇匀，室温放置 1 小时后，加 50% 乙腈至刻度，摇匀。取 10ml，加正己烷 10ml，振摇，放置 10 分钟，取下层溶液，滤过，取续滤液，即得。

（四）方法学验证

方法学考察合格（具体内容略）。

（五）测定结果

炒鸡内金标准汤剂的甘氨酸、丙氨酸、脯氨酸和苯丙氨酸含量测定及转移率结果见表 8-3-4～表 8-3-7。

表 8-3-4 炒鸡内金标准汤剂甘氨酸含量及转移率结果

序号	炒鸡内金标准汤剂批号	对应饮片含量（mg/g）	标准汤剂含量（mg/g）	甘氨酸转移率（%）
1	CJNJ-T-01	48.1	34.7	1.16
2	CJNJ-T-02	48.7	37.6	1.50
3	CJNJ-T-03	49.6	35.4	1.26
4	CJNJ-T-04	47.0	40.3	3.27
5	CJNJ-T-05	48.0	42.8	2.80
6	CJNJ-T-06	48.2	39.7	2.57
7	CJNJ-T-07	49.7	39.3	2.17
8	CJNJ-T-08	49.1	40.0	1.85
9	CJNJ-T-09	49.7	36.2	1.51
10	CJNJ-T-10	46.1	33.7	1.94
11	CJNJ-T-11	48.5	32.8	2.04
12	CJNJ-T-12	49.5	34.6	2.07
13	CJNJ-T-13	47.8	39.5	2.52
14	CJNJ-T-14	47.0	37.4	2.17
15	CJNJ-T-15	47.2	36.2	2.02
16	CJNJ-T-16	55.1	39.2	2.43
17	CJNJ-T-17	47.1	36.5	2.62
18	CJNJ-T-18	53.0	36.8	2.26
最小值		46.1	32.8	1.16
最大值		55.1	42.8	3.27
平均值		48.9	37.4	2.12
SD		—	2.6	0.55
均值的 70%～130%		—	26.2～48.6	1.48～2.76
均值 ±3 倍 SD		—	29.4～45.3	0.48～3.76

表 8-3-5 炒鸡内金标准汤剂丙氨酸含量测定

序号	炒鸡内金标准汤剂批号	对应饮片含量（mg/g）	标准汤剂含量（mg/g）	丙氨酸转移率（%）
1	CJNJ-T-01	43.9	22.2	0.81
2	CJNJ-T-02	44.1	22.9	1.01
3	CJNJ-T-03	44.3	22.0	0.87
4	CJNJ-T-04	42.3	27.5	2.48
5	CJNJ-T-05	43.0	28.1	2.05
6	CJNJ-T-06	43.7	27.5	1.96
7	CJNJ-T-07	44.5	20.7	1.33
8	CJNJ-T-08	44.6	25.8	1.31
9	CJNJ-T-09	45.0	23.6	1.09
10	CJNJ-T-10	42.3	21.7	1.36
11	CJNJ-T-11	44.0	21.0	1.45
12	CJNJ-T-12	44.0	22.5	1.52

续表

序号	炒鸡内金标准汤剂批号	对应饮片含量（mg/g）	标准汤剂含量（mg/g）	丙氨酸转移率（%）
13	CJNJ-T-13	42.1	24.3	1.76
14	CJNJ-T-14	41.8	24.3	1.59
15	CJNJ-T-15	42.4	22.9	1.42
16	CJNJ-T-16	44.9	24.6	1.87
17	CJNJ-T-17	41.4	22.8	1.86
18	CJNJ-T-18	42.3	22.1	1.69
	最小值	41.4	20.7	0.81
	最大值	45.0	28.1	2.48
	平均值	43.4	23.7	1.5
	SD	—	2.2	0.4
	均值的 70%～130%	—	16.6～30.8	1.07～1.98
	均值 ±3 倍 SD	—	17.0～30.4	0.22～2.83

表 8-3-6　炒鸡内金标准汤剂脯氨酸含量测定

序号	炒鸡内金标准汤剂批号	对应饮片含量（mg/g）	标准汤剂含量（mg/g）	脯氨酸转移率（%）
1	CJNJ-T-01	39.6	32.4	1.31
2	CJNJ-T-02	40.4	33.8	1.63
3	CJNJ-T-03	41.2	35.7	1.53
4	CJNJ-T-04	38.8	38.4	3.77
5	CJNJ-T-05	40.1	41.1	3.22
6	CJNJ-T-06	39.6	38.4	3.02
7	CJNJ-T-07	40.7	33.4	2.35
8	CJNJ-T-08	40.9	39.9	2.21
9	CJNJ-T-09	41.6	36.5	1.83
10	CJNJ-T-10	38.6	29.7	2.04
11	CJNJ-T-11	40.9	29.7	2.20
12	CJNJ-T-12	41.4	30.8	2.21
13	CJNJ-T-13	40.2	38.8	2.95
14	CJNJ-T-14	39.2	37.8	2.64
15	CJNJ-T-15	39.7	38.0	2.51
16	CJNJ-T-16	43.0	36.9	2.93
17	CJNJ-T-17	39.4	35.9	3.08
18	CJNJ-T-18	41.7	36.2	2.82
	最小值	38.6	29.7	1.31
	最大值	43.0	41.1	3.77
	平均值	40.4	35.7	2.5
	SD	—	3.4	0.7
	均值的 70%～130%	—	25.0～46.5	1.72～3.20
	均值 ±3 倍 SD	—	25.5～46.0	0.50～4.42

表 8-3-7　炒鸡内金标准汤剂苯丙氨酸含量测定

序号	炒鸡内金标准汤剂批号	对应饮片含量（mg/g）	标准汤剂含量（mg/g）	苯丙氨酸转移率（%）
1	CJNJ-T-01	43.6	23.6	0.87
2	CJNJ-T-02	43.8	22.6	1.01
3	CJNJ-T-03	44.3	24.9	0.99
4	CJNJ-T-04	41.3	26.5	2.44
5	CJNJ-T-05	42.5	29.0	2.14
6	CJNJ-T-06	44.0	28.7	2.04
7	CJNJ-T-07	45.3	23.0	1.51
8	CJNJ-T-08	44.9	30.3	1.53
9	CJNJ-T-09	45.0	27.3	1.27
10	CJNJ-T-10	41.7	24.0	1.53
11	CJNJ-T-11	43.9	22.2	1.53
12	CJNJ-T-12	44.2	23.1	1.55
13	CJNJ-T-13	41.6	22.3	1.64
14	CJNJ-T-14	40.3	22.1	1.50
15	CJNJ-T-15	40.8	21.7	1.39
16	CJNJ-T-16	48.9	30.3	2.12
17	CJNJ-T-17	44.6	27.7	2.10
18	CJNJ-T-18	46.4	28.1	1.97
	最小值	40.3	21.7	0.87
	最大值	48.9	30.3	2.44
	平均值	43.7	25.4	1.6
	SD	—	3.0	0.4
	均值的 70%～130%	—	17.8～33.0	1.13～2.10
	均值 ±3 倍 SD	—	16.3～34.6	0.30～2.94

三、特征图谱

测定方法同本章第二节鸡内金药材和炒鸡内金饮片研究"三、药材及饮片质量标准"下"（三）特征图谱"项。

（一）方法学考察

1. 专属性考察　取炒鸡内金标准汤剂溶液、空白溶剂和参照物溶液，精密吸取上述溶液各 5μl，注入液相色谱仪，按拟定色谱条件测定，记录色谱（图 8-3-2）。

结果显示，供试品色谱在与对照品色谱相应的保留时间处有相同的色谱峰，且空白溶剂无干扰，说明该方法专属性良好。

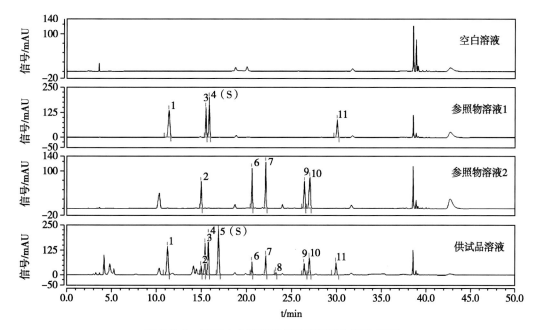

图 8-3-2　炒鸡内金标准汤剂特征图谱专属性考察

2. 精密度考察　取炒鸡内金标准汤剂供试品溶液，连续进样 6 次测定分析，以脯氨酸峰为参照峰 S，计算各特征峰与 S 峰的相对保留时间和相对峰面积，并计算 RSD 值，实验结果见表 8-3-8、表 8-3-9。

表 8-3-8　炒鸡内金标准汤剂特征图谱精密度结果表（相对保留时间）

序号	峰1	峰2	峰3	峰4(S)	峰5	峰6	峰7	峰8	峰9	峰10	峰11
1	0.711	0.950	0.977	1.000	1.072	1.311	1.407	1.480	1.679	1.715	1.906
2	0.712	0.950	0.977	1.000	1.072	1.311	1.407	1.480	1.679	1.715	1.906
3	0.712	0.950	0.977	1.000	1.072	1.311	1.407	1.480	1.679	1.715	1.906
4	0.712	0.950	0.977	1.000	1.072	1.311	1.407	1.480	1.679	1.715	1.906
5	0.712	0.950	0.977	1.000	1.072	1.311	1.407	1.480	1.679	1.715	1.906
6	0.712	0.950	0.977	1.000	1.072	1.311	1.407	1.480	1.679	1.715	1.906
RSD（%）	0.05	0.02	0.01	0.00	0.02	0.01	0.01	0.01	0.02	0.01	0.01

表 8-3-9　炒鸡内金标准汤剂特征图谱精密度结果表（相对峰面积）

序号	峰1	峰2	峰3	峰4(S)	峰5	峰6	峰7	峰8	峰9	峰10	峰11
1	1.413	0.237	0.740	1.000	1.811	0.356	0.501	0.082	0.400	0.607	0.484
2	1.413	0.237	0.738	1.000	1.818	0.357	0.500	0.082	0.400	0.608	0.484
3	1.414	0.236	0.739	1.000	1.820	0.358	0.498	0.082	0.400	0.607	0.484
4	1.416	0.236	0.738	1.000	1.817	0.358	0.498	0.082	0.400	0.608	0.485
5	1.415	0.236	0.737	1.000	1.818	0.356	0.497	0.082	0.399	0.606	0.483
6	1.411	0.234	0.736	1.000	1.808	0.356	0.494	0.082	0.397	0.603	0.481
RSD（%）	0.12	0.35	0.17	0.00	0.26	0.27	0.51	0.25	0.33	0.29	0.28

结果显示,同一份供试品溶液连续进样 6 次,以脯氨酸色谱峰为参照峰 S,各特征峰与 S 峰的相对保留时间 RSD 值在 0.01%～0.05% 范围内,相对峰面积 RSD 值在 0.12%～0.51% 范围内,均小于 1.0%,表明仪器精密度良好。

3. 稳定性考察　取炒鸡内金标准汤剂特征图谱供试品溶液,分别在 0、2、4、8、12、24 小时进样测定,以脯氨酸峰为参照峰 S,计算各特征峰与 S 峰的相对保留时间和相对峰面积,并计算 RSD 值,结果见表 8-3-10、表 8-3-11。

表 8-3-10　炒鸡内金标准汤剂特征图谱稳定性结果表(相对保留时间)

时间(小时)	峰1	峰2	峰3	峰4(S)	峰5	峰6	峰7	峰8	峰9	峰10	峰11
0	0.719	0.951	0.977	1.000	1.072	1.308	1.403	1.476	1.675	1.710	1.900
2	0.714	0.950	0.977	1.000	1.072	1.309	1.405	1.478	1.676	1.712	1.902
4	0.714	0.951	0.977	1.000	1.072	1.309	1.405	1.478	1.676	1.712	1.902
8	0.714	0.950	0.977	1.000	1.071	1.309	1.405	1.478	1.676	1.712	1.902
12	0.714	0.951	0.977	1.000	1.071	1.309	1.405	1.478	1.677	1.712	1.902
24	0.712	0.950	0.977	1.000	1.072	1.311	1.406	1.480	1.678	1.714	1.905
RSD(%)	0.34	0.04	0.03	0.00	0.03	0.08	0.08	0.09	0.07	0.07	0.09

表 8-3-11　炒鸡内金标准汤剂特征图谱稳定性结果表(相对峰面积)

时间(小时)	峰1	峰2	峰3	峰4(S)	峰5	峰6	峰7	峰8	峰9	峰10	峰11
0	1.462	0.247	0.769	1.000	1.805	0.371	0.540	0.085	0.427	0.641	0.507
2	1.446	0.247	0.767	1.000	1.826	0.369	0.539	0.085	0.424	0.637	0.505
4	1.444	0.246	0.765	1.000	1.842	0.368	0.534	0.084	0.422	0.633	0.503
8	1.437	0.245	0.758	1.000	1.854	0.365	0.525	0.084	0.416	0.627	0.498
12	1.437	0.245	0.756	1.000	1.865	0.363	0.520	0.083	0.413	0.622	0.494
24	1.418	0.237	0.736	1.000	1.817	0.354	0.494	0.082	0.397	0.603	0.481
RSD(%)	0.99	1.54	1.58	0.00	1.24	1.64	3.30	1.48	2.66	2.16	1.97

结果显示,同一份供试品溶液分别在 0、2、4、8、12、24 小时进行分析,以脯氨酸峰为参照峰 S,各特征峰与 S 峰的相对保留时间 RSD 值在 0.03%～0.34% 范围内,相对峰面积 RSD 值在 0.99%～3.30% 范围内,表明供试品溶液在 24 小时内相对稳定性良好。

4. 重复性考察　取同一批炒鸡内金标准汤剂,平行 6 份,按炒鸡内金标准汤剂特征图谱供试品溶液制备方法制备 6 份供试品溶液,进样测定分析,以脯氨酸峰为参照峰 S,计算各特征峰与 S 峰的相对保留时间和相对峰面积,并计算 RSD 值,结果见表 8-3-12、表 8-3-13。

表 8-3-12　炒鸡内金标准汤剂特征图谱重复性结果表(相对保留时间)

序号	峰1	峰2	峰3	峰4(S)	峰5	峰6	峰7	峰8	峰9	峰10	峰11
1	0.714	0.951	0.977	1.000	1.071	1.309	1.405	1.478	1.677	1.713	1.902
2	0.714	0.950	0.977	1.000	1.071	1.309	1.405	1.478	1.676	1.712	1.902
3	0.714	0.951	0.977	1.000	1.071	1.309	1.405	1.478	1.676	1.712	1.902
4	0.714	0.951	0.977	1.000	1.071	1.309	1.405	1.478	1.677	1.712	1.902

序号	峰1	峰2	峰3	峰4(S)	峰5	峰6	峰7	峰8	峰9	峰10	峰11
5	0.714	0.951	0.977	1.000	1.071	1.309	1.405	1.478	1.676	1.712	1.902
6	0.712	0.950	0.977	1.000	1.072	1.310	1.406	1.479	1.677	1.713	1.903
RSD(%)	0.15	0.03	0.01	0.00	0.02	0.03	0.03	0.04	0.03	0.02	0.03

表8-3-13　炒鸡内金标准汤剂特征图谱重复性结果表（相对峰面积）

序号	峰1	峰2	峰3	峰4(S)	峰5	峰6	峰7	峰8	峰9	峰10	峰11
1	1.455	0.245	0.759	1.000	1.779	0.365	0.527	0.084	0.417	0.627	0.497
2	1.452	0.246	0.765	1.000	1.867	0.368	0.529	0.085	0.419	0.631	0.502
3	1.464	0.247	0.757	1.000	1.824	0.366	0.521	0.083	0.415	0.626	0.497
4	1.452	0.245	0.758	1.000	1.860	0.366	0.522	0.083	0.417	0.625	0.497
5	1.439	0.239	0.751	1.000	1.847	0.362	0.515	0.083	0.413	0.619	0.492
6	1.430	0.245	0.760	1.000	1.793	0.366	0.534	0.084	0.422	0.633	0.503
RSD(%)	0.85	1.10	0.60	0.00	1.98	0.52	1.28	0.66	0.79	0.79	0.78

结果显示，同一批样品重复测定6次，以脯氨酸色谱峰为参照峰S，各特征峰与S峰的相对保留时间RSD值在0.02%～0.15%范围内，相对峰面积RSD值在0.52%～1.98%范围内，均小于3.0%，表明该方法重复性良好。

5. 中间精密度考察　由其他分析人员在不同日期取同一批炒鸡内金标准汤剂适量，按炒鸡内金标准汤剂特征图谱项下供试品溶液制备方法制备样品，平行6份，并在不同色谱仪下操作，进样测定分析，以脯氨酸峰为参照峰S，计算各特征峰与S峰的相对保留时间和相对峰面积，并计算RSD值，实验结果见表8-3-14、表8-3-15。

表8-3-14　炒鸡内金标准汤剂特征图谱中间精密度结果表（相对保留时间）

序号	峰1	峰2	峰3	峰4(S)	峰5	峰6	峰7	峰8	峰9	峰10	峰11
重复性1	0.714	0.951	0.977	1.000	1.071	1.309	1.405	1.478	1.677	1.713	1.902
重复性2	0.714	0.950	0.977	1.000	1.071	1.309	1.405	1.478	1.676	1.712	1.902
重复性3	0.714	0.951	0.977	1.000	1.071	1.309	1.405	1.478	1.676	1.712	1.902
重复性4	0.714	0.951	0.977	1.000	1.071	1.309	1.405	1.478	1.677	1.712	1.902
重复性5	0.714	0.951	0.977	1.000	1.071	1.309	1.405	1.478	1.676	1.712	1.902
重复性6	0.712	0.950	0.977	1.000	1.072	1.310	1.406	1.479	1.677	1.713	1.903
中间精密度1	0.727	0.949	0.973	1.000	1.068	1.302	1.401	1.472	1.675	1.711	1.898
中间精密度2	0.727	0.949	0.973	1.000	1.068	1.302	1.401	1.472	1.675	1.711	1.898
中间精密度3	0.728	0.949	0.973	1.000	1.068	1.302	1.401	1.472	1.675	1.711	1.898
中间精密度4	0.728	0.949	0.973	1.000	1.068	1.302	1.401	1.472	1.675	1.711	1.898
中间精密度5	0.728	0.949	0.973	1.000	1.068	1.302	1.401	1.472	1.675	1.711	1.898
中间精密度6	0.728	0.949	0.973	1.000	1.068	1.302	1.400	1.471	1.675	1.711	1.898
中间精密度6个数据RSD(%)	0.07	0.00	0.00	0.00	0.00	0.00	0.03	0.03	0.00	0.00	0.00
与重复性试验6个数据RSD(%)	1.02	0.08	0.20	0.16	0.28	0.16	0.22	0.05	0.05	0.12	1.02

表 8-3-15　炒鸡内金标准汤剂特征图谱中间精密度结果表（相对峰面积）

序号	峰1	峰2	峰3	峰4(S)	峰5	峰6	峰7	峰8	峰9	峰10	峰11
重复性1	1.455	0.245	0.759	1.000	1.779	0.365	0.527	0.084	0.417	0.627	0.497
重复性2	1.452	0.246	0.765	1.000	1.867	0.368	0.529	0.085	0.419	0.631	0.502
重复性3	1.464	0.247	0.757	1.000	1.824	0.366	0.521	0.083	0.415	0.626	0.497
重复性4	1.452	0.245	0.758	1.000	1.860	0.366	0.522	0.083	0.417	0.625	0.497
重复性5	1.439	0.239	0.751	1.000	1.847	0.362	0.515	0.083	0.413	0.619	0.492
重复性6	1.430	0.245	0.760	1.000	1.793	0.366	0.534	0.084	0.422	0.633	0.503
中间精密度1	1.491	0.253	0.807	1.000	1.914	0.388	0.565	0.088	0.437	0.654	0.514
中间精密度2	1.489	0.251	0.803	1.000	1.947	0.384	0.562	0.089	0.436	0.651	0.511
中间精密度3	1.491	0.254	0.807	1.000	1.975	0.386	0.563	0.089	0.436	0.652	0.512
中间精密度4	1.489	0.254	0.802	1.000	1.988	0.384	0.556	0.088	0.431	0.647	0.507
中间精密度5	1.488	0.254	0.800	1.000	1.982	0.383	0.554	0.088	0.430	0.645	0.506
中间精密度6	1.483	0.250	0.799	1.000	1.984	0.372	0.551	0.088	0.428	0.641	0.504
中间精密度6个数据 RSD（%）	0.20	0.69	0.42	0.00	1.48	1.46	1.00	0.58	0.88	0.75	0.77
与重复性试验6个数据 RSD（%）	1.53	1.93	3.03	0.00	4.11	2.65	3.45	2.91	2.10	1.90	1.36

人员 1　仪器：Thermo U3000；编号：208034；实验日期：2020 年 4 月 3 日

人员 2　仪器：Waters ARC；编号：208021；实验日期：2020 年 4 月 8 日

　　结果显示，由不同的分析人员在不同日期于不同的仪器上操作，同一批样品重复测定 6 次，以脯氨酸色谱峰为参照峰 S，各特征峰与 S 峰的相对保留时间 RSD 值在 0～0.07% 范围内，相对峰面积 RSD 值在 0.20%～1.48% 范围内，相对保留时间与重复性试验 6 个数据的 RSD 值在 0.05%～1.02% 范围内，相对峰面积与重复性试验 6 个数据的 RSD 值在 1.36%～4.11% 范围内，相对保留时间和相对峰面积 RSD 值均小于 5.0%，说明该方法中间精密度良好。

（二）测定结果

　　按照高效液相色谱法建立特征图谱测定方法，并进行方法学考察，对 18 批炒鸡内金标准汤剂特征图谱测定，最终确定了炒鸡内金标准汤剂特征图谱标准：规定炒鸡内金标准汤剂供试品溶液特征图谱中应呈现 11 个特征峰（图 8-3-3～图 8-3-5），其中 9 个峰应分别与相应对照品参照物峰保留时间相对应，与脯氨酸参照物相应的峰为 S 峰，计算各特征峰与 S 峰的相对保留时间和 RSD 值，其相对保留时间应该在规定值的 ±10% 范围之内［规定值为：1.07（峰 5）、1.48（峰 8）］。实验结果见表 8-3-16。

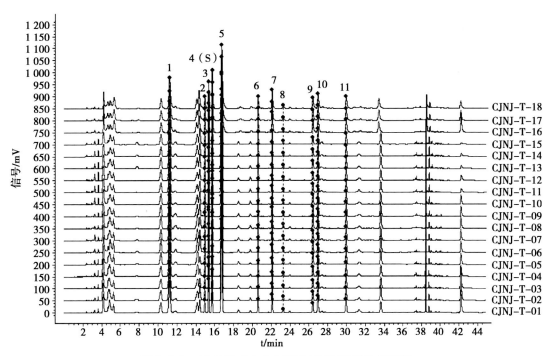

图 8-3-3　18 批炒鸡内金标准汤剂特征图谱的叠加图

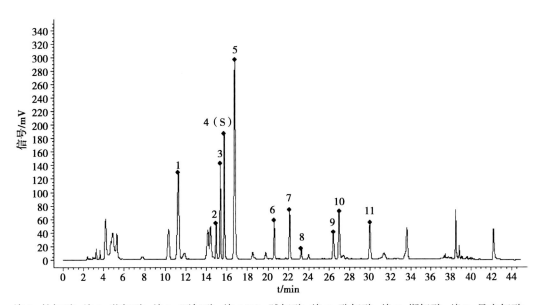

峰 1：甘氨酸；峰 2：苏氨酸；峰 3：丙氨酸；峰 4（S）：脯氨酸；峰 6：酪氨酸；峰 7：缬氨酸；峰 9：异亮氨酸；
峰 10：亮氨酸；峰 11：苯丙氨酸。

图 8-3-4　炒鸡内金标准汤剂对照特征图谱

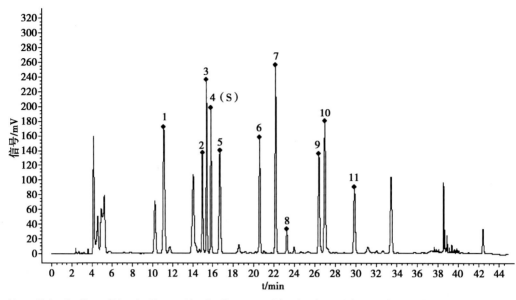

峰 1：甘氨酸；峰 2：苏氨酸；峰 3：丙氨酸；峰 4（S）：脯氨酸；峰 6：酪氨酸；峰 7：缬氨酸；峰 9：异亮氨酸；峰 10：亮氨酸；峰 11：苯丙氨酸。

图 8-3-5　鸡内金对照药材特征图谱

表 8-3-16　18 批炒鸡内金标准汤剂特征图谱相对保留时间

序号	批号	峰1	峰2	峰3	峰4(S)	峰5	峰6	峰7	峰8	峰9	峰10	峰11
1	CJNJ-T-01	0.716	0.950	0.976	1.000	1.064	1.311	1.405	1.478	1.678	1.714	1.905
2	CJNJ-T-02	0.716	0.950	0.976	1.000	1.065	1.311	1.405	1.478	1.678	1.714	1.905
3	CJNJ-T-03	0.718	0.950	0.976	1.000	1.064	1.310	1.404	1.478	1.678	1.713	1.904
4	CJNJ-T-04	0.717	0.950	0.976	1.000	1.064	1.310	1.404	1.478	1.678	1.713	1.904
5	CJNJ-T-05	0.717	0.950	0.976	1.000	1.064	1.310	1.403	1.476	1.675	1.710	1.901
6	CJNJ-T-06	0.716	0.950	0.976	1.000	1.064	1.311	1.405	1.478	1.677	1.713	1.904
7	CJNJ-T-07	0.715	0.950	0.976	1.000	1.064	1.310	1.404	1.478	1.677	1.713	1.904
8	CJNJ-T-08	0.716	0.950	0.976	1.000	1.064	1.310	1.404	1.477	1.677	1.712	1.903
9	CJNJ-T-09	0.714	0.950	0.976	1.000	1.064	1.311	1.405	1.478	1.678	1.713	1.905
10	CJNJ-T-10	0.714	0.950	0.976	1.000	1.064	1.310	1.405	1.478	1.678	1.713	1.904
11	CJNJ-T-11	0.714	0.950	0.976	1.000	1.064	1.311	1.406	1.479	1.680	1.715	1.908
12	CJNJ-T-12	0.714	0.950	0.976	1.000	1.065	1.312	1.406	1.479	1.680	1.715	1.907
13	CJNJ-T-13	0.714	0.950	0.976	1.000	1.064	1.312	1.406	1.479	1.680	1.715	1.907
14	CJNJ-T-14	0.715	0.950	0.976	1.000	1.065	1.312	1.406	1.479	1.679	1.715	1.907
15	CJNJ-T-15	0.715	0.950	0.976	1.000	1.065	1.312	1.406	1.479	1.679	1.715	1.907
16	CJNJ-T-16	0.709	0.947	0.974	1.000	1.065	1.304	1.406	1.476	1.678	1.715	1.901
17	CJNJ-T-17	0.711	0.948	0.974	1.000	1.065	1.304	1.405	1.475	1.677	1.714	1.900
18	CJNJ-T-18	0.710	0.948	0.974	1.000	1.065	1.304	1.406	1.476	1.678	1.715	1.901
	RSD（%）	0.32	0.10	0.10	0.00	0.03	0.20	0.06	0.08	0.07	0.07	0.12

四、质谱鉴别

测定方法同本章第二节鸡内金药材和炒鸡内金饮片研究"三、药材及饮片质量标准"下"(四)质谱鉴别"项。

(一)方法学验证

1. 专属性考察 精密吸取炒鸡内金标准汤剂溶液、空白溶剂和对照品溶液各 2μl,注入液质联用仪,按照拟定色谱与质谱条件测定(图 8-3-6、图 8-3-7)。

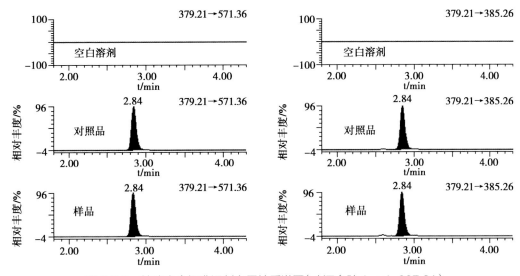

图 8-3-6 炒鸡内金标准汤剂专属性质谱图(鸡源多肽 1,m/z 397.21)

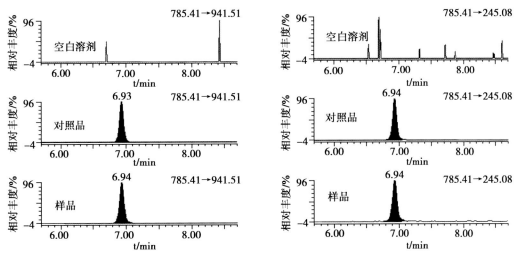

图 8-3-7 炒鸡内金标准汤剂专属性质谱图(鸡源多肽 2,m/z 785.41)

结果显示:缺炒鸡内金的空白溶剂供试品溶液图谱在与鸡源多肽 1 和鸡源多肽 2 对照品色谱相应的保留时间处未检出特征离子峰,表明空白溶剂对方法中特征离子对的检出无干扰,方法具有专属性。

2．稳定性考察 取炒鸡内金标准汤剂供试品溶液，分别在 0、2、3、5、7、8、10、12 小时精密吸取 2μl 注入液质联用仪，按拟定的色谱与质谱条件进行测定，以离子对的峰面积对溶液稳定性进行评价，测定结果见表 8-3-17。

表 8-3-17 稳定性考察结果

时间（h）	379.21→571.36		379.21→385.26		785.41→941.51		785.41→245.08	
	峰面积	信噪比	峰面积	信噪比	峰面积	信噪比	峰面积	信噪比
0	27 826	30 147	10 153	71 744	10 505	10 781	1 705	651
2	27 508	39 324	10 347	100 517	10 550	8 010	1 751	847
3	27 960	40 895	10 692	19 155	10 969	15 750	1 828	1 477
5	28 903	152 339	10 825	104 102	11 450	11 258	1 858	1 185
7	29 471	59 362	11 017	86 291	11 815	4 522	1 873	1 212
8	31 459	56 390	11 607	112 742	12 682	3 684	1 953	1 163
10	32 583	85 043	11 951	116 084	13 204	13 844	2 070	1 438
12	35 906	33 540	13 233	62 404	15 112	16 146	2 335	1 115

结果显示，供试品溶液放置 12 小时，4 个特征离子均能明显检出。表明供试品溶液在 12 小时内，不影响特征离子的鉴别。

3．耐用性考察

（1）不同色谱柱考察：比较了 Agilent ZORBAX SB C_{18} 色谱柱（100mm×2.1mm，1.8μm）、Waters BEH C_{18} 色谱柱（100mm×2.1mm，1.7μm）和 YMC Triart C_{18} 色谱柱（100mm×2.1mm，1.9μm）3 种不同品牌和类型的色谱柱对炒鸡内金标准汤剂特征离子的检出影响。

取炒鸡内金标准汤剂供试品溶液，精密吸取 2μl 注入液质联用仪，按拟定的色谱与质谱条件进行测定，实验结果见表 8-3-18、图 8-3-8、图 8-3-9。

表 8-3-18 炒鸡内金标准汤剂不同色谱柱耐用性考察峰面积结果

色谱柱	379.21→571.36		379.21→385.26		785.41→941.51		785.41→245.08	
	峰面积	信噪比	峰面积	信噪比	峰面积	信噪比	峰面积	信噪比
1#	39 809	39 109	15 215	15 809	12 626	7 530	2 181	1 197
2#	34 878	39 308	13 710	23 768	9 603	8 784	1 915	840
3#	36 485	13 634	14 264	16 008	9 952	8 004	1 705	1 086

注：1# 色谱柱为 Agilent ZORBAX SB C_{18}；

2# 色谱柱为 Waters BEH C_{18}；

3# 色谱柱为 YMC Triart C_{18}。

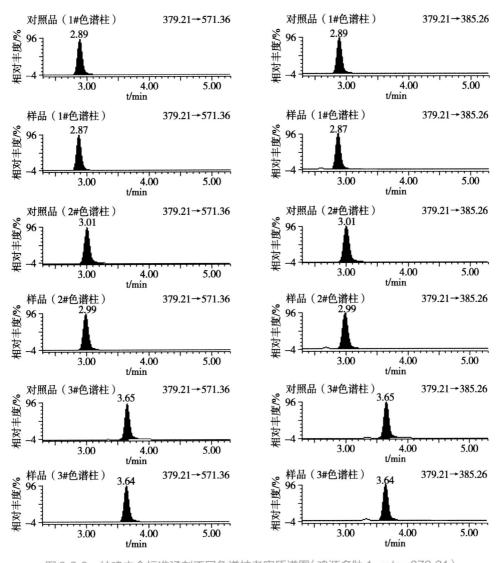

图 8-3-8　炒鸡内金标准汤剂不同色谱柱考察质谱图（鸡源多肽 1，m/z= 379.21）

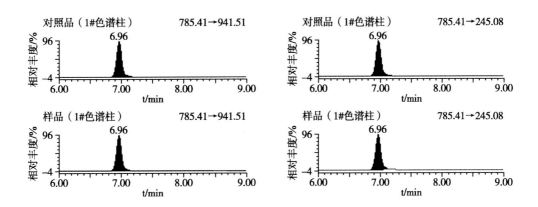

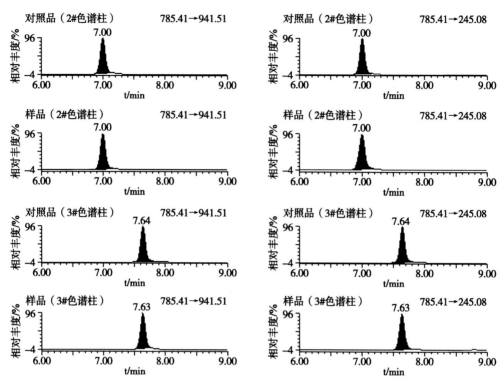

图 8-3-9 炒鸡内金标准汤剂不同色谱柱考察质谱图（鸡源多肽 2, m/z= 785.41）

结果显示：所使用的 3 种色谱柱均能明显检出规定的特征离子，表明不同品牌和型号仪器的色谱柱对炒鸡内金标准汤剂的特征离子的检出鉴别无影响。

（2）不同流速考察：比较 0.27ml/min、0.30ml/min、0.33ml/min 不同流速对炒鸡内金标准汤剂特征离子峰的检出影响。

取炒鸡内金标准汤剂供试品溶液，精密吸取 2μl 注入液质联用仪，按拟定的色谱与质谱条件进行测定，实验结果见表 8-3-19、图 8-3-10、图 8-3-11。

表 8-3-19 炒鸡内金标准汤剂不同流速耐用性考察峰面积结果

流速	379.21 → 571.36		379.21 → 385.26		785.41 → 941.51		785.41 → 245.08	
	信噪比	峰面积	信噪比	峰面积	信噪比	峰面积	信噪比	峰面积
0.30ml/min	39 809	39 109	15 215	15 809	12 626	7 530	2 181	1 197
0.27ml/min	45 131	22 851	17 254	58 212	14 158	13 277	2 538	1 218
0.33ml/min	29 134	27 478	11 597	66 878	8 658	12 524	1 576	934

结果显示：使用 3 个不同的流速条件均能明显检出规定的特征离子，表明流速的小范围调整对炒鸡内金标准汤剂的特征离子的检出鉴别无影响。

（3）不同柱温考察：比较 27℃、30℃、33℃不同柱温对炒鸡内金标准汤剂特征离子峰的检出影响。

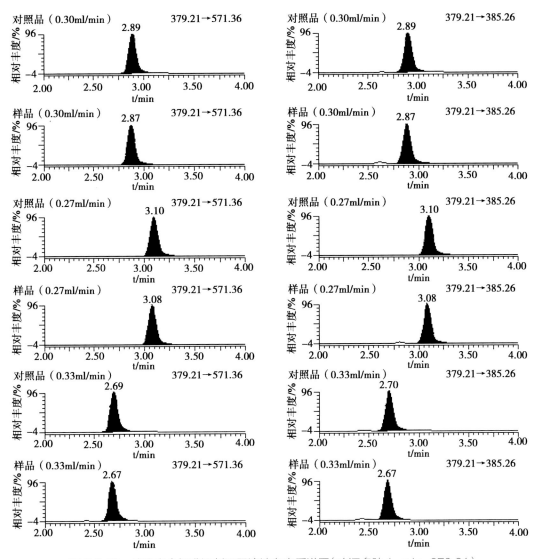

图 8-3-10 炒鸡内金标准汤剂不同流速考察质谱图(鸡源多肽 1, m/z= 379.21)

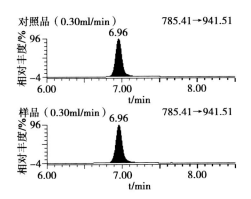
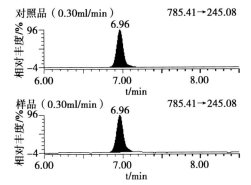

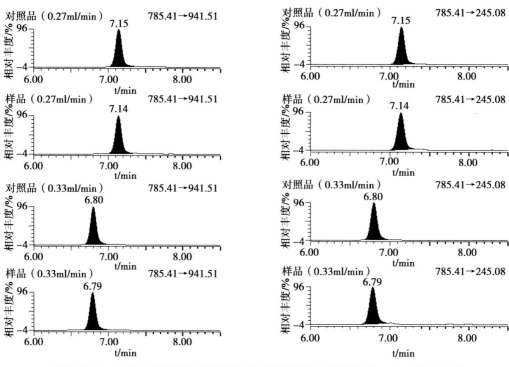

图 8-3-11 炒鸡内金标准汤剂不同流速考察质谱图（鸡源多肽 2，m/z= 785.41）

取炒鸡内金标准汤剂供试品溶液，精密吸取 2μl 注入液质联用仪，按拟定的色谱与质谱条件进行测定，实验结果见表 8-3-20、图 8-3-12、图 8-3-13。

表 8-3-20 炒鸡内金标准汤剂不同柱温耐用性考察峰面积结果

柱温	379.21→571.36		379.21→385.26		785.41→941.51		785.41→245.08	
	峰面积	信噪比	峰面积	信噪比	峰面积	信噪比	信噪比	峰面积
30℃	39 809	39 109	15 215	15 809	12 626	7 530	2 181	1 197
27℃	42 097	33 479	16 290	16 569	13 853	8 253	2 285	1 762
33℃	44 757	26 608	16 993	60 283	14 954	10 393	2 555	1 315

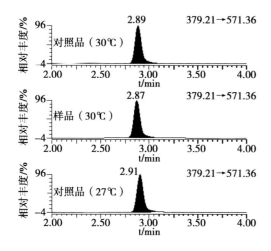

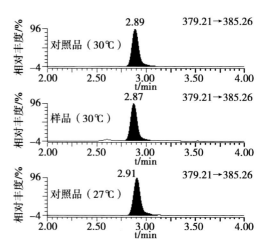

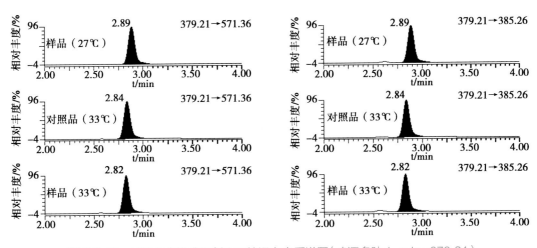

图 8-3-12　炒鸡内金标准汤剂不同柱温考察质谱图（鸡源多肽 1，m/z= 379.21）

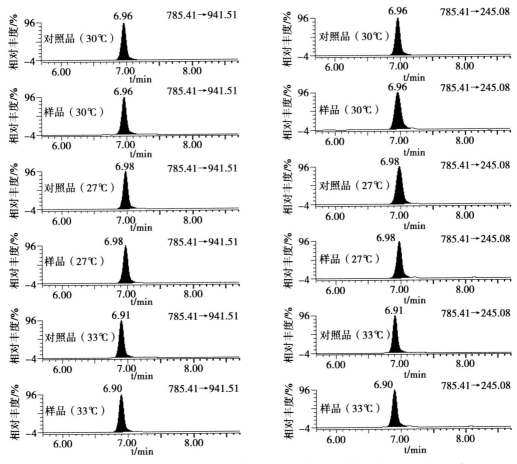

图 8-3-13　炒鸡内金标准汤剂不同柱温考察质谱图（鸡源多肽 2，m/z= 785.41）

　　结果显示：使用 3 个不同的柱温条件均能明显检出规定的特征离子，表明柱温的小范围调整对炒鸡内金标准汤剂的特征离子的检出鉴别无影响。

（4）不同液质联用仪的考察：考察使用不同品牌的液质联用仪（岛津 LCMS-8045 三重四极杆液质联用仪）对炒鸡内金标准汤剂特征离子峰的检出影响。

取炒鸡内金标准汤剂供试品溶液，精密吸取 2μl 注入液质联用仪，按拟定的色谱与质谱条件进行测定，实验结果见表 8-3-21、图 8-3-14、图 8-3-15。

表 8-3-21　炒鸡内金标准汤剂不同仪器耐用性考察峰面积结果

仪器品牌	379.21>571.36		379.21>385.26		785.41>941.51		785.41>245.08	
	峰面积	信噪比	峰面积	信噪比	峰面积	信噪比	信噪比	峰面积
岛津	5 726 420	6 154	3 801 518	3 173	809 168	3 629	303 649	456
Waters	39 809	39 109	15 215	15 809	12 626	7 530	2 181	1 197

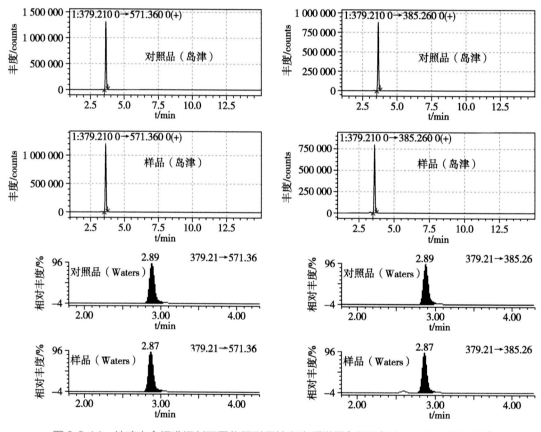

图 8-3-14　炒鸡内金标准汤剂不同仪器耐用性考察质谱图（鸡源多肽 1，m/z =379.21 ）

结果显示：使用其他品牌（岛津）的三重四极杆液质联用仪，炒鸡内金标准汤剂的特征离子对仍能明显检出。

综上所述，对炒鸡内金标准汤剂质谱鉴别分析方法进行了专属性考察，特征峰不受溶剂峰干扰，方法专属；对方法的溶液稳定性进行了考察，表明供试品溶液能在 12 小时内保持稳定。并对方法的耐用性进行了考察，表明不同色谱柱、不同流速、小范围的柱温变动以及不同品牌的液质联用仪，对特征离子的检出无明显影响，方法的耐用性良好。

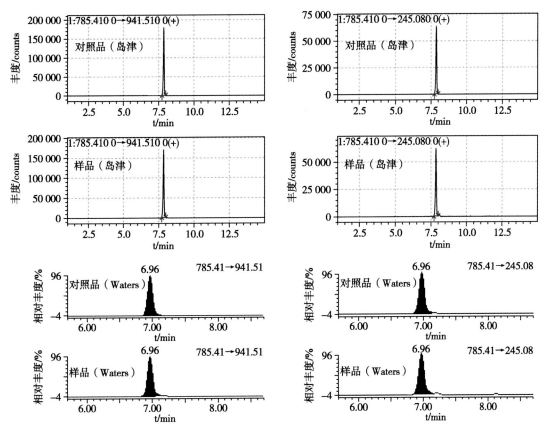

图 8-3-15　炒鸡内金标准汤剂不同仪器耐用性考察质谱图（鸡源多肽 2，m/z =785.41）

（二）样品的测定

1. **标准汤剂的质谱鉴别**　按炒鸡内金标准汤剂质谱鉴别方法，分别精密吸取对照品溶液和供试品溶液各 2μl，注入液质联用仪，测定，即得。

以质荷比（m/z）379.21（双电荷）→ 571.36 和 m/z 379.21（双电荷）→ 385.26，m/z 785.41（双电荷）→ 941.51 和 m/z 785.41（双电荷）→ 245.08 离子对提取的供试品离子流色谱中，所有批次的炒鸡内金标准汤剂均同时呈现与对照品色谱保留时间一致的色谱峰（表 8-3-22）。

表 8-3-22　炒鸡内金标准汤剂样品测定峰面积结果

批号	保留时间（min）	379.21>571.36		379.21>385.26		保留时间（min）	785.41>941.51		785.41>245.08	
		峰面积	信噪比	峰面积	信噪比		峰面积	信噪比	峰面积	信噪比
CJNJ-T-01	2.83	38 924	18 953	14 669	30 841	6.92	8 462	9 684	1 413	622
CJNJ-T-02	2.84	55 526	16 422	20 757	9 443	6.92	17 135	9 748	2 727	1 157
CJNJ-T-03	2.83	59 360	103 209	22 032	29 777	6.92	17 171	15 161	2 876	1 793
CJNJ-T-04	2.83	60 285	46 259	21 408	14 856	6.92	9 736	8 340	1 631	802
CJNJ-T-05	2.80	132 953	51 891	51 205	16 501	6.89	91 746	74 235	14 284	6 720
CJNJ-T-06	2.81	132 580	59 665	50 794	21 990	6.89	91 483	36 342	14 293	6 162
CJNJ-T-07	2.82	77 303	45 973	28 966	21 435	6.90	40 818	31 014	6 497	2 597

续表

批号	保留时间（min）	379.21>571.36		379.21>385.26		保留时间（min）	785.41>941.51		785.41>245.08	
		峰面积	信噪比	峰面积	信噪比		峰面积	信噪比	峰面积	信噪比
CJNJ-T-08	2.83	69 411	50 044	25 705	34 976	6.92	24 518	19 868	3 929	2 319
CJNJ-T-09	2.84	77 812	31 219	28 431	15 258	6.92	26 401	27 161	4 180	1 982
CJNJ-T-10	2.84	36 133	19 148	13 137	9 333	6.94	20 042	16 515	3 374	1 711
CJNJ-T-11	2.85	35 679	21 559	13 339	21 488	6.93	21 859	14 452	3 533	1 709
CJNJ-T-12	2.84	36 510	14 905	13 341	14 256	6.93	21 821	8 705	3 459	2 089
CJNJ-T-13	2.84	50 785	44 038	18 288	13 499	6.93	11 323	6 196	2 007	887
CJNJ-T-14	2.84	63 210	29 783	22 921	14 114	6.91	11 316	15 763	1 972	998
CJNJ-T-15	2.84	56 064	37 530	20 188	11 149	6.91	13 623	5 952	2 273	823
CJNJ-T-16	2.84	27 712	40 636	10 209	27 851	6.93	20 509	12 864	3 297	2 011
CJNJ-T-17	2.82	73 245	35 899	27 876	37 115	6.92	55 794	56 196	8 303	4 079
CJNJ-T-18	2.84	29 974	27 081	10 922	7 558	6.92	21 324	19 629	3 513	2 218

2. 鸡不同部位标准汤剂的质谱鉴别　鸡不同部位标准汤剂的质谱鉴别研究同第七章鸡内金配方颗粒标准汤剂与质量标准研究。

本研究对炒鸡内金标准汤剂提取、固液分离、浓缩和冻干工艺进行了考察，制订了炒鸡内金标准汤剂制备工艺；建立了炒鸡内金标准汤剂中4种氨基酸含量测定方法并根据出膏率及转移率确定了炒鸡内金标准汤剂中4种氨基酸的含量范围及转移率范围；建立了炒鸡内金标准汤剂特征图谱，规定供试品色谱中应呈现11个特征峰，其中9个峰应分别与相应对照品参照物峰保留时间相对应，与脯氨酸参照物相应的峰为S峰，计算各特征峰与S峰的相对保留时间和RSD值，其相对保留时间应该在规定值的±10%之内[规定值为：1.07（峰5）、1.48（峰8）]。并确定了炒鸡内金标准汤剂的质谱鉴别方法，以质荷比（m/z）379.21（双电荷）→571.36和m/z 379.21（双电荷）→385.26，m/z 785.41（双电荷）→941.51和m/z 785.41（双电荷）→245.08离子对提取的供试品离子流色谱中，供试品溶液色谱应同时呈现与对照品色谱保留时间一致的色谱峰。

第四节　炒鸡内金配方颗粒质量标准研究

一、炒鸡内金配方颗粒质量标准草案

炒鸡内金配方颗粒
Chaojineijin Peifangkeli

【来源】本品为雉科动物家鸡 *Gallus gallus domesticus* Brisson 的干燥砂囊内壁经炮制并按标准汤剂的主要质量指标加工制成的配方颗粒。

【制法】取炒鸡内金饮片8 000g，加水煎煮，滤过，滤液浓缩成清膏（干浸膏出膏率为3.0%～6.0%），加入辅料适量，干燥（或干燥，粉碎），再加入辅料适量，混匀，制粒，制成1 000g，即得。

【性状】本品为类白色至黄白色的颗粒;气微腥,味苦。

【鉴别】(1)取本品 1.5g,研细,加乙醇 30ml,加热回流 30 分钟,滤过,滤液蒸干,残渣加水 20ml 使溶解,用三氯甲烷振摇提取 2 次,每次 15ml,合并三氯甲烷液,蒸干,残渣加甲醇 1ml 使溶解,作为供试品溶液。另取鸡内金对照药材 0.2g,加水 10ml,煮沸 30 分钟,滤过,滤液蒸干,残渣自"加乙醇 30ml"起,同法制成对照药材溶液。照薄层色谱法(《中国药典》2020 年版通则 0502)试验,吸取供试品溶液 8μl、对照药材溶液 15μl,分别点于同一硅胶 G 薄层板上,以三氯甲烷 - 乙酸乙酯 - 甲酸(3∶3∶0.5)为展开剂,展开,取出,晾干,喷以 10% 硫酸乙醇溶液,在 105℃加热至斑点显色清晰,置紫外光灯(365nm)下检视。供试品色谱中,在与对照药材色谱相应的位置上,显相同颜色的荧光斑点。

(2)取本品适量,研细,取约 0.1g,加 1% 碳酸氢铵溶液 25ml,超声处理(功率 250W,频率 50kHz)30 分钟,用 0.22μm 微孔滤膜滤过,取续滤液 1ml,加胰蛋白酶溶液 100μl(取序列分析用胰蛋白酶,加 1% 碳酸氢铵溶液制成每 1ml 中含 1mg 的溶液,临用时配制),摇匀,37℃恒温酶解 12 小时,作为供试品溶液。另取鸡源多肽 1、鸡源多肽 2 对照品适量,精密称定,加 1% 碳酸氢铵溶液分别制成每 1ml 含 2μg 的混合对照品溶液。照高效液相色谱法 - 质谱法(《中国药典》2020 年版通则 0512 和通则 0431)试验,以十八烷基硅烷键合硅胶为填充剂(柱长为 100mm,内径为 2.1mm,粒径为 1.6μm 至 1.8μm);以乙腈为流动相 A,0.1% 甲酸水溶液为流动相 B,按表 8-4-1 中规定进行梯度洗脱;流速为每分钟 0.3ml,采用质谱检测器,电喷雾正离子模式(ESI$^+$),进行多反应监测(MRM),选择质荷比(m/z)379.21(双电荷)→ 571.36,(m/z)379.21(双电荷)→ 385.26 和(m/z)785.41(双电荷)→ 245.08,(m/z)785.41(双电荷)→ 229.12 作为检测离子对进行检测,色谱峰的信噪比均应大于 3∶1。

表 8-4-1 梯度洗脱表

时间(min)	流动相 A(%)	流动相 B(%)
0~5	8 → 20	92 → 80
5~10	20 → 35	80 → 65
10~11	35 → 90	65 → 10
11~13	90	10
13~14	90 → 8	10 → 92
14~20	8	92

吸取供试品溶液 2μl,注入高效液相色谱 - 质谱联用仪,测定。以质荷比(m/z)379.21(双电荷)→ 571.36 和 m/z 379.21(双电荷)→ 385.26,m/z 785.41(双电荷)→ 941.51 和 m/z 785.41(双电荷)→ 245.08 离子对提取的供试品离子流色谱中,应同时呈现与对照品色谱保留时间一致的色谱峰。

【检查】应符合颗粒剂项下有关的各项规定(《中国药典》2020 年版通则 0104)。

【浸出物】取本品研细,取约 2g,精密称定,精密加入乙醇 100ml,照醇溶性浸出物测定法(《中国药典》2020 年版通则 2201)项下的热浸法测定,不得少于 8.0%。

【特征图谱】照高效液相色谱法(《中国药典》2020 年版通则 0512)测定。

色谱条件与系统适用性试验

以十八烷基硅烷键合硅胶为填充剂(柱长为 250mm,内径为 4.6mm,粒径为 5μm);以乙腈－0.1mol/L 醋酸钠溶液（用醋酸调节 pH 值至 6.5）（7∶93）为流动相 A；以乙腈 - 水（4∶1）为流动相 B，按表 8-4-2 中的规定进行梯度洗脱；流速为每分钟 1.0ml；柱温为 40℃；检测波长为 254nm。理论板数按丙氨酸峰计算应不低于 4 000。

参照物溶液的制备 取鸡内金对照药材适量，约 0.1g，精密称定，置于氨基酸水解管中，精密加入 6mol/L 盐酸溶液 10ml，置于 150℃烘箱中水解 3 小时，放冷，取出，滤过，滤液移至蒸发皿中，水解管与滤渣再用水 10ml 分次洗涤，滤过，滤液并入蒸发皿中，蒸干，残渣加 0.1mol/L 盐酸溶液溶解，转移至 25ml 量瓶中，加 0.1mol/L 盐酸溶液至刻度，摇匀，作为鸡内金对照药材参照物溶液。

另取【含量测定】项下的对照品溶液，作为对照品参照物溶液。

取苏氨酸对照品、酪氨酸对照品、缬氨酸对照品、异亮氨酸对照品、亮氨酸对照品适量，精密称定，加 0.1mol/L 盐酸溶液制成每 1ml 含苏氨酸 95μg、酪氨酸 140μg、缬氨酸 100μg、异亮氨酸 95μg、亮氨酸 140μg 的混合溶液，作为对照品参照物溶液。

供试品溶液的制备 同［含量测定］项。

精密量取上述参照物溶液和供试品溶液各 5ml，分别置 25ml 量瓶中，各加 0.1mol/L 异硫氰酸苯酯（PITC）的乙腈溶液、1mol/L 三乙胺的乙腈溶液 2.5ml，摇匀，室温放置 1 小时后，加 50% 乙腈至刻度，摇匀。取 10ml，加正己烷 10ml，振摇，放置 10 分钟，取下层溶液，滤过，取续滤液，即得。

测定法 分别精密吸取参照物溶液与供试品溶液各 5μl，注入液相色谱仪，测定，即得。

供试品色谱中应呈现 11 个特征峰，并应与对照药材参照物色谱中的 11 个特征峰保留时间相对应，其中 9 个峰应分别与相应对照品参照物峰保留时间相对应，与脯氨酸参照物相应的峰为 S 峰，计算各特征峰与 S 峰的相对保留时间，其相对保留时间应该在规定值的 ±10% 范围之内［规定值为：1.07（峰 5）、1.48（峰 8）］（图 8-4-1）。

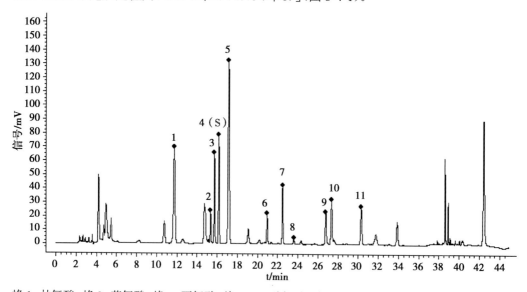

峰 1：甘氨酸；峰 2：苏氨酸；峰 3：丙氨酸；峰 4（S）：脯氨酸；峰 6：酪氨酸；峰 7：缬氨酸；峰 9：异亮氨酸；峰 10：亮氨酸；峰 11：苯丙氨酸。

图 8-4-1 炒鸡内金配方颗粒对照特征图谱
色谱仪：Waters Acquity Arc 高效液相色谱仪；色谱柱：Thermo Acclaim C_{18}

【含量测定】照高效液相色谱法(《中国药典》2020年版通则0512)测定。

色谱条件与系统适用性试验　以十八烷基硅烷键合硅胶为填充剂(柱长为250mm,内径为4.6mm,粒径为5μm);以乙腈-0.1mol/L醋酸钠溶液(用醋酸调节pH值至6.5)(7:93)为流动相A;以乙腈-水(4:1)为流动相B,按表8-4-2中的规定进行梯度洗脱;流速为每分钟1.0ml;柱温为40℃;检测波长为254nm。理论板数按丙氨酸峰计算应不低于4 000。

表8-4-2　梯度洗脱表

时间(min)	流动相A(%)	流动相B(%)
0~6	100→97	0→3
6~9	97	3
9~11	97→88	3→12
11~13	88	12
13~18	88→80	12→20
18~29	80→72	20→28
29~33	72→66	28→34
33~36	66→0	34→100
36~39	0	100

对照品溶液的制备　取甘氨酸对照品、丙氨酸对照品、脯氨酸对照品、苯丙氨酸对照品适量,精密称定,加0.1mol/L盐酸溶液制成每1ml含甘氨酸90μg、丙氨酸50μg、脯氨酸75μg、苯丙氨酸70μg的混合溶液。

供试品溶液的制备　取本品适量,研细,取约0.1g,精密称定,置于氨基酸水解管中,精密加入6mol/L盐酸溶液10ml,置于150℃烘箱中水解3小时,放冷,取出,滤过,滤液移至蒸发皿中,水解管与滤渣再用水10ml分次洗涤,滤过,滤液并入蒸发皿中,蒸干,残渣加0.1mol/L盐酸溶液溶解,转移至25ml量瓶中,加0.1mol/L盐酸溶液至刻度,摇匀,即得。

精密量取上述对照品溶液和供试品溶液各5ml,分别置25ml量瓶中,各加0.1mol/L异硫氰酸苯酯(PITC)的乙腈溶液、1mol/L三乙胺的乙腈溶液2.5ml,摇匀,室温放置1小时后,加50%乙腈至刻度,摇匀。取10ml,加正己烷10ml,振摇,放置10分钟,取下层溶液,滤过,取续滤液,即得。

测定法　分别精密吸取对照品溶液与供试品溶液各5μl,注入液相色谱仪,测定,即得。

本品每1g含甘氨酸($C_2H_5NO_2$)应为6.0~22.0mg、丙氨酸($C_3H_7NO_2$)应为3.5~13.0mg、脯氨酸($C_5H_9NO_2$)应为5.5~17.0mg、苯丙氨酸($C_9H_{11}NO_2$)应为4.0~14.0mg。

【规格】每1g配方颗粒相当于饮片8.0g。

【贮藏】密封。

二、炒鸡内金配方颗粒质量标准草案起草说明

本研究以大生产三批炒鸡内金配方颗粒样品进行质量研究,根据国家药品监督管理局《中药配方颗粒质量控制与标准制定技术要求》的要求,参考《中国药典》2020年版一部鸡

内金药材质量标准,《天津市中药配方颗粒质量标准》鸡内金配方颗粒项下质量标准,以及前期炒鸡内金标准汤剂的质量标准,建立符合标准汤剂质量要求的炒鸡内金配方颗粒质量标准。

(一)药品名称

药品名称:炒鸡内金配方颗粒

汉语拼音:Chaojineijin Peifangkeli

(二)来源

本品为雉科动物家鸡 *Gallus gallus domesticus* Brisson 的干燥砂囊内壁经炮制并按标准汤剂的主要质量指标加工制成的配方颗粒。

(三)制法

炒鸡内金配方颗粒的研究以标准汤剂为对照,以出膏率、指标成分含量和转移率、特征图谱的一致性为考察指标,通过单因素实验,确定了提取、固液分离、浓缩、干燥、成型工艺,通过三批中试的验证,考察了炒鸡内金中间体及成品制备过程中的量值传递和物料平衡,最终确定了炒鸡内金配方颗粒的制备工艺。

(四)性状

根据三批炒鸡内金配方颗粒样品的实际性状描述,暂定本品性状为:本品为类白色至黄白色的颗粒;气微腥,味苦(图8-4-2)。

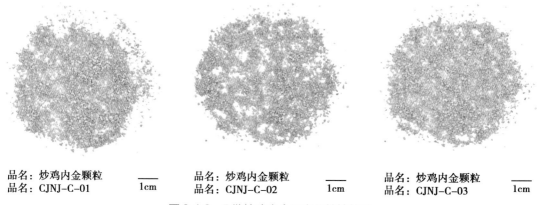

品名:炒鸡内金颗粒　　品名:炒鸡内金颗粒　　品名:炒鸡内金颗粒
品名:CJNJ-C-01　1cm　品名:CJNJ-C-02　1cm　品名:CJNJ-C-03　1cm

图8-4-2　3批炒鸡内金配方颗粒性状图

(五)鉴别

1.薄层鉴别　鸡内金的化学成分主要为蛋白质、多糖、氨基酸和微量元素。本研究参照《天津市中药配方颗粒质量标准》的鸡内金【鉴别】项下方法制定,选用鸡内金对照药材作对照,按本节标准草案鉴别项下方法操作,结果供试品在与对照药材相应位置上有对应斑点(图8-4-3);经试验验证,方法重现性好,因此将该方法收入正文。

2.质谱鉴别　根据前期炒鸡内金标准汤剂的研究,选用鸡源多肽1(GESVLPR)和鸡源多肽2(IDEASIPELQEIGR)两个肽段作为炒鸡内金配方颗粒的特征多肽,按照与标准汤剂相同的供试品制备方法和条件对炒鸡内金配方颗粒进行测定,结果显示,以质荷比(m/z)379.21(双电荷)→571.36 和 m/z 379.21(双电荷)→385.26,m/z 785.41(双电荷)→941.51 和 m/z 785.41(双电荷)→245.08 离子对提取的炒鸡内金配方颗粒供试品溶液离子流色谱中,均能呈现与对照品保留时间一致的色谱峰,且所检测出的离子对测定的 MRM 色谱峰信噪比均大于 3:1(图 8-4-4~图 8-4-5),表明炒鸡内金标准汤剂质谱鉴别的方法和条件同样适用于炒鸡内金配方颗粒。再对方法供试品溶液制备中的提取方式和胰蛋白酶用量进行了考察,并对方法的专属性、溶液稳定性以及耐用性进行了方法学验证,表明了方法专属性且耐用性良好,因此列入标准正文。

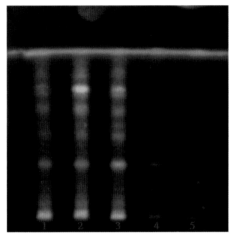

1. 炒鸡内金配方颗粒(CJNJ-C-01)8μl; 2. 炒鸡内金配方颗粒(CJNJ-C-02)8μl;
3. 炒鸡内金配方颗粒(CJNJ-C-03)8μl; 4. 鸡内金对照药材 15μl; 5. 阴性样品 8μl。

图 8-4-3　3 批炒鸡内金配方颗粒薄层色谱

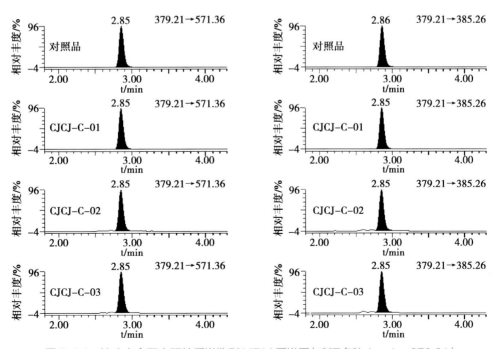

图 8-4-4　炒鸡内金配方颗粒质谱鉴别 MRM 质谱图(鸡源多肽 1, m/z =379.21)

169

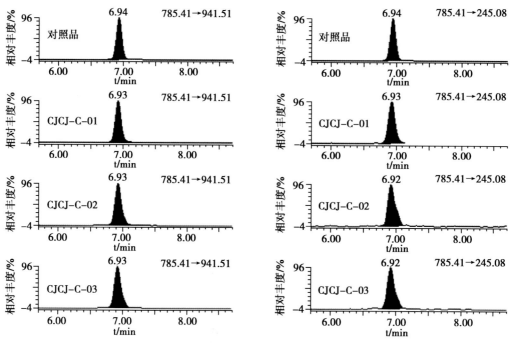

图 8-4-5　炒鸡内金配方颗粒质谱鉴别 MRM 质谱图（鸡源多肽 2, m/z =785.41）

（六）检查

1. 常规检查　按《中国药典》2020 年版通则 0104 颗粒剂项下规定，对炒鸡内金配方颗粒的粒度、水分、溶化性、装量差异、微生物限度进行了检查，规定如正文。

2. 其他检查

（1）重金属及有害元素：按《中国药典》2020 年版通则 2321 铅、镉、砷、汞、铜测定法（电感耦合等离子体质谱法）操作，采用电感耦合等离子体质谱仪对本品三批进行铅、镉、砷、汞、铜的测定，结果见表 8-4-3。

表 8-4-3　重金属及有害元素测定结果表

批号	镉（mg/kg）	铜（mg/kg）	铅（mg/kg）	砷（mg/kg）	汞（mg/kg）
CJNJ-C-01	0.093	0.032	0.506	0.002	0.451
CJNJ-C-02	<0.002	0.021	0.440	0.003	0.317
CJNJ-C-03	0.097	0.026	0.458	0.002	0.256

根据《中国药典》2020 年版对中药材重金属及有害元素的一般规定，除矿物、动物、海洋类以外的中药材中，铅不得过 5mg/kg；镉不得过 1mg/kg；砷不得过 2mg/kg；汞不得过 0.2mg/kg；铜不得过 20mg/kg。由表 8-4-3 可见，三批炒鸡内金配方颗粒重金属及有害元素铅≤5mg/kg；镉≤1mg/kg、砷≤2mg/kg、汞≤0.2mg/kg、铜≤20mg/kg。暂不纳入标准正文中。

（2）有机氯农药残留量：按《中国药典》2020 年版通则 2341 农药残留量测定法（第一法有机氯类农药残留量测定法 - 色谱法）中 9 种有机氯类农药残留量测定法操作，采用气相色谱仪对本品三批进行 9 种有机氯类农药残留量进行测定，测定结果见表 8-4-4。

表 8-4-4　有机氯类农药残留量测定结果表

批号	总BHC（mg/kg）	总DDT（mg/kg）	PCNB（mg/kg）
CJNJ-C-01	0.002	0.01	未检出
CJNJ-C-02	0.002	0.004	未检出
CJNJ-C-03	0.002	0.02	未检出

结果：根据《中国药典》2020年版对中药材有机氯类农药残留量的一般规定，六六六（总BHC）不得过0.2mg/kg；滴滴涕（总DDT）不得过0.2mg/kg；五氯硝基苯（PCNB）不得过0.1mg/kg。由表8-4-4可见，三批炒鸡内金配方颗粒中有机氯农药残留未超过《中国药典》2020年版限度，暂不纳入标准正文中。

（七）浸出物

按《中国药典》2020年版通则2201浸出法测定项下醇溶性浸出物测定法的热浸法测定，对三批炒鸡内金配方颗粒进行测定，测定结果为20.02%、21.69%、19.62%。本研究仅测定了三批样品，缺乏样品的代表性，有待后续积累更多数据进行完善。因此参考广东一方制药有限公司的历史数据和本品大生产三批数据，暂定炒鸡内金配方颗粒醇溶性浸出物不得少于8.0%。

（八）特征图谱

参照炒鸡内金标准汤剂特征图谱标准，对炒鸡内金配方颗粒特征图谱进行研究。

取三批炒鸡内金配方颗粒，按正文色谱条件，测定三批炒鸡内金配方颗粒特征图谱，结果见表8-4-5、图8-4-6、图8-4-7。

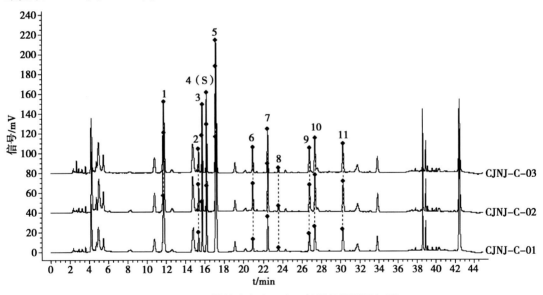

图 8-4-6　3批炒鸡内金配方颗粒特征图谱叠加图

表 8-4-5　3批炒鸡内金配方颗粒特征图谱（相对保留时间）

批号	峰1	峰2	峰3	峰4（S）	峰5	峰6	峰7	峰8	峰9	峰10	峰11
CJNJ-C-01	0.726	0.949	0.973	1.000	1.060	1.295	1.390	1.459	1.656	1.692	1.873
CJNJ-C-02	0.726	0.949	0.973	1.000	1.060	1.296	1.390	1.460	1.657	1.693	1.874
CJNJ-C-03	0.726	0.949	0.973	1.000	1.060	1.295	1.390	1.459	1.656	1.692	1.873
RSD（%）	0.03	0.00	0.01	0.00	0.01	0.00	0.01	0.02	0.02	0.02	0.03

将三批炒鸡内金配方颗粒 HPLC 特征图谱使用《中药色谱指纹图谱相似度评价系统》进行匹配，生成对照图谱，建立炒鸡内金配方颗粒对照特征图谱（图 8-4-6）。

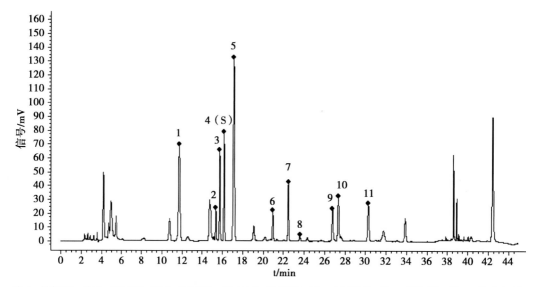

峰 1：甘氨酸；峰 2：苏氨酸；峰 3：丙氨酸；峰 4（S）：脯氨酸；峰 6：酪氨酸；峰 7：缬氨酸；峰 9：异亮氨酸；
峰 10：亮氨酸；峰 11：苯丙氨酸。

图 8-4-7　炒鸡内金配方颗粒对照特征图谱

（九）含量测定

前期研究在炒鸡内金标准汤剂的研究中建立了以甘氨酸、丙氨酸、脯氨酸及苯丙氨酸为含测指标的质量控制方法，并规定了标准汤剂中甘氨酸、丙氨酸、脯氨酸及苯丙氨酸的含量限度；本次研究参考标准汤剂的方法，建立炒鸡内金配方颗粒中甘氨酸、丙氨酸、脯氨酸及苯丙氨酸的含量测定，并开展方法学验证。根据 18 批标准汤剂的研究结果，确定配方颗粒成品中甘氨酸、丙氨酸、脯氨酸及苯丙氨酸的含量限度。

取所制备的 3 批炒鸡内金配方颗粒，按照【含量测定】项下供试品制备方法制备供试品溶液，以十八烷基硅烷键合硅胶为填充剂（柱长为 250mm，内径为 4.6mm，粒径为 5μm）；以乙腈 -0.1mol/L 醋酸钠溶液（用醋酸调节 pH 值至 6.5）（7：93）为流动相 A；以乙腈 - 水（4：1）为流动相 B，按表 8-4-2 中的规定进行梯度洗脱；流速为每分钟 1.0ml；柱温为 40℃；检测波长为 254nm。理论板数按丙氨酸峰计算应不低于 4000 的色谱条件进行测定，测定 3 批炒鸡内金配方颗粒，结果见表表 8-4-6。

表 8-4-6　炒鸡内金配方颗粒的含量测定结果表

批号	甘氨酸含量（mg/g）	丙氨酸含量（mg/g）	脯氨酸含量（mg/g）	苯丙氨酸（mg/g）
CJNJ-C-01	16.1	8.3	12.7	9.8
CJNJ-C-02	20.4	11.9	16.0	12.9
CJNJ-C-03	18.6	10.7	14.5	12.0

结合鸡内金药材、炒鸡内金饮片质量及炒鸡内金标准汤剂氨基酸含量测定结果，暂定本品每 1g 含甘氨酸（$C_2H_5NO_2$）应为 6.0～22.0mg、丙氨酸（$C_3H_7NO_2$）应为 3.5～13.0mg、脯

氨酸（$C_5H_9NO_2$）应为 5.5～17.0mg、苯丙氨酸（$C_9H_{11}NO_2$）应为 4.0～14.0。

（十）性味与归经、功能与主治、用法与用量、注意事项

同正文。

（十一）规格

按照制法中制成总量计算出每 1g 配方颗粒相当于饮片 8g。

（十二）贮藏

根据颗粒剂易吸潮特点以及稳定性试验结果，包装应密封。

三、小结

本研究以炒鸡内金标准汤剂作为参照物，以衡量炒鸡内金配方颗粒与传统汤剂的一致性。首先通过 18 批不同产地样品建立了炒鸡内金标准汤剂的三大质量指标：出膏率，甘氨酸、丙氨酸、脯氨酸和苯丙氨酸含量和转移率，以及特征图谱标准；并以标准汤剂质量指标为基准，指导炒鸡内金配方颗粒生产工艺过程的质量控制，建立了与炒鸡内金标准汤剂质量指标一致的原料、中间体和配方颗粒的质量标准。炒鸡内金的主要成分包括蛋白质、多糖、氨基酸和微量元素等，其中以氨基酸成分为主。炒鸡内金饮片中含有甘氨酸、丙氨酸等鲜味氨基酸，苯丙氨酸等必需氨基酸。具有调节肠胃运动、调节消化液分泌、调节血糖血脂、改善乳腺增生等作用。因此，炒鸡内金配方颗粒的质量标准的建立，以标准汤剂质量标准为依据，针对氨基酸类成分作为含量测定指标成分，采用 HPLC 法，测定本品中甘氨酸、丙氨酸、脯氨酸和苯丙氨酸含量；分别建立了药材、饮片、标准汤剂、中间体、成品特征图谱，选取了 11 个共有峰，并对全过程进行量值传递分析，以确保炒鸡内金配方颗粒的整体性质量控制。采用 TLC 法，选择炒鸡内金对照药材为对照进行专属性鉴别。此外还建立了其质谱鉴别方法，选用鸡源多肽 1（GESVLPR）和鸡源多肽 2（IDEASIPELQEIGR）两个肽段作为炒鸡内金配方颗粒的特征多肽，以质荷比（m/z）379.21（双电荷）→ 571.36 和（m/z）379.21（双电荷）→ 385.26，（m/z）785.41（双电荷）→ 245.08 和（m/z）785.41（双电荷）→ 229.12 离子对提取的炒鸡内金配方颗粒供试品溶液离子流色谱中，均能呈现与对照品保留时间一致的色谱峰。除了进行定性定量分析外，还采用 ICP-MS 进行重金属及有害元素的测定、采用 GC 进行农药残留量的测定、采用《中国药典》2020 年版所载进行二氧化硫残留量控制原料、产品质量，以期积累数据纳入药材内控质量标准，确保本品临床使用的安全性。经方法学考察，检测方法均符合要求，检测数据稳定可靠。三批大生产的中间体、成品之间各项关键指标均在规定质量范围之内，即三批大生产量值传递过程与标准汤剂均一致。说明炒鸡内金配方颗粒与炒鸡内金标准汤剂物质基础一致，与炒鸡内金标准汤剂"形不同，但质相同"。

所建立的质量标准，能定性、定量评价炒鸡内金配方颗粒的质量，为临床配方提供了符合传统汤剂质量，剂量合理、准确，工艺规范、统一，质量安全、优良且稳定的炒鸡内金配方颗粒。

主要参考文献

张永清，南云生. 鸡内金炮制历史沿革初探[J]. 中成药，1992（11）：22.

第九章

僵蚕配方颗粒标准汤剂与质量标准研究

第一节 概 述

僵蚕为蚕蛾科昆虫家蚕 *Bombyx mori* Linnaeus 4～5 龄的幼虫感染（或人工接种）白僵菌 *Beauveria bassiana*（Bals.）Vuillant 而致死的干燥体。多于春、秋季生产，将感染白僵菌病死的蚕干燥。具有息风止痉、祛风止痛、化痰散结的功效。用于肝风夹痰、惊痫抽搐、小儿急惊风、破伤风、中风口㖞、风热头痛、目赤咽痛、风疹瘙痒、发颐痄腮。近代药理学研究表明僵蚕有抗惊厥、镇静、抗凝血、降血糖、抗癌的作用，另外还有研究表明其具有治疗黄褐斑、痔疮、支气管哮喘等作用。

僵蚕原名为白僵蚕，始载于《神农本草经》，列为中品。《本草经集注》中陶弘景记载："人家养蚕时，有合箔皆僵者，即曝燥都不坏，今见小白色，似有盐度者为好。"僵蚕主产于江苏的吴县、无锡、镇江、苏州、南通；浙江的吴兴、德清、海宁、嘉善、桐乡；安徽的泾县、宣城；四川的宜宾、乐山、绵阳等地。

第二节 僵蚕药材和饮片研究

一、药材来源

僵蚕为蚕蛾科昆虫家蚕 *Bombyx mori* Linnaeus 4～5 龄的幼虫感染（或人工接种）白僵菌 *Beauveria bassiana*（Bals.）Vuillant 而致死的干燥体。本研究共收集僵蚕药材 17 批（JC-YC-01～JC-YC-17），其中云南省曲靖市 3 批，广西壮族自治区河池市 5 批，四川省攀枝花 3 批，四川省西昌市 3 批，四川省其他市 3 批。经广东一方制药有限公司质量中心鉴定，研究样品均为《中国药典》2020 年版一部僵蚕项下规定的品种。

二、饮片炮制

按照《中国药典》2020 年版一部僵蚕项下进行炮制，取僵蚕原药材，淘洗后干燥，除去杂质，即得僵蚕饮片（JC-YP-01～JC-YP-17）。

三、药材及饮片质量标准

（一）性状

僵蚕药材略呈圆柱形，多弯曲皱缩。长 2～5cm，直径 0.5～0.7mm。表面灰黄色，被有白色粉霜状的气生菌丝和分生孢子。头部较圆，足 8 对，体节明显，尾部略呈二分歧状。质硬而脆，易折断，断面平坦，外层白色，中间有亮棕色或亮黑色的丝腺环 4 个。气微腥，味微咸。

僵蚕饮片同药材（图 9-2-1）。

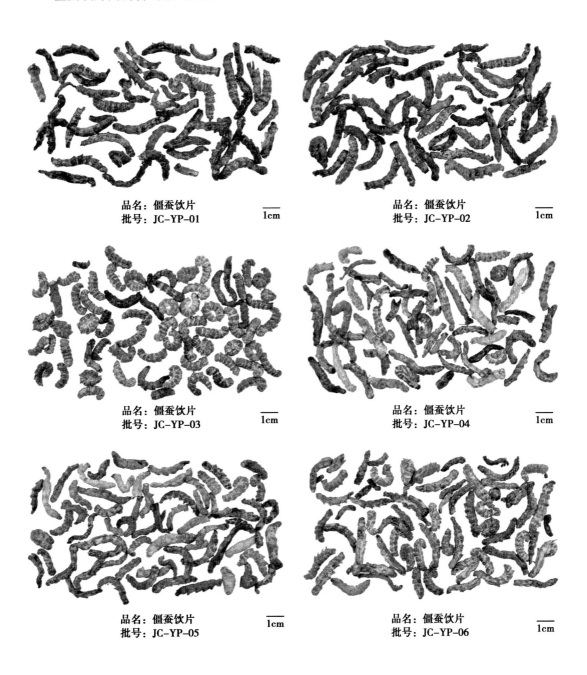

品名：僵蚕饮片　　批号：JC-YP-01　　1cm

品名：僵蚕饮片　　批号：JC-YP-02　　1cm

品名：僵蚕饮片　　批号：JC-YP-03　　1cm

品名：僵蚕饮片　　批号：JC-YP-04　　1cm

品名：僵蚕饮片　　批号：JC-YP-05　　1cm

品名：僵蚕饮片　　批号：JC-YP-06　　1cm

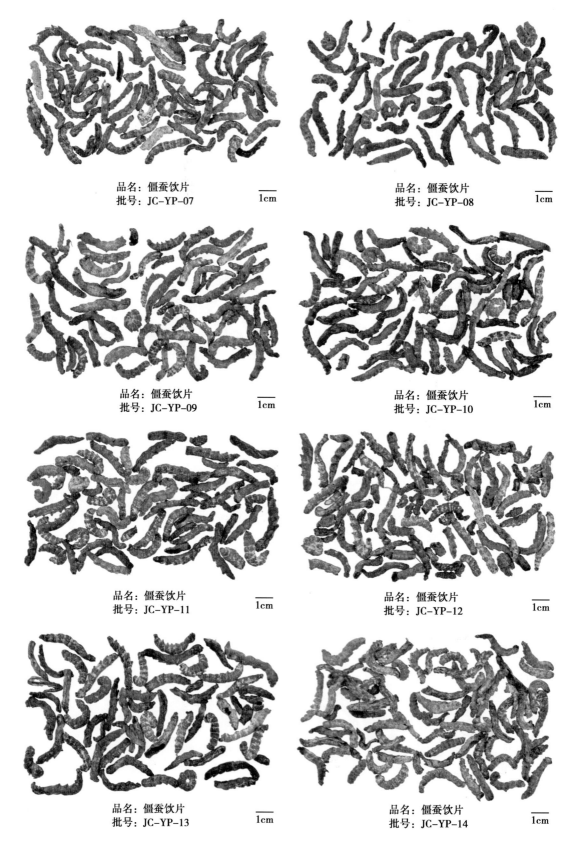

品名：僵蚕饮片
批号：JC-YP-07
1cm

品名：僵蚕饮片
批号：JC-YP-08
1cm

品名：僵蚕饮片
批号：JC-YP-09
1cm

品名：僵蚕饮片
批号：JC-YP-10
1cm

品名：僵蚕饮片
批号：JC-YP-11
1cm

品名：僵蚕饮片
批号：JC-YP-12
1cm

品名：僵蚕饮片
批号：JC-YP-13
1cm

品名：僵蚕饮片
批号：JC-YP-14
1cm

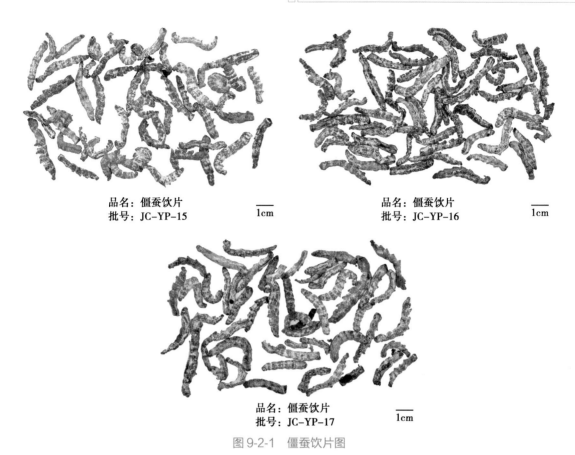

品名：僵蚕饮片
批号：JC-YP-15
——
1cm

品名：僵蚕饮片
批号：JC-YP-16
——
1cm

品名：僵蚕饮片
批号：JC-YP-17
——
1cm

图 9-2-1　僵蚕饮片图

（二）检测

照《中国药典》2020 年版一部僵蚕项下有关要求，对上述僵蚕药材及饮片进行检测，所有样品均符合规定，测定结果见表 9-2-1～表 9-2-4。

表 9-2-1　僵蚕药材测定结果

序号	药材批号	杂质（%）	浸出物（%）	水分（%）	总灰分（%）	酸不溶性灰分（%）	铅（mg/kg）	镉（mg/kg）	砷（mg/kg）	汞（mg/kg）	铜（mg/kg）
1	JC-YC-01	1	31.8	11.1	6.2	0.1	0.165	0.010	0.974	<0.021	3.845
2	JC-YC-02	1	29.2	10.9	6.5	0.1	0.211	0.011	0.918	<0.021	3.385
3	JC-YC-03	1	32.8	11.0	6.8	0.3	0.065	0.004	0.900	<0.021	4.525
4	JC-YC-04	2	32.9	10.5	6.5	0.1	0.272	0.024	0.576	<0.021	3.827
5	JC-YC-05	1	27.7	10.2	6.1	0.1	0.256	0.031	0.554	<0.021	4.525
6	JC-YC-06	3	23.8	10.4	5.1	0.1	0.155	0.019	0.319	<0.021	4.453
7	JC-YC-07	1	33.1	10.4	6.4	0.2	0.259	0.028	0.505	<0.021	4.504
8	JC-YC-08	1	27.8	12.1	5.9	0.3	0.160	0.009	0.218	<0.021	4.314
9	JC-YC-09	1	30.8	10.4	6.9	0.4	0.343	0.025	0.631	<0.021	3.897
10	JC-YC-10	1	23.4	12.4	5.3	0.3	0.386	0.036	0.721	<0.021	3.838
11	JC-YC-11	2	30.7	11.1	6.5	0.3	0.479	0.013	0.507	<0.021	3.996
12	JC-YC-12	1	31.4	10.6	6.6	0.3	0.349	0.007	0.234	<0.021	3.610

续表

序号	药材批号	杂质（%）	浸出物（%）	水分（%）	总灰分（%）	酸不溶性灰分（%）	铅（mg/kg）	镉（mg/kg）	砷（mg/kg）	汞（mg/kg）	铜（mg/kg）
13	JC-YC-13	2	31.8	11.3	6.2	0.4	0.330	0.007	0.241	<0.021	3.800
14	JC-YC-14	1	32.1	11.2	6.6	0.2	0.183	0.010	0.652	<0.021	4.207
15	JC-YC-15	1	26.5	12.9	5.7	0.3	0.181	0.011	0.592	<0.021	4.295
16	JC-YC-16	2	27.2	12.1	5.8	0.3	0.133	0.009	0.593	<0.021	4.103
17	JC-YC-17	1	28.8	12.3	6.1	0.1	0.193	0.008	0.591	<0.021	3.713

表 9-2-2 僵蚕药材测定结果

序号	药材批号	鉴别	黄曲霉毒素（μg/kg）	二氧化硫残留量(mg/kg)	腺嘌呤含量(mg/g)	鸟苷含量（mg/g）	腺苷含量（mg/g）	总含量（mg/g）
1	JC-YC-01	符合规定	$B_1=0.83$；$B_1+B_2+G_1+G_2=0.83$	未检出	0.438	0.745	0.343	1.526
2	JC-YC-02	符合规定	$B_1=0.82$；$B_1+B_2+G_1+G_2=0.82$	未检出	0.354	0.676	0.406	1.436
3	JC-YC-03	符合规定	$B_1<0.1$；$B_1+B_2+G_1+G_2<0.3$	未检出	0.377	0.859	0.471	1.707
4	JC-YC-04	符合规定	$B_1<0.1$；$B_1+B_2+G_1+G_2<0.3$	未检出	0.313	0.588	0.402	1.303
5	JC-YC-05	符合规定	$B_1<0.1$；$B_1+B_2+G_1+G_2<0.3$	未检出	0.335	0.615	0.472	1.422
6	JC-YC-06	符合规定	$B_1<0.1$；$B_1+B_2+G_1+G_2<0.3$	未检出	0.358	0.554	0.279	1.191
7	JC-YC-07	符合规定	$B_1=0.8$；$B_1+B_2+G_1+G_2=0.8$	未检出	0.380	0.704	0.396	1.480
8	JC-YC-08	符合规定	$B_1=0.69$；$B_1+B_2+G_1+G_2=0.69$	未检出	0.345	0.403	0.436	1.184
9	JC-YC-09	符合规定	$B_1=1.08$；$B_1+B_2+G_1+G_2=1.08$	未检出	0.449	0.827	0.385	1.661
10	JC-YC-10	符合规定	$B_1<0.1$；$B_1+B_2+G_1+G_2<0.3$	2mg/kg	0.430	0.658	0.348	1.436
11	JC-YC-11	符合规定	$B_1=0.8$；$B_1+B_2+G_1+G_2=0.8$	未检出	0.418	0.537	0.274	1.230
12	JC-YC-12	符合规定	$B_1<0.1$；$B_1+B_2+G_1+G_2<0.3$	3mg/kg	0.446	0.852	0.496	1.794
13	JC-YC-13	符合规定	$B_1<0.1$；$B_1+B_2+G_1+G_2<0.3$	未检出	0.417	0.718	0.395	1.530
14	JC-YC-14	符合规定	$B_1=1.08$；$B_1+B_2+G_1+G_2=1.08$	未检出	0.431	0.614	0.292	1.337
15	JC-YC-15	符合规定	$B_1<0.5$；$B_1+B_2+G_1+G_2<1.4$	未检出	0.617	0.590	0.085	1.292
16	JC-YC-16	符合规定	$B_1<0.5$；$B_1+B_2+G_1+G_2<1.4$	未检出	0.539	0.386	0.090	1.014
17	JC-YC-17	符合规定	$B_1<0.5$；$B_1+B_2+G_1+G_2<1.4$	未检出	0.590	0.466	0.133	1.189

表 9-2-3 僵蚕饮片测定结果

序号	饮片批号	浸出物（%）	水分（%）	总灰分（%）	酸不溶性灰分（%）	铅（mg/kg）	镉（mg/kg）	砷（mg/kg）	汞（mg/kg）	铜（mg/kg）
1	JC-YP-01	31.4	5.6	6.8	0.2	0.372	0.017	1.373	<0.001	4.287
2	JC-YP-02	29.1	5.7	5.9	0.1	0.223	0.013	0.862	<0.001	4.450
3	JC-YP-03	25.0	7.4	5.9	0.1	0.334	0.012	0.937	<0.001	4.642
4	JC-YP-04	25.0	7.0	5.9	0.1	0.529	0.038	0.517	<0.001	5.262
5	JC-YP-05	28.9	5.5	7.0	0.1	0.271	0.030	0.630	<0.001	5.639
6	JC-YP-06	25.0	6.9	5.5	0.1	0.150	0.015	0.359	<0.001	4.930
7	JC-YP-07	28.3	6.7	7.0	0.1	0.271	0.034	0.619	<0.001	5.253
8	JC-YP-08	27.3	7.5	5.9	0.1	0.212	0.009	0.266	<0.001	5.437
9	JC-YP-09	31.0	5.5	7.0	0.3	0.397	0.026	0.724	<0.001	4.992
10	JC-YP-10	28.7	8.8	6.8	0.4	0.462	0.031	0.856	<0.001	4.827
11	JC-YP-11	28.3	6.8	7.0	0.2	0.540	0.012	0.539	<0.001	4.698
12	JC-YP-12	28.5	5.2	7.0	0.3	0.375	0.007	0.266	<0.001	4.390
13	JC-YP-13	28.9	7.0	6.5	0.2	0.348	0.006	0.261	<0.001	4.286
14	JC-YP-14	30.2	5.5	7.0	0.2	0.355	0.025	0.621	<0.001	4.994
15	JC-YP-15	26.8	7.1	6.0	0.3	0.226	0.013	0.645	<0.021	4.495
16	JC-YP-16	26.6	7.7	5.6	0.3	0.156	0.013	0.637	<0.021	4.399
17	JC-YP-17	26.5	8.1	6.0	0.3	0.231	0.013	0.736	<0.021	4.945

表 9-2-4 僵蚕饮片测定结果

序号	饮片批号	鉴别	黄曲霉毒素（μg/kg）	二氧化硫残留量（mg/kg）	腺嘌呤含量（mg/g）	鸟苷含量（mg/g）	腺苷含量（mg/g）	总量（mg/g）
1	JC-YP-01	符合规定	$B_1<0.5$；$B_1+B_2+G_1+G_2<1.4$	未检出	0.360	0.733	0.318	1.411
2	JC-YP-02	符合规定	$B_1<0.5$；$B_1+B_2+G_1+G_2<1.4$	未检出	0.386	0.647	0.323	1.356
3	JC-YP-03	符合规定	$B_1<0.5$；$B_1+B_2+G_1+G_2<1.4$	未检出	0.374	0.807	0.382	1.563
4	JC-YP-04	符合规定	$B_1<0.5$；$B_1+B_2+G_1+G_2<1.4$	未检出	0.334	0.544	0.321	1.198
5	JC-YP-05	符合规定	$B_1<0.5$；$B_1+B_2+G_1+G_2<1.4$	未检出	0.356	0.568	0.382	1.306
6	JC-YP-06	符合规定	$B_1<0.5$；$B_1+B_2+G_1+G_2<1.4$	未检出	0.383	0.555	0.284	1.222
7	JC-YP-07	符合规定	$B_1<0.5$；$B_1+B_2+G_1+G_2<1.4$	未检出	0.284	0.841	0.516	1.641
8	JC-YP-08	符合规定	$B_1<0.5$；$B_1+B_2+G_1+G_2<1.4$	未检出	0.370	0.433	0.352	1.155
9	JC-YP-09	符合规定	$B_1<0.5$；$B_1+B_2+G_1+G_2<1.4$	未检出	0.464	0.626	0.180	1.270

续表

序号	饮片批号	鉴别	黄曲霉毒素（μg/kg）	二氧化硫残留量(mg/kg)	腺嘌呤含量(mg/g)	鸟苷含量(mg/g)	腺苷含量(mg/g)	总量(mg/g)
10	JC-YP-10	符合规定	$B_1<0.5$；$B_1+B_2+G_1+G_2<1.4$	未检出	0.501	0.629	0.242	1.372
11	JC-YP-11	符合规定	$B_1<0.5$；$B_1+B_2+G_1+G_2<1.4$	未检出	0.472	0.452	0.197	1.121
12	JC-YP-12	符合规定	$B_1<0.5$；$B_1+B_2+G_1+G_2<1.4$	未检出	0.453	0.838	0.406	1.696
13	JC-YP-13	符合规定	$B_1<0.5$；$B_1+B_2+G_1+G_2<1.4$	未检出	0.416	0.692	0.359	1.466
14	JC-YP-14	符合规定	$B_1<0.5$；$B_1+B_2+G_1+G_2<1.4$	未检出	0.550	0.727	0.261	1.539
15	JC-YP-15	符合规定	$B_1<0.5$；$B_1+B_2+G_1+G_2<1.4$	未检出	0.485	0.419	0.135	1.038
16	JC-YP-16	符合规定	$B_1<0.5$；$B_1+B_2+G_1+G_2<1.4$	未检出	0.574	0.365	0.116	1.054
17	JC-YP-17	符合规定	$B_1<0.5$；$B_1+B_2+G_1+G_2<1.4$	未检出	0.532	0.494	0.138	1.164

（三）特征图谱

1. 色谱条件　采用 YMC Triart C_{18} 色谱柱（2.1mm×100mm，1.9μm）；以甲醇为流动相 A，水为流动相 B，按表 9-2-5 中的规定进行梯度洗脱；流速为每分钟 0.35ml；柱温为 40℃；检测波长为 260nm；进样量为 1μl。

表 9-2-5　梯度洗脱表

时间	流动相 A（%）	流动相 B（%）
0～5	0	100
5～12	0 → 5	100 → 95
12～20	5 → 25	95 → 75

2. 参照物溶液制备　精密称定腺嘌呤对照品 3.707mg、鸟苷对照品 5.094mg、腺苷对照品 2.157mg，置 20ml 量瓶中，加 10% 甲醇溶解并定容至刻度制成每 1ml 含腺嘌呤 184.238μg、鸟苷 238.399μg、腺苷 107.527μg 的溶液，摇匀；精密吸取 1ml 转移至 20ml 量瓶中，加 10% 甲醇制成每 1ml 含腺嘌呤 9.212μg、鸟苷 11.920μg、腺苷 5.376 3μg 的对照品溶液，摇匀，即得。

3. 供试品溶液制备　取本品粉末（过四号筛）约 1.0g，精密称定，置具塞锥形瓶中，加水 25ml，超声处理（功率 250W，频率 40kHz）60 分钟，取出，置 50ml 离心管中离心（转数：4 000r/min，时间：5 分钟），上清液转移至 50ml 量瓶中，残渣用 20ml 水洗至具塞锥形瓶中，超声处理（功率 250W，频率 40kHz）30 分钟，取出，置 50ml 离心管中离心（转数：4 000r/min，时间：5 分钟），上清液转移至同一量瓶中，置水浴加热 5 分钟后，冷却至室温，用水定容至刻度，摇匀，滤过，取续滤液，即得。

4．方法学验证　方法学考察合格（具体内容略）。

5．特征图谱的建立及共有峰的标定

（1）药材特征图谱的建立及共有峰的标定：按僵蚕药材及饮片特征图谱方法，精密吸取1μl，注入液相色谱仪，测定，即得。

供试品色谱中应呈现 5 个特征峰（图 9-2-2、图 9-2-3），并应与对照药材参照物色谱中的5 个特征峰保留时间相对应，其中 3 个峰应分别与相应对照品参照物峰保留时间相对应，以腺苷参照物相应的峰为 S 峰，计算各特征峰与 S 峰的相对保留时间（表 9-2-6），其相对保留时间应该在规定值的 ±10% 范围之内［规定值为：0.91（峰 3）、1.22（峰 5）］。

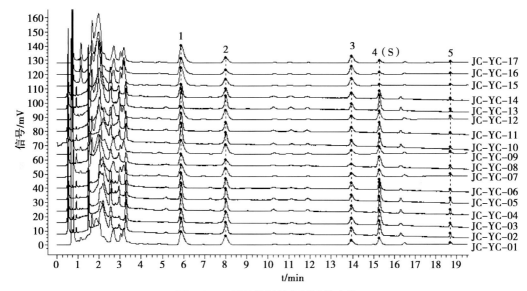

图 9-2-2　僵蚕药材特征图谱共有峰

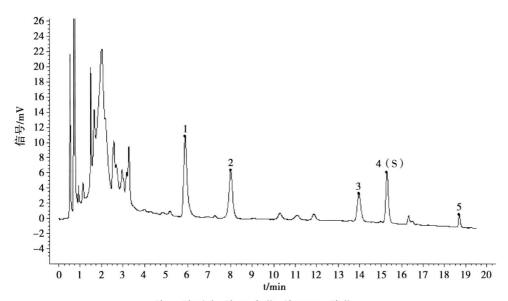

峰 1：腺嘌呤；峰 2：鸟苷；峰 4（S）：腺苷。

图 9-2-3　僵蚕药材对照特征图谱共有峰

表 9-2-6　僵蚕药材特征图谱相对保留时间

序号	药材批号	峰1	峰2	峰3	峰4（S）	峰5
1	JC-YC-01	0.362	0.475	0.897	1.000	1.271
2	JC-YC-02	0.402	0.560	0.925	1.000	1.188
3	JC-YC-03	0.402	0.561	0.927	1.000	1.188
4	JC-YC-04	0.401	0.558	0.925	1.000	1.188
5	JC-YC-05	0.400	0.557	0.924	1.000	1.191
6	JC-YC-06	0.402	0.560	0.925	1.000	1.190
7	JC-YC-07	0.363	0.475	0.897	1.000	1.272
8	JC-YC-08	0.399	0.555	0.925	1.000	1.191
9	JC-YC-09	0.362	0.474	0.896	1.000	1.270
10	JC-YC-10	0.400	0.556	0.923	1.000	1.194
11	JC-YC-11	0.403	0.560	0.924	1.000	1.190
12	JC-YC-12	0.362	0.474	0.897	1.000	1.271
13	JC-YC-13	0.403	0.561	0.925	1.000	1.190
14	JC-YC-14	0.403	0.562	0.925	1.000	1.188
15	JC-YC-15	0.362	0.473	0.896	1.000	1.273
16	JC-YC-16	0.362	0.473	0.896	1.000	1.275
17	JC-YC-17	0.361	0.472	0.896	1.000	1.275
	RSD%	0.71	0.12	0.04	0.00	0.26

（2）饮片特征图谱的建立及共有峰的标定：按僵蚕药材及饮片特征图谱方法，分别精密吸取参照物溶液和供试品溶液各 1μl，注入液相色谱仪，测定，即得（图9-2-4、图9-2-5）。

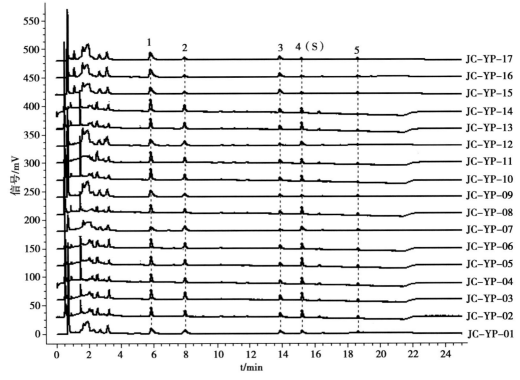

图 9-2-4　僵蚕饮片特征图谱共有峰

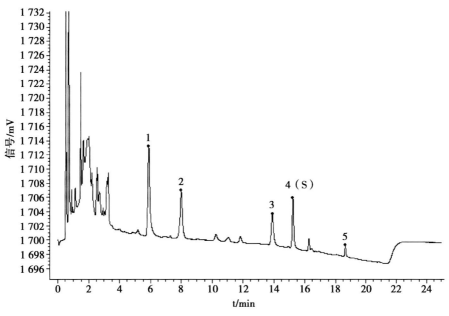

峰1：腺嘌呤；峰2：鸟苷；峰4（S）：腺苷。

图 9-2-5　僵蚕饮片对照特征图谱

　　供试品色谱中应呈现 5 个特征峰（图 9-2-4、图 9-2-5），并应与对照药材参照物色谱中的 5 个特征峰保留时间相对应，其中 3 个峰应分别与相应对照品参照物峰保留时间相对应，以腺苷参照物相应的峰为 S 峰，计算各特征峰与 S 峰的相对保留时间（表 9-2-7），其相对保留时间应该在规定值的 ±10% 之内［规定值为：0.91（峰 3）、1.22（峰 5）］。

表 9-2-7　17 批僵蚕饮片特征图谱（相对保留时间）

序号	饮片批号	峰1	峰2	峰3	峰4（S）	峰5
1	JC-YP-01	0.361	0.470	0.896	1.000	1.275
2	JC-YP-02	0.386	0.500	0.904	1.000	1.255
3	JC-YP-03	0.386	0.501	0.907	1.000	1.247
4	JC-YP-04	0.388	0.502	0.906	1.000	1.257
5	JC-YP-05	0.391	0.508	0.908	1.000	1.249
6	JC-YP-06	0.386	0.501	0.906	1.000	1.250
7	JC-YP-07	0.368	0.482	0.898	1.000	1.268
8	JC-YP-08	0.386	0.499	0.906	1.000	1.251
9	JC-YP-09	0.361	0.471	0.896	1.000	1.274
10	JC-YP-10	0.385	0.499	0.906	1.000	1.251
11	JC-YP-11	0.386	0.499	0.906	1.000	1.255
12	JC-YP-12	0.361	0.471	0.896	1.000	1.275
13	JC-YP-13	0.390	0.507	0.907	1.000	1.244

序号	饮片批号	峰1	峰2	峰3	峰4（S）	峰5
14	JC-YP-14	0.390	0.506	0.906	1.000	1.246
15	JC-YP-15	0.367	0.480	0.899	1.000	1.272
16	JC-YP-16	0.360	0.469	0.896	1.000	1.279
17	JC-YP-17	0.360	0.468	0.896	1.000	1.280
	RSD（%）	0.61	0.08	0.04	0.00	0.25

（四）质谱鉴别

1. 色谱和质谱条件　以 Waters BEH C_{18} 色谱柱（2.1mm×150mm，1.7μm）；以乙腈为流动相 A，0.1% 甲酸水溶液为流动相 B，按表 9-2-8 中的规定梯度进行洗脱；柱温为 30℃，流速为每分钟 0.3ml，电喷雾正离子模式（ESI+），进行多反应监测（MRM），选择质荷比（m/z）823（双电荷）>1 070，m/z 823（双电荷）>1 345，m/z 637（三电荷）>825 和 m/z 637（三电荷）>926 作为检测离子对进行检测。进样 5μl，按上述检测离子对测定的 MRM 色谱峰的信噪比均应大于 3∶1。

表 9-2-8　梯度洗脱表

时间（min）	流动相 A（%）	流动相 B（%）
0～3	3	97
3～8	3 → 5	97 → 95
8～10	5	95
10～18	5 → 7	95 → 93
18～19	7 → 90	93 → 10
19～21	90	10
21～22	90 → 3	10 → 97
22～30	3	97

2. 对照品溶液的制备　取僵蚕多肽 1、僵蚕多肽 2 对照品适量，精密称定，加 1% 碳酸氢铵溶液分别制成每 1ml 含僵蚕多肽 1 和僵蚕多肽 2 各 2μg 混合溶液，即得。

3. 供试品溶液制备　取本品粉末（过四号筛）约 0.1g，精密加入 1% 碳酸氢铵溶液 50ml，超声处理（功率 250W，频率 40kHz）30 分钟，用 0.22μm 微孔滤膜滤过，精密移取 1ml 置微量进样瓶中，加入胰蛋白酶溶液 100μl（取序列分析用胰蛋白酶，加 1% 碳酸氢铵溶液制成每 1ml 中含 1mg 的溶液，临用时配制），摇匀，37℃ 恒温酶解 12 小时，作为供试品溶液。

4. 方法学验证　方法学考察合格（具体内容略）。

5. 样品的测定

药材及饮片质谱鉴别：按僵蚕药材和饮片的质谱鉴别方法，分别精密吸取对照品溶液和供试品溶液各 5μl，注入液质联用仪，测定，即得。

以质荷比（m/z）823（双电荷）→ 1 070，m/z 823（双电荷）→ 1 345 和 m/z 637（三电荷）→ 825，m/z 637（三电荷）→ 926 离子对提取的供试品离子流色谱中，所有批次的僵蚕药材均同时呈现与对照品色谱保留时间一致的色谱峰（图 9-2-6、图 9-2-7、表 9-2-9、表 9-2-10）。

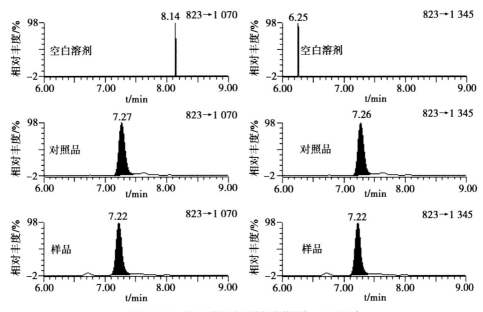

图 9-2-6　僵蚕药材专属性质谱图（m/z 823）

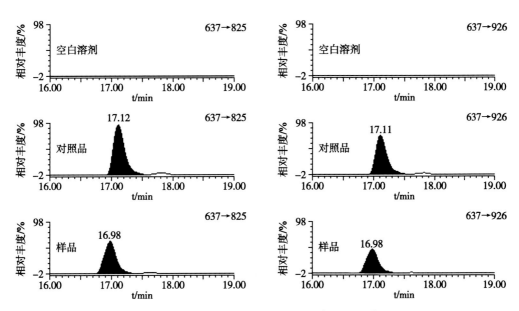

图 9-2-7　僵蚕药材专属性质谱图（m/z 637）

表 9-2-9　僵蚕药材样品测定峰面积结果

批号	保留时间（min）	僵蚕多肽 1				保留时间（min）	僵蚕多肽 1			
		823→1 070		823→1 345			637→825		637→926	
		峰面积	信噪比	峰面积	信噪比		峰面积	信噪比	峰面积	信噪比
JC-YC-01	7.01	6 308	1 672	4 505	3 006	16.72	8 728	1 511	3 780	582
JC-YC-02	7.00	2 095	490	1 458	573	16.73	2 435	300	985	128

续表

批号	保留时间（min）	僵蚕多肽1				保留时间（min）	僵蚕多肽1			
		823→1 070		823→1 345			637→825		637→926	
		峰面积	信噪比	峰面积	信噪比		峰面积	信噪比	峰面积	信噪比
JC-YC-03	7.00	853	484	599	177	16.76	1 941	656	850	179
JC-YC-04	7.01	3 072	1 029	2 228	233	16.70	3 518	625	1 497	192
JC-YC-05	6.99	2 707	1 079	2 062	1 717	16.73	2 863	533	1 290	417
JC-YC-06	6.96	4 063	1 958	2 924	13 469	16.65	7 685	948	3 243	397
JC-YC-07	6.95	4 698	982	3 496	6 628	16.65	6 019	1 454	2 602	1 096
JC-YC-08	6.94	1 763	1 072	1 363	9 147	16.68	2 074	275	809	192
JC-YC-09	6.96	2 516	904	1 885	190	16.65	4 372	808	1 831	415
JC-YC-10	6.95	4 593	1 574	3 464	5 517	16.59	5 751	1 569	2 515	566
JC-YC-11	6.90	6 168	899	4 309	9 191	16.56	5 761	1 374	2 559	638
JC-YC-12	6.90	3 006	1 132	2 228	14 053	16.61	5 472	1 225	2 222	286
JC-YC-13	6.96	1 730	2 633	1 267	8 873	16.68	2 690	880	1 074	607
JC-YC-14	6.94	2 384	1 181	1 901	3 277	16.62	3 407	1 075	1 471	837
JC-YC-15	6.96	205	30	141	887	16.62	912	329	381	180
JC-YC-16	6.99	369	246	256	394	16.97	1 629	378	663	169
JC-YC-17	6.94	288	215	206	1 281	16.60	1 156	273	464	201

表 9-2-10　僵蚕饮片样品测定峰面积结果

批号	保留时间（min）	僵蚕多肽1				保留时间（min）	僵蚕多肽2			
		823>1 070		823>1 345			637>825		637>926	
		峰面积	信噪比	峰面积	信噪比		峰面积	信噪比	峰面积	信噪比
JC-YP-01	6.94	1 672	1 250	1 267	8 444	16.66	2 347	700	967	291
JC-YP-02	6.95	1 142	516	875	5 516	16.68	877	172	370	108
JC-YP-03	6.94	1 002	468	812	5 506	16.67	970	191	392	94
JC-YP-04	6.93	1 967	202	1 352	9 108	16.63	2 655	558	1 063	336
JC-YP-05	6.96	2 939	889	2 166	14 127	16.64	4 851	850	2 040	167
JC-YP-06	6.95	4 202	1 260	3 183	20 890	16.62	6 213	1 268	2 581	295
JC-YP-07	6.92	2 838	2 461	2 203	13 996	16.67	2 800	592	1 108	369
JC-YP-08	6.95	3 038	1 604	2 262	14 221	16.66	3 253	623	1 314	78
JC-YP-09	6.96	1 169	702	793	5 171	16.63	2 048	826	808	652
JC-YP-10	6.98	2 877	414	2 140	13 969	16.62	3 225	1 024	1 322	194
JC-YP-11	6.96	2 501	1 360	1 971	12 719	16.64	2 523	37	1 070	281
JC-YP-12	6.94	1 588	863	1 140	7 676	16.63	1 481	149	637	146
JC-YP-13	6.94	3 491	730	2 613	16 951	16.64	4 044	386	1 669	132
JC-YP-14	6.95	1 170	342	877	5 451	16.67	1 183	211	484	204
JC-YP-15	6.94	178	254	128	882	16.64	775	77	290	68
JC-YP-16	7.00	266	414	174	1 166	16.69	415	33	172	85
JC-YP-17	6.96	189	341	170	1 079	16.71	365	65	133	81

以僵蚕标准汤剂质量标准和《中国药典》2020 年版一部僵蚕项下质量标准为基础,研究制定了高于中国药典且符合与标准汤剂质量指标一致性的药材和饮片标准:①僵蚕药材二氧化硫残留量标准提高(规定不得过 50mg/kg,药典一般要求不得过 150mg/kg);②新增加重金属及有害元素含量的检测项;③新增加了僵蚕药材含量测定标准,并规定了药材含量限量;④新增加了僵蚕药材特征图谱标准,并规定了 5 个特征峰的相对保留时间;⑤新增加了僵蚕药材两个僵蚕多肽的质谱鉴别方法。饮片相关项同药材。后续研究将对成品建立重金属、农残检测,并长期积累数据,防止原料及生产过程中外源性有害物质的带入和累积,保证产品临床用药的安全性;所建立的质量标准,能从定性、定量评价僵蚕质量,为僵蚕配方颗粒提供质量安全,品质优良、稳定的原药材。

第三节　僵蚕配方颗粒标准汤剂研究

一、僵蚕标准汤剂的制备

僵蚕标准汤剂的制备工艺研究,均按照国家药典委员会起草的《中药配方颗粒质量控制与标准制定技术要求》中"标准汤剂的制备"有关要求进行,根据研究结果,确定僵蚕标准汤剂的制备方法如下:

取僵蚕饮片 100g,置电陶瓷壶中,加水煎煮两次,第一次煎煮加入 8 倍量水,浸泡 60 分钟,武火(500W)煮沸后文火(200W)保持微沸 30 分钟,煎液经 350 目筛网趁热过滤,滤液迅速用冷水冷却。第二次加 6 倍量水,武火(500W)煮沸后文火(200W)保持微沸 25 分钟,煎液用 350 目筛网趁热过滤,滤液迅速用冷水冷却,合并两次煎液。将煎液转移至 2 000ml 圆底烧瓶中,采用旋转蒸发仪减压低温浓缩(温度:50℃;真空度:−0.10MPa)至 150ml 的流浸膏;在磁力搅拌下,分装至 10ml 棕色西林瓶中,每瓶分装体积为 2ml,半加塞,分装完后转移至真空冷冻干燥机中冻干,真空冷冻干燥工艺参数见表 9-3-1,冻干曲线见图 9-3-1,取出,轧上铝盖,即得。僵蚕标准汤剂样品制备测定数据见表 9-3-2。

表 9-3-1　僵蚕标准汤剂冷冻干燥参数设置

步骤	设定温度(℃)	设定时间(min)	维持时间(min)	真空度(mbar)
预冻	−45	80	150	/
一次干燥	−40	15	120	0.2
	−35	15	600	0.2
	−30	15	1 200	0.2
	−25	15	900	0.2
	−20	15	400	0.2
	−10	15	200	0.2
	0	15	100	0.2
解析干燥	10	15	120	/
	20	15	120	/
	30	15	210	/

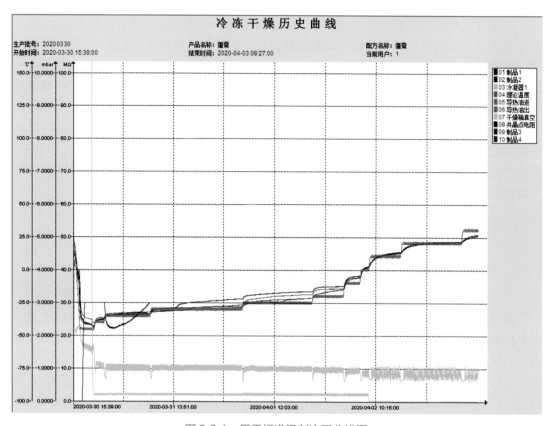

图 9-3-1 僵蚕标准汤剂冻干曲线图

二、含量测定

（一）色谱条件

选择 YMC Triart C$_{18}$ 色谱柱（2.1mm×100mm，1.9μm）；以甲醇为流动相 A，水为流动相 B，按表 9-3-3 中的规定梯度洗脱；流速为每分钟 0.35ml；柱温为 40℃；检测波长为 260nm；进样量为 1μl。

（二）对照品溶液的制备

精密称定腺嘌呤对照品 2.006mg、鸟苷对照品 5.260mg、腺苷对照品 4.078mg，置 20ml 量瓶中，加 10% 甲醇溶解并定容至刻度制成每 1ml 含腺嘌呤 99.698μg、鸟苷 246.168μg、腺苷 203.288μg 的溶液，摇匀；精密吸取 2ml 转移至 20ml 量瓶中，加 10% 甲醇制成每 1ml 含腺嘌呤 9.970μg、鸟苷 24.617μg、腺苷 20.329μg 的对照品溶液，摇匀，即得。

（三）供试品溶液的制备

取僵蚕标准汤剂适量，研细，取约 0.2g，精密称定，置具塞锥形瓶中，精密加入 10% 甲醇 25ml，称定重量，超声处理（功率 250W，频率 40kHz）20 分钟，取出，放冷，再称定重量，用 10% 甲醇补足减失的重量，摇匀，滤过，取续滤液，即得。

（四）方法学验证 方法学考察合格（具体内容略）

表 9-3-2　17 批僵蚕标准汤剂研究汇总表

序号	标准汤剂批号	药材批号	饮片批号	饮片量(g)	第一煎			第二煎		过滤目数(目)	浓缩温度(℃)	浓缩液重量(g)	冻干用浓缩液(g)	冻干后重量(g)	水分(%)
					浸泡时间(min)	加水量(ml)	加热时间(min)	加水量(ml)	加热时间(min)						
1	JC-T-01	JC-YC-01	JC-YP-01	100.47	60	800	30	600	25	350	65	100.47	148.97	26.99	7.1
2	JC-T-01	JC-YC-01	JC-YP-01	100.37	60	800	30	600	25	350	65	100.37	212.37	24.13	6.9
3	JC-T-02	JC-YC-02	JC-YP-02	100.48	60	800	30	600	25	350	65	100.48	163.20	25.14	6.6
4	JC-T-02	JC-YC-02	JC-YP-02	100.99	60	800	30	600	25	350	65	100.99	160.58	21.03	10.0
5	JC-T-03	JC-YC-03	JC-YP-03	100.32	60	800	30	600	25	350	65	100.32	159.34	17.40	9.5
6	JC-T-03	JC-YC-03	JC-YP-03	100.18	60	800	30	600	25	350	65	100.18	143.08	15.93	9.1
7	JC-T-04	JC-YC-04	JC-YP-04	100.60	60	800	30	600	25	350	65	100.60	142.56	17.48	9.2
8	JC-T-04	JC-YC-04	JC-YP-04	100.32	60	800	30	600	25	350	65	100.32	219.03	11.65	5.8
9	JC-T-05	JC-YC-05	JC-YP-05	100.36	60	800	30	600	25	350	65	100.36	151.50	16.51	6.7
10	JC-T-05	JC-YC-05	JC-YP-05	100.27	60	800	30	600	25	350	65	100.27	164.08	13.97	8.3
11	JC-T-06	JC-YC-06	JC-YP-06	100.32	60	800	30	600	25	350	65	100.32	180.55	12.26	8.5
12	JC-T-06	JC-YC-06	JC-YP-06	100.42	60	800	30	600	25	350	65	100.42	149.12	14.3.	8.6
13	JC-T-07	JC-YC-07	JC-YP-07	100.80	60	800	30	600	25	350	65	100.80	157.56	15.34	8.2
14	JC-T-07	JC-YC-07	JC-YP-07	100.22	60	800	30	600	25	350	65	100.22	152.82	18.13	7.8
15	JC-T-07	JC-YC-07	JC-YP-07	100.93	60	800	30	600	25	350	65	100.93	161.97	16.10	8.3
16	JC-T-08	JC-YC-08	JC-YP-08	100.11	60	800	30	600	25	350	65	100.11	195.51	11.62	5.8
17	JC-T-08	JC-YC-08	JC-YP-08	100.90	60	800	30	600	25	350	65	100.90	170.84	12.81	5.9
18	JC-T-09	JC-YC-09	JC-YP-09	100.79	60	800	30	600	25	350	65	100.79	149.54	21.37	8.4

续表

序号	标准汤剂批号	药材批号	饮片批号	饮片量(g)	第一煎			第二煎		过滤目数(目)	浓缩温度(℃)	浓缩液重量(g)	冻干用浓缩液(g)	冻干后重量(g)	水分(%)
					浸泡时间(min)	加水量(ml)	加热时间(min)	加水量(ml)	加热时间(min)						
19	JC-T-09	JC-YC-09	JC-YP-09	100.78	60	800	30	600	25	350	65	100.78	153.84	21.01	8.4
20	JC-T-10	JC-YC-10	JC-YP-10	100.88	60	800	30	600	25	350	65	100.88	158.02	20.33	6.2
21	JC-T-10	JC-YC-10	JC-YP-10	100.54	60	800	30	600	25	350	65	100.54	155.44	19.46	6.3
22	JC-T-11	JC-YC-11	JC-YP-11	100.61	60	800	30	600	25	350	65	100.61	186.56	13.52	6.1
23	JC-T-11	JC-YC-11	JC-YP-11	100.71	60	800	30	600	25	350	65	100.71	196.70	14.12	6.3
24	JC-T-12	JC-YC-12	JC-YP-12	100.92	60	800	30	600	25	350	65	100.92	175.04	14.54	5.8
25	JC-T-12	JC-YC-12	JC-YP-12	100.44	60	800	30	600	25	350	65	100.44	190.38	14.61	6.4
26	JC-T-13	JC-YC-13	JC-YP-13	100.96	60	800	30	600	25	350	65	100.96	183.10	14.46	8.4
27	JC-T-13	JC-YC-13	JC-YP-13	100.76	60	800	30	600	25	350	65	100.76	166.93	18.75	8.7
28	JC-T-14	JC-YC-14	JC-YP-14	100.71	60	800	30	600	25	350	65	100.71	236.89	15.87	5.7
29	JC-T-14	JC-YC-14	JC-YP-14	100.78	60	800	30	600	25	350	65	100.78	198.66	16.39	5.9
30	JC-T-15	JC-YC-15	JC-YP-15	100.07	60	800	30	600	25	350	65	116.27	104.73	18.56	8.8
31	JC-T-15	JC-YC-15	JC-YP-15	100.21	60	800	30	600	25	350	65	103.81	92.12	20.46	8.9
32	JC-T-16	JC-YC-16	JC-YP-16	90.02	60	800	30	600	25	350	65	119.63	108.09	17.10	9.1
33	JC-T-16	JC-YC-16	JC-YP-16	100.39	60	800	30	600	25	350	65	117.73	106.20	19.74	9.3
34	JC-T-17	JC-YC-17	JC-YP-17	100.42	60	800	30	600	25	350	65	129.14	117.42	19.10	8.7
35	JC-T-17	JC-YC-17	JC-YP-17	100.33	60	800	30	600	25	350	65	158.68	141.10	18.77	8.4

表 9-3-3　梯度洗脱表

时间	流动相 A（%）	流动相 B（%）
0～5	100	0
5～12	100 → 95	0 → 5
12～20	95 → 75	5 → 25

（五）测定结果

僵蚕标准汤剂的腺嘌呤、鸟苷和腺苷含量测定及转移率结果见表 9-3-4～表 9-3-7。

表 9-3-4　僵蚕标准汤剂腺嘌呤含量及转移率结果

序号	僵蚕标准汤剂批号	对应饮片含量（mg/g）	标准汤剂含量（mg/g）	腺嘌呤转移率（%）
1	JC-T-01	0.34	1.05	72.94
2	JC-T-02	0.36	1.06	63.62
3	JC-T-03	0.35	0.85	62.00
4	JC-T-04	0.31	0.79	53.66
5	JC-T-05	0.34	0.78	46.85
6	JC-T-06	0.36	1.11	61.37
7	JC-T-07	0.27	0.89	70.63
8	JC-T-08	0.34	1.08	64.45
9	JC-T-09	0.44	1.24	76.10
10	JC-T-10	0.46	1.13	61.84
11	JC-T-11	0.44	0.97	48.08
12	JC-T-12	0.43	1.02	58.70
13	JC-T-13	0.39	1.21	74.90
14	JC-T-14	0.52	1.26	61.66
15	JC-T-15	0.45	0.90	39.58
16	JC-T-16	0.53	0.92	33.88
17	JC-T-17	0.49	0.91	35.74
最小值		0.27	0.78	33.88
最大值		0.53	1.26	76.10
平均值		0.40	1.01	58.00
SD		0.08	0.15	13.19
均值的 70%～130%		—	0.71～1.31	40.60～75.40
均值 ±3 倍 SD		—	0.56～1.46	18.43～97.57

表 9-3-5　僵蚕标准汤剂鸟苷含量及转移率结果

序号	僵蚕标准汤剂批号	对应饮片含量（mg/g）	标准汤剂含量（mg/g）	鸟苷转移率（%）
1	JC-T-01	0.69	2.62	89.73
2	JC-T-02	0.60	2.77	98.90
3	JC-T-03	0.76	2.68	90.21
4	JC-T-04	0.51	1.65	68.81

续表

序号	僵蚕标准汤剂批号	对应饮片含量（mg/g）	标准汤剂含量（mg/g）	鸟苷转移率（%）
5	JC-T-05	0.54	1.60	60.23
6	JC-T-06	0.52	2.36	90.22
7	JC-T-07	0.79	1.75	46.80
8	JC-T-08	0.40	2.26	115.36
9	JC-T-09	0.59	2.16	98.39
10	JC-T-10	0.57	1.93	83.99
11	JC-T-11	0.42	1.63	84.64
12	JC-T-12	0.79	2.42	75.08
13	JC-T-13	0.64	2.64	98.27
14	JC-T-14	0.69	2.27	84.41
15	JC-T-15	0.39	1.62	82.69
16	JC-T-16	0.34	1.66	95.90
17	JC-T-17	0.45	1.66	69.99
	最小值	0.34	1.60	46.80
	最大值	0.79	2.77	115.36
	平均值	0.57	2.10	84.33
	SD	0.14	0.43	16.44
	均值的70%~130%	—	1.47~2.73	59.03~109.63
	均值±3倍SD	—	0.80~3.40	35.01~133.65

表 9-3-6　僵蚕标准汤剂腺苷含量及转移率结果

序号	僵蚕标准汤剂批号	对应饮片含量（mg/g）	标准汤剂含量（mg/g）	腺苷转移率（%）
1	JC-T-01	0.30	1.60	125.77
2	JC-T-02	0.30	1.71	122.00
3	JC-T-03	0.36	1.93	137.39
4	JC-T-04	0.30	0.96	67.95
5	JC-T-05	0.36	1.01	56.84
6	JC-T-06	0.26	1.35	100.77
7	JC-T-07	0.48	0.95	41.65
8	JC-T-08	0.33	1.16	72.75
9	JC-T-09	0.17	1.03	163.40
10	JC-T-10	0.22	1.04	118.07
11	JC-T-11	0.18	1.10	130.67
12	JC-T-12	0.38	1.55	99.39
13	JC-T-13	0.33	1.47	105.80
14	JC-T-14	0.25	1.19	122.71
15	JC-T-15	0.13	0.84	133.38
16	JC-T-16	0.11	0.83	151.38
17	JC-T-17	0.13	0.84	126.89

续表

序号	僵蚕标准汤剂批号	对应饮片含量（mg/g）	标准汤剂含量（mg/g）	腺苷转移率（%）
	最小值	0.11	0.83	41.65
	最大值	0.48	1.93	163.40
	平均值	0.27	1.21	110.40
	SD	0.10	0.33	33.60
	均值的70%～130%	—	0.85～1.57	77.28～143.52
	均值±3倍SD	—	0.21～2.21	9.61～211.19

表9-3-7　僵蚕标准汤剂腺嘌呤、鸟苷、腺苷总含量及总转移率结果

序号	僵蚕标准汤剂批号	对应饮片总含量（mg/g）	标准汤剂总含量（mg/g）	总转移率（%）
1	JC-T-01	1.411	5.267	93.58
2	JC-T-02	1.356	5.541	94.37
3	JC-T-03	1.563	5.456	94.97
4	JC-T-04	1.198	3.410	64.36
5	JC-T-05	1.306	3.386	55.59
6	JC-T-06	1.222	4.818	83.61
7	JC-T-07	1.641	3.592	49.30
8	JC-T-08	1.155	4.507	86.07
9	JC-T-09	1.270	4.432	99.48
10	JC-T-10	1.372	4.098	81.92
11	JC-T-11	1.121	3.703	77.37
12	JC-T-12	1.696	5.003	76.52
13	JC-T-13	1.466	5.316	93.49
14	JC-T-14	1.539	4.720	82.78
15	JC-T-15	1.038	3.353	69.12
16	JC-T-16	1.054	3.419	68.26
17	JC-T-17	1.164	3.405	61.05
	最小值	1.038	3.353	78.34
	最大值	1.696	5.541	49.30
	平均值	1.328	4.319	99.48
	SD	0.202	0.823	15.02
	均值的70%～130%	—	3.02～5.61	54.84～101.85
	均值±3倍SD	—	1.85～6.79	33.29～123.39

三、特征图谱

测定方法同本章第二节僵蚕药材和饮片研究"三、药材及饮片质量标准"下"（三）特征图谱"项。

（一）方法学考察

1. 专属性考察　取僵蚕标准汤剂供试品溶液、空白溶液和参照物溶液，精密吸取上述

溶液各 1μl,注入液相色谱仪,按拟定色谱条件测定,记录色谱见图9-3-2。

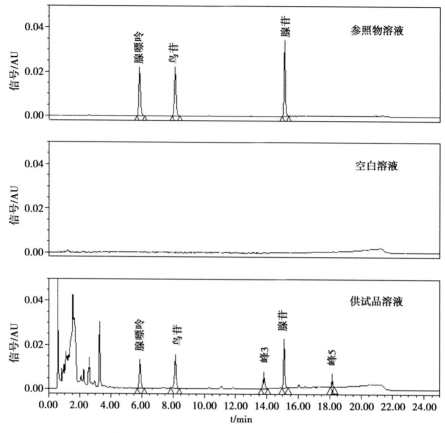

图 9-3-2　僵蚕标准汤剂特征图谱专属性考察

结果显示,供试品色谱在与对照品色谱相应的保留时间处有相同的色谱峰,且空白溶剂无干扰,说明该方法专属性良好。

2. 精密度考察　取僵蚕标准汤剂供试品溶液,连续进样 6 次测定分析,以腺苷峰为参照峰 S,计算各特征峰与 S 峰的相对保留时间和相对峰面积,并计算连续 6 次进样结果的 RSD 值,实验结果见表 9-3-8、表 9-3-9。

表 9-3-8　僵蚕标准汤剂特征图谱精密度结果表(相对保留时间)

序号	峰 1	峰 2	峰 3	峰 4(S)	峰 5
1	0.388 0	0.537 2	0.913 9	1.000 0	1.203 6
2	0.387 7	0.537 0	0.914 0	1.000 0	1.203 3
3	0.388 2	0.537 8	0.913 7	1.000 0	1.202 8
4	0.388 5	0.538 0	0.913 9	1.000 0	1.203 8
5	0.388 5	0.537 9	0.913 4	1.000 0	1.202 9
6	0.388 1	0.537 6	0.914 2	1.000 0	1.203 6
RSD(%)	0.08	0.07	0.03	0.00	0.03

表9-3-9　僵蚕标准汤剂特征图谱精密度结果表（相对峰面积）

序号	峰1	峰2	峰3	峰4（S）	峰5
1	0.780 9	1.015 8	0.401 2	1.000 0	0.150 5
2	0.775 8	1.014 8	0.401 2	1.000 0	0.140 9
3	0.771 2	0.995 9	0.400 7	1.000 0	0.144 7
4	0.771 7	1.003 2	0.403 3	1.000 0	0.143 2
5	0.772 1	0.999 9	0.405 4	1.000 0	0.139 9
6	0.776 1	1.000 1	0.401 1	1.000 0	0.141 6
RSD（%）	0.48	0.83	0.46	0.00	2.68

　　结果显示，同一份供试品溶液连续进样6次，以腺苷色谱峰为参照峰S，各特征峰与S峰的相对保留时间RSD值在0.03%～0.08%范围内，相对峰面积RSD值在0.46%～2.68%范围内，均小于3.0%，表明仪器精密度良好。

　　3．稳定性考察　取僵蚕标准汤剂供试品溶液，分别在0、4、9、13、17、24、30小时进样测定，以腺苷峰为参照峰S，计算各特征峰与S峰的相对保留时间和相对峰面积，并计算RSD值，结果见表9-3-10、表9-3-11。

表9-3-10　僵蚕标准汤剂特征图谱稳定性结果表（相对保留时间）

时间（h）	峰1	峰2	峰3	峰4（S）	峰5
0	0.385 5	0.538 7	0.918 6	1.000 0	1.199 1
4	0.382 1	0.529 0	0.909 1	1.000 0	1.210 6
9	0.388 0	0.537 5	0.913 4	1.000 0	1.204 1
13	0.388 4	0.537 7	0.914 0	1.000 0	1.203 8
17	0.390 3	0.540 3	0.915 7	1.000 0	1.200 6
24	0.385 3	0.532 5	0.911 7	1.000 0	1.205 6
30	0.385 5	0.531 6	0.910 8	1.000 0	1.208 8
RSD（%）	0.69	0.79	0.35	0.00	0.34

表9-3-11　僵蚕标准汤剂特征图谱稳定性结果表（相对峰面积）

时间（h）	峰1	峰2	峰3	峰4（S）	峰5
0	0.779 7	1.001 0	0.402 8	1.000 0	0.139 5
4	0.758 3	1.018 8	0.394 9	1.000 0	0.140 2
9	0.779 7	1.020 2	0.402 1	1.000 0	0.143 8
13	0.783 9	0.998 5	0.403 3	1.000 0	0.144 9
17	0.775 6	1.002 6	0.410 1	1.000 0	0.147 9
24	0.754 0	1.004 1	0.400 4	1.000 0	0.147 3
30	0.787 4	0.997 8	0.409 5	1.000 0	0.145 6
RSD（%）	1.66	0.93	1.30	0.00	2.27

　　结果显示，同一份供试品溶液分别在0、4、9、13、17、24、30小时进行分析，以腺苷峰为参照峰S，各特征峰与S峰的相对保留时间RSD值在0.34%～0.79%范围内，相对峰面

积 RSD 值在 0.93%～2.27% 范围内,均小于 3.0%,表明供试品溶液在 30 小时内相对稳定性良好。

4. 重复性考察　取同一批僵蚕标准汤剂,平行 6 份,按僵蚕标准汤剂特征图谱供试品溶液制备方法制备 6 份供试品溶液,进样测定分析,以腺苷峰为参照峰 S,计算各特征峰与 S 峰的相对保留时间和相对峰面积,并计算 RSD 值,结果见表 9-3-12、表 9-3-13。

表 9-3-12　僵蚕标准汤剂特征图谱重复性结果表（相对保留时间）

序号	峰 1	峰 2	峰 3	峰 4（S）	峰 5
1	0.398 2	0.521 4	0.909 1	1.000 0	1.227 1
2	0.395 1	0.517 7	0.908 1	1.000 0	1.230 7
3	0.394 8	0.516 8	0.906 9	1.000 0	1.230 4
4	0.392 8	0.513 7	0.907 2	1.000 0	1.234 4
5	0.391 1	0.512 0	0.905 8	1.000 0	1.236 6
6	0.390 5	0.511 2	0.906	1.000 0	1.237 9
RSD（%）	0.73	0.75	0.14	0.00	1.22

表 9-3-13　僵蚕标准汤剂特征图谱重复性结果表（相对峰面积）

序号	峰 1	峰 2	峰 3	峰 4（S）	峰 5
1	0.759 6	0.993 5	0.407 9	1.000 0	0.139 5
2	0.767 1	0.995	0.402 8	1.000 0	0.140 2
3	0.766 3	0.993 6	0.402 6	1.000 0	0.133 3
4	0.765 3	1.004 8	0.408 9	1.000 0	0.137 5
5	0.764 4	1.023 4	0.420 5	1.000 0	0.142 2
6	0.749 4	0.996 8	0.401 1	1.000 0	0.138 0
RSD（%）	0.88	1.17	1.76	0.00	2.19

结果显示,同一批样品重复测定 6 次,以腺苷色谱峰为参照峰 S,各特征峰与 S 峰的相对保留时间 RSD 值在 0.14%～1.22% 范围内,相对峰面积 RSD 值在 0.88%～2.19% 范围内,均小于 3.0%,表明该方法重复性良好。

5. 中间精密度考察　由其他分析人员在不同日期取同一批僵蚕标准汤剂适量,按僵蚕标准汤剂特征图谱项下供试品溶液制备方法制备样品,平行 6 份,并在不同色谱仪下操作,进样测定分析,以腺苷峰为参照峰 S,计算各特征峰与 S 峰的相对保留时间和相对峰面积,并计算 RSD 值,实验结果见表 9-3-14、表 9-3-15。

表 9-3-14　僵蚕标准汤剂特征图谱中间精密度结果表（相对保留时间）

序号	峰 1	峰 2	峰 3	峰 4（S）	峰 5
重复性 1	0.398 2	0.521 4	0.909 1	1.000 0	1.227 1
重复性 2	0.395 1	0.517 7	0.908 1	1.000 0	1.230 7
重复性 3	0.394 8	0.516 8	0.906 9	1.000 0	1.230 4
重复性 4	0.392 8	0.513 7	0.907 2	1.000 0	1.234 4
重复性 5	0.391 1	0.512 0	0.905 8	1.000 0	1.236 6

续表

序号	峰1	峰2	峰3	峰4(S)	峰5
重复性6	0.390 5	0.511 2	0.906 0	1.000 0	1.237 9
中间精密度1	0.380 9	0.495 6	0.925 0	1.000 0	1.286 7
中间精密度2	0.369 8	0.489 4	0.914 1	1.000 0	1.203 3
中间精密度3	0.365 0	0.487 4	0.910 5	1.000 0	1.214 6
中间精密度4	0.365 0	0.487 2	0.907 6	1.000 0	1.218 0
中间精密度5	0.364 0	0.486 6	0.907 5	1.000 0	1.223 5
中间精密度6	0.369 6	0.494 9	0.910 3	1.000 0	1.221 9
中间精密度6个数据 RSD(%)	1.71	0.82	0.72	0.00	2.41
与重复性试验6个数据 RSD(%)	3.60	2.73	0.58	0.00	1.65

表 9-3-15　僵蚕标准汤剂特征图谱中间精密度结果表（相对峰面积）

序号	峰1	峰2	峰3	峰4(S)	峰5
重复性1	0.759 6	0.993 5	0.407 9	1.000 0	0.139 5
重复性2	0.767 1	0.995 0	0.402 8	1.000 0	0.140 2
重复性3	0.766 3	0.993 6	0.402 6	1.000 0	0.133 3
重复性4	0.765 3	1.004 8	0.408 9	1.000 0	0.137 5
重复性5	0.764 4	1.023 4	0.420 5	1.000 0	0.142 2
重复性6	0.749 4	0.996 8	0.401 1	1.000 0	0.138 0
中间精密度1	0.663 6	0.912 9	0.404 9	1.000 0	0.162 9
中间精密度2	0.677 6	0.925 6	0.406 4	1.000 0	0.157 1
中间精密度3	0.713 6	0.932 7	0.401 4	1.000 0	0.157 1
中间精密度4	0.715 4	0.949 5	0.402 3	1.000 0	0.163 3
中间精密度5	0.705 6	0.934 1	0.400 8	1.000 0	0.159 9
中间精密度6	0.703 3	0.942 6	0.401 9	1.000 0	0.163 1
中间精密度6个数据 RSD(%)	3.02	1.38	0.55	0.00	1.83
与重复性试验6个数据 RSD(%)	5.12	3.88	1.37	0.00	7.96

人员1　仪器：Waters H-Class；编号：208017；实验日期：2020年8月20日

人员2　仪器：Thermo Vanquish；编号：208030；实验日期：2020年8月19日

　　结果显示，不同的分析人员在不同时间于不同的仪器上操作，同一批样品重复测定6次，以腺苷色谱峰为参照峰S，各特征峰与S峰的相对保留时间 RSD 值在 0.72%～2.41% 范围内，相对峰面积 RSD 值在 0.55%～3.02% 范围内，重复性良好。相对保留时间与重复性试验6个数据的 RSD 值在 0.58%～3.60% 范围内，相对峰面积与重复性试验6个数据的 RSD 值在 1.37%～7.96% 范围内，相对峰面积 RSD 值大于 5.0%，说明各特征峰的相对保留时间中间精密度良好，而相对峰面积受不同的人员和仪器操作影响较大。

　　（二）测定结果

　　按照高效液相色谱法建立特征图谱测定方法，并进行方法学考察，对17批僵蚕标准汤剂特征图谱测定，最终确定了僵蚕标准汤剂特征图谱标准：规定僵蚕标准汤剂供试品溶液特征图谱中应呈现 5 个特征峰（图 9-3-3～图 9-3-5），其中 3 个峰应分别与相应对照品参照物峰保留时间相对应，与腺苷参照物相应的峰为 S 峰，计算各特征峰与 S 峰的相对保留时间和 RSD 值，其相对保留时间应该在规定值的 ±10% 范围之内[规定值为：0.92（峰 3）、1.19（峰 5）]。实验结果见表 9-3-16。

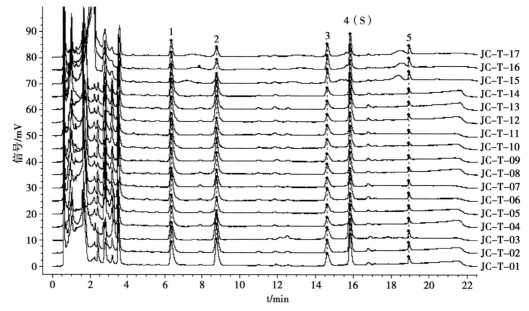

图 9-3-3　17 批僵蚕标准汤剂特征图谱的叠加图

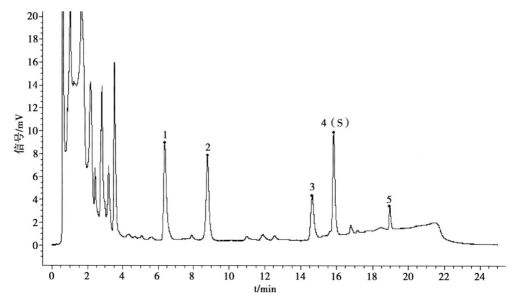

峰 1：腺嘌呤；峰 2：鸟苷；峰 4（S）：腺苷

图 9-3-4　僵蚕标准汤剂对照特征图谱

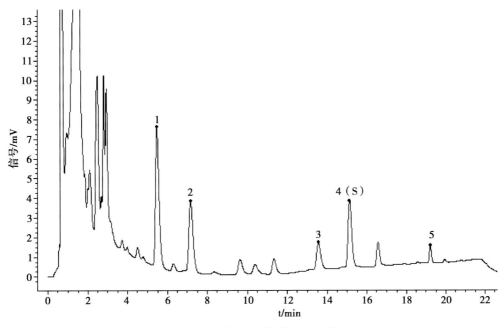

峰1：腺嘌呤；峰2：鸟苷；峰4（S）：腺苷。

图 9-3-5　僵蚕对照药材特征图谱

表 9-3-16　17 批僵蚕标准汤剂特征图谱相对保留时间

序号	批号	峰 1	峰 2	峰 3	峰 4（S）	峰 5
1	JC-T-01	0.412	0.558	0.926	1.000	1.200
2	JC-T-02	0.407	0.553	0.922	1.000	1.205
3	JC-T-03	0.447	0.572	0.940	1.000	1.201
4	JC-T-04	0.407	0.555	0.923	1.000	1.202
5	JC-T-05	0.405	0.552	0.921	1.000	1.204
6	JC-T-06	0.404	0.552	0.923	1.000	1.204
7	JC-T-07	0.424	0.569	0.931	1.000	1.195
8	JC-T-08	0.407	0.553	0.923	1.000	1.203
9	JC-T-09	0.416	0.562	0.927	1.000	1.198
10	JC-T-10	0.404	0.552	0.923	1.000	1.203
11	JC-T-11	0.413	0.560	0.926	1.000	1.199
12	JC-T-12	0.404	0.551	0.922	1.000	1.204
13	JC-T-13	0.396	0.541	0.914	1.000	1.212
14	JC-T-14	0.402	0.547	0.920	1.000	1.207
15	JC-T-15	0.372	0.558	0.926	1.000	1.118
16	JC-T-16	0.372	0.557	0.925	1.000	1.176
17	JC-T-17	0.369	0.551	0.924	1.000	1.179
	RSD（%）	4.77	1.33	0.58	0.00	1.83

四、质谱鉴别

测定方法同本章第二节僵蚕药材和饮片研究"三、药材及饮片质量标准"下"（三）特征

图谱"项。供试品溶液制备有所不同,具体如下:

供试品溶液制备　取样品适量,研细,取约 0.1g,加 1% 碳酸氢铵溶液 50ml,称定重量,超声处理(功率 250W,频率 40kHz)30 分钟,取出,放冷,用 1% 碳酸氢铵溶液补重,摇匀。用 0.22μm 微孔滤膜滤过,取续滤液 1 000μl,加胰蛋白酶溶液 50μl(取序列分析用胰蛋白酶,加 1% 碳酸氢铵溶液制成每 1ml 中含 1mg 的溶液,临用时配制),摇匀,37℃恒温酶解 12 小时,作为供试品溶液。

(一)方法学验证

1. 专属性考察　精密吸取僵蚕标准汤剂溶液、空白溶剂溶液和对照品溶液各 5μl,注入液质联用仪,按照拟定色谱与质谱条件测定(图 9-3-6)。

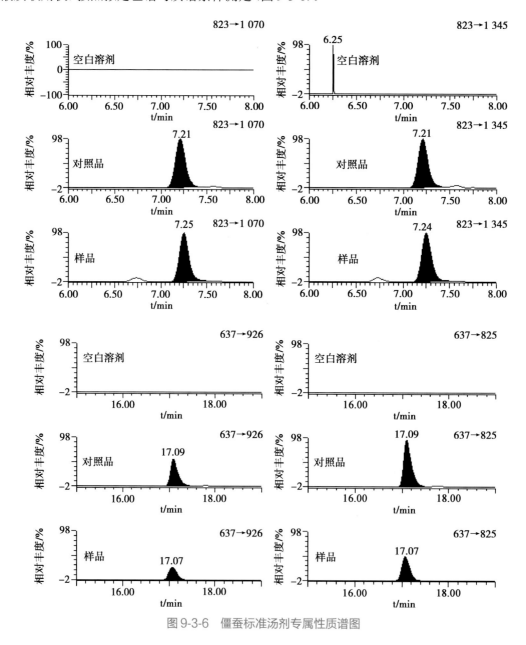

图 9-3-6　僵蚕标准汤剂专属性质谱图

结果显示：缺僵蚕的空白溶剂供试品溶液图谱在与僵蚕多肽 1 和僵蚕多肽 2 对照品色谱相应的保留时间处未检出特征离子峰，表明空白溶剂对方法中特征离子对的检出无干扰，方法具有专属性。

2. 稳定性考察　取僵蚕标准汤剂供试品溶液，分别在 0、1、3、5、7、9、10、12 小时精密吸取 5μl 注入液质联用仪，按拟定的色谱与质谱条件进行测定，以离子对的峰面积对溶液稳定性进行评价，测定结果见表 9-3-17。

表 9-3-17　稳定性考察结果

| 时间(h) | 僵蚕多肽 1 | | | | 僵蚕多肽 2 | | | |
| | 823>1 070 | | 823>1 345 | | 637>825 | | 637>926 | |
	峰面积	信噪比	峰面积	信噪比	峰面积	信噪比	峰面积	信噪比
0	1 847	1 672	1 432	9 912	2 465	292	1 012	133
1	1 896	505	1 483	6 291	2 464	627	987	118
3	1 851	884	1 407	9 450	2 571	155	987	95
5	2 087	2 329	1 591	10 477	2 517	534	983	77
7	1 955	1 045	1 521	10 441	2 495	500	1 002	510
9	2 024	1 003	1 449	9 685	2 528	203	1 027	138
10	2 062	608	1 489	10 212	2 545	253	1 008	119
12	1 980	1 020	1 296	8 848	2 771	251	1 077	174
RSD	4.71	/	5.96	/	3.88	/	3.05	/

结果显示，供试品溶液在 12 小时，特征离子对仍均能明显检出。表明供试品溶液稳定性良好。

3. 耐用性考察

（1）不同色谱柱考察比较菲罗门 Titank C_{18} 色谱柱（2.1mm×150mm，1.7μm）；Waters BEH C_{18} 色谱柱（2.1mm×150mm，1.7μm）；岛津 Shim-pack C_{18}-AQ 色谱柱（2.1mm×150mm，1.9μm）3 种不同品牌和类型的色谱柱对僵蚕标准汤剂特征离子峰的检出影响。

取僵蚕标准汤剂供试品溶液，精密吸取 5μl 注入液质联用仪，按拟定的色谱与质谱条件进行测定，实验结果见表 9-3-18、图 9-3-7、图 9-3-8。

表 9-3-18　僵蚕标准汤剂不同色谱柱耐用性考察峰面积结果

| 色谱柱 | 僵蚕多肽 1 | | | | 僵蚕多肽 2 | | | |
| | 823>1 070 | | 823>1 345 | | 637>825 | | 637>926 | |
	峰面积	信噪比	峰面积	信噪比	峰面积	信噪比	峰面积	信噪比
1#	2 151	934	1 673	11 049	2 474	462	993	114
2#	2 032	1 234	1 440	9 561	3 281	1 080	1 157	614
3#	1 763	839	1 362	8 334	2 224	828	868	169

注：1# 色谱柱为菲罗门 Titank C_{18} 色谱柱；

2# 色谱柱为 Waters BEH C_{18} 色谱柱；

3# 色谱柱为岛津 Shim-pack C_{18}-AQ 色谱柱。

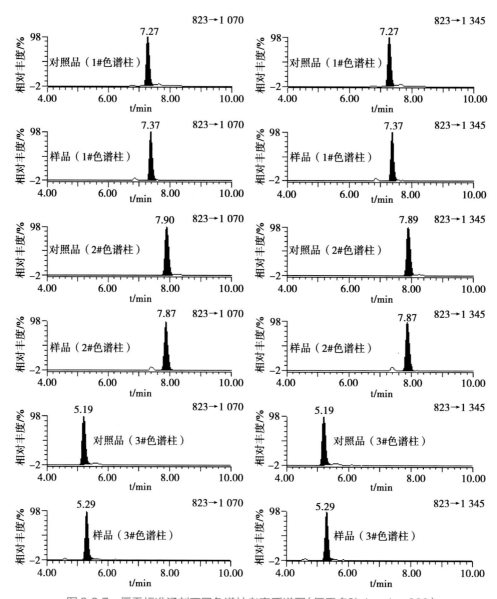

图9-3-7　僵蚕标准汤剂不同色谱柱考察质谱图(僵蚕多肽1，m/z= 823)

结果显示：所使用的不同品牌色谱柱均能明显检出规定的特征离子，表明不同牌子和型号的色谱柱对僵蚕标准汤剂的特征离子的检出鉴别无影响。

（2）不同流速考察：比较0.27ml/min、0.30ml/min、0.33ml/min不同流速对僵蚕标准汤剂特征离子峰的检出影响。

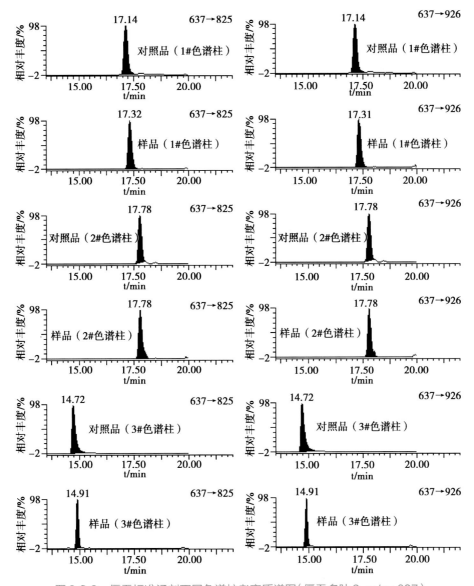

图 9-3-8　僵蚕标准汤剂不同色谱柱考察质谱图（僵蚕多肽 2，m/z= 637）

取僵蚕标准汤剂供试品溶液，精密吸取 5μl 注入液质联用仪，按拟定的色谱与质谱条件进行测定，实验结果见表 9-3-19、图 9-3-9、图 9-3-10。

表 9-3-19　僵蚕标准汤剂不同流速耐用性考察峰面积结果

流速	僵蚕多肽 1				僵蚕多肽 2			
	823>1 070		823>1 345		637>825		637>926	
	峰面积	信噪比	峰面积	信噪比	峰面积	信噪比	峰面积	信噪比
0.27ml/min	3 118	3 162	2 354	16 497	3 024	739	1 196	169
0.30ml/min	2 795	562	2 220	4 931	2 604	867	1 091	188
0.33ml/min	2 667	1 646	1 996	13 894	2 608	520	1 085	203

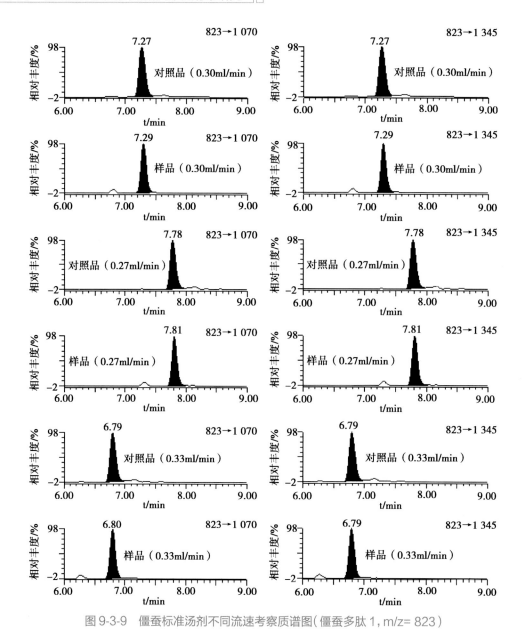

图 9-3-9 僵蚕标准汤剂不同流速考察质谱图（僵蚕多肽 1，m/z= 823）

结果显示：使用 3 个不同的流速条件均能明显检出规定的特征离子，表明流速在小范围调整对僵蚕标准汤剂特征离子的检出鉴别无影响。

（3）不同柱温考察：比较 28℃、30℃、32℃不同柱温对僵蚕标准汤剂特征离子峰的检出影响。

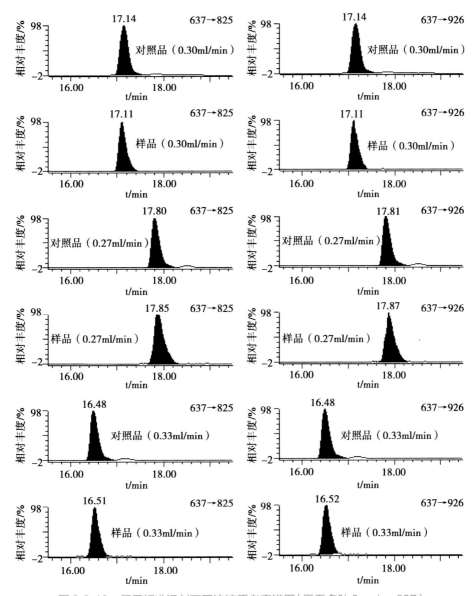

图 9-3-10 僵蚕标准汤剂不同流速质考察谱图(僵蚕多肽 2, m/z= 637)

取僵蚕标准汤剂供试品溶液,精密吸取 5μl 注入液质联用仪,按拟定的色谱与质谱条件进行测定,实验结果见表 9-3-20、图 9-3-11、图 9-3-12。

表 9-3-20 僵蚕标准汤剂不同柱温耐用性考察峰面积结果

| 柱温 | 僵蚕多肽 1 | | | | 僵蚕多肽 2 | | | |
| | 823>1 070 | | 823>1 345 | | 637>825 | | 637>926 | |
	峰面积	信噪比	峰面积	信噪比	峰面积	信噪比	峰面积	信噪比
27℃	364	291	287	1 908	460	32	169	12
30℃	2 780	2 780	2 780	2 780	2 780	2 780	2 780	2 780
33℃	2 168	2 168	2 168	2 168	2 168	2 168	2 168	2 168

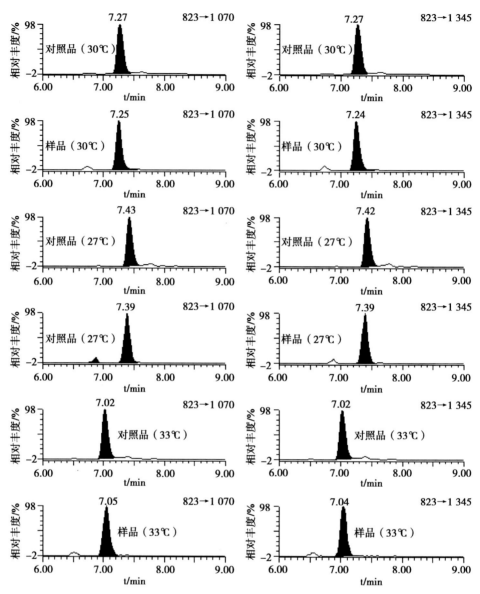

图 9-3-11　僵蚕标准汤剂不同柱温考察质谱图（僵蚕多肽 1，m/z= 823）

　　结果显示：使用 3 个不同的柱温条件均能明显检出规定的特征离子，表明柱温的小范围调整对僵蚕标准汤剂的特征离子的检出鉴别无影响。

　　（4）不同液质联用仪的考察：考察使用不同牌子的液质联用仪（Agilent 1290 Infinity Ⅱ-6470LC/TQ）对僵蚕标准汤剂特征离子峰的检出影响。

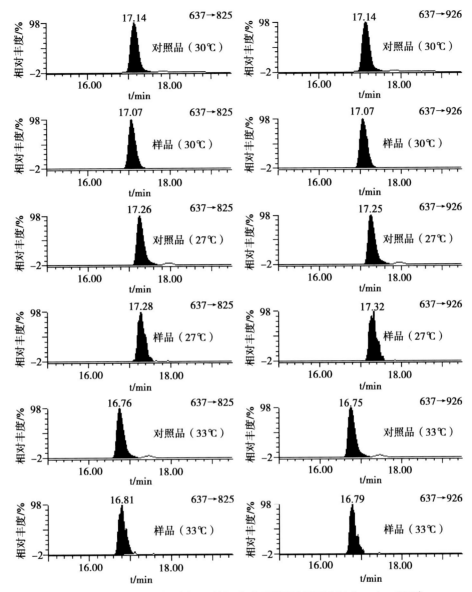

图 9-3-12　僵蚕标准汤剂不同柱温考察质谱图（僵蚕多肽 2，m/z= 637 ）

　　取僵蚕标准汤剂供试品溶液，精密吸取 5μl 注入液质联用仪，按拟定的色谱与质谱条件进行测定，实验结果见表 9-3-21、图 9-3-13～图 9-3-16。

表 9-3-21　僵蚕标准汤剂不同仪器耐用性考察峰面积结果

仪器品牌	序号	僵蚕多肽 1				僵蚕多肽 2			
		823>1 070		823>1 345		637>825		637>926	
		峰面积	信噪比	峰面积	信噪比	峰面积	信噪比	峰面积	信噪比
Agilent	1	2 387	1 417	1 710	1 119	1 919	1 010	972	626
waters	1	2 780	2 168	2 250	14 546	2 654	515	1 111	159

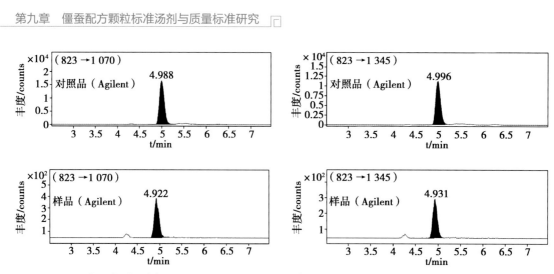

图 9-3-13 僵蚕标准汤剂不同仪器耐用性考察质谱图（Agilent 液质联用仪）（僵蚕多肽 1, m/z=823）

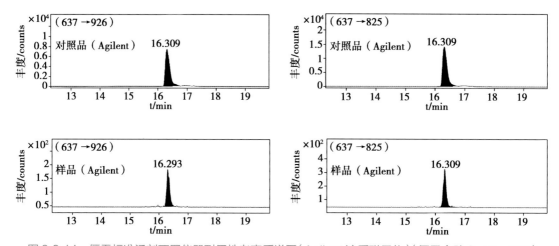

图 9-3-14 僵蚕标准汤剂不同仪器耐用性考察质谱图（Agilent 液质联用仪）（僵蚕多肽 2, m/z=637）

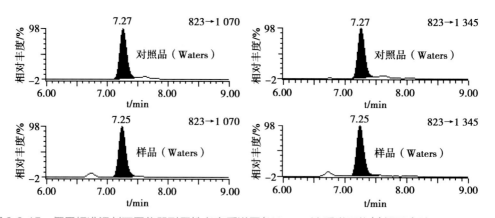

图 9-3-15 僵蚕标准汤剂不同仪器耐用性考察质谱图（Waters 液质联用仪）（僵蚕多肽 1, m/z=823）

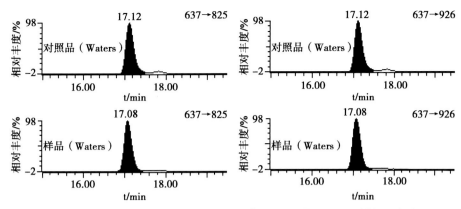

图 9-3-16　僵蚕标准汤剂不同仪器耐用性考察质谱图（Waters 液质联用仪）（僵蚕多肽 2，m/z=637）

结果显示：使用 Agilent 的三重四极杆液质联用仪，僵蚕标准汤剂的两对特征离子对能明显检出。

综上所述，对僵蚕标准汤剂质谱鉴别分析方法进行了专属性考察，特征峰不受溶剂峰干扰，方法专属；对方法的溶液稳定性进行了考察，表明供试品溶液能在 12 小时内保持稳定。并对方法的耐用性进行了考察，表明不同色谱柱、不同流速、小范围的柱温变动以及不同品牌的液质联用仪，对特征离子的检出无明显影响，方法的耐用性良好。

（二）样品的测定

1. 标准汤剂的质谱鉴别　按僵蚕标准汤剂质谱鉴别方法，分别精密吸取对照品溶液和供试品溶液各 5μl，注入液质联用仪，测定，即得。

以质荷比（m/z）823（双电荷）→ 1 070，m/z 823（双电荷）→ 1 345 和 m/z 637（三电荷）→ 825，m/z 637（三电荷）→ 926 离子对提取的供试品离子流色谱中，所有批次的僵蚕标准汤剂均同时呈现与对照品色谱保留时间一致的色谱峰（表 9-3-22）。

表 9-3-22　僵蚕标准汤剂样品测定结果

编号	批号	保留时间（min）	823→1 070		823→1 345		保留时间（min）	637→825		637→926	
			峰面积	信噪比	峰面积	信噪比		峰面积	信噪比	峰面积	信噪比
1	JC-T-01	7.01	281	2 127	226	1 734	16.80	177	727	52	234
2	JC-T-02	7.02	179	1 320	118	971	16.83	247	1 130	95	479
3	JC-T-03	6.98	61	499	46	384	16.80	142	651	55	286
4	JC-T-04	6.99	180	1 511	135	1 155	16.78	237	1 019	81	377
5	JC-T-05	7.03	176	1 293	124	1 003	16.79	317	1 350	129	601
6	JC-T-06	7.01	55	445	48	394	16.78	168	752	72	349
7	JC-T-07	7.02	208	1 610	148	1 176	16.80	272	1 159	98	476
8	JC-T-08	7.03	165	1 291	129	998	16.76	248	1 097	89	400
9	JC-T-09	6.97	318	2 443	223	1 707	16.79	253	1 186	101	432
10	JC-T-10	7.00	442	3 441	328	2 454	16.82	331	1 495	124	587

续表

编号	批号	保留时间(min)	823→1 070		823→1 345		保留时间(min)	637→825		637→926	
			峰面积	信噪比	峰面积	信噪比		峰面积	信噪比	峰面积	信噪比
11	JC-T-11	7.04	361	2 815	272	2 118	16.79	190	855	63	312
12	JC-T-12	7.00	405	3 059	277	2 259	16.80	164	722	70	320
13	JC-T-13	6.97	464	3 480	371	1 410	16.80	237	1 163	98	476
14	JC-T-14	7.05	380	2 979	302	2 399	16.79	332	1 464	116	406
15	JC-T-15	6.98	12	112	13	126	16.79	63	117	23	124
16	JC-T-16	7.01	19	161	10	91	16.76	71	298	26	127
17	JC-T-17	6.99	15	127	7	72	16.76	65	287	24	145

2. 不同品种标准汤剂的质谱鉴别 取 12 种不同品种样品(僵蚕、家蚕、蚕蛹、金龟子虫、面包虫、龟甲、土鳖虫、地龙、蝉蜕、鸡内金、鳖甲、水蛭)的标准汤剂,按僵蚕标准汤剂谱鉴别方法,分别制备供试品溶液。

分别精密吸取对照品溶液和供试品溶液各 5μl,注入液质联用仪,测定,即得。

以质荷比(m/z)823(双电荷)→1 070,m/z 823(双电荷)→1 345 和 m/z 637(三电荷)→825,m/z 637(三电荷)→926 离子对提取的供试品离子流色谱中,金龟子虫、面包虫、龟甲、土鳖虫、地龙、蝉蜕、鸡内金、鳖甲、水蛭的标准汤剂中均未呈现与对照品色谱保留时间一致的色谱峰(图 9-3-17～图 9-3-19)。

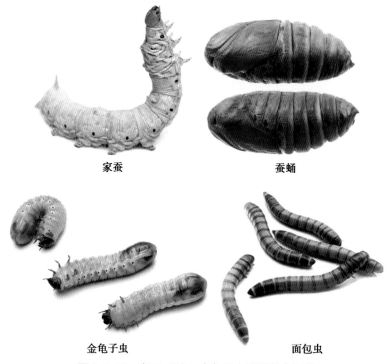

家蚕　　　　　　　　　　蚕蛹

金龟子虫　　　　　　　　面包虫

图 9-3-17　家蚕、蚕蛹、金龟子虫及面包虫原图

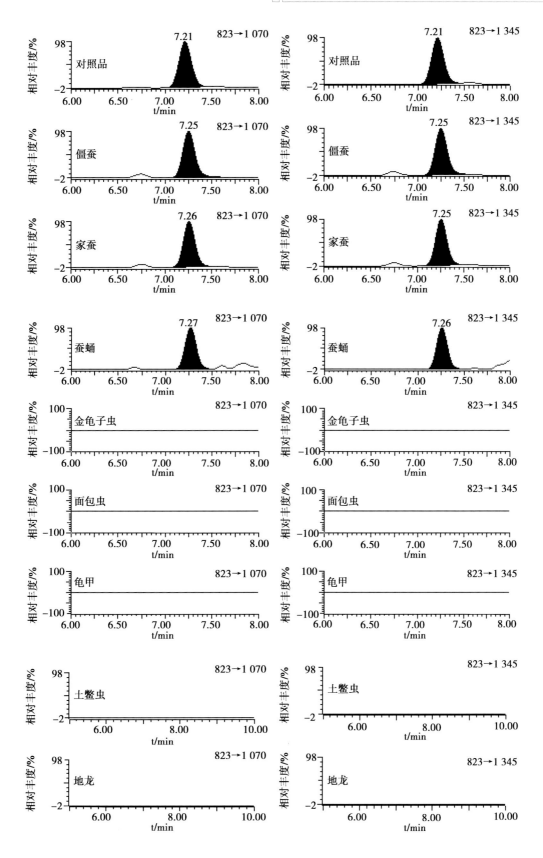

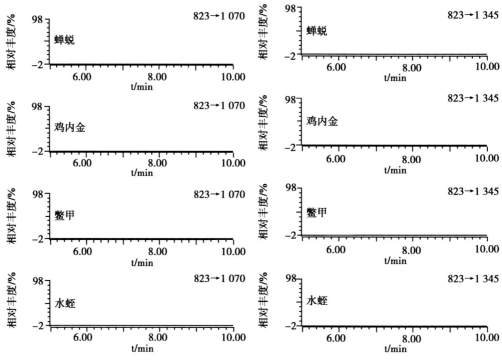

图 9-3-18 不同品种标准汤剂离子对特征性验证 MRM 质谱图(m/z 823)

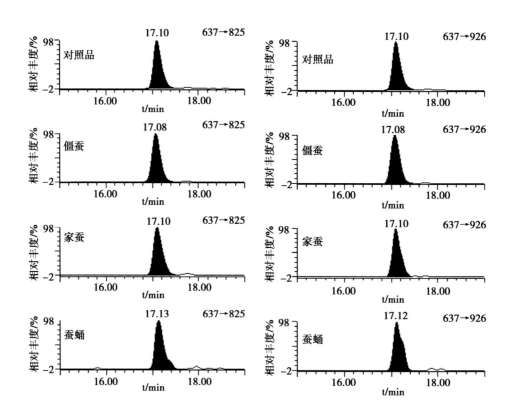

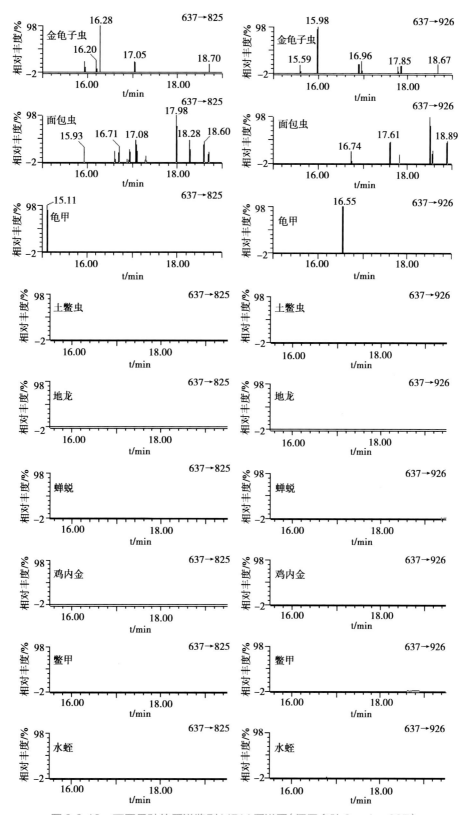

图 9-3-19　不同品种的质谱鉴别 MRM 质谱图（僵蚕多肽 2，m/z= 637）

本研究对僵蚕标准汤剂提取、固液分离、浓缩和冻干工艺进行了考察,制订了僵蚕标准汤剂制备工艺;建立了僵蚕标准汤剂中 3 种核苷含量测定方法并根据出膏率及转移率确定了僵蚕标准汤剂中 3 种核苷的总含量范围及转移率范围;建立了僵蚕标准汤剂特征图谱,规定供试品色谱中应呈现 5 个特征峰,其中 2 个峰应分别与相应对照品参照物峰保留时间相对应,与腺苷参照物相应的峰为 S 峰,计算各特征峰与 S 峰的相对保留时间和 RSD 值,其相对保留时间应该在规定值的 ±10% 范围之内[规定值为:0.92(峰 3)、1.15(峰 5)]。并确定了僵蚕标准汤剂的质谱鉴别方法,以质荷比(m/z)823(双电荷)→ 1 070,m/z 823(双电荷)→ 1 345 和 m/z 637(三电荷)→ 825,m/z 637(三电荷)→ 926 离子对提取的供试品离子流色谱中,供试品溶液色谱应同时呈现与对照品色谱保留时间一致的色谱峰。

第四节　僵蚕配方颗粒质量标准研究

一、僵蚕配方颗粒质量标准草案

僵蚕配方颗粒

Jiangcan Peifangkeli

【来源】本品为蚕蛾科昆虫家蚕 *Bombyx mori* Linnaeus 4～5 龄的幼虫感染(或人工接种)白僵菌 *Beauveria bassiana*(Bals.)Vuillant 而致死的干燥体经炮制并按标准汤剂的主要质量指标加工制成的配方颗粒。

【制法】取僵蚕饮片 3 000g,加水煎煮,滤过,滤液浓缩成清膏(干浸膏出膏率为 17%～27%),加入辅料适量,干燥,再加入辅料适量,混匀,制粒,制成 1 000g,即得。

【性状】本品为浅灰黄色至黄棕色颗粒;气腥,味淡,微咸。

【鉴别】(1)取本品 0.2g,研细,加 50% 乙醇 5ml,超声处理 10 分钟,滤过,滤液作为供试品溶液。加水 50ml,煮沸 30 分钟,滤过,滤液蒸干,残渣加 50% 乙醇 5ml,同法制成对照药材溶液。照薄层色谱法(《中国药典》2020 年版通则 0502)试验,吸取供试品溶液 8μl、对照药材溶液 3μl,分别点于同一硅胶 G 薄层板上,以正丁醇 - 冰醋酸 - 水(4∶1∶5)的上层液为展开剂,展开,取出,晾干,喷以 0.5% 茚三酮试液,在 105℃加热至斑点显色清晰,日光下检视。供试品色谱中,在与对照药材色谱相应的位置上,显相同颜色的荧光斑点。

(2)取本品适量,研细,取约 0.5g,精密称定,置锥形瓶中,加 1% 碳酸氢铵溶液 50ml,称定重量,超声处理(功率 250W,频率 40kHz)60 分钟,取出,放冷,用 1% 碳酸氢铵溶液补重,摇匀。用 0.22μm 微孔滤膜滤过,取续滤液 1 000μl,加胰蛋白酶溶液 300μl(取序列分析用胰蛋白酶,加 1% 碳酸氢铵溶液制成每 1ml 中含 1mg 的溶液,临用时配制),摇匀,37℃恒温酶解 12 小时,作为供试品溶液。另取僵蚕多肽 1、僵蚕多肽 2 对照品适量,精密称定,加 1% 碳酸氢铵溶液分别制成每 1ml 含 5μg 的混合对照品溶液。照高效液相色谱法 - 质谱法(《中国药典》2020 年版通则 0512 和通则 0431)试验,以十八烷基硅烷键合硅胶为填充剂(柱长为 150mm,内径为 2.1mm,粒径为 1.7μm 至 1.9μm);以乙腈为流动相 A,0.1% 甲酸水溶液为流动相 B,按表 9-4-1 中规定进行梯度洗脱;流速为每分钟 0.30ml,采用质谱检测器,电喷雾正离子模式(ESI+),进行多反应监测(MRM),选择质荷比(m/z)823(双电荷)→ 1070,m/z 823(双电荷)→ 1 345,m/z 637(三电荷)→ 825 和 m/z 637(三电荷)→ 926 作为检测离子对进行检测,色谱峰的信噪比均应大于3:1。

表9-4-1　梯度洗脱表

时间(min)	流动相A(%)	流动相B(%)
0~3	3	97
3~8	3→5	97→95
8~10	5	95
10~18	5→7	95→93
18~19	7→90	93→10
19~21	90	10
21~22	90→3	10→97
22~30	3	97

吸取供试品溶液5μl,注入高效液相色谱-质谱联用仪,测定。以质荷比(m/z)823(双电荷)→1 070,m/z 823(双电荷)→1 345,m/z 637(三电荷)→825和m/z 637(三电荷)→926离子对提取的供试品离子流色谱中,应同时呈现与对照品色谱保留时间一致的色谱峰。

【检查】应符合颗粒剂项下有关的各项规定(《中国药典》2020年版通则0104)。

【浸出物】取本品研细,取约2g,精密称定,精密加入乙醇100ml,照醇溶性浸出物测定法(《中国药典》2020年版通则2201)项下的热浸法测定,不得少于8.0%。

【特征图谱】照高效液相色谱法(《中国药典》2020年版通则0512)测定。

色谱条件与系统适用性试验　同[含量测定]项。

参照物溶液的制备　取僵蚕工作对照药材约1g,置具塞锥形瓶中,加水25ml,超声处理(功率250W,频率40kHz)60分钟,取出,置50ml离心管中离心(转数:4 000r/min,时间:5分钟),上清液转移至50ml量瓶中,残渣用20ml水洗至具塞锥形瓶中,超声处理(功率250W,频率40kHz)30分钟,取出,置50ml离心管中离心(转数:4 000r/min,时间:5分钟),上清液转移至同一量瓶中,置水浴加热5分钟后冷却至室温,用水定容至刻度,摇匀,滤过,取续滤液,即得。另取【含量测定】项下对照品溶液作为对照品参照物溶液。

供试品溶液的制备　同[含量测定]项。

测定法　分别精密吸取对照品溶液与供试品溶液各1μl,注入液相色谱仪,测定,即得。

供试品色谱中应呈现5个特征峰,并与对照药材参照物色谱中的5个特征峰保留时间相对应,其中3个峰分别与相应对照品参照物峰的保留时间相对应;与腺苷参照物峰相对应的峰为S峰,计算峰3、峰5与S峰的相对保留时间,其相对保留时间应该在规定值的±10%范围之内[规定值为:0.92(峰3)、1.20(峰5)](图9-4-1)。

【含量测定】照高效液相色谱法(《中国药典》2020年版通则0512)测定。

色谱条件与系统适用性试验　以十八烷基硅烷键合硅胶为填充剂(柱长为100mm,内径为2.1mm,粒径为1.9μm);以甲醇为流动相A;以水为流动相B,按表9-4-2中的规定进行梯度洗脱;流速为每分钟0.35ml;柱温为40℃;检测波长为260nm。理论板数按腺苷峰计算应不低于5 000。

对照品溶液的制备　取腺嘌呤对照品、鸟苷对照品、腺苷对照品适量,精密称定,加10%甲醇溶液制成每1ml含腺嘌呤10μg、鸟苷20μg、腺苷10μg的混合溶液。

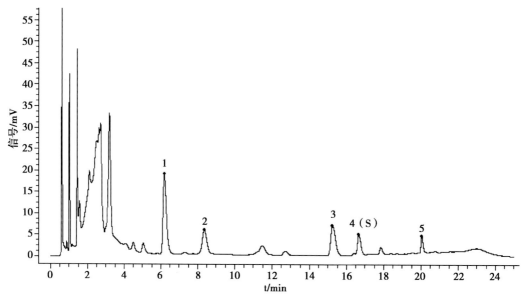

峰1：腺嘌呤；峰2：鸟苷；峰4（S）：腺苷。

图9-4-1　僵蚕配方颗粒对照特征图谱

色谱柱 YMC Triart C$_{18}$；2.1mm×100mm，1.9μm

表9-4-2　梯度洗脱表

时间	流动相A（%）	流动相B（%）
0～5	0	100
5～12	0 → 5	100 → 95
12～20	5 → 25	95 → 75

供试品溶液的制备　取本品适量，研细，取约0.5g，精密称定，置于具塞锥形瓶中，精密加入10%乙醇溶液25ml，称定重量，加热回流30分钟，取出，放冷，再称定重量，用10%乙醇溶液补足损失的重量，摇匀，滤过，取续滤液，即得。

测定法　分别精密吸取对照品溶液与供试品溶液各1μl，注入液相色谱仪，测定，即得。本品每1g含腺嘌呤（C$_5$H$_5$N$_5$）、鸟苷（C$_{10}$H$_{13}$N$_5$O$_5$）、腺苷（C$_{10}$H$_{13}$N$_5$O$_4$）总量应为1.4～5.4mg。

【规格】每1g配方颗粒相当于饮片3.0g。

【贮藏】密封。

二、僵蚕配方颗粒质量标准草案起草说明

本研究以大生产三批僵蚕配方颗粒样品进行质量研究，根据国家药品监督管理局《中药配方颗粒质量控制与标准制定技术要求》的要求，参考《中国药典》2020年版一部僵蚕药材质量标准，《天津市中药配方颗粒质量标准》僵蚕配方颗粒项下质量标准，以及前期僵蚕标准汤剂的质量标准，建立符合标准汤剂质量要求的僵蚕配方颗粒质量标准。

（一）药品名称

药品名称：僵蚕配方颗粒

汉语拼音：Jiangcan Peifangkeli

（二）来源

本品为蚕蛾科昆虫家蚕 *Bombyx mori* Linnaeus 4～5 龄的幼虫感染（或人工接种）白僵菌 *Beauveria bassiana*（Bals.）Vuillant 而致死的干燥体经炮制并按标准汤剂的主要质量指标加工制成的配方颗粒。

（三）制法

僵蚕配方颗粒的研究以标准汤剂为对照，以出膏率、指标成分含量和转移率、特征图谱的一致性为考察指标，通过单因素实验，确定了提取、固液分离、浓缩、干燥、成型工艺，通过三批中试的验证，考察了僵蚕中间体及成品制备过程中的量值传递和物料平衡，最终确定了僵蚕配方颗粒的制备工艺。

（四）性状

根据三批僵蚕配方颗粒样品的实际性状描述，暂定本品性状为：本品为浅灰黄色至黄棕色的颗粒；气腥，味淡，微咸（图9-4-2）。

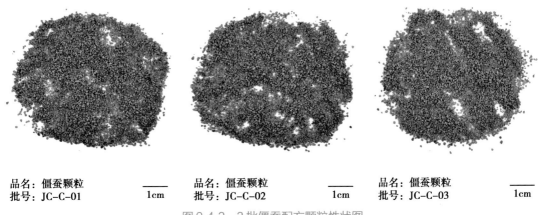

品名：**僵蚕颗粒** 　　　品名：**僵蚕颗粒** 　　　品名：**僵蚕颗粒**
批号：**JC-C-01**　1cm　批号：**JC-C-02**　1cm　批号：**JC-C-03**　1cm

图 9-4-2　3批僵蚕配方颗粒性状图

（五）鉴别

1. 薄层鉴别　僵蚕的化学成分主要为蛋白质、多糖、氨基酸和微量元素。本研究参照经广东省药品检验所复核的《僵蚕配方颗粒质量标准》【鉴别】项下方法，选用僵蚕对照药材作对照，以正丁醇 - 冰醋酸 - 水（4∶1∶5）的上层液为展开剂，按本节标准草案鉴别项下方法操作，结果供试品在与对照药材相应位置上有对应斑点（图9-4-3）；经实验验证，方法重现性好，因此将该方法收入正文。

2. 质谱鉴别　根据前期僵蚕标准汤剂的研究，选用僵蚕多肽1（GGSVSSTGSSSNTDSSTK）和僵蚕多肽2（GHLGTVSSTGSTSNTDSSSK）两个肽段作为僵蚕配方颗粒的特征多肽，按照与标准汤剂相同的供试品制备方法和条件对僵

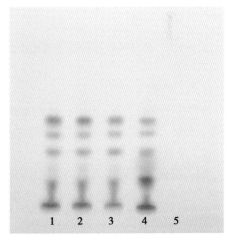

1. 僵蚕配方颗粒（JC-C-01）8μl；2. 僵蚕配方颗粒（JC-C-02）8μl；3. 僵蚕配方颗粒（JC-C-03）8μl；4. 僵蚕对照药材3μl；5. 阴性样品8μl。

图 9-4-3　3批僵蚕配方颗粒薄层色谱

蚕配方颗粒进行测定,结果显示,以质荷比(m/z)823(双电荷)→1 070 和 m/z 823(双电荷)→1 345,m/z 637(三电荷)→825 和 m/z 637(三电荷)→926 离子对提取的僵蚕配方颗粒供试品溶液离子流色谱中,均能呈现与对照品保留时间一致的色谱图峰,且所检测出的离子对测定的 MRM 色谱峰信噪比均大于 3∶1(图 9-4-4～图 9-4-5),表明僵蚕标准汤剂质谱鉴别的方法和条件同样适用于僵蚕配方颗粒。再对方法供试品溶液制备中的提取方式和胰蛋白酶用量进行了考察,并对方法的专属性、溶液稳定性以及耐用性进行了方法学验证,表明了方法专属性且耐用性良好,因此列入标准正文。

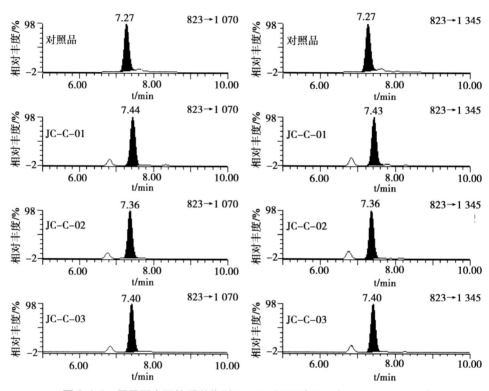

图 9-4-4　僵蚕配方颗粒质谱鉴别 MRM 质谱图(僵蚕多肽 1,m/z =823)

(六)检查

1. 常规检查　按《中国药典》2020 年版通则 0104 颗粒剂项下规定,对僵蚕配方颗粒的粒度、水分、溶化性、装量差异、微生物限度进行了检查,规定如正文。

2. 其他检查

(1)重金属及有害元素:按《中国药典》2020 年版通则 2321 铅、镉、砷、汞、铜测定法(电感耦合等离子体质谱法)操作,采用电感耦合等离子体质谱仪对本品三批进行铅、镉、砷、汞、铜的测定,结果见表 9-4-3。

根据《中国药典》2020 年版对中药材重金属及有害元素的一般规定,除矿物、动物、海洋类以外的中药材中,铅不得过 5mg/kg;镉不得过 1mg/kg;砷不得过 2mg/kg;汞不得过 0.2mg/kg;铜不得过 20mg/kg。由表 9-4-3 可见,三批僵蚕配方颗粒重金属及有害元素镉 ≤1mg/kg、铜≤20mg/kg、铅≤5mg/kg、砷≤2mg/kg、汞≤0.2mg/kg。暂不纳入标准正文中。

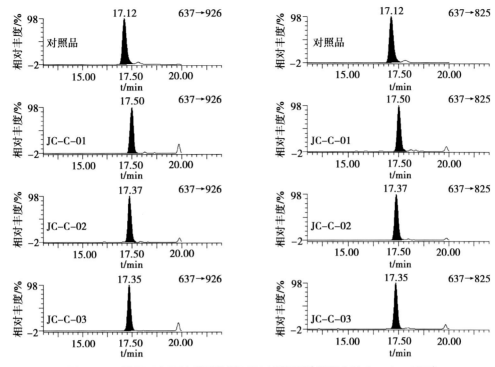

图 9-4-5　僵蚕配方颗粒质谱鉴别 MRM 质谱图（僵蚕多肽 2，m/z =637）

表 9-4-3　重金属及有害元素测定结果表

批号	铅（mg/kg）	镉（mg/kg）	砷（mg/kg）	铜（mg/kg）	汞（mg/kg）
JC-C-01	0.296	0.015	0.768	2.510	0.002
JC-C-02	0.299	0.015	0.835	2.549	0.002
JC-C-03	0.372	0.021	0.849	2.671	0.002

（2）有机氯农药残留量：按《中国药典》2020 年版通则 2341 农药残留量测定法（第一法有机氯类农药残留量测定法 - 色谱法）中 9 种有机氯类农药残留量测定法操作，采用气相色谱仪对本品三批进行 9 种有机氯类农药残留量进行测定，测定结果见表 9-4-4。

表 9-4-4　有机氯类农药残留量测定结果表

批号	总 BHCmg/kg	总 DDTmg/kg	PCNB mg/kg
JC-C-01	0.005	0.010	未检出
JC-C-02	0.005	0.009	未检出
JC-C-03	0.005	0.020	未检出

结果：根据《中国药典》2020 年版对中药材有机氯类农药残留量的一般规定，六六六（总 BHC）不得过 0.2mg/kg；滴滴涕（总 DDT）不得过 0.2mg/kg；五氯硝基苯（PCNB）不得过 0.1mg/kg。由表 9-4-4 可见，三批僵蚕配方颗粒中有机氯农药残留未超过《中国药典》2020 年版限度，暂不纳入标准正文中。

（七）浸出物

按《中国药典》2020 年版通则 2201 浸出法测定项下醇溶性浸出物测定法的热浸法测定，

对三批僵蚕配方颗粒进行测定,测定结果为 19.40%、17.60%、19.76%。本研究仅测定了三批样品,缺乏样品的代表性,有待后续积累更多数据进行完善。因此参考广东一方制药有限公司的历史数据和本品大生产三批数据,暂定僵蚕配方颗粒醇溶性浸出物不得少于 8.0%。

（八）特征图谱

参照僵蚕标准汤剂特征图谱标准,对僵蚕配方颗粒特征图谱进行研究。

取三批僵蚕配方颗粒,按正文色谱条件,测定三批僵蚕配方颗粒特征图谱,结果见表 9-4-5、图 9-4-6、图 9-4-7。

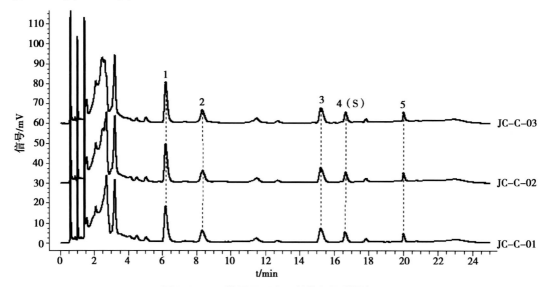

图 9-4-6　3 批僵蚕配方颗粒特征图谱叠加图

表 9-4-5　3 批僵蚕配方颗粒特征图谱（相对保留时间）

批号	峰 1	峰 2	峰 3	峰 4（S）	峰 5
JC-C-01	0.371	0.501	0.915	1.000	1.204
JC-C-02	0.372	0.502	0.915	1.000	1.203
JC-C-03	0.372	0.502	0.915	1.000	1.203
RSD（%）	0.06	0.06	0.03	0.00	0.04

将三批僵蚕配方颗粒 UPLC 特征图谱使用《中药色谱指纹图谱相似度评价系统》进行匹配,生成对照图谱,建立僵蚕配方颗粒对照特征图谱（图 9-4-7）。

（九）含量测定

前期研究在僵蚕标准汤剂的研究中建立了以腺嘌呤、鸟苷及腺苷为含测指标的质量控制方法,并规定了标准汤剂中腺嘌呤、鸟苷及腺苷的含量限度;本次研究参考标准汤剂的方法,建立僵蚕配方颗粒中腺嘌呤、鸟苷及腺苷的含量测定,并开展方法学验证。根据 17 批标准汤剂的研究结果,确定配方颗粒成品中腺嘌呤、鸟苷及腺苷的含量限度。

取所制备的 3 批僵蚕配方颗粒,按照【含量测定】项下供试品制备方法制备供试品溶液,按本节标准草案含量测定项下色谱条件进行测定,测定 3 批僵蚕配方颗粒,结果见表 9-4-6。

结合僵蚕药材、饮片质量及僵蚕标准汤剂核苷含量测定结果,暂定本品每 1g 含腺嘌呤（$C_5H_5N_5$）、鸟苷（$C_{10}H_{13}N_5O_5$）、腺苷（$C_{10}H_{13}N_5O_4$）总量应为 1.4～5.4mg。

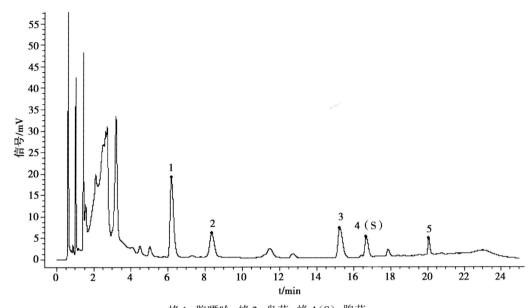

峰1：腺嘌呤；峰2：鸟苷；峰4（S）：腺苷。

图9-4-7　僵蚕配方颗粒对照特征图谱

表9-4-6　僵蚕配方颗粒的含量测定结果表

批号	总含量（mg/g）
JC-C-01	1.9
JC-C-02	1.9
JC-C-03	1.9

（十）性味与归经、功能与主治、用法与用量、注意事项

同正文。

（十一）规格

按照制法中制成总量计算出每1g配方颗粒相当于饮片3g。

（十二）贮藏

根据颗粒剂易吸潮特点以及稳定性试验结果，包装应密封。

三、小结

本研究以僵蚕标准汤剂作为参照物，以衡量僵蚕配方颗粒与传统汤剂的一致性。首先通过17批不同产地样品建立了僵蚕标准汤剂的三大质量指标：出膏率，腺嘌呤、鸟苷、腺苷总含量和转移率，以及特征图谱标准；并以标准汤剂质量指标为基准，指导僵蚕配方颗粒生产工艺过程的质量控制，建立了与僵蚕标准汤剂质量指标一致的原料、中间体和配方颗粒的质量标准。

僵蚕具有抗凝、抗血栓、抗惊厥、抗感染、抗癌、降血糖和降血脂等作用，目前多用于治疗癫痫、顽固性头痛等疾病，含有的化学成分比较复杂，主要有甾体、生物碱、环肽、氨基酸、草酸铵、黄烷类、香豆素类及杂环类化合物等。据文献记载，僵蚕白僵菌素、甾体、氨基

酸等成分具有抗惊厥，抗癌，抗肿瘤等作用，因此，僵蚕配方颗粒的质量标准的建立，以标准汤剂质量标准为依据，针对核苷类成分作为含量测定指标成分，采用 UPLC 法，测定本品中腺嘌呤、鸟苷、腺苷总含量；分别建立了药材、饮片、标准汤剂、中间体、成品特征图谱，选取了 5 个共有峰，并对全过程进行量值传递分析，以确保僵蚕配方颗粒的整体性质量控制。采用 TLC 法，选择僵蚕对照药材为对照进行专属性鉴别。此外还建立了其质谱鉴别方法，选用僵蚕多肽 1（GGSVSSTGSSSNTDSSTK）和僵蚕多肽 2（GHLGTVSSTGSTSNTDSSSK）两个肽段作为僵蚕配方颗粒的特征多肽，以质荷比（m/z）823（双电荷）→ 1 070 和 m/z 823（双电荷）→ 1 345，m/z 637（三电荷）→ 825 和 m/z 637（三电荷）→ 926 离子对提取的僵蚕配方颗粒供试品溶液离子流色谱中，均能呈现与对照品保留时间一致的色谱图峰。除了进行定性定量分析外，还采用 ICP-MS 进行重金属及有害元素的测定、采用 GC 进行农药残留量的测定、采用《中国药典》2020 年版所载进行二氧化硫残留量控制原料、产品质量，以期积累数据纳入药材内控质量标准，确保本品临床使用的安全性。经方法学考察，检测方法均符合要求，检测数据稳定可靠。三批大生产的中间体、成品之间各项关键指标均在规定质量范围之内，即三批大生产量值传递过程与标准汤剂均一致。说明僵蚕配方颗粒与僵蚕标准汤剂物质基础一致，与僵蚕标准汤剂"形不同，但质相同"。

所建立的质量标准，能定性、定量评价僵蚕配方颗粒的质量，为临床配方提供了符合传统汤剂质量，剂量合理、准确，工艺规范、统一，质量安全、优良且稳定的僵蚕配方颗粒。

主要参考文献

[1] 郭晓恒，严铸云，刘涛，等. 僵蚕单体化合物抗惊厥活性[J]. 中国实验方剂学杂志，2013，19（17）：248-250.

[2] 郭晓恒，吴用彦，宋登敏，等. 僵蚕氯仿部位的分离纯化及其抗惊厥活性[J]. 中国医药工业杂志，2014，45（5）：431-433.

[3] 马群，马健. 僵蚕是治疗病毒性感染的良药[J]. 中医杂志，2009，50（9）：819-820.

[4] 程杏安，蒋旭红，刘展眉，等. 僵蚕七种化学成分抗肿瘤活性的初步研究[J]. 仲恺农业工程学院学报，2015，28（4）：35-39.

[5] 李学军，杨叔禹，聂明，等. 二陈汤方加减对 2 型糖尿病并发脂肪肝模型大鼠血糖、血脂、胰岛素抵抗以及肝功能和肝脏脂肪变的影响[J]. 中国临床康复，2006，10（11）：77-80.

[6] 程锁明，王航宇，李国玉，等. 白僵蚕中甾体类化学成分的研究[J]. 石河子大学学报（自然科学版），2013，31（6）：724-728.

[7] 赵建国，彭延古，彭新君，等. 薄层色谱法分离僵蚕中蛋白质和氨基酸类成分的研究[J]. 湖南中医学院学报，2005，25（2）：26-27，29.

[8] 赵建国，彭新君，曾序求. 僵蚕提取物中氨基酸种类与含量测定[J]. 九江医学，2008，23（1）：1-2，10.

[9] 殷志琦，叶文才，赵守训. 僵蚕中一个新的香豆素苷类化合物[J]. 中草药，2004，35（11）：9-11.

[10] 殷志琦，叶文才，赵守训. 僵蚕的化学成分研究[J]. 中国中药杂志，2004，29（1）：52-54.

[11] 李晓华. 僵蚕质量标准规范化研究[D]. 成都：成都中医药大学，2003.

[12] KIKUCHI H，TAKAHASHI N，OSHIMA Y. Novel aromatics bearing 4-O-methylglucose unit isolated from the oriental crude drug Bombyx Batryticatus[J]. Tetrahedron Letters，2004，45（2）：367-370.

[13] 程锁明，李国玉，王航宇，等. 白僵蚕化学成分的基础研究[J]. 中国现代中药，2013，15（7）：544-547.

[14] CHENG S M，HUANG J，WANG H Y，et al. Two new compounds from Bombyx batryticatus[J]. Journal of Asian natural products research，2014，16（8）：825-829.

第十章

炒僵蚕配方颗粒标准汤剂与质量标准研究

第一节 概 述

炒僵蚕为中药僵蚕的临床常用炮制品，僵蚕来源为蚕蛾科昆虫家蚕 *Bombyx mori* Linnaeus 4～5 龄的幼虫感染（或人工接种）白僵菌 *Beauveria bassiana*（Bals.）Vuillant 而致死的干燥体。照麸炒法炒至表面黄色。咸、辛，平，归肝、肺、胃经，具有息风止痉、祛风止痛、化痰散结的功效。临床上用于肝风夹痰、惊痫抽搐、小儿急惊风、破伤风、中风口㖞、风热头痛、目赤咽痛、风疹瘙痒、发颐痄腮。

部分省市中药炮制规范对于麸炒僵蚕也有收录。如 2005 版《浙江省中药炮制规范》取原药，除去霉烂者及蚕丝等杂质，洗净，干燥。另取蜜炙麸皮，置热锅中翻动，待其冒烟，投入净僵蚕，炒至表面棕黄色时，取出，筛去麸皮，摊凉。2002 版《江苏省中药饮片炮制规范》，麸炒僵蚕：取麸皮撒在热锅内，用武火加热，待冒烟时，加入净僵蚕，拌炒至表面棕黄色，取出，筛去麸皮，放凉。2008 年版《北京市中药饮片炮制规范》，麸僵蚕：取原药材，除去杂质，取麸皮，撒入热锅内，待冒烟时，加入净僵蚕，迅速翻动，用中火炒至表面黄色，取出，筛去麸皮，晾凉。

炒僵蚕药理作用主要包括抗凝血、抗血栓及抗惊厥，此外还具有降压、降糖、抗菌、增强免疫等。可用于治疗或预防癫痫、抽搐、咳嗽哮喘、外感发热、过敏性鼻炎、神经性疼痛、头痛、偏头痛、银屑病、麻疹、瘙痒症、软疣、银屑病、各种炎症、高脂血症、脑血栓、功能失调性子宫出血、舌下囊肿、息肉、痔疮肿痛出血、多发性顽固性疔肿、肝炎、成人非胰岛素依赖性糖尿病、肿瘤及失眠等。

第二节 炒僵蚕药材和饮片研究

一、药材来源

药材来源同第九章僵蚕配方颗粒标准汤剂与质量标准研究。

二、饮片炮制

按照《中国药典》2020 年版一部僵蚕项下进行炮制,取净僵蚕饮片,照麸炒法(通则0213)炒至表面黄色。即得炒僵蚕饮片(CJC-YP-01～CJC-YP-17)。

三、药材及饮片质量标准

(一)性状

僵蚕药材同第九章僵蚕配方颗粒标准汤剂与质量标准研究。

炒僵蚕饮片表面黄棕色或黄白色,偶有焦黄斑(图10-2-1)。

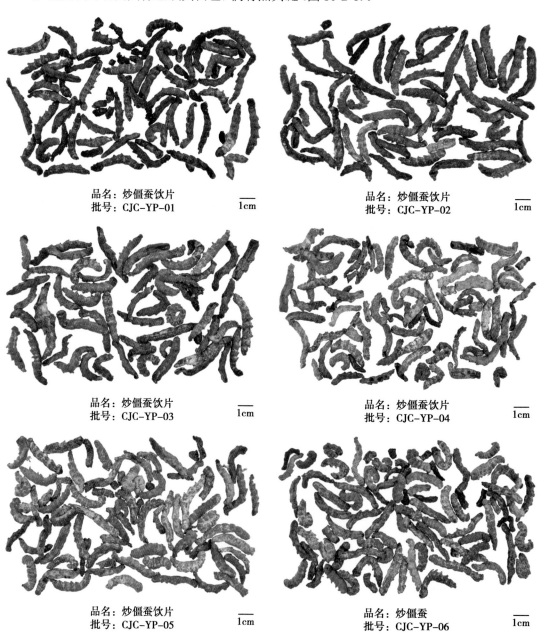

品名:炒僵蚕饮片　批号:CJC-YP-01　1cm

品名:炒僵蚕饮片　批号:CJC-YP-02　1cm

品名:炒僵蚕饮片　批号:CJC-YP-03　1cm

品名:炒僵蚕饮片　批号:CJC-YP-04　1cm

品名:炒僵蚕饮片　批号:CJC-YP-05　1cm

品名:炒僵蚕　批号:CJC-YP-06　1cm

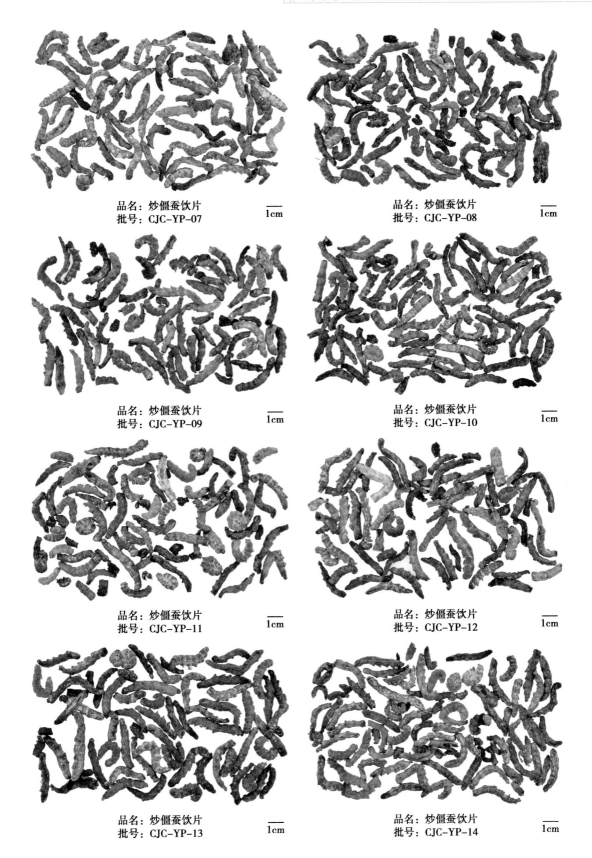

品名：炒僵蚕饮片
批号：CJC-YP-07
1cm

品名：炒僵蚕饮片
批号：CJC-YP-08
1cm

品名：炒僵蚕饮片
批号：CJC-YP-09
1cm

品名：炒僵蚕饮片
批号：CJC-YP-10
1cm

品名：炒僵蚕饮片
批号：CJC-YP-11
1cm

品名：炒僵蚕饮片
批号：CJC-YP-12
1cm

品名：炒僵蚕饮片
批号：CJC-YP-13
1cm

品名：炒僵蚕饮片
批号：CJC-YP-14
1cm

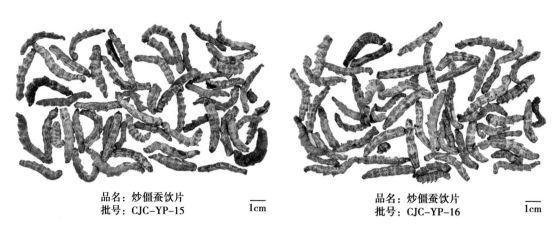

品名：炒僵蚕饮片　　　　　　　　　品名：炒僵蚕饮片
批号：CJC-YP-15　　1cm　　　　　　批号：CJC-YP-16　　1cm

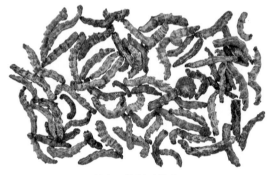

品名：炒僵蚕饮片
批号：CJC-YP-17　　1cm

图 10-2-1　炒僵蚕饮片图

（二）检测

按照《中国药典》2020 年版一部僵蚕项下有关要求，对上述炒僵蚕进行检测，所有样品均符合规定，测定结果见表 10-2-1。

表 10-2-1　炒僵蚕饮片测定结果

序号	饮片批号	鉴别	水分（%）	铅（mg/kg）	镉（mg/kg）	砷（mg/kg）	汞（mg/kg）	铜（mg/kg）	二氧化硫残留量(mg/kg)	腺嘌呤（mg/g）	鸟苷（mg/g）	腺苷（mg/g）	总量（mg/g）
1	CJC-YP-01	符合规定	4.2	0.255	0.018	0.932	<0.021	4.353	未检出	0.207	0.550	0.385	1.141
2	CJC-YP-02	符合规定	3.6	0.308	0.015	0.981	<0.021	4.036	未检出	0.170	0.482	0.341	0.994
3	CJC-YP-03	符合规定	3.2	0.441	0.023	1.111	0.032	3.690	未检出	0.208	0.494	0.385	1.088
4	CJC-YP-04	符合规定	2.9	0.271	0.032	0.630	<0.021	5.062	未检出	0.148	0.342	0.244	0.733
5	CJC-YP-05	符合规定	3.5	0.287	0.038	0.684	<0.021	5.032	未检出	0.156	0.330	0.326	0.812
6	CJC-YP-06	符合规定	3.6	0.199	0.021	0.410	<0.021	4.814	未检出	0.193	0.419	0.239	0.851
7	CJC-YP-07	符合规定	3.2	0.256	0.034	0.546	<0.021	4.743	未检出	0.189	0.358	0.241	0.788
8	CJC-YP-08	符合规定	3.3	0.236	0.013	0.258	<0.021	5.197	未检出	0.201	0.369	0.213	0.783

续表

序号	饮片批号	鉴别	水分（%）	铅（mg/kg）	镉（mg/kg）	砷（mg/kg）	汞（mg/kg）	铜（mg/kg）	二氧化硫残留量（mg/kg）	腺嘌呤（mg/g）	鸟苷（mg/g）	腺苷（mg/g）	总量（mg/g）
9	CJC-YP-09	符合规定	3.0	0.479	0.037	0.846	<0.021	5.519	未检出	0.339	0.526	0.265	1.130
10	CJC-YP-10	符合规定	3.5	0.551	0.049	0.954	<0.021	4.664	未检出	0.275	0.420	0.246	0.941
11	CJC-YP-11	符合规定	3.3	0.639	0.015	0.579	0.026	4.460	未检出	0.181	0.206	0.146	0.532
12	CJC-YP-12	符合规定	3.1	0.479	0.010	0.258	<0.021	3.926	未检出	0.246	0.481	0.329	1.055
13	CJC-YP-13	符合规定	2.2	0.465	0.010	0.270	<0.021	3.881	未检出	0.220	0.479	0.292	0.992
14	CJC-YP-14	符合规定	3.8	0.407	0.034	0.625	<0.021	4.490	未检出	0.294	0.501	0.284	1.079
15	CJC-YP-15	符合规定	5.8	0.201	0.011	0.630	<0.021	3.982	未检出	0.091	0.164	0.156	0.412
16	CJC-YP-16	符合规定	6.0	0.170	0.016	0.696	<0.021	4.260	未检出	0.111	0.180	0.131	0.422
17	CJC-YP-17	符合规定	5.9	0.212	0.014	0.685	<0.021	5.200	未检出	0.102	0.174	0.150	0.426

（三）特征图谱

1. 色谱条件　以 YMC Triart C_{18}（2.1mm×100mm，1.9μm）色谱柱；以甲醇为流动相 A；以水为流动相 B，按表 10-2-2 中的规定进行梯度洗脱；流速为每分钟 0.35ml；柱温为 40℃；检测波长为 260nm；进样量为 1μl。

表 10-2-2　梯度洗脱表

时间（min）	流动相 A（%）	流动相 B（%）
0～5	0	100
5～12	0→5	100→95
12～20	5→25	95→75

2. 参照物溶液制备　取腺嘌呤对照品、鸟苷对照品和腺苷对照品适量，精密称定，加 10% 甲醇制成每 1ml 含腺嘌呤 10μg、鸟苷 20μg 和腺苷 10μg 的混合溶液。

3. 供试品溶液制备　取本品粉末（过四号筛）约 1.0g，精密称定，置具塞锥形瓶中，加水 25ml，超声处理（功率 250W，频率 40kHz）60 分钟，取出，置 50ml 离心管中离心，上清液转移至 50ml 量瓶中，残渣用 20ml 水洗至具塞锥形瓶中，超声处理（功率 250W，频率 40kHz）30 分钟，取出，置 50ml 离心管中离心，上清液转移至同一量瓶中，置 100℃水浴加热 5 分钟后冷却至室温，用水定容至刻度，摇匀，滤过，取续滤液，即得。

4. 方法学验证　方法学考察合格（具体内容略）。

5. 特征图谱的建立及共有峰的标定

（1）药材特征图谱的建立及共有峰的标定：药材特征图谱的建立及共有峰的标定同第九章僵蚕配方颗粒标准汤剂与质量标准研究。

（2）饮片特征图谱的建立及共有峰的标定：按炒僵蚕饮片特征图谱方法，分别精密吸取参照物溶液和供试品溶液各 1μl，注入液相色谱仪，测定，即得。详见图 10-2-2、图 10-2-3。

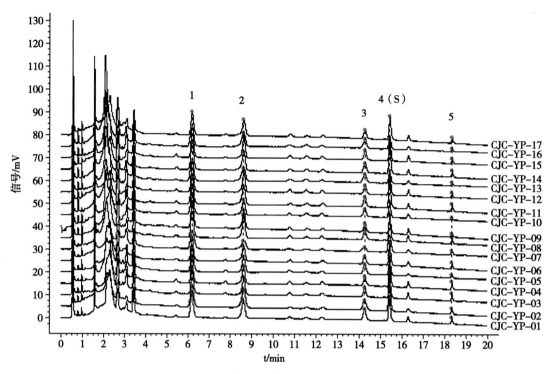

图 10-2-2　炒僵蚕饮片特征图谱共有峰

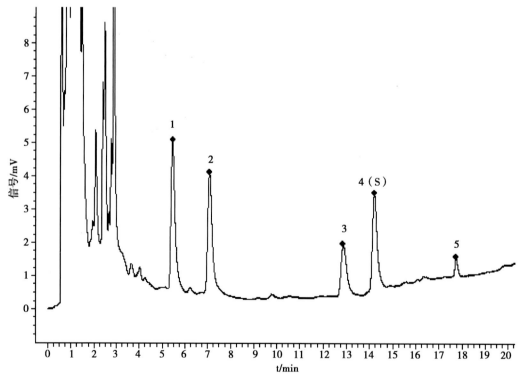

峰1：腺嘌呤；峰2：鸟苷；峰（4S）：腺苷；

图 10-2-3　炒僵蚕饮片对照特征图谱

以腺苷参照物相应的峰为 S 峰，计算各特征峰与 S 峰的相对保留时间，详见表 10-2-3。

表 10-2-3　17 批炒僵蚕饮片特征图谱（相对保留时间）

序号	饮片批号	峰1	峰2	峰3	峰4（S）	峰5
1	CJC-YP-01	0.389	0.505	0.905	1.000	1.246
2	CJC-YP-02	0.386	0.500	0.904	1.000	1.255
3	CJC-YP-03	0.386	0.501	0.907	1.000	1.247
4	CJC-YP-04	0.388	0.502	0.906	1.000	1.257
5	CJC-YP-05	0.391	0.508	0.908	1.000	1.249
6	CJC-YP-06	0.386	0.501	0.906	1.000	1.250
7	CJC-YP-07	0.389	0.503	0.907	1.000	1.252
8	CJC-YP-08	0.386	0.499	0.906	1.000	1.251
9	CJC-YP-09	0.385	0.501	0.906	1.000	1.251
10	CJC-YP-10	0.385	0.499	0.906	1.000	1.251
11	CJC-YP-11	0.386	0.499	0.906	1.000	1.255
12	CJC-YP-12	0.384	0.497	0.904	1.000	1.256
13	CJC-YP-13	0.390	0.507	0.907	1.000	1.244
14	CJC-YP-14	0.390	0.506	0.906	1.000	1.246
15	CJC-YP-15	0.359	0.466	0.895	1.000	1.284
16	CJC-YP-16	0.359	0.466	0.895	1.000	1.283
17	CJC-YP-17	0.359	0.468	0.896	1.000	1.280
	RSD（%）	2.95	2.87	0.48	0.00	1.03

（四）质谱鉴别

1. 色谱和质谱条件　以菲罗门 Titank C_{18} 色谱柱（2.1mm×150mm，1.7μm）；以乙腈为流动相 A，0.1% 甲酸水溶液作流动相 B，按表 10-2-4 梯度进行洗脱；柱温为 30℃，流速为每分钟 0.3ml，电喷雾正离子模式（ESI+），进行多反应检测（MRM），以质荷比（m/z）823（双电荷）→1 070，m/z 823（双电荷）→1 345 和 m/z 637（双电荷）→825，m/z 637（双电荷）→926 作为检测离子对进行检测。进样体积为 5μl，按上述检测离子对测定的 MRM 色谱峰的信噪比均应大于 3∶1。

表 10-2-4　梯度洗脱表

时间（min）	流动相A（%）	流动相B（%）
0~3	3	97
3~8	3→5	97→95
8~10	5	95

时间（min）	流动相A（%）	流动相B（%）
10～18	5 → 7	95 → 93
18～19	7 → 90	93 → 10
19～21	90	10
21～22	90 → 3	10 → 97
22～30	3	97

2．对照品溶液的制备　取僵蚕多肽1、僵蚕多肽2对照品适量，精密称定，加1%碳酸氢铵溶液分别制成每1ml含2μg僵蚕多肽1和2μg僵蚕多肽2的混合溶液，即得。

3．供试品溶液制备　取样品适量，研细，取约0.1g，精密称定，置具塞锥形瓶中，精密加入1%碳酸氢铵溶液50ml，超声处理（功率250W，频率40kHz）30分钟，用0.22μm微孔滤膜滤过，精密移取1ml置微量进样瓶中，加入胰蛋白酶溶液100μl（取序列分析用胰蛋白酶，加1%碳酸氢铵溶液制成每1ml中含1mg的溶液，临用时配制），摇匀，37℃恒温酶解12小时，作为供试品溶液。

4．方法学验证　方法学考察合格（具体内容略）。

5．样品的测定

（1）药材的质谱鉴别：药材的质谱鉴别同第九章僵蚕配方颗粒标准汤剂与质量标准研究。

（2）饮片的质谱鉴别：按炒僵蚕饮片的质谱鉴别方法，分别精密吸取对照品溶液和供试品溶液各5μl，注入液质联用仪，测定，即得。

以质荷比（m/z）823（双电荷）→1 070，m/z 823（双电荷）→1 345和m/z 637（双电荷）→825，m/z 637（双电荷）→926离子对提取的供试品离子流色谱中，所有批次炒僵蚕饮片均同时呈现与对照品色谱保留时间一致的色谱峰，详见表10-2-5。

表10-2-5　炒僵蚕饮片样品测定结果

批号	保留时间（min）	823 → 1 070		823 → 1 345		保留时间（min）	637 → 825		637 → 926	
		峰面积	信噪比	峰面积	信噪比		峰面积	信噪比	峰面积	信噪比
CJC-YP-01	6.99	6 020	2 737	4 316	29 415	16.75	5 906	721	2 607	1 293
CJC-YP-02	6.98	4 813	2 206	3 455	22 795	16.75	5 555	522	2 382	408
CJC-YP-03	6.98	4 516	1 026	3 420	22 609	16.72	5 516	467	2 317	559
CJC-YP-04	7.01	3 691	1 976	2 896	18 797	16.70	4 452	308	1 856	423
CJC-YP-05	6.96	6 059	1 505	4 324	28 347	16.69	6 416	1 793	2 786	587
CJC-YP-06	7.43	7 340	3 201	5 563	36 559	16.77	8 468	1 133	3 651	580
CJC-YP-07	7.01	8 889	1 703	6 741	43 932	16.66	9 733	599	4 262	1 802

批号	保留时间（min）	823→1 070		823→1 345		保留时间（min）	637→825		637→926	
		峰面积	信噪比	峰面积	信噪比		峰面积	信噪比	峰面积	信噪比
CJC-YP-08	6.95	5 505	522	4 307	28 001	16.69	6 387	397	2 787	392
CJC-YP-09	6.96	4 222	3 121	3 179	6 199	16.70	5 422	1 218	2 254	865
CJC-YP-10	6.98	6 313	2 732	4 607	4 669	16.71	7 411	2 255	3 213	462
CJC-YP-11	6.97	4 392	1 794	3 647	22 141	16.73	5 348	659	2 297	241
CJC-YP-12	6.95	5 144	1 809	3 869	9 571	16.69	5 854	661	2 504	823
CJC-YP-13	6.95	5 084	2 165	3 785	24 844	16.70	5 800	1 374	2 512	369
CJC-YP-14	6.99	7 698	2 885	5 718	37 794	16.71	8 690	267	3 839	738
CJC-YP-15	6.98	2 422	2 066	1 859	11 736	16.71	6 241	1 171	2 691	376
CJC-YP-16	6.93	3 739	1 038	2 982	19 364	16.68	8 110	1 128	3 390	666
CJC-YP-17	6.97	2 282	633	1 735	11 450	16.71	5 514	432	2 374	1 150

以炒僵蚕标准汤剂质量标准和《中国药典》2020 年版一部僵蚕项下质量标准为基础，研究制定了高于中国药典且符合与标准汤剂质量指标一致性的药材和饮片标准：①僵蚕药材和炒僵蚕饮片二氧化硫残留量标准提高（规定不得过 50mg/kg，药典一般要求不得过 150mg/kg）；②新增加重金属及有害元素含量的检测项；③新增加了腺嘌呤、腺苷、鸟苷的含量测定；④新增加了炒僵蚕饮片特征图谱标准，并规定了 5 个特征峰的相对保留时间；⑤新增加了质谱鉴别。后续研究将对成品建立重金属，并长期积累数据，防止原料及生产过程中外源性有害物质的带入和累积，保证产品临床用药的安全性；所建立的质量标准，能从定性、定量评价炒僵蚕质量，为炒僵蚕配方颗粒提供质量安全，品质优良、稳定的原药材。

第三节　炒僵蚕配方颗粒标准汤剂研究

一、炒僵蚕标准汤剂的制备

炒僵蚕标准汤剂的制备工艺研究，均按照国家药典委员会起草的《中药配方颗粒质量控制与标准制定技术要求》中"标准汤剂的制备"有关要求进行，根据研究结果，确定炒僵蚕标准汤剂的制备方法如下：

取炒僵蚕饮片 100g，置电陶瓷壶中，加水煎煮两次，第一次煎煮加入 8 倍量水，浸泡60 分钟后，武火（功率 500W）煮沸后文火（功率 200W）保持微沸 30 分钟，煎液经 350 目筛网趁热滤过，滤液迅速用冷水冷却。第二次加 6 倍量水，武火（功率 500W）煮沸后文火（功率 200W）保持微沸 25 分钟，煎液用 350 目筛网趁热滤过，滤液迅速用冷水冷却，合并两次煎液。将煎液转移至圆底烧瓶中，采用旋转蒸发仪减压低温浓缩（温度：65℃；真空度：-0.08MPa～-0.1MPa），转速 50～90r/min，浓缩至体积约为 150ml；在磁力搅拌下，精密吸取浓缩液 2ml 分装于 10ml 西林瓶中，转移至真空冷冻干燥机中冻干（真空冷冻干燥工艺参数见表 10-3-1，冻干曲线见图 10-3-1），取出，轧铝盖，即得。炒僵蚕标准汤剂样品制备测定数据见表 10-3-2。

表 10-3-1　炒僵蚕标准汤剂冷冻干燥参数设置

步骤	设定温度（℃）	设定时间（min）	维持时间（min）	真空度（mbar）
预冻	-40	80	180	/
一次干燥	-38	15	1 000	0.2
	-35	15	1 200	0.2
	-30	15	800	0.2
	-25	15	600	0.2
	-20	15	300	0.2
	-10	15	150	0.2
	0	15	150	0.2
解析干燥	10	15	120	0.0
	20	15	120	0.0
	30	15	230	0.0

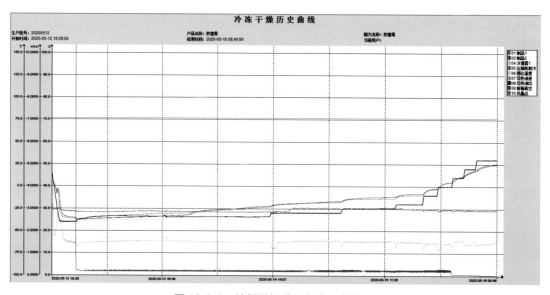

图 10-3-1　炒僵蚕标准汤剂冻干曲线图

表 10-3-2 17 批炒僵蚕标准汤剂研究汇总表

序号	标准汤剂批号	药材批号	饮片批号	饮片量(g)	第一煎				第二煎			过滤目数(目)	浓缩温度(℃)	浓缩液重量(g)	冻干用浓缩液(g)	冻干后重量(g)	水分(%)
					浸泡时间(min)	加水量(ml)	加热时间(min)		加水量(ml)	加热时间(min)							
1	CJC-T-01	JC-YC-01	CJC-YP-01	100.51	60	800	30		600	25		350	65	170.77	157.26	20.04	10.8
2	CJC-T-01	JC-YC-01	CJC-YP-01	100.79	60	800	30		600	25		350	65	166.18	154.18	20.65	10.5
3	CJC-T-01	JC-YC-01	CJC-YP-01	100.99	60	800	30		600	25		350	65	177.92	164.43	22.06	10.6
4	CJC-T-02	JC-YC-02	CJC-YP-02	100.69	60	800	30		600	25		350	65	155.39	143.91	20.96	9.3
5	CJC-T-02	JC-YC-02	CJC-YP-02	100.05	60	800	30		600	25		350	65	154.21	143.22	22.00	8.8
6	CJC-T-03	JC-YC-03	CJC-YP-03	100.53	60	800	30		600	25		350	65	159.55	148.59	19.96	8.8
7	CJC-T-03	JC-YC-03	CJC-YP-03	100.40	60	800	30		600	25		350	65	159.98	148.82	19.39	8.7
8	CJC-T-04	JC-YC-04	CJC-YP-04	100.74	60	800	30		600	25		350	65	156.57	145.39	20.25	8.4
9	CJC-T-04	JC-YC-04	CJC-YP-04	100.12	60	800	30		600	25		350	65	158.24	146.53	19.95	8.4
10	CJC-T-05	JC-YC-05	CJC-YP-05	100.40	60	800	30		600	25		350	65	174.68	163.45	20.63	9.1
11	CJC-T-05	JC-YC-05	CJC-YP-05	100.29	60	800	30		600	25		350	65	156.56	145.32	21.36	8.9
12	CJC-T-06	JC-YC-06	CJC-YP-06	100.70	60	800	30		600	25		350	65	156.46	145.42	16.82	10.1
13	CJC-T-06	JC-YC-06	CJC-YP-06	100.56	60	800	30		600	25		350	65	163.12	152.29	18.51	10.1
14	CJC-T-07	JC-YC-07	CJC-YP-07	100.92	60	800	30		600	25		350	65	157.05	145.67	20.80	9.2
15	CJC-T-07	JC-YC-07	CJC-YP-07	100.55	60	800	30		600	25		350	65	166.17	154.76	21.69	8.9
16	CJC-T-08	JC-YC-08	CJC-YP-08	100.99	60	800	30		600	25		350	65	153.79	142.86	18.57	9.3
17	CJC-T-08	JC-YC-08	CJC-YP-08	100.12	60	800	30		600	25		350	65	156.21	145.38	17.17	10.1

续表

序号	标准汤剂批号	药材批号	饮片批号	饮片量(g)	第一煎			第二煎		过滤目数(目)	浓缩温度(℃)	浓缩液重量(g)	冻干用浓缩液(g)	冻干后重量(g)	水分(%)
					浸泡时间(min)	加水量(ml)	加热时间(min)	加水量(ml)	加热时间(min)						
18	CJC-T-09	JC-YC-09	CJC-YP-09	100.66	60	800	30	600	25	350	65	164.21	152.73	23.75	10.0
19	CJC-T-09	JC-YC-09	CJC-YP-09	100.48	60	800	30	600	25	350	65	179.84	160.25	23.53	9.6
20	CJC-T-10	JC-YC-10	CJC-YP-10	100.92	60	800	30	600	25	350	65	159.47	148.17	22.77	9.3
21	CJC-T-10	JC-YC-10	CJC-YP-10	100.74	60	800	30	600	25	350	65	168.60	156.1	23.74	9.2
22	CJC-T-11	JC-YC-11	CJC-YP-11	100.95	60	800	30	600	25	350	65	170.34	137.94	15.30	9.3
23	CJC-T-11	JC-YC-11	CJC-YP-11	100.51	60	800	30	600	25	350	65	172.18	161.25	20.19	9.1
24	CJC-T-12	JC-YC-12	CJC-YP-12	100.53	60	800	30	600	25	350	65	155.52	143.34	20.64	9.7
25	CJC-T-12	JC-YC-12	CJC-YP-12	100.72	60	800	30	600	25	350	65	160.73	146.6	21.43	9.5
26	CJC-T-13	JC-YC-13	CJC-YP-13	100.50	60	800	30	600	25	350	65	159.22	148.22	19.27	8.7
27	CJC-T-13	JC-YC-13	CJC-YP-13	100.65	60	800	30	600	25	350	65	162.04	150.84	21.44	8.6
28	CJC-T-14	JC-YC-14	CJC-YP-14	100.01	60	800	30	600	25	350	65	156.53	145.21	22.76	8.7
29	CJC-T-14	JC-YC-14	CJC-YP-14	100.60	60	800	30	600	25	350	65	159.48	148.11	23.89	9.5
30	CJC-T-15	JC-YC-15	CJC-YP-15	100.16	60	800	30	600	25	350	65	150.64	139.41	18.1	8.64
31	CJC-T-15	JC-YC-15	CJC-YP-15	100.41	60	800	30	600	25	350	65	139.46	127.83	17.61	8.70
32	CJC-T-16	JC-YC-16	CJC-YP-16	100.06	60	800	30	600	25	350	65	107.75	96.02	16.42	9.30
33	CJC-T-16	JC-YC-16	CJC-YP-16	100.2	60	800	30	600	25	350	65	99.34	87.56	16.71	9.08
34	CJC-T-17	JC-YC-17	CJC-YP-17	100.38	60	800	30	600	25	350	65	124.73	113.07	18.1	9.04
35	CJC-T-17	JC-YC-17	CJC-YP-17	100.34	60	800	30	600	25	350	65	150.19	138.55	18.95	8.33

二、含量测定

（一）色谱条件

选择 YMC Triart C$_{18}$ 色谱柱（2.1mm×100mm，1.9μm）；以水为流动相 A，以甲醇为流动相 B，按表 10-3-3 中的规定进行梯度洗脱；流速为每分钟 0.35ml；柱温为 40℃；检测波长为 260nm；进样量为 1μl。

表 10-3-3 梯度洗脱表

时间（min）	流动相 A（%）	流动相 B（%）
0～5	100	0
5～12	100 → 95	0 → 5
12～20	95 → 75	5 → 25

（二）对照品溶液的制备

精密称定腺嘌呤对照品 2.006mg、鸟苷对照品 5.260mg、腺苷对照品 4.078mg，置 20ml 量瓶中，加 10% 甲醇至刻度制成每 1ml 含腺嘌呤 99.698μg、鸟苷 246.168μg、腺苷 203.288μg 的溶液，摇匀；精密吸取 2ml 转移至 20ml 量瓶中，加 10% 甲醇制成每 1ml 含腺嘌呤 9.970μg、鸟苷 24.617μg、腺苷 20.329μg 的对照品溶液，摇匀，即得。

（三）供试品溶液的制备

取本品适量，研细，取约 0.2g，精密称定，置具塞锥形瓶中，精密加入 10% 甲醇 25ml，称定重量，超声处理（功率 250W，频率 40kHz）30 分钟，取出，放冷，再称定重量，用 10% 甲醇补足减失的重量，摇匀，滤过，取续滤液，即得。

（四）方法学验证

方法学考察合格（具体内容略）。

（五）测定结果

炒僵蚕标准汤剂的腺嘌呤、鸟苷和腺苷含量测定及转移率结果见表 10-3-4～表 10-3-7。

表 10-3-4 炒僵蚕标准汤剂腺嘌呤含量及转移率结果

序号	炒僵蚕标准汤剂批号	对应饮片含量（mg/g）	标准汤剂含量（mg/g）	腺嘌呤转移率（%）
1	CJC-T-01	0.23	0.77	69.47
2	CJC-T-02	0.23	1.00	94.82
3	CJC-T-03	0.20	0.93	94.92
4	CJC-T-04	0.16	0.65	83.92
5	CJC-T-05	0.16	0.64	83.11
6	CJC-T-06	0.22	1.14	90.06
7	CJC-T-07	0.21	0.76	78.47
8	CJC-T-08	0.22	0.94	75.02
9	CJC-T-09	0.40	1.17	69.03
10	CJC-T-10	0.31	1.14	86.37
11	CJC-T-11	0.19	0.78	75.52

续表

序号	炒僵蚕标准汤剂批号	对应饮片含量（mg/g）	标准汤剂含量（mg/g）	腺嘌呤转移率（%）
12	CJC-T-12	0.26	0.95	77.98
13	CJC-T-13	0.25	1.11	93.25
14	CJC-T-14	0.33	1.19	84.64
15	CJC-T-15	0.09	0.92	185.25
16	CJC-T-16	0.11	0.98	155.78
17	CJC-T-17	0.10	0.95	179.57
	最小值	0.09	0.64	69.03
	最大值	0.40	1.19	185.25
	平均值	0.22	0.94	98.66
	SD	—	0.18	37.00
	均值的 70%～130%	—	0.66～1.22	69.06～128.26
	均值 ±3 倍 SD	—	0.40～1.48	−12.34～209.66

表 10-3-5　炒僵蚕标准汤剂鸟苷含量及转移率结果

序号	炒僵蚕标准汤剂批号	对应饮片含量（mg/g）	标准汤剂含量（mg/g）	鸟苷转移率（%）
1	CJC-T-01	0.57	2.25	82.08
2	CJC-T-02	0.62	2.30	81.02
3	CJC-T-03	0.56	2.29	81.14
4	CJC-T-04	0.38	1.31	69.95
5	CJC-T-05	0.38	1.42	79.08
6	CJC-T-06	0.48	2.09	76.01
7	CJC-T-07	0.42	1.67	84.08
8	CJC-T-08	0.43	2.09	86.22
9	CJC-T-09	0.58	2.02	83.25
10	CJC-T-10	0.47	1.79	88.48
11	CJC-T-11	0.24	1.12	87.90
12	CJC-T-12	0.56	2.14	81.40
13	CJC-T-13	0.56	2.24	83.18
14	CJC-T-14	0.59	2.00	80.38
15	CJC-T-15	0.16	1.44	160.42
16	CJC-T-16	0.18	1.51	148.64
17	CJC-T-17	0.17	1.53	168.48
	最小值	0.16	1.12	69.95
	最大值	0.62	2.3	168.48
	平均值	0.43	1.84	95.39
	SD	—	0.39	30.94
	均值的 70%～130%	—	1.29～2.39	66.77～124.01
	均值 ±3 倍 SD	—	0.67～1.48	2.57～188.21

表 10-3-6　炒僵蚕标准汤剂腺苷含量及转移率结果

序号	炒僵蚕标准汤剂批号	对应饮片含量（mg/g）	标准汤剂含量（mg/g）	腺苷转移率（%）
1	CJC-T-01	0.44	1.79	83.27
2	CJC-T-02	0.42	1.47	75.61
3	CJC-T-03	0.37	1.53	82.19
4	CJC-T-04	0.26	0.97	76.36
5	CJC-T-05	0.23	1.07	95.89
6	CJC-T-06	0.27	1.32	86.19
7	CJC-T-07	0.26	1.05	85.51
8	CJC-T-08	0.23	1.25	96.41
9	CJC-T-09	0.29	1.09	90.85
10	CJC-T-10	0.27	1.05	90.73
11	CJC-T-11	0.16	0.83	97.61
12	CJC-T-12	0.37	1.48	84.73
13	CJC-T-13	0.33	1.35	84.02
14	CJC-T-14	0.31	1.20	91.08
15	CJC-T-15	0.16	1.44	58.47
16	CJC-T-16	0.13	1.51	66.51
17	CJC-T-17	0.15	1.53	62.67
最小值		0.13	0.83	58.47
最大值		0.44	1.79	97.61
平均值		0.27	1.29	82.83
SD		—	0.25	11.60
均值的70%～130%		—	0.90～1.68	57.98～107.68
均值 ±3 倍 SD		—	0.54～2.04	48.03～117.63

表 10-3-7　炒僵蚕标准汤剂总含量及总转移率结果

序号	炒僵蚕标准汤剂批号	对应饮片总含量（mg/g）	标准汤剂总含量（mg/g）	总转移率（%）
1	CJC-T-01	1.24	4.82	74.48
2	CJC-T-02	1.27	4.77	72.22
3	CJC-T-03	1.13	4.75	75.89
4	CJC-T-04	0.80	2.92	68.64
5	CJC-T-05	0.77	3.13	79.94
6	CJC-T-06	0.96	4.54	69.19
7	CJC-T-07	0.89	3.47	75.48
8	CJC-T-08	0.88	4.29	74.90
9	CJC-T-09	1.27	4.28	67.91
10	CJC-T-10	1.05	3.98	73.98
11	CJC-T-11	0.59	2.73	78.25
12	CJC-T-12	1.18	4.57	74.10

续表

序号	炒僵蚕标准汤剂批号	对应饮片总含量（mg/g）	标准汤剂总含量（mg/g）	总转移率（%）
13	CJC-T-13	1.13	4.70	73.77
14	CJC-T-14	1.23	4.39	73.60
15	CJC-T-15	0.41	2.85	127.27
16	CJC-T-16	0.42	2.99	124.95
17	CJC-T-17	0.43	2.97	133.88
最小值		0.41	2.73	67.91
最大值		1.27	4.82	133.88
平均值		0.31	3.89	83.44
SD		—	0.80	21.88
均值的70%～130%		—	2.72～5.06	58.41～108.47
均值±3倍SD		—	1.49～6.29	17.80～149.08

三、特征图谱

测定方法同本章第二节炒僵蚕药材和饮片研究"三、药材及饮片质量标准"下"（三）特征图谱"项。

（一）方法学考察

1. 专属性考察　取炒僵蚕标准汤剂溶液、空白溶液和参照物溶液，精密吸取上述溶液各1μl，注入液相色谱仪，按拟定色谱条件测定，记录色谱，详见图10-3-2。

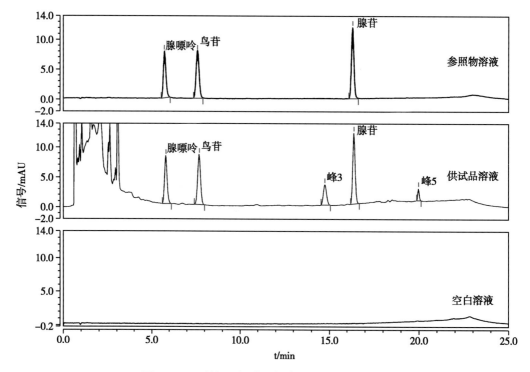

图 10-3-2　炒僵蚕标准汤剂特征图谱专属性考察

结果显示，供试品色谱在与对照品色谱相应的保留时间处有相同的色谱峰，且空白溶剂无干扰，说明该方法专属性良好。

2. 精密度考察　取炒僵蚕标准汤剂供试品溶液，连续进样 6 次测定分析，以腺苷峰为参照峰 S，计算各特征峰与 S 峰的相对保留时间和相对峰面积，并计算 RSD 值，实验结果见表 10-3-8、表 10-3-9。

表 10-3-8　炒僵蚕标准汤剂特征图谱精密度结果表（相对保留时间）

序号	峰 1	峰 2	峰 3	腺苷	峰 5
1	0.354	0.470	0.901	1.000	1.221
2	0.353	0.470	0.901	1.000	1.222
3	0.353	0.468	0.901	1.000	1.222
4	0.353	0.469	0.901	1.000	1.222
5	0.353	0.468	0.901	1.000	1.222
6	0.353	0.469	0.901	1.000	1.222
RSD（%）	0.12	0.19	0.00	0.00	0.07

表 10-3-9　炒僵蚕标准汤剂特征图谱精密度结果表（相对峰面积）

序号	峰 1	峰 2	峰 3	腺苷	峰 5
1	0.694	0.844	0.387	1.000	0.095
2	0.695	0.816	0.378	1.000	0.099
3	0.698	0.845	0.383	1.000	0.095
4	0.704	0.832	0.375	1.000	0.098
5	0.700	0.845	0.375	1.000	0.100
6	0.695	0.840	0.373	1.000	0.100
RSD（%）	0.55	1.36	1.43	0.00	2.37

结果显示，同一份供试品溶液连续进样 6 次，以腺苷色谱峰为参照峰 S，各特征峰与 S 峰的相对保留时间 RSD 值在 0～0.19% 范围内，相对峰面积 RSD 值在 0.55%～2.37% 范围内，均小于 3.0%，表明仪器精密度良好。

3. 稳定性考察　取炒僵蚕标准汤剂特征图谱供试品溶液，于常温下放置，分别在 0、5、9、13、17、24 小时进样测定，以腺苷峰为参照峰 S，计算各特征峰与 S 峰的相对保留时间和相对峰面积，并计算 RSD 值，结果见表 10-3-10、表 10-3-11。

表 10-3-10　炒僵蚕标准汤剂特征图谱稳定性结果表（相对保留时间）

时间（h）	峰 1	峰 2	峰 3	腺苷	峰 5
0	0.349	0.459	0.898	1.000	1.229
5	0.354	0.470	0.902	1.000	1.220
9	0.353	0.469	0.901	1.000	1.223
13	0.354	0.469	0.901	1.000	1.224
17	0.353	0.467	0.901	1.000	1.224
24	0.354	0.469	0.901	1.000	1.224
RSD（%）	0.51	0.82	0.14	0.00	0.22

表 10-3-11　炒僵蚕标准汤剂特征图谱稳定性结果表（相对峰面积）

时间（h）	峰1	峰2	峰3	腺苷	峰5
0	0.704	0.871	0.372	1.000	0.095
5	0.706	0.863	0.371	1.000	0.099
9	0.707	0.840	0.365	1.000	0.099
13	0.706	0.843	0.381	1.000	0.095
17	0.708	0.825	0.372	1.000	0.100
24	0.728	0.874	0.361	1.000	0.101
RSD（%）	1.16	2.12	1.95	0.00	2.53

结果显示，同一份供试品溶液分别在 0、5、9、13、17、24 小时进行分析，以腺苷峰为参照峰 S，各特征峰与 S 峰的相对保留时间 RSD 值在 0.14%～0.82% 范围内，相对峰面积 RSD 值在 1.16%～2.53% 范围内，均小于 3.0%，表明供试品溶液在 24 小时内相对稳定性良好。

4. 重复性考察　取同一批炒僵蚕标准汤剂，平行 6 份，按炒僵蚕标准汤剂特征图谱供试品溶液制备方法制备 6 份供试品溶液，进样测定分析，以腺苷峰为参照峰 S，计算各特征峰与 S 峰的相对保留时间和相对峰面积，并计算 RSD 值，结果见表 10-3-12、表 10-3-13。

表 10-3-12　炒僵蚕标准汤剂特征图谱重复性结果表（相对保留时间）

序号	峰1	峰2	峰3	腺苷	峰5
1	0.353	0.469	0.901	1.000	1.222
2	0.354	0.469	0.902	1.000	1.222
3	0.353	0.468	0.901	1.000	1.223
4	0.354	0.470	0.902	1.000	1.222
5	0.354	0.469	0.901	1.000	1.223
6	0.353	0.468	0.901	1.000	1.224
RSD（%）	0.15	0.16	0.06	0.00	0.07

表 10-3-13　炒僵蚕标准汤剂特征图谱重复性结果表（相对峰面积）

序号	峰1	峰2	峰3	腺苷	峰5
1	0.720	0.855	0.391	1.000	0.103
2	0.712	0.864	0.392	1.000	0.102
3	0.717	0.852	0.389	1.000	0.102
4	0.714	0.848	0.390	1.000	0.102
5	0.714	0.871	0.395	1.000	0.098
6	0.722	0.871	0.393	1.000	0.097
RSD（%）	0.54	1.15	0.55	0.00	2.49

结果显示，同一批样品重复测定 6 次，以腺苷色谱峰为参照峰 S，各特征峰与 S 峰的相对保留时间 RSD 值在 0.06%～0.16% 范围内，相对峰面积 RSD 值在 0.54%～2.49% 范围内，均小于 3.0%，表明该方法重复性良好。

5. 中间精密度考察　由其他分析人员在不同日期取同一批炒僵蚕标准汤剂适量，按炒僵蚕标准汤剂特征图谱项下供试品溶液制备方法制备样品，平行 6 份，并在不同色谱仪下操作，进样测定分析，以腺苷峰为参照峰 S，计算各特征峰与 S 峰的相对保留时间和相对峰面积，并计算 RSD 值，实验结果见表 10-3-14、表 10-3-15。

表 10-3-14　炒僵蚕标准汤剂特征图谱中间精密度结果表（相对保留时间）

序号	峰 1	峰 2	腺嘌呤	峰 4	峰 5
重复性 1	0.353	0.469	0.901	1.000	1.222
重复性 2	0.354	0.469	0.902	1.000	1.222
重复性 3	0.353	0.469	0.901	1.000	1.223
重复性 4	0.354	0.470	0.902	1.000	1.222
重复性 5	0.354	0.469	0.901	1.000	1.223
重复性 6	0.353	0.468	0.901	1.000	1.224
中间精密度 1	0.358	0.462	0.899	1.000	1.290
中间精密度 2	0.358	0.463	0.899	1.000	1.289
中间精密度 3	0.359	0.463	0.899	1.000	1.290
中间精密度 4	0.359	0.463	0.899	1.000	1.290
中间精密度 5	0.358	0.463	0.899	1.000	1.287
中间精密度 6	0.359	0.464	0.899	1.000	1.290
中间精密度 6 个数据 RSD（%）	0.15	0.14	0.00	0.00	0.09
与重复性试验 6 个数据 RSD（%）	0.75	0.68	0.14	0.00	2.77

表 10-3-15　炒僵蚕标准汤剂特征图谱中间精密度结果表（相对峰面积）

序号	峰 1	峰 2	腺嘌呤	峰 4	峰 5
重复性 1	0.720	0.855	0.391	1.000	0.103
重复性 2	0.712	0.864	0.392	1.000	0.102
重复性 3	0.717	0.852	0.389	1.000	0.102
重复性 4	0.714	0.848	0.390	1.000	0.102
重复性 5	0.714	0.871	0.395	1.000	0.098
重复性 6	0.722	0.871	0.393	1.000	0.097
中间精密度 1	0.757	0.869	0.400	1.000	0.102
中间精密度 2	0.736	0.879	0.405	1.000	0.104
中间精密度 3	0.718	0.881	0.408	1.000	0.106
中间精密度 4	0.716	0.888	0.405	1.000	0.104
中间精密度 5	0.704	0.882	0.404	1.000	0.105
中间精密度 6	0.712	0.899	0.407	1.000	0.105
中间精密度 6 个数据 RSD（%）	2.68	1.13	0.69	0.00	1.31
与重复性试验 6 个数据 RSD（%）	1.92	1.75	1.83	0.00	2.65

人员 1　仪器：Thermo Vanquish；编号：209012；实验日期：2020 年 7 月 16 日

人员 2　仪器：Agilent 1290；编号：208036；实验日期：2020 年 7 月 25 日

　　结果显示，由不同的分析人员在不同日期于不同的仪器上操作，同一批样品重复测定 6 次，以腺苷色谱峰为参照峰 S，各特征峰与 S 峰的相对保留时间 RSD 值在 0～0.15% 范围内，相对峰面积 RSD 值在 0.69%～2.68% 范围内，相对保留时间与重复性试验 6 个数据的 RSD 值在 0.14%～2.77% 范围内，相对峰面积与重复性试验 6 个数据的 RSD 值在 1.75%～2.65% 范围内，相对保留时间和相对峰面积 RSD 值均小于 3.0%，说明该方法中间精密度良好。

（二）测定结果

按照超高效液相色谱法建立特征图谱测定方法，并进行方法学考察，对 17 批炒僵蚕标准汤剂特征图谱测定，最终确定了炒僵蚕标准汤剂特征图谱标准：规定炒僵蚕标准汤剂供试品溶液特征图谱中应呈现 5 个特征峰（图 10-3-3～图 10-3-5），其中 3 个峰应分别与相应对

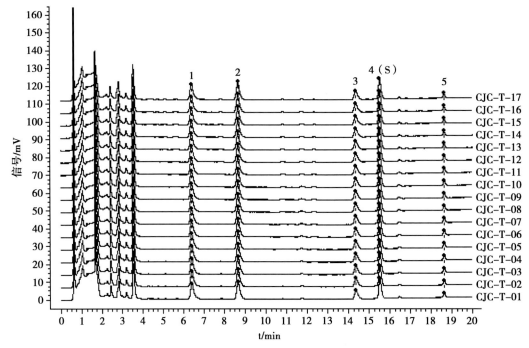

图 10-3-3　17 批炒僵蚕标准汤剂特征图谱的叠加图

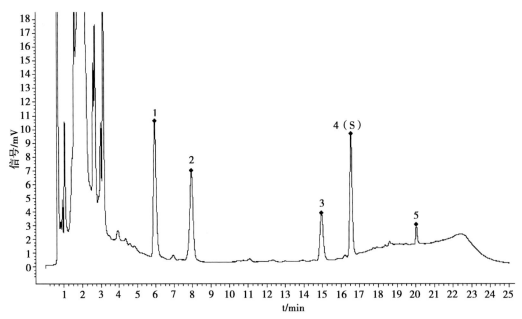

峰 1：腺嘌呤；峰 2：鸟苷；峰 4（S）：腺苷。

图 10-3-4　炒僵蚕标准汤剂对照特征图谱

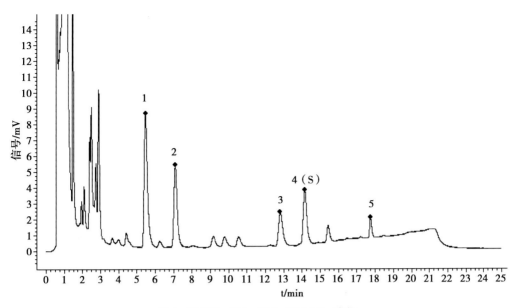

峰 1：腺嘌呤；峰 2：鸟苷；峰 4（S）：腺苷。

图 10-3-5　僵蚕对照药材特征图谱

照品参照物峰保留时间相对应，与腺苷参照物相对应的峰为 S 峰，计算峰 3、峰 5 与 S 峰的相对保留时间和 RSD 值，其相对保留时间应该在规定值的 ±10% 范围之内［规定值为：0.92（峰 3）、1.20（峰 5）］。实验结果如表 10-3-16。

表 10-3-16　17 批炒僵蚕标准汤剂特征图谱相对保留时间

序号	标准汤剂批号	峰 1	峰 2	峰 3	腺苷	峰 5
1	CJC-T-01	0.361	0.484	0.907	1.000	1.208
2	CJC-T-02	0.358	0.478	0.904	1.000	1.21
3	CJC-T-03	0.359	0.48	0.905	1.000	1.213
4	CJC-T-04	0.359	0.48	0.904	1.000	1.212
5	CJC-T-05	0.357	0.476	0.903	1.000	1.214
6	CJC-T-06	0.356	0.482	0.905	1.000	1.212
7	CJC-T-07	0.361	0.484	0.905	1.000	1.210
8	CJC-T-08	0.361	0.482	0.905	1.000	1.212
9	CJC-T-09	0.36	0.482	0.904	1.000	1.211
10	CJC-T-10	0.361	0.483	0.905	1.000	1.211
11	CJC-T-11	0.358	0.477	0.903	1.000	1.214
12	CJC-T-12	0.359	0.481	0.905	1.000	1.213
13	CJC-T-13	0.358	0.479	0.904	1.000	1.214
14	CJC-T-14	0.358	0.476	0.903	1.000	1.217
15	CJC-T-15	0.368	0.548	0.923	1.000	1.180
16	CJC-T-16	0.370	0.551	0.924	1.000	1.179
17	CJC-T-17	0.370	0.552	0.923	1.000	1.180
	RSD（%）	1.20	5.61	0.83	0.00	1.07

四、质谱鉴别

测定方法同本章第二节炒僵蚕药材和饮片研究"三、药材及饮片质量标准"下"（四）质谱鉴别"项。

（一）方法学验证

1. 专属性考察　精密吸取炒僵蚕标准汤剂溶液、空白溶液和对照品溶液各 5μl，注入液质联用仪，按照拟定色谱与质谱条件测定（图 10-3-6、图 10-3-7）。

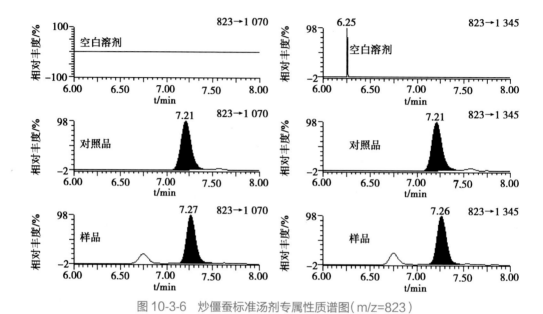

图 10-3-6　炒僵蚕标准汤剂专属性质谱图（m/z=823）

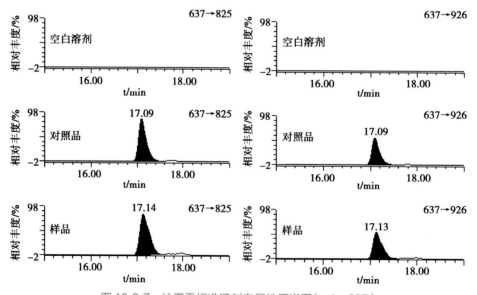

图 10-3-7　炒僵蚕标准汤剂专属性质谱图（m/z=637）

结果显示：炒僵蚕标准汤剂在与对照品相应的保留时间有特征分子离子峰，空白溶剂在与对照品相应的保留时间没有特征分子离子峰，说明空白溶剂对炒僵蚕特征分子离子峰的测定无干扰，表明以本法测定炒僵蚕标准汤剂中特征分子离子峰的鉴别具有专属性。

2．稳定性考察　取炒僵蚕标准汤剂供试品溶液，分别在 0、1、3、5、7、10、12 小时精密吸取 5μl 注入液质联用仪，按拟定的色谱与质谱条件进行测定，以离子对的峰面积对溶液稳定性进行评价，测定结果见表 10-3-17。

表 10-3-17　稳定性考察结果

时间(h)	823>1 070		823>1 345		637>825		637>926	
	峰面积	信噪比	峰面积	信噪比	峰面积	信噪比	峰面积	信噪比
0	1 854	851	1 451	2 638	5 260	840	2 233	362
1	1 871	948	1 467	10 328	5 230	1 074	2 257	550
3	1 908	875	1 515	10 522	5 483	312	2 329	593
5	1 992	1 056	1 578	10 531	5 653	752	2 487	395
7	2 009	1 069	1 616	1 268	5 820	755	2 434	362
10	2 057	1 313	1 687	1 876	5 865	454	2 536	494
12	2 060	1 141	1 658	11 296	5 872	1 791	2 460	471
RSD(%)	4.38	/	5.90	/	4.95	/	4.93	/

结果显示，供试品溶液在常温下放置 12 小时，特征离子对仍均能明显检出。表明供试品溶液在常温下放置 12 小时内，不影响特征离子的鉴别。

3．耐用性考察

（1）不同色谱柱考察：比较了菲罗门 Titank C_{18}（150mm×2.1mm，1.7μm），Shim-pack C_{18}-AQ（150mm×2.1mm，1.9μm），Waters BEH C_{18}（150mm×2.1mm，1.7μm）3 种不同品牌和类型的色谱柱对炒僵蚕标准汤剂特征离子峰的检出影响。

取炒僵蚕标准汤剂供试品溶液，精密吸取 5μl 注入液质联用仪，按拟定的色谱与质谱条件进行测定，实验结果见表 10-3-18、图 10-3-8、图 10-3-9。

表 10-3-18　炒僵蚕标准汤剂不同色谱柱耐用性考察峰面积结果

色谱柱	823>1 070		823>1 345		637>825		637>926	
	峰面积	信噪比	峰面积	信噪比	峰面积	信噪比	峰面积	信噪比
1#	4 571	1 271	3 456	27 846	7 943	1 374	3 066	434
2#	3 640	1 489	2 961	8 373	6 634	1 029	2 860	409
3#	3 173	1 184	2 398	16 940	5 572	1 107	2 299	488

注：1# 色谱柱为菲罗门 Titank C_{18} 色谱柱；

2# 色谱柱为 Shim-pack C_{18}-AQ 色谱柱；

3# 色谱柱为 Waters BEH C_{18} 色谱柱。

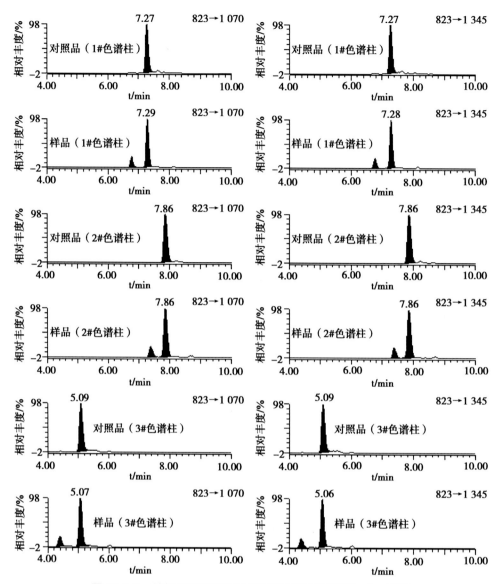

图 10-3-8　炒僵蚕标准汤剂不同色谱柱考察质谱图（m/z=823）

　　结果显示：所使用的 3 种色谱柱均能明显检出规定的特征离子，表明不同牌子和型号的色谱柱对炒僵蚕标准汤剂的特征离子的检出鉴别无影响。

　　（2）不同流速考察：比较 0.27ml/min、0.30ml/min、0.33ml/min 不同流速对炒僵蚕标准汤剂特征离子峰的检出影响。

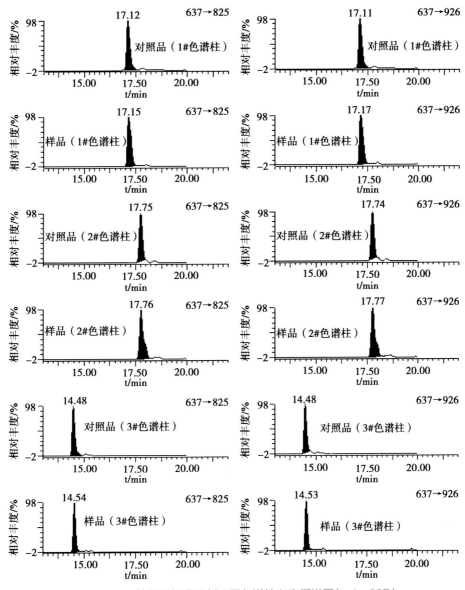

图 10-3-9　炒僵蚕标准汤剂不同色谱柱考察质谱图（m/z=637）

取炒僵蚕标准汤剂供试品溶液，精密吸取 5μl 注入液质联用仪，按拟定的色谱与质谱条件进行测定，实验结果见表 10-3-19、图 10-3-10、图 10-3-11。

表 10-3-19　炒僵蚕标准汤剂不同流速耐用性考察峰面积结果

流速	823>1 070		823>1 345		637>825		637>926	
	峰面积	信噪比	峰面积	信噪比	峰面积	信噪比	峰面积	信噪比
0.27ml/min	4 740	779	3 963	6 456	8 488	746	3 378	612
0.30ml/min	4 571	1 271	3 456	27 846	7 943	1 374	3 066	434
0.33ml/min	4 221	1 683	3 221	2 022	7 336	667	3 106	1 042

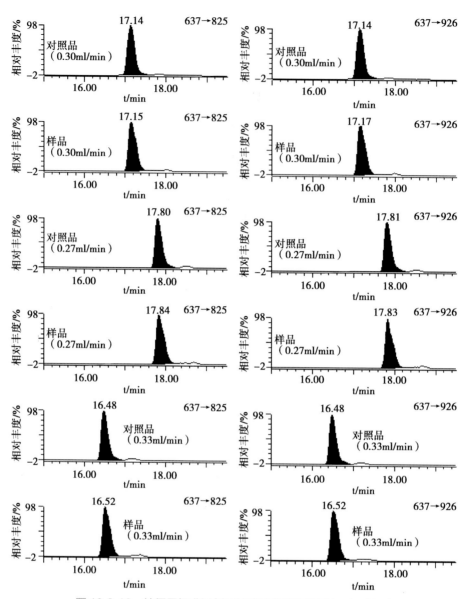

图 10-3-10　炒僵蚕标准汤剂不同流速考察质谱图（m/z=637）

　　结果显示：使用 3 个不同的流速条件均能明显检出规定的特征离子，表明流速的小范围调整对炒僵蚕标准汤剂的特征离子的检出鉴别无影响。

　　（3）不同柱温考察：比较 28℃、30℃、32℃不同柱温对炒僵蚕标准汤剂特征离子峰的检出影响。

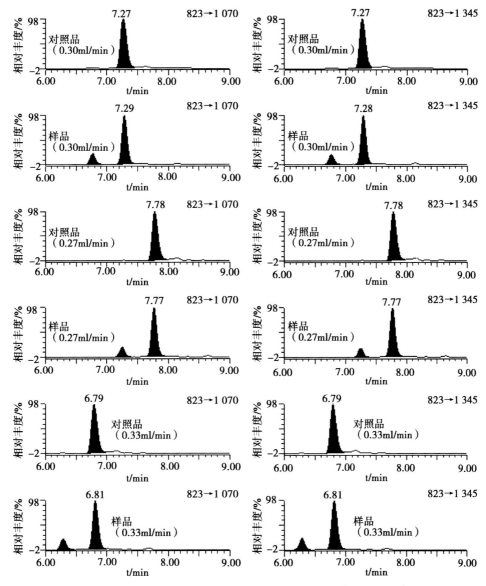

图 10-3-11 炒僵蚕标准汤剂不同流速考察质谱图（m/z= 823）

取炒僵蚕标准汤剂供试品溶液，精密吸取 5μl 注入液质联用仪，按拟定的色谱与质谱条件进行测定，实验结果见表 10-3-20、图 10-3-12、图 10-3-13。

表 10-3-20 炒僵蚕标准汤剂不同柱温耐用性考察峰面积结果

柱温	823>1 070		823>1 345		637>825		637>926	
	峰面积	信噪比	峰面积	信噪比	峰面积	信噪比	峰面积	信噪比
28℃	4 815	3 020	3 914	20 267	7 903	523	3 346	862
30℃	4 617	2 472	3 595	24 857	7 901	1 373	3 066	434
32℃	4 713	1 396	3 652	25 326	7 736	948	3 244	846

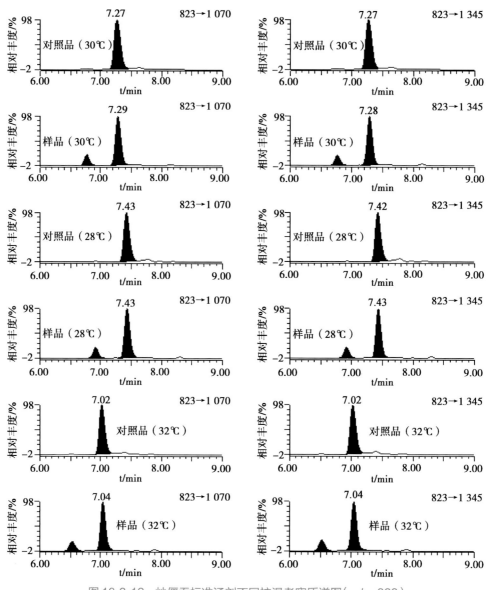

图 10-3-12　炒僵蚕标准汤剂不同柱温考察质谱图(m/z=823)

　　结果显示：使用 3 个不同的柱温条件均能明显检出规定的特征离子，表明柱温的小范围调整对炒僵蚕标准汤剂的特征离子的检出鉴别无影响。

　　（4）不同液质联用仪的考察：考察使用不同牌子的液质联用仪（Agilent 1290 Infinity Ⅱ-6470LC/TQ）对炒僵蚕标准汤剂特征离子峰的检出影响。

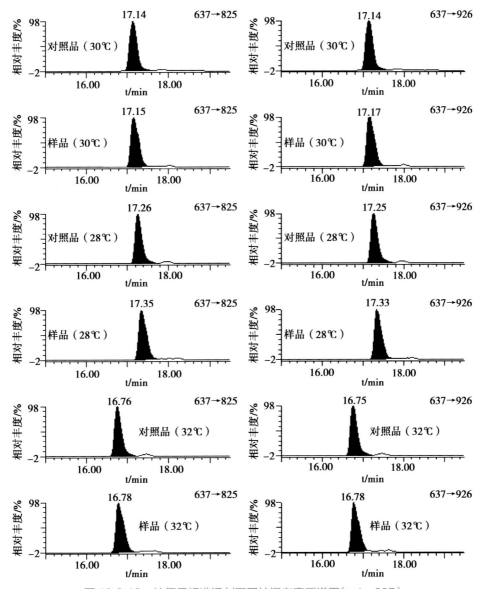

图 10-3-13　炒僵蚕标准汤剂不同柱温考察质谱图（m/z=637）

　　取炒僵蚕标准汤剂供试品溶液，精密吸取 5μl 注入液质联用仪，按拟定的色谱与质谱条件进行测定，实验结果见表 10-3-21、图 10-3-14～图 10-3-17。

表 10-3-21　炒僵蚕标准汤剂不同仪器耐用性考察峰面积结果

	823>1 070		823>1 345		637>825		637>926	
	峰面积	信噪比	峰面积	信噪比	峰面积	信噪比	峰面积	信噪比
Agilent	2 671	1 270	1 955	1 523	2 161	1 681	1 134	540
waters	5 278	2 352	4 435	1 673	8 012	1 768	3 324	892

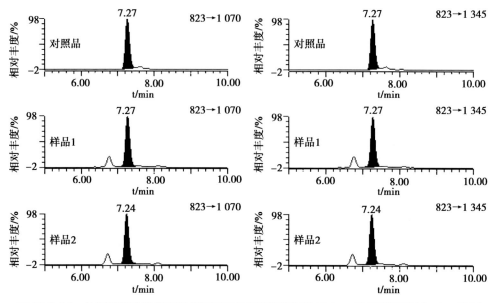

图 10-3-14　炒僵蚕标准汤剂不同仪器耐用性考察质谱图（Waters 液质联用仪）（m/z=823）

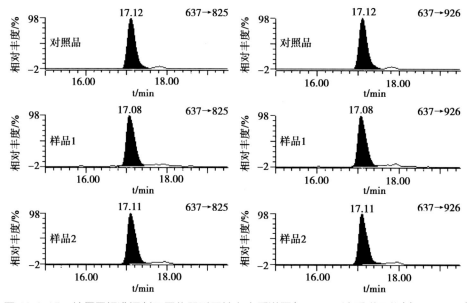

图 10-3-15　炒僵蚕标准汤剂不同仪器耐用性考察质谱图（Waters 液质联用仪）（m/z=637）

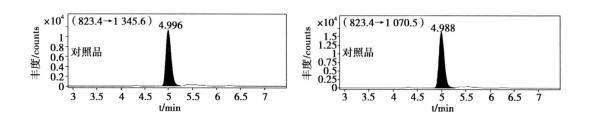

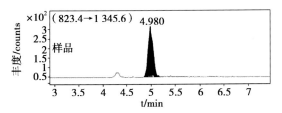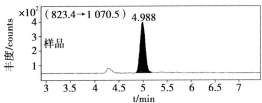

图 10-3-16 炒僵蚕标准汤剂不同仪器耐用性考察质谱图（Agilent 液质联用仪）（m/z=823）

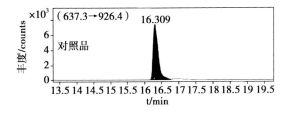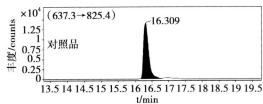

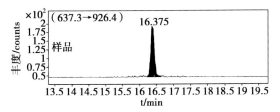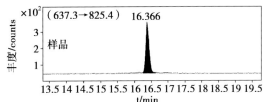

图 10-3-17 炒僵蚕标准汤剂不同仪器耐用性考察质谱图（Agilent 液质联用仪）（m/z=637）

结果显示：使用 Agilent 的三重四极杆液质联用仪和 Waters 的三重四极杆液质联用仪，炒僵蚕标准汤剂的两对特征离子对能明显检出。

综上所述，对炒僵蚕标准汤剂质谱鉴别分析方法进行了专属性考察，特征峰不受溶剂峰干扰，方法专属；对方法的溶液稳定性进行了考察，表明供试品溶液能在 12 小时内保持稳定。并对方法的耐用性进行了考察，表明不同色谱柱、不同流速、小范围的柱温变动以及不同品牌的液质联用仪，对特征离子的检出无明显影响，方法的耐用性良好。

（二）样品的测定

1．标准汤剂的质谱鉴别　按炒僵蚕标准汤剂质谱鉴别方法，分别精密吸取对照品溶液和供试品溶液各 5μl，注入液质联用仪，测定，即得。

以质荷比（m/z）823（双电荷）→ 1 070，m/z 823（双电荷）→ 1 345 和 m/z 637（双电荷）→ 825，m/z 637（双电荷）→ 926 离子对提取的供试品离子流色谱中，所有批次的炒僵蚕标准汤剂均同时呈现与对照品色谱保留时间一致的色谱峰（表 10-3-22）。

表 10-3-22　炒僵蚕标准汤剂样品测定结果

批号	保留时间（min）	823>1 070		823>1 345		保留时间（min）	637>825		637>926	
		峰面积	信噪比	峰面积	信噪比		峰面积	信噪比	峰面积	信噪比
CJC-T-01	6.98	573	267	390	2 708	16.78	604	168	264	141
CJC-T-02	6.97	549	268	366	2 637	16.77	515	78	210	81
CJC-T-03	6.99	564	74	382	2 733	16.81	476	76	221	36
CJC-T-04	7.02	115	60	84	574	16.80	595	42	232	236

批号	保留时间（min）	823>1 070		823>1 345		保留时间（min）	637>825		637>926	
		峰面积	信噪比	峰面积	信噪比		峰面积	信噪比	峰面积	信噪比
CJC-T-05	7.00	591	258	424	2 983	16.81	810	355	325	42
CJC-T-06	7.00	5 342	3 462	4 219	25 438	16.74	6 911	1 682	2 947	313
CJC-T-07	7.10	293	103	204	1 391	16.96	674	114	283	75
CJC-T-08	7.10	271	228	201	1 427	16.95	489	62	217	41
CJC-T-09	7.12	54	46	41	273	16.96	237	22	108	8
CJC-T-10	7.03	613	773	415	2 804	16.89	585	34	259	34
CJC-T-11	7.05	250	224	179	1 227	16.85	421	145	156	36
CJC-T-12	7.08	196	101	144	982	16.92	319	88	116	12
CJC-T-13	7.00	294	58	228	1 548	16.81	420	79	181	37
CJC-T-14	7.10	140	290	91	601	16.91	422	45	166	24
CJC-T-15	7.01	5	3	5	37	16.82	27	7	8	3
CJC-T-16	7.02	8	6	8	66	16.84	90	41	31	7
CJC-T-17	7.02	7	6	5	41	16.84	94	10	37	29

2. 不同品种标准汤剂的质谱鉴别　同第九章僵蚕配方颗粒标准汤剂与质量标准研究。

本研究对炒僵蚕标准汤剂提取、固液分离、浓缩和冻干工艺进行了考察,制订了炒僵蚕标准汤剂制备工艺;建立了炒僵蚕标准汤剂中 3 种核苷含量测定方法并根据出膏率及转移率确定了炒僵蚕标准汤剂中 3 种核苷的含量范围及转移率范围;建立了炒僵蚕标准汤剂特征图谱,规定供试品色谱中应呈现 5 个特征峰,其中 3 个峰应分别与相应对照品参照物峰保留时间相对应,与腺苷参照物相应的峰为 S 峰,计算峰 3、峰 5 与 S 峰的相对保留时间和 RSD 值,其相对保留时间应该在规定值的 ±10% 范围之内[规定值为: 0.92（峰 3）、1.20（峰 5）]。并确定了炒僵蚕标准汤剂的质谱鉴别方法,以质荷比（m/z）823（双电荷）→ 1 070,m/z 823（双电荷）→ 1 345 和 m/z 637（双电荷）→ 825,m/z 637（双电荷）→ 926 离子对提取的供试品离子流色谱中,供试品溶液色谱应同时呈现与对照品色谱保留时间一致的色谱峰。

第四节　炒僵蚕配方颗粒质量标准研究

一、炒僵蚕配方颗粒质量标准草案

炒僵蚕配方颗粒

Chaojiangcan Peifangkeli

【来源】本品为蚕蛾科昆虫家蚕 *Bombyx mori* Linnaeus 4～5 龄的幼虫感染（或人工接种）白僵菌 *Beauveria bassiana*（Bals.）Vuillant 而致死的干燥体的炮制加工品并按标准汤剂的主要质量指标加工制成的配方颗粒。

【制法】取炒僵蚕饮片 3 000g,加水煎煮,滤过,滤液浓缩成清膏（干浸膏出膏率为 17.0%～27.0%）,加入辅料适量,干燥,再加入辅料适量,混匀,制粒,制成 1 000g,即得。

【性状】本品为浅黄棕色至黄褐色的颗粒;气腥,味淡、微咸。

【鉴别】（1）取本品 0.2g，研细，加 50% 乙醇 5ml，超声处理 10 分钟，滤过，滤液作为供试品溶液。另取僵蚕对照药材 1g，加水 50ml 煮沸 30 分钟，滤过，滤液蒸干，残渣加 50% 乙醇 5ml，同法制成对照药材溶液。照薄层色谱法（《中国药典》2020 年版通则 0502）试验，吸取供试品溶液 3μl、对照药材溶液 4μl，分别点于同一硅胶 G 薄层板上，以正丁醇 - 冰醋酸 - 水（4∶1∶5）的上层液为展开剂，展开，取出，晾干，喷以 0.5% 茚三酮试液，在 105℃加热至斑点显色清晰，日光下检视，供试品色谱中，在与对照药材色谱相应的位置上，显相同颜色的斑点。

（2）取样品适量，研细，取约 0.1g，精密加入 1% 碳酸氢铵溶液 50ml，超声处理（功率 250W，频率 40kHz）30 分钟，用 0.22μm 微孔滤膜滤过，精密移取 1ml 置微量进样瓶中，加入胰蛋白酶溶液 100μl（取序列分析用胰蛋白酶，加 1% 碳酸氢铵溶液制成每 1ml 中含 1mg 的溶液，临用时配制），摇匀，37℃恒温酶解 12 小时，作为供试品溶液。照高效液相色谱法 - 质谱法（《中国药典》2020 年版通则 0512 和通则 0431）试验，以十八烷基硅烷键合硅胶为填充剂（柱长为 150mm，内径为 2.1mm，粒径为 1.6μm 至 1.8μm）；以乙腈为流动相 A，0.1% 甲酸水溶液为流动相 B，按表 10-4-1 中规定进行梯度洗脱；流速为每分钟 0.3ml，采用质谱检测器，电喷雾正离子模式（ESI+），进行多反应监测（MRM），选择质荷比（m/z）823（双电荷）→ 1 070，m/z 823（双电荷）→ 1 345 和 m/z 637（双电荷）→ 825，m/z 637（双电荷）→ 926 作为检测离子对进行检测，色谱峰的信噪比均应大于 3∶1。

表 10-4-1 梯度洗脱表

时间（min）	流动相 A（%）	流动相 B（%）
0～3	3	97
3～8	3 → 5	97 → 95
8～10	5	95
10～18	5 → 7	95 → 93
18～19	7 → 90	93 → 10
19～21	90	10
21～22	90 → 3	10 → 97
22～30	3	97

吸取供试品溶液 5μl，注入高效液相色谱 - 质谱联用仪，测定。以质荷比（m/z）823（双电荷）→ 1 070，m/z 823（双电荷）→ 1 345 和 m/z 637（双电荷）→ 825，m/z 637（双电荷）→ 926 离子对提取的供试品离子流色谱中，应同时呈现与对照品色谱保留时间一致的色谱峰。

【检查】应符合颗粒剂项下有关的各项规定（《中国药典》2020 年版通则 0104）。

【浸出物】取本品研细，取约 2g，精密称定，精密加入乙醇 100ml，照醇溶性浸出物测定法（《中国药典》2020 年版通则 2201）项下的热浸法测定，不得少于 4.0%。

【特征图谱】照高效液相色谱法（《中国药典》2020 年版通则 0512）测定。

色谱条件与系统适用性试验 同[含量测定]项。

参照物溶液的制备 取僵蚕对照药材约 1g，置具塞锥形瓶中，加水 25ml，超声处理（功率 250W，频率 40kHz）60 分钟，放冷，摇匀，滤过，取续滤液，即得。

另取【含量测定】项下对照品溶液作为对照品参照物溶液。

供试品溶液的制备 同[含量测定]项。

测定法 分别精密吸取参照物溶液与供试品溶液各 1μl，注入液相色谱仪，测定，即得。

供试品色谱中应呈现 5 个特征峰，并应与对照药材参照物色谱中的 5 个特征峰保留时间相对应，其中 3 个峰应分别与相应对照品参照物峰保留时间相对应，与腺苷参照物相应的峰为 S 峰，计算峰 3、峰 5 与 S 峰的相对保留时间，其相对保留时间应该在规定值的 ±10% 范围之内[规定值为：0.92（峰 3）、1.20（峰 5）]（图 10-4-1）。

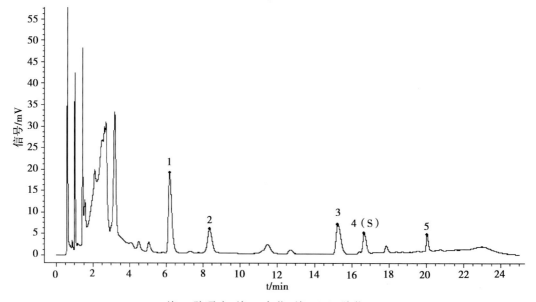

峰 1：腺嘌呤；峰 2：鸟苷；峰 4（S）：腺苷。

图 10-4-1 炒僵蚕配方颗粒对照特征图谱

色谱柱 YMC Triart C$_{18}$；2.1mm×100mm，1.9μm

【含量测定】照高效液相色谱法（《中国药典》2020 年版通则 0512）测定。

色谱条件与系统适用性试验 以十八烷基硅烷键合硅胶为填充剂（柱长为 100mm，内径为 2.1mm，粒径为 1.9μm）；以水为流动相 A；以甲醇为流动相 B，按表 10-4-2 中的规定进行梯度洗脱；流速为每分钟 0.35ml；柱温为 40℃；检测波长为 260nm。理论板数按腺苷峰计算应不低于 5 000。

表 10-4-2 梯度洗脱表

时间	流动相 A（%）	流动相 B（%）
0~5	100	0
5~12	100 → 95	0 → 5
12~20	95 → 75	5 → 25

对照品溶液的制备 取腺嘌呤、鸟苷、腺苷对照品适量，精密称定，加 10% 甲醇溶液制成每 1ml 含腺嘌呤 10μg、鸟苷 25μg、腺苷 20μg 的对照品混合溶液。

供试品溶液的制备 取本品适量，研细，取约 0.2g，精密称定，置具塞锥形瓶中，精密加入 10% 甲醇 25ml，称定重量，超声处理（功率 250W，频率 40kHz）30 分钟，取出，放冷，再称定重量,用10%甲醇补足减失的重量,摇匀,滤过,取续滤液,即得。

测定法　分别精密吸取对照品溶液与供试品溶液各1μl,注入液相色谱仪,测定,即得。

本品每1g含腺嘌呤($C_5H_5N_5$)、鸟苷($C_{10}H_{13}N_5O_5$)、腺苷($C_{10}H_{13}N_5O_4$)总量应为1.3～4.5mg。

【规格】每1g配方颗粒相当于饮片3.0g。

【贮藏】密封。

二、炒僵蚕配方颗粒质量标准草案起草说明

本研究以大生产三批炒僵蚕配方颗粒样品进行质量研究,根据国家药品监督管理局《中药配方颗粒质量控制与标准制定技术要求》的要求,参考《中国药典》2020年版一部僵蚕药材质量标准,《天津市中药配方颗粒质量标准》僵蚕配方颗粒项下质量标准,以及前期炒僵蚕标准汤剂的质量标准,建立符合标准汤剂质量要求的炒僵蚕配方颗粒质量标准。

（一）药品名称

药品名称:炒僵蚕配方颗粒

汉语拼音: Chaojiangcan Peifangkeli

（二）来源

本品为蚕蛾科昆虫家蚕 *Bombyx mori* Linnaeus 4～5龄的幼虫感染(或人工接种)白僵菌 *Beauveria bassiana*(Bals.)Vuillant 而致死的干燥体经炮制并按标准汤剂的主要质量指标加工制成的配方颗粒。

（三）制法

炒僵蚕配方颗粒的研究以标准汤剂为对照,以出膏率、指标成分含量和转移率、特征图谱的一致性为考察指标,通过单因素实验,确定了提取、固液分离、浓缩、干燥、成型工艺,通过三批中试的验证,考察了炒僵蚕中间体及成品制备过程中的量值传递和物料平衡,最终确定了炒僵蚕配方颗粒的制备工艺。

（四）性状

根据三批炒僵蚕配方颗粒样品的实际性状描述,暂定本品性状为:本品为浅黄棕色至黄褐色的颗粒;气腥,味淡、微咸(图10-4-2)。

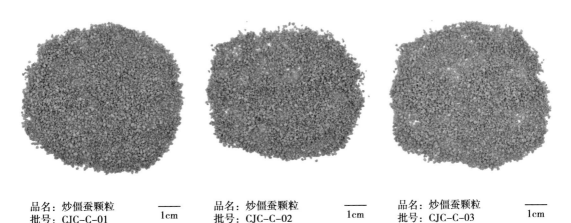

| 品名:炒僵蚕颗粒 | 品名:炒僵蚕颗粒 | 品名:炒僵蚕颗粒 |
| 批号:CJC-C-01 ——1cm | 批号:CJC-C-02 ——1cm | 批号:CJC-C-03 ——1cm |

图10-4-2　3批炒僵蚕配方颗粒性状图

（五）鉴别

1. **薄层鉴别**　僵蚕的化学成分主要为蛋白质、氨基酸和核苷类。本研究参照《天津市中药配方颗粒质量标准》的僵蚕【鉴别】项下方法制定，选用僵蚕对照药材作对照，以正丁醇 - 冰醋酸 - 水（4∶1∶5）的上层液为展开剂，按本节标准草案鉴别项下方法操作，结果供试品在与对照品相应位置上有对应斑点（图10-4-3）；经试验验证，方法重现性好，因此将该方法收入正文。

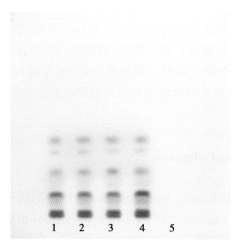

1. 炒僵蚕配方颗粒（CJC-C-01）3μl；2. 炒僵蚕配方颗粒（CJC-C-02）3μl；
3. 炒僵蚕配方颗粒（CJC-C-03）3μl；4. 僵蚕对照药材 4μl；5. 阴性样品 3μl。

图 10-4-3　3批炒僵蚕配方颗粒薄层色谱

2. **质谱鉴别**　根据前期炒僵蚕标准汤剂的研究，选用僵蚕多肽 1 和僵蚕多肽 2 两个肽段作为炒僵蚕配方颗粒的特征多肽，按照与标准汤剂相同的供试品制备方法和条件对炒僵蚕配方颗粒进行测定，结果显示，以质荷比（m/z）823（双电荷）→ 1 070，m/z 823（双电荷）→ 1 345 和 m/z 637（双电荷）→ 825，m/z 637（双电荷）→ 926 离子对提取的炒僵蚕配方颗粒供试品溶液离子流色谱中，均能呈现与对照品保留时间一致的色谱图峰，且所检测出的离子对测定的 MRM 色谱峰信噪比均大于 3∶1（图 10-4-4、图 10-4-5），表明炒僵蚕标准汤剂质谱鉴别的方法和条件同样适用于炒僵蚕配方颗粒。再对方法供试品溶液制备中的提取方式和胰蛋白酶用量进行了考察，并对方法的专属性、溶液稳定性以及耐用性进行了方法学验证，表明了方法专属性且耐用性良好，因此列入标准正文。

（六）检查

1. **常规检查**　按《中国药典》2020 年版通则 0104 颗粒剂项下规定，对炒僵蚕配方颗粒的粒度、水分、溶化性、装量差异、微生物限度进行了检查，规定如正文。

2. **其他检查**

（1）重金属及有害元素：按《中国药典》2020 年版通则 2321 铅、镉、砷、汞、铜测定法（电感耦合等离子体质谱法）操作，采用电感耦合等离子体质谱仪对本品三批进行铅、镉、砷、汞、铜的测定，结果见表 10-4-3。

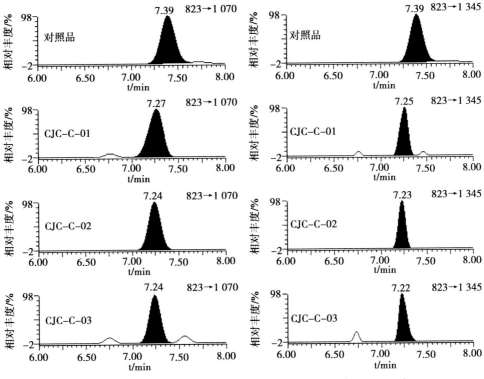

图 10-4-4　炒僵蚕配方颗粒质谱鉴别 MRM 质谱图（ m/z =823 ）

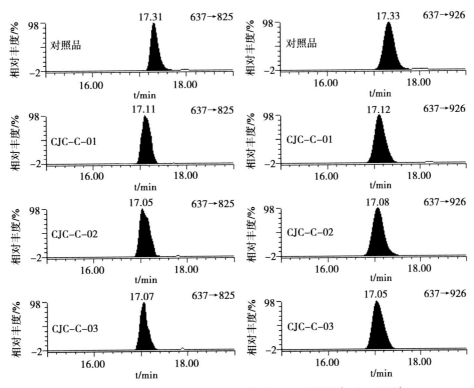

图 10-4-5　炒僵蚕配方颗粒质谱鉴别 MRM 质谱图（ m/z =637 ）

表 10-4-3　重金属及有害元素测定结果表

批号	铅（mg/kg）	镉（mg/kg）	砷（mg/kg）	汞（mg/kg）	铜（mg/kg）
CJC-C-01	0.312	0.019	0.741	<0.021	1.920
CJC-C-02	0.305	0.021	0.750	<0.021	2.396
CJC-C-03	0.308	0.022	0.744	<0.021	2.394

　　根据《中国药典》2020 年版对中药材重金属及有害元素的一般规定，除矿物、动物、海洋类以外的中药材中，铅不得过 5mg/kg；镉不得过 1mg/kg；砷不得过 2mg/kg；汞不得过 0.2mg/kg；铜不得过 20mg/kg。由表 10-4-3 可见，三批炒僵蚕配方颗粒重金属及有害元素镉≤1mg/kg、铜≤20mg/kg、铅≤5mg/kg、砷≤2mg/kg、汞≤0.2mg/kg，均符合规定。暂不纳入标准正文中。

　　（2）有机氯农药残留量：按《中国药典》2020 年版通则 2341 农药残留量测定法（第一法有机氯类农药残留量测定法 - 色谱法）中 9 种有机氯类农药残留量测定法操作，采用气相色谱仪对本品三批进行 9 种有机氯类农药残留量进行测定，测定结果见表 10-4-4。

表 10-4-4　有机氯类农药残留量测定结果表

批号	总 BHCmg/kg	总 DDTmg/kg	PCNB mg/kg
CJC-C-01	0.003	0.009	未检出
CJC-C-02	0.004	0.009	未检出
CJC-C-03	0.004	0.008	未检出

　　结果：根据《中国药典》2020 年版对中药材有机氯类农药残留量的一般规定，六六六（总 BHC）不得过 0.2mg/kg；滴滴涕（总 DDT）不得过 0.2mg/kg；五氯硝基苯（PCNB）不得过 0.1mg/kg。由表 10-4-4 可见，三批炒僵蚕配方颗粒中有机氯农药残留未超过《中国药典》2020 年版限度，暂不纳入标准正文中。

（七）浸出物

　　按《中国药典》2020 年版通则 2201 浸出法测定项下醇溶性浸出物测定法的热浸法测定，对三批炒僵蚕配方颗粒进行测定，测定结果为 14.10%、17.01%、14.29%。本研究仅测定了三批样品，缺乏样品的代表性，有待后续积累更多数据进行完善。因此参考广东一方制药有限公司的历史数据和本品大生产三批数据，暂定炒僵蚕配方颗粒醇溶性浸出物不得少于 4.0%。

（八）特征图谱

　　参照炒僵蚕标准汤剂特征图谱标准，对炒僵蚕配方颗粒特征图谱进行研究。

　　取三批炒僵蚕配方颗粒，按正文色谱条件，测定三批炒僵蚕配方颗粒特征图谱，结果见表 10-4-5、图 10-4-6、图 10-4-7。

表 10-4-5　3 批炒僵蚕配方颗粒特征图谱（相对保留时间）

批号	峰 1	峰 2	峰 3	峰 4（S）	峰 5
CJC-C-01	0.350	0.500	0.894	1.000	1.238
CJC-C-02	0.355	0.507	0.896	1.000	1.235
CJC-C-03	0.350	0.499	0.894	1.000	1.238
RSD（%）	0.82	0.87	0.13	0.00	0.14

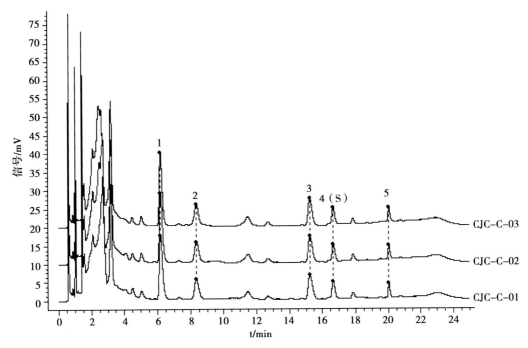

图 10-4-6 3批炒僵蚕配方颗粒特征图谱叠加图

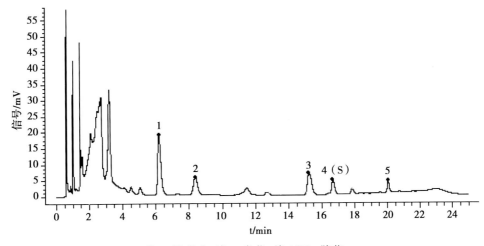

峰1：腺嘌呤；峰2：鸟苷；峰4（S）：腺苷；

图 10-4-7 炒僵蚕配方颗粒对照特征图谱

　　将三批炒僵蚕配方颗粒 UPLC 特征图谱使用《中药色谱指纹图谱相似度评价系统》进行匹配，生成对照图谱，建立炒僵蚕配方颗粒对照特征图谱（图 10-4-7）。

　　（九）含量测定

　　前期研究在炒僵蚕标准汤剂的研究中建立了以腺嘌呤、鸟苷、腺苷为含测指标的质量控制方法，并规定了标准汤剂中腺嘌呤、鸟苷、腺苷的含量限度；本次研究参考标准汤剂的方法，建立炒僵蚕配方颗粒中腺嘌呤、鸟苷、腺苷的含量测定，并开展方法学验证。根据 17 批标准汤剂的研究结果，确定配方颗粒成品中腺嘌呤、鸟苷、腺苷的含量限度。

取 3 批炒僵蚕配方颗粒,按照【含量测定】项下供试品制备方法制备供试品溶液,按本节标准草案含量测定项下色谱条件进行测定,测定 3 批炒僵蚕配方颗粒,结果见表 10-4-6。

表 10-4-6　炒僵蚕配方颗粒的含量测定结果表

批号	腺嘌呤含量(mg/g)	鸟苷含量(mg/g)	腺苷含量(mg/g)	总含量(mg/g)
CJC-C-01	0.45	0.61	0.30	1.36
CJC-C-02	0.54	0.65	0.32	1.51
CJC-C-03	0.51	0.60	0.30	1.40

结合僵蚕药材、炒僵蚕饮片质量及炒僵蚕标准汤剂核苷含量测定结果,暂定本品每 1g 含腺嘌呤($C_5H_5O_5$)、鸟苷($C_{10}H_{13}N_5O_5$)、腺苷($C_{10}H_{13}N_5O_4$)总量应为 1.3～4.5mg。

（十）性味与归经、功能与主治、用法与用量、注意事项

同正文。

（十一）规格

按照制法中制成总量计算出每 1g 配方颗粒相当于饮片 3g。

（十二）贮藏

根据颗粒剂易吸潮特点以及稳定性试验结果,包装应密封。

三、小结

本研究以炒僵蚕标准汤剂作为参照物,以衡量炒僵蚕配方颗粒与传统汤剂的一致性。首先通过 17 批不同产地样品建立了炒僵蚕标准汤剂的三大质量指标:出膏率,腺嘌呤、鸟苷、腺苷含量和转移率,以及特征图谱标准;并以标准汤剂质量指标为基准,指导炒僵蚕配方颗粒生产工艺过程的质量控制,建立了与炒僵蚕标准汤剂质量指标一致的原料、中间体和配方颗粒的质量标准。炒僵蚕的主要成分包括蛋白质、氨基酸、核苷等,具有息风止痉、祛风止痛、化痰散结的作用。因此,炒僵蚕配方颗粒的质量标准的建立,以标准汤剂质量标准为依据,针对核苷类成分作为含量测定指标成分,采用 UPLC 法,测定本品中腺嘌呤、鸟苷、腺苷含量。分别建立了饮片、标准汤剂、中间体、成品特征图谱,选取了 5 个共有峰,并对全过程进行量值传递分析,以确保炒僵蚕配方颗粒的整体性质量控制。采用 TLC 法,选择僵蚕对照药材为对照进行专属性鉴别。此外还建立了其质谱鉴别方法,以质荷比(m/z)823(双电荷)→ 1 070,m/z 823(双电荷)→ 1 345 和 m/z 637(双电荷)→ 825,m/z 637(双电荷)→ 926 离子对提取的炒僵蚕配方颗粒供试品溶液离子流色谱中均能呈现与对照品保留时间一致的色谱图峰。除了进行定性定量分析外,还采用 ICP-MS 进行重金属及有害元素的测定、采用 GC 进行农药残留量的测定、采用《中国药典》2020 年版所载进行二氧化硫残留量控制原料、产品质量,以期积累数据纳入药材内控质量标准,确保本品临床使用的安全性。经方法学考察,检测方法均符合要求,检测数据稳定可靠。三批大生产的中间体、成品之间各项关键指标均在规定质量范围之内,即三批大生产量值传递过程与标准汤剂均一致。说明炒僵蚕配方颗粒与炒僵蚕标准汤剂物质基础一致,与炒僵蚕标准汤剂"形不同,但质相同"。

所建立的质量标准,能定性、定量评价炒僵蚕配方颗粒的质量,为临床配方提供了符合传统汤剂质量,剂量合理、准确,工艺规范、统一,质量安全、优良且稳定的炒僵蚕配方颗粒。

第十一章

醋龟甲配方颗粒标准汤剂与质量标准研究

第一节 概　述

醋龟甲原料为龟甲，来源为龟科动物乌龟 *Chinemys reevesii*（Gray）的背甲及腹甲。其性咸、甘，微寒，归肝、肾、心经。具有滋阴潜阳，益肾强骨，养血补心，固经止崩的功效。用于阴虚潮热、骨蒸盗汗、头晕目眩、虚风内动、筋骨痿软、心虚健忘、崩漏经多。

龟甲别名神屋、龟壳、败龟甲、元武版、坎版、拖泥版、乌龟版、龟筒、龟版、败龟、败龟版、龟底版等，始载于汉代《神农本草经》，列为上品，谓"龟甲，味咸，平。主治漏下赤白，破癥瘕，五痔阴蚀，湿痹四肢重弱，小儿囟不合。"以后本草多有记载。古人最早使用龟甲是不分上、下甲的，自元朝朱丹溪创导滋阴学说以后，使用龟甲出现了上、下之分。朱氏认为"龟乃阴中至阳之物，属金而有水，阴中阳也"。《名医别录》曰："龟甲主治头疮难燥，女子阴疮及惊恚气，心腹痛不可久立，骨中寒热，伤寒复，或肌体寒热欲死，以作汤良。久服益气资智，亦使人能食。生南海及湖水中，采无时，勿令中湿，中湿即有毒。"

关于龟甲的炮制，从古代唐代开始便使用辅料和采用不同的方法炮制。唐代有炙法（《千金翼方》）；宋代增加了酥炙、醋炙（《重修政和经史证类备用本草》）、酒制（《圣济总录》）、酒醋炙（《太平惠民和剂局方》）、煅制（《类编朱氏集验医方》）、童便制（《疮疡经验全书》）等方法；元明时期有酒浸（《丹溪心法》）、猪脂炙（《本草发挥》）及灰火炮后酥炙、酒炙（《本草纲目》）等炮制方法；清代又增加了猪脂炙后烧灰（《本草述》）、油制（《洞天奥旨》）、熬制（《吴鞠通医案》）等法；现代主要的炮制方法有砂炒醋淬等。《中国药典》2020 年版规定醋龟甲的炮制方法为：取净龟甲，照烫法（《中国药典》2020 年版通则 0213）用砂子炒至表面淡黄色，取出，醋淬，干燥用时捣碎。每 100kg 龟甲饮片用醋 20kg。

醋龟甲以补肾健骨、滋阴止血力胜，常用于劳热咯血、脚膝痿弱、潮热盗汗、痔疮肿痛。如治阴虚发热、骨蒸盗汗的大补阴丸，治筋骨痿弱的虎潜丸（《丹溪心法》），治经行不止或崩中漏下的固经丸（《医学入门》）。

第二节　醋龟甲药材和饮片研究

一、药材来源

本品为龟科动物乌龟 *Chinemys reevesii*（Gray）的背甲及腹甲。全年均可捕捉，以秋、冬二季为多，捕捉后杀死，或用沸水烫死，剥取背甲和腹甲，除去残肉，晒干。我司在前期大量的文献检索的基础上，对相关专家及产地和市场经营大户的咨询，通过实地考察和调研，并结合中国中医科学院中药研究所（中药资源中心）指导意见以及广东一方制药有限公司 20余年原料生产和研究的数据积累，确定醋龟甲配方颗粒国家标准研究样品取样地分别是：湖南、湖北、江西等地。本研究共收集了 15 份药材（GJ-YC-01～GJ-YC-15），经广东一方制药有限公司质量中心鉴定为龟科动物乌龟 *Chinemys reevesii*（Gray）的背甲及腹甲。

二、饮片炮制

按照《中国药典》2020 年版一部醋龟甲项下进行炮制，取净龟甲，按照烫法（通则 0213）用砂子炒至表面淡黄色，取出，醋淬，干燥，即得醋龟甲饮片（CGJ-YP-01～CGJ-YP-15）。

三、药材及饮片质量标准

（一）性状

龟甲药材性状为：背甲及腹甲由甲桥相连，背甲稍长于腹甲，与腹甲常分离。背甲呈长椭圆形拱状，长 7.5～22cm，宽 6～18cm；外表面棕褐色或黑褐色，脊棱 3 条；颈盾 1 块，前窄后宽；椎盾 5 块，第 1 椎盾长大于宽或近相等，第 2～4 椎盾宽大于长；肋盾两侧对称，各 4 块；缘盾每侧 11 块；臀盾 2 块。腹甲呈板片状，近长方椭圆形，长 6.4～21cm，宽 5.5～17cm；外表面淡黄棕色至棕黑色，盾片 12 块，每块常具紫褐色放射状纹理，腹盾、胸盾和股盾中缝均长，喉盾、肛盾次之，肱盾中缝最短；内表面黄白色至灰白色，有的略带血迹或残肉，除净后可见骨板 9 块，呈锯齿状嵌接；前端钝圆或平截，后端具三角形缺刻，两侧残存呈翼状向斜上方弯曲的甲桥。质坚硬。气微腥，味微咸（图 11-2-1）。

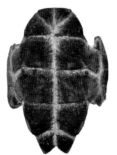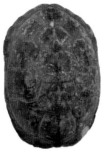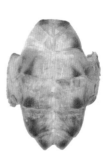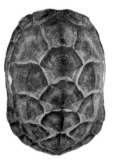

品名：龟甲药材　　　　　　　　　　　　品名：龟甲药材
批号：GJ-YC-01　　　——　　　　　　　批号：GJ-YC-02　　——
　　　　　　　　　　2cm　　　　　　　　　　　　　　　　2cm

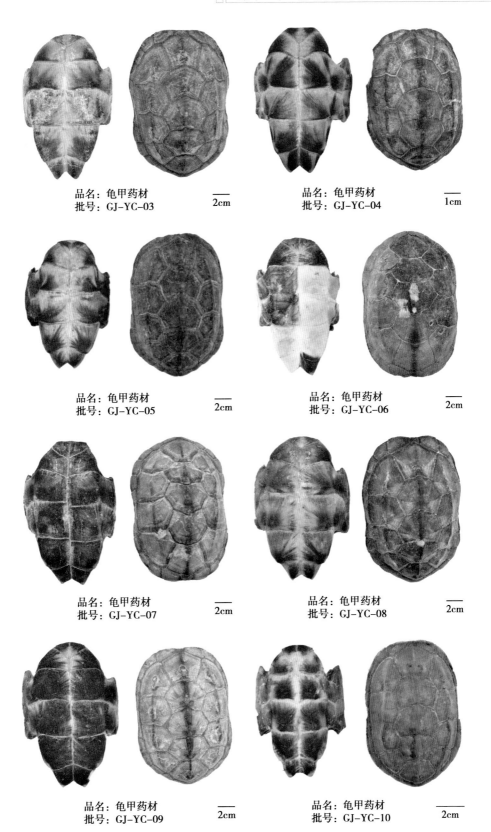

品名：龟甲药材
批号：GJ-YC-03
—— 2cm

品名：龟甲药材
批号：GJ-YC-04
—— 1cm

品名：龟甲药材
批号：GJ-YC-05
—— 2cm

品名：龟甲药材
批号：GJ-YC-06
—— 2cm

品名：龟甲药材
批号：GJ-YC-07
—— 2cm

品名：龟甲药材
批号：GJ-YC-08
—— 2cm

品名：龟甲药材
批号：GJ-YC-09
—— 2cm

品名：龟甲药材
批号：GJ-YC-10
—— 2cm

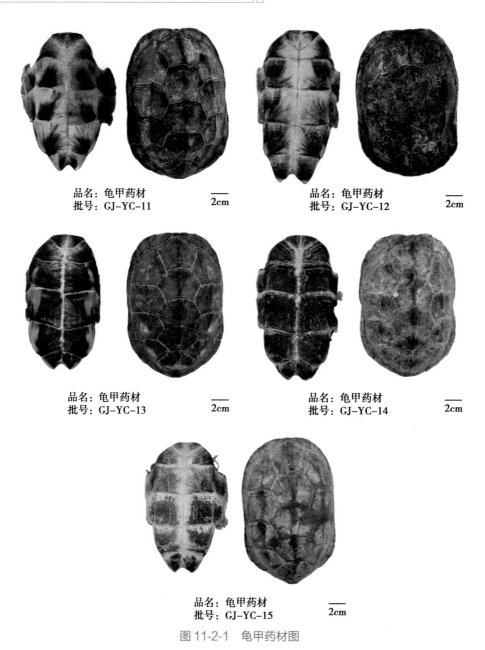

品名：龟甲药材
批号：GJ-YC-11
2cm

品名：龟甲药材
批号：GJ-YC-12
2cm

品名：龟甲药材
批号：GJ-YC-13
2cm

品名：龟甲药材
批号：GJ-YC-14
2cm

品名：龟甲药材
批号：GJ-YC-15
2cm

图 11-2-1　龟甲药材图

醋龟甲饮片性状：呈不规则的块状。背甲盾片略呈拱状隆起，腹甲盾片呈平板状，大小不一。表面黄色或棕褐色，有的可见深棕褐色斑点，有不规则纹理。内表面棕黄色或棕褐色，边缘有的呈锯齿状。断面不平整，有的有蜂窝状小孔。质松脆。气微腥，味微咸，微有醋香气（图 11-2-2）。

（二）检测

按照《中国药典》2020 年版一部醋龟甲项下有关要求，对上述龟甲药材及醋龟甲饮片进行检测，所有样品均符合规定，测定结果见表 11-2-1、表 11-2-2。

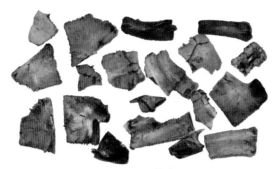

品名：醋龟甲饮片
批号：CGJ-YP-01
2cm

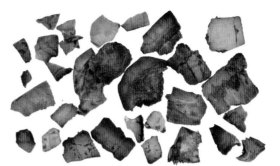

品名：醋龟甲饮片
批号：CGJ-YP-02
2cm

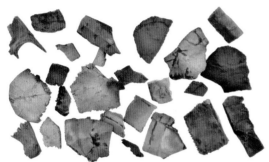

品名：醋龟甲饮片
批号：CGJ-YP-03
2cm

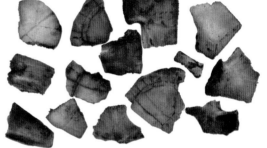

品名：醋龟甲饮片
批号：CGJ-YP-04
2cm

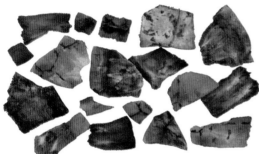

品名：醋龟甲饮片
批号：CGJ-YP-05
2cm

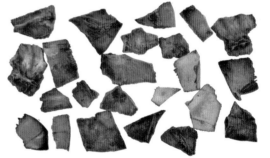

品名：醋龟甲饮片
批号：CGJ-YP-06
2cm

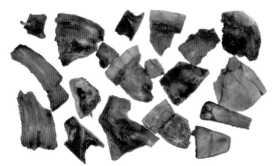

品名：醋龟甲饮片
批号：CGJ-YP-07
2cm

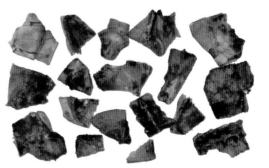

品名：醋龟甲饮片
批号：CGJ-YP-08
2cm

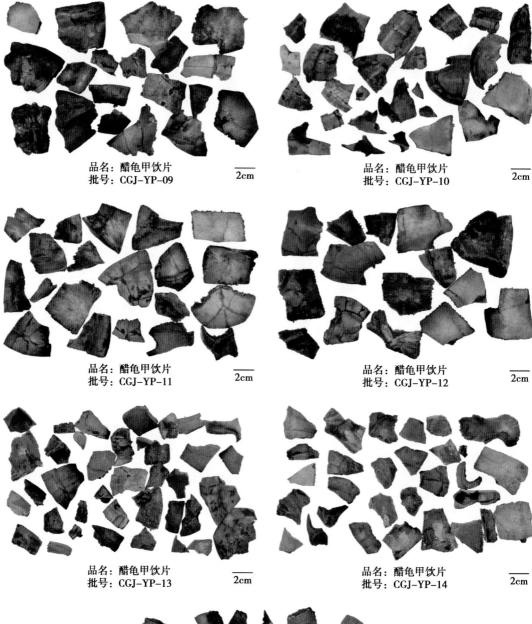

品名：醋龟甲饮片
批号：CGJ-YP-09
2cm

品名：醋龟甲饮片
批号：CGJ-YP-10
2cm

品名：醋龟甲饮片
批号：CGJ-YP-11
2cm

品名：醋龟甲饮片
批号：CGJ-YP-12
2cm

品名：醋龟甲饮片
批号：CGJ-YP-13
2cm

品名：醋龟甲饮片
批号：CGJ-YP-14
2cm

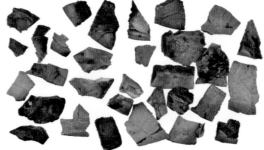

品名：醋龟甲饮片
批号：CGJ-YP-15
2cm

图 11-2-2　醋龟甲饮片图

表 11-2-1　龟甲药材测定结果

序号	药材批号	鉴别	水分（%）	浸出物（%）	铅（mg/kg）	镉（mg/kg）	砷（mg/kg）	汞（mg/kg）	铜（mg/kg）	二氧化硫残留量（mg/kg）	甘氨酸（mg/g）	丙氨酸（mg/g）	脯氨酸（mg/g）
1	GJ-YC-01	符合规定	7.9	5.0	0.373	0.030	0.108	<0.002	0.154	3	6.34	2.54	3.11
2	GJ-YC-02	符合规定	8.4	6.2	0.204	0.025	0.455	<0.002	0.127	3	6.65	2.52	3.28
3	GJ-YC-03	符合规定	8.2	5.5	0.230	0.019	0.069	<0.002	0.148	3	7.71	2.93	3.76
4	GJ-YC-04	符合规定	7.5	8.1	0.301	0.024	0.227	<0.002	0.136	3	7.06	2.65	3.48
5	GJ-YC-05	符合规定	7.6	11.3	0.364	0.021	0.105	<0.002	0.134	10	7.28	2.60	3.59
6	GJ-YC-06	符合规定	9.9	12.1	0.311	0.025	0.255	<0.002	0.203	10	7.88	2.79	3.90
7	GJ-YC-07	符合规定	7.9	7.2	0.253	0.022	0.266	<0.002	0.119	10	6.65	2.49	3.31
8	GJ-YC-08	符合规定	8.4	6.3	0.209	0.218	0.283	<0.002	0.251	7	7.40	2.65	3.69
9	GJ-YC-09	符合规定	8.3	6.3	0.204	0.022	0.270	0.003	0.219	7	7.16	2.59	3.49
10	GJ-YC-10	符合规定	7.3	5.5	0.190	0.022	0.255	0.003	0.210	7	6.19	2.34	3.07
11	GJ-YC-11	符合规定	8.0	7.2	0.334	0.021	0.157	0.002	0.298	7	6.77	2.39	3.35
12	GJ-YC-12	符合规定	8.4	7.2	0.204	0.022	0.053	<0.002	0.107	7	7.32	2.52	3.68
13	GJ-YC-13	符合规定	10.1	4.6	0.207	0.002	<0.014	<0.002	0.261	未检出	6.66	2.21	3.37
14	GJ-YC-14	符合规定	9.2	4.7	0.704	0.010	0.083	<0.002	0.215	未检出	6.43	2.19	3.28
15	GJ-YC-15	符合规定	10.7	6.6	0.259	0.014	0.071	0.003	0.288	未检出	6.46	2.18	3.24

表11-2-2　醋龟甲饮片测定结果

序号	饮片批号	鉴别	水分（%）	浸出物（%）	铅（mg/kg）	镉（mg/kg）	砷（mg/kg）	汞（mg/kg）	铜（mg/kg）	二氧化硫残留量（mg/kg）	甘氨酸（mg/g）	丙氨酸（mg/g）	脯氨酸（mg/g）
1	CGJ-YP-01	符合规定	6.6	14.9	0.427	0.167	0.095	0.016	0.396	10	6.95	2.98	3.25
2	CGJ-YP-02	符合规定	5.8	13.5	0.120	0.011	0.041	0.007	0.173	3	7.30	3.08	3.32
3	CGJ-YP-03	符合规定	5.6	12.0	0.196	0.011	0.040	0.006	0.188	3	7.99	3.36	3.60
4	CGJ-YP-04	符合规定	6.1	11.7	0.214	0.158	0.084	0.007	0.508	10	7.85	3.31	3.66
5	CGJ-YP-05	符合规定	7.5	13.0	0.423	0.159	0.106	0.006	0.352	10	7.16	3.00	3.31
6	CGJ-YP-06	符合规定	8.2	14.5	0.344	0.174	0.107	0.010	0.278	10	7.53	3.13	3.48
7	CGJ-YP-07	符合规定	7.6	13.5	0.336	0.192	0.098	0.007	0.371	10	6.04	2.52	2.81
8	CGJ-YP-08	符合规定	5.8	14.8	0.263	0.234	0.125	0.003	0.343	7	7.16	2.93	3.30
9	CGJ-YP-09	符合规定	7.8	14.7	0.214	0.156	0.079	0.005	0.313	7	7.19	2.94	3.34
10	CGJ-YP-10	符合规定	8.0	14.1	0.651	0.220	0.107	0.002	0.858	7	9.70	3.88	4.58
11	CGJ-YP-11	符合规定	7.6	13.8	0.335	0.158	0.094	0.007	0.463	7	7.58	3.06	3.57
12	CGJ-YP-12	符合规定	5.6	12.6	0.335	0.158	0.094	0.007	0.274	7	7.34	2.96	3.43
13	CGJ-YP-13	符合规定	3.4	14.0	0.496	0.004	11.003	<0.002	0.222	未检出	5.63	2.46	3.13
14	CGJ-YP-14	符合规定	3.3	11.4	0.343	0.004	14.394	<0.002	0.247	未检出	5.70	2.44	3.16
15	CGJ-YP-15	符合规定	3.1	13.6	0.812	0.005	13.615	<0.002	0.299	未检出	5.59	2.45	3.12

（三）质谱鉴别

1. 色谱和质谱条件　　以 Waters ACQUITY BEH C$_{18}$ 色谱柱（2.1mm×50mm，1.7μm）为色谱柱；以乙腈为流动相 A，以 0.1% 甲酸溶液为流动相 B，按表 11-2-3 梯度洗脱；流速为每分钟 0.3ml；柱温为 30℃；电喷雾正离子模式（ESI$^+$），进行多反应监测（MRM），选择质荷比（m/z）631.3（双电荷）→ 546.4 和 m/z 631.3（双电荷）→ 921.4 作为检测离子对。进样 2μl，按上述检测离子对测定的 MRM 色谱峰的信噪比均应大于 3∶1。

表 11-2-3　梯度洗脱表

时间（min）	流动相 A（%）	流动相 B（%）
0～25	5 → 20	95 → 80
25～40	20 → 50	80 → 50

2. 参照物溶液的制备　　取龟甲对照药材 0.5g，精密称定，置具塞锥形瓶中，加 1% 碳酸氢铵溶液 50ml，加热回流 30 分钟，用微孔滤膜滤过，取续滤液 100μl，置微量进样瓶中，加胰蛋白酶溶液 10μl（取胰蛋白酶，加 1% 碳酸氢铵溶液溶解，制成每 1ml 中含 1mg 的溶液，临用前现配制），摇匀，37℃恒温酶解 12 小时，即得。

3. 供试品溶液制备　　取本品粉末（过二号筛）约 0.5g，置具塞锥形瓶中，加入 1% 碳酸氢铵溶液 50ml，加热回流 30 分钟，用微孔滤膜滤过，精密移取续滤液 100μl，置微量进样瓶中，分别加胰蛋白酶溶液 10μl（取序列分析用胰蛋白酶，加 1% 碳酸氢铵溶液制成每 1ml 中含 1mg 的溶液，临用时配制），摇匀，37℃恒温酶解 12 小时，即得。

4. 方法学验证　　方法学考察合格（具体内容略）。

5. 样品的测定

（1）龟甲药材及醋龟甲饮片质谱鉴别：按龟甲药材及醋龟甲饮片质谱鉴别方法，分别精密吸取对照药材和供试品溶液各 2μl，注入液质联用仪，测定，即得。

以质荷比（m/z）631.3（双电荷）→ 546.4 和 631.3（双电荷）→ 921.4 离子对提取的供试品离子流色谱中，所有批次的龟甲药材及醋龟甲饮片均同时呈现与龟甲对照药材色谱保留时间一致的色谱峰（表 11-2-4、表 11-2-5、图 11-2-3）。

表 11-2-4　龟甲药材样品测定峰面积结果

批号	保留时间（min）	631.3 → 546.4		保留时间（min）	631.3 → 921.4	
		峰面积	信噪比		峰面积	信噪比
GJ-YC-01	28.58	14 854	55 259	28.58	41 831	28 044
GJ-YC-02	28.58	18 488	77 208	28.58	53 379	51 089
GJ-YC-03	28.58	21 067	72 646	28.58	51 972	15 980
GJ-YC-04	28.57	25 045	20 280	28.57	32 876	23 383
GJ-YC-05	28.58	14 557	70 835	28.58	41 159	26 603
GJ-YC-06	28.58	21 580	20 527	28.58	52 355	11 275
GJ-YC-07	28.58	19 515	51 758	28.58	37 509	15 935

续表

批号	保留时间（min）	631.3→546.4		保留时间（min）	631.3→921.4	
		峰面积	信噪比		峰面积	信噪比
GJ-YC-08	28.59	19 879	53 219	28.59	49 092	53 174
GJ-YC-09	28.59	43 212	46 162	28.59	49 353	26 033
GJ-YC-10	28.60	25 163	73 706	28.60	27 471	16 566
GJ-YC-11	28.60	7 364	28 054	28.60	28 858	46 227
GJ-YC-12	28.60	16 784	69 242	28.60	25 123	25 037
GJ-YC-13	28.59	31 114	81 276	28.59	22 133	4 996
GJ-YC-14	28.68	33 679	80 835	28.68	161	895
GJ-YC-15	28.68	42 248	51 726	28.68	204	941
GJ-YC-16	28.68	39 546	68 227	28.68	177	1 017

表 11-2-5　醋龟甲饮片样品测定峰面积结果

批号	保留时间（min）	631.3→546.4		保留时间（min）	631.3→921.4	
		峰面积	信噪比		峰面积	信噪比
CGJ-YP-01	28.59	162 820	201 476	28.58	1 012	5 774
CGJ-YP-02	28.59	158 307	241 591	28.58	1 006	4 538
CGJ-YP-03	28.58	121 638	168 771	28.57	781	2 222
CGJ-YP-04	28.58	133 476	157 588	28.58	861	3 626
CGJ-YP-05	28.57	124 379	71 146	28.57	799	3 489
CGJ-YP-06	28.57	144 391	173 468	28.57	955	4 053
CGJ-YP-07	28.57	127 020	102 158	28.57	789	4 596
CGJ-YP-08	28.57	143 168	169 712	28.57	905	2 877
CGJ-YP-09	28.57	131 614	53 641	28.57	858	2 137
CGJ-YP-10	28.56	116 537	167 226	28.55	750	4 401
CGJ-YP-11	28.56	157 612	137 326	28.55	1 023	4 935
CGJ-YP-12	28.55	146 298	103 143	28.55	952	5 099
CGJ-YP-13	28.55	140 464	134 114	28.54	906	2 905
CGJ-YP-14	28.68	113 592	85 159	28.68	511	1 995
CGJ-YP-15	28.67	128 141	60 879	28.66	568	3 352
CGJ-YP-16	28.67	87 274	76 779	28.66	402	2 132

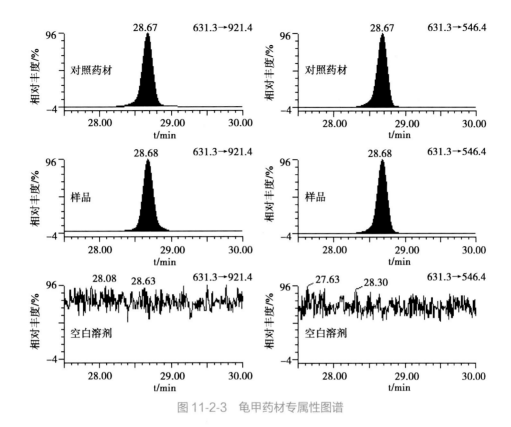

图 11-2-3　龟甲药材专属性图谱

以醋龟甲标准汤剂质量标准和《中国药典》2020 年版一部龟甲项下质量标准为基础,研究制定了高于中国药典且符合与标准汤剂质量指标一致性的药材和饮片标准:①龟甲药材二氧化硫残留量标准提高(规定不得过 50mg/kg,药典一般要求不得过 150mg/kg);②新增加重金属及有害元素含量的检测项;③新增加质谱鉴别;④新增加甘氨酸、丙氨酸和脯氨酸含量测定。

后续研究将对大生产 3 批的原料、成品建立重金属、农残检测,并长期积累数据,防止原料及生产过程中外源性有害物质的带入和累积,保证产品临床用药的安全性;所建立的质量标准,能从定性、定量评价龟甲质量,为醋龟甲配方颗粒提供质量安全,品质优良、稳定的原药材。

第三节　醋龟甲配方颗粒标准汤剂研究

一、醋龟甲标准汤剂的制备

醋龟甲标准汤剂的制备工艺研究,均按照国家药品监督管理局发布的《中药配方颗粒质量控制与标准制定技术要求》中"标准汤剂的制备"有关要求进行,根据研究结果,确定醋龟甲标准汤剂的制备方法如下:

取醋龟甲饮片 100g,置电陶瓷壶中,加水煎煮两次,第一次煎煮加 8 倍量水,浸泡 30 分钟,武火(功率 500W)煮沸后改文火(功率 200W)再煎煮 60 分钟,用 200 目筛趁热过滤,滤液迅速冷水冷却;第二次煎煮加 6 倍量水,武火(功率 500W)煮沸后改文火(功率 200W)再煎煮 40 分钟,用 200 目筛趁热过滤,滤液迅速冷水冷却;合并两次滤液。将煎液转移至圆底烧瓶中,采用旋转蒸发仪减压低温浓缩(温度:65℃;真空度:-0.08～-0.1MPa),转速 50～90r/min,浓缩至体积约为 100ml;在磁力搅拌下,吸取煎液 2ml 均匀分装于 10ml 西林瓶中,转移至真空冷冻干燥机中,冻干真空冷冻干燥工艺参数见表 11-3-1,冻干曲线见图 11-3-1,取出,轧铝盖,即得。醋龟甲标准汤剂样品制备测定数据见表 11-3-2。

表 11-3-1　醋龟甲标准汤剂冷冻干燥参数设置

步骤	设定温度(℃)	设定时间(min)	维持时间(min)	真空度(mbar)
预冻	-50	80	180	/
一次干燥	-45	15	120	0.2
	-40	15	600	0.2
	-35	15	1 200	0.2
	-30	15	1 200	0.2
	-20	15	740	0.2
	-10	15	300	0.2
	0	15	200	0.2
解析干燥	10	15	120	0
	20	15	120	0
	30	15	195	0

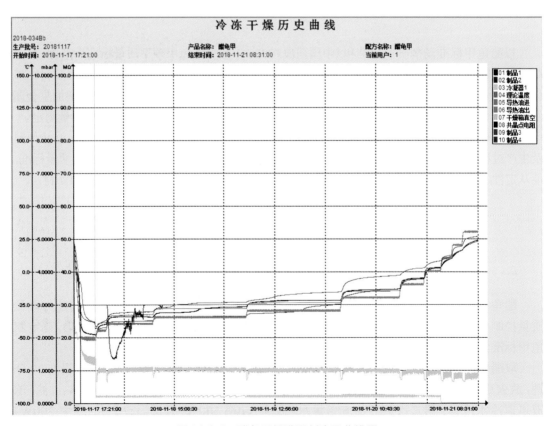

图 11-3-1　醋龟甲标准汤剂冻干曲线图

表 11-3-2 15 批醋龟甲标准汤剂研究汇总表

序号	标准汤剂批号	药材批号	饮片批号	饮片量（g）	第一煎			第二煎			过滤目数（目）	浓缩温度（℃）	浓缩液重量（g）	冻干用浓缩液（g）	冻干后重量（g）	水分（%）
					浸泡时间（min）	加水量（ml）	加热时间（min）	加水量（ml）	加热时间（min）							
1	CGJ-T-01	GJ-YC-01	CGJ-YP-01	100.45	30	800	60	600	40	200	65	99.42	89.01	8.91	5.3
2	CGJ-T-01	GJ-YC-01	CGJ-YP-01	99.31	30	800	60	600	40	200	65	100.96	89.31	7.15	3.9
3	CGJ-T-02	GJ-YC-02	CGJ-YP-02	100.00	30	800	60	600	40	200	65	95.86	85.05	7.52	4.6
4	CGJ-T-02	GJ-YC-02	CGJ-YP-02	100.78	30	800	60	600	40	200	65	99.46	89.06	9.01	4.8
5	CGJ-T-02	GJ-YC-02	CGJ-YP-02	100.74	30	800	60	600	40	200	65	111.32	100.83	9.4	4.8
6	CGJ-T-03	GJ-YC-03	CGJ-YP-03	100.00	30	800	60	600	40	200	65	97.34	86.69	7.78	3.3
7	CGJ-T-03	GJ-YC-03	CGJ-YP-03	99.51	30	800	60	600	40	200	65	101.07	90.38	7.91	3.6
8	CGJ-T-04	GJ-YC-04	CGJ-YP-04	99.34	30	800	60	600	40	200	65	96.62	86.05	7.20	5.3
9	CGJ-T-04	GJ-YC-04	CGJ-YP-04	100.30	30	800	60	600	40	200	65	98.62	87.91	6.65	5.5
10	CGJ-T-05	GJ-YC-05	CGJ-YP-05	99.14	30	800	60	600	40	200	65	99.05	88.45	6.52	5.4
11	CGJ-T-05	GJ-YC-05	CGJ-YP-05	100.42	30	800	60	600	40	200	65	103.58	92.69	6.13	5.3
12	CGJ-T-06	GJ-YC-06	CGJ-YP-06	99.24	30	800	60	600	40	200	65	98.97	88.18	7.99	4.0
13	CGJ-T-06	GJ-YC-06	CGJ-YP-06	100.03	30	800	60	600	40	200	65	99.26	85.36	8.00	4.0
14	CGJ-T-07	GJ-YC-07	CGJ-YP-07	100.39	30	800	60	600	40	200	65	103.86	93.06	7.18	4.1
15	CGJ-T-07	GJ-YC-07	CGJ-YP-07	99.02	30	800	60	600	40	200	65	99.19	88.53	7.58	4.5
16	CGJ-T-08	GJ-YC-08	CGJ-YP-08	99.99	30	800	60	600	40	200	65	103.72	92.66	8.12	3.6

续表

序号	标准汤剂批号	药材批号	饮片批号	饮片量(g)	第一煎			第二煎			过滤目数(目)	浓缩温度(℃)	浓缩液重量(g)	冻干用浓缩液(g)	冻干后重量(g)	水分(%)
					浸泡时间(min)	加水量(ml)	加热时间(min)	加水量(ml)	加热时间(min)							
17	CGJ-T-08	GJ-YC-08	CGJ-YP-08	100.03	30	800	60	600	40	200	65	99.90	88.88	7.65	3.8
18	CGJ-T-09	GJ-YC-09	CGJ-YP-09	100.35	30	800	60	600	40	200	65	123.99	101.53	7.66	3.7
19	CGJ-T-09	GJ-YC-09	CGJ-YP-09	100.00	30	800	60	600	40	200	65	107.15	96.38	8.80	4.2
20	CGJ-T-10	GJ-YC-10	CGJ-YP-10	99.19	30	800	60	600	40	200	65	105.23	94.38	7.77	4.0
21	CGJ-T-10	GJ-YC-10	CGJ-YP-10	100.49	30	800	60	600	40	200	65	99.55	88.73	7.58	4.4
22	CGJ-T-11	GJ-YC-11	CGJ-YP-11	99.41	30	800	60	600	40	200	65	102.36	91.54	7.94	4.0
23	CGJ-T-11	GJ-YC-11	CGJ-YP-11	100.07	30	800	60	600	40	200	65	102.06	91.09	7.96	3.7
24	CGJ-T-12	GJ-YC-12	CGJ-YP-12	100.01	30	800	60	600	40	200	65	104.41	93.61	8.07	3.6
25	CGJ-T-12	GJ-YC-12	CGJ-YP-12	100.44	30	800	60	600	40	200	65	102.73	92.07	8.52	3.7
26	CGJ-T-13	GJ-YC-13	CGJ-YP-13	100.38	30	800	60	600	40	200	65	98.62	87.79	9.27	8.3
27	CGJ-T-13	GJ-YC-13	CGJ-YP-13	100.34	30	800	60	600	40	200	65	98.81	88.19	8.84	8.1
28	CGJ-T-14	GJ-YC-14	CGJ-YP-14	100.87	30	800	60	600	40	200	65	90.56	79.94	7.86	8.1
29	CGJ-T-14	GJ-YC-14	CGJ-YP-14	100.04	30	800	60	600	40	200	65	97.83	86.82	7.71	8.7
30	CGJ-T-15	GJ-YC-15	CGJ-YP-15	100.84	30	800	60	600	40	200	65	103.95	93.00	9.07	8.1
31	CGJ-T-15	GJ-YC-15	CGJ-YP-15	100.76	30	800	60	600	40	200	65	105.19	93.27	8.59	8.2

二、含量测定

（一）色谱条件

选择 Agilent XDB C$_{18}$ 色谱柱（4.6mm×250mm，5μm）；以乙腈 -0.1mol/L 醋酸钠溶液（用醋酸调节 pH 值至 6.5）（7:93）为流动相 A，以乙腈 - 水（4:1）为流动相 B，按表 11-3-3 中的规定进行梯度洗脱；流速为每分钟 1.0ml；柱温为 43℃；检测波长为 254nm；进样量为 5μl。

表 11-3-3　梯度洗脱表

时间（min）	流动相 A（%）	流动相 B（%）
0～11	100 → 93	0 → 7
11～13.9	93 → 88	7 → 12
13.9～14	88 → 85	12 → 15
14～29	85 → 66	15 → 34
29～30	66 → 0	34 → 100

（二）对照品溶液的制备

精密称取甘氨酸对照品 16.522mg、丙氨酸对照品 8.887mg、脯氨酸对照品 8.299mg 置 10ml 量瓶中，加 0.1mol/L 盐酸溶液制成每 1ml 含甘氨酸 1 652.200μg、丙氨酸 888.700μg、脯氨酸 829.070μg 的混合溶液；精密吸取 1.0ml 转移至 10ml 量瓶中，加 0.1mol/L 盐酸溶液制成每 1ml 含甘氨酸 165.220μg、丙氨酸 88.870μg、脯氨酸 82.907μg 的混合溶液。

（三）供试品溶液的制备

取醋龟甲标准汤剂适量，研细，取约 0.02g，精密称定，置安瓿瓶中，分别精密加入 6mol/L 盐酸溶液 10ml，150℃水解 3 小时，取出，放冷，过滤，用水 10ml 分次洗涤，洗液并入蒸发皿中，蒸干，残渣加 0.1mol/L 盐酸溶液使溶解，转移至 25ml 量瓶中，定容至刻度，摇匀，即得。

精密量取上述供试品溶液及对照品溶液各 5ml，分别置于 25ml 量瓶中，加 0.1mol/L 异硫氰酸苯酯（PITC）的乙腈溶液 2.5ml，1mol/L 三乙胺的乙腈溶液 2.5ml，摇匀，室温放置 1 小时后，加 50% 乙腈至刻度，摇匀。取 10ml，加正己烷 10ml，振摇，放置 10 分钟，取下层溶液，滤过，取续滤液，即得。

（四）方法学验证

方法学考察合格（具体内容略）。

（五）测定结果

根据上述建立的方法测定 15 批醋龟甲标准汤剂含量及转移率结果见表 11-3-4～表 11-3-6。

表 11-3-4　15 批醋龟甲标准汤剂甘氨酸含量及转移率结果

序号	醋龟甲标准汤剂批号	对应饮片含量（mg/g）	标准汤剂含量（mg/g）	甘氨酸转移率（%）
1	CGJ-T-01	6.95	16.71	20.49
2	CGJ-T-02	7.30	20.51	28.52
3	CGJ-T-03	7.99	19.18	21.64
4	CGJ-T-04	7.85	16.45	16.44
5	CGJ-T-05	7.16	16.47	16.71

续表

序号	醋龟甲标准汤剂批号	对应饮片含量（mg/g）	标准汤剂含量（mg/g）	甘氨酸转移率（%）
6	CGJ-T-06	7.53	16.55	21.13
7	CGJ-T-07	6.04	17.89	25.33
8	CGJ-T-08	7.16	17.68	22.33
9	CGJ-T-09	7.19	18.70	25.89
10	CGJ-T-10	9.70	17.18	15.86
11	CGJ-T-11	7.58	18.84	23.06
12	CGJ-T-12	7.34	17.78	22.83
13	CGJ-T-13	5.63	18.95	32.37
14	CGJ-T-14	5.70	19.40	28.25
15	CGJ-T-15	5.59	19.10	31.94
	最小值	5.59	16.45	15.86
	最大值	9.70	20.51	32.37
	平均值	7.11	18.1	23.5
	SD	—	1.3	5.2
	均值的70%～130%	—	12.7～23.5	16.5～30.6
	均值±3倍SD	—	14.3～21.9	7.9～39.2

表 11-3-5　15 批醋龟甲标准汤剂丙氨酸含量测定

序号	醋龟甲标准汤剂批号	对应饮片含量（mg/g）	标准汤剂含量（mg/g）	丙氨酸转移率（%）
1	CGJ-T-01	2.98	7.51	21.48
2	CGJ-T-02	3.08	9.52	31.35
3	CGJ-T-03	3.36	8.52	22.88
4	CGJ-T-04	3.31	7.18	17.01
5	CGJ-T-05	3.00	7.25	17.53
6	CGJ-T-06	3.13	7.21	22.15
7	CGJ-T-07	2.52	7.65	25.94
8	CGJ-T-08	2.93	7.87	24.29
9	CGJ-T-09	2.94	8.40	28.39
10	CGJ-T-10	3.88	7.56	17.45
11	CGJ-T-11	3.06	8.44	25.57
12	CGJ-T-12	2.96	8.01	25.46
13	CGJ-T-13	2.46	8.55	33.39
14	CGJ-T-14	2.44	8.58	29.20
15	CGJ-T-15	2.45	8.84	33.80

序号	醋龟甲标准汤剂批号	对应饮片含量(mg/g)	标准汤剂含量(mg/g)	丙氨酸转移率(%)
	最小值	2.44	7.18	17.01
	最大值	3.88	9.52	33.80
	平均值	2.97	8.1	25.1
	SD	—	0.7	5.5
	均值的70%～130%	—	5.6～10.5	17.5～32.6
	均值±3倍SD	—	6.0～10.1	8.6～41.5

表 11-3-6 15批醋龟甲标准汤剂脯氨酸含量测定

序号	醋龟甲标准汤剂批号	对应饮片含量(mg/g)	标准汤剂含量(mg/g)	脯氨酸转移率(%)
1	CGJ-T-01	3.25	8.72	22.85
2	CGJ-T-02	3.32	10.97	33.55
3	CGJ-T-03	3.60	9.87	24.69
4	CGJ-T-04	3.66	8.60	18.41
5	CGJ-T-05	3.31	8.63	18.91
6	CGJ-T-06	3.48	8.74	24.13
7	CGJ-T-07	2.81	9.31	28.39
8	CGJ-T-08	3.30	9.35	25.60
9	CGJ-T-09	3.34	9.95	29.66
10	CGJ-T-10	4.58	9.01	17.62
11	CGJ-T-11	3.57	9.89	25.73
12	CGJ-T-12	3.43	9.55	26.25
13	CGJ-T-13	3.13	10.38	31.89
14	CGJ-T-14	3.16	10.67	28.06
15	CGJ-T-15	3.12	11.15	33.41
	最小值	2.81	8.60	17.62
	最大值	4.58	11.15	33.55
	平均值	3.40	9.7	25.9
	SD	—	0.9	5.1
	均值的70%～130%	—	6.8～12.5	18.2～33.7
	均值±3倍SD	—	7.1～12.2	10.6～41.2

三、质谱鉴别

测定方法同本章第二节醋龟甲药材和饮片研究"三、药材及饮片质量标准"下"(三)质谱鉴别"项。

(一)方法学验证

1. 专属性考察 精密吸取醋龟甲标准汤剂溶液、空白溶液和对照药材溶液各2μl,注入液质联用仪,按照拟定色谱与质谱条件测定(图11-3-2)。

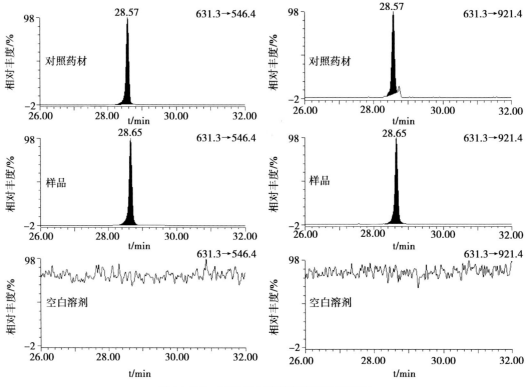

图 11-3-2　醋龟甲标准汤剂专属性质谱图

结果显示：醋龟甲标准汤剂在与龟甲对照药材相应的保留时间有特征分子离子峰，空白溶剂在与龟甲对照药材相应的保留时间没有特征分子离子峰，说明空白溶剂对龟甲特征分子离子峰的测定无干扰，表明以本法测定醋龟甲标准汤剂中特征分子离子峰的鉴别具有专属性。

2. 稳定性考察　取醋龟甲标准汤剂供试品溶液，分别在 0、2、4、8、10、12 小时精密吸取 2μl 注入液质联用仪，按拟定的色谱与质谱条件进行测定，以离子对的峰面积对溶液稳定性进行评价，测定结果见表 11-3-7。

表 11-3-7　醋龟甲标准汤剂稳定性考察结果

时间（h）	631.3>546.4		631.3>921.4	
	峰面积	信噪比	峰面积	信噪比
0	132 765	166 219	788	3 161
2	129 224	161 000	791	3 174
4	144 500	220 502	951	5 030
8	130 106	165 705	798	3 032
10	151 025	290 039	1 010	3 629
12	145 113	160 306	926	5 397

结果显示，供试品溶液在常温下放置 12 小时，特征离子对仍均能明显检出。表明供试品溶液在常温下放置 12 小时内，不影响特征离子的鉴别。

3．重复性考察　取同一批醋龟甲标准汤剂（CGJ-T-01）约 0.1g，平行称定 6 份，按拟定方法制备供试品溶液 6 份，进样 2μl，测定供试品溶液中特征分子离子峰峰面积响应值，测定结果见表 11-3-8。

表 11-3-8　醋龟甲标准汤剂质谱鉴别重复性考察结果表

样品份数	631.3>546.4		631.3>921.4	
	峰面积	信噪比	峰面积	信噪比
1	112 826	187 306	629	2 637
2	115 950	228 162	670	1 386
3	118 492	202 207	727	1 290
4	123 918	179 644	776	4 349
5	116 538	112 756	668	3 692
6	107 505	95 684	592	3 470

结果显示，用同一供试品重复制备 6 份供试品溶液测定特征分子离子峰的峰面积响应值稳定，表明该分析方法重复性良好。

4．耐用性考察

（1）不同色谱柱考察：比较了 Waters ACQUITY BEH C$_{18}$ 色谱柱（2.1mm×50mm，1.7μm），Waters ACQUITY CORTECS T3 C$_{18}$ 色谱柱（2.1mm×50mm，1.6μm），Agilent ZORBAX Eclipse XDB C$_{18}$ 色谱柱（2.1mm×50mm，1.8μm）3 种不同品牌和类型的色谱柱对醋龟甲标准汤剂特征离子峰的检出影响。

取醋龟甲标准汤剂供试品溶液，精密吸取 2μl 注入液质联用仪，按拟定的色谱与质谱条件进行测定，实验结果见表 11-3-9、图 11-3-3。

表 11-3-9　醋龟甲标准汤剂不同色谱柱耐用性考察峰面积结果

色谱柱	631.3>546.4		631.3>921.4	
	峰面积	信噪比	峰面积	信噪比
1#	101 260	140 072	668	2 606
2#	100 942	192 496	676	3 828
3#	96 440	90 372	612	3 406

注：1# 色谱柱为 Waters ACQUITY BEH C$_{18}$；

　　2# 色谱柱为 Waters ACQUITYCORTECS T3 C$_{18}$；

　　3# 色谱柱为 Agilent ZORBAX Eclipse XDB C$_{18}$。

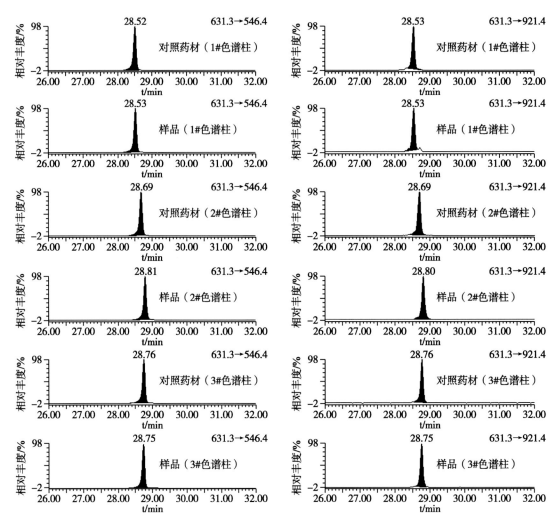

图 11-3-3 醋龟甲标准汤剂不同色谱柱考察质谱图

结果显示：所使用的 3 种色谱柱均能明显检出规定的特征离子，表明不同品牌和型号的色谱柱对醋龟甲标准汤剂的特征离子的检出鉴别无影响。

（2）不同流速考察：比较 0.28ml/min、0.30ml/min、0.32ml/min 不同流速对醋龟甲标准汤剂特征离子峰的检出影响。

取醋龟甲标准汤剂供试品溶液，精密吸取 2μl 注入液质联用仪，按拟定的色谱与质谱条件进行测定，实验结果见表 11-3-10、图 11-3-4。

表 11-3-10 醋龟甲标准汤剂不同流速耐用性考察峰面积结果

流速	631.3>546.4		631.3>921.4	
	峰面积	信噪比	峰面积	信噪比
0.28ml/min	95 330	211 066	562	2 870
0.30ml/min	96 440	90 372	612	3 406
0.32ml/min	98 652	462 632	622	3 488

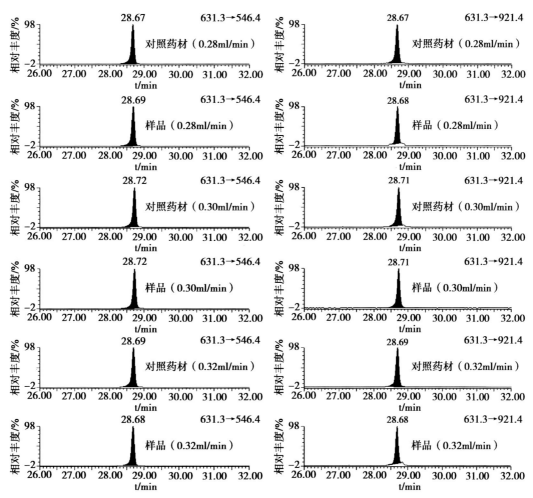

图 11-3-4 醋龟甲标准汤剂不同流速考察质谱图

结果显示：使用 3 个不同的流速条件均能明显检出规定的特征离子，表明流速的小范围调整对醋龟甲标准汤剂的特征离子的检出鉴别无影响。

（3）不同柱温考察：比较 28℃、30℃、32℃不同柱温对醋龟甲标准汤剂特征离子峰的检出影响。

取醋龟甲标准汤剂供试品溶液，精密吸取 2μl 注入液质联用仪，按拟定的色谱与质谱条件进行测定，实验结果见表 11-3-11、图 11-3-5。

表 11-3-11 醋龟甲标准汤剂不同柱温耐用性考察峰面积结果

柱温	631.3>546.4		631.3>921.4	
	峰面积	信噪比	峰面积	信噪比
28℃	130 008	84 203	883	4 178
30℃	140 497	135 772	907	2 678
32℃	141 417	156 209	968	5 043

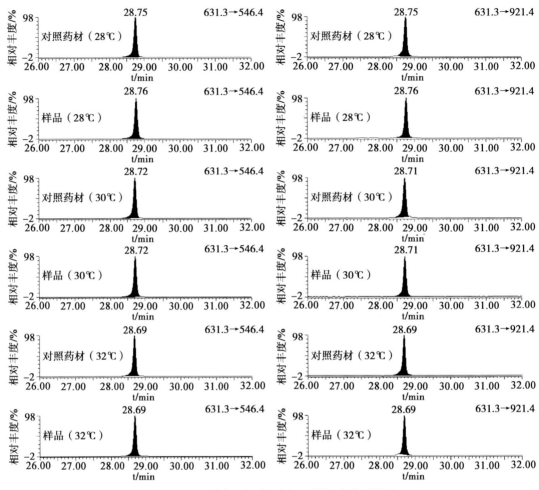

图 11-3-5　醋龟甲标准汤剂不同柱温考察质谱图

结果显示：使用 3 个不同的柱温条件均能明显检出规定的特征离子，表明柱温的小范围调整对醋龟甲标准汤剂的特征离子的检出鉴别无影响。

综上所述，对醋龟甲标准汤剂质谱鉴别分析方法进行了专属性考察，特征峰不受溶剂峰干扰，方法专属；对方法的溶液稳定性进行了考察，表明供试品溶液能在 12 小时内保持稳定。并对方法的耐用性进行了考察，表明不同色谱柱、不同流速、小范围的柱温变动，对特征离子的检出无明显影响，方法的耐用性良好。

（二）样品的测定

按醋龟甲标准汤剂质谱鉴别方法，分别精密吸取对照药材溶液和供试品溶液各 2μl，注入液质联用仪，测定，即得。

以质荷比（m/z）631.3（双电荷）→ 546.4 和（m/z）631.3（双电荷）→ 921.4 离子对提取的供试品离子流色谱中，所有批次的醋龟甲标准汤剂均同时呈现与对照药材色谱保留时间一致的色谱峰（表 11-3-12）。

表 11-3-12　醋龟甲标准汤剂样品测定峰面积结果

批号	保留时间（min）	631.3→546.6		保留时间（min）	631.3→921.4	
		峰面积	信噪比		峰面积	信噪比
CGJ-T-01	28.54	321 565	157 059	28.53	1 937	5 189
CGJ-T-02	28.56	284 980	357 443	28.55	1 786	3 589
CGJ-T-03	28.55	191 854	52 753	28.55	1 179	4 337
CGJ-T-04	28.55	310 324	207 442	28.54	1 959	9 377
CGJ-T-05	28.54	281 102	245 049	28.54	1 654	7 523
CGJ-T-06	28.54	359 853	341 037	28.54	2 421	3 674
CGJ-T-07	28.53	272 386	260 179	28.53	1 663	5 636
CGJ-T-08	28.53	344 213	166 447	28.53	2 119	8 797
CGJ-T-09	28.53	294 901	300 565	28.53	1 907	6 074
CGJ-T-10	28.53	287 380	402 417	28.53	1 858	7 525
CGJ-T-11	28.52	316 031	365 377	28.52	2 070	6 425
CGJ-T-12	28.52	279 629	211 886	28.52	1 793	4 937
CGJ-T-13	28.50	249 418	156 755	28.50	1 584	3 412
CGJ-T-14	28.69	136 555	48 335	28.69	625	3 086
CGJ-T-15	28.69	166 302	96 100	28.68	767	3 757
CGJ-T-16	28.68	135 842	51 939	28.68	584	3 142

　　本研究对醋龟甲标准汤剂提取、固液分离、浓缩和冻干工艺进行了考察,制订了醋龟甲标准汤剂制备工艺;建立了醋龟甲标准汤剂中 3 种氨基酸含量测定方法并根据出膏率及转移率确定了醋龟甲标准汤剂中 3 种氨基酸的含量范围及转移率范围。并确定了醋龟甲标准汤剂的质谱鉴别方法,以质荷比（m/z）631.3（双电荷）→ 546.4 和（m/z）631.3（双电荷）→921.4 作为检测离子对的供试品离子流色谱中,供试品溶液色谱应同时呈现与对照药材色谱保留时间一致的色谱峰。

第四节　醋龟甲配方颗粒质量标准研究

一、醋龟甲配方颗粒质量标准草案

醋龟甲配方颗粒
Cuguijia Peifangkeli

　　【来源】本品为龟科动物乌龟 *Chinemys reevesii*（Gray）的背甲与腹甲经炮制并按标准汤剂的主要质量指标加工制成的配方颗粒。

　　【制法】取醋龟甲饮片 6 000g,加水煎煮,滤过,滤液浓缩成清膏（干浸膏出膏率为 7%～12%）,加入辅料适量,干燥（或干燥,粉碎）,再加入辅料适量,混匀,制粒,制成1 000g,即得。

　　【性状】本品为黄白色至浅黄色的颗粒;气微腥,味微咸。

　　【鉴别】(1)取本品 1g,研细,加甲醇 10ml,超声处理 30 分钟,滤过,滤液蒸干,残渣加甲醇 1ml 使溶解，作为供试品溶液。另取龟甲对照药材 3g，加水 200ml，加热回流 120 分钟，滤过，滤液蒸干，残渣加甲醇 10ml，同法制成对照药材溶液。照薄层色谱法（《中国药典》2020 年版通则 0502）试验，吸取上述两种溶液各 2～5μl，分别点于同一硅胶 G 薄层板上，以正丁醇-冰醋酸-水（4∶1∶1）为展开剂，展开，取出，晾干，喷以 0.5% 茚三酮乙醇溶液，在 105℃加热至斑点清晰。供试品色谱中，在与对照药材色谱相应的位置上，显相同颜色的斑点。

（2）取本品适量，研细，取约 0.1g，置具塞锥形瓶中，加 1% 碳酸氢铵溶液 50ml，超声处理 30 分钟，用微孔滤膜滤过，取续滤液 100μl，置微量进样瓶中，加胰蛋白酶溶液 10μl（取序列分析用胰蛋白酶，加 1% 碳酸氢铵溶液制成每 1ml 中含 1mg 的溶液，临用时配制），摇匀，37℃恒温酶解 12 小时，作为供试品溶液。另取龟甲对照药材 0.5g，置具塞锥形瓶中，加 1% 碳酸氢铵溶液 50ml，加热回流 30 分钟，同法制成对照药材溶液。照高效液相色谱法-质谱法（《中国药典》2020 年版通则 0512 和通则 0431）试验，以十八烷基硅烷键合硅胶为填充剂（柱长为 50mm，内径为 2.1mm，粒径 1.6 至 1.8μm）；以乙腈为流动相 A，以 0.1% 甲酸溶液为流动相 B，按表 11-4-1 中的规定进行梯度洗脱；流速为每分钟 0.3ml。采用质谱检测器，电喷雾正离子模式（ESI$^+$，进行多反应监测（MRM）），选择质荷比（m/z）631.3（双电荷）→ 546.4 和（m/z）631.3（双电荷）→ 921.4 作为检测离子对。取龟甲对照药材溶液，进样 2μl，按上述检测离子对测定的 MRM 色谱峰的信噪比均应大于 3∶1。

表 11-4-1　梯度洗脱表

时间（min）	流动相 A（%）	流动相 B（%）
0～25	5 → 20	95 → 80
25～40	20 → 50	80 → 50

吸取供试品溶液 2μl，注入高效液相色谱-质谱联用仪，测定。以质荷比（m/z）631.3（双电荷）→ 546.4 和（m/z）631.3（双电荷）→ 921.4 离子对提取的供试品离子流色谱中，应同时呈现与对照药材色谱保留时间一致的色谱峰。

【检查】应符合颗粒剂项下有关的各项规定（《中国药典》2020 年版通则 0104）。

【浸出物】取本品研细，取约 2g，精密称定，精密加入乙醇 100ml，照醇溶性浸出物测定法（《中国药典》2020 年版通则 2201）项下的热浸法测定，不得少于 5.0%。

【含量测定】照高效液相色谱法（《中国药典》2020 年版通则 0512）测定。

色谱条件与系统适用性试验　以十八烷基硅烷键合硅胶为填充剂；以乙腈 -0.1mol/L 醋酸钠溶液（用醋酸调节 pH 值至 6.5）（7∶93）为流动相 A；以乙腈-水（4∶1）为流动相 B，按表 11-4-2 中的规定进行梯度洗脱；流速为每分钟 1.0ml；柱温为 43℃；检测波长为 254nm。理论板数按丙氨酸峰计算应不低于 4 000。

表 11-4-2　梯度洗脱表

时间（min）	流动相 A（%）	流动相 B（%）
0～11	100 → 93	0 → 7
11～13.9	93 → 88	7 → 12
13.9～14	88 → 85	12 → 15
14～29	85 → 66	15 → 34
29～30	66 → 0	34 → 100

对照品溶液的制备　取甘氨酸对照品、丙氨酸对照品、脯氨酸对照品适量，精密称定，加 0.1mol/L 盐酸溶液制成每 1ml 含甘氨酸 100μg、丙氨酸 45μg、脯氨酸 55μg 的混合溶液。

供试品溶液的制备　取本品适量，研细，取约 0.02g，精密称定，置于安瓿瓶中，精密加入 6mol/L 盐酸溶液 10ml，150℃ 水解 3 小时，放冷，取出，过滤，移至蒸发皿中，残渣用水 10ml 分次洗涤，洗液并入蒸发皿中，蒸干，残渣加 0.1mol/L 盐酸溶液溶解，转移至 25ml 量瓶中，加 0.1mol/L 盐酸溶液至刻度，摇匀，即得。

精密量取上述对照品溶液和供试品溶液各 5ml，分别置 25ml 量瓶中，各加 0.1mol/L 异硫氰酸苯酯（PITC）的乙腈溶液 2.5ml，1mol/L 三乙胺的乙腈溶液 2.5ml，摇匀，室温放置 1 小时后，加 50% 乙腈至刻度，摇匀。取 10ml，加正己烷 10ml，振摇，放置 10 分钟，取下层溶液，滤过，取续滤液，即得。

测定法　分别精密吸取衍生化后的对照品溶液与供试品溶液各 5μl，注入液相色谱仪，测定，即得。

本品每 1g 含甘氨酸（$C_2H_5NO_2$）应为 60.0～140.0mg；丙氨酸（$C_3H_7NO_2$）应为 25.0～65.0mg；脯氨酸（$C_5H_9NO_2$）应为 30.0～80.0mg。

【规格】每 1g 配方颗粒相当于饮片 6.0g。

【贮藏】密封。

二、醋龟甲配方颗粒质量标准草案起草说明

本研究以大生产三批醋龟甲配方颗粒样品进行质量研究，根据国家药品监督管理局发布《中药配方颗粒质量控制与标准制定技术要求》的要求，依据前期研究醋龟甲标准汤剂质量标准为研究基础，建立符合醋龟甲标准汤剂质量要求的醋龟甲配方颗粒质量标准。

（一）药品名称

药品名称：醋龟甲配方颗粒

汉语拼音：Cuguijia Peifangkeli

（二）来源

本品为龟科动物乌龟 *Chinemys reevesii*（Gray）的背甲与腹甲炮制并按标准汤剂的主要质量指标加工制成的配方颗粒。

（三）制法

醋龟甲配方颗粒的研究以标准汤剂为对照，以出膏率、指标成分含量和转移率一致性为考察指标，通过单因素实验，确定了提取、固液分离、浓缩、干燥、成型工艺，通过三批中试的验证，考察了醋龟甲中间体及成品制备过程中的量值传递和物料平衡，最终确定了醋龟甲配方颗粒的制备工艺。

（四）性状

根据三批醋龟甲配方颗粒样品的实际性状描述，暂定本品性状为：本品为黄白色至浅黄色的颗粒；气微腥，味微咸（图 11-4-1）。

（五）鉴别

1. 薄层鉴别　醋龟甲的主要有效成分包括氨基酸、胶原蛋白、微量元素等，其中以氨基酸成分为主。本研究参考《中药配方颗粒质量分析》的醋龟甲【鉴别】项下方法制定，并对展开剂进行优化，选用龟甲对照药材作对照，以正丁醇 - 冰醋酸 - 水（4∶1∶1）为展开剂，按

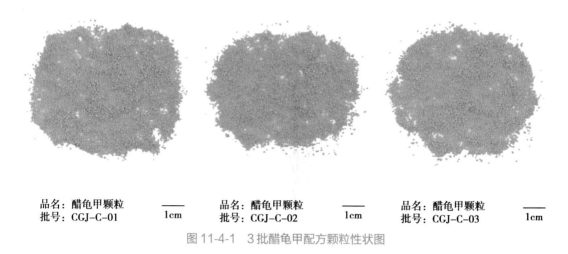

图 11-4-1　3 批醋龟甲配方颗粒性状图

醋龟甲配方颗粒质量标准草案【鉴别】下方法操作，结果供试品在与龟甲对照药材相应位置上有对应斑点（图 11-4-2）；经试验验证，方法重现性好，因此将该方法收入正文。研究内容如下：

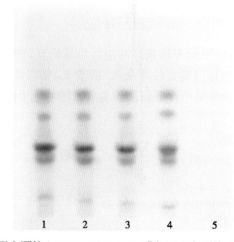

1. 醋龟甲配方颗粒（CGJ-C-01）5μl；2. 醋龟甲配方颗粒（CGJ-C-02）5μl；
3. 醋龟甲配方颗粒（CGJ-C-03）5μl；4. 龟甲对照药材 5μl；5. 阴性样品 5μl。

图 11-4-2　醋龟甲配方颗粒薄层色谱

　　2. 质谱鉴别　　根据前期醋龟甲标准汤剂的研究，选用龟甲对照药材作为对照，按照与标准汤剂相同的供试品制备方法和条件对醋龟甲配方颗粒进行测定，结果显示，以质荷比（m/z）631.3（双电荷）→ 546.4 和（m/z）631.3（双电荷）→ 921.4 离子对提取的醋龟甲配方颗粒供试品溶液离子流色谱中，均能呈现与对照药材保留时间一致的色谱图峰，且所检测出的离子对测定的 MRM 色谱峰信噪比均大于 3∶1（图 11-4-3），表明醋龟甲标准汤剂质谱鉴别的方法和条件同样适用于醋龟甲配方颗粒。同时，本研究对方法供试品溶液制备中的提取方式和胰蛋白酶用量进行了考察，并对方法的专属性、溶液稳定性以及耐用性进行了方法学验证，表明了方法专属性且耐用性良好，因此列入标准正文。

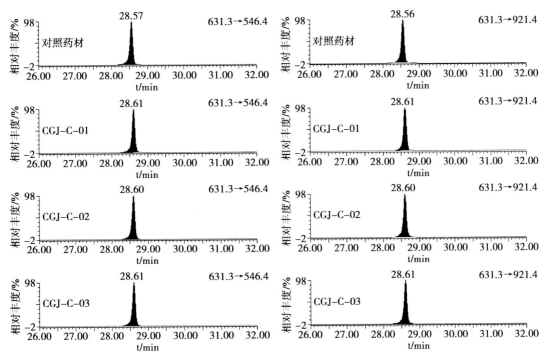

图 11-4-3　醋龟甲配方颗粒质谱鉴别 MRM 质谱图

（六）检查

1. 常规检查　按《中国药典》2020 年版通则 0104 颗粒剂项下规定，对醋龟甲配方颗粒的粒度、水分、溶化性、装量差异、微生物限度进行了检查，规定如正文。

2. 其他检查

（1）重金属及有害元素：按《中国药典》2020 年版通则 2321 铅、镉、砷、汞、铜测定法（电感耦合等离子体质谱法）操作，采用电感耦合等离子体质谱仪对本品三批进行铅、镉、砷、汞、铜的测定，结果见表 11-4-3。

表 11-4-3　重金属及有害元素测定结果表

批号	铅（mg/kg）	镉（mg/kg）	砷（mg/kg）	汞（mg/kg）	铜（mg/kg）
CGJ-C-01	0.350	0.833	0.001	0.265	0.006
CGJ-C-02	0.329	0.937	0.003	0.208	0.004
CGJ-C-03	0.264	0.936	0.001	0.106	0.004

结果：根据《中国药典》2020 年版对中药材重金属及有害元素的一般规定，除矿物、动物、海洋类以外的中药材中，铅不得过 5mg/kg；镉不得过 1mg/kg；砷不得过 2mg/kg；汞不得过 0.2mg/kg；铜不得过 20mg/kg。由表 11-4-3 可见，三批醋龟甲配方颗粒重金属及有害元素铅≤5mg/kg、镉≤1mg/kg、砷≤2mg/kg、铜≤20mg/kg、汞＜0.2mg/kg。暂不纳入标准正文中。

（2）有机氯农药残留量：按《中国药典》2020 年版通则 2341 农药残留量测定法（第一法有机氯类农药残留量测定法 - 色谱法）中 9 种有机氯类农药残留量测定法操作，采用气相色谱仪对本品三批进行 9 种有机氯类农药残留量进行测定，测定结果表 11-4-4。

表 11-4-4　有机氯类农药残留量测定结果表

批号	总BHC（mg/kg）	总DDT（mg/kg）	PCNB（mg/kg）
CGJ-C-01	0.006	未检出	0.000 5
CGJ-C-01	0.004	未检出	0.000 6
CGJ-C-01	0.006	0.000 1	0.003 0

结果：根据《中国药典》2020 年版对中药材有机氯类农药残留量的一般规定，六六六（总 BHC）不得过 0.2mg/kg；滴滴涕（总 DDT）不得过 0.2mg/kg；五氯硝基苯（PCNB）不得过 0.1mg/kg。由表 11-4-4 可见，三批醋龟甲配方颗粒中有机氯农药残留未超过《中国药典》2020 年版限度，暂不纳入标准正文中。

（七）浸出物

按《中国药典》2020 年版通则 2201 浸出法测定项下醇溶性浸出物测定法的热浸法测定，对三批醋龟甲配方颗粒进行测定，测定结果为 13.52%、11.86%、12.68%。本研究仅测定了三批样品，缺乏样品的代表性，有待后续积累更多数据进行完善。因此参考广东一方制药有限公司的历史数据和本品大生产三批数据，暂定醋龟甲配方颗粒醇溶性浸出物不得少于 5.0%。

（八）含量测定

前期我们在醋龟甲标准汤剂的研究中建立了以甘氨酸、丙氨酸和脯氨酸为指标成分的质量控制方法，并规定了标准汤剂中甘氨酸、丙氨酸和脯氨酸的含量限度；本研究参考标准汤剂的方法，建立醋龟甲配方颗粒中甘氨酸、丙氨酸和脯氨酸的含量测定，并开展方法学验证。根据 15 批标准汤剂的研究结果，确定配方颗粒成品中甘氨酸、丙氨酸和脯氨酸的含量限度。

取所制备的 3 批醋龟甲配方颗粒，按照【含量测定】项下供试品制备方法制备供试品溶液，按醋龟甲配方颗粒质量标准草案【含量测定】色谱条件进行测定，测定 3 批醋龟甲配方颗粒，结果见表 11-4-5。

表 11-4-5　醋龟甲配方颗粒的含量测定结果表

批号	甘氨酸含量（mg/g）	丙氨酸含量（mg/g）	脯氨酸含量（mg/g）
CGJ-C-01	117.5	48.6	70.5
CGJ-C-02	113.5	45.5	67.9
CGJ-C-03	103.7	41.0	64.3

结合龟甲药材、醋龟甲饮片质量及醋龟甲标准汤剂氨基酸含量测定结果，暂定本品每 1g 含甘氨酸（$C_2H_5NO_2$）应为 60.0～140.0mg、丙氨酸（$C_3H_7NO_2$）应为 25.0～65.0mg、脯氨酸（$C_5H_9NO_2$）应为 30.0～80.0mg。

（九）性味与归经、功能与主治、用法与用量、注意事项

同正文。

（十）规格

按照制法中制成总量计算出每 1g 配方颗粒相当于饮片 6.0g。

（十一）贮藏

根据颗粒剂易吸潮特点以及稳定性试验结果，包装应密封。

三、小结

本研究以醋龟甲标准汤剂作为参照物，以衡量醋龟甲配方颗粒与传统汤剂的一致性。首先通过 15 批不同产地样品建立了醋龟甲标准汤剂的质量指标：出膏率，甘氨酸、丙氨酸及脯氨酸含量和转移率以及质谱鉴别；并以标准汤剂质量指标为基准，指导醋龟甲配方颗粒生产工艺过程的质量控制，建立了与醋龟甲标准汤剂质量指标一致的原料、中间体和配方颗粒的质量标准。

醋龟甲的主要有效成分包括氨基酸、胶原蛋白、微量元素等，其中以氨基酸成分为主。氨基酸成分主要有甘氨酸、丙氨酸等。具有抗脂质过氧化、促进细胞增殖、抑制细胞凋亡、改善骨密度等作用。因此，醋龟甲配方颗粒的质量标准的建立，是以标准汤剂质量标准为依据，针对有效成分甘氨酸、丙氨酸及脯氨酸作为含量测定指标成分，采用 HPLC 法，测定本品中甘氨酸、丙氨酸及脯氨酸含量，并对全过程进行量值传递分析，以确保醋龟甲配方颗粒的整体性质量控制。此外，采用 TLC 法和质谱方法，选择龟甲对照药材为对照进行专属性鉴别。除了进行定性定量分析外，还采用 ICP-MS 进行重金属及有害元素的测定、采用 GC 进行农药残留量的测定、采用《中国药典》2020 年版所载进行二氧化硫残留量控制原料、产品质量，以期积累数据纳入药材内控质量标准，确保本品临床使用的安全性。经方法学考察，检测方法均符合要求，检测数据稳定可靠。三批大生产的中间体、成品之间各项关键指标均在规定质量范围之内，即三批大生产量值传递过程与标准汤剂均一致。说明醋龟甲配方颗粒与醋龟甲标准汤剂物质基础一致，与醋龟甲标准汤剂"形不同，但质相同"。

所建立的质量标准，能定性、定量评价醋龟甲配方颗粒的质量，为临床配方提供了符合传统汤剂质量，剂量合理、准确，工艺规范、统一，质量安全、优良且稳定的醋龟甲配方颗粒。

第十二章

鳖甲配方颗粒标准汤剂与
质量标准研究

第一节 概　　述

鳖甲为鳖科动物鳖 *Trionyx sinensis* Wiegmann 的背甲。全年均可捕捉，以秋、冬二季为多，捕捉后杀死，置沸水中烫至背甲上的硬皮能剥落时，取出，剥取背甲，除去残肉，晒干。味咸，微寒，归肝、肾经，具有滋阴潜阳、退热除蒸、软坚散结之功，临床上常用于阴虚发热、骨蒸劳热、阴虚阳亢、头晕目眩、虚风内动、手足瘛疭、经闭、癥瘕、久疟疟母等。

鳖甲始载于《神农本草经》，列为中品，"鳖甲，味咸，平，无毒，主治癥瘕，坚积，寒热，去痞，息肉，阴蚀，痔，恶肉，生丹阳池泽"，《本草经集注》载"采得，生取甲，剔去肉者，为好。不用煮脱者"。《图经本草》苏颂谓："以岳州，沅江所出甲有九肋者为胜。入药以醋炙黄用。"《雷公炮炙论》曰："凡使，要绿色、九肋、多裙、重七两为上。"《本草纲目》李时珍谓："鳖，甲虫也。水居陆生，穹脊连胁，与龟同类。四缘有肉裙，故曰。龟，甲里肉；鳖，肉里甲。"

第二节　鳖甲药材和饮片研究

一、药材来源

鳖甲为鳖科动物鳖 *Trionyx sinensis* Wiegmann 的背甲。捕捉后杀死，置沸水中烫至背甲上的硬皮能剥落时，取出，剥取背甲，除去残肉，晒干。本研究共收集鳖甲药材 15 批（BJ-YC-01～BJ-YC-15），其中广西 3 批，安徽亳州 5 批，湖北武汉 3 批，河北安国 3 批，四川成都 1 批。经广东一方制药有限公司质量中心鉴定，研究样品均符合《中国药典》2020 年版一部鳖甲项下规定。

二、饮片炮制

按照《中国药典》2020 年版一部鳖甲项下进行炮制，取鳖甲原药材，置蒸锅内，沸水蒸45 分钟，取出，放入热水中，立即用硬刷除去皮肉，洗净，干燥，加工成块。即得鳖甲饮片（BJ-YP-01～BJ-YP-15）。

三、药材及饮片质量标准

（一）性状

鳖甲药材为椭圆形或卵圆形，背面隆起，长 10～15cm，宽 9～14cm。外表面黑褐色或墨绿色，略有光泽，具细网状皱纹和灰黄色或灰白色斑点，中间有一条纵棱，两侧各有左右对称的横凹纹 8 条，外皮脱落后，可见锯齿状嵌接缝。内表面类白色，中部有突起的脊椎骨，颈骨向内卷曲，两侧各有肋骨 8 条，伸出边缘，质坚硬，气微腥，味淡（图 12-2-1）。

鳖甲饮片呈不规则的碎片，大小不一，类白色，质坚硬，气腥，味淡（详见图 12-2-2）。

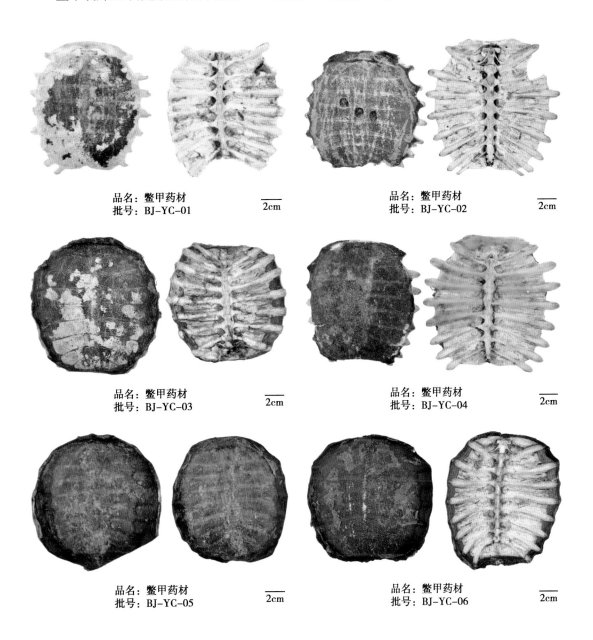

品名：**鳖甲药材**
批号：BJ-YC-01

品名：**鳖甲药材**
批号：BJ-YC-02

品名：**鳖甲药材**
批号：BJ-YC-03

品名：**鳖甲药材**
批号：BJ-YC-04

品名：**鳖甲药材**
批号：BJ-YC-05

品名：**鳖甲药材**
批号：BJ-YC-06

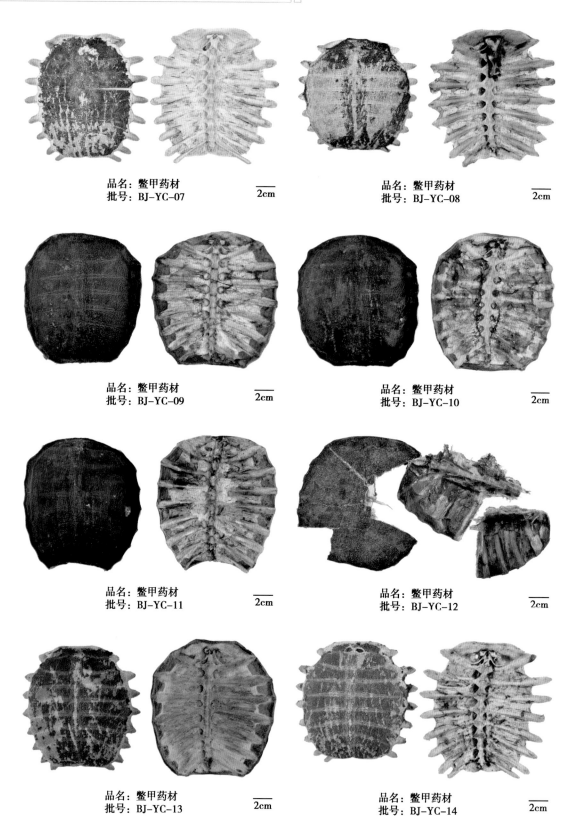

品名：鳖甲药材
批号：BJ-YC-07
2cm

品名：鳖甲药材
批号：BJ-YC-08
2cm

品名：鳖甲药材
批号：BJ-YC-09
2cm

品名：鳖甲药材
批号：BJ-YC-10
2cm

品名：鳖甲药材
批号：BJ-YC-11
2cm

品名：鳖甲药材
批号：BJ-YC-12
2cm

品名：鳖甲药材
批号：BJ-YC-13
2cm

品名：鳖甲药材
批号：BJ-YC-14
2cm

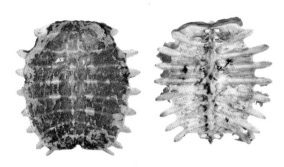

品名：鳖甲药材
批号：BJ-YC-15

图 12-2-1　鳖甲药材图

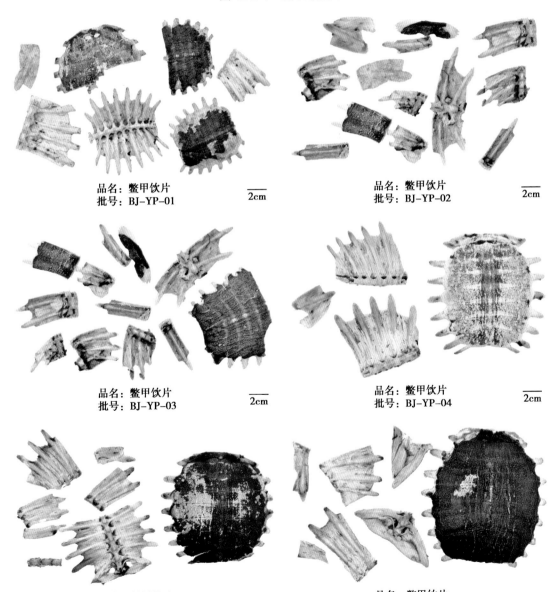

品名：鳖甲饮片
批号：BJ-YP-01

品名：鳖甲饮片
批号：BJ-YP-02

品名：鳖甲饮片
批号：BJ-YP-03

品名：鳖甲饮片
批号：BJ-YP-04

品名：鳖甲饮片
批号：BJ-YP-05

品名：鳖甲饮片
批号：BJ-YP-06

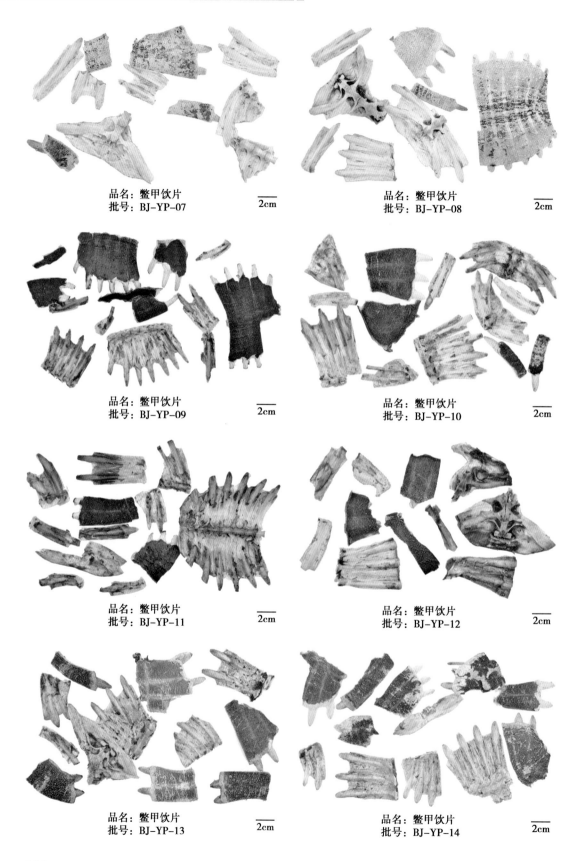

品名：鳖甲饮片
批号：BJ-YP-07
2cm

品名：鳖甲饮片
批号：BJ-YP-08
2cm

品名：鳖甲饮片
批号：BJ-YP-09
2cm

品名：鳖甲饮片
批号：BJ-YP-10
2cm

品名：鳖甲饮片
批号：BJ-YP-11
2cm

品名：鳖甲饮片
批号：BJ-YP-12
2cm

品名：鳖甲饮片
批号：BJ-YP-13
2cm

品名：鳖甲饮片
批号：BJ-YP-14
2cm

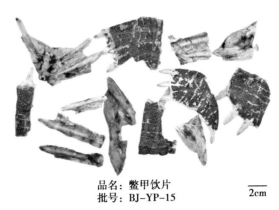

品名：鳖甲饮片
批号：BJ-YP-15

2cm

图 12-2-2　鳖甲饮片图

（二）检测

按照《中国药典》2020 年版一部鳖甲项下有关要求，对上述鳖甲药材及饮片进行检测，所有样品均符合规定，测定结果见表 12-2-1、表 12-2-2。

（三）特征图谱

1. 色谱条件　以 Thermo Acclaim C$_{18}$（4.6mm×250mm，5μm）为色谱柱；以乙腈 -0.1mol/L 醋酸钠溶液（用醋酸调节 pH 值至 6.5）（7∶93）为流动相 A；以乙腈 - 水（4∶1）为流动相 B，按表 12-2-3 中的规定进行梯度洗脱；流速为每分钟 1.0ml；柱温为 40℃；检测波长为 254nm；进样量为 5μl。

2. 参照物溶液制备　取甘氨酸对照品、脯氨酸对照品、缬氨酸对照品适量，精密称定，加 0.1mol/L 盐酸溶液制成每 1ml 含甘氨酸 130μg、脯氨酸 75μg、缬氨酸 15μg 的混合溶液，作为对照品参照物溶液 1。

取丝氨酸对照品、精氨酸对照品、异亮氨酸对照品、亮氨酸对照品、L- 赖氨酸适量，精密称定，加 0.1mol/L 盐酸溶液制成每 1ml 各含 50μg 的混合溶液，作为对照品参照物溶液 2。

取鳖甲对照药材约 0.1g，置于具塞水解管中，精密加入 6mol/L 盐酸溶液 10ml，称定重量，150℃水解 3 小时，取出，放冷，用 6mol/L 盐酸溶液补足减失重量，混匀，滤过，精密量取滤液 5ml 置蒸发皿中，蒸干，残渣加 0.1mol/L 盐酸溶液溶解，转移至 25ml 量瓶中，加 0.1mol/L 盐酸溶液至刻度，摇匀，作为对照药材参照物溶液。

3. 供试品溶液制备　取本品粉末（过三号筛）约 0.1g，精密称定，置于具塞水解管中，精密加入 6mol/L 盐酸溶液 10ml，称定重量，150℃水解 3 小时，取出，放冷，再称定重量，用 6mol/L 盐酸溶液补足减失重量，混匀，滤过，精密量取 5ml 滤液于蒸发皿中，蒸干，残渣加 0.1mol/L 盐酸溶液溶解，转移至 25ml 量瓶中，加 0.1mol/L 盐酸溶液至刻度，摇匀，即得。

精密量取上述参照物溶液和供试品溶液各 5ml，分别置 25ml 量瓶中，各加 0.1mol/L 异硫氰酸苯酯（PITC）的乙腈溶液 2.5ml、1mol/L 三乙胺的乙腈溶液 2.5ml，摇匀，室温放置 1 小时后，加 50% 乙腈至刻度，摇匀。取 10ml，加正己烷 10ml，振摇，放置 10 分钟，取下层溶液，滤过，取续滤液，即得。

4. 方法学验证　方法学考察合格（具体内容略）。

表 12-2-1 鳖甲药材测定结果

序号	药材批号	鉴别	水分（%）	浸出物（%）	铅（mg/kg）	镉（mg/kg）	砷（mg/kg）	汞（mg/kg）	铜（mg/kg）	二氧化硫残留量（mg/kg）	甘氨酸（mg/g）	脯氨酸（mg/g）	缬氨酸（mg/g）
1	BJ-YC-01	符合规定	11.4	6.8	0.189	0.004	0.155	<0.001	0.470	7	65.1	37.2	8.6
2	BJ-YC-02	符合规定	11.3	5.5	0.294	0.006	0.105	<0.001	0.275	5	64.3	35.0	8.2
3	BJ-YC-03	符合规定	10.4	9.9	0.179	0.003	0.148	0.002	0.360	未检出	63.5	35.2	9.9
4	BJ-YC-04	符合规定	9.9	6.0	0.169	<0.010	0.107	<0.003	0.225	4	68.2	37.5	9.7
5	BJ-YC-05	符合规定	11.7	5.8	1.510	<0.010	0.311	0.007	0.504	4	61.5	35.6	13.5
6	BJ-YC-06	符合规定	11.9	5.9	0.074	<0.010	0.245	0.009	0.493	5	68.5	39.1	9.4
7	BJ-YC-07	符合规定	10.5	5.7	1.209	0.011	0.072	0.006	0.216	5	72.5	39.4	9.6
8	BJ-YC-08	符合规定	10.9	6.2	0.169	<0.010	0.101	0.006	0.306	6	88.4	47.7	13.5
9	BJ-YC-09	符合规定	11.1	8.7	0.085	<0.003	0.260	<0.002	0.199	3	57.9	32.1	8.1
10	BJ-YC-10	符合规定	10.7	12.9	0.045	<0.003	<0.075	<0.002	0.160	3	61.7	34.2	8.6
11	BJ-YC-11	符合规定	11.4	8.7	0.068	<0.003	0.330	<0.002	0.180	未检出	60.0	35.6	9.3
12	BJ-YC-12	符合规定	10.0	10.3	0.319	<0.003	0.225	0.002	0.157	未检出	65.0	36.3	9.3
13	BJ-YC-13	符合规定	9.8	7.0	0.312	0.589	0.121	0.002	1.004	10	54.7	31.0	6.5
14	BJ-YC-14	符合规定	10.1	7.4	0.301	0.638	<0.075	<0.002	0.514	10	58.3	33.0	7.3
15	BJ-YC-15	符合规定	10.2	6.5	0.287	0.145	<0.075	<0.002	0.621	10	73.0	41.1	10.6

表 12-2-2　鳖甲饮片测定结果

序号	饮片批号	鉴别	水分（%）	浸出物（%）	铅（mg/kg）	镉（mg/kg）	砷（mg/kg）	汞（mg/kg）	铜（mg/kg）	二氧化硫残留量（mg/kg）	甘氨酸（mg/g）	脯氨酸（mg/g）	缬氨酸（mg/g）
1	BJ-YP-01	符合规定	11.0	5.9	0.202	0.004	0.137	0.001	0.543	未检出	71.7	39.5	10.0
2	BJ-YP-02	符合规定	11.5	5.5	0.118	0.003	0.101	<0.001	0.346	未检出	69.0	38.1	9.4
3	BJ-YP-03	符合规定	10.3	7.1	0.212	0.003	0.085	<0.001	0.425	未检出	70.0	39.1	8.9
4	BJ-YP-04	符合规定	4.6	5.4	0.315	<0.010	0.095	<0.003	0.267	4	59.5	33.3	7.8
5	BJ-YP-05	符合规定	4.7	6.7	0.066	<0.010	0.208	<0.003	0.299	4	69.6	38.6	9.7
6	BJ-YP-06	符合规定	5.2	6.1	0.172	<0.010	0.099	<0.003	0.236	5	70.1	38.8	9.6
7	BJ-YP-07	符合规定	4.6	5.9	2.709	0.022	0.057	<0.003	0.437	5	68.9	39.1	9.8
8	BJ-YP-08	符合规定	4.8	5.7	0.092	<0.010	0.078	<0.003	0.313	5	66.8	36.8	8.1
9	BJ-YP-09	符合规定	7.2	9.8	0.067	<0.003	0.167	0.005	0.181	3	78.1	42.7	11.8
10	BJ-YP-10	符合规定	7.3	6.7	0.098	<0.003	0.108	0.007	0.279	3	64.9	36.2	8.5
11	BJ-YP-11	符合规定	7.2	9.0	0.078	<0.003	0.090	<0.002	0.172	未检出	74.0	41.3	9.7
12	BJ-YP-12	符合规定	7.3	8.4	0.139	<0.003	0.527	<0.002	0.140	未检出	71.4	39.6	9.4
13	BJ-YP-13	符合规定	8.1	5.2	3.153	0.027	0.136	<0.002	0.473	未检出	73.5	41.1	9.3
14	BJ-YP-14	符合规定	8.4	7.7	5.465	0.034	0.126	<0.002	0.378	未检出	76.6	42.7	9.4
15	BJ-YP-15	符合规定	7.7	6.7	2.610	0.017	0.112	<0.002	0.306	未检出	71.7	39.5	10.0

表 12-2-3　梯度洗脱表

时间（min）	流动相 A（%）	流动相 B（%）
0～6	100 → 97	0 → 3
6～9	97	3
9～11	97 → 88	3 → 12
11～13	88	12
13～18	88 → 80	12 → 20
18～29	80 → 72	20 → 28
29～33	72 → 66	28 → 34
33～36	66 → 0	34 → 100
36～45	0	100

5. 特征图谱的建立及共有峰的标定

（1）药材特征图谱的建立及共有峰的标定：按鳖甲药材及饮片特征图谱方法，精密吸取参照物溶液和供试品溶液各 5μl，注入液相色谱仪，测定，即得。

供试品色谱中应呈现 8 个特征峰（图 12-2-3、图 12-2-4），并应与对照药材参照物色谱中的 8 个特征峰保留时间相对应，其中 8 个峰应分别与相应对照品参照物峰保留时间相对应。

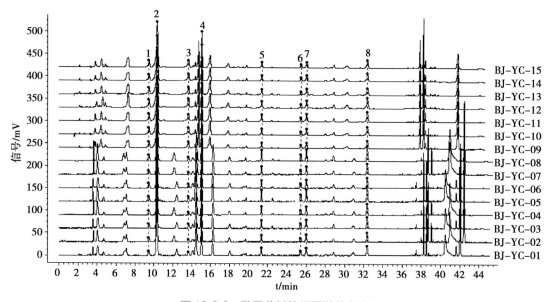

图 12-2-3　鳖甲药材特征图谱共有峰

与脯氨酸参照物相应的峰为 S 峰，计算各特征峰与 S 峰的相对保留时间和 RSD 值，结果见表 12-2-4。

（2）饮片特征图谱的建立及共有峰的标定：按鳖甲药材及饮片特征图谱方法，分别精密吸取参照物溶液和供试品溶液各 5μl，注入液相色谱仪，测定，即得。详见图 12-2-5、图 12-2-6。

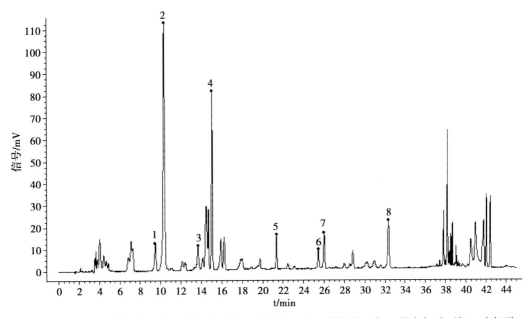

峰 1：丝氨酸；峰 2：甘氨酸；峰 3：精氨酸；峰 4：脯氨酸；峰 5：缬氨酸；峰 6：异亮氨酸；峰 7：亮氨酸；
峰 8：L- 赖氨酸。

图 12-2-4　鳖甲药材对照特征图谱共有峰

表 12-2-4　鳖甲药材特征图谱相对保留时间

序号	药材批号	峰 1	峰 2	峰 3	峰 4（S）	峰 5	峰 6	峰 7	峰 8
1	BJ-YC-01	0.624	0.680	0.940	1.000	1.426	1.699	1.738	2.166
2	BJ-YC-02	0.606	0.661	0.911	1.000	1.443	1.721	1.760	2.196
3	BJ-YC-03	0.624	0.681	0.939	1.000	1.426	1.699	1.738	2.166
4	BJ-YC-04	0.605	0.661	0.911	1.000	1.443	1.721	1.760	2.196
5	BJ-YC-05	0.625	0.680	0.680	1.000	1.426	1.700	1.738	2.166
6	BJ-YC-06	0.625	0.680	0.940	1.000	1.426	1.699	1.738	2.166
7	BJ-YC-07	0.606	0.661	0.908	1.000	1.444	1.722	1.761	2.197
8	BJ-YC-08	0.606	0.661	0.911	1.000	1.444	1.722	1.761	2.197
9	BJ-YC-09	0.645	0.702	0.887	1.000	1.401	1.668	1.704	2.111
10	BJ-YC-10	0.645	0.702	0.888	1.000	1.401	1.668	1.704	2.111
11	BJ-YC-11	0.645	0.702	0.888	1.000	1.401	1.668	1.704	2.111
12	BJ-YC-12	0.646	0.703	0.889	1.000	1.400	1.667	1.703	2.110
13	BJ-YC-13	0.646	0.703	0.890	1.000	1.400	1.668	1.704	2.110
14	BJ-YC-14	0.646	0.703	0.890	1.000	1.400	1.667	1.704	2.110
15	BJ-YC-15	0.647	0.704	0.890	1.000	1.400	1.667	1.703	2.110
	RSD%	2.75	2.65	6.92	0.00	1.34	1.40	1.45	1.79

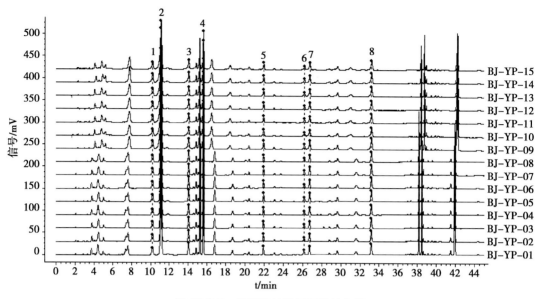

图 12-2-5 鳖甲饮片特征图谱共有峰

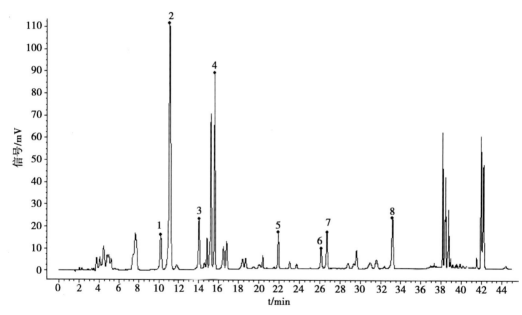

峰 1：丝氨酸；峰 2：甘氨酸；峰 3：精氨酸；峰 4：脯氨酸；峰 5：缬氨酸；峰 6：异亮氨酸；峰 7：亮氨酸；峰 8：L- 赖氨酸。

图 12-2-6 鳖甲饮片对照特征图谱

以脯氨酸参照物相应的峰为 S 峰，计算各特征峰与 S 峰的相对保留时间（表 12-2-5）。

（四）质谱鉴别

1. 色谱和质谱条件

色谱条件：以 Agilent ZORBAX SB C_{18}（2.1mm×100mm，1.8μm）为色谱柱；以乙腈为流动相 A，以 0.05% 甲酸水溶液为流动相 B，按表 12-2-6 中的规定进行梯度洗脱；柱温为 40℃；流速为每分钟 0.35ml；进样量为 2μl。

表 12-2-5　15 批鳖甲饮片特征图谱（相对保留时间）

序号	饮片批号	峰 1	峰 2	峰 3	峰 4（S）	峰 5	峰 6	峰 7	峰 8
1	BJ-YP-01	0.656	0.715	0.903	1.000	1.411	1.684	1.722	2.140
2	BJ-YP-02	0.657	0.716	0.903	1.000	1.410	1.684	1.722	2.140
3	BJ-YP-03	0.657	0.716	0.903	1.000	1.410	1.684	1.722	2.140
4	BJ-YP-04	0.656	0.716	0.903	1.000	1.411	1.684	1.722	2.140
5	BJ-YP-05	0.657	0.717	0.904	1.000	1.410	1.684	1.722	2.140
6	BJ-YP-06	0.656	0.716	0.903	1.000	1.411	1.684	1.722	2.140
7	BJ-YP-07	0.657	0.717	0.904	1.000	1.410	1.684	1.722	2.140
8	BJ-YP-08	0.657	0.717	0.904	1.000	1.410	1.684	1.722	2.140
9	BJ-YP-09	0.649	0.706	0.894	1.000	1.400	1.668	1.704	2.113
10	BJ-YP-10	0.649	0.707	0.894	1.000	1.400	1.667	1.703	2.112
11	BJ-YP-11	0.649	0.706	0.894	1.000	1.400	1.667	1.703	2.112
12	BJ-YP-12	0.649	0.707	0.895	1.000	1.400	1.668	1.703	2.112
13	BJ-YP-13	0.650	0.707	0.895	1.000	1.400	1.667	1.703	2.111
14	BJ-YP-14	0.650	0.708	0.896	1.000	1.400	1.667	1.703	2.111
15	BJ-YP-15	0.650	0.708	0.896	1.000	1.400	1.667	1.703	2.111
	RSD（%）	0.57	0.68	0.50	0.00	0.39	0.51	0.57	0.69

表 12-2-6　梯度洗脱表

时间（min）	流动相 A（%）	流动相 B（%）
0～2	8 → 9	92 → 91
2～14	9 → 10	91 → 90
14～25	10 → 17	90 → 83
25～26	17 → 80	83 → 20
26～28	80	20
28～29	80 → 8	20 → 92

　　质谱条件：电喷雾正离子模式（ESI$^+$），毛细管电压为 4.0kV；干燥气温度 325℃；干燥气流速 10L/min；雾化器压力 20psi；鞘气温度 400℃；鞘气流速 11L/min；进行 MRM 模式扫描；监测离子对及对应的破碎电压和碰撞能量见表 12-2-7。按上述监测离子对测定的 MRM 色谱峰的信噪比均应大于 3∶1。

表 12-2-7　监测离子对的碰撞能量和碎裂电压

母离子（m/z）	碎裂电压（V）	子离子（m/z）	碰撞能量（V）	子离子（m/z）	碰撞能量（V）
784.90（+2）	185	872.46	30	1 028.55	34
834.09（+3）	145	743.38	34	953.52	30

2. 对照品溶液的制备 取鳖源多肽 1、鳖源多肽 2 对照品适量,精密称定,加 1% 碳酸氢铵溶液制成每 1ml 含鳖源多肽 1、鳖源多肽 2 分别为 3.0μg、6.0μg 的混合溶液,即得。

3. 供试品溶液制备 取本品粉末(过三号筛)约 0.1g,精密称定,置锥形瓶中,加 1% 碳酸氢铵溶液 50ml,称定重量,回流 6 小时,取出,放冷,用 1% 碳酸氢铵溶液补足减失重量,摇匀。用 0.22μm 微孔滤膜滤过,取续滤液 1ml,置微量进样瓶中,加胰蛋白酶溶液 100μl(取序列分析用胰蛋白酶,加 1% 碳酸氢铵溶液制成每 1ml 中含 1mg 的溶液,临用时配制),摇匀,37℃恒温酶解 12 小时,作为供试品溶液。

4. 方法学验证 方法学考察合格(具体内容略)。

5. 样品的测定

(1) 药材与饮片的质谱鉴别:按鳖甲药材和饮片的质谱鉴别方法,分别精密吸取对照品溶液和供试品溶液各 2μl,注入液质联用仪,测定,即得。

以质荷比(m/z)784.90(双电荷)→ 872.46,m/z 784.90(双电荷)→ 1 028.55,m/z 834.09(三电荷)→ 743.38 和 m/z 834.09(三电荷)→ 953.52 离子对提取的供试品离子流色谱中,所有批次的鳖甲药材与饮片均同时呈现与对照品色谱保留时间一致的色谱峰(表 12-2-8、表 12-2-9、图 12-2-7、图 12-2-8)。

表 12-2-8 鳖甲药材样品测定峰面积结果

批号	鳖源多肽 1					鳖源多肽 2				
	保留时间（min）	784.90>872.46		784.90>1 028.55		保留时间（min）	834.09>743.38		834.09>953.52	
		峰面积	信噪比	峰面积	信噪比		峰面积	信噪比	峰面积	信噪比
BJ-YC-01	18.01	52 225	3 684	60 548	8 545	25.66	36 470	1 706	35 309	221
BJ-YC-02	18.03	46 489	1 991	52 417	1 154	25.67	30 971	608	29 593	644
BJ-YC-03	18.04	45 764	3 007	52 048	15 532	25.67	27 235	632	26 178	523
BJ-YC-04	18.02	57 182	65	67 400	1 537	25.67	42 037	1 291	40 057	840
BJ-YC-05	18.03	46 268	4 074	52 976	943	25.64	27 455	8 085	26 176	1 227
BJ-YC-06	18.04	68 019	5 041	78 355	10 167	25.66	41 998	6 460	40 529	309
BJ-YC-07	18.04	64 644	4 629	73 426	8 391	25.66	44 953	13 217	42 607	307
BJ-YC-08	18.02	61 487	1 282	68 906	1 499	25.67	45 122	2 424	43 089	348
BJ-YC-09	17.74	46 785	906	52 289	1 773	25.59	27 867	7 601	26 787	2 117
BJ-YC-10	17.74	37 011	8 843	41 841	2 461	25.61	22 389	6 381	21 836	179
BJ-YC-11	17.72	43 931	368	49 748	2 290	25.60	26 689	1 503	25 539	724
BJ-YC-12	17.72	33 064	796	32 775	168	25.61	20 501	8 119	19 827	2 121
BJ-YC-13	17.73	38 687	99	44 445	3 488	25.61	24 365	4 475	23 651	2 537
BJ-YC-14	17.72	53 714	2 269	60 447	2 795	25.62	32 642	1 020	32 095	1 147
BJ-YC-15	17.80	53 310	2 504	59 925	6 021	25.62	31 395	2 786	30 679	678

表 12-2-9　15 批鳖甲饮片样品测定峰面积结果

批号	鳖源多肽 1				鳖源多肽 2				
	保留时间（min）	784.90>872.46		784.90>1 028.55		保留时间（min）	834.09>743.38		834.09>953.52	
		峰面积	信噪比	峰面积	信噪比		峰面积	信噪比	峰面积	信噪比
BJ-YP-01	17.96	7 083	170	8 268	182	25.69	4 501	1 923	3 558	693
BJ-YP-02	17.97	11 726	219	13 768	221	25.70	7 878	677	5 953	336
BJ-YP-03	17.94	11 537	229	13 409	291	25.69	7 217	358	5 585	654
BJ-YP-04	17.98	9 995	173	11 491	168	25.70	6 484	221	4 770	190
BJ-YP-05	17.98	11 470	205	13 332	246	25.71	6 935	681	5 284	315
BJ-YP-06	17.97	8 284	146	9 657	208	25.70	5 402	707	4 156	293
BJ-YP-07	17.98	11 492	194	13 301	238	25.70	7 323	328	5 719	107
BJ-YP-08	17.97	9 362	151	10 850	210	25.70	6 018	630	4 573	172
BJ-YP-09	17.93	7 747	171	9 791	197	25.69	5 295	775	3 693	205
BJ-YP-10	17.92	7 134	125	8 869	110	25.70	4 882	1 071	3 368	683
BJ-YP-11	17.94	7 964	125	9 939	143	25.71	5 482	240	3 807	411
BJ-YP-12	17.95	7 058	158	8 676	182	25.69	4 457	1 435	3 083	388
BJ-YP-13	17.96	7 526	133	9 259	150	25.70	4 842	301	3 496	306
BJ-YP-14	17.96	6 214	101	7 872	138	25.71	4 017	475	2 848	181
BJ-YP-15	17.95	6 376	103	7 927	152	25.70	4 227	309	3 011	629

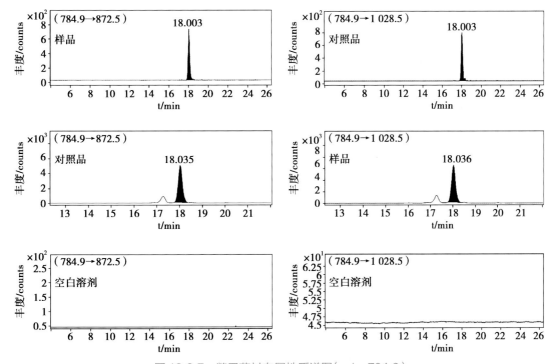

图 12-2-7　鳖甲药材专属性质谱图（m/z=784.9）

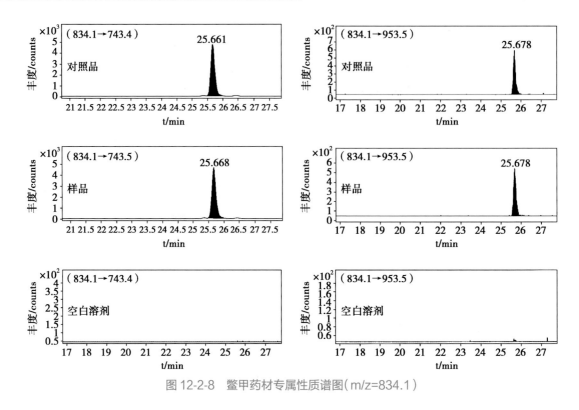

图 12-2-8 鳖甲药材专属性质谱图（m/z=834.1）

以鳖甲标准汤剂质量标准和《中国药典》2020 年版一部鳖甲项下质量标准为基础，研究制定了高于中国药典且符合与标准汤剂质量指标一致性的药材和饮片标准：①鳖甲药材二氧化硫残留量标准提高（规定不得过 50mg/kg，药典一般要求不得过 150mg/kg）；②新增加重金属及有害元素含量的检测项；③新增加了 3 种氨基酸的含量测定；④新增加了鳖甲药材特征图谱标准，并规定了 8 个特征峰的相对保留时间；⑤新增加了鳖甲两个鳖源多肽的质谱鉴别方法。饮片相关项同药材。后续研究将对原料、成品建立重金属、农残检测，并长期积累数据，防止原料及生产过程中外源性有害物质的带入和累积，保证产品临床用药的安全性；所建立的质量标准，能从定性、定量评价鳖甲质量，为鳖甲配方颗粒提供质量安全，品质优良、稳定的原药材。

第三节　鳖甲配方颗粒标准汤剂研究

一、鳖甲标准汤剂的制备

鳖甲标准汤剂的制备工艺研究，均按照国家药典委员会起草的《中药配方颗粒质量控制与标准制定技术要求》中"标准汤剂的制备"有关要求进行，根据研究结果，确定鳖甲标准汤剂的制备方法如下：

取鳖甲饮片 100g，置电陶瓷壶中，加水煎煮两次，第一次煎煮加入 8 倍量水，浸泡 30 分钟后，武火（功率 500W）煮沸后文火（功率 200W）保持微沸 60 分钟，煎液经 350 目筛网趁热滤过，滤液迅速用冷水冷却。第二次加 6 倍量水，武火（功率 500W）煮沸后文火（功率 200W）保持微沸 40 分钟，煎液用 350 目筛网趁热滤过，滤液迅速用冷水冷却，合并两次煎液。将煎液转移至圆底烧瓶中，采用旋转蒸发仪减压低温浓缩（温度：65℃；真空度：−0.08～−0.1MPa），转速 50～90r/min，浓缩至体积约为 100ml；在磁力搅拌下，精密吸取煎液 2ml 均匀分装于 10ml 西林瓶中，转移至真空冷冻干燥机中冻干（真空冷冻干燥工艺参数见表 12-3-1，冻干曲线见图 12-3-1），取出，轧铝盖，即得。鳖甲标准汤剂样品制备测定数据见表 12-3-2。

表 12-3-1　鳖甲标准汤剂冷冻干燥参数设置

步骤	设定温度（℃）	设定时间（min）	维持时间（min）	真空度（mbar）
预冻	−40	80	150	/
一次干燥	−35	15	800	0.2
	−30	15	1 200	0.2
	−25	15	800	0.2
	−20	15	300	0.2
	−10	15	150	0.2
	0	15	100	0.2
解析干燥	10	15	120	0.0
	20	15	120	0.0
	30	15	160	0.0

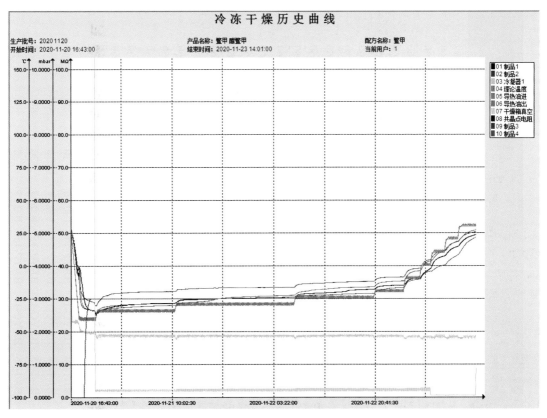

图 12-3-1　鳖甲标准汤剂冻干曲线图

表12-3-2 15批鳖甲标准汤剂研究汇总表

序号	标准汤剂批号	药材批号	饮片批号	饮片量(g)	第一煎 浸泡时间(min)	第一煎 加水量(ml)	第一煎 加热时间(min)	第二煎 加水量(ml)	第二煎 加热时间(min)	过滤目数(目)	浓缩温度(℃)	浓缩液重量(g)	冻干用浓缩液(g)	冻干后重量(g)	水分(%)
1	BJ-T-01	BJ-YC-01	BJ-YP-01	50.39	30	400	60	300	40	350	65	103.96	92.75	1.09	14.77
2	BJ-T-02	BJ-YC-02	BJ-YP-02	100.64	30	800	60	600	40	350	65	98.91	88.75	2.49	12.36
3	BJ-T-03	BJ-YC-03	BJ-YP-03	50.01	30	400	60	300	40	350	65	97.97	87.25	1.52	12.71
4	BJ-T-04	BJ-YC-04	BJ-YP-04	100.04	30	800	60	600	40	350	65	96.73	85.71	3.74	7.79
5	BJ-T-04	BJ-YC-04	BJ-YP-04	100.33	30	800	60	600	40	350	65	102.39	91.38	4.01	6.73
6	BJ-T-05	BJ-YC-05	BJ-YP-05	100.40	30	800	60	600	40	350	65	100.19	88.36	4.02	7.67
7	BJ-T-05	BJ-YC-05	BJ-YP-05	100.11	30	800	60	600	40	350	65	104.02	93.36	4.38	8.94
8	BJ-T-06	BJ-YC-06	BJ-YP-06	100.06	30	800	60	600	40	350	65	98.30	87.14	3.07	7.73
9	BJ-T-06	BJ-YC-06	BJ-YP-06	101.17	30	800	60	600	40	350	65	123.62	112.03	3.15	6.85
10	BJ-T-07	BJ-YC-07	BJ-YP-07	100.61	30	800	60	600	40	350	65	104.64	93.58	3.02	6.04
11	BJ-T-07	BJ-YC-07	BJ-YP-07	100.18	30	800	60	600	40	350	65	102.85	91.74	2.39	7.35
12	BJ-T-08	BJ-YC-08	BJ-YP-08	99.11	30	800	60	600	40	350	65	104.58	93.42	3.17	6.89
13	BJ-T-08	BJ-YC-08	BJ-YP-08	100.39	30	800	60	600	40	350	65	100.44	88.96	2.83	6.89
14	BJ-T-09	BJ-YC-09	BJ-YP-09	100.99	30	800	60	600	40	350	65	103.01	89.33	6.08	6.86
15	BJ-T-09	BJ-YC-09	BJ-YP-09	100.62	30	800	60	600	40	350	65	98.47	86.65	5.18	9.81
16	BJ-T-09	BJ-YC-09	BJ-YP-09	100.59	30	800	60	600	40	350	65	99.50	88.19	5.01	6.20
17	BJ-T-10	BJ-YC-10	BJ-YP-10	100.14	30	800	60	600	40	350	65	97.56	86.59	4.67	5.57
18	BJ-T-10	BJ-YC-10	BJ-YP-10	100.75	30	800	60	600	40	350	65	101.03	89.80	4.00	5.49
19	BJ-T-11	BJ-YC-11	BJ-YP-11	100.39	30	800	60	600	40	350	65	105.70	91.95	4.49	5.08
20	BJ-T-11	BJ-YC-11	BJ-YP-11	100.83	30	800	60	600	40	350	65	102.03	90.62	4.06	5.37
21	BJ-T-12	BJ-YC-12	BJ-YP-12	100.46	30	800	60	600	40	350	65	133.16	122.07	2.85	5.88
22	BJ-T-12	BJ-YC-12	BJ-YP-12	100.37	30	800	60	600	40	350	65	100.13	89.06	2.68	6.38
23	BJ-T-13	BJ-YC-13	BJ-YP-13	100.63	30	800	60	600	40	350	65	103.24	91.94	3.08	6.29
24	BJ-T-13	BJ-YC-13	BJ-YP-13	100.11	30	800	60	600	40	350	65	100.23	87.82	2.97	5.90
25	BJ-T-14	BJ-YC-14	BJ-YP-14	100.16	30	800	60	600	40	350	65	97.79	86.42	2.33	5.51
26	BJ-T-14	BJ-YC-14	BJ-YP-14	100.74	30	800	60	600	40	350	65	117.06	104.89	3.45	4.81
27	BJ-T-15	BJ-YC-15	BJ-YP-15	100.03	30	800	60	600	40	350	65	99.07	86.58	3.08	6.06
28	BJ-T-15	BJ-YC-15	BJ-YP-15	100.53	30	800	60	600	40	350	65	105.29	93.28	1.85	6.20

二、含量测定

（一）色谱条件

选择 Thermo Acclaim C_{18}（4.6mm×250mm，5μm）色谱柱；以乙腈 -0.1mol/L 醋酸钠溶液（用醋酸调节 pH 值至 6.5）（7∶93）为流动相 A，以乙腈 - 水（4∶1）为流动相 B，按表 12-3-3 中的规定进行梯度洗脱；流速为每分钟 1.0ml；柱温为 40℃；检测波长为 254nm；进样量为 5μl。

表 12-3-3　梯度洗脱表

时间（min）	流动相 A（%）	流动相 B（%）
0～6	100 → 97	0 → 3
6～9	97	3
9～11	97 → 88	3 → 12
11～13	88	12
13～18	88 → 80	12 → 20
18～29	80 → 72	20 → 28
29～33	72 → 66	28 → 34
33～36	66 → 0	34 → 100
36～45	0	100

（二）对照品溶液的制备

精密称取甘氨酸对照品 26.971mg、脯氨酸对照品 14.851mg、缬氨酸对照品 2.829mg 置 20ml 量瓶中，加 0.1mol/L 盐酸溶液制成每 1ml 含甘氨酸 1 348.550μg、脯氨酸 741.807μg、缬氨酸 140.743μg 的混合对照品母液；再精密吸取上述混合对照品母液 1ml 于 10ml 量瓶中，加 0.1mol/L 盐酸溶液至刻度，摇匀，制得每 1ml 含甘氨酸 134.855μg、脯氨酸 74.181μg、缬氨酸 14.074μg 的混合溶液。

（三）供试品溶液的制备

取鳖甲标准汤剂适量，研细，取约 0.1g，精密称定，置于具塞水解管中，精密加入 6mol/L 盐酸溶液 10ml，称定重量，150℃水解 3 小时，取出，放冷，再称定重量，用 6mol/L 盐酸溶液补足减失重量，混匀，滤过，精密量取 2ml 滤液于蒸发皿中，蒸干，残渣加 0.1mol/L 盐酸溶液溶解，转移至 25ml 量瓶中，加 0.1mol/L 盐酸溶液至刻度，摇匀，即得。

精密量取上述对照品溶液和供试品溶液各 5ml，分别置 25ml 量瓶中，各加 0.1mol/L 异硫氰酸苯酯（PITC）的乙腈溶液 2.5ml，1mol/L 三乙胺的乙腈溶液 2.5ml，摇匀，室温放置 1 小时后，用 50% 乙腈至刻度，摇匀。取 10ml，加正己烷 10ml，振摇，放置 10 分钟，取下层溶液，滤过，取续滤液，即得。

（四）方法学验证

方法学考察合格（具体内容略）。

（五）测定结果

鳖甲标准汤剂的甘氨酸、脯氨酸和缬氨酸含量测定及转移率结果见表 12-3-4～表 12-3-6。

表 12-3-4　鳖甲标准汤剂甘氨酸含量及转移率结果

序号	鳖甲标准汤剂批号	对应饮片含量（mg/g）	标准汤剂含量（mg/g）	甘氨酸转移率（%）
1	BJ-T-01	71.7	245.3	7.9
2	BJ-T-02	69.0	198.0	7.9
3	BJ-T-03	70.0	217.2	10.3
4	BJ-T-04	59.5	197.8	14.1
5	BJ-T-05	69.6	203.3	13.2
6	BJ-T-06	70.1	218.1	10.5
7	BJ-T-07	68.9	171.8	7.3
8	BJ-T-08	66.8	166.1	8.2
9	BJ-T-09	78.1	220.3	17.2
10	BJ-T-10	64.9	217.7	16.6
11	BJ-T-11	74.0	203.6	13.6
12	BJ-T-12	71.4	177.1	7.7
13	BJ-T-13	73.5	179.5	8.5
14	BJ-T-14	76.6	201.1	8.7
15	BJ-T-15	68.3	165.6	7.0
最小值		59.5	165.6	7.0
最大值		78.1	245.3	17.2
平均值		70.2	198.8	10.6
SD		—	23.1	3.5
均值的 70%～130%		—	139.2～258.5	7.4～13.8
均值 ±3 倍 SD		—	129.5～268.2	0.2～21.0

表 12-3-5　鳖甲标准汤剂脯氨酸含量测定

序号	鳖甲标准汤剂批号	对应饮片含量（mg/g）	标准汤剂含量（mg/g）	丙氨酸转移率（%）
1	BJ-T-01	39.5	133.4	7.84
2	BJ-T-02	38.1	109.5	7.86
3	BJ-T-03	39.1	117.1	9.94
4	BJ-T-04	33.3	108.8	13.82
5	BJ-T-05	38.6	110.5	12.97
6	BJ-T-06	38.8	118.3	10.29
7	BJ-T-07	39.1	93.8	7.06
8	BJ-T-08	36.8	90.9	8.18
9	BJ-T-09	42.7	115.3	16.50
10	BJ-T-10	36.2	113.9	15.59
11	BJ-T-11	41.3	114.2	13.67
12	BJ-T-12	39.6	96.8	7.54
13	BJ-T-13	41.1	98.8	8.39
14	BJ-T-14	42.7	110.1	8.53
15	BJ-T-15	38.4	91.8	6.88

序号	鳖甲标准汤剂批号	对应饮片含量（mg/g）	标准汤剂含量（mg/g）	丙氨酸转移率（%）
	最小值	33.3	90.9	6.88
	最大值	42.7	133.4	16.5
	平均值	39.02	108.2	10.3
	SD	—	11.8	3.3
	均值的70%～130%	—	75.7～140.7	7.2～13.4
	均值±3倍SD	—	72.9～143.5	0.5～20.2

表12-3-6　鳖甲标准汤剂缬氨酸含量测定

序号	鳖甲标准汤剂批号	对应饮片含量（mg/g）	标准汤剂含量（mg/g）	脯氨酸转移率（%）
1	BJ-T-01	10.0	22.1	5.1
2	BJ-T-02	9.4	17.8	5.2
3	BJ-T-03	8.9	21.9	8.2
4	BJ-T-04	7.8	17.9	9.7
5	BJ-T-05	9.7	20.2	9.4
6	BJ-T-06	9.6	20.3	7.2
7	BJ-T-07	9.8	15.7	4.7
8	BJ-T-08	8.1	15.5	6.3
9	BJ-T-09	11.8	21.7	11.2
10	BJ-T-10	8.5	21.5	12.5
11	BJ-T-11	9.7	18.8	9.6
12	BJ-T-12	9.4	16.6	5.4
13	BJ-T-13	9.3	17.4	6.6
14	BJ-T-14	9.4	18.9	6.7
15	BJ-T-15	8.8	15.3	5.0
	最小值	7.8	15.3	4.7
	最大值	11.8	22.1	12.5
	平均值	9.35	18.8	7.5
	SD	—	2.4	2.5
	均值的70%～130%	—	13.1～24.4	5.3～9.8
	均值±3倍SD	—	11.5～26.0	0.1～14.9

三、特征图谱

测定方法同本章第二节鳖甲药材和饮片研究"三、药材及饮片质量标准"下"（三）特征图谱"项。

（一）方法学考察

1. 专属性考察　取鳖甲标准汤剂溶液、空白溶液和参照物溶液，精密吸取上述溶液各5μl，注入液相色谱仪，按拟定色谱条件测定，记录色谱，详见图12-3-2。

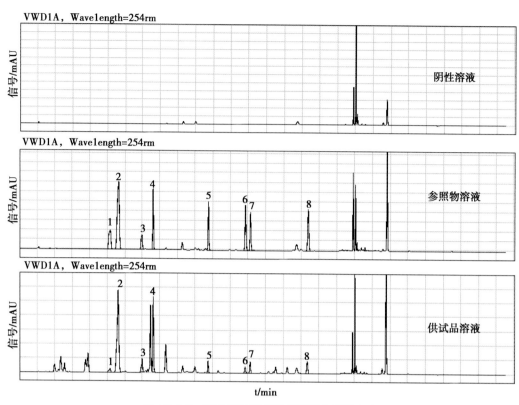

图 12-3-2　鳖甲标准汤剂特征图谱专属性考察

结果显示,供试品色谱在与对照品色谱相应的保留时间处有相同的色谱峰,且空白溶剂无干扰,说明该方法专属性良好。

2. 精密度考察　取鳖甲标准汤剂供试品溶液,连续进样 6 次测定分析,以脯氨酸色谱峰为参照峰 S,计算各特征峰与 S 峰的相对保留时间和相对峰面积,并计算 RSD 值,实验结果见表 12-3-7、表 12-3-8。

表 12-3-7　鳖甲标准汤剂特征图谱精密度结果表(相对保留时间)

序号	峰1	峰2	峰3	峰4(S)	峰5	峰6	峰7	峰8
1	0.664	0.724	0.906	1.000	1.405	1.680	1.716	2.136
2	0.664	0.724	0.906	1.000	1.405	1.680	1.716	2.136
3	0.663	0.724	0.906	1.000	1.405	1.680	1.716	2.136
4	0.663	0.724	0.906	1.000	1.406	1.680	1.716	2.136
5	0.664	0.724	0.906	1.000	1.406	1.680	1.716	2.136
6	0.664	0.724	0.906	1.000	1.405	1.680	1.716	2.136
RSD(%)	0.02	0.02	0.02	0.00	0.01	0.01	0.01	0.01

表 12-3-8　鳖甲标准汤剂特征图谱精密度结果表(相对峰面积)

序号	峰1	峰2	峰3	峰4(S)	峰5	峰6	峰7	峰8
1	0.332	2.478	0.360	1.000	0.155	0.112	0.195	0.362
2	0.333	2.476	0.358	1.000	0.154	0.113	0.195	0.360

续表

序号	峰1	峰2	峰3	峰4(S)	峰5	峰6	峰7	峰8
3	0.331	2.474	0.359	1.000	0.153	0.112	0.194	0.358
4	0.331	2.472	0.357	1.000	0.153	0.112	0.194	0.356
5	0.331	2.470	0.356	1.000	0.152	0.112	0.193	0.354
6	0.329	2.469	0.356	1.000	0.151	0.111	0.192	0.352
RSD(%)	0.44	0.15	0.47	0.00	1.08	0.48	0.65	1.03

结果显示,同一份供试品溶液连续进样 6 次,以脯氨酸色谱峰为参照峰 S,各特征峰与 S 峰的相对保留时间 RSD 值在 0.01%~0.02% 范围内,RSD 小于 3%,相对峰面积 RSD 值在 0.15%~1.08% 范围内,RSD 小于 5%,表明仪器精密度良好。

3. 稳定性考察　取鳖甲标准汤剂特征图谱供试品溶液,于常温下放置,分别在 0、2、4、8、12、17、24 小时进样测定,以脯氨酸色谱峰为参照峰 S,计算各特征峰与 S 峰的相对保留时间和相对峰面积,并计算 RSD 值,结果见表 12-3-9、表 12-3-10。

表 12-3-9　鳖甲标准汤剂特征图谱稳定性结果表(相对保留时间)

时间(h)	峰1	峰2	峰3	峰4(S)	峰5	峰6	峰7	峰8
0	0.661	0.721	0.903	1.000	1.415	1.685	1.721	2.135
2	0.664	0.724	0.906	1.000	1.406	1.680	1.716	2.136
4	0.663	0.724	0.906	1.000	1.406	1.680	1.716	2.136
8	0.663	0.724	0.906	1.000	1.406	1.680	1.716	2.136
12	0.663	0.723	0.906	1.000	1.406	1.680	1.716	2.135
17	0.663	0.724	0.906	1.000	1.405	1.680	1.716	2.136
24	0.672	0.734	0.911	1.000	1.401	1.675	1.711	2.127
RSD(%)	0.54	0.57	0.25	0.00	0.29	0.18	0.17	0.15

表 12-3-10　鳖甲标准汤剂特征图谱稳定性结果表(相对峰面积)

时间(h)	峰1	峰2	峰3	峰4(S)	峰5	峰6	峰7	峰8
0	0.326	2.454	0.365	1.000	0.147	0.107	0.189	0.349
2	0.326	2.451	0.364	1.000	0.145	0.107	0.188	0.346
4	0.325	2.449	0.363	1.000	0.145	0.106	0.187	0.343
8	0.323	2.445	0.360	1.000	0.144	0.106	0.186	0.338
12	0.320	2.443	0.357	1.000	0.142	0.104	0.184	0.332
17	0.318	2.440	0.353	1.000	0.139	0.103	0.182	0.326
24	0.312	2.423	0.361	1.000	0.136	0.101	0.179	0.319
RSD(%)	1.61	0.41	1.18	0.00	2.60	2.17	1.91	3.25

结果显示,同一份供试品溶液分别在 0、2、4、8、12、17、24 小时进行分析,以脯氨酸色谱峰为参照峰 S,各特征峰与 S 峰的相对保留时间 RSD 值在 0.15%~0.57% 范围内,RSD 小

于 3%，相对峰面积 RSD 值在 0.41%～3.25% 范围内，RSD 小于 5%，表明供试品溶液在 24 小时内相对稳定。

4. 重复性考察 取同一批鳖甲标准汤剂，平行 6 份，按鳖甲标准汤剂特征图谱供试品溶液制备方法制备 6 份供试品溶液，进样测定分析，以脯氨酸色谱峰为参照峰 S，计算各特征峰与 S 峰的相对保留时间和相对峰面积，并计算 RSD 值，结果见表 12-3-11、表 12-3-12。

表 12-3-11 鳖甲标准汤剂特征图谱重复性结果表（相对保留时间）

序号	峰 1	峰 2	峰 3	峰 4（S）	峰 5	峰 6	峰 7	峰 8
1	0.664	0.724	0.906	1.000	1.405	1.680	1.716	2.136
2	0.663	0.723	0.906	1.000	1.406	1.680	1.716	2.136
3	0.672	0.734	0.911	1.000	1.401	1.675	1.711	2.127
4	0.671	0.733	0.911	1.000	1.402	1.676	1.712	2.127
5	0.672	0.734	0.911	1.000	1.401	1.675	1.711	2.127
6	0.672	0.734	0.911	1.000	1.401	1.675	1.711	2.127
RSD（%）	0.65	0.70	0.27	0.00	0.17	0.14	0.15	0.21

表 12-3-12 鳖甲标准汤剂特征图谱重复性结果表（相对峰面积）

序号	峰 1	峰 2	峰 3	峰 4（S）	峰 5	峰 6	峰 7	峰 8
1	0.329	2.457	0.368	1.000	0.147	0.108	0.189	0.345
2	0.324	2.454	0.366	1.000	0.146	0.108	0.188	0.341
3	0.315	2.447	0.378	1.000	0.145	0.107	0.186	0.339
4	0.314	2.439	0.372	1.000	0.139	0.104	0.183	0.327
5	0.316	2.439	0.374	1.000	0.141	0.105	0.183	0.332
6	0.318	2.451	0.376	1.000	0.142	0.107	0.185	0.336
RSD（%）	1.79	0.31	1.33	0.00	2.15	1.72	1.32	1.94

结果显示，同一批样品重复测定 6 次，以脯氨酸色谱峰为参照峰 S，各特征峰与 S 峰的相对保留时间 RSD 值在 0.14%～0.70% 范围内，RSD 小于 3%，相对峰面积 RSD 值在 0.31%～2.15% 范围内，RSD 小于 5%，表明该方法重复性良好。

5. 中间精密度考察 由其他分析人员在不同日期取同一批鳖甲标准汤剂适量，按鳖甲标准汤剂特征图谱项下供试品溶液制备方法制备样品，平行 6 份，并在不同色谱仪下操作，进样测定分析，以脯氨酸色谱峰为参照峰 S，计算各特征峰与 S 峰的相对保留时间和相对峰面积，并计算 RSD 值，实验结果见表 12-3-13、表 12-3-14。

表 12-3-13 鳖甲标准汤剂特征图谱中间精密度结果表（相对保留时间）

序号	峰 1	峰 2	峰 3	峰 4（S）	峰 5	峰 6	峰 7	峰 8
重复性 1	0.664	0.724	0.906	1.000	1.405	1.680	1.716	2.136
重复性 2	0.663	0.723	0.906	1.000	1.406	1.680	1.716	2.136
重复性 3	0.672	0.734	0.911	1.000	1.401	1.675	1.711	2.127
重复性 4	0.671	0.733	0.911	1.000	1.402	1.676	1.712	2.127
重复性 5	0.672	0.734	0.911	1.000	1.401	1.675	1.711	2.127

序号	峰1	峰2	峰3	峰4(S)	峰5	峰6	峰7	峰8
重复性6	0.672	0.734	0.911	1.000	1.401	1.675	1.711	2.127
中间精密度1	0.670	0.732	0.912	1.000	1.392	1.665	1.701	2.105
中间精密度2	0.671	0.732	0.912	1.000	1.392	1.665	1.701	2.105
中间精密度3	0.671	0.732	0.912	1.000	1.391	1.664	1.700	2.104
中间精密度4	0.672	0.733	0.912	1.000	1.391	1.664	1.700	2.103
中间精密度5	0.672	0.733	0.912	1.000	1.391	1.664	1.700	2.103
中间精密度6	0.672	0.733	0.912	1.000	1.391	1.664	1.700	2.103
中间精密度6个数据RSD(%)	0.12	0.07	0.01	0.00	0.04	0.03	0.03	0.05
与重复性试验6个数据RSD(%)	0.46	0.50	0.25	0.00	0.44	0.40	0.39	0.66

表12-3-14　鳖甲标准汤剂特征图谱中间精密度结果表(相对峰面积)

序号	峰1	峰2	峰3	峰4(S)	峰5	峰6	峰7	峰8
重复性1	0.329	2.457	0.368	1.000	0.147	0.108	0.189	0.345
重复性2	0.324	2.454	0.366	1.000	0.146	0.108	0.188	0.341
重复性3	0.315	2.447	0.378	1.000	0.145	0.107	0.186	0.339
重复性4	0.314	2.439	0.372	1.000	0.139	0.104	0.183	0.327
重复性5	0.316	2.439	0.374	1.000	0.141	0.105	0.183	0.332
重复性6	0.318	2.451	0.376	1.000	0.142	0.107	0.185	0.336
中间精密度1	0.286	2.441	0.389	1.000	0.158	0.111	0.192	0.350
中间精密度2	0.278	2.429	0.388	1.000	0.155	0.109	0.190	0.347
中间精密度3	0.280	2.435	0.386	1.000	0.156	0.110	0.190	0.347
中间精密度4	0.269	2.434	0.384	1.000	0.154	0.108	0.188	0.340
中间精密度5	0.269	2.431	0.381	1.000	0.152	0.108	0.185	0.337
中间精密度6	0.271	2.423	0.378	1.000	0.149	0.107	0.182	0.331
中间精密度6个数据RSD(%)	2.52	0.25	1.10	0.00	2.05	1.35	1.98	2.12
与重复性试验6个数据RSD(%)	7.94	0.43	2.04	0.00	4.22	1.84	1.73	2.11

结果显示，由不同的分析人员在不同日期于不同的仪器上操作，同一批样品重复测定6次，以脯氨酸色谱峰为参照峰S，各特征峰与S峰的相对保留时间RSD值在0.01%～0.12%范围内，相对保留时间与重复性试验6个数据的RSD值在0.25%～0.66%范围内，RSD均小于3%；中间精密度6个样品的相对峰面积RSD值在0.25%～2.52%范围内，其中峰1相对峰面积与重复性试验RSD为7.94%，其余各峰与重复性试验RSD在0.43%～4.22%范围内，除峰1外，其余各峰RSD均小于5%，由于未规定相对峰面积范围且相对峰面积不纳入标准，因此该方法中间精密度良好。

（二）测定结果

按照高效液相色谱法建立特征图谱测定方法，并进行方法学考察，对15批鳖甲标准汤剂特征图谱测定，最终确定了鳖甲标准汤剂特征图谱标准：规定鳖甲标准汤剂供试品溶液特征图谱中应呈现 8 个特征峰（图 12-3-3～图 12-3-5），其中 8 个峰应分别与相应对照品参照物峰保留时间相对应。

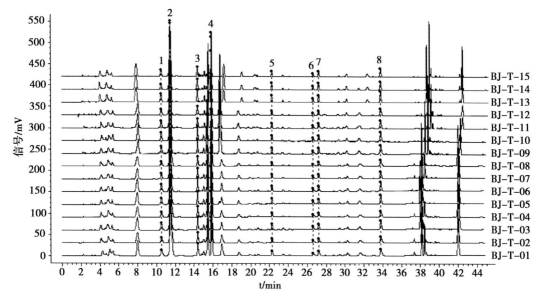

图 12-3-3　15 批鳖甲标准汤剂特征图谱的叠加图

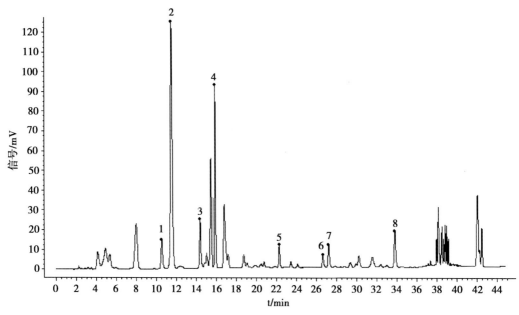

峰 1：丝氨酸；峰 2：甘氨酸；峰 3：精氨酸；峰 4：脯氨酸；峰 5：缬氨酸；峰 6：异亮氨酸；峰 7：亮氨酸；峰 8：L- 赖氨酸。

图 12-3-4　鳖甲标准汤剂对照特征图谱

　　与脯氨酸参照物相应的峰为 S 峰，计算各特征峰与 S 峰的相对保留时间和 RSD 值，结果见表 12-3-15。

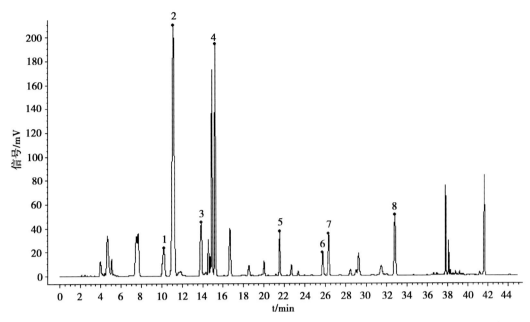

峰 1：丝氨酸；峰 2：甘氨酸；峰 3：精氨酸；峰 4：脯氨酸；峰 5：缬氨酸；峰 6：异亮氨酸；峰 7：亮氨酸；
峰 8：L- 赖氨酸。

图 12-3-5　鳖甲对照药材特征图谱

表 12-3-15　15 批鳖甲标准汤剂特征图谱相对保留时间

序号	批号	峰 1	峰 2	峰 3	峰 4（S）	峰 5	峰 6	峰 7	峰 8
1	BJ-T-01	0.673	0.735	0.911	1.000	1.401	1.677	1.713	2.127
2	BJ-T-02	0.671	0.733	0.910	1.000	1.402	1.678	1.715	2.129
3	BJ-T-03	0.667	0.728	0.908	1.000	1.409	1.691	1.729	2.152
4	BJ-T-04	0.670	0.732	0.909	1.000	1.402	1.679	1.715	2.128
5	BJ-T-05	0.668	0.729	0.908	1.000	1.408	1.691	1.728	2.151
6	BJ-T-06	0.668	0.730	0.909	1.000	1.408	1.691	1.728	2.151
7	BJ-T-07	0.669	0.730	0.909	1.000	1.404	1.680	1.716	2.135
8	BJ-T-08	0.671	0.733	0.910	1.000	1.402	1.678	1.714	2.128
9	BJ-T-09	0.665	0.724	0.911	1.000	1.393	1.662	1.698	2.101
10	BJ-T-10	0.665	0.725	0.911	1.000	1.393	1.661	1.697	2.100
11	BJ-T-11	0.650	0.708	0.898	1.000	1.400	1.669	1.705	2.113
12	BJ-T-12	0.650	0.708	0.898	1.000	1.400	1.668	1.704	2.112
13	BJ-T-13	0.657	0.716	0.901	1.000	1.410	1.683	1.719	2.140
14	BJ-T-14	0.658	0.717	0.902	1.000	1.410	1.683	1.720	2.138
15	BJ-T-15	0.658	0.718	0.902	1.000	1.410	1.682	1.719	2.138
	RSD（%）	1.13	1.24	0.52	0.00	0.41	0.58	0.59	0.79

四、质谱鉴别

测定方法同本章第二节鳖甲药材和饮片研究"三、药材及饮片质量标准"下"（四）质谱
鉴别"项。

317

（一）方法学验证

1. **专属性考察**　精密吸取鳖甲标准汤剂溶液、空白溶液和对照品溶液各 2μl，注入液质联用仪，按照拟定色谱与质谱条件测定（图 12-3-6、图 12-3-7）。

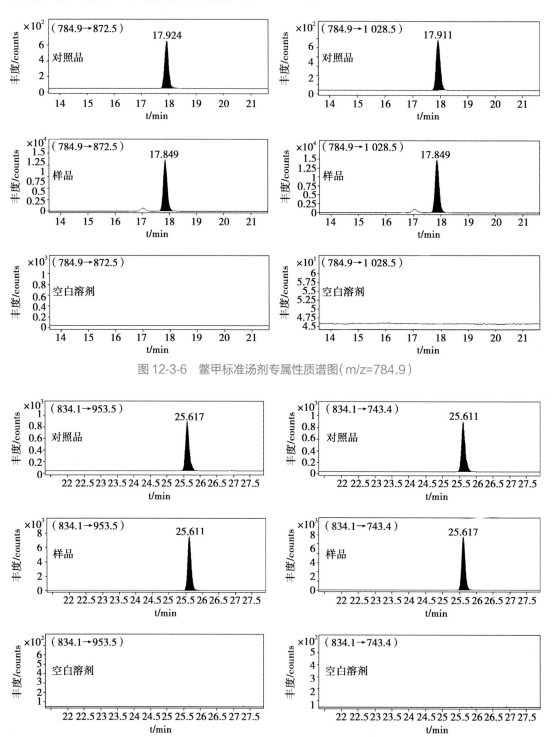

图 12-3-6　鳖甲标准汤剂专属性质谱图（m/z=784.9）

图 12-3-7　鳖甲标准汤剂专属性质谱图（m/z=834.1）

结果显示：缺鳖甲的空白溶剂供试品溶液图谱在与鳖源多肽1和鳖源多肽2对照品色谱相应的保留时间处未检出特征离子峰，表明空白溶剂对方法中特征离子对的检出无干扰，方法具有专属性。

2. 稳定性考察　取鳖甲标准汤剂供试品溶液，分别在0、2、4、8、10、12小时精密吸取2μl注入液质联用仪，按拟定的色谱与质谱条件进行测定，以离子对的峰面积对溶液稳定性进行评价，测定结果见表12-3-16。

表12-3-16　稳定性考察结果

时间（h）	784.9>1 028.5		784.9>872.5		834.1>743.4		834.1>953.5	
	峰面积	信噪比	峰面积	信噪比	峰面积	信噪比	峰面积	信噪比
0	124 225	54	110 020	55	64 141	35 917	62 338	2 220
2	124 031	25	109 674	31	61 621	28 516	60 670	4 058
4	124 608	39 218	109 900	34 728	63 944	28 064	61 321	45 528
8	124 073	7 652	109 792	2 067	63 853	53 962	63 135	13 070
10	124 779	574	111 321	2 677	64 070	5 743	62 314	2 701
12	124 043	26	109 620	29	63 899	1 908	62 829	5 195
平均值	124 293	-	110 055	-	63 588	-	62 101	-
RSD（%）	0.26	-	0.58	-	1.52	-	1.50	-

结果显示，供试品溶液在常温下放置12小时，两对特征离子的峰面积RSD值为0.26%～1.52%，均小于2%，且均能明显检出。表明供试品溶液在常温下放置12小时内，稳定性良好。

3. 耐用性考察

（1）不同色谱柱考察：比较了Agilent ZORBAX SB C_{18}（100mm×2.1mm，1.8μm）色谱柱，Waters ACQUITY BEH C_{18}（100mm×2.1mm，1.7μm）色谱柱，Agilent ZORBAX Eclipse Plus C_{18}（100mm×2.1mm，1.8μm）色谱柱3种不同品牌和类型的色谱柱对鳖甲标准汤剂特征离子峰的检出影响。

取鳖甲标准汤剂供试品溶液，精密吸取2μl注入液质联用仪，按拟定的色谱与质谱条件进行测定，实验结果见表12-3-17、图12-3-8、图12-3-9。

表12-3-17　鳖甲标准汤剂不同色谱柱耐用性考察峰面积结果

色谱柱	784.9>1 028.5		784.9>872.5		834.1>743.4		834.1>953.5	
	峰面积	信噪比	峰面积	信噪比	峰面积	信噪比	峰面积	信噪比
1#	142 101	8 377	124 954	1 683	61 382	33 182	60 275	53 968
2#	90 988	23 465	79 445	24 586	37 239	483	35 570	35 570
3#	149 498	207	131 655	1 895	55 814	34 228	53 968	60 275

注：1# 色谱柱为 Agilent ZORBAX SB C_{18}；

2# 色谱柱为 Waters BEH C_{18}；

3# 色谱柱为 Agilent ZORBAX Eclipse Plus C_{18}

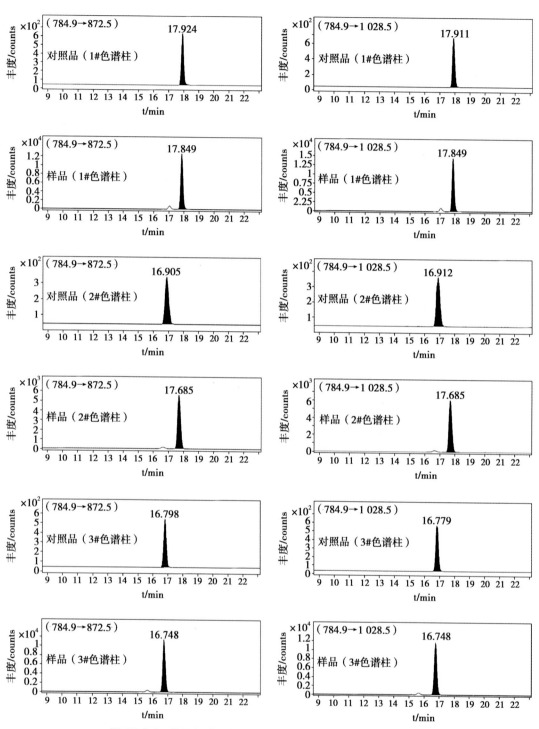

图 12-3-8 鳖甲标准汤剂不同色谱柱考察质谱图（m/z=784.9）

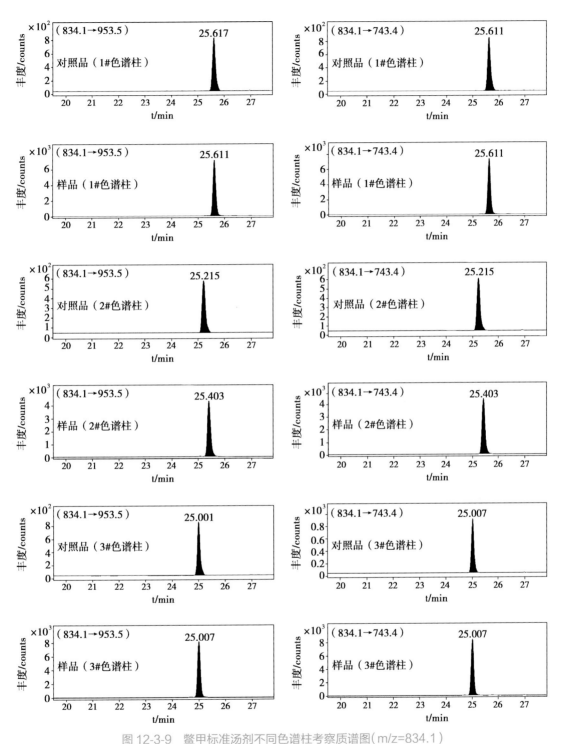

图 12-3-9　鳖甲标准汤剂不同色谱柱考察质谱图（m/z=834.1）

结果显示：所使用的 3 种不同品牌色谱柱均能明显检出规定的特征离子，表明不同品牌和型号的色谱柱对鳖甲标准汤剂的特征离子的检出鉴别无影响。

（2）不同流速考察：比较 0.33ml/min、0.35ml/min、0.37ml/min 不同流速对鳖甲标准汤剂特征离子峰的检出影响。

取鳖甲标准汤剂供试品溶液,精密吸取 2μl 注入液质联用仪,按拟定的色谱与质谱条件进行测定,实验结果见表 12-3-18、图 12-3-10、图 12-3-11。

表 12-3-18　鳖甲标准汤剂不同流速耐用性考察峰面积结果

流速	784.9>1 028.5		784.9>872.5		834.1>743.4		834.1>953.5	
	信噪比	峰面积	信噪比	峰面积	信噪比	峰面积	信噪比	峰面积
0.33ml/min	161 091	16 789	142 405	49 003	54 604	4 838	53 413	1 732
0.35ml/min	149 637	35 902	131 932	3 686	55 814	34 228	53 968	944
0.37ml/min	141 395	52 375	125 688	49 818	52 528	31 296	50 037	30 240

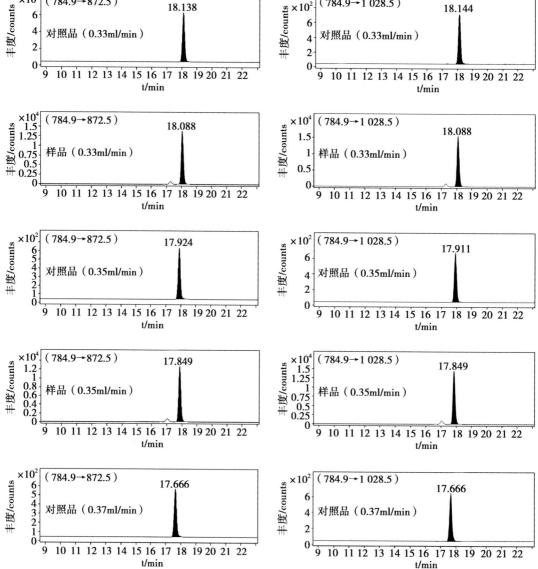

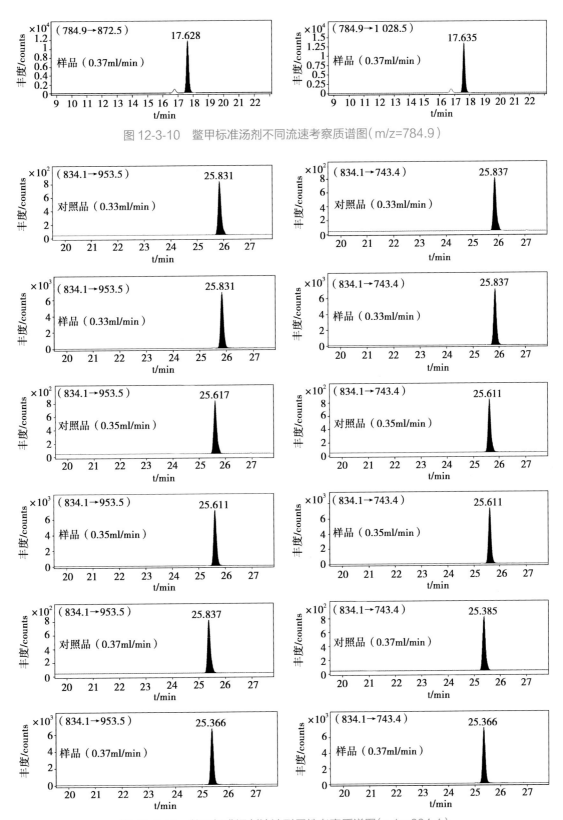

图 12-3-10　鳖甲标准汤剂不同流速考察质谱图（m/z=784.9）

图 12-3-11　鳖甲标准汤剂流速耐用性考察质谱图（m/z=834.1）

结果显示：使用 3 种不同的流速条件均能明显检出规定的特征离子，表明流速的小范围调整对鳖甲标准汤剂的特征离子的检出鉴别无影响。

（3）不同柱温考察：比较 38℃、40℃、42℃不同柱温对鳖甲标准汤剂特征离子峰的检出影响。

取鳖甲标准汤剂供试品溶液，精密吸取 2μl 注入液质联用仪，按拟定的色谱与质谱条件进行测定，实验结果见表 12-3-19、图 12-3-12、图 12-3-13。

表 12-3-19 鳖甲标准汤剂不同柱温耐用性考察峰面积结果

柱温	784.9>1 028.5		784.9>872.5		834.1>743.4		834.1>953.5	
	峰面积	信噪比	峰面积	信噪比	峰面积	信噪比	峰面积	信噪比
38℃	86 825	4 696	428	446	7 818	1 149	4 467	1 724
40℃	77 360	5 315	357	229	7 262	739	4 187	1 307
42℃	72 446	3 374	350	5 257	6 940	63	4 104	1 165

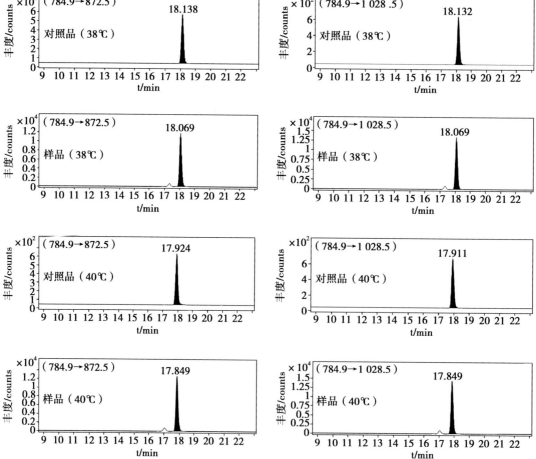

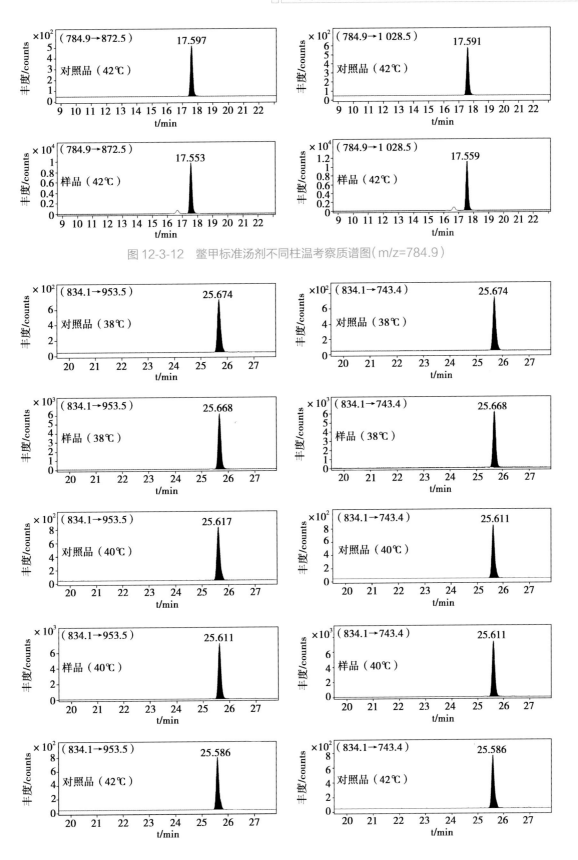

图 12-3-12　鳖甲标准汤剂不同柱温考察质谱图（m/z=784.9）

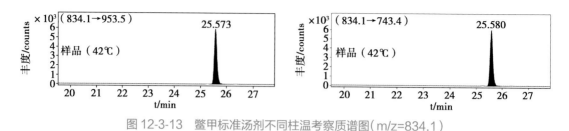

图 12-3-13　鳖甲标准汤剂不同柱温考察质谱图（m/z=834.1）

结果显示：使用 3 种不同的柱温条件均能明显检出规定的特征离子，表明柱温的小范围调整对鳖甲标准汤剂的特征离子的检出鉴别无影响。

（4）不同液质联用仪的考察：考察使用不同品牌的液质联用仪（Agilent 1290 Infinity Ⅱ-6470LC/TQ）对鳖甲标准汤剂特征离子峰的检出影响。

取鳖甲标准汤剂供试品溶液，精密吸取 2μl 注入液质联用仪，按拟定的色谱与质谱条件进行测定，实验结果见表 12-3-20、图 12-3-14、图 12-3-15。

表 12-3-20　鳖甲标准汤剂不同仪器耐用性考察峰面积结果

仪器品牌	784.9>1 028.5		784.9>872.5		834.1>743.4		834.1>953.5	
	峰面积	信噪比	峰面积	信噪比	峰面积	信噪比	峰面积	信噪比
Agilent	77 360	5 315	357	229	7 262	739	4 187	1 307
Waters	38 341	1 071	48 066	216 224	30 839	7 501	14 672	3 601

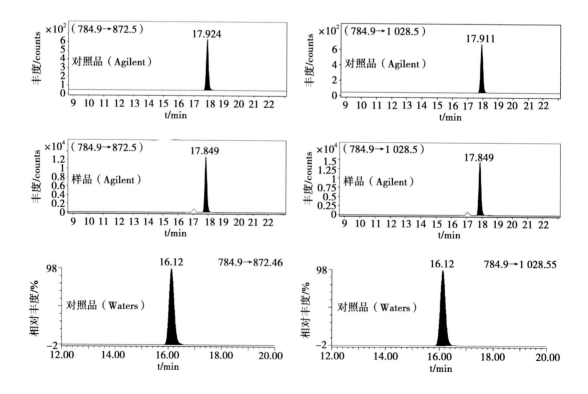

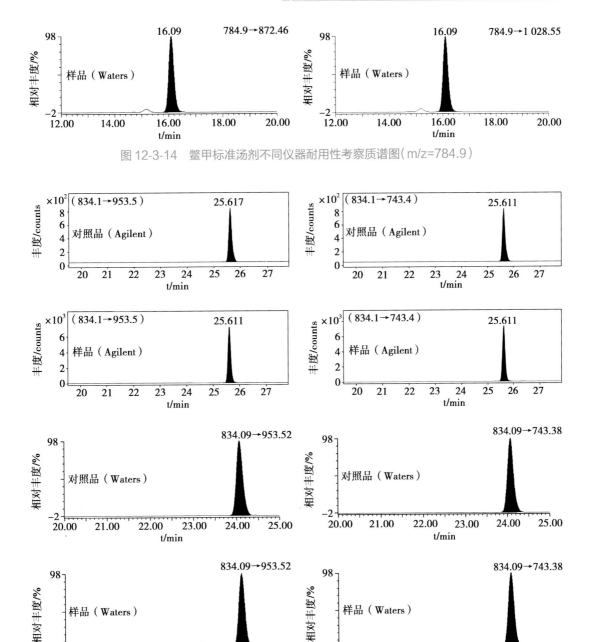

图 12-3-14　鳖甲标准汤剂不同仪器耐用性考察质谱图（m/z=784.9）

图 12-3-15　鳖甲标准汤剂不同仪器耐用性考察质谱图（m/z=834.1）

结果显示：使用 Waters 和 Agilent 的三重四极杆液质联用仪，鳖甲标准汤剂的两对特征离子对能明显检出。

综上所述，对鳖甲标准汤剂质谱鉴别分析方法进行了专属性考察，特征峰不受溶剂峰干扰，方法专属；对方法的溶液稳定性进行了考察，表明供试品溶液能在 12 小时内保持稳定。并对方法的耐用性进行了考察，表明不同色谱柱、不同流速、小范围的柱温变动以及不同品牌的液质联用仪，对特征离子的检出无明显影响，方法的耐用性良好。

（二）样品的测定

1. **标准汤剂的质谱鉴别** 按鳖甲标准汤剂质谱鉴别方法，分别精密吸取对照品溶液和供试品溶液各 2μl，注入液质联用仪，测定，即得。

以质荷比（m/z）784.90（双电荷）→ 872.46，m/z 784.90（双电荷）→ 1 028.55，m/z 834.09（三电荷）→ 743.38 和 m/z 834.09（三电荷）→ 953.52 离子对提取的供试品离子流色谱中，所有批次的鳖甲标准汤剂均同时呈现与对照品色谱保留时间一致的色谱峰。测定结果详见表 12-3-21。

表 12-3-21 鳖甲标准汤剂样品测定结果

批号	鳖源多肽 1				鳖源多肽 2				
	保留时间（min）	784.90>872.46		784.90>1 028.55		保留时间（min）	834.09>743.38		834.09>953.52	
		峰面积	信噪比	峰面积	信噪比		峰面积	信噪比	峰面积	信噪比
BJ-T-01	17.97	85 533	34 709	95 961	5 968	25.66	39 811	4 310	39 141	1 061
BJ-T-02	17.94	101 531	3 101	116 517	547	25.66	47 727	32 028	46 151	1 453
BJ-T-03	17.99	64 804	18 549	72 818	6 864	25.67	30 044	17 032	29 335	22 856
BJ-T-04	17.96	91 949	12 204	102 586	2 433	25.67	42 062	2 516	40 861	9 318
BJ-T-05	17.98	93 036	1 861	104 948	23 370	25.66	43 213	11 409	42 356	2 157
BJ-T-06	17.99	83 891	5 202	94 286	14 310	25.66	38 832	883	38 210	8 741
BJ-T-07	17.99	90 091	5 595	101 039	2 882	25.66	42 141	17 939	41 615	3 052
BJ-T-08	18.01	78 923	23 427	89 660	180	25.66	38 085	2 736	37 167	1 045
BJ-T-09	18.26	3 464	56	4 188	72	25.84	2 121	923	1 501	371
BJ-T-10	18.29	3 763	61	4 553	67	25.82	2 247	373	1 646	166
BJ-T-11	18.23	3 379	39	4 016	38	25.83	2 162	175	1 552	111
BJ-T-12	18.16	3 310	52	3 920	71	25.80	1 962	125	1 502	92
BJ-T-13	18.14	3 150	63	3 824	76	25.80	2 048	89	1 551	89
BJ-T-14	18.14	3 020	67	3 589	71	25.80	1 961	90	1 531	90
BJ-T-15	18.09	3 032	55	3 652	54	25.78	1 975	95	1 510	90

2. **不同物种背甲的质谱鉴别** 取龟甲、佛罗里达鳖和角鳖，按鳖甲标准汤剂的质谱鉴别方法，分别制备供试品溶液。

分别精密吸取对照品溶液和供试品溶液各 2μl，注入液质联用仪，测定，即得。

以质荷比（m/z）784.90（双电荷）→ 872.46，m/z 784.90（双电荷）→ 1 028.55，m/z 834.09（三电荷）→ 743.38 和 m/z 834.09（三电荷）→ 953.52 离子对提取的供试品离子流色谱中，龟甲、佛罗里达鳖和角鳖标准汤剂均未同时呈现与对照品色谱保留时间一致的色谱峰（图 12-3-16、图 12-3-17）。

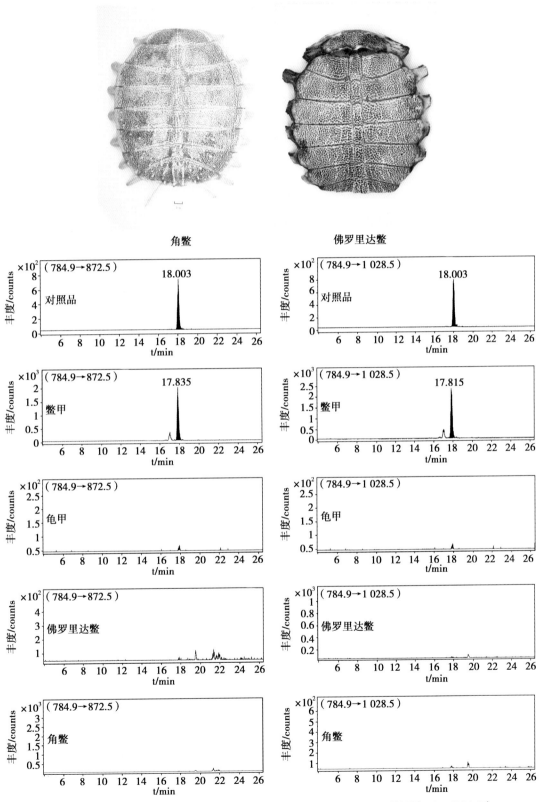

图 12-3-16　龟甲、佛罗里达鳖、角鳖的离子对特征性验证 MRM 质谱图（m/z =784.9）

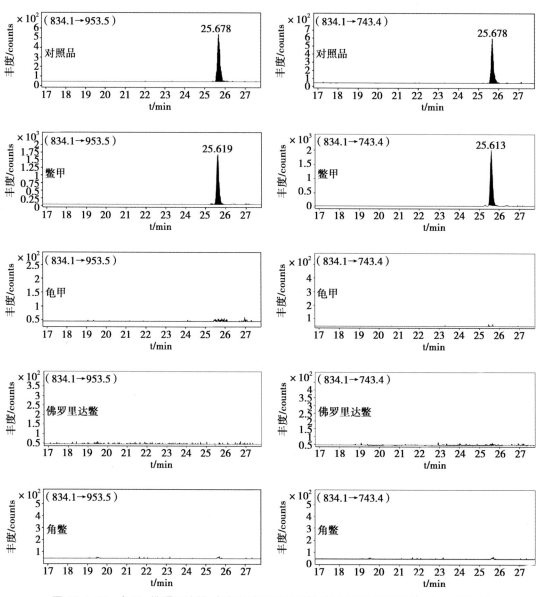

图 12-3-17　龟甲、佛罗里达鳖、角鳖的离子对特征性验证 MRM 质谱图（m/z =834.1）

　　本研究对鳖甲标准汤剂提取、固液分离、浓缩和冻干工艺进行了考察，制订了鳖甲标准汤剂制备工艺；建立了鳖甲标准汤剂中 3 种氨基酸含量测定方法并根据出膏率及转移率确定了鳖甲标准汤剂中 3 种氨基酸的含量范围及转移率范围；建立了鳖甲标准汤剂特征图谱，规定供试品色谱中应呈现 8 个特征峰，其中 8 个峰应分别与相应对照品参照物峰保留时间相对应。并确定了鳖甲标准汤剂的质谱鉴别方法，以质荷比（m/z）784.90（双电荷）→872.46，m/z 784.90（双电荷）→ 1 028.55，m/z 834.09（三电荷）→ 743.38 和 m/z 834.09（三电荷）→ 953.52 离子对提取的供试品离子流色谱中，供试品溶液色谱应同时呈现与对照品色谱保留时间一致的色谱峰。

第四节　鳖甲配方颗粒质量标准研究

一、鳖甲配方颗粒质量标准草案

鳖甲配方颗粒
Biejia Peifangkeli

【来源】本品为鳖科动物鳖 *Trionyx sinensis* Wiegmann 的背甲经炮制并按标准汤剂的主要质量指标加工制成的配方颗粒。

【制法】取鳖甲饮片 10 000g，加水煎煮，滤过，滤液浓缩成清膏（干浸膏出膏率为2.5%～7.0%），加入辅料适量，干燥（或干燥，粉碎），再加入辅料适量，混匀，制粒，制成1 000g，即得。

【性状】本品为类白色至黄白色的颗粒；气微腥，味微咸。

【鉴别】(1)取本品 1.0g，研细，加甲醇 5ml，超声处理 20 分钟，滤过，取滤液作为供试品溶液。另取鳖甲对照药材 3.0g，加水 70ml，煮沸 30 分钟，滤过，滤液蒸干，残渣自"加甲醇 5ml"起，同法制成对照药材溶液。照薄层色谱法（《中国药典》2020 年版通则 0502）试验，吸取供试品溶液 2μl、对照药材溶液 8μl，分别点于同一 3%NaAc 硅胶 G 薄层板上，以正丁醇 - 乙醇 - 冰醋酸 - 水（4∶1∶1∶2）为展开剂，展开，取出，晾干，喷以茚三酮试液，在 105℃加热至斑点显色清晰。供试品色谱中，在与对照药材色谱相应的位置上，显相同颜色的斑点。

(2)取本品适量，研细，取约 0.1g，加 1% 碳酸氢铵溶液 50ml，称定重量，超声处理（功率 250W，频率 40kHz）30 分钟，取出，再称定重量，用 1% 碳酸氢铵溶液补足减失重量，摇匀，用 0.22μm 微孔滤膜滤过，取续滤液 1ml，置微量进样瓶中，加胰蛋白酶溶液 50μl（取序列分析用胰蛋白酶，加 1% 碳酸氢铵溶液制成每 1ml 中含 1mg 的溶液，临用时配制），摇匀，37℃恒温酶解 12 小时，作为供试品溶液。另取鳖源多肽 1、鳖源多肽 2 对照品适量，精密称定，加 1% 碳酸氢铵溶液分别制成每 1ml 含 3μg 鳖源多肽 1 和 6μg 鳖源多肽 2 的混合对照品溶液。照高效液相色谱法 - 质谱法（《中国药典》2020 年版通则 0512 和通则 0431）试验，以十八烷基硅烷键合硅胶为填充剂（柱长为 100mm，内径为 2.1mm，粒径为 1.7μm 至 1.8μm）；以乙腈为流动相 A，0.05% 甲酸水溶液为流动相 B，按表 12-4-1 中规定进行梯度洗脱；流速为每分钟 0.35ml，采用质谱检测器，电喷雾正离子模式（ESI⁺），进行多反应监测（MRM），选择质荷比（m/z）784.90（双电荷）→ 872.46，m/z 784.90（双电荷）→ 1 028.55，m/z 834.09（三电荷）→ 743.38 和 m/z 834.09（三电荷）→ 953.52 作为检测离子对进行检测，色谱峰的信噪比均应大于 3∶1。

表 12-4-1　梯度洗脱表

时间（min）	流动相 A（%）	流动相 B（%）
0～2	8 → 9	97 → 91
2～14	9 → 10	91 → 90
14～25	10 → 17	90 → 83
25～26	17 → 80	83 → 20
26～28	80	20
28～29	80 → 8	20 → 92

吸取供试品溶液 2μl，注入高效液相色谱 - 质谱联用仪，测定。以质荷比（m/z）784.90（双电荷）→ 872.46，m/z 784.90（双电荷）→ 1 028.55，m/z 834.09（三电荷）→ 743.38 和 m/z 834.09（三电荷）→ 953.52 离子对提取的供试品离子流色谱中，应同时呈现与对照品色谱保留时间一致的色谱峰。

【检查】应符合颗粒剂项下有关的各项规定（《中国药典》2020 年版通则 0104）。

【浸出物】取本品研细，取约 2g，精密称定，精密加入乙醇 100ml，照醇溶性浸出物测定法（《中国药典》2020 年版通则 2201）项下的热浸法测定，不得少于 4.0%。

【特征图谱】照高效液相色谱法（《中国药典》2020 年版通则 0512）测定。

色谱条件与系统适用性试验　同鳖甲配方颗粒［含量测定］项。

参照物溶液的制备　取鳖甲对照药材适量，约 0.1g，精密称定，置于具塞水解管中，精密加入 6mol/L 盐酸溶液 10ml，称定重量，150℃水解 3 小时，取出，放冷，用 6mol/L 盐酸溶液补足减失重量，混匀，滤过，精密量取滤液 5ml 置蒸发皿中，蒸干，残渣加 0.1mol/L 盐酸溶液溶解，转移至 25ml 量瓶中，加 0.1mol/L 盐酸溶液至刻度，摇匀，作为鳖甲对照药材参照物溶液。

另取鳖甲配方颗粒【含量测定】项下的对照品溶液，作为对照品参照物溶液。

取丝氨酸对照品、精氨酸对照品、异亮氨酸对照品、亮氨酸对照品、L- 赖氨酸适量，精密称定，加 0.1mol/L 盐酸溶液制成每 1ml 各含 50μg 的混合溶液，作为对照品参照物溶液。

供试品溶液的制备　同鳖甲配方颗粒［含量测定］项。

精密量取上述参照物溶液和供试品溶液各 5ml，分别置 25ml 量瓶中，各加 0.1mol/L 异硫氰酸苯酯（PITC）的乙腈溶液、1mol/L 三乙胺的乙腈溶液 2.5ml，摇匀，室温放置 1 小时后，加 50% 乙腈至刻度，摇匀。取 10ml，加正己烷 10ml，振摇，放置 10 分钟，取下层溶液，滤过，取续滤液，即得。

测定法　分别精密吸取参照物溶液与供试品溶液各 5μl，注入液相色谱仪，测定，即得。

供试品色谱中应呈现 8 个特征峰，并应与对照药材参照物色谱中的 8 个特征峰保留时间相对应，其中 8 个峰应分别与相应对照品参照物峰保留时间相对应（图 12-4-1）。

【含量测定】照高效液相色谱法（《中国药典》2020 年版通则 0512）测定。

色谱条件与系统适用性试验　以十八烷基硅烷键合硅胶为填充剂（柱长为 250mm，内径为 4.6mm，粒径为 5μm）；以乙腈 -0.1mol/L 醋酸钠溶液（用醋酸调节 pH 值至 6.5）（7∶93）为流动相 A；以乙腈 - 水（4∶1）为流动相 B，按表 12-4-2 中的规定进行梯度洗脱；流速为每分钟 1.0ml；柱温为 40℃；检测波长为 254nm。理论板数按脯氨酸峰计算应不低于 4 000。

对照品溶液的制备　取甘氨酸对照品、脯氨酸对照品、缬氨酸对照品适量，精密称定，加 0.1mol/L 盐酸溶液制成每 1ml 含甘氨酸 500μg、脯氨酸 320μg、缬氨酸 70μg 的混合溶液。

供试品溶液的制备　取本品适量，研细，取约 0.2g，精密称定，置具塞水解管中，精密加入 6mol/L 盐酸溶液 10ml，置 150℃水解 3 小时，放冷，取出，滤过，移取滤液 5ml 移至蒸发皿中，蒸干，残渣加 0.1mol/L 盐酸溶液溶解，转移至 25ml 量瓶中，加 0.1mol/L 盐酸溶液至刻度，摇匀，即得。

精密量取上述对照品溶液和供试品溶液各 5ml，分别置 25ml 量瓶中，各加 0.1mol/L 异硫氰酸苯酯（PITC）的乙腈溶液、1mol/L 三乙胺的乙腈溶液 2.5ml，摇匀，室温放置 1 小时后，加 50% 乙腈至刻度，摇匀。取 10ml，加正己烷 10ml，振摇，放置 10 分钟，取下层溶液，滤过，取续滤液，即得。

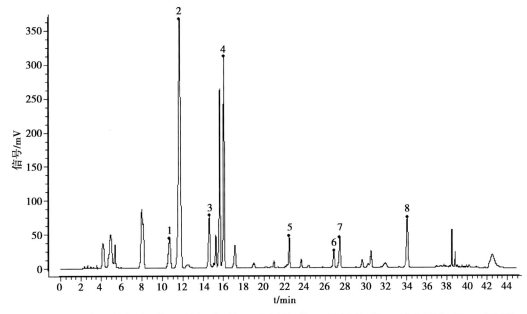

峰 1：丝氨酸；峰 2：甘氨酸；峰 3：精氨酸；峰 4：脯氨酸；峰 5：缬氨酸；峰 6：异亮氨酸；峰 7：亮氨酸；
峰 8：L- 赖氨酸。

图 12-4-1 鳖甲配方颗粒对照特征图谱

色谱柱 Thermo Acclaim C_{18}；4.6mm×250mm，5μm

表 12-4-2 梯度洗脱表

时间（min）	流动相 A（%）	流动相 B（%）
0～6	100 → 97	0 → 3
6～9	97	3
9～11	97 → 88	3 → 12
11～13	88	12
13～18	88 → 80	12 → 20
18～29	80 → 72	20 → 28
29～33	72 → 66	28 → 34
33～36	66 → 0	34 → 100
36～45	0	100

测定法 分别精密吸取对照品溶液与供试品溶液各 5μl，注入液相色谱仪，测定，即得。

本品每 1g 含甘氨酸（$C_2H_5NO_2$）应为 52.0～150.0mg、脯氨酸（$C_5H_9NO_2$）应为 28.0～79.5mg、缬氨酸（$C_5H_{11}NO_2$）应为 5.0～15.0mg。

【规格】每 1g 配方颗粒相当于饮片 10.0g。

【贮藏】密封。

二、鳖甲配方颗粒质量标准草案起草说明

本研究以大生产三批鳖甲配方颗粒样品进行质量研究，根据国家药品监督管理局《中药配

方颗粒质量控制与标准制定技术要求》的要求,参考《中国药典》2020 年版一部鳖甲药材质量标准及前期鳖甲标准汤剂的质量标准,建立符合标准汤剂质量要求的鳖甲配方颗粒质量标准。

（一）药品名称

药品名称：鳖甲配方颗粒

汉语拼音：Biejia Peifangkeli

（二）来源

本品为鳖科动物鳖 *Trionyx sinensis* Wiegmann 的背甲经炮制并按标准汤剂的主要质量指标加工制成的配方颗粒。

（三）制法

鳖甲配方颗粒的研究以标准汤剂为对照,以出膏率、指标成分含量和转移率、特征图谱的一致性为考察指标,通过单因素实验,确定了提取、固液分离、浓缩、干燥、成型工艺,通过三批中试的验证,考察了鳖甲中间体及成品制备过程中的量值传递和物料平衡,最终确定了鳖甲配方颗粒的制备工艺。

（四）性状

根据三批鳖甲配方颗粒样品的实际性状描述,暂定本品性状为：本品为类白色至黄白色的颗粒；气微腥,味微咸（图 12-4-2）。

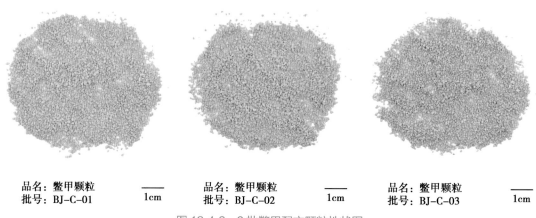

品名：**鳖甲颗粒** ——— 品名：**鳖甲颗粒** ——— 品名：**鳖甲颗粒** ———
批号：BJ-C-01 1cm 批号：BJ-C-02 1cm 批号：BJ-C-03 1cm

图 12-4-2 3 批鳖甲配方颗粒性状图

（五）鉴别

1. 薄层鉴别 鳖甲的化学成分主要为蛋白质、多糖、氨基酸和微量元素。本研究参照广东省药品检验所复核的《醋鳖甲配方颗粒质量标准》【鉴别】项下方法制定,选用鳖甲对照药材作对照,以正丁醇 - 乙醇 - 冰醋酸 - 水（4∶1∶1∶2）为展开剂,按本节标准草案下方法操作,结果供试品在与对照药材色谱相应位置上有相应斑点（图 12-4-3）；经试验验证,方法重现性好,因此将该方法收入正文。

2. 质谱鉴别 根据前期鳖甲标准汤剂的研究,选用鳖源多肽 1 和鳖源多肽 2 两个肽段作为鳖甲配方颗粒的特征多肽,按照与标准汤剂相同的供试品制备方法和条件对鳖甲配方颗粒进行测定,结果显示,以质荷比（m/z）784.90（双电荷）→ 872.46,m/z 784.90（双电荷）→ 1 028.55,m/z 834.09（三电荷）→ 743.38 和 m/z 834.09（三电荷）→ 953.52 离子对提取的鳖甲配方颗粒供试品溶液离子流色谱中,均能呈现与对照品保留时间一致的色谱图峰,且所检测出的离子对测定的 MRM 色谱峰信噪比均大于 3∶1（图 12-4-4、图 12-4-5），表明鳖甲标准汤剂质谱鉴别的方法和条件同样适用于鳖甲配方颗粒。对供试品溶液制备中的提取方式和胰蛋白酶用量进行了考察，并对方法的专属性、溶液稳定性以及耐用性进行了方法学验证，表明了方法专属性且耐用性良好，因此列入标准正文。

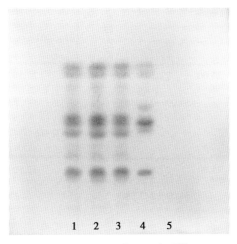

1. 鳖甲配方颗粒（BJ-C-01）2μl；2. 鳖甲配方颗粒（BJ-C-02）2μl；
3. 鳖甲配方颗粒（BJ-C-03）2μl；4. 鳖甲对照药材 8μl；5. 阴性样品 2μl。

图 12-4-3　3 批鳖甲配方颗粒薄层色谱

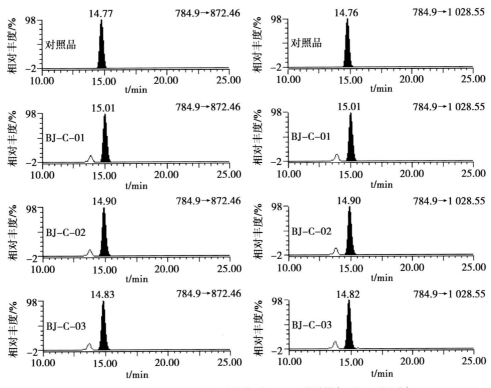

图 12-4-4　鳖甲配方颗粒质谱鉴别 MRM 质谱图（m/z =784.9）

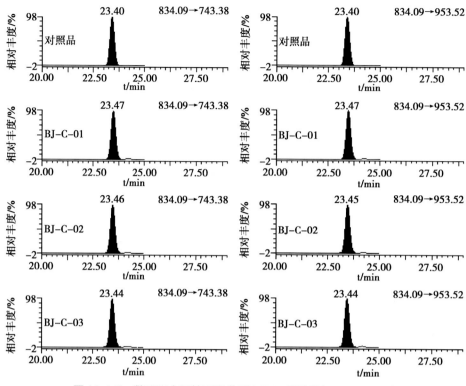

图 12-4-5 鳖甲配方颗粒质谱鉴别 MRM 质谱图（m/z =834.1）

（六）检查

1. 常规检查 按《中国药典》2020 年版通则 0104 颗粒剂项下规定，对鳖甲配方颗粒的粒度、水分、溶化性、装量差异、微生物限度进行了检查，规定如正文。

2. 其他检查

（1）重金属及有害元素：按《中国药典》2020 年版通则 2321 铅、镉、砷、汞、铜测定法（电感耦合等离子体质谱法）操作，采用电感耦合等离子体质谱仪对本品三批进行铅、镉、砷、汞、铜的测定，结果见表 12-4-3。

表 12-4-3 重金属及有害元素测定结果表

批号	镉（mg/kg）	铜（mg/kg）	铅（mg/kg）	砷（mg/kg）	汞（mg/kg）
BJ-C-01	0.005	1.015	2.356	0.177	0.008
BJ-C-02	0.004	0.996	2.326	0.177	0.012
BJ-C-03	0.005	0.979	2.353	0.157	0.006

根据《中国药典》2020 年版对中药材重金属及有害元素的一般规定，除矿物、动物、海洋类以外的中药材中，铅不得过 5mg/kg；镉不得过 1mg/kg；砷不得过 2mg/kg；汞不得过 0.2mg/kg；铜不得过 20mg/kg。由表 12-4-3 可见，三批鳖甲配方颗粒重金属及有害元素铅≤5mg/kg、镉≤1mg/kg、铜≤20mg/kg、砷≤2mg/kg、汞≤0.2mg/kg。暂不纳入标准正文中。

（2）有机氯农药残留量：按《中国药典》2020 年版通则 2341 农药残留量测定法（第一法有机氯类农药残留量测定法 - 色谱法）中 9 种有机氯类农药残留量测定法操作，采用气相色谱仪对本品三批进行9种有机氯类农药残留量进行测定,测定结果表12-4-4。

表12-4-4 有机氯类农药残留量测定结果表

批号	总BHCmg/kg	总DDTmg/kg	PCNB mg/kg
BJ-C-01	0.010	0.020	未检出
BJ-C-02	0.004	0.008	未检出
BJ-C-03	0.006	0.010	未检出

结果:根据《中国药典》2020年版对中药材有机氯类农药残留量的一般规定,六六六(总BHC)不得过0.2mg/kg;滴滴涕(总DDT)不得过0.2mg/kg;五氯硝基苯(PCNB)不得过0.1mg/kg。由表12-4-4可见,三批鳖甲配方颗粒中有机氯农药残留未超过《中国药典》2020年版限度,暂不纳入标准正文中。

（七）浸出物

按《中国药典》2020年版通则2201浸出法测定项下醇溶性浸出物测定法的热浸法测定,对三批鳖甲配方颗粒进行测定,测定结果为9.46%、9.25%、9.13%。本研究仅测定了三批样品,缺乏样品的代表性,有待后续积累更多数据进行完善。因此参考广东一方制药有限公司的历史数据和本品大生产三批数据,暂定鳖甲配方颗粒醇溶性浸出物不得少于4.0%。

（八）特征图谱

参照鳖甲标准汤剂特征图谱标准,对鳖甲配方颗粒特征图谱进行研究。

取三批鳖甲配方颗粒,按正文色谱条件,测定三批鳖甲配方颗粒特征图谱,结果见表12-4-5、图12-4-6、图12-4-7。

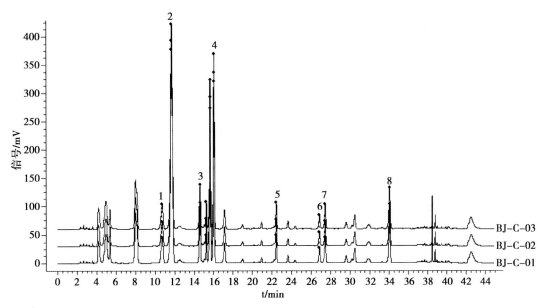

峰1:丝氨酸;峰2:甘氨酸;峰3:精氨酸;峰4:脯氨酸;峰5:缬氨酸;峰6:异亮氨酸;峰7:亮氨酸;峰8:L-赖氨酸。

图12-4-6 3批鳖甲配方颗粒特征图谱叠加图
色谱仪:Thermo U3000;色谱柱:Thermo Acclaim C$_{18}$

表 12-4-5　3 批鳖甲配方颗粒特征图谱（相对保留时间）

批号	峰 1	峰 2	峰 3	峰 4（S）	峰 5	峰 6	峰 7	峰 8
BJ-C-01	0.669	0.729	0.911	1.000	1.306	1.474	1.711	1.847
BJ-C-02	0.670	0.730	0.912	1.000	1.306	1.473	1.710	1.846
BJ-C-03	0.669	0.729	0.911	1.000	1.307	1.474	1.711	1.847
RSD（%）	0.09	0.08	0.06	0.00	0.04	0.04	0.03	0.03

　　将三批鳖甲配方颗粒 HPLC 特征图谱使用《中药色谱指纹图谱相似度评价系统》进行匹配，生成对照图谱，建立鳖甲配方颗粒对照特征图谱（图 12-4-7）。

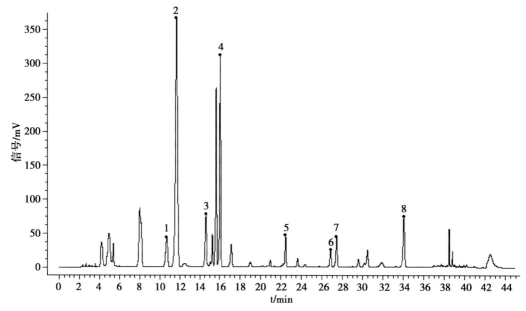

峰 1：丝氨酸；峰 2：甘氨酸；峰 3：精氨酸；峰 4：脯氨酸；峰 5：缬氨酸；峰 6：异亮氨酸；峰 7：亮氨酸；峰 8：L- 赖氨酸。

图 12-4-7　鳖甲配方颗粒对照特征图谱

色谱仪：Thermo U3000；色谱柱：Thermo Acclaim C$_{18}$

（九）含量测定

　　前期研究在鳖甲标准汤剂的研究中建立了以甘氨酸、脯氨酸及缬氨酸为含测指标的质量控制方法，并规定了标准汤剂中甘氨酸、脯氨酸及缬氨酸的含量限度；本次研究参考标准汤剂的方法，建立鳖甲配方颗粒中甘氨酸、脯氨酸及缬氨酸的含量测定，并开展方法学验证。根据 15 批标准汤剂的研究结果，确定配方颗粒成品中甘氨酸、脯氨酸及缬氨酸的含量限度。

　　取所制备的 3 批鳖甲配方颗粒，按照【含量测定】项下供试品制备方法制备供试品溶液，按本节标准草案色谱条件进行测定，测定 3 批鳖甲配方颗粒，结果见表 12-4-6。

　　结合鳖甲药材、饮片质量及鳖甲标准汤剂氨基酸含量测定结果，暂定本品每 1g 含甘氨酸（C$_2$H$_5$NO$_2$）应为 52.0～150.0mg、脯氨酸（C$_5$H$_9$NO$_2$）应为 28.0～79.5mg、缬氨酸（C$_5$H$_{11}$NO$_2$）应为 5.0～15.0mg。

表 12-4-6　鳖甲配方颗粒的含量测定结果表

批号	甘氨酸含量（mg/g）	脯氨酸含量（mg/g）	缬氨酸（mg/g）
BJ-C-01	125.4	69.2	11.7
BJ-C-02	121.4	66.8	11.2
BJ-C-03	122.5	67.5	11.3

（十）性味与归经、功能与主治、用法与用量、注意事项

同正文。

（十一）规格

按照制法中制成总量计算出每 1g 配方颗粒相当于饮片 10g。

（十二）贮藏

根据颗粒剂易吸潮特点以及稳定性试验结果，包装应密封。

三、小结

本研究以鳖甲标准汤剂作为参照物，以衡量鳖甲配方颗粒与传统汤剂的一致性。首先通过 15 批不同产地样品建立了鳖甲标准汤剂的三大质量指标：出膏率，甘氨酸、脯氨酸和缬氨酸含量和转移率，以及特征图谱标准；并以标准汤剂质量指标为基准，指导鳖甲配方颗粒生产工艺过程的质量控制，建立了与鳖甲标准汤剂质量指标一致的原料、中间体和配方颗粒的质量标准。

鳖甲的主要成分包括蛋白质、多糖、氨基酸和微量元素等，其中以氨基酸成分为主。鳖甲饮片中含有甘氨酸、丙氨酸等鲜味氨基酸，具有调节肠胃运动、调节消化液分泌、调节血糖血脂、改善乳腺增生等作用。因此，鳖甲配方颗粒的质量标准的建立，以标准汤剂质量标准为依据，针对氨基酸类成分作为含量测定指标成分，采用 HPLC 法，测定本品中甘氨酸、脯氨酸和缬氨酸含量；分别建立了药材、饮片、标准汤剂、中间体、成品特征图谱，选取了 8 个共有峰，并对全过程进行量值传递分析，以确保鳖甲配方颗粒的整体性质量控制。采用 TLC 法，选择鳖甲对照药材为对照进行专属性鉴别。此外还建立了其质谱鉴别方法，选用鳖源多肽 1 和鳖源多肽 2 两个肽段作为鳖甲配方颗粒的特征多肽，以质荷比（m/z）784.90（双电荷）→ 872.46，m/z 784.90（双电荷）→ 1 028.55，m/z 834.09（三电荷）→ 743.38 和 m/z 834.09（三电荷）→ 953.52 离子对提取的鳖甲配方颗粒供试品溶液离子流色谱中，均能呈现与对照品保留时间一致的色谱图峰。除了进行定性定量分析外，还采用 ICP-MS 进行重金属及有害元素的测定、采用 GC 进行农药残留量的测定、采用《中国药典》2020 年版所载进行二氧化硫残留量控制原料、产品质量，以期积累数据纳入药材内控质量标准，确保本品临床使用的安全性。经方法学考察，检测方法均符合要求，检测数据稳定可靠。三批大生产的中间体、成品之间各项关键指标均在规定质量范围之内，即三批大生产量值传递过程与标准汤剂均一致。说明鳖甲配方颗粒与鳖甲标准汤剂物质基础一致，与鳖甲标准汤剂"形不同，但质相同"。

所建立的质量标准，能定性、定量评价鳖甲配方颗粒的质量，为临床配方提供了符合传统汤剂质量，剂量合理、准确，工艺规范、统一，质量安全、优良且稳定的鳖甲配方颗粒。

第十三章

醋鳖甲配方颗粒标准汤剂与质量标准研究

第一节 概　述

醋鳖甲为中药鳖甲的临床常用炮制品,鳖甲为鳖科动物鳖 *Trionyx sinensis* Wiegmann 的背甲。全年均可捕捉,以秋、冬二季为多,捕捉后杀死,置沸水中烫至背甲上的硬皮能剥落时,取出,剥取背甲,除去残肉,晒干。味咸,微寒,归肝、肾经,具有滋阴潜阳、退热除蒸、软坚散结之功,临床上常用于阴虚发热、骨蒸劳热、阴虚阳亢、头晕目眩、虚风内动、手足瘛疭、经闭、癥瘕、久疟疟母等。

关于鳖甲的炮制,从汉代开始便使用辅料和采用不同的方法炮制。近年来各地的炮制规范中收载的大多是砂炒醋淬法。临床上亦以制鳖甲为常用。醋与酥油共制,也加强了药物疗效,还有砂炒酒淬法,酒能通络,治冷痹骨节疼痛,至今沿用的醋淬等炮制方法,应进一步研究其炮制原理和临床疗效的影响,以改进其工艺,提高质量,增强疗效。《博济方》:"醋煮三五十沸后,净去裙襕,另用好醋煮令香。"《太平惠民和剂局方》:"凡使,先用醋浸三日,去裙,慢火中反复炙,令黄赤色为度。"现在主要的炮制方法有砂炒醋淬等。《中国药典》2020 年版规定醋鳖甲的炮制方法为:取净鳖甲,照烫法(《中国药典》2020 年版通则 0213)用砂烫至表面淡黄色,取出,醋淬,干燥。用时捣碎。每 100kg 鳖甲用醋 20kg。

第二节　鳖甲药材和醋鳖甲饮片研究

一、药材来源

药材来源同第十二章鳖甲配方颗粒标准汤剂与质量标准研究。

二、饮片炮制

取净鳖甲,按照烫法(《中国药典》2020 年版通则 0213)用砂烫至表面淡黄色,取出,醋淬,干燥。用时捣碎。即得醋鳖甲饮片(CBJ-YP-01～CBJ-YP-15)。

三、药材及饮片质量标准

（一）性状

鳖甲药材同第十二章鳖甲配方颗粒标准汤剂与质量标准研究。

醋鳖甲饮片形如鳖甲，表面黄色，质酥脆，略具醋味（图13-2-1）。

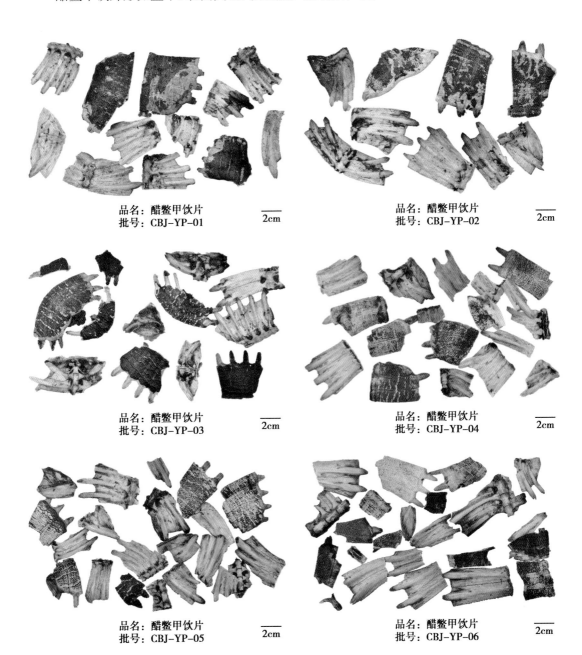

品名：醋鳖甲饮片　　　　　　　　品名：醋鳖甲饮片
批号：CBJ-YP-01　　2cm　　　　批号：CBJ-YP-02　　2cm

品名：醋鳖甲饮片　　　　　　　　品名：醋鳖甲饮片
批号：CBJ-YP-03　　2cm　　　　批号：CBJ-YP-04　　2cm

品名：醋鳖甲饮片　　　　　　　　品名：醋鳖甲饮片
批号：CBJ-YP-05　　2cm　　　　批号：CBJ-YP-06　　2cm

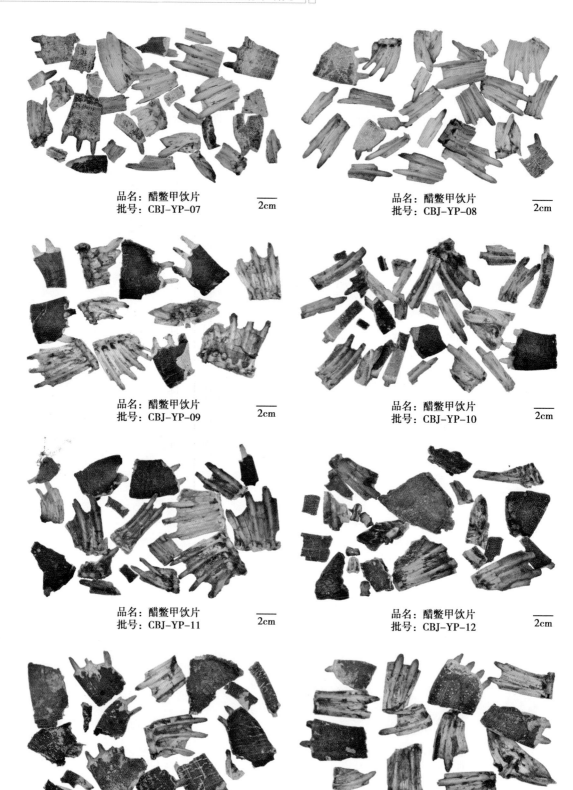

品名：醋鳖甲饮片
批号：CBJ-YP-07
2cm

品名：醋鳖甲饮片
批号：CBJ-YP-08
2cm

品名：醋鳖甲饮片
批号：CBJ-YP-09
2cm

品名：醋鳖甲饮片
批号：CBJ-YP-10
2cm

品名：醋鳖甲饮片
批号：CBJ-YP-11
2cm

品名：醋鳖甲饮片
批号：CBJ-YP-12
2cm

品名：醋鳖甲饮片
批号：CBJ-YP-13
2cm

品名：醋鳖甲饮片
批号：CBJ-YP-14
2cm

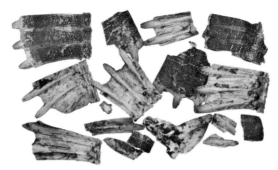

品名：醋鳖甲饮片
批号：CBJ-YP-15

2cm

图 13-2-1　醋鳖甲饮片图

（二）检测

按照《中国药典》2020 年版一部醋鳖甲项下有关要求，对上述醋鳖甲饮片进行检测，所有样品均符合规定，测定结果见表 13-2-1。

（三）特征图谱

1. 色谱条件　以 Thermo Acclaim C_{18}（4.6mm×250mm，5μm）为色谱柱；以乙腈 -0.1mol/L 醋酸钠溶液（用醋酸调节 pH 值至 6.5）（7∶93）为流动相 A；以乙腈 - 水（4∶1）为流动相 B，表 13-2-2 中的规定进行梯度洗脱；按流速为每分钟 1.0ml；柱温为 40℃；检测波长为 254nm；进样量为 5μl。

2. 参照物溶液制备　取甘氨酸对照品、脯氨酸对照品、缬氨酸对照品适量，精密称定，加 0.1mol/L 盐酸溶液制成每 1ml 含甘氨酸 130μg、脯氨酸 75μg、缬氨酸 15μg 的混合溶液。

取丝氨酸对照品、精氨酸对照品、异亮氨酸对照品、亮氨酸对照品、L- 赖氨酸适量，精密称定，加 0.1mol/L 盐酸溶液制成每 1ml 各含 50μg 的混合溶液，作为对照品参照物溶液。

取鳖甲对照药材适量，约 0.1g，精密称定，置于具塞水解管中，精密加入 6mol/L 盐酸溶液 10ml，称定重量，150℃水解 3 小时，取出，放冷，用 6mol/L 盐酸溶液补足减失重量，混匀，滤过，精密量取 5ml 滤液移蒸发皿中，蒸干，残渣加 0.1mol/L 盐酸溶液溶解，转移至 25ml 量瓶中，加 0.1mol/L 盐酸溶液至刻度，摇匀，作为鳖甲对照药材参照物溶液。

3. 供试品溶液制备　取本品粉末（过三号筛）约 0.1g，精密称定，置于具塞水解管中，精密加入 6mol/L 盐酸溶液 10ml，称定重量，150℃水解 3 小时，取出，放冷，再称定重量，用 6mol/L 盐酸溶液补足减失重量，混匀，滤过，精密量取 5ml 滤液于蒸发皿中，蒸干，残渣加 0.1mol/L 盐酸溶液溶解，转移至 25ml 量瓶中，加 0.1mol/L 盐酸溶液至刻度，摇匀，即得。

精密量取上述对照品溶液和供试品溶液各 5ml，分别置 25ml 量瓶中，各加 0.1mol/L 异硫氰酸苯酯（PITC）的乙腈溶液 2.5ml，1mol/L 三乙胺的乙腈溶液 2.5ml，摇匀，室温放置 1 小时后，加 50% 乙腈至刻度，摇匀。取 10ml，加正己烷 10ml，振摇，放置 10 分钟，取下层溶液，滤过，取续滤液，即得。

4. 方法学验证　方法学考察合格（具体内容略）。

5. 特征图谱的建立及共有峰的标定

（1）药材特征图谱的建立及共有峰的标定：药材特征图谱的建立及共有峰的标定同第十二章鳖甲配方颗粒标准汤剂与质量标准研究。

表 13-2-1 醋鳖甲饮片测定结果

序号	饮片批号	鉴别	水分（%）	浸出物（%）	铅（mg/kg）	镉（mg/kg）	砷（mg/kg）	汞（mg/kg）	铜（mg/kg）	二氧化硫残留量（mg/kg）	甘氨酸（mg/g）	脯氨酸（mg/g）	缬氨酸（mg/g）
1	CBJ-YP-01	符合规定	6.9	14.3	0.165	<0.010	0.155	<0.003	0.392	4	62.8	34.4	8.4
2	CBJ-YP-02	符合规定	7.2	13.0	1.188	<0.010	0.167	<0.003	0.373	3	65.0	36.3	8.3
3	CBJ-YP-03	符合规定	7.7	11.1	0.286	0.012	0.128	0.003	0.66	3	70.2	38.7	9.5
4	CBJ-YP-04	符合规定	7.4	9.1	0.326	<0.010	0.11	<0.003	0.307	4	61.2	34.7	7.3
5	CBJ-YP-05	符合规定	7.5	12.8	0.207	<0.010	0.155	<0.003	0.311	4	72.1	39.8	9.3
6	CBJ-YP-06	符合规定	6.6	14.6	0.277	<0.010	0.097	<0.003	0.243	5	65.5	36.4	7.4
7	CBJ-YP-07	符合规定	6.7	11.8	2.526	0.013	0.152	<0.003	0.296	5	63.0	35.7	7.2
8	CBJ-YP-08	符合规定	7.6	12.8	0.273	<0.010	0.125	<0.003	0.513	5	63.1	35.6	7.4
9	CBJ-YP-09	符合规定	4.3	15.2	0.120	<0.003	0.269	<0.002	0.199	3	77.6	42.3	10.6
10	CBJ-YP-10	符合规定	4.3	13.9	0.195	<0.003	0.187	<0.002	0.232	3	71.4	39.0	9.1
11	CBJ-YP-11	符合规定	4.6	14.7	0.106	<0.003	0.141	<0.002	0.223	未检出	72.3	40.5	9.3
12	CBJ-YP-12	符合规定	5.1	11.8	0.300	<0.003	0.116	<0.002	0.170	未检出	69.4	38.8	8.5
13	CBJ-YP-13	符合规定	4.8	12.2	4.369	0.029	0.156	<0.002	0.489	未检出	66.6	36.9	8.1
14	CBJ-YP-14	符合规定	5.9	12.0	4.452	0.008	0.135	<0.002	0.621	未检出	68.5	37.9	8.4
15	CBJ-YP-15	符合规定	5.1	11.7	4.621	0.006	0.145	<0.002	0.583	未检出	68.0	38.1	8.2

表 13-2-2 梯度洗脱表

时间（min）	流动相 A（%）	流动相 B（%）
0～6	100 → 97	0 → 3
6～9	97	3
9～11	97 → 88	3 → 12
11～13	88	12
13～18	88 → 80	12 → 20
18～29	80 → 72	20 → 28
29～33	72 → 66	28 → 34
33～36	66 → 0	34 → 100
36～45	0	100

（2）饮片特征图谱的建立及共有峰的标定：按醋鳖甲饮片特征图谱方法，分别精密吸取参照物溶液和供试品溶液各 5μl，注入液相色谱仪，测定，即得。详见图 13-2-2、图 13-2-3。

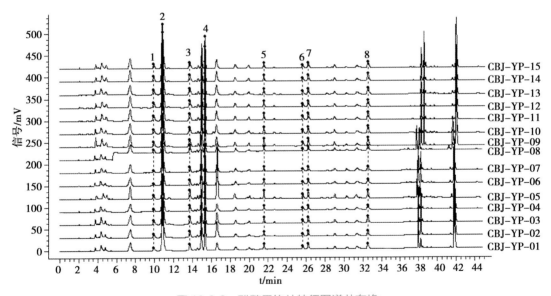

图 13-2-2 醋鳖甲饮片特征图谱共有峰

以脯氨酸参照物相应的峰为 S 峰，计算各特征峰与 S 峰的相对保留时间，结果见表 13-2-3。

（四）质谱鉴别

1．色谱和质谱条件

色谱条件：以 Agilent ZORBAX SB C$_{18}$ 色谱柱（2.1mm×100mm，1.8μm）；以乙腈为流动相 A，以 0.05% 甲酸水溶液为流动相 B，按表 13-2-4 中的规定进行梯度洗脱；柱温为 40℃；流速为每分钟 0.35ml；进样量为 2μl。

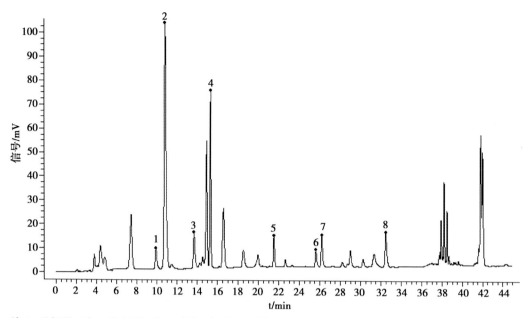

峰1：丝氨酸；峰2：甘氨酸；峰3：精氨酸；峰4：脯氨酸；峰5：缬氨酸；峰6：异亮氨酸；峰7：亮氨酸；峰8：L-赖氨酸。

图13-2-3　醋鳖甲饮片对照特征图谱

表13-2-3　15批醋鳖甲饮片特征图谱（相对保留时间）

序号	饮片批号	峰1	峰2	峰3	峰4(S)	峰5	峰6	峰7	峰8
1	CBJ-YP-01	0.652	0.712	0.902	1.000	1.405	1.672	1.709	2.122
2	CBJ-YP-02	0.652	0.711	0.902	1.000	1.405	1.672	1.709	2.122
3	CBJ-YP-03	0.652	0.711	0.902	1.000	1.405	1.671	1.708	2.121
4	CBJ-YP-04	0.652	0.711	0.902	1.000	1.406	1.673	1.709	2.122
5	CBJ-YP-05	0.654	0.713	0.903	1.000	1.404	1.670	1.707	2.120
6	CBJ-YP-06	0.654	0.713	0.904	1.000	1.404	1.671	1.708	2.120
7	CBJ-YP-07	0.655	0.715	0.905	1.000	1.404	1.670	1.707	2.119
8	CBJ-YP-08	0.661	0.722	0.909	1.000	1.401	1.668	1.705	2.113
9	CBJ-YP-09	0.641	0.699	0.886	1.000	1.409	1.676	1.713	2.124
10	CBJ-YP-10	0.640	0.697	0.885	1.000	1.410	1.676	1.713	2.124
11	CBJ-YP-11	0.641	0.699	0.886	1.000	1.409	1.676	1.713	2.124
12	CBJ-YP-12	0.641	0.699	0.886	1.000	1.409	1.676	1.713	2.124
13	CBJ-YP-13	0.640	0.698	0.886	1.000	1.410	1.677	1.714	2.125
14	CBJ-YP-14	0.642	0.699	0.887	1.000	1.409	1.676	1.713	2.124
15	CBJ-YP-15	0.641	0.699	0.886	1.000	1.409	1.676	1.713	2.124
	RSD（%）	1.10	1.15	1.04	0.00	0.20	0.18	0.17	0.14

表 13-2-4　梯度洗脱表

时间（min）	流动相 A（%）	流动相 B（%）
0～2	8 → 9	92 → 91
2～14	9 → 10	91 → 90
14～25	10 → 17	90 → 83
25～26	17 → 80	83 → 20
26～28	80	20
28～29	80 → 8	20 → 92

质谱条件：电喷雾正离子模式（ESI⁺），毛细管电压为 4.0kV；干燥气温度 325℃；干燥气流速 10L/min；雾化器压力 20psi；鞘气温度 400℃；鞘气流速 11L/min；进行 MRM 模式扫描；监测离子对及对应的破碎电压和碰撞能量如表 13-2-5。按上述监测离子对测定的 MRM 色谱峰的信噪比均应大于 3∶1。

表 13-2-5　监测离子对的碰撞能量和碎裂电压

母离子（m/z）	碎裂电压（V）	子离子（m/z）	碰撞能量（V）	子离子（m/z）	碰撞能量（V）
784.90（+2）	185	872.46	30	1 028.55	34
834.09（+3）	145	743.38	34	953.52	30

2. 对照品溶液的制备　取鳖源多肽 1、鳖源多肽 2 对照品适量，精密称定，加 1% 碳酸氢铵溶液制成每 1ml 含鳖源多肽 1、鳖源多肽 2 分别为 3.0μg、6.0μg 的混合溶液，即得。

3. 供试品溶液制备　取本品粉末约 0.1g，精密称定，置锥形瓶中，加 1% 碳酸氢铵溶液 50ml，称定重量，回流 6 小时，取出，放冷，用 1% 碳酸氢铵溶液补足减失重量，摇匀。用 0.22μm 微孔滤膜滤过，取续滤液 1 000μl，置微量进样瓶中，加胰蛋白酶溶液 100μl（取序列分析用胰蛋白酶，加 1% 碳酸氢铵溶液制成每 1ml 中含 1mg 的溶液，临用时配制），摇匀，37℃ 恒温酶解 12 小时，作为供试品溶液。

4. 方法学验证　方法学考察合格（具体内容略）。

5. 样品的测定

（1）药材的质谱鉴别：药材的质谱鉴别同第十二章鳖甲配方颗粒标准汤剂与质量标准研究。

（2）饮片的质谱鉴别：按醋鳖甲饮片的质谱鉴别方法，分别精密吸取对照品溶液和供试品溶液各 2μl，注入液质联用仪，测定，即得。

以质荷比（m/z）784.90（双电荷）→ 872.46，m/z 784.90（双电荷）→ 1 028.55，m/z 834.09（三电荷）→ 743.38 和 m/z 834.09（三电荷）→ 953.52 离子对提取的供试品离子流色谱中，所有批次的醋鳖甲饮片均同时呈现与对照品色谱保留时间一致的色谱峰（表 13-2-6）。

以醋鳖甲标准汤剂质量标准和《中国药典》2020 年版一部醋鳖甲项下质量标准为基础，研究制定了高于中国药典且符合与标准汤剂质量指标一致性的药材和饮片标准：①醋鳖甲饮片二氧化硫残留量标准提高（规定不得过 50mg/kg，药典一般要求不得过 150mg/kg）；②新增加重金属及有害元素含量的检测项；③新增加了 3 种氨基酸的含量测定；④新增加了醋鳖甲饮片特征图谱标准，并规定了 8 个特征峰的相对保留时间；⑤新增加了醋鳖甲两个鳖源多肽的质谱鉴别方法。醋鳖甲饮片相关项同鳖甲药材。后续研究将对原料、成品建立重金属、农药残留进行检测，并长期积累数据，防止原料及生产过程中外源性有害物质的带入和累积，保证产品临床用药的安全性；所建立的质量标准，能从定性、定量评价醋鳖甲质量，为醋鳖甲配方颗粒提供质量安全，品质优良、稳定的原药材。

表 13-2-6　醋鳖甲饮片样品测定峰面积结果

批号	保留时间(min)	鳖源多肽 1				保留时间(min)	鳖源多肽 2			
		784.90>872.46		784.90>1 028.55			834.09>743.38		834.09>953.52	
		峰面积	信噪比	峰面积	信噪比		峰面积	信噪比	峰面积	信噪比
CBJ-YP-01	14.97	16 144	717	13 592	803	23.52	10 354	1 650	5 795	616
CBJ-YP-02	14.50	14 967	36	12 291	1 113	23.40	7 253	1 246	3 901	511
CBJ-YP-03	14.91	16 361	698	14 277	1 072	23.48	7 641	1 713	4 422	495
CBJ-YP-04	14.91	3 387	405	2 995	222	23.51	1 533	210	851	166
CBJ-YP-05	14.49	15 100	45	13 280	669	23.40	5 616	876	2 975	387
CBJ-YP-06	14.50	3 155	22	2 588	190	23.39	1 106	208	391	69
CBJ-YP-07	14.85	23 049	188	19 334	642	23.48	11 054	2 707	6 541	746
CBJ-YP-08	14.81	23 641	115	20 254	1 572	23.47	11 123	1 584	6 587	728
CBJ-YP-09	14.94	40 799	1 326	34 746	1 917	23.51	21 092	2 894	12 212	1 335
CBJ-YP-10	14.47	37 195	55	32 686	869	23.39	15 343	2 261	8 051	839
CBJ-YP-11	14.45	39 033	51	34 575	2 756	23.37	17 056	3 904	8 789	1 035
CBJ-YP-12	14.53	18 972	30	16 576	959	23.39	7 921	1 521	3 131	383
CBJ-YP-13	14.55	23 251	78	20 388	1 283	23.41	8 849	1 443	3 899	798
CBJ-YP-14	14.51	30 685	52	26 799	1 255	23.41	12 300	2 059	6 327	771
CBJ-YP-15	14.48	24 637	66	21 726	1 019	23.38	8 797	879	4 728	543

第三节　醋鳖甲配方颗粒标准汤剂研究

一、醋鳖甲标准汤剂的制备

醋鳖甲标准汤剂的制备工艺研究，均按照国家药典委员会起草的《中药配方颗粒质量控制与标准制定技术要求》中"标准汤剂的制备"有关要求进行，根据研究结果，确定醋鳖甲标准汤剂的制备方法如下：

取醋鳖甲饮片 100g，置电陶瓷壶中，加水煎煮两次，第一次煎煮加入 8 倍量水，浸泡30 分钟后，武火（功率 500W）煮沸后文火（功率 200W）保持微沸 60 分钟，煎液经 350 目筛网趁热滤过，滤液迅速用冷水冷却。第二次加 6 倍量水，武火（功率 500W）煮沸后文火（功率 200W）保持微沸 40 分钟，煎液用 350 目筛网趁热滤过，滤液迅速用冷水冷却，合并两次煎液。将煎液转移至圆底烧瓶中，采用旋转蒸发仪减压低温浓缩（温度：65℃；真空度：-0.08MPa～-0.1MPa），转速50～90r/min，浓缩至体积约为100ml；在磁力搅拌下，精密吸取煎液2ml均匀分装于10ml西林瓶中，转移至真空冷冻干燥机中冻干（真空冷冻干燥工艺参数见表13-3-1，冻干曲线见图13-3-1），取出，轧铝盖，即得。醋鳖甲标准汤剂样品制备测定数据见表13-3-2。

表 13-3-1　醋鳖甲标准汤剂冷冻干燥参数设置

步骤	设定温度（℃）	设定时间（min）	维持时间（min）	真空度（mbar）
预冻	−40	80	150	/
一次干燥	−35	15	800	0.2
	−30	15	1 200	0.2
	−25	15	800	0.2
	−20	15	300	0.2
	−10	15	200	0.2
	0	15	120	0.2
解析干燥	10	15	120	0.0
	20	15	120	0.0
	30	15	190	0.0

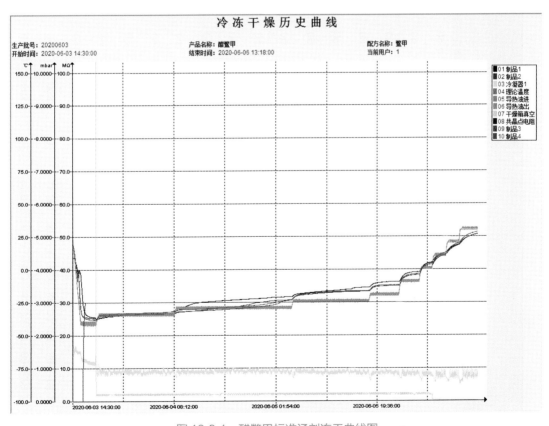

图 13-3-1　醋鳖甲标准汤剂冻干曲线图

表13-3-2　15批醋鳖甲标准汤剂研究汇总表

序号	标准汤剂批号	药材批号	饮片批号	饮片量(g)	第一煎			第二煎		过滤目数(目)	浓缩温度(℃)	浓缩液重量(g)	冻干用浓缩液(g)	冻干后重量(g)	水分(%)
					浸泡时间(min)	加水量(ml)	加热时间(min)	加水量(ml)	加热时间(min)						
1	CBJ-T-01	BJ-YC-01	CBJ-YP-01	150.81	30	1 200	60	900	40	350	65	105.56	92.64	16.48	2.67
2	CBJ-T-01	BJ-YC-01	CBJ-YP-01	150.48	30	1 200	60	900	40	350	65	102.25	90.37	16.19	2.58
3	CBJ-T-02	BJ-YC-02	CBJ-YP-02	100.36	30	800	60	600	40	350	65	100.7	88.47	9.6	3.13
4	CBJ-T-02	BJ-YC-02	CBJ-YP-02	100.45	30	800	60	600	40	350	65	101.13	89.34	9.66	3.00
5	CBJ-T-03	BJ-YC-03	CBJ-YP-03	100.42	30	800	60	600	40	350	65	103.61	92.5	10.95	7.88
6	CBJ-T-03	BJ-YC-03	CBJ-YP-03	100.42	30	800	60	600	40	350	65	106.69	95.52	10.35	6.61
7	CBJ-T-04	BJ-YC-04	CBJ-YP-04	100.02	30	800	60	600	40	350	65	103.42	92.79	9.19	5.61
8	CBJ-T-04	BJ-YC-04	CBJ-YP-04	100.41	30	800	60	600	40	350	65	102.55	91.47	9.03	6.15
9	CBJ-T-05	BJ-YC-05	CBJ-YP-05	100.15	30	800	60	600	40	350	65	101.81	90.67	9.88	5.15
10	CBJ-T-05	BJ-YC-05	CBJ-YP-05	100.41	30	800	60	600	40	350	65	104.54	93.44	10.34	5.69
11	CBJ-T-06	BJ-YC-06	CBJ-YP-06	100.25	30	800	60	600	40	350	65	145.98	133	10.24	4.97
12	CBJ-T-06	BJ-YC-06	CBJ-YP-06	100.6	30	800	60	600	40	350	65	106.11	94.34	10.21	4.82
13	CBJ-T-07	BJ-YC-07	CBJ-YP-07	100.08	30	800	60	600	40	350	65	106.87	94.6	10.32	4.65
14	CBJ-T-07	BJ-YC-07	CBJ-YP-07	100.5	30	800	60	600	40	350	65	101.25	89.12	9.94	5.57
15	CBJ-T-08	BJ-YC-08	CBJ-YP-08	100.07	30	800	60	600	40	350	65	109.71	98.14	9.35	4.75
16	CBJ-T-08	BJ-YC-08	CBJ-YP-08	100.85	30	800	60	600	40	350	65	114.74	103.66	9.06	6.30
17	CBJ-T-09	BJ-YC-09	CBJ-YP-09	100.16	30	800	60	600	40	350	65	101.66	90.77	11.53	7.54

续表

序号	标准汤剂批号	药材批号	饮片批号	饮片量（g）	第一煎				第二煎			过滤目数（目）	浓缩温度（℃）	浓缩液重量（g）	冻干用浓缩液（g）	冻干后重量（g）	水分（%）
					浸泡时间(min)	加水量(ml)	加热时间(min)		加水量(ml)	加热时间(min)						
18	CBJ-T-09	BJ-YC-09	CBJ-YP-09	100.85	30	800	60		600	40	350	65	96.2	84.95	11.32	7.64
19	CBJ-T-09	BJ-YC-09	CBJ-YP-09	100.43	30	800	60		600	40	350	65	105.39	93.78	12.22	6.73
20	CBJ-T-10	BJ-YC-10	CBJ-YP-10	100.68	30	800	60		600	40	350	65	117.36	106.07	11.64	5.97
21	CBJ-T-10	BJ-YC-10	CBJ-YP-10	100.46	30	800	60		600	40	350	65	128.9	117.79	11.49	5.95
22	CBJ-T-11	BJ-YC-11	CBJ-YP-11	100.47	30	800	60		600	40	350	65	102.14	90.83	9.62	7.06
23	CBJ-T-11	BJ-YC-11	CBJ-YP-11	100.76	30	800	60		600	40	350	65	102.12	90.97	9.56	8.08
24	CBJ-T-12	BJ-YC-12	CBJ-YP-12	100.41	30	800	60		600	40	350	65	159.69	145.75	8.94	6.41
25	CBJ-T-12	BJ-YC-12	CBJ-YP-12	100.99	30	800	60		600	40	350	65	100.42	89.51	9.04	6.91
26	CBJ-T-13	BJ-YC-13	CBJ-YP-13	100.63	30	800	60		600	40	350	65	125.86	98.63	8.43	4.29
27	CBJ-T-13	BJ-YC-13	CBJ-YP-13	100.05	30	800	60		600	40	350	65	121.6	110.34	8.87	4.47
28	CBJ-T-14	BJ-YC-14	CBJ-YP-14	100.36	30	800	60		600	40	350	65	106.34	94.97	9.21	4.17
29	CBJ-T-14	BJ-YC-14	CBJ-YP-14	100.33	30	800	60		600	40	350	65	113.82	112.13	10.54	4.00
30	CBJ-T-15	BJ-YC-15	CBJ-YP-15	100.56	30	800	60		600	40	350	65	130.56	119.93	8.65	4.49
31	CBJ-T-15	BJ-YC-15	CBJ-YP-15	100.03	30	800	60		600	40	350	65	114.27	102.58	9.22	4.16

二、含量测定

（一）色谱条件

选择 Thermo Acclaim C_{18}（4.6mm×250mm，5μm）色谱柱；以乙腈 -0.1mol/L 醋酸钠溶液（用醋酸调节 pH 值至 6.5）（7∶93）为流动相 A，以乙腈 - 水（4∶1）为流动相 B，按表 13-3-3 中的规定进行梯度洗脱；流速为每分钟 1.0ml；柱温为 40℃；检测波长为 254nm；进样量为 5μl。

表 13-3-3　梯度洗脱表

时间（min）	流动相 A（%）	流动相 B（%）
0～6	100 → 97	0 → 3
6～9	97	3
9～11	97 → 88	3 → 12
11～13	88	12
13～18	88 → 80	12 → 20
18～29	80 → 72	20 → 28
29～33	72 → 66	28 → 34
33～36	66 → 0	34 → 100
36～45	0	100

（二）对照品溶液的制备

精密称取甘氨酸对照品 26.971mg、脯氨酸对照品 14.851mg、缬氨酸对照品 2.829mg 置 20ml 量瓶中，加 0.1mol/L 盐酸溶液制成每 1ml 含甘氨酸 1 348.550μg、脯氨酸 741.807μg、缬氨酸 140.743μg 的混合对照品母液；再精密吸取上述混合对照品母液 1ml 于 10ml 量瓶中，加 0.1mol/L 盐酸溶液至刻度，制成每 1ml 含甘氨酸 134.855μg、脯氨酸 74.181μg、缬氨酸 14.074μg 的混合溶液。

（三）供试品溶液的制备

取醋鳖甲标准汤剂适量，研细，取约 0.1g，精密称定，置于具塞水解管中，精密加入 6mol/L 盐酸溶液 10ml，称定重量，150℃水解 3 小时，取出，放冷，再称定重量，用 6mol/L 盐酸溶液补足减失重量，混匀，滤过，精密量取 2ml 滤液于蒸发皿中，蒸干，残渣加 0.1mol/L 盐酸溶液溶解，转移至 25ml 量瓶中，加 0.1mol/L 盐酸溶液至刻度，摇匀，即得。

精密量取上述对照品溶液和供试品溶液各 5ml，分别置 25ml 量瓶中，各加 0.1mol/L 异硫氰酸苯酯（PITC）的乙腈溶液 2.5ml，1mol/L 三乙胺的乙腈溶液 2.5ml，摇匀，室温放置 1 小时后，加 50% 乙腈至刻度，摇匀。取 10ml，加正己烷 10ml，振摇，放置 10 分钟，取下层溶液，滤过，取续滤液，即得。

（四）方法学验证

方法学考察合格（具体内容略）。

（五）测定结果

醋鳖甲标准汤剂的甘氨酸、脯氨酸和缬氨酸含量测定及转移率结果见表 13-3-4～表 13-3-6。

表 13-3-4　醋鳖甲标准汤剂甘氨酸含量及转移率结果

序号	醋鳖甲标准汤剂批号	对应饮片含量（mg/g）	标准汤剂含量（mg/g）	甘氨酸转移率（%）
1	CBJ-T-01	62.8	205.3	42.1
2	CBJ-T-02	65.0	214.5	37.5
3	CBJ-T-03	70.2	197.6	33.6
4	CBJ-T-04	61.2	233.3	39.4
5	CBJ-T-05	72.1	198.8	31.9
6	CBJ-T-06	65.5	228.5	40.2
7	CBJ-T-07	63.0	222.3	41.0
8	CBJ-T-08	63.1	222.2	36.7
9	CBJ-T-09	77.6	220.8	36.1
10	CBJ-T-10	71.4	204.9	35.7
11	CBJ-T-11	72.3	215.8	31.0
12	CBJ-T-12	69.4	220.0	30.8
13	CBJ-T-13	66.6	218.5	33.7
14	CBJ-T-14	68.5	223.8	34.9
15	CBJ-T-15	68.0	225.5	32.8
最小值		61.2	197.6	30.8
最大值		77.6	233.3	42.1
平均值		67.8	216.8	35.8
SD		—	10.7	3.6
均值的 70%～130%		—	151.8～281.8	25.1～46.6
均值 ±3 倍 SD		—	184.8～248.8	24.9～46.7

表 13-3-5　醋鳖甲标准汤剂脯氨酸含量测定

序号	醋鳖甲标准汤剂批号	对应饮片含量（mg/g）	标准汤剂含量（mg/g）	丙氨酸转移率（%）
1	CBJ-T-01	34.4	108.1	40.5
2	CBJ-T-02	36.3	113.5	35.6
3	CBJ-T-03	38.7	102.3	31.5
4	CBJ-T-04	34.7	126.9	37.7
5	CBJ-T-05	39.8	104.2	30.3
6	CBJ-T-06	36.4	120.1	38.1
7	CBJ-T-07	35.7	119.6	38.9
8	CBJ-T-08	35.6	116.7	34.1
9	CBJ-T-09	42.3	121.2	36.3
10	CBJ-T-10	39.0	112.3	35.8
11	CBJ-T-11	40.5	123.2	31.5
12	CBJ-T-12	38.8	121.1	30.4
13	CBJ-T-13	36.9	120.2	33.4

续表

序号	醋鳖甲标准汤剂批号	对应饮片含量（mg/g）	标准汤剂含量（mg/g）	丙氨酸转移率（%）
14	CBJ-T-14	37.9	122.9	34.6
15	CBJ-T-15	38.1	125.6	32.6
	最小值	34.4	102.3	30.3
	最大值	42.3	126.9	40.5
	平均值	37.7	117.2	34.8
	SD	—	7.6	3.2
	均值的70%～130%	—	82.0～152.4	24.3～45.2
	均值 ±3 倍 SD	—	94.5～139.9	25.2～44.3

表 13-3-6　醋鳖甲标准汤剂缬氨酸含量测定

序号	醋鳖甲标准汤剂批号	对应饮片含量（mg/g）	标准汤剂含量（mg/g）	脯氨酸转移率（%）
1	CBJ-T-01	8.4	20.6	31.4
2	CBJ-T-02	8.3	21.5	29.6
3	CBJ-T-03	9.5	20.6	25.8
4	CBJ-T-04	7.3	21.7	30.9
5	CBJ-T-05	9.3	20.5	25.5
6	CBJ-T-06	7.4	23.7	36.6
7	CBJ-T-07	7.2	23.5	37.8
8	CBJ-T-08	7.4	21.2	30.0
9	CBJ-T-09	10.6	21.9	36.1
10	CBJ-T-10	9.1	20.0	27.4
11	CBJ-T-11	9.3	20.6	22.9
12	CBJ-T-12	8.5	19.8	22.6
13	CBJ-T-13	8.1	21.6	27.5
14	CBJ-T-14	8.4	21.5	27.3
15	CBJ-T-15	8.2	21.5	26.1
	最小值	7.2	19.8	22.6
	最大值	10.6	23.7	37.8
	平均值	8.5	21.3	29.2
	SD	—	1.1	4.7
	均值的70%～130%	—	14.9～27.8	20.4～37.9
	均值 ±3 倍 SD	—	18.0～24.7	15.0～43.3

三、特征图谱

测定方法同本章第二节鳖甲药材和醋鳖甲饮片研究"三、药材及饮片质量标准"下"（三）特征图谱"项。

（一）方法学考察

1. 专属性考察　取醋鳖甲标准汤剂溶液、空白溶剂溶液和参照物溶液，精密吸取上述溶液各 5μl，注入液相色谱仪，按拟定色谱条件测定，记录色谱，详见图 13-3-2。

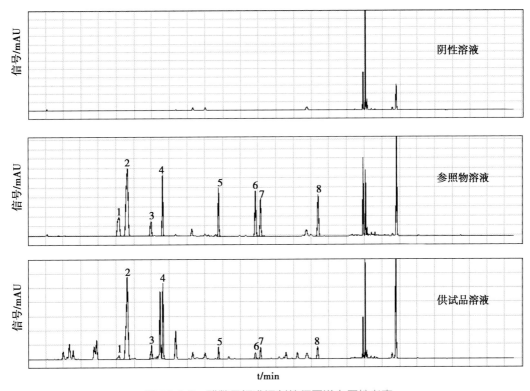

图 13-3-2　醋鳖甲标准汤剂特征图谱专属性考察

结果显示，供试品色谱在与对照品色谱相应的保留时间处有相同的色谱峰，且空白溶剂无干扰，说明该方法专属性良好。

2. 精密度考察　取醋鳖甲标准汤剂供试品溶液，连续进样 6 次测定分析，以脯氨酸峰为参照峰 S，计算各特征峰与 S 峰的相对保留时间和相对峰面积，并计算 RSD 值，实验结果见表 13-3-7、表 13-3-8。

表 13-3-7　醋鳖甲标准汤剂特征图谱精密度结果表（相对保留时间）

序号	峰1	峰2	峰3	峰4(S)	峰5	峰6	峰7	峰8
1	0.677	0.739	0.916	1.000	1.409	1.680	1.718	2.141
2	0.678	0.740	0.916	1.000	1.408	1.680	1.717	2.140
3	0.679	0.741	0.917	1.000	1.408	1.679	1.716	2.139
4	0.680	0.741	0.917	1.000	1.407	1.678	1.716	2.138
5	0.682	0.743	0.918	1.000	1.406	1.677	1.714	2.136
6	0.683	0.744	0.918	1.000	1.405	1.676	1.713	2.135
RSD（%）	0.34	0.25	0.10	0.00	0.10	0.10	0.11	0.11

表 13-3-8　醋鳖甲标准汤剂特征图谱精密度结果表(相对峰面积)

序号	峰1	峰2	峰3	峰4(S)	峰5	峰6	峰7	峰8
1	0.106	2.372	0.245	1.000	0.160	0.109	0.193	0.225
2	0.106	2.373	0.245	1.000	0.159	0.108	0.193	0.225
3	0.106	2.374	0.245	1.000	0.159	0.108	0.193	0.224
4	0.106	2.373	0.244	1.000	0.158	0.108	0.193	0.224
5	0.106	2.374	0.244	1.000	0.158	0.107	0.192	0.224
6	0.106	2.374	0.244	1.000	0.157	0.107	0.192	0.223
RSD(%)	0.11	0.04	0.19	0.00	0.55	0.45	0.31	0.34

　　结果显示,同一份供试品溶液连续进样 6 次,以脯氨酸色谱峰为参照峰 S,各特征峰与 S 峰的相对保留时间 RSD 值在 0.10%～0.34% 范围内,RSD 小于 1%,相对峰面积 RSD 值在 0.04%～0.55% 范围内,RSD 小于 5%,表明仪器精密度良好。

　　3. 稳定性考察　取醋鳖甲标准汤剂特征图谱供试品溶液,分别在 0、4、10、12、14、18 小时进样测定,以脯氨酸峰为参照峰 S,计算各特征峰与 S 峰的相对保留时间和相对峰面积,并计算 RSD 值,结果见表 13-3-9、表 13-3-10。

表 13-3-9　醋鳖甲标准汤剂特征图谱稳定性结果表(相对保留时间)

时间(h)	峰1	峰2	峰3	峰4(S)	峰5	峰6	峰7	峰8
0	0.675	0.736	0.915	1.000	1.410	1.683	1.721	2.144
4	0.677	0.738	0.916	1.000	1.409	1.681	1.719	2.142
10	0.684	0.746	0.918	1.000	1.405	1.675	1.712	2.133
12	0.689	0.752	0.920	1.000	1.401	1.670	1.707	2.126
14	0.691	0.754	0.921	1.000	1.400	1.668	1.706	2.124
18	0.693	0.756	0.922	1.000	1.400	1.667	1.704	2.123
RSD(%)	1.09	1.13	0.31	0.00	0.32	0.41	0.42	0.43

表 13-3-10　醋鳖甲标准汤剂特征图谱稳定性结果表(相对峰面积)

时间(h)	峰1	峰2	峰3	峰4(S)	峰5	峰6	峰7	峰8
0	0.107	2.374	0.247	1.000	0.162	0.110	0.195	0.227
4	0.106	2.370	0.245	1.000	0.160	0.109	0.194	0.226
10	0.105	2.363	0.242	1.000	0.156	0.107	0.191	0.222
12	0.106	2.391	0.242	1.000	0.156	0.107	0.193	0.223
14	0.105	2.387	0.229	1.000	0.156	0.107	0.192	0.222
18	0.105	2.381	0.236	1.000	0.153	0.104	0.190	0.217
RSD(%)	0.70	0.45	2.77	0.00	2.10	1.89	1.04	1.57

　　结果显示,同一份供试品溶液分别在 0、4、10、12、14、18 小时进行分析,以脯氨酸峰为参照峰 S,各特征峰与 S 峰的相对保留时间 RSD 值在 0.31%～1.13% 范围内,RSD 小于 3%,相对峰面积 RSD 值在 0.45%～2.77% 范围内,RSD 小于 5%,表明供试品溶液在 18 小时内相对稳定。

4. 重复性考察　取同一批醋鳖甲标准汤剂,平行 6 份,按醋鳖甲标准汤剂特征图谱供试品溶液制备方法制备 6 份供试品溶液,进样测定分析,以脯氨酸峰为参照峰 S,计算各特征峰与 S 峰的相对保留时间和相对峰面积,并计算 RSD 值,结果见表 13-3-11、表 13-3-12。

表 13-3-11　醋鳖甲标准汤剂特征图谱重复性结果表(相对保留时间)

序号	峰1	峰2	峰3	峰4(S)	峰5	峰6	峰7	峰8
1	0.677	0.739	0.915	1.000	1.414	1.697	1.736	2.167
2	0.676	0.739	0.915	1.000	1.414	1.699	1.737	2.167
3	0.677	0.739	0.915	1.000	1.414	1.698	1.737	2.167
4	0.677	0.739	0.915	1.000	1.414	1.698	1.737	2.168
5	0.677	0.739	0.915	1.000	1.414	1.698	1.737	2.167
6	0.677	0.740	0.915	1.000	1.414	1.697	1.736	2.166
RSD(%)	0.06	0.06	0.00	0.00	0.00	0.04	0.03	0.03

表 13-3-12　醋鳖甲标准汤剂特征图谱重复性结果表(相对峰面积)

序号	峰1	峰2	峰3	峰4(S)	峰5	峰6	峰7	峰8
1	0.107	2.408	0.248	1.000	0.159	0.109	0.195	0.229
2	0.106	2.397	0.247	1.000	0.158	0.108	0.194	0.227
3	0.107	2.405	0.247	1.000	0.157	0.108	0.194	0.226
4	0.102	2.353	0.234	1.000	0.150	0.104	0.187	0.213
5	0.108	2.406	0.247	1.000	0.155	0.107	0.193	0.225
6	0.105	2.378	0.238	1.000	0.151	0.104	0.189	0.217
RSD(%)	2.15	0.91	2.44	0.00	2.46	1.97	1.65	2.89

结果显示,同一批样品重复测定 6 次,以脯氨酸色谱峰为参照峰 S,各特征峰与 S 峰的相对保留时间 RSD 值在 0~0.06% 范围内,RSD 小于 3%,相对峰面积 RSD 值在 0.91%~2.89% 范围内,RSD 小于 5%,表明该方法重复性良好。

5. 中间精密度考察　由其他分析人员在不同日期取同一批醋鳖甲标准汤剂适量,按醋鳖甲标准汤剂特征图谱项下供试品溶液制备方法制备样品,平行 6 份,并在不同色谱仪下操作,进样测定分析,以脯氨酸峰为参照峰 S,计算各特征峰与 S 峰的相对保留时间和相对峰面积,并计算 RSD 值,实验结果见表 13-3-13、表 13-3-14。

表 13-3-13　醋鳖甲标准汤剂特征图谱中间精密度结果表(相对保留时间)

序号	峰1	峰2	峰3	峰4(S)	峰5	峰6	峰7	峰8
重复性1	0.677	0.739	0.915	1.000	1.414	1.697	1.736	2.167
重复性2	0.676	0.739	0.915	1.000	1.414	1.699	1.737	2.167
重复性3	0.677	0.739	0.915	1.000	1.414	1.698	1.737	2.167
重复性4	0.677	0.739	0.915	1.000	1.414	1.698	1.737	2.168
重复性5	0.677	0.739	0.915	1.000	1.414	1.698	1.737	2.167
重复性6	0.677	0.740	0.915	1.000	1.414	1.697	1.736	2.166
中间精密度1	0.629	0.686	0.874	1.000	1.419	1.693	1.732	2.148

序号	峰1	峰2	峰3	峰4(S)	峰5	峰6	峰7	峰8
中间精密度2	0.629	0.686	0.874	1.000	1.420	1.691	1.729	2.145
中间精密度3	0.630	0.687	0.877	1.000	1.417	1.689	1.727	2.141
中间精密度4	0.629	0.686	0.873	1.000	1.420	1.692	1.731	2.147
中间精密度5	0.629	0.685	0.872	1.000	1.420	1.692	1.731	2.146
中间精密度6	0.630	0.687	0.876	1.000	1.419	1.691	1.730	2.146
中间精密度6个数据RSD(%)	0.08	0.11	0.21	0.00	0.08	0.08	0.10	0.11
与重复性试验6个数据RSD(%)	3.80	3.88	2.38	0.00	0.20	0.21	0.21	0.53

表 13-3-14　醋鳖甲标准汤剂特征图谱中间精密度结果表（相对峰面积）

序号	峰1	峰2	峰3	峰4(S)	峰5	峰6	峰7	峰8
重复性1	0.107	2.408	0.248	1.000	0.159	0.109	0.195	0.229
重复性2	0.106	2.397	0.247	1.000	0.158	0.108	0.194	0.227
重复性3	0.107	2.405	0.247	1.000	0.157	0.108	0.194	0.226
重复性4	0.102	2.353	0.234	1.000	0.150	0.104	0.187	0.213
重复性5	0.108	2.406	0.247	1.000	0.155	0.107	0.193	0.225
重复性6	0.105	2.378	0.238	1.000	0.151	0.104	0.189	0.217
中间精密度1	0.106	2.327	0.240	1.000	0.158	0.106	0.191	0.216
中间精密度2	0.106	2.322	0.250	1.000	0.156	0.105	0.190	0.214
中间精密度3	0.106	2.316	0.237	1.000	0.155	0.106	0.189	0.213
中间精密度4	0.104	2.311	0.237	1.000	0.154	0.105	0.188	0.211
中间精密度5	0.105	2.316	0.238	1.000	0.153	0.106	0.188	0.210
中间精密度6	0.105	2.322	0.240	1.000	0.152	0.105	0.188	0.212
中间精密度6个数据RSD(%)	0.78	0.25	2.05	0.00	1.40	0.52	0.67	1.02
与重复性试验6个数据RSD(%)	1.57	1.73	2.24	0.00	1.91	1.48	1.46	3.22

人员1　仪器：Agilent 1290；编号：208038；实验日期：2020年9月8日

人员2　仪器：Waters 2695；编号：209005；实验日期：2020年10月13日

结果显示，由不同的分析人员在不同日期于不同的仪器上操作，同一批样品重复测定6次，以脯氨酸色谱峰为参照峰S，各特征峰与S峰的相对保留时间RSD值在0.08%～0.21%范围内，相对峰面积RSD值在0.25%～1.40%范围内，相对保留时间与重复性试验6个数据的RSD值在0.20%～3.88%范围内，相对峰面积与重复性试验6个数据的RSD值在1.46%～3.22%范围内，相对保留时间和相对峰面积RSD值均小于5.0%，说明该方法中间精密度良好。

（二）测定结果

按照高效液相色谱法建立特征图谱测定方法，并进行方法学考察，对15批醋鳖甲标准汤剂特征图谱测定，最终确定了醋鳖甲标准汤剂特征图谱标准：规定醋鳖甲标准汤剂供试品溶液特征图谱中应呈现 8 个特征峰（图 13-3-3～图 13-3-5），其中 8 个峰应分别与相应对照品参照物峰保留时间相对应。

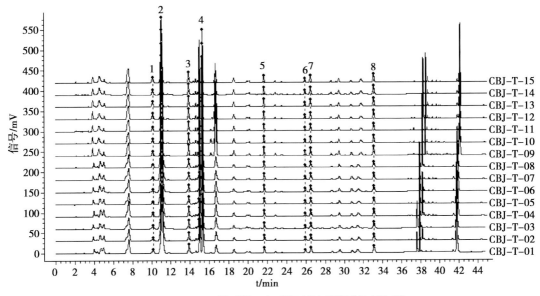

图 13-3-3　15 批醋鳖甲标准汤剂特征图谱的叠加图

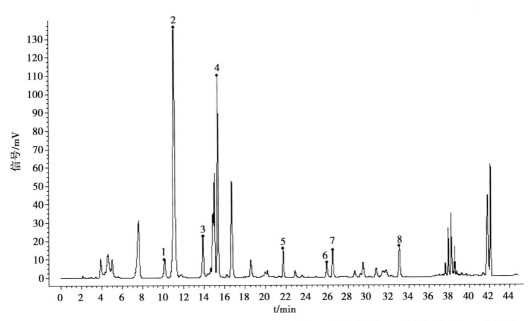

峰 1：丝氨酸；峰 2：甘氨酸；峰 3：精氨酸；峰 4：脯氨酸；峰 5：缬氨酸；峰 6：异亮氨酸；峰 7：亮氨酸；峰 8：L- 赖氨酸。

图 13-3-4　醋鳖甲标准汤剂对照特征图谱

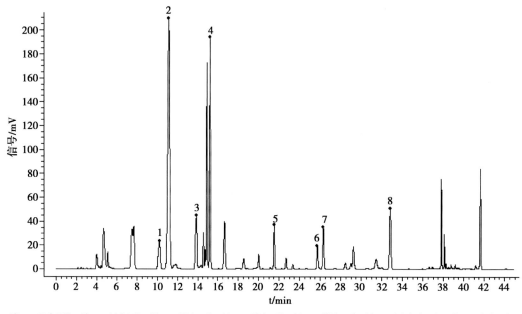

峰 1：丝氨酸；峰 2：甘氨酸；峰 3：精氨酸；峰 4：脯氨酸；峰 5：缬氨酸；峰 6：异亮氨酸；峰 7：亮氨酸；
峰 8：L- 赖氨酸。

图 13-3-5 鳖甲对照药材特征图谱

与脯氨酸参照物相应的峰为 S 峰，计算各特征峰与 S 峰的相对保留时间和 RSD 值，结果见表 13-3-15。

表 13-3-15 15 批醋鳖甲标准汤剂特征图谱相对保留时间

序号	批号	峰 1	峰 2	峰 3	峰 4（S）	峰 5	峰 6	峰 7	峰 8
1	CBJ-T-01	0.668	0.729	0.910	1.000	1.425	1.714	1.754	2.195
2	CBJ-T-02	0.668	0.729	0.911	1.000	1.419	1.700	1.739	2.172
3	CBJ-T-03	0.668	0.729	0.910	1.000	1.425	1.712	1.752	2.191
4	CBJ-T-04	0.663	0.723	0.908	1.000	1.423	1.706	1.745	2.183
5	CBJ-T-05	0.668	0.729	0.911	1.000	1.420	1.700	1.739	2.172
6	CBJ-T-06	0.662	0.722	0.907	1.000	1.424	1.707	1.746	2.185
7	CBJ-T-07	0.664	0.724	0.908	1.000	1.423	1.706	1.746	2.183
8	CBJ-T-08	0.664	0.724	0.908	1.000	1.423	1.706	1.745	2.183
9	CBJ-T-09	0.659	0.719	0.903	1.000	1.407	1.677	1.713	2.132
10	CBJ-T-10	0.659	0.719	0.903	1.000	1.407	1.677	1.713	2.131
11	CBJ-T-11	0.659	0.719	0.903	1.000	1.407	1.677	1.714	2.132
12	CBJ-T-12	0.657	0.717	0.900	1.000	1.407	1.676	1.713	2.128
13	CBJ-T-13	0.658	0.717	0.901	1.000	1.407	1.676	1.712	2.128
14	CBJ-T-14	0.659	0.718	0.902	1.000	1.407	1.676	1.712	2.127
15	CBJ-T-15	0.658	0.718	0.902	1.000	1.407	1.675	1.712	2.127
	RSD（%）	0.63	0.65	0.43	0.00	0.58	0.94	1.01	1.31

四、质谱鉴别

测定方法同本章第二节鳖甲药材和醋鳖甲饮片研究"三、药材及饮片质量标准"下"(四)质谱鉴别"项。

(一)方法学验证

1. 专属性考察　精密吸取醋鳖甲标准汤剂溶液、空白溶液和对照品溶液各 2μl，注入液质联用仪，按照拟定色谱与质谱条件测定(图 13-3-6、图 13-3-7)。

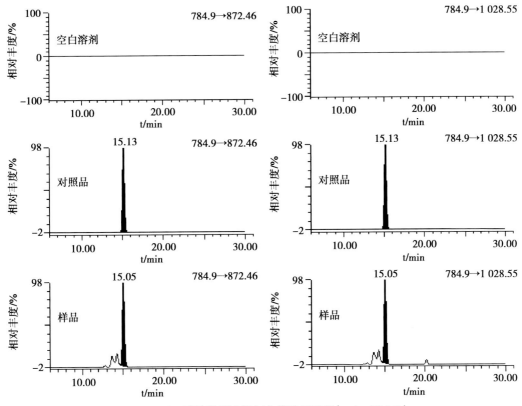

图 13-3-6　醋鳖甲标准汤剂专属性质谱图(m/z=784.9)

结果显示：缺醋鳖甲的空白溶剂供试品溶液图谱在与鳖源多肽 1 和鳖源多肽 2 对照品色谱相应的保留时间处未检出特征离子峰，表明空白溶剂对方法中特征离子对的检出无干扰，方法具有专属性。

2. 稳定性考察　取醋鳖甲标准汤剂供试品溶液，分别在 0、3、5、7、9、12、14 小时精密吸取 2μl 注入液质联用仪，按拟定的色谱与质谱条件进行测定，以离子对的峰面积对溶液稳定性进行评价，测定结果见表 13-3-16。

结果显示，供试品溶液在常温下放置 14 小时，两对特征离子的峰面积 RSD 值 2.31%～3.99%，均小于 5%，且均能明显检出。表明供试品溶液在常温下放置 14 小时内，稳定性良好。

3. 耐用性考察

(1)不同色谱柱考察：比较了 Agilent ZORBAX SB C$_{18}$ 色谱柱(100mm×2.1mm，1.8μm)，Waters ACQUITY BEH C$_{18}$ 色谱柱(100mm×2.1mm，1.7μm)，Agilent ZORBAX Eclipse Plus

C₁₈色谱柱（100mm×2.1mm，1.8μm）3种不同品牌和类型的色谱柱对醋鳖甲标准汤剂特征离子峰的检出影响。

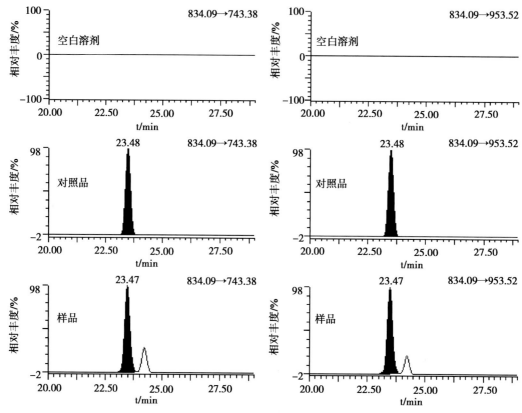

图13-3-7　醋鳖甲标准汤剂专属性质谱图（m/z=834.1）

表13-3-16　稳定性考察结果

时间（h）	784.9>872.5		784.9>1 028.5		834.1>743.4		834.1>953.5	
	峰面积	信噪比	峰面积	信噪比	峰面积	信噪比	峰面积	信噪比
0	5 718	119	4 859	277	2 479	350	1 270	329
3	5 865	82	5 053	348	2 612	340	1 305	419
5	6 232	138	5 026	234	2 685	511	1 379	346
7	6 039	112	5 037	552	2 610	575	1 306	254
9	5 891	88	5 064	536	2 665	175	1 283	211
12	5 986	102	5 230	550	2 573	420	1 332	418
14	6 203	977	5 167	348	2 818	835	1 322	430
RSD（%）	3.10	/	2.31	/	3.99	/	2.72	/

取醋鳖甲标准汤剂供试品溶液，精密吸取2μl注入液质联用仪，按拟定的色谱与质谱条件进行测定，实验结果见表13-3-17、详见图13-3-8、图13-3-9。

表 13-3-17　醋鳖甲标准汤剂不同色谱柱耐用性考察峰面积结果

色谱柱	784.9>872.5		784.9>1 028.5		834.1>743.4		834.1>953.5	
	峰面积	信噪比	峰面积	信噪比	峰面积	信噪比	峰面积	信噪比
1#	5 718	119	4 859	277	2 479	350	1 270	329
2#	4 080	1 643	3 398	308	1 961	267	1 070	298
3#	4 661	2 403	3 872	194	2 341	265	1 222	198

注：1# 色谱柱为 Agilent ZORBAX Eclipse Plus C$_{18}$；

　　2# 色谱柱为 Agilent ZORBAX SB C$_{18}$；

　　3# 色谱柱为 Waters BEH C$_{18}$。

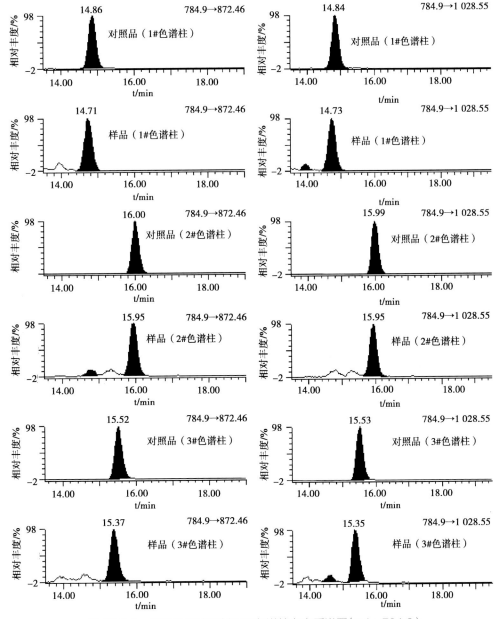

图 13-3-8　醋鳖甲标准汤剂不同色谱柱考察质谱图（m/z=784.9）

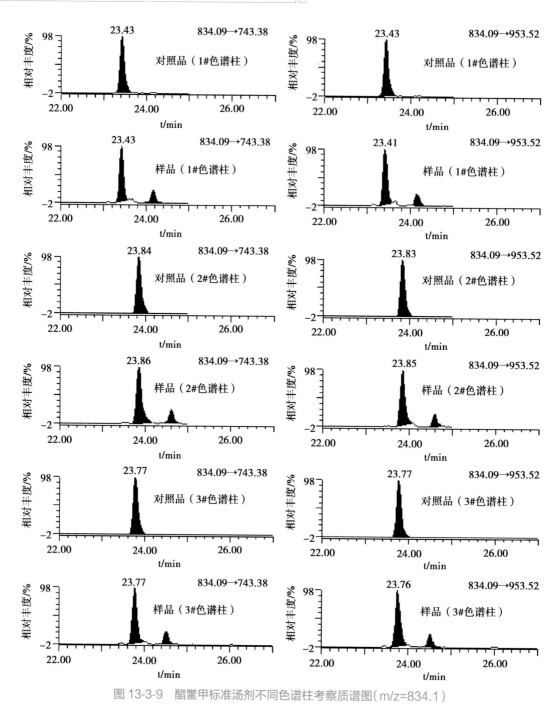

图 13-3-9　醋鳖甲标准汤剂不同色谱柱考察质谱图（m/z=834.1）

　　结果显示：所使用的 3 种色谱柱均能明显检出规定的特征离子，表明不同牌子和型号的色谱柱对醋鳖甲标准汤剂的特征离子的检出鉴别无影响。

　　（2）不同流速考察：比较 0.33ml/min、0.35ml/min、0.37ml/min 不同流速对醋鳖甲标准汤剂特征离子峰的检出影响。

　　取醋鳖甲标准汤剂供试品溶液，精密吸取 2μl 注入液质联用仪，按拟定的色谱与质谱条件进行测定，实验结果见表 13-3-18、图 13-3-10、图 13-3-11。

表 13-3-18 醋鳖甲标准汤剂不同流速耐用性考察峰面积结果

流速	784.9>872.5		784.9>1 028.5		834.1>743.4		834.1>953.5	
	峰面积	信噪比	峰面积	信噪比	峰面积	信噪比	峰面积	信噪比
0.33ml/min	5 694	447	4 977	551	2 606	267	1 214	215
0.35ml/min	5 718	119	4 859	277	2 479	350	1 270	329
0.37ml/min	5 284	56	4 310	722	2 316	337	1 159	299

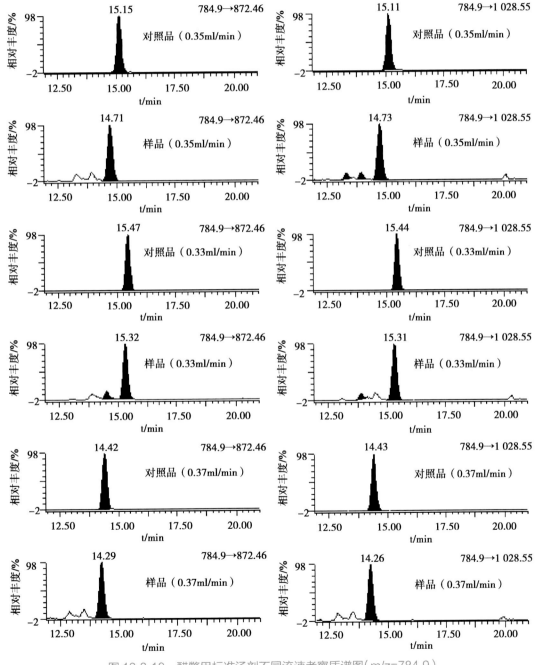

图 13-3-10 醋鳖甲标准汤剂不同流速考察质谱图（m/z=784.9）

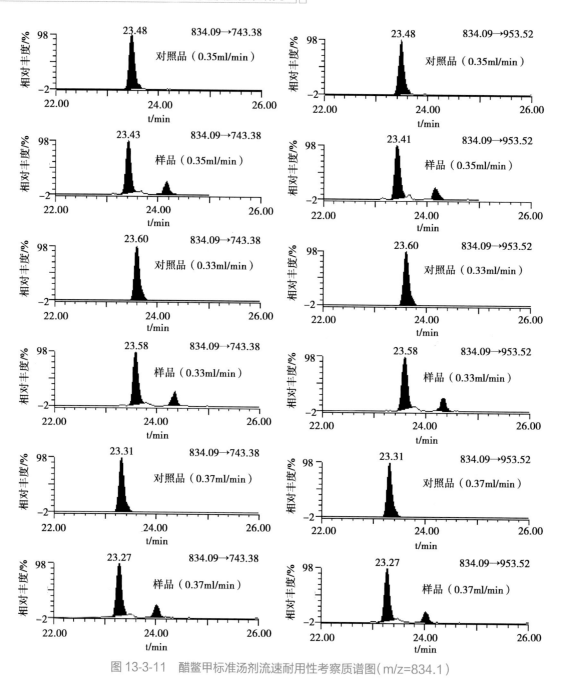

图 13-3-11　醋鳖甲标准汤剂流速耐用性考察质谱图（m/z=834.1）

结果显示：使用 3 个不同的流速条件均能明显检出规定的特征离子，表明流速的小范围调整对醋鳖甲标准汤剂的特征离子的检出鉴别无影响。

（3）不同柱温考察

比较 38℃、40℃、42℃不同柱温对醋鳖甲标准汤剂特征离子峰的检出影响。

取醋鳖甲标准汤剂供试品溶液，精密吸取 2μl 注入液质联用仪，按拟定的色谱与质谱条件进行测定，实验结果见表 13-3-19、图 13-3-12、图 13-3-13。

表 13-3-19　醋鳖甲标准汤剂不同柱温耐用性考察峰面积结果

柱温	784.9>1 028.5		784.9>872.5		834.1>743.4		834.1>953.5	
	峰面积	信噪比	峰面积	信噪比	峰面积	信噪比	峰面积	信噪比
38℃	5 549	532	4 598	580	2 532	250	1 113	182
40℃	5 718	119	4 859	277	2 479	350	1 270	329
42℃	5 451	73	4 370	560	2 509	372	1 185	205

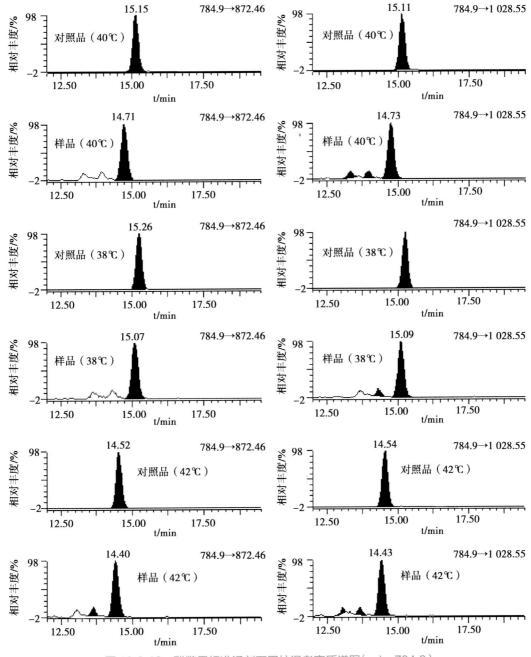

图 13-3-12　醋鳖甲标准汤剂不同柱温考察质谱图（m/z=784.9）

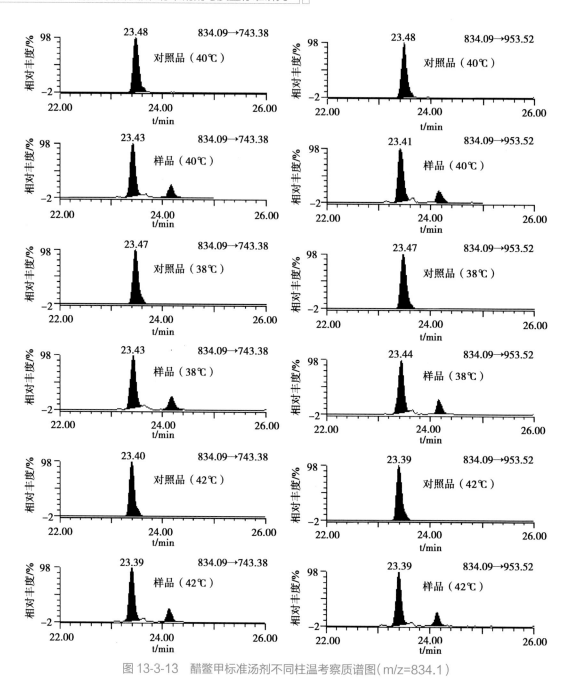

图 13-3-13　醋鳖甲标准汤剂不同柱温考察质谱图（m/z=834.1）

结果显示：使用 3 个不同的柱温条件均能明显检出规定的特征离子，表明柱温的小范围调整对醋鳖甲标准汤剂的特征离子的检出鉴别无影响。

（4）不同液质联用仪的考察：考察使用不同牌子的液质联用仪（Agilent 1290 Infinity Ⅱ-6470LC/TQ）对醋鳖甲标准汤剂特征离子峰的检出影响。

取醋鳖甲标准汤剂供试品溶液，精密吸取 2μl 注入液质联用仪，按拟定的色谱与质谱条件进行测定，实验结果见表 13-3-20、图 13-3-14～图 13-3-17。

表 13-3-20　醋鳖甲标准汤剂不同仪器耐用性考察峰面积结果

仪器品牌	序号	鳖源多肽 1				鳖源多肽 2			
		784.9>872.5		784.9>1 028.5		834.1>743.4		834.1>953.5	
		峰面积	信噪比	峰面积	信噪比	峰面积	信噪比	峰面积	信噪比
Agilent	1	11 509	150.01	12 899	174.45	3 115	326.61	3 048	78.75
	2	11 598	150.96	13 005	117.13	3 076	173.25	3 027	38.54
waters	1	4 915.560	1 629.668	4 124.957	289.525	2 250.404	602.971	1 142.197	256.213
	2	5 255.216	1 430.107	4 373.741	347.793	2 286.496	170.650	1 272.892	265.937

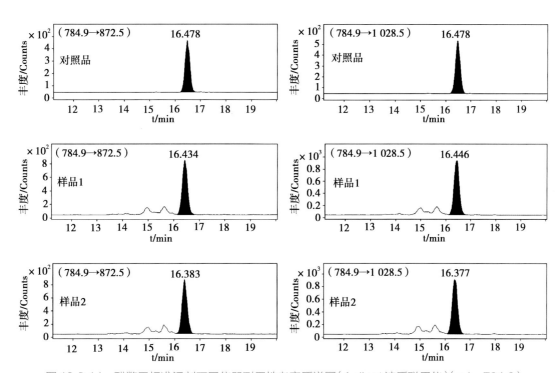

图 13-3-14　醋鳖甲标准汤剂不同仪器耐用性考察质谱图（Agilent 液质联用仪）（m/z=784.9）

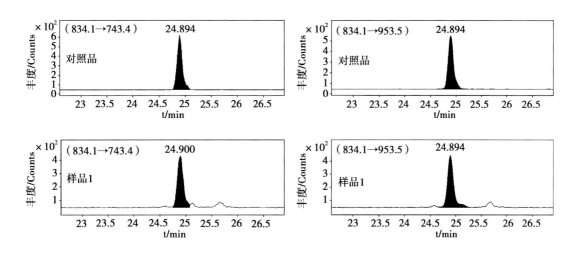

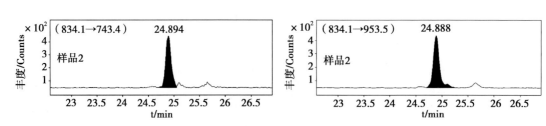

图 13-3-15　醋鳖甲标准汤剂不同仪器耐用性考察质谱图（Agilent 液质联用仪）（m/z=834.1）

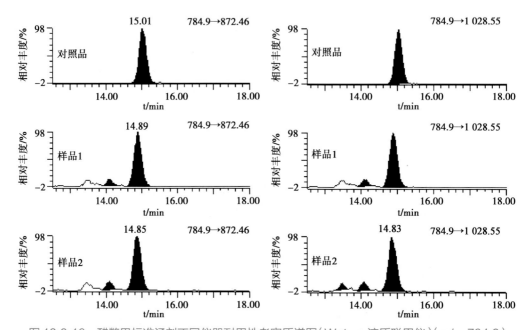

图 13-3-16　醋鳖甲标准汤剂不同仪器耐用性考察质谱图（Waters 液质联用仪）（m/z=784.9）

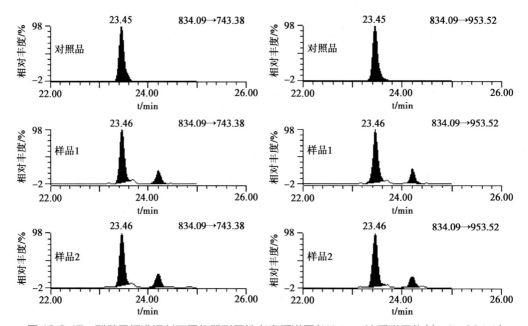

图 13-3-17　醋鳖甲标准汤剂不同仪器耐用性考察质谱图（Waters 液质联用仪）（m/z=834.1）

结果显示：使用 Agilent 的三重四极杆液质联用仪，醋鳖甲标准汤剂的两对特征离子对能明显检出。

综上所述，对醋鳖甲标准汤剂质谱鉴别分析方法进行了专属性考察，特征峰不受溶剂峰干扰，方法专属；对方法的溶液稳定性进行了考察，表明供试品溶液能在 14 小时内保持稳定。并对方法的耐用性进行了考察，表明不同色谱柱、不同流速、小范围的柱温变动以及不同品牌的液质联用仪，对特征离子的检出无明显影响，方法的耐用性良好。

（二）样品的测定

按醋鳖甲标准汤剂质谱鉴别方法，分别精密吸取对照品溶液和供试品溶液各 2μl，注入液质联用仪，测定，即得。

以质荷比（m/z）784.90（双电荷）→ 872.46，m/z 784.90（双电荷）→ 1 028.55，m/z 834.09（三电荷）→ 743.38 和 m/z 834.09（三电荷）→ 953.52 离子对提取的供试品离子流色谱中，所有批次的醋鳖甲标准汤剂均同时呈现与对照品色谱保留时间一致的色谱峰。测定结果详见表 13-3-21。

表 13-3-21 醋鳖甲标准汤剂样品测定结果

批号	保留时间（min）	鳖源多肽 1				保留时间（min）	鳖源多肽 2			
		784.90→872.46		784.90→1 028.55			834.09→743.38		834.09→953.52	
		峰面积	信噪比	峰面积	信噪比		峰面积	信噪比	峰面积	信噪比
CBJ-T-01	15.28	20 733	1 712	17 432	520	23.56	9 738	3 527	5 018	1 140
CBJ-T-02	15.13	24 934	1 934	20 556	1 900	23.49	12 759	1 736	6 699	1 075
CBJ-T-03	14.95	28 686	2 346	23 889	1 849	23.44	13 453	6 352	6 380	536
CBJ-T-04	14.83	21 340	645	17 579	1 117	23.41	10 535	2 202	4 948	576
CBJ-T-05	14.71	23 667	389	22 693	1 978	23.4	9 889	3 056	4 582	631
CBJ-T-06	14.59	6 648	88	5 372	369	23.38	2 733	832	1 320	291
CBJ-T-07	14.51	7 511	90	6 064	448	23.36	3 453	642	1 424	307
CBJ-T-08	14.43	28 693	135	23 009	1 284	23.34	12 281	2 624	5 582	1 429
CBJ-T-09	14.89	20 370	2 016	17 542	815	23.48	6 620	1 398	3 453	738
CBJ-T-10	14.89	23 898	1 433	21 198	1 358	23.48	8 176	2 472	4 196	647
CBJ-T-11	14.85	28 538	1 890	24 827	3 085	23.45	9 685	2 542	5 125	1 319
CBJ-T-12	14.83	43 110	2 668	37 734	3 985	23.47	14 449	2 579	7 547	1 417
CBJ-T-13	14.83	35 551	1 972	30 584	2 453	23.47	12 414	2 661	6 304	2 066
CBJ-T-14	14.81	28 276	747	24 507	1 814	23.47	10 020	1 402	5 137	1 008
CBJ-T-15	14.8	33 792	777	29 588	3 608	23.46	11 804	2 214	6 041	1 451

第四节　醋鳖甲配方颗粒质量标准研究

一、醋鳖甲配方颗粒质量标准草案

醋鳖甲配方颗粒
Cubiejia Peifangkeli

【来源】本品为鳖科动物鳖 *Trionyx sinensis* Wiegmann 的背甲经炮制并按标准汤剂的主

要质量指标加工制成的配方颗粒。

【制法】取醋鳖甲饮片 6 000g，加水煎煮，滤过，滤液浓缩成清膏（干浸膏出膏率为 8.5%～14.0%），加入辅料适量，干燥（或干燥，粉碎），再加入辅料适量，混匀，制粒，制成 1 000g，即得。

【性状】本品为黄白色至浅黄色的颗粒；气微腥，味微咸。

【鉴别】（1）取本品 1.0g，研细，加甲醇 5ml，超声处理 20 分钟，滤过，取滤液作为供试品溶液。另取醋鳖甲对照药材 3.0g，加水 70ml，煮沸 30 分钟，滤过，滤液蒸干，残渣自"加甲醇 5ml"起，同法制成对照药材溶液。照薄层色谱法（《中国药典》2020 年版通则 0502）试验，吸取供试品溶液 6μl、对照药材溶液 8μl，分别点于同一硅胶 G 薄层板上，以正丁醇 - 乙醇 - 冰醋酸 - 水（4∶1∶1∶2）为展开剂，展开，取出，晾干，喷以茚三酮试液，在 105℃加热至斑点显色清晰，置日光下检视。供试品色谱中，在与对照药材色谱相应的位置上，显相同颜色的斑点。

（2）取本品适量，研细，取约 0.1g，加 1% 碳酸氢铵溶液 50ml，称定重量，超声处理（功率 250W，频率 40kHz）30 分钟，取出，再称定重量，用 1% 碳酸氢铵溶液补足减失重量，摇匀，用 0.22μm 微孔滤膜滤过，取续滤液 1ml，置微量进样瓶中，加胰蛋白酶溶液 50μl（取序列分析用胰蛋白酶，加 1% 碳酸氢铵溶液制成每 1ml 中含 1mg 的溶液，临用时配制），摇匀，37℃恒温酶解 12 小时，作为供试品溶液。另取鳖源多肽 1、鳖源多肽 2 对照品适量，精密称定，加 1% 碳酸氢铵溶液分别制成每 1ml 含 3μg 鳖源多肽 1 和 6μg 鳖源多肽 2 的混合对照品溶液。照高效液相色谱法 - 质谱法（《中国药典》2020 年版通则 0512 和通则 0431）试验，以十八烷基硅烷键合硅胶为填充剂（柱长为 100mm，内径为 2.1mm，粒径为 1.7μm 至 1.8μm）；以乙腈为流动相 A，0.05% 甲酸水溶液为流动相 B，按表 13-4-1 中规定进行梯度洗脱；流速为每分钟 0.35ml，采用质谱检测器，电喷雾正离子模式（ESI⁺），进行多反应监测（MRM），选择质荷比（m/z）784.90（双电荷）→ 872.46，m/z 784.90（双电荷）→ 1 028.55，m/z 834.09（三电荷）→ 743.38 和 m/z 834.09（三电荷）→ 953.52 作为检测离子对进行检测，色谱峰的信噪比均应大于 3∶1。

表 13-4-1　梯度洗脱表

时间（min）	流动相 A（%）	流动相 B（%）
0～2	8 → 9	92 → 91
2～14	9 → 10	91 → 90
14～25	10 → 17	90 → 83
25～26	17 → 80	83 → 20
26～28	80	20
28～29	80 → 8	20 → 92

吸取供试品溶液 2μl，注入高效液相色谱 - 质谱联用仪，测定。以质荷比（m/z）784.90（双电荷）→ 872.46，m/z 784.90（双电荷）→ 1 028.55，m/z 834.09（三电荷）→ 743.38 和 m/z 834.09（三电荷）→ 953.52 离子对提取的供试品离子流色谱中，应同时呈现与对照品色谱保留时间一致的色谱峰。

【检查】应符合颗粒剂项下有关的各项规定（《中国药典》2020 年版通则 0104）。

【浸出物】取本品研细,取约 2g,精密称定,精密加入乙醇 100ml,照醇溶性浸出物测定法(《中国药典》2020 年版通则 2201)项下的热浸法测定,不得少于 4.0%。

【特征图谱】照高效液相色谱法(《中国药典》2020 年版通则 0512)测定。

色谱条件与系统适用性试验　同醋鳖甲配方颗粒[含量测定]项。

参照物溶液的制备　取鳖甲对照药材适量,约 0.1g,精密称定,置于具塞水解管中,精密加入 6mol/L 盐酸溶液 10ml 称定重量,150℃水解 3 小时,取出,放冷,用 6mol/L 盐酸溶液补足减失重量,混匀,滤过,精密量取 5ml 滤液移蒸发皿中,蒸干,残渣加 0.1mol/L 盐酸溶液溶解,转移至 25ml 量瓶中,加 0.1mol/L 盐酸溶液至刻度,摇匀,作为醋鳖甲对照药材参照物溶液。

另取醋鳖甲配方颗粒【含量测定】项下的对照品溶液,作为对照品参照物溶液。

取丝氨酸对照品、精氨酸对照品、异亮氨酸对照品、亮氨酸对照品、L-赖氨酸适量,精密称定,加 0.1mol/L 盐酸溶液制成每 1ml 各含 50μg 的混合溶液,作为对照品参照物溶液。

供试品溶液的制备　同醋鳖甲配方颗粒[含量测定]项。

精密量取上述参照物溶液和供试品溶液各 5ml,分别置 25ml 量瓶中,各加 0.1mol/L 异硫氰酸苯酯(PITC)的乙腈溶液、1mol/L 三乙胺的乙腈溶液 2.5ml,摇匀,室温放置 1 小时后,加 50% 乙腈至刻度,摇匀。取 10ml,加正己烷 10ml,振摇,放置 10 分钟,取下层溶液,滤过,取续滤液,即得。

测定法　分别精密吸取参照物溶液与供试品溶液各 5μl,注入液相色谱仪,测定,即得。

供试品色谱中应呈现 8 个特征峰,并应与对照药材参照物色谱中的 8 个特征峰保留时间相对应,其中 8 个峰应分别与相应对照品参照物峰保留时间相对应(图 13-4-1)。

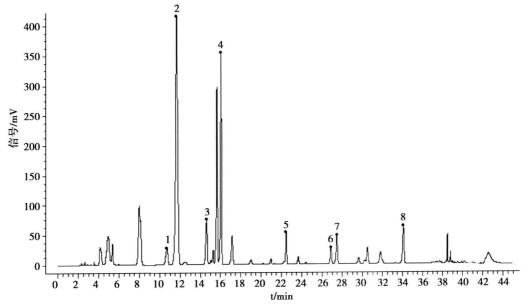

峰 1：丝氨酸；峰 2：甘氨酸；峰 3：精氨酸；峰 4：脯氨酸；峰 5：缬氨酸；峰 6：异亮氨酸；峰 7：亮氨酸；峰 8：L-赖氨酸。

图 13-4-1　醋鳖甲配方颗粒对照特征图谱

色谱仪：Thermo U3000 高效液相色谱仪；色谱柱 Thermo Acclaim C_{18}

【含量测定】照高效液相色谱法(《中国药典》2020 年版通则 0512)测定。

色谱条件与系统适用性试验 以十八烷基硅烷键合硅胶为填充剂(柱长为 250mm,内径为 4.6mm,粒径为 5μm);以乙腈 −0.1mol/L 醋酸钠溶液(用醋酸调节 pH 值至 6.5)(7∶93)为流动相 A;以乙腈 - 水(4∶1)为流动相 B,按表 13-4-2 中的规定进行梯度洗脱;流速为每分钟 1.0ml;柱温为 40℃;检测波长为 254nm。理论板数按脯氨酸峰计算应不低于 4 000。

表 13-4-2 梯度洗脱表

时间(min)	流动相 A(%)	流动相 B(%)
0~6	100 → 97	0 → 3
6~9	97	3
9~11	97 → 88	3 → 12
11~13	88	12
13~18	88 → 80	12 → 20
18~29	80 → 72	20 → 28
29~33	72 → 66	28 → 34
33~36	66 → 0	34 → 100
36~45	0	100

对照品溶液的制备 取甘氨酸对照品、脯氨酸对照品、缬氨酸对照品适量,精密称定,加 0.1mol/L 盐酸溶液制成每 1ml 含甘氨酸 500μg、脯氨酸 320μg、缬氨酸 70μg 的混合溶液。

供试品溶液的制备 取本品适量,研细,取约 0.2g,精密称定,置具塞水解管中,精密加入 6mol/L 盐酸溶液 10ml,置 150℃水解 3 小时,放冷,取出,滤过,移取滤液 5ml 移至蒸发皿中,蒸干,残渣加 0.1mol/L 盐酸溶液溶解,转移至 25ml 量瓶中,加 0.1mol/L 盐酸溶液至刻度,摇匀,即得。

精密量取上述对照品溶液和供试品溶液各 5ml,分别置 25ml 量瓶中,各加 0.1mol/L 异硫氰酸苯酯(PITC)的乙腈溶液、1mol/L 三乙胺的乙腈溶液 2.5ml,摇匀,室温放置 1 小时后,加 50% 乙腈至刻度,摇匀。取 10ml,加正己烷 10ml,振摇,放置 10 分钟,取下层溶液,滤过,取续滤液,即得。

测定法 分别精密吸取对照品溶液与供试品溶液各 5μl,注入液相色谱仪,测定,即得。

本品每 1g 含甘氨酸($C_2H_5NO_2$)应为 109.0~178.0mg、脯氨酸($C_5H_9NO_2$)应为 58.0~97.0mg、缬氨酸($C_5H_{11}NO_2$)应为 10.0~19.0mg。

【规格】每 1g 配方颗粒相当于饮片 6.0g。

【贮藏】密封。

二、醋鳖甲配方颗粒质量标准草案起草说明

本研究以大生产三批醋鳖甲配方颗粒样品进行质量研究,根据国家药品监督管理局《中药配方颗粒质量控制与标准制定技术要求》的要求,参考《中国药典》2020 年版一部醋鳖甲饮片质量标准及前期醋鳖甲标准汤剂的质量标准,建立符合标准汤剂质量要求的醋鳖甲配方颗粒质量标准。

(一)药品名称

药品名称:醋鳖甲配方颗粒

汉语拼音：Cubiejia Peifangkeli

（二）来源

本品为鳖科动物鳖 *Trionyx sinensis* Wiegmann 的背甲经炮制并按标准汤剂的主要质量指标加工制成的配方颗粒。

（三）制法

醋鳖甲配方颗粒的研究以标准汤剂为对照，以出膏率、指标成分含量和转移率、特征图谱的一致性为考察指标，通过单因素实验，确定了提取、固液分离、浓缩、干燥、成型工艺，通过三批中试的验证，考察了醋鳖甲中间体及成品制备过程中的量值传递和物料平衡，最终确定了醋鳖甲配方颗粒的制备工艺。

（四）性状

根据三批醋鳖甲配方颗粒样品的实际性状描述，暂定本品性状为：本品为黄白色至浅黄色的颗粒；气微腥，味微咸（图 13-4-2）。

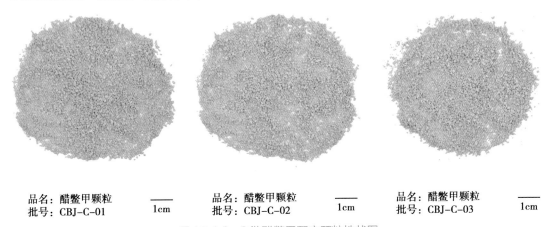

| 品名：醋鳖甲颗粒 | 品名：醋鳖甲颗粒 | 品名：醋鳖甲颗粒 |
| 批号：CBJ-C-01　——1cm | 批号：CBJ-C-02　——1cm | 批号：CBJ-C-03　——1cm |

图 13-4-2　3 批醋鳖甲配方颗粒性状图

（五）鉴别

1．薄层鉴别　醋鳖甲的化学成分主要为蛋白质、多糖、氨基酸和微量元素。本研究参照广东省药品检验所复核的《醋鳖甲配方颗粒质量标准》【鉴别】项下方法制定，选用鳖甲对照药材作对照，以正丁醇 - 乙醇 - 冰醋酸 - 水（4∶1∶1∶2）为展开剂，按本节标准草案下方法操作，结果供试品在与对照药材色谱相应位置上有对应斑点（图 13-4-3）；经试验验证，方法重现性好，因此将该方法收入正文。

2．质谱鉴别　根据前期醋鳖甲标准汤剂的研究，选用鳖源多肽 1 和鳖源多肽 2 两个肽段作为醋鳖甲配方颗粒的特征多肽，按照与标准汤剂相同的供试品制备方法和条件对醋鳖甲配方颗粒进行测定，结果显示，以质荷比（m/z）784.90（双电荷）→ 872.46，m/z 784.90（双电荷）→ 1 028.55，m/z 834.09（三电荷）→ 743.38 和 m/z 834.09（三电荷）→ 953.52 离子对提取的醋鳖甲配方颗粒供试品溶液离子流色谱中，均能呈现与对照品保留时间一致的色谱图峰，且所检测出的离子对测定的 MRM 色谱峰信噪比均大于 3∶1（图 13-4-4、图 13-4-5），表明醋鳖甲标准汤剂质谱鉴别的方法和条件同样适用于醋鳖甲配方颗粒。再对方法供试品溶液制备中的提取方式和胰蛋白酶用量进行了考察，并对方法的专属性、溶液稳定性以及耐用性进行了方法学验证，表明了方法专属性且耐用性良好，因此列入标准正文。

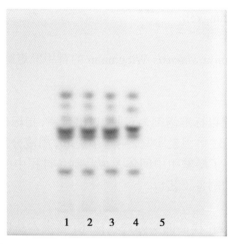

1. 醋鳖甲配方颗粒（CBJ-C-01）6μl；2. 醋鳖甲配方颗粒（CBJ-C-02）6μl；
3. 醋鳖甲配方颗粒（CBJ-C-03）6μl；4. 鳖甲对照药材 8μl；5. 阴性样品 6μl。

图 13-4-3　3 批醋
鳖甲配方颗粒薄层色谱

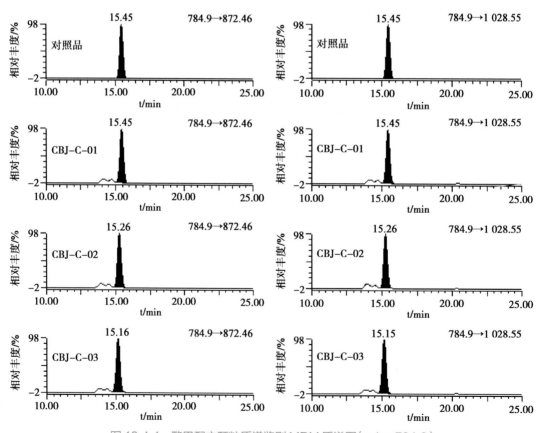

图 13-4-4　鳖甲配方颗粒质谱鉴别 MRM 质谱图（m/z =784.9）

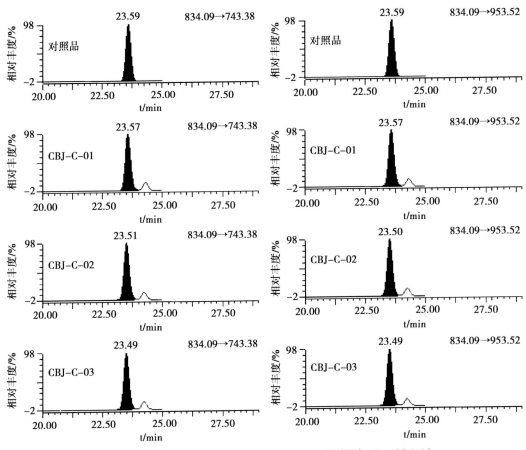

图 13-4-5 醋鳖甲配方颗粒质谱鉴别 MRM 质谱图（m/z =834.1）

（六）检查

1. 常规检查 按《中国药典》2020 年版通则 0104 颗粒剂项下规定，对醋鳖甲配方颗粒的粒度、水分、溶化性、装量差异、微生物限度进行了检查，规定如正文。

2. 其他检查

（1）重金属及有害元素：按《中国药典》2020 年版通则 2321 铅、镉、砷、汞、铜测定法（电感耦合等离子体质谱法）操作，采用电感耦合等离子体质谱仪对本品三批进行铅、镉、砷、汞、铜的测定，结果见表 13-4-3。

表 13-4-3 重金属及有害元素测定结果表

批号	镉（mg/kg）	铜（mg/kg）	铅（mg/kg）	砷（mg/kg）	汞（mg/kg）
CBJ-C-01	<0.003	0.243	0.405	0.133	<0.002
CBJ-C-02	<0.003	0.242	0.438	0.133	<0.002
CBJ-C-03	<0.003	0.284	0.444	0.135	<0.002

根据《中国药典》2020 年版对中药材重金属及有害元素的一般规定，除矿物、动物、海洋类以外的中药材中，铅不得过 5mg/kg；镉不得过 1mg/kg；砷不得过 2mg/kg；汞不得过 0.2mg/kg；铜不得过 20mg/kg。由表 13-4-3 可见，三批醋鳖甲配方颗粒重金属及有害元素铅

≤5mg/kg、镉≤1mg/kg、铜≤20mg/kg、砷≤2mg/kg、汞≤0.2mg/kg。暂不纳入标准正文中。

（2）有机氯农药残留量：按《中国药典》2020年版通则2341农药残留量测定法（第一法有机氯类农药残留量测定法-色谱法）中9种有机氯类农药残留量测定法操作，采用气相色谱仪对本品三批进行9种有机氯类农药残留量进行测定，测定结果表13-4-4。

表 13-4-4 有机氯类农药残留量测定结果表

批号	总 BHCmg/kg	总 DDTmg/kg	PCNB mg/kg
CBJ-C-01	0.003	0.006	未检出
CBJ-C-02	0.005	0.010	未检出
CBJ-C-03	0.004	0.008	未检出

结果：根据《中国药典》2020年版对中药材有机氯类农药残留量的一般规定，六六六（总BHC）不得过0.2mg/kg；滴滴涕（总DDT）不得过0.2mg/kg；五氯硝基苯（PCNB）不得过0.1mg/kg。由表13-4-4可见，三批醋鳖甲配方颗粒中有机氯农药残留未超过《中国药典》2020年版限度，暂不纳入标准正文中。

（七）浸出物

按《中国药典》2020年版通则2201浸出法测定项下醇溶性浸出物测定法的热浸法测定，对三批醋鳖甲配方颗粒进行测定，测定结果为12.36%、13.66%、11.67%。本研究仅测定了三批样品，缺乏样品的代表性，有待后续积累更多数据进行完善。因此参考广东一方制药有限公司的历史数据和本品大生产三批数据，暂定醋鳖甲配方颗粒醇溶性浸出物不得少于4.0%。

（八）特征图谱

参照醋鳖甲标准汤剂特征图谱标准，对醋鳖甲配方颗粒特征图谱进行研究。

取三批醋鳖甲配方颗粒，按正文色谱条件，测定三批醋鳖甲配方颗粒特征图谱，结果见表14-4-5、图13-4-6、图13-4-7。

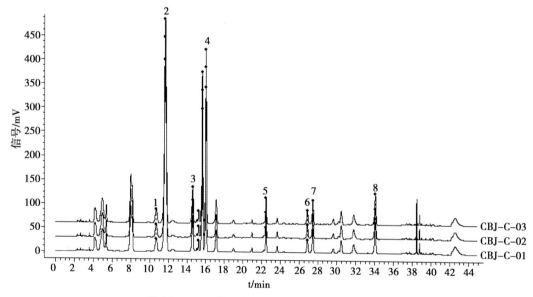

图 13-4-6 3批醋鳖甲配方颗粒特征图谱叠加图

表 13-4-5　3 批醋鳖甲配方颗粒特征图谱（相对保留时间）

批号	峰1	峰2	峰3	峰4（S）	峰5	峰6	峰7	峰8
CBJ-C-01	0.669	0.729	0.911	1.000	1.400	1.676	1.712	2.126
CBJ-C-02	0.669	0.729	0.912	1.000	1.400	1.675	1.711	2.125
CBJ-C-03	0.669	0.728	0.911	1.000	1.401	1.675	1.712	2.126
RSD（%）	0.00	0.08	0.06	0.00	0.04	0.03	0.03	0.03

　　将三批醋鳖甲配方颗粒 HPLC 特征图谱使用《中药色谱指纹图谱相似度评价系统》进行匹配,生成对照图谱,建立醋鳖甲配方颗粒对照特征图谱（图 12-4-7）。

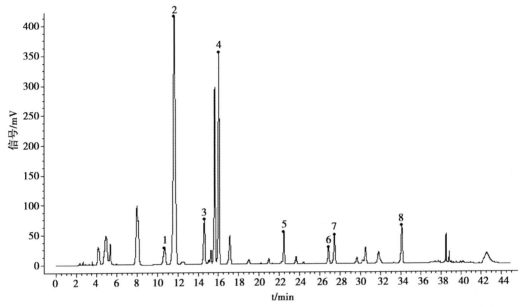

峰 1:丝氨酸;峰 2:甘氨酸;峰 3:精氨酸;峰 4:脯氨酸;峰 5:缬氨酸;峰 6:异亮氨酸;峰 7:亮氨酸;
峰 8:L- 赖氨酸。

图 13-4-7　醋鳖甲配方颗粒对照特征图谱

（九）含量测定

　　前期研究在醋鳖甲标准汤剂的研究中建立了以甘氨酸、脯氨酸及缬氨酸为含测指标的质量控制方法,并规定了标准汤剂中甘氨酸、脯氨酸及缬氨酸的含量限度;本次研究参考标准汤剂的方法,建立醋鳖甲配方颗粒中甘氨酸、脯氨酸及缬氨酸的含量测定,并开展方法学验证。根据 15 批标准汤剂的研究结果,确定配方颗粒成品中甘氨酸、脯氨酸及缬氨酸的含量限度。

　　取所制备的 3 批醋鳖甲配方颗粒,按照【含量测定】项下供试品制备方法制备供试品溶液,按本节标准草案含量测定项色谱条件进行测定,测定 3 批醋鳖甲配方颗粒,结果见表 14-4-6。

　　结合鳖甲药材、醋鳖甲饮片质量及醋鳖甲标准汤剂氨基酸含量测定结果,暂定本品每 1g 含甘氨酸（$C_2H_5NO_2$）应为 109.0～178.0mg、脯氨酸（$C_5H_9NO_2$）应为 58.0～97.0mg、缬氨酸（$C_5H_{11}NO_2$）应为 10.0～19.0mg。

表 14-4-6 醋鳖甲配方颗粒的含量测定结果表

批号	甘氨酸含量（mg/g）	脯氨酸含量（mg/g）	缬氨酸（mg/g）
CBJ-C-01	136.8	75.7	12.7
CBJ-C-02	140.9	78.1	13.0
CBJ-C-03	140.0	77.4	14.6

（十）性味与归经、功能与主治、用法与用量、注意事项

同正文。

（十一）规格

按照制法中制成总量计算出每 1g 配方颗粒相当于饮片 6g。

（十二）贮藏

根据颗粒剂易吸潮特点以及稳定性试验结果，包装应密封。

三、小结

本研究以醋鳖甲标准汤剂作为参照物，以衡量醋鳖甲配方颗粒与传统汤剂的一致性。首先通过 15 批不同产地样品建立了醋鳖甲标准汤剂的三大质量指标：出膏率，甘氨酸、脯氨酸和缬氨酸含量和转移率，以及特征图谱标准；并以标准汤剂质量指标为基准，指导醋鳖甲配方颗粒生产工艺过程的质量控制，建立了与醋鳖甲标准汤剂质量指标一致的原料、中间体和配方颗粒的质量标准。

鳖甲的主要成分包括蛋白质、多糖、氨基酸和微量元素等，其中以氨基酸成分为主。醋鳖甲饮片中含有甘氨酸、丙氨酸等鲜味氨基酸，具有调节肠胃运动、调节消化液分泌、调节血糖血脂、改善乳腺增生等作用。因此，醋鳖甲配方颗粒的质量标准的建立，以标准汤剂质量标准为依据，针对氨基酸类成分作为含量测定指标成分，采用 HPLC 法，测定本品中甘氨酸、脯氨酸和缬氨酸含量；分别建立了鳖甲药材、醋鳖甲饮片、标准汤剂、中间体、成品特征图谱，选取了 8 个共有峰，并对全过程进行量值传递分析，以确保醋鳖甲配方颗粒的整体性质量控制。采用 TLC 法，选择鳖甲对照药材为对照进行专属性鉴别。此外还建立了其质谱鉴别方法，选用鳖源多肽 1 和鳖源多肽 2 两个肽段作为醋鳖甲配方颗粒的特征多肽，以质荷比（m/z）784.90（双电荷）→ 872.46，m/z 784.90（双电荷）→ 1 028.55，m/z 834.09（三电荷）→ 743.38 和 m/z 834.09（三电荷）→ 953.52 离子对提取的醋鳖甲配方颗粒供试品溶液离子流色谱中，均能呈现与对照品保留时间一致的色谱图峰。除了进行定性定量分析外，还采用 ICP-MS 进行重金属及有害元素的测定、采用 GC 进行农药残留量的测定、采用《中国药典》2020 年版所载进行二氧化硫残留量控制原料、产品质量，以期积累数据纳入药材内控质量标准，确保本品临床使用的安全性。经方法学考察，检测方法均符合要求，检测数据稳定可靠。三批大生产的中间体、成品之间各项关键指标均在规定质量范围之内，即三批大生产量值传递过程与标准汤剂均一致。说明醋鳖甲配方颗粒与醋鳖甲标准汤剂物质基础一致，与醋鳖甲标准汤剂"形不同，但质相同"。

所建立的质量标准，能定性、定量评价醋鳖甲配方颗粒的质量，为临床配方提供了符合传统汤剂质量，剂量合理、准确，工艺规范、统一，质量安全、优良且稳定的醋鳖甲配方颗粒。

第十四章

地龙（参环毛蚓）配方颗粒标准汤剂与质量标准研究

第一节 概　　述

地龙为钜蚓科动物参环毛蚓 *Pheretima aspergillum*（E.Perrier）、通俗环毛蚓 *Pheretima vulgaris* Chen、威廉环毛蚓 *Pheretima guillelmi*（Michaelsen）或栉盲环毛蚓 *Pheretima pectinifera* Michealsen 的干燥体。前一种习称"广地龙"，后三种习称"沪地龙"。广地龙春季至秋季捕捉，沪地龙夏季捕捉，及时剖开腹部，除去内脏和泥沙，洗净，晒干或低温干燥。咸，寒，归肝、脾、膀胱经，具有清热定惊、通络、平喘、利尿之功，临床上常用于高热神昏、惊痫抽搐、关节痹痛、肢体麻木、半身不遂、肺热喘咳、水肿尿少等。

地龙始载于《神农本草经》，列为下品。其具有清热定惊，通络，平喘，利尿等功效，常用于高热神昏、惊痫抽搐、关节痹痛、肢体麻木、半身不遂、肺热喘咳、水肿尿少等症。《滇南本草》曰："祛风。治小儿瘰疬惊风，口眼歪斜，强筋，治痿软。"《本草纲目》较全面地总结了地龙的药用价值："主伤寒、疟疾，大热狂烦，及大人、小儿小便不通，急慢惊风，历节风痛，肾脏风注，头风齿痛，风热赤眼，木舌，喉痹，秃疮，瘰疬，卵肿，脱肛，解蜘蛛毒，疗蚰蜒入耳。"目前，地龙（参环毛蚓）的主要产地包括广东茂名和广西北海、玉林等。

第二节　地龙（参环毛蚓）药材和饮片研究

一、药材来源

地龙为钜蚓科动物参环毛蚓 *Pheretima aspergillum*（E. Perrier）、通俗环毛蚓 *Pheretima vulgaris* Chen、威廉环毛蚓 *Pheretima guillelmi*（Michaelsen）或栉盲环毛蚓 *Pheretima pectinifera* Michealsen 的干燥体。前一种习称"广地龙"，后三种习称"沪地龙"。广地龙春季至秋季捕捉，沪地龙夏季捕捉，及时剖开腹部，除去内脏和泥沙，洗净，晒干或低温干燥。本研究共收集地龙（参环毛蚓）药材 18 批（DL-YC-01～DL-YC-18），其中广东茂名 5 批，广西北海 5 批，广西玉林 8 批。经广东一方制药有限公司质量中心鉴定，研究样品均为《中国药典》2020年版一部地龙项下规定的钜蚓科动物参环毛蚓 *Pheretima aspergillum*（E. Perrier）的干燥体。

二、饮片炮制

按照《中国药典》2020年版一部地龙项下进行炮制，取地龙（参环毛蚓）原药材，除去杂质，洗净，切段，干燥。即得地龙（参环毛蚓）饮片（DL-YP-01～DL-YP-18）。

三、药材及饮片质量标准

（一）性状

地龙（参环毛蚓）药材为长条状薄片，弯曲，边缘略卷，长15～20cm，宽1～2cm。全体具环节，背部棕褐色至紫灰色，腹部浅黄棕色；第14～16环节为生殖带，习称"白颈"，较光亮。体前端稍尖，尾端钝圆，刚毛圈粗糙而硬，色稍浅。雄生殖孔在第18环节腹侧刚毛圈一小孔突上，外缘有数环绕的浅皮褶，内侧刚毛圈隆起，前面两边有横排（一排或二排）小乳突，每边10～20个不等。受精囊孔2对，位于7/8至8/9环节间一椭圆形突起上，约占节周5/11。体轻，略呈革质，不易折断。气腥，味微咸（图14-2-1）。

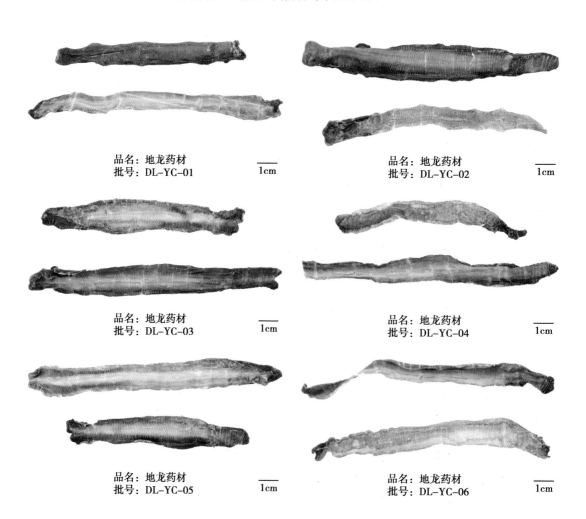

品名：地龙药材
批号：DL-YC-01

品名：地龙药材
批号：DL-YC-02

品名：地龙药材
批号：DL-YC-03

品名：地龙药材
批号：DL-YC-04

品名：地龙药材
批号：DL-YC-05

品名：地龙药材
批号：DL-YC-06

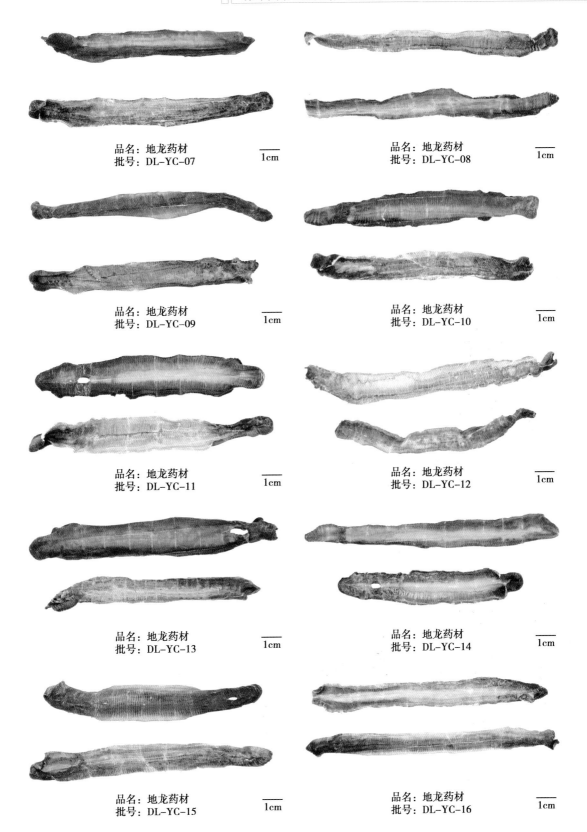

品名：地龙药材
批号：DL-YC-07
——1cm

品名：地龙药材
批号：DL-YC-08
——1cm

品名：地龙药材
批号：DL-YC-09
——1cm

品名：地龙药材
批号：DL-YC-10
——1cm

品名：地龙药材
批号：DL-YC-11
——1cm

品名：地龙药材
批号：DL-YC-12
——1cm

品名：地龙药材
批号：DL-YC-13
——1cm

品名：地龙药材
批号：DL-YC-14
——1cm

品名：地龙药材
批号：DL-YC-15
——1cm

品名：地龙药材
批号：DL-YC-16
——1cm

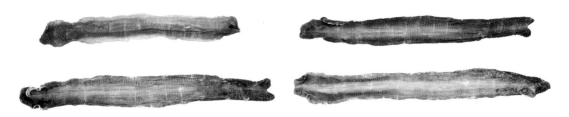

品名：地龙药材
批号：DL-YC-17
―――1cm

品名：地龙药材
批号：DL-YC-18
―――1cm

图14-2-1　地龙(参环毛蚓)药材图

地龙(参环毛蚓)饮片为薄片状的段。边缘略卷，宽1～2cm。全体具环节，背部棕褐色至紫灰色，腹部浅黄棕色；有时可见有较光亮的生殖带，习称"白颈"；有的呈短圆柱形，一端钝圆或稍尖，具小孔。体轻，略呈革质，不易折断。气腥，味微咸(图14-2-2)。

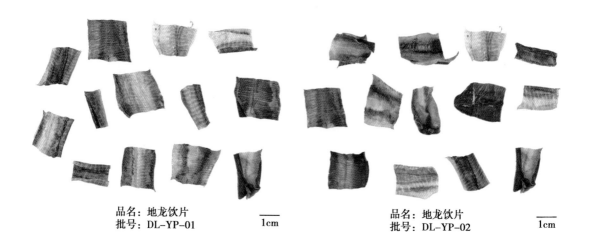

品名：地龙饮片
批号：DL-YP-01
―――1cm

品名：地龙饮片
批号：DL-YP-02
―――1cm

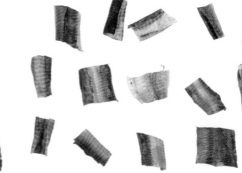

品名：地龙饮片
批号：DL-YP-03
―――1cm

品名：地龙饮片
批号：DL-YP-04
―――1cm

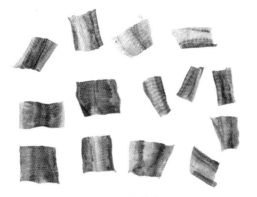

品名：地龙饮片
批号：DL-YP-05

1cm

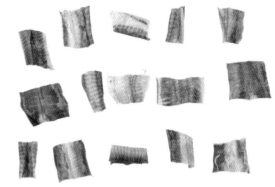

品名：地龙饮片
批号：DL-YP-06

1cm

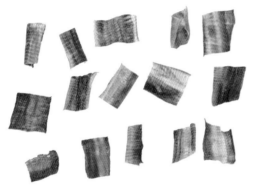

品名：地龙饮片
批号：DL-YP-07

1cm

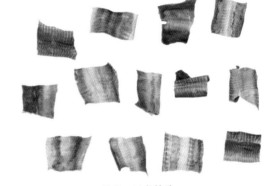

品名：地龙饮片
批号：DL-YP-08

1cm

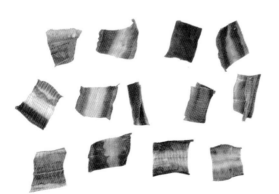

品名：地龙饮片
批号：DL-YP-09

1cm

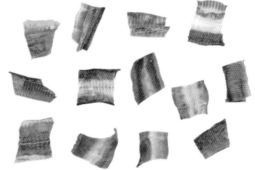

品名：地龙饮片
批号：DL-YP-10

1cm

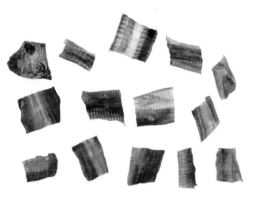

品名：地龙饮片
批号：DL-YP-11

1cm

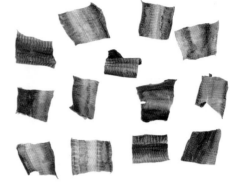

品名：地龙饮片
批号：DL-YP-12

1cm

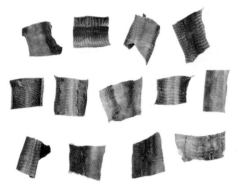

品名：地龙饮片
批号：DL-YP-13

1cm

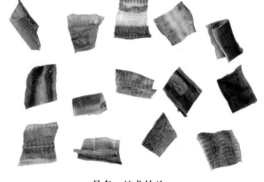

品名：地龙饮片
批号：DL-YP-14

1cm

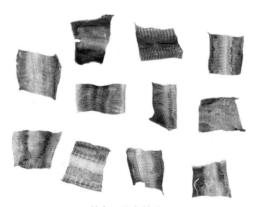

品名：地龙饮片
批号：DL-YP-15

1cm

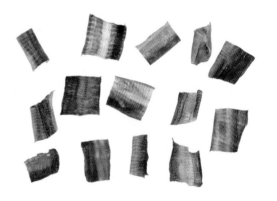

品名：地龙饮片
批号：DL-YP-16

1cm

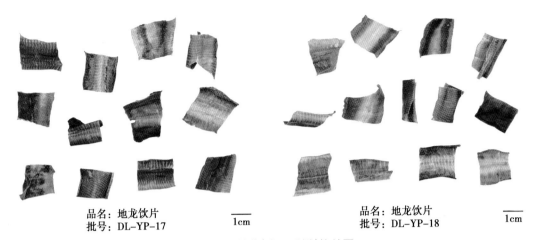

品名：地龙饮片
批号：DL-YP-17
1cm

品名：地龙饮片
批号：DL-YP-18
1cm

图 14-2-2　地龙(参环毛蚓)饮片图

（二）检测

按照《中国药典》2020 年版一部地龙项下有关要求,对上述地龙(参环毛蚓)药材及饮片进行检测,所有样品均符合规定,测定结果见表 14-2-1～表 14-2-4。

表 14-2-1　地龙(参环毛蚓)药材测定结果

序号	药材批号	鉴别	杂质（%）	水分（%）	总灰分（%）	酸不溶性灰分（%）	重金属	浸出物（%）	二氧化硫残留量（mg/kg）	甘氨酸（mg/g）	脯氨酸（mg/g）	缬氨酸（mg/g）
1	DL-YC-01	符合规定	2	11.1	6.6	3.2	合格	26.3	未检出	50.3	28.7	40.8
2	DL-YC-02	符合规定	3	11.5	8.4	4.6	合格	26.4	未检出	43.1	26.0	41.8
3	DL-YC-03	符合规定	2	10.1	7.0	4.2	合格	25.1	未检出	49.3	28.4	42.4
4	DL-YC-04	符合规定	4	11.5	7.1	3.8	合格	25.0	未检出	51.5	29.3	43.2
5	DL-YC-05	符合规定	2	11.4	6.2	2.4	合格	26.0	未检出	51.7	28.9	41.9
6	DL-YC-06	符合规定	2	10.7	9.5	4.4	合格	23.5	未检出	48.4	28.1	40.9
7	DL-YC-07	符合规定	3	9.8	9.4	4.1	合格	22.0	未检出	51.3	30.5	42.5
8	DL-YC-08	符合规定	2	11.0	9.5	4.1	合格	24.8	未检出	48.7	28.4	39.7
9	DL-YC-09	符合规定	2	11.5	9.0	4.3	合格	28.8	3	47.1	27.0	44.0
10	DL-YC-10	符合规定	2	11.1	9.2	4.1	合格	24.0	3	50.0	29.2	40.9
11	DL-YC-11	符合规定	3	11.9	7.4	3.6	合格	27.6	13	47.0	27.7	40.9
12	DL-YC-12	符合规定	4	8.5	8.4	4.9	合格	28.0	120	47.0	26.6	37.7
13	DL-YC-13	符合规定	4	11.1	6.7	3.1	合格	27.1	10	49.0	28.4	43.2
14	DL-YC-14	符合规定	2	8.3	9.2	4.4	合格	25.9	3	43.8	25.6	39.3
15	DL-YC-15	符合规定	4	10.8	7.2	3.3	合格	24.0	3	52.4	30.4	46.7
16	DL-YC-16	符合规定	2	9.8	8.0	4.4	合格	29.4	56	45.8	27.1	37.9
17	DL-YC-17	符合规定	2	6.6	7.6	3.9	合格	26.4	43	39.6	26.0	36.3
18	DL-YC-18	符合规定	3	7.0	6.9	3.3	合格	27.0	49	40.9	25.7	35.6

表 14-2-2　地龙(参环毛蚓)药材黄曲霉毒素、重金属及有害元素测定结果

序号	药材批号	黄曲霉毒素 B$_1$（μg/kg）	黄曲霉毒素 G$_1$+G$_2$+B$_1$+B$_2$ 总量（μg/kg）	铅（mg/kg）	镉（mg/kg）	砷（mg/kg）	汞（mg/kg）	铜（mg/kg）
1	DL-YC-01	<0.1	<0.3	5.276	7.460	2.881	0.035	6.512
2	DL-YC-02	<0.1	<0.3	9.649	4.393	3.512	0.035	6.714
3	DL-YC-03	<0.1	<0.3	12.967	6.277	1.741	0.040	5.982
4	DL-YC-04	<0.1	<0.3	11.883	5.742	3.002	0.064	7.139
5	DL-YC-05	<0.1	<0.3	2.962	3.722	6.826	0.068	7.816
6	DL-YC-06	<0.1	<0.3	5.247	2.641	3.351	0.035	4.812
7	DL-YC-07	<0.1	<0.3	3.647	3.246	2.530	0.046	5.287
8	DL-YC-08	<0.1	<0.3	3.957	2.616	7.013	0.089	6.630
9	DL-YC-09	<0.1	<0.3	6.155	6.173	5.154	0.045	8.253
10	DL-YC-10	<0.1	<0.3	4.091	2.793	5.104	0.031	5.528
11	DL-YC-11	<0.1	<0.3	6.027	4.869	21.739	0.069	6.184
12	DL-YC-12	<0.1	<0.3	8.727	6.527	31.157	0.068	5.835
13	DL-YC-13	<0.1	<0.3	6.890	5.419	47.247	0.063	5.737
14	DL-YC-14	<0.1	<0.3	6.246	3.817	17.307	0.072	5.724
15	DL-YC-15	<0.1	<0.3	4.418	4.501	29.523	<0.003	5.660
16	DL-YC-16	<0.1	<0.3	33.439	21.635	7.908	0.145	13.747
17	DL-YC-17	<0.1	<0.3	41.258	10.723	4.612	0.090	10.650
18	DL-YC-18	<0.1	<0.3	21.636	23.485	6.594	0.154	14.208

表 14-2-3　地龙(参环毛蚓)饮片测定结果

序号	饮片批号	鉴别	杂质（%）	水分（%）	总灰分（%）	酸不溶性灰分（%）	重金属	浸出物（%）	二氧化硫残留量（mg/kg）	甘氨酸（mg/g）	脯氨酸（mg/g）	缬氨酸（mg/g）
1	DL-YP-01	符合规定	2	5.9	9.1	4.7	合格	20.5	未检出	40.5	23.8	33.7
2	DL-YP-02	符合规定	1	5.9	9.8	4.1	合格	21.2	未检出	38.2	22.7	35.6
3	DL-YP-03	符合规定	3	4.7	8.9	4.8	合格	20.0	未检出	45.8	26.1	40.4
4	DL-YP-04	符合规定	1	7.0	7.0	3.3	合格	19.8	未检出	38.8	22.5	31.7
5	DL-YP-05	符合规定	2	5.7	7.7	4.4	合格	22.5	3	42.9	24.7	38.6
6	DL-YP-06	符合规定	1	4.7	9.7	4.5	合格	22.3	未检出	41.6	24.3	35.5
7	DL-YP-07	符合规定	1	8.0	9.3	4.8	合格	23.9	3	41.7	24.2	36.6
8	DL-YP-08	符合规定	2	6.1	9.3	4.0	合格	19.6	未检出	49.2	27.3	41.1
9	DL-YP-09	符合规定	1	6.6	9.6	4.7	合格	21.7	未检出	44.6	25.0	37.0
10	DL-YP-10	符合规定	3	6.5	9.2	4.4	合格	21.3	未检出	41.0	23.9	35.0

续表

序号	饮片批号	鉴别	杂质(%)	水分(%)	总灰分(%)	酸不溶性灰分(%)	重金属	浸出物(%)	二氧化硫残留量(mg/kg)	甘氨酸(mg/g)	脯氨酸(mg/g)	缬氨酸(mg/g)
11	DL-YP-11	符合规定	2	7.1	8.2	4.1	合格	24.0	13	45.5	26.3	36.3
12	DL-YP-12	符合规定	1	5.6	9.0	5.4	合格	26.4	120	42.2	24.4	38.5
13	DL-YP-13	符合规定	1	7.2	8.5	4.8	合格	24.4	10	44.9	25.4	37.2
14	DL-YP-14	符合规定	2	6.7	9.5	4.7	合格	18.3	3	42.7	25.1	35.2
15	DL-YP-15	符合规定	2	5.2	9.3	4.5	合格	20.8	3	44.5	26.4	38.0
16	DL-YP-16	符合规定	3	5.3	9.0	4.9	合格	29.0	8	43.9	27.8	37.6
17	DL-YP-17	符合规定	2	5.0	9.8	4.2	合格	28.5	6	43.8	27.4	36.3
18	DL-YP-18	符合规定	1	5.4	9.5	4.8	合格	28.1	6	45.7	29.5	37.1

表 14-2-4 地龙(参环毛蚓)饮片黄曲霉毒素、重金属及有害元素测定结果

序号	饮片批号	黄曲霉毒素 B_1(μg/kg)	黄曲霉毒素 $G_1+G_2+B_1+B_2$ 总量(μg/kg)	铅(mg/kg)	镉(mg/kg)	砷(mg/kg)	汞(mg/kg)	铜(mg/kg)
1	DL-YP-01	<0.1	<0.3	7.536	5.470	2.730	0.004	6.717
2	DL-YP-02	<0.1	<0.3	7.180	4.212	4.680	0.006	8.254
3	DL-YP-03	<0.1	<0.3	13.037	7.297	3.292	<0.003	7.651
4	DL-YP-04	<0.1	<0.3	7.646	7.711	3.375	0.010	7.148
5	DL-YP-05	<0.1	<0.3	6.727	5.583	3.255	0.007	9.498
6	DL-YP-06	<0.1	<0.3	5.616	4.032	6.980	0.020	6.686
7	DL-YP-07	<0.1	<0.3	4.155	3.646	10.406	0.004	7.105
8	DL-YP-08	<0.1	<0.3	5.110	3.054	9.248	0.009	6.602
9	DL-YP-09	<0.1	<0.3	4.388	3.546	9.903	0.012	6.640
10	DL-YP-10	<0.1	<0.3	4.845	3.542	9.336	0.014	6.598
11	DL-YP-11	<0.1	<0.3	7.918	6.806	28.584	0.072	6.767
12	DL-YP-12	<0.1	<0.3	14.477	6.271	27.201	0.057	5.964
13	DL-YP-13	<0.1	<0.3	9.951	6.608	24.646	0.046	6.671
14	DL-YP-14	<0.1	<0.3	8.860	6.964	28.103	0.043	6.330
15	DL-YP-15	<0.1	<0.3	9.607	6.325	22.980	0.033	6.306
16	DL-YP-16	<0.1	<0.3	26.122	18.428	12.548	0.061	15.658
17	DL-YP-17	<0.1	<0.3	16.099	17.234	9.836	0.071	14.801
18	DL-YP-18	<0.1	<0.3	23.393	18.127	6.484	0.057	15.207

（三）特征图谱

1. 色谱条件　以 Thermo Acclaim C$_{18}$（4.6mm×250mm，5μm）色谱柱；以乙腈 −0.1mol/L 醋酸钠溶液（用醋酸调节 pH 值至 6.5）（7∶93）为流动相 A；以乙腈 - 水（4∶1）为流动相 B，按表 14-2-5 中的规定进行梯度洗脱；流速为每分钟 1.0ml；柱温为 40℃；检测波长为 254nm；进样量为 5μl。

表 14-2-5　梯度洗脱表

时间（min）	流动相 A（%）	流动相 B（%）
0～6	100 → 97	0 → 3
6～9	97	3
9～11	97 → 88	3 → 12
11～13	88	12
13～18	88 → 80	12 → 20
18～29	80 → 72	20 → 28
29～33	72 → 66	28 → 34
33～36	66 → 0	34 → 100
36～45	0	100

2. 参照物溶液制备　取甘氨酸对照品、脯氨酸对照品、缬氨酸对照品适量，精密称定，加 0.1mol/L 盐酸溶液制成每 1ml 含甘氨酸 40μg、脯氨酸 20μg、缬氨酸 35μg 的混合溶液。

另取丝氨酸对照品、精氨酸对照品、丙氨酸对照品、异亮氨酸对照品、亮氨酸对照品、L-赖氨酸对照品适量，精密称定，加 0.1mol/L 盐酸溶液制成每 1ml 各含 50μg 的混合溶液，作为对照品参照物溶液。

取地龙（参环毛蚓）对照药材适量，约 0.1g，精密称定，置于氨基酸水解管中，精密加入 6mol/L 盐酸溶液 15ml，称定重量，150℃水解 3 小时，取出，放冷，再称定重量，用 6mol/L 盐酸溶液补足减失重量，混匀，滤过，精密量取 7.5ml 滤液于蒸发皿中，蒸干，残渣加 0.1mol/L 盐酸溶液溶解，转移至 25ml 量瓶中，加 0.1mol/L 盐酸溶液至刻度，摇匀，作为对照药材参照物溶液。

3. 供试品溶液制备　取本品粉末（过二号筛）约 0.1g，精密称定，置氨基酸水解管中，精密加入 6mol/L 盐酸溶液 15ml，称定重量，置 150℃水解 3 小时，取出，放冷，再称定重量，用 6mol/L 盐酸溶液补足减失重量，混匀，滤过，精密量取 7.5ml 滤液于蒸发皿中，蒸干，残渣加 0.1mol/L 盐酸溶液溶解，转移至 25ml 量瓶中，加 0.1mol/L 盐酸溶液至刻度，摇匀，即得。

精密量取上述供试品溶液及参照物溶液各 5ml，分别置于 25ml 量瓶中，各加 0.1mol/L 异硫氰酸苯酯（PITC）的乙腈溶液 2.5ml，1mol/L 三乙胺的乙腈溶液 2.5ml，摇匀，室温放置 1 小时后，加 50% 乙腈至刻度，摇匀。取 10ml，加正己烷 10ml，振摇，放置 10 分钟，取下层溶液，滤过，取续滤液，即得。

4. 方法学验证　方法学考察合格（具体内容略）。

5. 特征图谱的建立及共有峰的标定

（1）药材特征图谱的建立及共有峰的标定：按地龙（参环毛蚓）药材特征图谱方法，精密吸取 5μl,注入液相色谱仪,测定,即得。

供试品色谱中应呈现 9 个特征峰(图 14-2-3、图 14-2-4),并应与对照药材参照物色谱中的 9 个特征峰保留时间相对应,其中 9 个特征峰应分别与相应对照品参照物峰保留时间相对应。

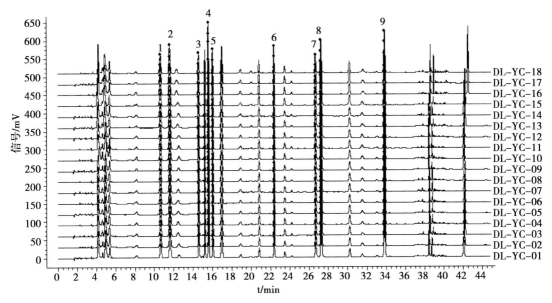

图 14-2-3 地龙(参环毛蚓)药材特征图谱共有峰

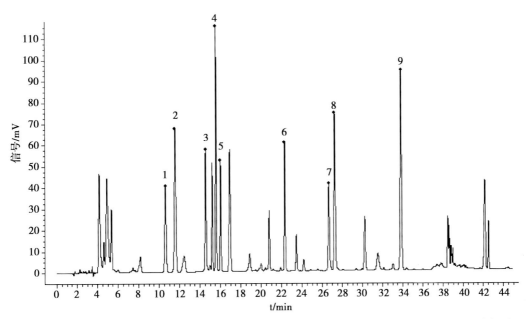

峰 1:丝氨酸;峰 2:甘氨酸;峰 3:精氨酸;峰 4:丙氨酸;峰 5:脯氨酸;峰 6:缬氨酸;峰 7:异亮氨酸;峰 8:亮氨酸;峰 9:L- 赖氨酸。

图 14-2-4 地龙(参环毛蚓)药材对照特征图谱

以脯氨酸参照物相应的峰为 S 峰,计算各特征峰与 S 峰的相对保留时间(表 14-2-6)。

表 14-2-6　地龙(参环毛蚓)药材特征图谱(相对保留时间)

序号	药材批号	峰 1	峰 2	峰 3	峰 4	峰 5(S)	峰 6	峰 7	峰 8	峰 9
1	DL-YC-01	0.668	0.728	0.912	0.971	1.000	1.391	1.661	1.696	2.101
2	DL-YC-02	0.667	0.727	0.911	0.971	1.000	1.391	1.660	1.695	2.100
3	DL-YC-03	0.663	0.723	0.910	0.972	1.000	1.393	1.660	1.695	2.102
4	DL-YC-04	0.663	0.723	0.910	0.972	1.000	1.394	1.663	1.699	2.107
5	DL-YC-05	0.663	0.723	0.910	0.972	1.000	1.394	1.663	1.698	2.107
6	DL-YC-06	0.664	0.723	0.910	0.972	1.000	1.393	1.663	1.698	2.106
7	DL-YC-07	0.664	0.724	0.910	0.972	1.000	1.393	1.663	1.698	2.106
8	DL-YC-08	0.664	0.724	0.910	0.972	1.000	1.393	1.663	1.698	2.106
9	DL-YC-09	0.667	0.727	0.911	0.971	1.000	1.392	1.662	1.697	2.103
10	DL-YC-10	0.668	0.728	0.912	0.971	1.000	1.391	1.660	1.695	2.100
11	DL-YC-11	0.667	0.727	0.911	0.971	1.000	1.391	1.660	1.696	2.101
12	DL-YC-12	0.667	0.728	0.912	0.971	1.000	1.391	1.660	1.695	2.100
13	DL-YC-13	0.663	0.722	0.910	0.972	1.000	1.393	1.660	1.695	2.102
14	DL-YC-14	0.667	0.727	0.912	0.972	1.000	1.391	1.660	1.696	2.101
15	DL-YC-15	0.663	0.722	0.910	0.972	1.000	1.393	1.660	1.695	2.102
16	DL-YC-16	0.654	0.714	0.901	0.973	1.000	1.399	1.671	1.706	2.120
17	DL-YC-17	0.654	0.714	0.901	0.973	1.000	1.399	1.670	1.706	2.119
18	DL-YC-18	0.654	0.715	0.901	0.973	1.000	1.399	1.670	1.706	2.120
	RSD%	0.69	0.67	0.42	0.05	0.00	0.20	0.23	0.23	0.33

（2）饮片特征图谱的建立及共有峰的标定：按地龙（参环毛蚓）饮片特征图谱方法,分别精密吸取参照物溶液和供试品溶液各 5μl,注入液相色谱仪,测定,即得（图 14-2-5、图 14-2-6）。

以脯氨酸参照物相应的峰为 S 峰,计算各特征峰与 S 峰的相对保留时间(表 14-2-7)。

以地龙（参环毛蚓）标准汤剂质量标准和《中国药典》2020 年版一部地龙项下质量标准为基础,研究制定了高于中国药典且符合与标准汤剂质量指标一致性的药材和饮片标准：①新增加重金属及有害元素含量的检测项；②新增加 3 种氨基酸的含量测定；③新增加地龙（参环毛蚓）药材特征图谱标准。饮片相关项同药材。后续研究将对原料、成品建立重金属、农残检测,并长期积累数据,防止原料及生产过程中外源性有害物质的带入和累积,保证产品临床用药的安全性；所建立的质量标准,能从定性、定量评价地龙（参环毛蚓）质量,为地龙（参环毛蚓）配方颗粒提供质量安全,品质优良、稳定的原药材。

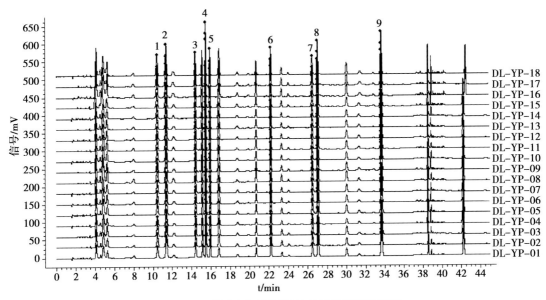

图 14-2-5　地龙(参环毛蚓)饮片特征图谱共有峰

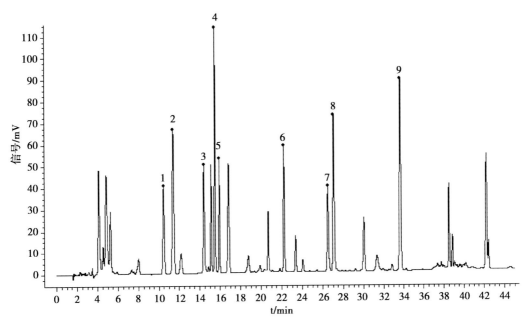

峰1：丝氨酸；峰2：甘氨酸；峰3：精氨酸；峰4：丙氨酸；峰5：脯氨酸；峰6：缬氨酸；峰7：异亮氨酸；峰8：亮氨酸；峰9：L-赖氨酸。

图 14-2-6　地龙(参环毛蚓)饮片对照特征图谱

表 14-2-7　地龙(参环毛蚓)饮片特征图谱(相对保留时间)

序号	饮片批号	峰1	峰2	峰3	峰4	峰5(S)	峰6	峰7	峰8	峰9
1	DL-YP-01	0.655	0.714	0.904	0.973	1.000	1.398	1.668	1.704	2.116
2	DL-YP-02	0.655	0.714	0.903	0.973	1.000	1.398	1.668	1.704	2.116

序号	饮片批号	峰1	峰2	峰3	峰4	峰5(S)	峰6	峰7	峰8	峰9
3	DL-YP-03	0.659	0.718	0.907	0.972	1.000	1.396	1.665	1.701	2.111
4	DL-YP-04	0.660	0.719	0.908	0.972	1.000	1.395	1.665	1.700	2.110
5	DL-YP-05	0.655	0.714	0.904	0.972	1.000	1.398	1.668	1.703	2.115
6	DL-YP-06	0.660	0.718	0.907	0.972	1.000	1.396	1.665	1.701	2.111
7	DL-YP-07	0.659	0.718	0.907	0.972	1.000	1.396	1.665	1.700	2.111
8	DL-YP-08	0.655	0.714	0.904	0.973	1.000	1.398	1.668	1.703	2.115
9	DL-YP-09	0.660	0.719	0.907	0.972	1.000	1.396	1.665	1.700	2.110
10	DL-YP-10	0.656	0.714	0.904	0.973	1.000	1.398	1.668	1.703	2.115
11	DL-YP-11	0.656	0.714	0.904	0.973	1.000	1.398	1.668	1.703	2.115
12	DL-YP-12	0.659	0.718	0.907	0.972	1.000	1.396	1.665	1.701	2.111
13	DL-YP-13	0.659	0.718	0.907	0.972	1.000	1.396	1.665	1.700	2.111
14	DL-YP-14	0.656	0.714	0.904	0.973	1.000	1.398	1.668	1.704	2.116
15	DL-YP-15	0.660	0.719	0.908	0.972	1.000	1.396	1.665	1.700	2.110
16	DL-YP-16	0.655	0.714	0.902	0.973	1.000	1.398	1.668	1.704	2.116
17	DL-YP-17	0.655	0.714	0.902	0.973	1.000	1.398	1.668	1.704	2.116
18	DL-YP-18	0.656	0.715	0.903	0.973	1.000	1.398	1.668	1.704	2.116
	RSD(%)	0.31	0.33	0.23	0.01	0.00	0.08	0.10	0.10	0.12

第三节 地龙(参环毛蚓)配方颗粒标准汤剂研究

一、地龙(参环毛蚓)标准汤剂的制备

地龙(参环毛蚓)标准汤剂的制备工艺研究,按照国家药典委员会起草的《中药配方颗粒质量控制与标准制定技术要求》中"标准汤剂的制备"有关要求进行,根据研究结果,确定地龙(参环毛蚓)标准汤剂的制备方法如下:

取地龙(参环毛蚓)饮片100g,置电陶瓷壶中,加水煎煮两次,第一次煎煮加入8倍量水,浸泡30分钟后,武火(功率500W)煮沸后文火(功率200W)保持微沸30分钟,煎液经350目筛网趁热滤过,滤液迅速用冷水冷却。第二次加6倍量水,武火(功率500W)煮沸后文火(功率200W)保持微沸25分钟,煎液用350目筛网趁热滤过,滤液迅速用冷水冷却,合并两次煎液。将煎液转移至圆底烧瓶中,采用旋转蒸发仪减压低温浓缩(温度:65℃;真空

度：−0.08MPa～−0.1MPa)，转速 50～90r/min，浓缩至体积约为 100ml；在磁力搅拌下，精密吸取煎液 2ml 均匀分装于 10ml 西林瓶中，转移至真空冷冻干燥机中冻干(真空冷冻干燥工艺参数见表 14-3-1，冻干曲线见图 14-3-1)，取出，轧铝盖，即得。地龙(参环毛蚓)标准汤剂样品制备测定数据见表 14-3-2。

表 14-3-1　地龙(参环毛蚓)标准汤剂冷冻干燥参数设置

步骤	设定温度(℃)	设定时间(min)	维持时间(min)	真空度(mbar)
预冻	−45	80	180	/
一次干燥	−40	15	120	0.2
	−35	15	700	0.2
	−30	15	1 100	0.2
	−20	15	800	0.2
	−10	15	500	0.2
	0	15	120	0.2
解析干燥	10	15	120	0
	20	15	120	0
	30	15	300	0

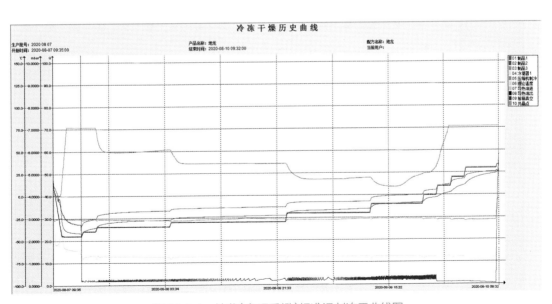

图 14-3-1　地龙(参环毛蚓)标准汤剂冻干曲线图

表14-3-2　18批地龙（参环毛蚓）标准汤剂研究汇总表

序号	标准汤剂批号	药材批号	饮片批号	饮片量(g)	第一煎			第二煎		过滤目数(目)	浓缩温度(℃)	浓缩液重量(g)	冻干用浓缩液(g)	冻干后重量(g)	水分(%)
					浸泡时间(min)	加水量(ml)	加热时间(min)	加水量(ml)	加热时间(min)						
1	DL-T-01	DL-YC-01	DL-YP-01	100.01	30	800	30	600	25	350	65	112.66	100.67	12.77	8.27
2	DL-T-01	DL-YC-01	DL-YP-01	100.05	30	800	30	600	25	350	65	107.05	95.29	12.85	8.11
3	DL-T-01	DL-YC-01	DL-YP-01	100.41	30	800	30	600	25	350	65	105.01	93.95	12.90	8.18
4	DL-T-02	DL-YC-02	DL-YP-02	100.35	30	800	30	600	25	350	65	107.94	96.21	14.15	7.77
5	DL-T-02	DL-YC-02	DL-YP-02	100.49	30	800	30	600	25	350	65	108.26	96.64	14.51	8.27
6	DL-T-03	DL-YC-03	DL-YP-03	100.71	30	800	30	600	25	350	65	142.95	131.56	13.12	7.72
7	DL-T-03	DL-YC-03	DL-YP-03	100.53	30	800	30	600	25	350	65	109.76	97.82	12.75	8.18
8	DL-T-04	DL-YC-04	DL-YP-04	100.84	30	800	30	600	25	350	65	104.98	93.28	12.87	8.09
9	DL-T-04	DL-YC-04	DL-YP-04	100.72	30	800	30	600	25	350	65	108.78	96.96	12.89	8.26
10	DL-T-05	DL-YC-05	DL-YP-05	100.87	30	800	30	600	25	350	65	105.89	94.22	23.89	8.01
11	DL-T-05	DL-YC-05	DL-YP-05	100.32	30	800	30	600	25	350	65	113.83	101.80	16.01	7.93
12	DL-T-06	DL-YC-06	DL-YP-06	100.76	30	800	30	600	25	350	65	137.37	125.88	14.82	7.81
13	DL-T-06	DL-YC-06	DL-YP-06	100.73	30	800	30	600	25	350	65	106.90	95.55	13.67	8.03
14	DL-T-07	DL-YC-07	DL-YP-07	100.06	30	800	30	600	25	350	65	107.61	96.07	14.94	8.02
15	DL-T-07	DL-YC-07	DL-YP-07	100.22	30	800	30	600	25	350	65	102.27	90.95	15.28	8.39
16	DL-T-08	DL-YC-08	DL-YP-08	100.53	30	800	30	600	25	350	65	100.65	88.68	14.05	8.45
17	DL-T-08	DL-YC-08	DL-YP-08	100.04	30	800	30	600	25	350	65	110.41	98.90	14.30	9.17
18	DL-T-09	DL-YC-09	DL-YP-09	100.23	30	800	30	600	25	350	65	102.23	90.88	13.58	8.83

续表

序号	标准汤剂批号	药材批号	饮片批号	饮片量 (g)	第一煎 浸泡时间(min)	第一煎 加水量 (ml)	第一煎 加热时间(min)	第二煎 加水量 (ml)	第二煎 加热时间(min)	过滤目数(目)	浓缩温度(℃)	浓缩液重量 (g)	冻干用浓缩液 (g)	冻干后重量 (g)	水分 (%)
19	DL-T-09	DL-YC-09	DL-YP-09	100.44	30	800	30	600	25	350	65	106.34	94.74	15.24	8.77
20	DL-T-10	DL-YC-10	DL-YP-10	100.89	30	800	30	600	25	350	65	108.73	97.79	15.48	9.21
21	DL-T-10	DL-YC-10	DL-YP-10	100.45	30	800	30	600	25	350	65	110.24	99.51	14.85	7.73
22	DL-T-11	DL-YC-11	DL-YP-11	100.69	30	800	30	600	25	350	65	117.98	106.38	21.18	9.20
23	DL-T-11	DL-YC-11	DL-YP-11	100.85	30	800	30	600	25	350	65	112.26	100.26	19.91	8.89
24	DL-T-12	DL-YC-12	DL-YP-12	100.51	30	800	30	600	25	350	65	103.62	92.07	20.17	9.56
25	DL-T-12	DL-YC-12	DL-YP-12	100.61	30	800	30	600	25	350	65	110.48	98.55	19.21	9.12
26	DL-T-13	DL-YC-13	DL-YP-13	100.70	30	800	30	600	25	350	65	104.00	92.31	18.94	9.03
27	DL-T-13	DL-YC-13	DL-YP-13	100.21	30	800	30	600	25	350	65	103.71	92.17	18.58	8.87
28	DL-T-14	DL-YC-14	DL-YP-14	100.15	30	800	30	600	25	350	65	114.09	102.58	18.85	8.87
29	DL-T-14	DL-YC-14	DL-YP-14	100.24	30	800	30	600	25	350	65	112.87	101.21	18.49	9.11
30	DL-T-15	DL-YC-15	DL-YP-15	100.11	30	800	30	600	25	350	65	109.22	97.53	17.23	8.77
31	DL-T-15	DL-YC-15	DL-YP-15	100.28	30	800	30	600	25	350	65	104.61	92.93	17.89	8.91
32	DL-T-16	DL-YC-16	DL-YP-16	100.08	30	800	30	600	25	350	65	111.11	99.58	19.57	10.48
33	DL-T-16	DL-YC-16	DL-YP-16	100.29	30	800	30	600	25	350	65	108.11	96.75	18.11	11.95
34	DL-T-17	DL-YC-17	DL-YP-17	100.16	30	800	30	600	25	350	65	110.03	98.56	18.46	12.97
35	DL-T-17	DL-YC-17	DL-YP-17	100.64	30	800	30	600	25	350	65	102.80	91.16	19.57	8.97
36	DL-T-18	DL-YC-18	DL-YP-18	100.68	30	800	30	600	25	350	65	103.73	92.32	19.03	7.69
37	DL-T-18	DL-YC-18	DL-YP-18	100.15	30	800	30	600	25	350	65	105.84	94.53	19.16	9.44

二、含量测定

（一）色谱条件

选择 Thermo Acclaim C_{18}（4.6mm×250mm，5μm）色谱柱；以乙腈 -0.1mol/L 醋酸钠溶液（用醋酸调节 pH 值至 6.5）（7∶93）为流动相 A，以乙腈 - 水（4∶1）为流动相 B，按表 14-3-3 中的规定进行梯度洗脱；流速为每分钟 1.0ml；柱温为 40℃；检测波长为 254nm；进样量为 5μl。

表 14-3-3　梯度洗脱表

时间（min）	流动相 A（%）	流动相 B（%）
0～6	100 → 97	0 → 3
6～9	97	3
9～11	97 → 88	3 → 12
11～13	88	12
13～18	88 → 80	12 → 20
18～29	80 → 72	20 → 28
29～33	72 → 66	28 → 34
33～36	66 → 0	34 → 100
36～45	0	100

（二）对照品溶液的制备

精密称取甘氨酸对照品 19.304mg、脯氨酸对照品 10.332mg、缬氨酸对照品 18.553mg 置 20ml 量瓶中，加 0.1mol/L 盐酸溶液制成每 1ml 含甘氨酸 965.200μg、脯氨酸 516.083μg、缬氨酸 923.012μg 的混合对照品母液；再精密吸取上述混合对照品母液 1ml 于 25ml 量瓶中，加 0.1mol/L 盐酸溶液至刻度，摇匀，制得每 1ml 含甘氨酸 38.608μg、脯氨酸 20.643μg、缬氨酸 36.920μg 的混合溶液。

（三）供试品溶液的制备

取地龙（参环毛蚓）标准汤剂适量，研细，取约 0.1g，精密称定，置具塞水解管中，精密加入 6mol/L 盐酸溶液 15ml，置 150℃水解 3 小时，取出，放冷，再称定重量，用 6mol/L 盐酸溶液补足减失重量，混匀，滤过，精密量取 7.5ml 滤液于蒸发皿中，蒸干，残渣加 0.1mol/L 盐酸溶液溶解，转移至 25ml 量瓶中，加 0.1mol/L 盐酸溶液至刻度，摇匀，即得。

精密量取上述供试品溶液及对照品溶液各 5ml，分别置于 25ml 量瓶中，加 0.1mol/L 异硫氰酸苯酯（PITC）的乙腈溶液 2.5ml，1mol/L 三乙胺的乙腈溶液 2.5ml，摇匀，室温放置 1 小时后，加 50% 乙腈至刻度，摇匀。取 10ml，加正己烷 10ml，振摇，放置 10 分钟，取下层溶液，滤过，取续滤液，即得。

（四）方法学验证

方法学考察合格（具体内容略）

（五）测定结果

地龙（参环毛蚓）标准汤剂的甘氨酸、脯氨酸和缬氨酸含量测定及转移率结果见表 14-3-4～表 14-3-6。

表 14-3-4　地龙(参环毛蚓)标准汤剂甘氨酸含量及转移率结果

序号	地龙(参环毛蚓)标准汤剂批号	对应饮片含量(mg/g)	标准汤剂含量(mg/g)	甘氨酸转移率(%)
1	DL-T-01	40.50	51.54	17.83
2	DL-T-02	38.24	47.01	19.22
3	DL-T-03	45.83	51.65	15.45
4	DL-T-04	38.81	50.72	18.53
5	DL-T-05	42.91	54.07	27.43
6	DL-T-06	41.57	53.72	19.51
7	DL-T-07	41.73	53.22	21.55
8	DL-T-08	49.21	53.99	16.95
9	DL-T-09	44.59	53.66	18.95
10	DL-T-10	41.01	52.37	20.90
11	DL-T-11	45.54	55.12	26.92
12	DL-T-12	42.19	57.70	28.88
13	DL-T-13	44.88	54.20	24.91
14	DL-T-14	42.67	54.97	26.07
15	DL-T-15	44.53	54.60	23.21
16	DL-T-16	43.90	55.94	25.09
17	DL-T-17	43.84	55.31	25.11
18	DL-T-18	45.66	52.51	23.70
	最小值	38.24	47.01	15.45
	最大值	49.21	57.70	28.88
	平均值	43.20	53.46	22.23
	SD	—	2.34	3.99
	均值的 70%～130%	—	37.42～69.50	15.56～28.90
	均值 ±3 倍 SD	—	46.43～60.49	10.25～34.21

表 14-3-5　地龙(参环毛蚓)标准汤剂脯氨酸含量测定

序号	地龙(参环毛蚓)标准汤剂批号	对应饮片含量(mg/g)	标准汤剂含量(mg/g)	脯氨酸转移率(%)
1	DL-T-01	23.82	16.01	9.42
2	DL-T-02	22.71	16.37	11.27
3	DL-T-03	26.14	17.27	9.06
4	DL-T-04	22.49	16.74	10.56
5	DL-T-05	24.68	17.91	15.79
6	DL-T-06	24.33	18.69	11.60
7	DL-T-07	24.15	18.82	13.17
8	DL-T-08	27.33	18.43	10.42
9	DL-T-09	24.99	18.18	11.46
10	DL-T-10	23.90	18.48	12.65
11	DL-T-11	26.32	20.50	17.33
12	DL-T-12	24.42	21.55	18.63

序号	地龙(参环毛蚓)标准汤剂批号	对应饮片含量(mg/g)	标准汤剂含量(mg/g)	脯氨酸转移率(%)
13	DL-T-13	25.36	19.80	16.11
14	DL-T-14	25.07	20.52	16.56
15	DL-T-15	26.44	20.50	14.68
16	DL-T-16	27.81	21.85	15.47
17	DL-T-17	27.40	21.85	15.88
18	DL-T-18	29.49	20.98	14.67
	最小值	22.49	16.01	9.06
	最大值	29.49	21.85	18.63
	平均值	25.38	19.14	13.60
	SD	—	1.88	2.90
	均值的70%~130%	—	13.40~24.88	9.52~17.67
	均值±3倍SD	—	13.48~24.79	4.91~22.29

表14-3-6　地龙(参环毛蚓)标准汤剂缬氨酸含量测定

序号	地龙(参环毛蚓)标准汤剂批号	对应饮片含量(mg/g)	标准汤剂含量(mg/g)	缬氨酸转移率(%)
1	DL-T-01	33.70	18.60	7.73
2	DL-T-02	35.56	18.16	7.99
3	DL-T-03	40.44	20.58	6.98
4	DL-T-04	31.67	19.90	8.91
5	DL-T-05	38.56	23.94	13.52
6	DL-T-06	35.52	25.25	10.74
7	DL-T-07	36.63	25.61	11.82
8	DL-T-08	41.14	25.07	9.42
9	DL-T-09	36.99	23.87	10.16
10	DL-T-10	35.00	24.88	11.63
11	DL-T-11	36.35	22.13	13.55
12	DL-T-12	38.51	22.77	12.48
13	DL-T-13	37.16	23.17	12.87
14	DL-T-14	35.18	23.31	13.41
15	DL-T-15	38.00	22.54	11.23
16	DL-T-16	37.59	25.48	13.35
17	DL-T-17	36.26	24.14	13.24
18	DL-T-18	37.10	21.92	12.18
	最小值	31.67	18.16	6.98
	最大值	41.14	25.61	13.55
	平均值	36.74	22.85	11.18
	SD	—	2.29	2.17
	均值的70%~130%	—	16.00~29.71	7.82~14.53
	均值±3倍SD	—	15.99~29.71	4.65~17.70

三、特征图谱

测定方法同本章第二节地龙(参环毛蚓)药材和饮片研究"三、药材及饮片质量标准"下"(三)特征图谱"项。

(一)方法学考察

1. 专属性考察　精密吸取地龙(参环毛蚓)标准汤剂溶液、空白溶液和参照物溶液各5μl,注入液相色谱仪,按拟定色谱条件测定,记录色谱,详见图14-3-2。

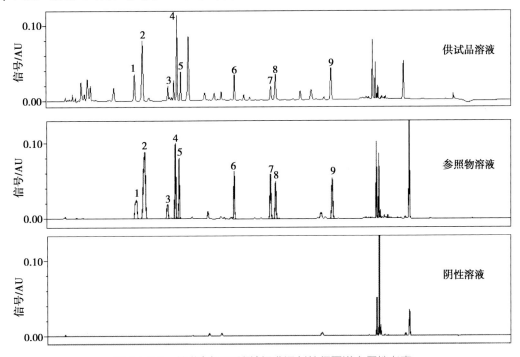

图 14-3-2　地龙(参环毛蚓)标准汤剂特征图谱专属性考察

结果显示,供试品色谱在与对照品色谱相应的保留时间处有相同的色谱峰,且空白溶剂无干扰,说明该方法专属性良好。

2. 精密度考察　取地龙(参环毛蚓)标准汤剂供试品溶液,连续进样6次测定分析,以脯氨酸峰为参照峰S,计算各特征峰与S峰的相对保留时间和相对峰面积,并计算RSD值,实验结果见表14-3-7、表14-3-8。

表 14-3-7　地龙(参环毛蚓)标准汤剂特征图谱精密度结果表(相对保留时间)

序号	峰1	峰2	峰3	峰4	峰5(S)	峰6	峰7	峰8	峰9
1	0.667	0.729	0.907	0.970	1.000	1.402	1.680	1.718	2.118
2	0.663	0.725	0.906	0.970	1.000	1.405	1.684	1.721	2.125
3	0.664	0.726	0.906	0.970	1.000	1.405	1.684	1.721	2.124
4	0.663	0.724	0.905	0.970	1.000	1.405	1.684	1.721	2.123
5	0.664	0.726	0.906	0.970	1.000	1.405	1.684	1.721	2.124
6	0.663	0.725	0.906	0.970	1.000	1.405	1.684	1.721	2.124
RSD(%)	0.21	0.22	0.06	0.02	0.00	0.10	0.09	0.08	0.12

表 14-3-8　地龙(参环毛蚓)标准汤剂特征图谱精密度结果表(相对峰面积)

序号	峰1	峰2	峰3	峰4	峰5(S)	峰6	峰7	峰8	峰9
1	2.240	4.363	0.739	3.165	1.000	1.110	0.813	1.396	2.139
2	2.235	4.353	0.734	3.149	1.000	1.104	0.808	1.402	2.126
3	2.228	4.348	0.732	3.143	1.000	1.099	0.808	1.407	2.117
4	2.218	4.343	0.729	3.129	1.000	1.093	0.806	1.410	2.105
5	2.215	4.344	0.727	3.125	1.000	1.090	0.805	1.418	2.101
6	2.207	4.339	0.725	3.120	1.000	1.085	0.796	1.418	2.091
RSD(%)	0.56	0.20	0.72	0.54	0.00	0.86	0.70	0.64	0.84

　　结果显示,同一份供试品溶液连续进样 6 次,以脯氨酸色谱峰为参照峰 S,各特征峰与 S 峰的相对保留时间 RSD 值在 0.02%~0.22% 范围内,相对峰面积 RSD 值在 0.20%~0.86% 范围内,均小于 3.0%,表明仪器精密度良好。

　　3. 稳定性考察　取地龙(参环毛蚓)标准汤剂特征图谱供试品溶液,分别在 0、2、4、6、8、12、24 小时进样测定,以脯氨酸峰为参照峰 S,计算各特征峰与 S 峰的相对保留时间和相对峰面积,并计算 RSD 值,结果见表 14-3-9、表 14-3-10。

表 14-3-9　地龙(参环毛蚓)标准汤剂特征图谱稳定性结果表(相对保留时间)

时间(h)	峰1	峰2	峰3	峰4	峰5(S)	峰6	峰7	峰8	峰9
0	0.668	0.730	0.907	0.970	1.000	1.403	1.682	1.719	2.122
2	0.667	0.729	0.907	0.970	1.000	1.404	1.683	1.720	2.125
4	0.666	0.729	0.906	0.969	1.000	1.402	1.681	1.718	2.121
6	0.672	0.735	0.907	0.969	1.000	1.403	1.684	1.721	2.122
8	0.666	0.729	0.906	0.969	1.000	1.404	1.686	1.723	2.124
12	0.667	0.730	0.906	0.969	1.000	1.403	1.683	1.720	2.120
24	0.673	0.735	0.908	0.970	1.000	1.400	1.678	1.715	2.115
RSD(%)	0.43	0.37	0.07	0.04	0.00	0.10	0.14	0.14	0.16

表 14-3-10　地龙(参环毛蚓)标准汤剂特征图谱稳定性结果表(相对峰面积)

时间(h)	峰1	峰2	峰3	峰4	峰5(S)	峰6	峰7	峰8	峰9
0	2.323	4.150	0.728	3.103	1.000	1.084	0.779	1.350	2.266
2	2.299	4.125	0.723	3.078	1.000	1.073	0.771	1.351	2.243
4	2.297	4.141	0.720	3.067	1.000	1.065	0.760	1.357	2.224
6	2.291	4.146	0.712	3.059	1.000	1.057	0.750	1.360	2.198
8	2.273	4.141	0.711	3.037	1.000	1.045	0.740	1.369	2.175
12	2.259	4.139	0.666	3.023	1.000	1.035	0.734	1.380	2.150
24	2.205	4.130	0.651	2.963	1.000	0.994	0.725	1.416	2.057
RSD(%)	1.67	0.21	4.33	1.49	0.00	2.85	2.63	1.68	3.20

　　结果显示,同一份供试品溶液分别在 0、2、4、6、8、12、24 小时进行分析,以脯氨酸峰为参照峰 S,各特征峰与 S 峰的相对保留时间 RSD 值在 0.04%~0.43% 范围内,小于 3%,相对

峰面积 RSD 值在 0.21%～4.33% 范围内,小于 5%,表明供试品溶液在 24 小时内相对稳定。

4.重复性考察　取同一批地龙(参环毛蚓)标准汤剂,平行 6 份,按地龙(参环毛蚓)标准汤剂特征图谱供试品溶液制备方法制备 6 份供试品溶液,进样测定分析,以脯氨酸峰为参照峰 S,计算各特征峰与 S 峰的相对保留时间和相对峰面积,并计算 RSD 值,结果见表 14-3-11、表 14-3-12。

表 14-3-11　地龙(参环毛蚓)标准汤剂特征图谱重复性结果表(相对保留时间)

序号	峰 1	峰 2	峰 3	峰 4	峰 5(S)	峰 6	峰 7	峰 8	峰 9
1	0.663	0.723	0.905	0.97	1.000	1.407	1.685	1.722	2.129
2	0.662	0.723	0.905	0.971	1.000	1.406	1.683	1.721	2.126
3	0.661	0.722	0.905	0.971	1.000	1.404	1.680	1.718	2.124
4	0.661	0.722	0.905	0.971	1.000	1.405	1.681	1.718	2.124
5	0.662	0.722	0.905	0.971	1.000	1.405	1.683	1.720	2.127
6	0.663	0.725	0.906	0.970	1.000	1.406	1.686	1.723	2.128
RSD(%)	0.12	0.14	0.07	0.02	0.00	0.06	0.13	0.13	0.09

表 14-3-12　地龙(参环毛蚓)标准汤剂特征图谱重复性结果表(相对峰面积)

序号	峰 1	峰 2	峰 3	峰 4	峰 5(S)	峰 6	峰 7	峰 8	峰 9
1	2.218	4.299	0.748	3.061	1.000	1.058	0.799	1.332	2.013
2	2.165	4.344	0.737	3.064	1.000	1.054	0.790	1.432	1.952
3	2.206	4.293	0.751	3.031	1.000	1.044	0.788	1.334	1.994
4	2.146	4.305	0.743	2.995	1.000	1.035	0.781	1.418	1.924
5	2.192	4.314	0.746	3.018	1.000	1.037	0.786	1.377	1.950
6	2.156	4.332	0.701	3.057	1.000	1.034	0.782	1.407	1.938
RSD(%)	1.33	0.46	2.51	0.91	0.00	1.00	0.81	3.12	1.74

结果显示,同一批样品重复测定 6 次,以脯氨酸色谱峰为参照峰 S,各特征峰与 S 峰的相对保留时间 RSD 值在 0.02%～0.14% 范围内,小于 3%,相对峰面积 RSD 值在 0.46%～3.12% 范围内,小于 5.0%,表明该方法重复性良好。

5.中间精密度考察　由其他分析人员在不同日期取同一批地龙(参环毛蚓)标准汤剂适量,按地龙(参环毛蚓)标准汤剂特征图谱项下供试品溶液制备方法制备样品,平行 6 份,并在不同色谱仪下操作,进样测定分析,以脯氨酸峰为参照峰 S,计算各特征峰与 S 峰的相对保留时间和相对峰面积,并计算 RSD 值,实验结果见表 14-3-13、表 14-3-14。

表 14-3-13　地龙(参环毛蚓)标准汤剂特征图谱中间精密度结果表(相对保留时间)

序号	峰 1	峰 2	峰 3	峰 4	峰 5(S)	峰 6	峰 7	峰 8	峰 9
重复性 1	0.663	0.723	0.905	0.97	1.000	1.407	1.685	1.722	2.129
重复性 2	0.662	0.723	0.905	0.971	1.000	1.406	1.683	1.721	2.126
重复性 3	0.661	0.722	0.905	0.971	1.000	1.404	1.680	1.718	2.124
重复性 4	0.661	0.722	0.905	0.971	1.000	1.405	1.681	1.718	2.124

序号	峰1	峰2	峰3	峰4	峰5(S)	峰6	峰7	峰8	峰9
重复性5	0.662	0.722	0.905	0.971	1.000	1.405	1.683	1.720	2.127
重复性6	0.663	0.725	0.906	0.970	1.000	1.406	1.686	1.723	2.128
中间精密度1	0.674	0.736	0.912	0.974	1.000	1.400	1.679	1.716	2.128
中间精密度2	0.673	0.736	0.912	0.974	1.000	1.400	1.679	1.716	2.129
中间精密度3	0.673	0.736	0.912	0.974	1.000	1.399	1.679	1.716	2.128
中间精密度4	0.675	0.737	0.912	0.974	1.000	1.397	1.676	1.713	2.124
中间精密度5	0.673	0.736	0.912	0.974	1.000	1.399	1.678	1.715	2.127
中间精密度6	0.673	0.735	0.912	0.974	1.000	1.399	1.678	1.715	2.126
中间精密度6个数据 RSD(%)	0.12	0.10	0.01	0.01	0.00	0.06	0.07	0.07	0.08
与重复性试验6个数据 RSD(%)	0.91	0.96	0.40	0.17	0.00	0.25	0.19	0.19	0.09

表 14-3-14 地龙(参环毛蚓)标准汤剂特征图谱中间精密度结果表(相对峰面积)

序号	峰1	峰2	峰3	峰4	峰5(S)	峰6	峰7	峰8	峰9
重复性1	2.218	4.299	0.748	3.061	1.000	1.058	0.799	1.332	2.013
重复性2	2.165	4.344	0.737	3.064	1.000	1.054	0.790	1.432	1.952
重复性3	2.206	4.293	0.751	3.031	1.000	1.044	0.788	1.334	1.994
重复性4	2.146	4.305	0.743	2.995	1.000	1.035	0.781	1.418	1.924
重复性5	2.192	4.314	0.746	3.018	1.000	1.037	0.786	1.377	1.950
重复性6	2.156	4.332	0.701	3.057	1.000	1.034	0.782	1.407	1.938
中间精密度1	2.195	4.282	0.748	3.078	1.000	1.059	0.785	1.320	2.135
中间精密度2	2.172	4.275	0.747	3.052	1.000	1.050	0.781	1.358	2.088
中间精密度3	2.178	4.280	0.740	3.046	1.000	1.041	0.777	1.354	2.082
中间精密度4	2.159	4.292	0.717	3.038	1.000	1.034	0.772	1.371	2.064
中间精密度5	2.123	4.289	0.734	3.046	1.000	1.033	0.773	1.374	2.054
中间精密度6	2.118	4.321	0.725	3.027	1.000	1.027	0.772	1.399	2.038
中间精密度6个数据 RSD(%)	1.43	0.38	1.69	0.56	0.00	1.17	0.71	1.92	1.62
与重复性试验6个数据 RSD(%)	1.43	0.50	2.05	0.74	0.00	1.04	1.03	2.60	3.38

人员1 仪器:Waters 2695;编号:208005;实验日期:2020年9月2日

人员2 仪器:Thermo U3000;编号:208034;实验日期:2020年9月8日

结果显示,由不同的分析人员在不同日期于不同的仪器上操作,同一批样品重复测定6次,以脯氨酸色谱峰为参照峰S,各特征峰与S峰的相对保留时间RSD值在0.01%~0.12%范围内,相对峰面积RSD值在0.38%~1.92%范围内,相对保留时间与重复性试验6个数据的RSD值在0.09%~0.96%范围内,小于3%,相对峰面积与重复性试验6个数据的RSD值在0.50%~3.38%范围内,小于5.0%,说明该方法中间精密度良好。

（二）测定结果

按照高效液相色谱法建立特征图谱测定方法，并进行方法学考察，对 18 批地龙(参环毛蚓)标准汤剂特征图谱测定，最终确定了地龙(参环毛蚓)标准汤剂特征图谱标准：规定地龙(参环毛蚓)标准汤剂供试品溶液特征图谱中应呈现 9 个特征峰(图 14-3-3～图 14-3-5)，其中 9 个特征峰应分别与相应对照品参照物峰保留时间相对应。实验结果见表 14-3-15。

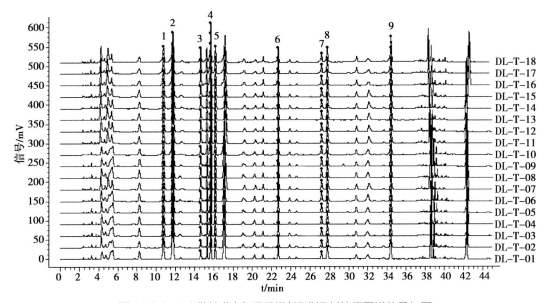

图 14-3-3　18 批地龙(参环毛蚓)标准汤剂特征图谱的叠加图

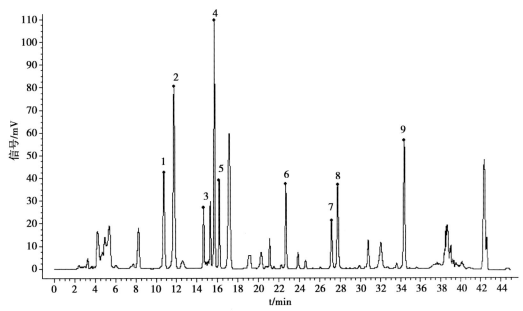

峰 1：丝氨酸；峰 2：甘氨酸；峰 3：精氨酸；峰 4：丙氨酸；峰 5：脯氨酸；峰 6：缬氨酸；峰 7：异亮氨酸；峰 8：亮氨酸；峰 9：L- 赖氨酸。

图 14-3-4　地龙(参环毛蚓)标准汤剂对照特征图谱

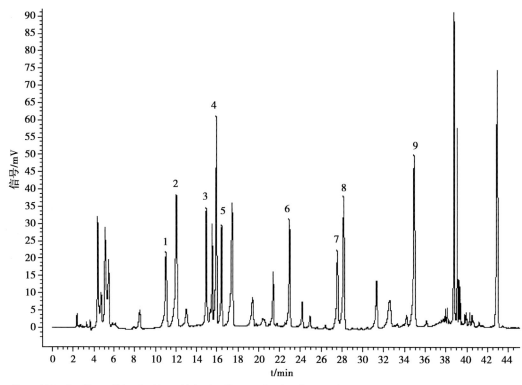

峰 1：丝氨酸；峰 2：甘氨酸；峰 3：精氨酸；峰 4：丙氨酸；峰 5：脯氨酸；峰 6：缬氨酸；峰 7：异亮氨酸；
峰 8：亮氨酸；峰 9：L- 赖氨酸图。

图 14-3-5　地龙(参环毛蚓)对照药材特征图谱

表 14-3-15　地龙(参环毛蚓)标准汤剂特征图谱(相对保留时间)

序号	批号	峰 1	峰 2	峰 3	峰 4	峰 5(S)	峰 6	峰 7	峰 8	峰 9
1	DL-T-01	0.660	0.720	0.903	0.970	1.000	1.405	1.683	1.721	2.127
2	DL-T-02	0.660	0.721	0.903	0.970	1.000	1.404	1.682	1.719	2.124
3	DL-T-03	0.661	0.720	0.902	0.971	1.000	1.407	1.684	1.721	2.127
4	DL-T-04	0.660	0.721	0.903	0.970	1.000	1.404	1.681	1.718	2.123
5	DL-T-05	0.659	0.719	0.902	0.970	1.000	1.405	1.681	1.718	2.122
6	DL-T-06	0.657	0.717	0.901	0.971	1.000	1.409	1.686	1.722	2.126
7	DL-T-07	0.662	0.722	0.902	0.971	1.000	1.404	1.677	1.714	2.121
8	DL-T-08	0.659	0.719	0.903	0.971	1.000	1.407	1.684	1.721	2.129
9	DL-T-09	0.665	0.726	0.905	0.970	1.000	1.401	1.678	1.715	2.119
10	DL-T-10	0.667	0.728	0.905	0.970	1.000	1.403	1.677	1.714	2.117
11	DL-T-11	0.667	0.730	0.908	0.971	1.000	1.404	1.684	1.721	2.126
12	DL-T-12	0.670	0.733	0.908	0.970	1.000	1.402	1.681	1.718	2.121
13	DL-T-13	0.665	0.728	0.907	0.970	1.000	1.403	1.682	1.719	2.123
14	DL-T-14	0.671	0.733	0.909	0.971	1.000	1.403	1.682	1.719	2.124
15	DL-T-15	0.665	0.727	0.907	0.971	1.000	1.405	1.684	1.721	2.126

序号	批号	峰1	峰2	峰3	峰4	峰5(S)	峰6	峰7	峰8	峰9
16	DL-T-16	0.669	0.729	0.911	0.970	1.000	1.397	1.677	1.714	2.128
17	DL-T-17	0.669	0.730	0.911	0.970	1.000	1.397	1.677	1.714	2.128
18	DL-T-18	0.672	0.733	0.911	0.970	1.000	1.396	1.677	1.714	2.127
	RSD(%)	0.70	0.74	0.38	0.03	0.00	0.25	0.18	0.18	0.16

本研究对地龙(参环毛蚓)标准汤剂提取、固液分离、浓缩和冻干工艺进行了考察,制订了地龙(参环毛蚓)标准汤剂制备工艺;建立了地龙(参环毛蚓)标准汤剂中3种氨基酸含量测定方法并根据出膏率及转移率确定了地龙(参环毛蚓)标准汤剂中3种氨基酸的含量范围及转移率范围;建立了地龙(参环毛蚓)标准汤剂特征图谱,规定供试品色谱中应呈现9个特征峰,其中9个特征峰应分别与相应对照品参照物峰保留时间相对应。

第四节 地龙(参环毛蚓)配方颗粒质量标准研究

一、地龙(参环毛蚓)配方颗粒质量标准草案

地龙(参环毛蚓)配方颗粒

Dilong (canhuanmaoyin) Peifangkeli

【来源】本品为钜蚓科动物参环毛蚓 *Pheretima aspergillum*(E. Perrier)的干燥体经炮制并按标准汤剂的主要质量指标加工制成的配方颗粒。

【制法】取地龙饮片3 000g,加水煎煮,滤液浓缩成清膏(干浸膏出膏率为14.0%~27.0%),加入辅料适量,干燥(或干燥,粉碎),再加入辅料适量,混匀,制粒,制成1 000g,即得。

【性状】本品为浅灰黄色至黄棕色的颗粒;气腥,味微咸。

【鉴别】取本品1g,研细,加70%乙醇30ml,加热回流60分钟,滤过,滤液蒸干,残渣加无水乙醇2ml使溶解,作为供试品溶液。另取地龙(参环毛蚓)对照药材2g,加水50ml,煮沸30分钟,滤过,滤液蒸干,残渣自"加70%乙醇30ml"起,同法制成对照药材溶液。照薄层色谱法(《中国药典》2020年版通则0502)试验,吸取供试品溶液3μl、对照药材溶液1μl,分别点于同一硅胶G薄层板上,以正丁醇-冰醋酸-水(4∶2∶1)为展开剂,展开,取出,晾干,喷以茚三酮试液溶液,在105℃加热至斑点显色清晰,置日光下检视。供试品色谱中,在与对照药材色谱相应的位置上,显相同颜色的主斑点。

【检查】应符合颗粒剂项下有关的各项规定(《中国药典》2020年版通则0104)。

【浸出物】取本品研细,取约2g,精密称定,精密加入乙醇100ml,照醇溶性浸出物测定法(《中国药典》2020年版通则2201)项下的热浸法测定,不得少于8.0%。

【特征图谱】照高效液相色谱法(《中国药典》2020年版通则0512)测定。

色谱条件与系统适用性试验 同[含量测定]项。

参照物溶液的制备 取地龙(参环毛蚓)对照药材适量,约0.1g,精密称定,置于具塞水解管中,精密加入6mol/L盐酸溶液15ml,称定重量,150℃水解3小时,取出,放冷,再称定重量,用6mol/L盐酸溶液补足减失重量,混匀,滤过,精密量取7.5ml滤液于蒸发皿中,蒸

干,残渣加 0.1mol/L 盐酸溶液溶解,转移至 25ml 量瓶中,加 0.1mol/L 盐酸溶液至刻度,摇匀,作为地龙(参环毛蚓)对照药材参照物溶液。

另取[含量测定]项下的对照品溶液,再取丝氨酸对照品、精氨酸对照品、丙氨酸对照品、异亮氨酸对照品、亮氨酸对照品、L-赖氨酸对照品适量,精密称定,加 0.1mol/L 盐酸溶液制成每 1ml 各含 50μg 的混合溶液,作为对照品参照物溶液。

供试品溶液的制备　同[含量测定]项。

精密量取上述对照品溶液和供试品溶液各 5ml,分别置 25ml 量瓶中,各加 0.1mol/L 异硫氰酸苯酯(PITC)的乙腈溶液 2.5ml,1mol/L 三乙胺的乙腈溶液 2.5ml,摇匀,室温放置 1 小时后,加 50% 乙腈至刻度,摇匀。取 10ml,加正己烷 10ml,振摇,放置 10 分钟,取下层溶液,滤过,取续滤液,即得。

测定法　分别精密吸取参照物溶液与供试品溶液各 5μl,注入液相色谱仪,测定,即得。

供试品色谱中应呈现 9 个特征峰,并应与对照药材参照物色谱中的 9 个特征峰保留时间相对应,其中 9 个特征峰应分别与相应对照品参照物峰保留时间相对应(图 14-4-1)。

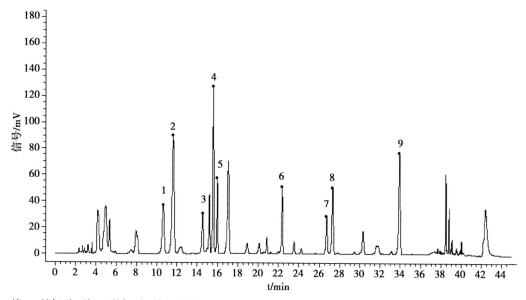

峰 1:丝氨酸;峰 2:甘氨酸;峰 3:精氨酸;峰 4:丙氨酸;峰 5:脯氨酸;峰 6:缬氨酸;峰 7:异亮氨酸;
峰 8:亮氨酸;峰 9:L-赖氨酸。

图 14-4-1　地龙(参环毛蚓)配方颗粒对照特征图谱
色谱仪:Thermo U3000 高效液相色谱仪;色谱柱 Thermo AcclaimC$_{18}$

【含量测定】照高效液相色谱法(《中国药典》2020 年版通则 0512)测定。

色谱条件与系统适用性试验　以十八烷基硅烷键合硅胶为填充剂(柱长为 250mm,内径为 4.6mm,粒径为 5μm);以乙腈 -0.1mol/L 醋酸钠溶液(用醋酸调节 pH 值至 6.5)(7:93)为流动相 A;以乙腈 - 水(4:1)为流动相 B,按表 14-4-1 中的规定进行梯度洗脱;流速为每分钟 1.0ml;柱温为 40℃;检测波长为 254nm。理论板数按脯氨酸峰计算应不低于 4 000。

对照品溶液的制备　取甘氨酸对照品、脯氨酸对照品、缬氨酸对照品适量,精密称定,加 0.1mol/L 盐酸溶液制成每 1ml 含甘氨酸 40μg、脯氨酸 20μg、缬氨酸 35μg 的混合溶液。

表 14-4-1　梯度洗脱表

时间(min)	流动相A(%)	流动相B(%)
0~6	100 → 97	0 → 3
6~9	97	3
9~11	97 → 88	3 → 12
11~13	88	12
13~18	88 → 80	12 → 20
18~29	80 → 72	20 → 28
29~33	72 → 66	28 → 34
33~36	66 → 0	34 → 100
36~45	0	100

供试品溶液的制备　取本品适量,研细,取约 0.1g,精密称定,置于具塞水解管中,精密加入 6mol/L 盐酸溶液 10ml,称定重量,150℃水解 3 小时,取出,放冷,再称定重量,用 6mol/L 盐酸溶液补足减失重量,混匀,滤过,精密量取 5ml 滤液于蒸发皿中,蒸干,残渣加 0.1mol/L 盐酸溶液溶解,转移至25ml 量瓶中,加 0.1mol/L 盐酸溶液至刻度,摇匀,即得。

精密量取上述对照品溶液和供试品溶液各 5ml,分别置 25ml 量瓶中,各加 0.1mol/L 异硫氰酸苯酯(PITC)的乙腈溶液 2.5ml,1mol/L 三乙胺的乙腈溶液 2.5ml,摇匀,室温放置 1 小时后,加 50% 乙腈至刻度,摇匀。取 10ml,加正己烷 10ml,振摇,放置 10 分钟,取下层溶液,滤过,取续滤液,即得。

测定法　分别精密吸取对照品溶液与供试品溶液各 5μl,注入液相色谱仪,测定,即得。

本品每 1g 含甘氨酸($C_2H_5NO_2$)应为 21.0~39.0mg、脯氨酸($C_5H_9NO_2$)应为 8.0~14.0mg、缬氨酸($C_5H_{11}NO_2$)应为 9.0~17.0mg。

【规格】每1g 配方颗粒相当于饮片 3.0g。

【贮藏】密封。

二、地龙(参环毛蚓)配方颗粒质量标准草案起草说明

本研究以大生产三批地龙(参环毛蚓)配方颗粒样品进行质量研究,根据国家药品监督管理局《中药配方颗粒质量控制与标准制定技术要求》的要求,参考《中国药典》2020 年版一部地龙药材质量标准,《天津市中药配方颗粒质量标准》地龙配方颗粒项下质量标准,以及前期地龙(参环毛蚓)标准汤剂的质量标准,建立符合标准汤剂质量要求的地龙(参环毛蚓)配方颗粒质量标准。

（一）药品名称

药品名称：地龙(参环毛蚓)配方颗粒

汉语拼音：Dilong（canhuanmaoyin）Peifangkeli

（二）来源

本品为钜蚓科动物参环毛蚓 *Pheretima aspergillum*（E.Perrier）的干燥体经炮制并按标准汤剂的主要质量指标加工制成的配方颗粒。

（三）制法

地龙配方颗粒的研究以标准汤剂为对照,以出膏率、指标成分含量和转移率、特征图谱

的一致性为考察指标，通过单因素实验，确定了提取、固液分离、浓缩、干燥、成型工艺，通过三批中试的验证，考察了地龙（参环毛蚓）中间体及成品制备过程中的量值传递和物料平衡，最终确定了地龙（参环毛蚓）配方颗粒的制备工艺。

（四）性状

根据三批地龙（参环毛蚓）配方颗粒样品的实际性状描述，暂定本品性状为：本品为浅灰黄色至黄棕色的颗粒；气腥，味微咸（图 14-4-2）。

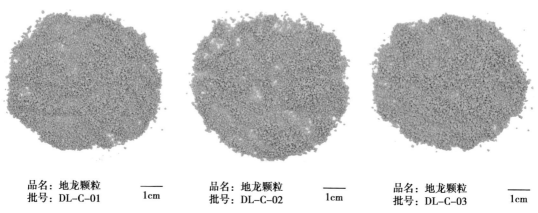

品名：地龙颗粒　　　　　　——　　品名：地龙颗粒　　　　　　——　　品名：地龙颗粒　　　　　　——
批号：DL-C-01　　　　　　1cm　　批号：DL-C-02　　　　　　1cm　　批号：DL-C-03　　　　　　1cm

图 14-4-2　3 批地龙（参环毛蚓）配方颗粒性状图

（五）鉴别

薄层鉴别　　地龙的化学成分主要为蛋白质、多糖、氨基酸和微量元素。本研究参照《天津市中药配方颗粒质量标准》的地龙【鉴别】项下方法制定，选用地龙（参环毛蚓）对照药材作对照，以正丁醇 - 冰醋酸 - 水（4∶1∶1）为展开剂，按本节标准草案下鉴别项下方法操作，结果供试品在与对照药材相应位置上有相应斑点（图 14-4-3）；经试验验证，方法重现性好，因此将该方法收入正文。

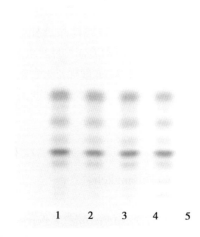

1. 地龙（参环毛蚓）配方颗粒（DL-C-01）3μl；2. 地龙（参环毛蚓）配方颗粒（DL-C-02）3μl；
3. 地龙（参环毛蚓）配方颗粒（DL-C-03）3μl；4. 地龙（参环毛蚓）对照药材 1μl；5. 阴性样品 3μl。

图 14-4-3　3 批地龙（参环毛蚓）配方颗粒薄层色谱

（六）检查

1. 常规检查　按《中国药典》2020 年版通则 0104 颗粒剂项下规定,对地龙（参环毛蚓）配方颗粒的粒度、水分、溶化性、装量差异、微生物限度进行了检查,规定如正文。

2. 其他检查

（1）重金属及有害元素:按《中国药典》2020 年版通则 2321 铅、镉、砷、汞、铜测定法（电感耦合等离子体质谱法）操作,采用电感耦合等离子体质谱仪对本品三批进行铅、镉、砷、汞、铜的测定,结果见表 14-4-2。

表 14-4-2　重金属及有害元素测定结果表

批号	镉（mg/kg）	铜（mg/kg）	铅（mg/kg）	砷（mg/kg）	汞（mg/kg）
DL-C-01	7.926	7.345	6.459	14.933	0.031
DL-C-02	8.606	7.679	6.698	15.051	0.037
DL-C-03	8.692	7.459	7.014	14.588	0.037

根据《中国药典》2020 年版对中药材重金属及有害元素的一般规定,除矿物、动物、海洋类以外的中药材中,铅不得过 5mg/kg;镉不得过 1mg/kg;砷不得过 2mg/kg;汞不得过 0.2mg/kg;铜不得过 20mg/kg。药典未对地龙药材的重金属及有害元素作规定,由表 14-4-2 可见,三批地龙（参环毛蚓）配方颗粒重金属及有害元素铜≤20mg/k、汞≤0.2mg/kg 符合药典一般规定,重金属及有害元素镉、铅、砷含量较高,因此建议对地龙药材的镉、铅、砷做重点监控。暂不纳入标准正文中。

（2）有机氯农药残留量:按《中国药典》2020 年版通则 2341 农药残留量测定法（第一法有机氯类农药残留量测定法 - 色谱法）中 9 种有机氯类农药残留量测定法操作,采用气相色谱仪对本品三批进行 9 种有机氯类农药残留量进行测定,测定结果表 14-4-3。

表 14-4-3　有机氯类农药残留量测定结果表

批号	总 BHCmg/kg	总 DDTmg/kg	PCNBmg/kg
DL-C-01	0.010	0.030	未检出
DL-C-02	0.004	0.008	未检出
DL-C-03	0.005	0.010	未检出

结果:根据《中国药典》2020 年版对中药材有机氯类农药残留量的一般规定,六六六（总 BHC）不得过 0.2mg/kg;滴滴涕（总 DDT）不得过 0.2mg/kg;五氯硝基苯（PCNB）不得过 0.1mg/kg。由表 14-4-3 可见,三批地龙（参环毛蚓）配方颗粒中有机氯农药残留符合药典规定的限度,暂不纳入标准正文中。

（七）浸出物

按《中国药典》2020 年版通则 2201 浸出法测定项下醇溶性浸出物测定法的热浸法测定,对三批地龙（参环毛蚓）配方颗粒进行测定,测定结果为 16.72%、15.27%、15.57%。本研究仅测定了三批样品,缺乏样品的代表性,有待后续积累更多数据进行完善。因此参考广东一方制药有限公司的历史数据和本品大生产三批数据,暂定地龙（参环毛蚓）配方颗粒醇溶性浸出物不得少于 8.0%。

（八）特征图谱

参照地龙(参环毛蚓)标准汤剂特征图谱标准，对地龙(参环毛蚓)配方颗粒特征图谱进行研究。

取三批地龙(参环毛蚓)配方颗粒，按正文色谱条件，测定三批地龙(参环毛蚓)配方颗粒特征图谱，结果见表14-4-4、图14-4-4。

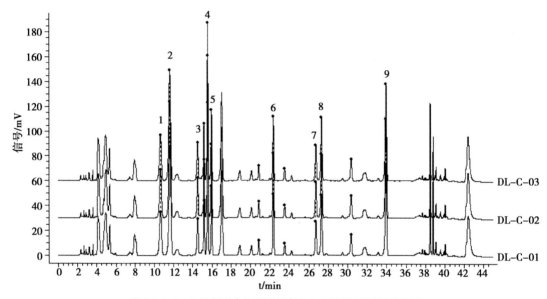

图14-4-4　3批地龙(参环毛蚓)配方颗粒特征图谱叠加图

表14-4-4　3批地龙(参环毛蚓)配方颗粒特征图谱(相对保留时间)

批号	峰1	峰2	峰3	峰4	峰5(S)	峰6	峰7	峰8	峰9
DL-C-01	0.667	0.728	0.910	0.975	1.000	1.400	1.674	1.710	2.124
DL-C-02	0.666	0.728	0.910	0.975	1.000	1.400	1.673	1.710	2.124
DL-C-03	0.667	0.728	0.910	0.975	1.000	1.399	1.671	1.708	2.121
RSD（%）	0.05	0.04	0.03	0.01	0.00	0.05	0.07	0.07	0.08

将三批地龙(参环毛蚓)配方颗粒HPLC特征图谱使用《中药色谱指纹图谱相似度评价系统》进行匹配，生成对照图谱，建立地龙(参环毛蚓)配方颗粒对照特征图谱(图14-4-5)。

（九）含量测定

前期研究在地龙(参环毛蚓)标准汤剂的研究中建立了以甘氨酸、脯氨酸及缬氨酸为含测指标的质量控制方法，并规定了标准汤剂中甘氨酸、脯氨酸及缬氨酸的含量限度；本研究参考标准汤剂的方法，建立地龙(参环毛蚓)配方颗粒中甘氨酸、脯氨酸及缬氨酸的含量测定，并开展方法学验证。根据18批标准汤剂的研究结果，确定配方颗粒成品中甘氨酸、脯氨酸及缬氨酸的含量限度。

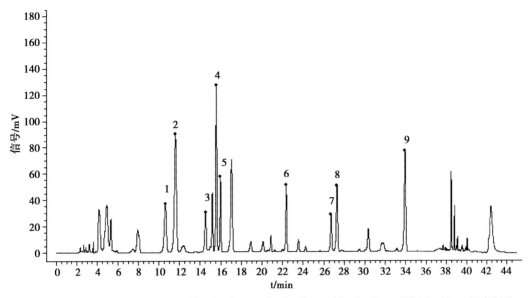

峰 1：丝氨酸；峰 2：甘氨酸；峰 3：精氨酸；峰 4：丙氨酸；峰 5：脯氨酸；峰 6：缬氨酸；峰 7：异亮氨酸；
峰 8：亮氨酸；峰 9：L- 赖氨酸。

图 14-4-5　地龙(参环毛蚓)配方颗粒对照特征图谱

取所制备的 3 批地龙(参环毛蚓)配方颗粒，按照【含量测定】项下供试品制备方法制备供试品溶液，按本节标准草案含量测定项色谱条件进行测定，测定 3 批地龙(参环毛蚓)配方颗粒，结果见表 14-4-5。

表 14-4-5　地龙(参环毛蚓)配方颗粒的含量测定结果表

批号	甘氨酸含量（mg/g）	脯氨酸含量（mg/g）	缬氨酸含量（mg/g）
DL-C-01	30.1	11.7	12.6
DL-C-02	31.0	12.1	14.2
DL-C-03	30.4	12.0	14.2

结合地龙(参环毛蚓)药材、饮片质量及地龙(参环毛蚓)标准汤剂氨基酸含量测定结果，暂定本品每 1g 含甘氨酸（$C_2H_5NO_2$）应为 21.0～39.0mg、脯氨酸（$C_5H_9NO_2$）应为 8.0～14.0mg、缬氨酸（$C_5H_{11}NO_2$）应为 9.0～17.0mg。

（十）性味与归经、功能与主治、用法与用量、注意事项
同正文。

（十一）规格
按照制法中制成总量计算出每 1g 配方颗粒相当于饮片 3g。

（十二）贮藏
根据颗粒剂易吸潮特点以及稳定性试验结果，包装应密封。

三、小结

本研究以地龙标准汤剂作为参照物，以衡量地龙(参环毛蚓)配方颗粒与传统汤剂的一

致性。首先通过 18 批不同产地样品建立了地龙(参环毛蚓)标准汤剂的三大质量指标:出膏率,甘氨酸、脯氨酸和缬氨酸含量和转移率以及特征图谱标准;并以标准汤剂质量指标为基准,指导地龙(参环毛蚓)配方颗粒生产工艺过程的质量控制,建立了与地龙(参环毛蚓)标准汤剂质量指标一致的原料、中间体和配方颗粒的质量标准。

地龙的主要成分包括蛋白质、酶类、氨基酸、脂类、核苷酸等有效成分,此外还含有蚯蚓解热碱、蚯蚓素、蚯蚓毒素、次黄嘌呤、琥珀酸等成分。地龙含有 18 种氨基酸,其中以亮氨酸和谷氨酸含量最高,同时含有人体必需的 8 种游离氨基酸;研究表明,地龙中蛋白质经加热或酸解后始终有解热作用,因而认为其解热成分为所含的各种氨基酸。因此,地龙(参环毛蚓)配方颗粒的质量标准的建立,以标准汤剂质量标准为依据,针对氨基酸类成分作为含量测定指标成分,采用 HPLC 法,测定本品中甘氨酸、脯氨酸和缬氨酸含量;分别建立了药材、饮片、标准汤剂、中间体、成品特征图谱,选取了 9 个共有峰,并对全过程进行量值传递分析,以确保地龙(参环毛蚓)配方颗粒的整体性质量控制。采用 TLC 法,选择地龙(参环毛蚓)对照药材为对照进行专属性鉴别。除了进行定性定量分析外,还采用 ICP-MS 进行重金属及有害元素的测定、采用 GC 进行农药残留量的测定、采用《中国药典》2020 年版所载进行二氧化硫残留量控制原料、产品质量,以期积累数据纳入药材内控质量标准,确保本品临床使用的安全性。经方法学考察,检测方法均符合要求,检测数据稳定可靠。三批大生产的中间体、成品之间各项关键指标均在规定质量范围之内,即三批大生产量值传递过程与标准汤剂均一致。说明地龙(参环毛蚓)配方颗粒与地龙(参环毛蚓)标准汤剂物质基础一致,与地龙(参环毛蚓)标准汤剂"形不同,但质相同"。

所建立的质量标准,能定性、定量评价地龙(参环毛蚓)配方颗粒的质量,为临床配方提供了符合传统汤剂质量,剂量合理、准确,工艺规范、统一,质量安全、优良且稳定的地龙(参环毛蚓)配方颗粒。

第十五章

水蛭（蚂蟥）配方颗粒标准汤剂与
质量标准研究

第一节 概　　述

水蛭（蚂蟥）为水蛭科动物蚂蟥 *Whitmania pigra* Whitman 的干燥全体。夏、秋二季捕捉，用沸水烫死，晒干或低温干燥。咸、苦，平，有小毒，归肝经。功效破血通经，逐瘀消癥。用于血瘀经闭、癥瘕痞块、中风偏瘫、跌仆损伤。

水蛭为常用中药，始载自《神农本草经》，列为下品。谓其"主逐恶血、瘀血、月闭"。是中医处方和成药中的常用中药，用于血瘀经闭，癥瘕痞块，中风偏瘫，跌仆损伤。近代药理学研究表明水蛭有抗凝血、抗血栓、抗肿瘤、降血脂及抗炎作用等，在临床上应用了多年。水蛭的主要化学成分为大分子类化合物，主含蛋白质，含有 17 种氨基酸，水解氨基酸含量高达 49.4%，包括人体必需的 8 种氨基酸；还含有如水蛭素、肝素、组胺、吻蛭素等；此外，水蛭中也含有糖脂类、蝶啶类、甾体类和羧酸酯类等多种小分子类物质。水蛭（蚂蟥）生活于水田、河流、湖沼中，在我国河北、安徽、江苏、江西、湖南、湖北等地均有分布。

第二节　水蛭（蚂蟥）药材和饮片研究

一、药材来源

水蛭（蚂蟥）为水蛭科动物蚂蟥 *Whitmania pigra* Whitman 的干燥全体。夏、秋二季捕捉，用沸水烫死，晒干或低温干燥。本研究共收集水蛭（蚂蟥）药材 16 批（SZ-YC-01～SZ-YC-16），分别采集自江苏、安徽、湖北三个产地。经广东一方制药有限公司质量中心鉴定，研究样品均为《中国药典》2020 年版一部水蛭（蚂蟥）项下规定的品种。

二、饮片炮制

按照《中国药典》2020 年版一部水蛭项下进行炮制，取水蛭（蚂蟥）原药材，洗净，切段，干燥。即得水蛭（蚂蟥）饮片（SZ-YP-01～SZ-YP-16）。

三、药材及饮片质量标准

（一）性状

水蛭(蚂蟥)药材呈扁平纺锤形，有多数环节，长4～10cm，宽0.5～2cm。背部黑褐色或黑棕色，稍隆起，用水浸后，可见黑色斑点排成5条纵纹；腹面平坦，棕黄色。两侧棕黄色，前端略尖，后端钝圆，两端各具1吸盘，前吸盘不显著，后吸盘较大。质脆，易折断，断面胶质状。气微腥。详见图15-2-1。

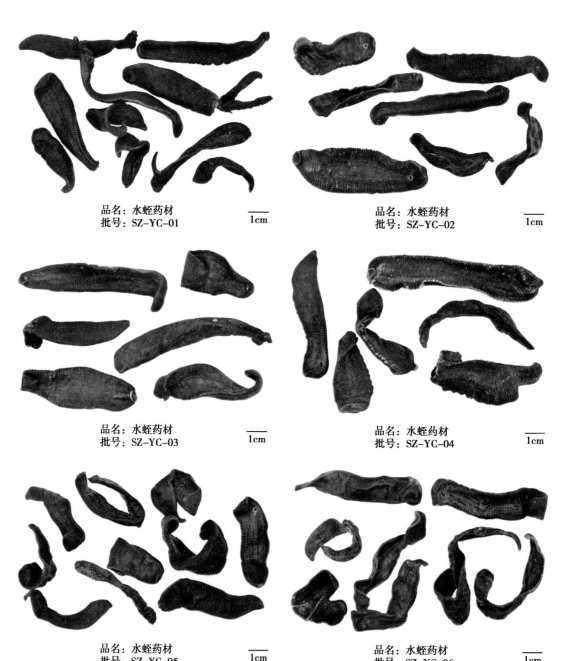

品名：水蛭药材
批号：SZ-YC-01
————
1cm

品名：水蛭药材
批号：SZ-YC-02
————
1cm

品名：水蛭药材
批号：SZ-YC-03
————
1cm

品名：水蛭药材
批号：SZ-YC-04
————
1cm

品名：水蛭药材
批号：SZ-YC-05
————
1cm

品名：水蛭药材
批号：SZ-YC-06
————
1cm

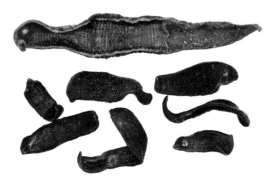

品名：水蛭药材
批号：SZ-YC-07
1cm

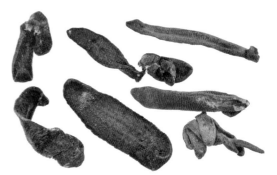

品名：水蛭药材
批号：SZ-YC-08
1cm

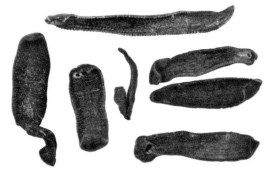

品名：水蛭药材
批号：SZ-YC-09
1cm

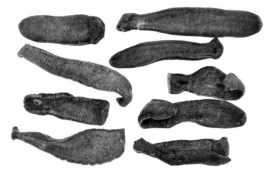

品名：水蛭药材
批号：SZ-YC-10
1cm

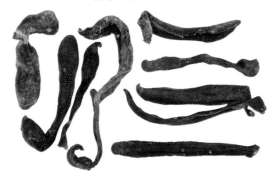

品名：水蛭药材
批号：SZ-YC-11
1cm

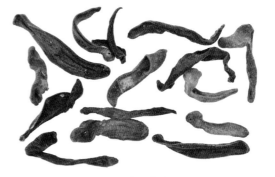

品名：水蛭药材
批号：SZ-YC-12
1cm

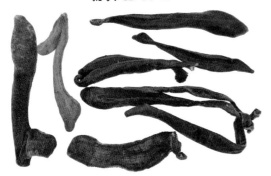

品名：水蛭药材
批号：SZ-YC-13
1cm

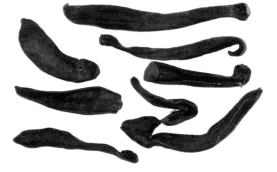

品名：水蛭药材
批号：SZ-YC-14
1cm

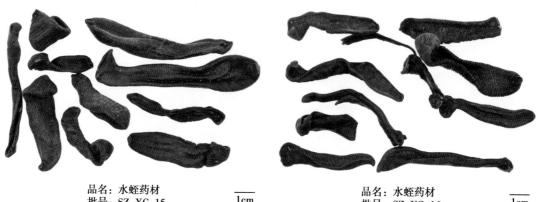

品名：水蛭药材
批号：SZ-YC-15
——1cm

品名：水蛭药材
批号：SZ-YC-16
——1cm

图 15-2-1　水蛭(蚂蟥)药材图

水蛭(蚂蟥)饮片呈不规则的段状、扁块状或扁圆柱状。背部表面黑褐色，稍隆起，腹面棕褐色，均可见细密横环纹。切面灰白色至棕黄色，胶质状。质脆，气微腥。详见图 15-2-2。

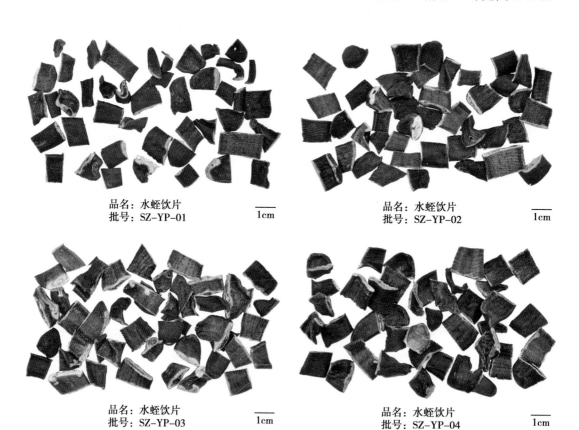

品名：水蛭饮片
批号：SZ-YP-01
——1cm

品名：水蛭饮片
批号：SZ-YP-02
——1cm

品名：水蛭饮片
批号：SZ-YP-03
——1cm

品名：水蛭饮片
批号：SZ-YP-04
——1cm

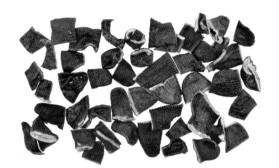

品名：水蛭饮片
批号：SZ-YP-05
1cm

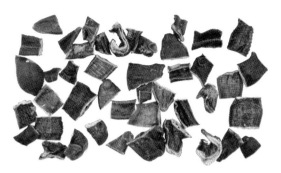

品名：水蛭饮片
批号：SZ-YP-06
1cm

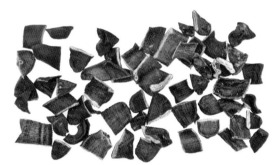

品名：水蛭饮片
批号：SZ-YP-07
1cm

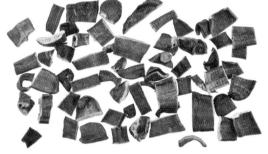

品名：水蛭饮片
批号：SZ-YP-08
1cm

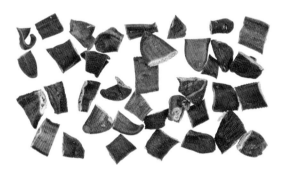

品名：水蛭饮片
批号：SZ-YP-09
1cm

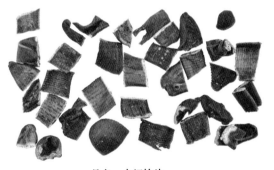

品名：水蛭饮片
批号：SZ-YP-10
1cm

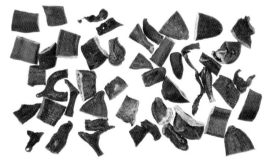

品名：水蛭饮片
批号：SZ-YP-11
1cm

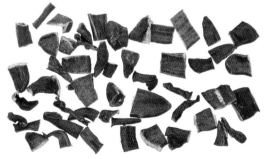

品名：水蛭饮片
批号：SZ-YP-12
1cm

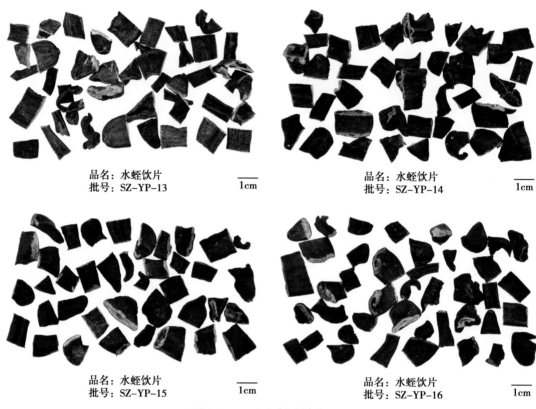

品名：水蛭饮片
批号：SZ-YP-13 ——1cm

品名：水蛭饮片
批号：SZ-YP-14 ——1cm

品名：水蛭饮片
批号：SZ-YP-15 ——1cm

品名：水蛭饮片
批号：SZ-YP-16 ——1cm

图 15-2-2 水蛭(蚂蟥)饮片图

（二）检测

按照《中国药典》2020 年版一部水蛭(蚂蟥)项下有关要求，对上述水蛭(蚂蟥)药材及饮片进行检测，所有样品均符合规定，测定结果见表 15-2-1、表 15-2-2。

（三）特征图谱

1. 色谱条件　以 Agilent ZORBAX SB-Aq C_{18} 色谱柱(4.6mm×250mm，5μm)；以甲醇为流动相 A，以 0.01mol/L 甲酸铵溶液(加醋酸调 pH 值至 4.0)为流动相 B，按表 15-2-3 中的规定进行梯度洗脱；流速为每分钟 0.8ml；柱温为 30℃；检测波长为 254nm；进样量为 10μl。

2. 参照物溶液制备　取水蛭(蚂蟥)对照药材约 1.0g，精密称定，置具塞锥形瓶中，加 50% 甲醇 25ml，称定重量，超声处理(功率 300W，频率 40kHz)30 分钟，放冷，再称定重量，用 50% 甲醇补足减失的重量，摇匀，滤过，取续滤液，作为对照药材参照物溶液。

精密称定尿嘧啶对照品 3.397mg，次黄嘌呤对照品 4.005mg，黄嘌呤对照品 2.324mg，置于 25ml 量瓶中，加 50% 甲醇溶解并稀释至刻度，摇匀，制得尿嘧啶浓度为 135.33μg/ml、次黄嘌呤浓度为 160.20μg/ml、黄嘌呤浓度为 92.96μg/ml 的溶液，作为对照品参照物溶液 1。精密称定水蛭胺 B 对照品 3.164mg，置 25ml 容量瓶中，加 50% 甲醇制成每 1ml 含 113.322μg 的溶液，精密吸取 1ml，置 20ml 量瓶中，制成每 1ml 含 5.667μg 的溶液，作为对照品参照物溶液 2。精密称定水蛭胺 C 羧基衍生物对照品 3.513mg，置 25ml 容量瓶中，加甲醇制成每 1ml 含 122.899μg 的溶液，精密吸取 1ml，置 20ml 量瓶中，制成每 1ml 含 6.145μg 的溶液，作为对照品参照物溶液 3。

表 15-2-1 水蛭(蚂蟥)药材测定结果

序号	药材批号	鉴别	水分(%)	总灰分(%)	酸不溶性灰分(%)	酸碱度	铅(mg/kg)	镉(mg/kg)	砷(mg/kg)	汞(mg/kg)	黄曲霉毒素B_1含量(μg/kg)	黄曲霉毒素$B_1+B_2+G_1+G_2$总量(μg/kg)	二氧化硫残留量(mg/kg)	抗凝血活性(U)	水蛭胺B含量(mg/kg)	水蛭胺C羧基衍生物含量(mg/kg)
1	SZ-YC-01	符合规定	10.8	4.5	0.3	6.2	1.398	0.091	4.608	0.031	<0.1	<0.3	5	26	0.09	0.30
2	SZ-YC-02	符合规定	11.5	4.7	0.4	6.0	2.568	0.146	5.000	0.014	<0.1	<0.3	4	8	0.14	0.20
3	SZ-YC-03	符合规定	12.7	4.6	0.3	6.1	1.171	0.074	5.000	0.006	<0.1	<0.3	4	8	0.15	0.20
4	SZ-YC-04	符合规定	12.5	4.6	0.3	6.0	1.542	0.076	5.000	0.009	<0.1	<0.3	4	11	0.16	0.25
5	SZ-YC-05	符合规定	12.1	4.8	0.5	6.0	1.400	0.085	5.000	0.006	<0.1	<0.3	未检出	9	0.20	0.29
6	SZ-YC-06	符合规定	12.3	4.0	0.4	6.0	1.587	0.111	5.000	0.012	<0.1	<0.3	未检出	8	0.10	0.30
7	SZ-YC-07	符合规定	11.8	4.6	0.2	6.0	1.449	0.062	5.000	0.006	<0.1	<0.3	未检出	8	0.25	0.25
8	SZ-YC-08	符合规定	12.8	4.9	0.4	6.2	1.107	0.058	4.388	0.007	<0.1	<0.3	未检出	15	0.22	0.18
9	SZ-YC-09	符合规定	13.0	4.8	0.3	6.1	1.221	0.054	4.824	0.005	<0.1	<0.3	未检出	4	0.20	0.14
10	SZ-YC-10	符合规定	12.8	5.2	0.8	6.1	1.584	0.094	4.154	0.007	<0.1	<0.3	未检出	8	0.15	0.15
11	SZ-YC-11	符合规定	11.1	5.5	0.5	6.0	5.109	0.173	5.000	0.019	<0.1	<0.3	8	15	0.12	0.28
12	SZ-YC-12	符合规定	12.6	5.2	0.3	6.0	6.617	0.310	5.000	0.022	<0.1	<0.3	8	15	0.14	0.35
13	SZ-YC-13	符合规定	13.0	4.9	0.4	6.0	6.079	0.275	5.000	0.019	<0.1	<0.3	8	15	0.10	0.31
14	SZ-YC-14	符合规定	14.0	3.7	0.4	5.6	1.607	0.094	5.000	0.014	<0.1	<0.3	8	8	0.31	0.22
15	SZ-YC-15	符合规定	15.3	3.6	0.4	5.6	1.895	0.122	5.000	0.016	<0.1	<0.3	8	8	0.23	0.18
16	SZ-YC-16	符合规定	14.2	4.0	0.7	5.7	2.246	0.082	5.000	0.015	<0.1	<0.3	8	10	0.21	0.29

表15-2-2　水蛭(蚂蟥)饮片测定结果

序号	药材批号	鉴别	水分(%)	总灰分(%)	酸不溶性灰分(%)	酸碱度	铅(mg/kg)	镉(mg/kg)	砷(mg/kg)	汞(mg/kg)	黄曲霉毒素B$_1$含量(μg/kg)	黄曲霉毒素B$_1$+B$_2$+G$_1$+G$_2$总量(μg/kg)	二氧化硫残留量(mg/kg)	抗凝血活性(U)	水蛭胺B含量(mg/kg)	水蛭胺C羧基衍生物含量(mg/kg)
1	SZ-YP-01	符合规定	14.0	4.9	0.7	6.2	0.128	1.351	3.907	0.018	<0.1	<0.3	5	14	0.14	0.30
2	SZ-YP-02	符合规定	9.6	4.8	0.4	6.0	0.059	1.522	5.000	0.008	<0.1	<0.3	4	14	0.24	0.24
3	SZ-YP-03	符合规定	10.2	4.9	0.5	6.1	0.079	1.401	5.000	0.008	<0.1	<0.3	4	12	0.20	0.22
4	SZ-YP-04	符合规定	10.7	5.0	0.5	6.0	0.081	1.402	5.000	0.006	<0.1	<0.3	4	13	0.17	0.25
5	SZ-YP-05	符合规定	11.1	3.8	0.2	6.0	0.07	1.576	5.000	0.008	<0.1	<0.3	未检出	13	0.32	0.33
6	SZ-YP-06	符合规定	7.3	4.2	0.4	6.0	0.13	1.495	5.000	0.012	<0.1	<0.3	未检出	10	0.13	0.33
7	SZ-YP-07	符合规定	10.2	4.4	0.2	6.0	0.048	1.373	5.000	0.005	<0.1	<0.3	未检出	10	0.29	0.27
8	SZ-YP-08	符合规定	10.2	5.2	0.6	6.2	0.062	1.397	5.000	0.008	<0.1	<0.3	未检出	12	0.21	0.21
9	SZ-YP-09	符合规定	10.3	5.0	0.6	6.1	0.073	1.348	4.780	0.007	<0.1	<0.3	未检出	4	0.17	0.20
10	SZ-YP-10	符合规定	10.7	5.1	0.4	6.1	0.087	1.537	5.000	0.007	<0.1	<0.3	未检出	10	0.23	0.21
11	SZ-YP-11	符合规定	7.9	5.3	0.4	6.0	0.288	2.042	5.000	0.027	<0.1	<0.3	8	9	0.14	0.37
12	SZ-YP-12	符合规定	8.3	6.1	1.2	6.0	0.198	2.016	5.000	0.022	<0.1	<0.3	8	10	0.14	0.36
13	SZ-YP-13	符合规定	7.9	8.0	0.2	6.0	0.22	2.015	5.000	0.020	<0.1	<0.3	8	10	0.15	0.38
14	SZ-YP-14	符合规定	11.5	3.9	0.7	6.2	0.128	1.351	3.907	0.018	<0.1	<0.3	8	8	0.22	0.27
15	SZ-YP-15	符合规定	12.2	3.9	0.4	6.0	0.059	1.522	5.000	0.008	<0.1	<0.3	8	8	0.30	0.26
16	SZ-YP-16	符合规定	12.3	3.9	0.5	6.1	0.079	1.401	5.000	0.008	<0.1	<0.3	8	10	0.24	0.26

表 15-2-3　梯度洗脱表

时间(min)	流动相 A(%)	流动相 B(%)
0~18	2 → 3	98 → 97
18~19	3 → 10	97 → 90
19~32	10 → 14	90 → 86
32~50	14 → 35	86 → 65
50~53	35 → 60	65 → 40
53~65	60	40

3．供试品溶液制备　取本品粉末(过三号筛)约 1.0g,精密称定,置具塞锥形瓶中,精密加入 50% 甲醇 25ml,称定重量,超声处理(功率 300W,频率 40kHz)30 分钟,放冷,再称定重量,用 50% 甲醇补足减失的重量,摇匀,滤过,取续滤液,即得。

4．方法学验证　方法学考察合格(具体内容略)。

5．特征图谱的建立及共有峰的标定

(1)药材特征图谱的建立及共有峰的标定：按水蛭(蚂蟥)药材特征图谱方法,精密吸取 10μl,注入液相色谱仪,测定,即得。

供试品色谱中应呈现 7 个特征峰(图 15-2-3、图 15-2-4),并应与对照药材参照物色谱中的 7 个特征峰相对应,其中峰 1、峰 4、峰 7 应分别与相应对照品参照物峰保留时间相对应,与次黄嘌呤参照物峰相对应的峰为 S1 峰,计算峰 2 与 S1 峰的相对保留时间,其相对保留时间应该在规定值的 ±10% 之内,规定值为：0.93(峰 2);与水蛭胺 C 羧基衍生物参照物峰相对应的峰为 S2 峰,计算峰 6 与 S2 峰的相对保留时间,其相对保留时间应该在规定值的 ±10% 之内,规定值为：1.26(峰 6)。

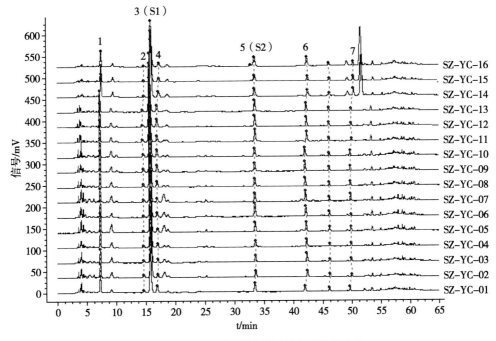

图 15-2-3　水蛭(蚂蟥)药材特征图谱共有峰

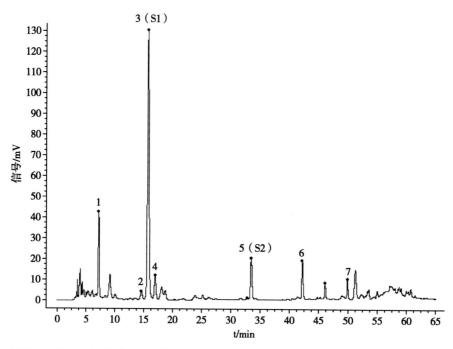

峰1:尿嘧啶;峰3(S1):次黄嘌呤;峰4:黄嘌呤;峰5(S2):水蛭胺C羧基衍生物;峰7:水蛭胺B。

图 15-2-4　水蛭(蚂蟥)药材对照特征图谱共有峰

以次黄嘌呤参照物峰相对应的峰为 S1 峰,计算峰 1~峰 4 与 S1 峰的相对保留时间;以水蛭胺 C 羧基衍生物参照物峰相对应的峰为 S2 峰,计算峰 5~峰 7 与 S2 峰的相对保留时间,16 批水蛭(蚂蟥)药材特征图谱的相对保留时间结果见表 15-2-4。

表 15-2-4　水蛭(蚂蟥)药材特征图谱(相对保留时间)

序号	药材批号	峰1	峰2	峰3(S1)	峰4	峰5(S2)	峰6	峰7
1	SZ-YC-01	0.461	0.933	1.000	1.075	1.000	1.255	1.486
2	SZ-YC-02	0.460	0.929	1.000	1.077	1.000	1.262	1.487
3	SZ-YC-03	0.460	0.930	1.000	1.078	1.000	1.260	1.487
4	SZ-YC-04	0.461	0.930	1.000	1.078	1.000	1.260	1.487
5	SZ-YC-05	0.460	0.931	1.000	1.077	1.000	1.259	1.488
6	SZ-YC-06	0.461	0.931	1.000	1.076	1.000	1.259	1.489
7	SZ-YC-07	0.460	0.931	1.000	1.077	1.000	1.257	1.486
8	SZ-YC-08	0.461	0.933	1.000	1.076	1.000	1.256	1.487
9	SZ-YC-09	0.461	0.933	1.000	1.076	1.000	1.255	1.486
10	SZ-YC-10	0.461	0.933	1.000	1.076	1.000	1.255	1.486
11	SZ-YC-11	0.462	0.927	1.000	1.081	1.000	1.263	1.490
12	SZ-YC-12	0.462	0.928	1.000	1.081	1.000	1.262	1.490
13	SZ-YC-13	0.461	0.928	1.000	1.080	1.000	1.261	1.490
14	SZ-YC-14	0.471	0.928	1.000	1.087	1.000	1.269	1.503
15	SZ-YC-15	0.470	0.929	1.000	1.086	1.000	1.267	1.501
16	SZ-YC-16	0.469	0.930	1.000	1.086	1.000	1.266	1.501
RSD%		0.81	0.22	0.00	0.37	0.00	0.35	0.39

(2)饮片特征图谱的建立及共有峰的标定:按水蛭(蚂蟥)饮片特征图谱方法,分别精密吸取参照物溶液和供试品溶液各 10μl,注入液相色谱仪,测定,即得(图 15-2-5~图 15-2-6)。

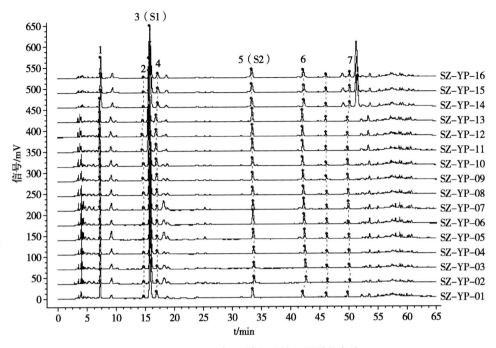

图 15-2-5 水蛭(蚂蟥)饮片特征图谱共有峰

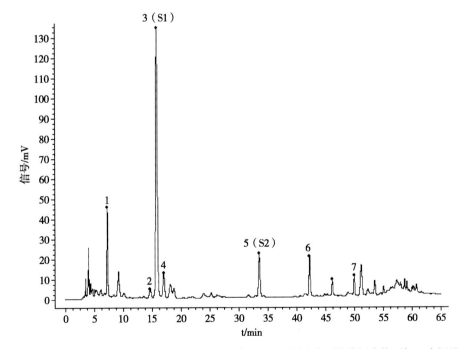

峰 1：尿嘧啶；峰 3(S1)：次黄嘌呤；峰 4：黄嘌呤；峰 5(S2)：水蛭胺 C 羧基衍生物；峰 7：水蛭胺 B。

图 15-2-6 水蛭(蚂蟥)饮片对照特征图谱

以次黄嘌呤参照物峰相对应的峰为 S1 峰，计算峰 1～峰 4 与 S1 峰的相对保留时间；以水蛭胺 C 羧基衍生物参照物峰相对应的峰为 S2 峰，计算峰 5～峰 7 与 S2 峰的相对保留时间，16 批水蛭(蚂蟥)饮片特征图谱的相对保留时间结果见表 15-2-5。

表 15-2-5 16 批水蛭(蚂蟥)饮片特征图谱(相对保留时间)

序号	饮片批号	峰1	峰2	峰3(S1)	峰4	峰5(S2)	峰6	峰7
1	SZ-YP-01	0.46	0.93	1.00	1.08	1.00	1.26	1.49
2	SZ-YP-02	0.46	0.93	1.00	1.08	1.00	1.26	1.49
3	SZ-YP-03	0.46	0.93	1.00	1.08	1.00	1.26	1.49
4	SZ-YP-04	0.46	0.93	1.00	1.08	1.00	1.26	1.49
5	SZ-YP-05	0.46	0.93	1.00	1.08	1.00	1.26	1.49
6	SZ-YP-06	0.46	0.93	1.00	1.08	1.00	1.26	1.49
7	SZ-YP-07	0.46	0.93	1.00	1.08	1.00	1.26	1.49
8	SZ-YP-08	0.46	0.93	1.00	1.08	1.00	1.26	1.49
9	SZ-YP-09	0.46	0.93	1.00	1.08	1.00	1.26	1.49
10	SZ-YP-10	0.46	0.93	1.00	1.08	1.00	1.26	1.49
11	SZ-YP-11	0.46	0.93	1.00	1.08	1.00	1.26	1.49
12	SZ-YP-12	0.46	0.93	1.00	1.08	1.00	1.26	1.49
13	SZ-YP-13	0.46	0.93	1.00	1.08	1.00	1.26	1.49
14	SZ-YP-14	0.47	0.93	1.00	1.09	1.00	1.27	1.50
15	SZ-YP-15	0.47	0.93	1.00	1.09	1.00	1.27	1.50
16	SZ-YP-16	0.47	0.93	1.00	1.09	1.00	1.26	1.50
	RSD(%)	0.81	0.15	0.00	0.31	0.00	0.28	0.39

(四)质谱鉴别

1. 色谱和质谱条件 以 Agilent ZORBAX SB C_{18} 色谱柱(100mm×2.1mm, 1.8μm); 以乙腈为流动相 A, 0.1% 甲酸水溶液作流动相 B, 按表 15-2-6 中规定梯度洗脱; 柱温为 30℃, 流速为每分钟 0.3ml, 电喷雾正离子模式(ESI⁺), 进行多反应监测(MRM), 以质荷比(m/z)601(双电荷)→630 和 m/z 601(双电荷)→743, m/z 475(三电荷)→589 和 m/z 475(三电荷)→662 作为检测离子对。进样量为 2μl, 按上述检测离子对测定的 MRM 色谱峰的信噪比均应大于 3∶1。

表 15-2-6 梯度洗脱表

时间(min)	流动相A(%)	流动相B(%)
0~2	10 → 12	90 → 88
2~5	12	88
5~10	12 → 18	88 → 82
10~11	18 → 90	82 → 10
11~13	90	10
13~14	90 → 10	10 → 90
14~20	10	90

2. 对照品溶液的制备 取水蛭多肽Ⅰ和水蛭多肽Ⅱ对照品适量, 精密称定, 加 1% 碳酸氢铵溶液制成每 1ml 各含 2.0μg 的混合溶液, 即得。

3. 供试品溶液制备 取本品粉末(过三号筛)约 0.2g, 精密称定, 置具塞锥形瓶中, 加 1% 碳酸氢铵溶液 25ml, 称定重量, 加热回流 90 分钟, 放冷后用 1% 碳酸氢铵补足减失重量, 摇匀, 离心, 取上清液, 用 0.22μm 微孔滤膜滤过, 取续滤液 1ml, 置微量进样瓶中, 加胰蛋白酶溶液 100μl(取序列分析用胰蛋白酶,加 1% 碳酸氢铵溶液制成每 1ml 中含 1mg 的溶液,临用时配制),摇匀,37℃恒温酶解 12 小时,作为供试品溶液。

4. 方法学验证　方法学考察合格(具体内容略)。

5. 样品的测定

(1)药材及饮片的质谱鉴别:按水蛭(蚂蟥)药材和饮片的质谱鉴别方法,分别精密吸取对照品溶液和供试品溶液各 2μl,注入高效液相色谱 - 质谱联用仪,测定,即得。

以质荷比 m/z 601(双电荷)→ 630 和 m/z 601(双电荷)→ 743,m/z 475(三电荷)→ 589 和 m/z 475(三电荷)→ 662 的离子对提取的供试品离子流色谱中,所有批次的水蛭(蚂蟥)药材和饮片均同时呈现与对照品色谱保留时间一致的色谱峰(图 15-2-7、图 15-2-8、表 15-2-7、表 15-2-8)。

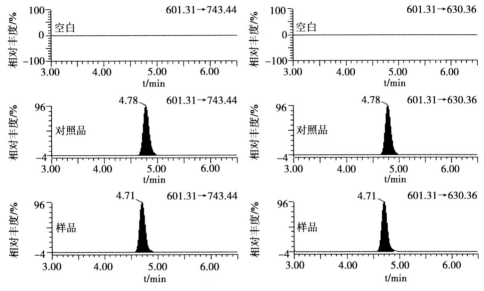

图 15-2-7　水蛭(蚂蟥)药材专属性质谱图(m/z601)

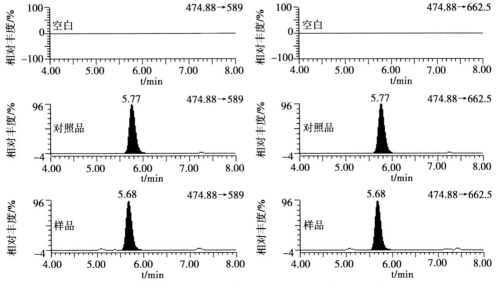

图 15-2-8　水蛭(蚂蟥)药材专属性质谱图(m/z475)

表 15-2-7　水蛭(蚂蟥)药材样品测定结果

批号	保留时间（min）	m/z601→630		m/z601→743		保留时间（min）	m/z475→589		m/z475→662	
		峰面积	信噪比	峰面积	信噪比		峰面积	信噪比	峰面积	信噪比
SZ-YC-01	4.49	2 466	39	864	103	5.60	49 053	45	9 123	25
SZ-YC-02	4.43	2 572	53	966	39	5.72	5 100	33	3 966	13
SZ-YC-03	4.43	3 301	87	1 172	54	5.70	13 744	29	10 230	17
SZ-YC-04	4.43	4 524	92	1 570	60	5.70	15 862	30	11 921	19
SZ-YC-05	4.42	5 644	70	2 005	42	5.67	21 297	43	15 631	22
SZ-YC-06	4.53	1 535	50	468	36	5.58	43 708	58	8 441	23
SZ-YC-07	4.55	2 604	29	878	21	5.62	34 179	83	6 385	25
SZ-YC-08	4.41	3 755	86	1 325	51	5.66	10 101	27	7 739	14
SZ-YC-09	4.43	3 202	128	1 068	131	5.68	8 323	28	6 565	10
SZ-YC-10	4.50	3 159	40	1 139	44	5.57	53 539	50	9 805	19
SZ-YC-11	4.49	3 592	53	1 201	39	5.58	55 370	48	10 266	27
SZ-YC-12	4.40	2 431	94	821	34	5.68	4 999	41	3 778	11
SZ-YC-13	4.43	2 706	48	1 003	59	5.70	5 588	39	4 325	14
SZ-YC-14	4.46	712	72	203	126	5.76	562	162	445	7
SZ-YC-15	4.45	1 205	80	435	517	5.76	2 874	73	2 113	24
SZ-YC-16	4.46	1 474	121	510	111	5.76	2 884	44	2 218	33

表 15-2-8　水蛭(蚂蟥)饮片样品测定结果

批号	保留时间（min）	m/z601→630		m/z601→743		保留时间（min）	m/z475→589		m/z475→662	
		峰面积	信噪比	峰面积	信噪比		峰面积	信噪比	峰面积	信噪比
SZ-YP-01	4.43	1 176	43	444	23	5.72	2 391	52	1 798	8
SZ-YP-02	4.43	3 733	60	1 377	104	5.70	12 146	35	9 626	19
SZ-YP-03	4.49	3 319	45	1 191	34	5.60	73 774	47	13 394	31
SZ-YP-04	4.43	1 935	45	699	30	5.72	3 188	36	2 492	9
SZ-YP-05	4.41	3 609	92	1 317	83	5.68	11 870	36	9 735	20
SZ-YP-06	4.43	1 289	23	501	18	5.72	1 620	61	1 388	7
SZ-YP-07	4.44	2 538	42	957	35	5.71	6 411	72	5 184	18
SZ-YP-08	4.43	2 508	44	927	40	5.71	5 959	40	4 708	15
SZ-YP-09	4.44	1 591	33	535	22	5.72	1 593	45	1 188	4
SZ-YP-10	4.44	3 133	161	1 145	60	5.72	8 123	36	6 272	12
SZ-YP-11	4.49	4 178	75	1 474	55	5.62	76 319	38	13 919	24
SZ-YP-12	4.49	3 294	53	1 253	40	5.63	59 488	42	10 585	21
SZ-YP-13	4.41	3 665	94	1 251	52	5.66	10 328	34	7 849	18
SZ-YP-14	4.43	1 813	344	652	3 698	5.71	4 455	40	3 639	19
SZ-YP-15	4.45	1 616	225	530	93	5.73	3 962	27	3 177	18
SZ-YP-16	4.44	1 397	164	504	378	5.73	3 771	25	2 938	14

以水蛭(蚂蟥)标准汤剂质量标准和《中国药典》2020 年版一部水蛭项下质量标准为基础,研究制定了高于药典且符合与标准汤剂质量指标一致性的药材和饮片标准:①水蛭(蚂蟥)药材二氧化硫残留量标准提高(规定不得过 50mg/kg,药典一般要求不得过 150mg/kg);②新增加了水蛭胺 B、水蛭胺 C 羧基衍生物的含量测定;③新增加了水蛭(蚂蟥)药材特征图谱标准,确定了 7 个共有峰;④新增加了水蛭(蚂蟥)质谱鉴别方法。饮片相关项同药材。后续研究将对原料、成品建立重金属、农残检测,并长期积累数据,防止原料及生产过程中外源性有害物质的带入和累积,保证产品临床用药的安全性;所建立的质量标准,能从定性、定量评价水蛭(蚂蟥)质量,为水蛭(蚂蟥)配方颗粒提供质量安全,品质优良、稳定的原药材。

第三节 水蛭(蚂蟥)配方颗粒标准汤剂研究

一、水蛭(蚂蟥)标准汤剂的制备

水蛭(蚂蟥)标准汤剂的制备工艺研究,均按照国家药典委员会起草的《中药配方颗粒质量控制与标准制定技术要求》中"标准汤剂的制备"有关要求进行,根据研究结果,确定水蛭(蚂蟥)标准汤剂的制备方法如下:

取水蛭(蚂蟥)饮片 100g,置电陶瓷壶中,加水煎煮两次,第一次煎煮加 8 倍量水,浸泡 60 分钟,武火(500W)煮沸后文火(200W)保持微沸 30 分钟,煎液经 350 目筛网趁热过滤,滤液迅速用冷水冷却。第二次加 6 倍量水,武火(500W)煮沸后文火(200W)保持微沸 25 分钟,煎液用 350 目筛网趁热过滤,滤液迅速用冷水冷却,合并两次煎液。将煎液转移至 2 000ml 圆底烧瓶中,采用旋转蒸发仪减压低温浓缩(温度:65℃;真空度:−0.10MPa)至 100ml 的浸膏;在磁力搅拌下,分装至 10ml 棕色西林瓶中,每瓶分装体积为 2ml,半加塞,分装完后转移至真空冷冻干燥机中冻干(真空冷冻干燥工艺参数见表 15-3-1,冻干曲线见图 15-3-1),取出,轧铝盖,即得。水蛭(蚂蟥)标准汤剂样品制备测定数据见表 15-3-2。

表 15-3-1 水蛭(蚂蟥)标准汤剂冷冻干燥参数设置

步骤	设定温度(℃)	设定时间(min)	维持时间(min)	真空度(mbar)
预冻	−50	80	150	/
一次干燥	−45	15	120	0.2
	−40	15	700	0.2
	−35	15	1 200	0.2
	−30	15	600	0.2
	−20	15	380	0.2
	−10	15	120	0.2
	0	15	120	0.2
解析干燥	10	15	120	0
	20	15	120	0
	30	15	210	0

表15-3-2　16批水蛭(蚂蟥)标准汤剂研究汇总表

序号	标准汤剂批号	药材批号	饮片批号	饮片量(g)	第一煎			第二煎			过滤目数(目)	浓缩温度(℃)	浓缩液重量(g)	冻干用浓缩液(g)	冻干后重量(g)	水分(%)
					浸泡时间(min)	加水量(ml)	加热时间(min)	加水量(ml)	加热时间(min)							
1	SZ-T-01	SZ-YC-01	SZ-YP-01	100.84	60	800	30	600	25	350	65	99.10	87.88	8.4	12.9
2	SZ-T-01	SZ-YC-01	SZ-YP-01	100.87	60	800	30	600	25	350	65	96.82	85.99	8.84	12.7
3	SZ-T-02	SZ-YC-02	SZ-YP-02	100.78	60	800	30	600	25	350	65	104.76	88.52	10.13	10.8
4	SZ-T-02	SZ-YC-02	SZ-YP-02	100.26	60	800	30	600	25	350	65	102.54	110.83	10.81	10.4
5	SZ-T-03	SZ-YC-03	SZ-YP-03	100.46	60	800	30	600	25	350	65	102.28	123.95	10.86	10.0
6	SZ-T-03	SZ-YC-03	SZ-YP-03	100.28	60	800	30	600	25	350	65	99.78	94.07	9.79	11.5
7	SZ-T-04	SZ-YC-04	SZ-YP-04	100.80	60	800	30	600	25	350	65	99.19	90.55	11.04	10.3
8	SZ-T-04	SZ-YC-04	SZ-YP-04	100.37	60	800	30	600	25	350	65	121.57	90.52	11.36	10.3
9	SZ-T-05	SZ-YC-05	SZ-YP-05	100.64	60	800	30	600	25	350	65	134.72	105.1	11.43	8.4
10	SZ-T-05	SZ-YC-05	SZ-YP-05	100.44	60	800	30	600	25	350	65	99.64	91.74	9.97	10.5
11	SZ-T-06	SZ-YC-06	SZ-YP-06	100.62	60	800	30	600	25	350	65	105.03	91.59	10.13	10.8
12	SZ-T-06	SZ-YC-06	SZ-YP-06	100.23	60	800	30	600	25	350	65	101.47	88.88	10.64	10.6
13	SZ-T-07	SZ-YC-07	SZ-YP-07	100.56	60	800	30	600	25	350	65	100.45	80.73	10.48	11.2
14	SZ-T-07	SZ-YC-07	SZ-YP-07	100.12	60	800	30	600	25	350	65	98.83	94.02	10.45	10.5
15	SZ-T-07	SZ-YC-07	SZ-YP-07	100.06	60	800	30	600	25	350	65	100.38	90.74	8.65	10.8
16	SZ-T-08	SZ-YC-08	SZ-YP-08	100.25	60	800	30	600	25	350	65	98.48	89.86	9.46	11.0
17	SZ-T-08	SZ-YC-08	SZ-YP-08	100.17	60	800	30	600	25	350	65	108.25	87.34	10.55	10.6

续表

序号	标准汤剂批号	药材批号	饮片批号	饮片量(g)	浸泡时间(min)	第一煎		第二煎		过滤目数(目)	浓缩温度(℃)	浓缩液重量(g)	冻干用浓缩液(g)	冻干后重量(g)	水分(%)
						加水量(ml)	加热时间(min)	加水量(ml)	加热时间(min)						
18	SZ-T-09	SZ-YC-09	SZ-YP-09	100.64	60	800	30	600	25	350	65	100.85	89.38	10.31	10.9
19	SZ-T-09	SZ-YC-09	SZ-YP-09	100.67	60	800	30	600	25	350	65	101.46	87.53	11.41	10.7
20	SZ-T-10	SZ-YC-10	SZ-YP-10	100.05	60	800	30	600	25	350	65	101.45	97.53	10.81	11.5
21	SZ-T-10	SZ-YC-10	SZ-YP-10	100.15	60	800	30	600	25	350	65	115.9	90.06	11.07	12.7
22	SZ-T-11	SZ-YC-11	SZ-YP-11	100.28	60	800	30	600	25	350	65	99.98	89.71	13.01	6.8
23	SZ-T-11	SZ-YC-11	SZ-YP-11	100.19	60	800	30	600	25	350	65	103.25	91.56	12.99	5.7
24	SZ-T-12	SZ-YC-12	SZ-YP-12	100.41	60	800	30	600	25	350	65	93.89	82.99	12.49	7.2
25	SZ-T-12	SZ-YC-12	SZ-YP-12	100.43	60	800	30	600	25	350	65	104.06	93.32	12.88	6.9
26	SZ-T-13	SZ-YC-13	SZ-YP-13	100.24	60	800	30	600	25	350	65	100.74	89.26	12.53	7.1
27	SZ-T-13	SZ-YC-13	SZ-YP-13	100.90	60	800	30	600	25	350	65	102.40	92.62	15.42	6.8
28	SZ-T-14	SZ-YC-14	SZ-YP-14	100.36	60	800	30	600	25	350	65	100.95	90.31	11.73	18.9
29	SZ-T-14	SZ-YC-14	SZ-YP-14	100.62	60	800	30	600	25	350	65	105.59	94.99	9.38	19.0
30	SZ-T-15	SZ-YC-15	SZ-YP-15	100.14	60	800	30	600	25	350	65	113.73	103.00	12.57	19.3
31	SZ-T-15	SZ-YC-15	SZ-YP-15	100.09	60	800	30	600	25	350	65	108.31	97.68	12.14	18.6
32	SZ-T-16	SZ-YC-16	SZ-YP-16	100.63	60	800	30	600	25	350	65	104.57	93.78	12.35	18.4
33	SZ-T-16	SZ-YC-16	SZ-YP-16	100.71	60	800	30	600	25	350	65	101.53	90.79	12.67	18.7

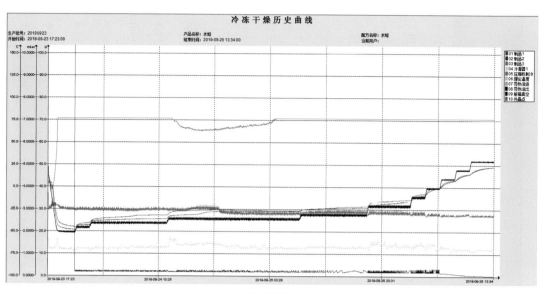

图 15-3-1　水蛭（蚂蟥）标准汤剂冻干曲线

二、含量测定

1. 色谱条件　选择以十八烷基硅烷键合硅胶为填充剂（柱长为 100mm，内径为 2.1mm，粒径为 1.6～1.8μm）；以甲醇为流动相 A，以 0.1% 磷酸溶液为流动相 B，按表 15-3-3 中的规定进行梯度洗脱；流速为每分钟 0.3ml；柱温为 30℃；检测波长为 245nm。理论板数按水蛭胺 C 羧基衍生物峰计算应不低于 5 000。

表 15-3-3　梯度洗脱表

时间（min）	流动相 A（%）	流动相 B（%）
0～18	10	90
18～25	10→20	90→80
25～26	20→90	80→10
26～30	90	10

2. 对照品溶液的制备　精密称定水蛭胺 B 对照品 3.164mg，置 25ml 容量瓶中，加 50% 甲醇制成每 1ml 含 113.322μg 的溶液，精密吸取 1ml，置 20ml 量瓶中，制成每 1ml 含 5.667μg 的溶液，即得。精密称定水蛭胺 C 羧基衍生物对照品 3.513mg，置 25ml 容量瓶中，加甲醇制成每 1ml 含 122.899μg 的溶液，精密吸取 1ml，置 20ml 量瓶中，制成每 1ml 含 6.145μg 的溶液，即得。

3. 供试品溶液的制备　取水蛭（蚂蟥）标准汤剂适量，研细，取约 0.2g，精密称定，置具塞锥形瓶中，精密加入 50% 甲醇 25ml，称定重量，超声处理（功率 300W，频率 40kHz）30 分钟，放冷，再称定重量，用 50% 甲醇补足减失的重量，摇匀，滤过，取续滤液，即得。

4. 方法学验证　方法学考察合格（具体内容略）。

5. 测定结果

水蛭（蚂蟥）标准汤剂的水蛭胺 C 羧基衍生物、水蛭胺 B 含量测定及转移率结果见表 15-3-4～表 15-3-5。

表 15-3-4　16 批水蛭(蚂蟥)标准汤剂水蛭胺 C 羧基衍生物含量及转移率结果

序号	标准汤剂批号	饮片含量(mg/g)	标准汤剂含量(mg/g)	转移率(%)
1	SZ-T-01	0.14	0.89	59.34
2	SZ-T-02	0.24	1.76	75.96
3	SZ-T-03	0.20	1.69	96.55
4	SZ-T-04	0.17	1.26	86.20
5	SZ-T-05	0.32	2.15	81.18
6	SZ-T-06	0.13	0.88	62.22
7	SZ-T-07	0.29	2.25	89.17
8	SZ-T-08	0.21	1.36	78.28
9	SZ-T-09	0.17	1.35	92.32
10	SZ-T-10	0.23	1.40	72.86
11	SZ-T-11	0.14	0.87	92.56
12	SZ-T-12	0.14	0.81	84.09
13	SZ-T-13	0.15	0.82	85.78
14	SZ-T-14	0.22	1.13	48.75
15	SZ-T-15	0.30	1.25	45.70
16	SZ-T-16	0.24	1.04	50.34
最小值		0.13	0.81	45.70
最大值		0.32	2.25	96.55
平均值		0.21	1.31	75.08
SD		-	0.45	16.76
均值的 70%～130%		-	0.92～1.70	52.56～97.61
均值 ±3 倍 SD		-	0～2.67	24.79～125.38

表 15-3-5　16 批水蛭(蚂蟥)标准汤剂水蛭胺 B 含量及转移率结果

序号	标准汤剂批号	饮片含量(mg/g)	标准汤剂含量(mg/g)	转移率(%)
1	SZ-T-01	0.30	2.39	73.01
2	SZ-T-02	0.24	2.00	89.74
3	SZ-T-03	0.22	1.59	81.66
4	SZ-T-04	0.25	1.58	72.88
5	SZ-T-05	0.33	2.53	92.96
6	SZ-T-06	0.33	3.14	89.07
7	SZ-T-07	0.27	2.18	90.97
8	SZ-T-08	0.21	1.39	78.80
9	SZ-T-09	0.20	1.32	79.06
10	SZ-T-10	0.21	1.49	85.36
11	SZ-T-11	0.37	2.15	86.17
12	SZ-T-12	0.36	2.03	80.10
13	SZ-T-13	0.38	2.16	89.55
14	SZ-T-14	0.27	1.52	53.83

序号	标准汤剂批号	饮片含量(mg/g)	标准汤剂含量(mg/g)	转移率(%)
15	SZ-T-15	0.26	1.41	60.43
16	SZ-T-16	0.26	1.40	61.81
	最小值	0.20	1.32	53.83
	最大值	0.38	3.14	92.96
	平均值	0.28	1.89	79.09
	SD	-	0.52	11.87
	均值的70%~130%	-	1.33~2.46	55.36~102.81
	均值±3倍SD	-	0.34~3.44	43.48~114.70

三、特征图谱

测定方法同本章第二节水蛭(蚂蟥)药材和饮片研究"三、药材及饮片质量标准"下"(三)特征图谱"项。

(一)方法学验证

1. 专属性考察　取水蛭(蚂蟥)标准汤剂溶液、空白溶液和参照物溶液,精密吸取上述溶液各10μl,注入液相色谱仪,按拟定色谱条件测定,记录色谱图,详见图15-3-2。

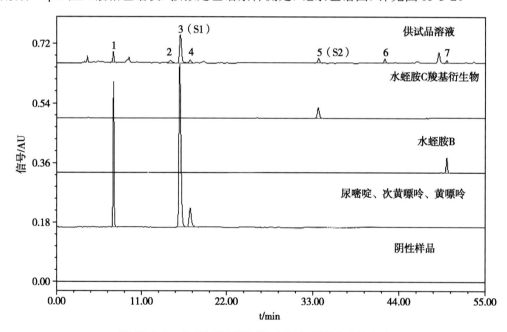

图15-3-2　水蛭(蚂蟥)标准汤剂特征图谱专属性考察

结果显示,供试品色谱在与对照品色谱相应的保留时间处有相同的色谱峰,且空白溶剂无干扰,说明该方法专属性良好。

2. 精密度考察　取水蛭(蚂蟥)标准汤剂供试品溶液,连续进样6次测定分析,以峰3次黄嘌呤峰为参照峰S1,计算峰1~峰4与S1的相对保留时间与相对峰面积,以峰5水蛭胺C羧基衍生物峰为参照峰S2,计算峰5~峰7与S2的相对保留时间与相对峰面积,并计算 RSD 值,实验结果见表 15-3-6、表 15-3-7。

表 15-3-6　水蛭(蚂蟥)标准汤剂特征图谱精密度结果表(相对保留时间)

序号	峰 1	峰 2	峰 3(S1)	峰 4	峰 5(S2)	峰 6	峰 7
1	0.462	0.935	1.000	1.082	1.000	1.262	1.487
2	0.462	0.936	1.000	1.081	1.000	1.261	1.487
3	0.462	0.937	1.000	1.082	1.000	1.26	1.487
4	0.463	0.937	1.000	1.081	1.000	1.259	1.487
5	0.463	0.938	1.000	1.080	1.000	1.258	1.487
6	0.463	0.938	1.000	1.080	1.000	1.257	1.487
均值	0.462	0.937	1.000	1.081	1.000	1.260	1.487
RSD(%)	0.12	0.12	0.00	0.08	0.00	0.15	0.00

表 15-3-7　水蛭(蚂蟥)标准汤剂特征图谱精密度结果表(相对峰面积)

序号	峰 1	峰 2	峰 3(S1)	峰 4	峰 5(S2)	峰 6	峰 7
1	0.178	0.092	1.000	0.062	1.000	1.239	0.366
2	0.175	0.092	1.000	0.061	1.000	1.243	0.366
3	0.175	0.092	1.000	0.060	1.000	1.214	0.369
4	0.177	0.093	1.000	0.061	1.000	1.219	0.359
5	0.178	0.092	1.000	0.060	1.000	1.235	0.366
6	0.175	0.092	1.000	0.060	1.000	1.230	0.364
均值	0.178	0.090	1.000	0.060	1.000	1.230	0.367
RSD(%)	2.29	0.01	0.00	0.01	0.00	1.03	1.41

　　结果显示,同一份供试品溶液连续进样 6 次,以次黄嘌呤峰为参照峰 S1,以水蛭胺 C 羧基衍生物峰为参照峰 S2,各特征峰与对应 S 峰的相对保留时间 RSD 值在 0.08%～0.15% 范围内,相对峰面积 RSD 值在 0.01%～2.29% 范围内,均小于 3.0%,表明仪器精密度良好。

　　3. 稳定性考察　取水蛭(蚂蟥)标准汤剂特征图谱供试品溶液,于常温下放置,分别在 0、2、4、8、12、24 小时进样。以峰 3 次黄嘌呤峰为参照峰 S1,计算峰 1～峰 4 与 S1 的相对保留时间与相对峰面积,以峰 5 水蛭胺 C 羧基衍生物峰为参照峰 S2,计算峰 5～峰 7 与 S2 的相对保留时间与相对峰面积,并计算 RSD 值,结果见表 15-3-8、表 15-3-9。

表 15-3-8　水蛭(蚂蟥)标准汤剂特征图谱稳定性结果表(相对保留时间)

时间(小时)	峰 1	峰 2	峰 3(S1)	峰 4	峰 5(S2)	峰 6	峰 7
0	0.464	0.933	1.000	1.083	1.000	1.263	1.490
2	0.464	0.936	1.000	1.081	1.000	1.258	1.488
4	0.464	0.938	1.000	1.080	1.000	1.256	1.487
8	0.464	0.939	1.000	1.080	1.000	1.254	1.487
12	0.464	0.940	1.000	1.079	1.000	1.252	1.486
24	0.463	0.939	1.000	1.080	1.000	1.257	1.487
RSD(%)	0.09	0.28	0.00	0.13	0.00	0.30	0.09

表 15-3-9　水蛭(蚂蟥)标准汤剂特征图谱稳定性结果表(相对峰面积)

时间(小时)	峰 1	峰 2	峰 3(S1)	峰 4	峰 5(S2)	峰 6	峰 7
0	0.177	0.094	1.000	0.062	1.000	1.206	0.344
2	0.178	0.093	1.000	0.061	1.000	1.192	0.350
4	0.177	0.093	1.000	0.061	1.000	1.191	0.357
8	0.178	0.092	1.000	0.060	1.000	1.203	0.383
12	0.175	0.092	1.000	0.059	1.000	1.163	0.371
24	0.176	0.092	1.000	0.060	1.000	1.222	0.362
RSD(%)	0.66	0.88	0.00	1.73	0.00	1.65	3.94

结果显示,同一份供试品溶液分别在 0、2、4、8、12、24 小时进行分析,以峰 3 次黄嘌呤峰为参照峰 S1,以峰 5 水蛭胺 C 羧基衍生物色谱峰为参照峰 S2,各特征峰与对应 S 峰的相对保留时间 RSD 值在 0.09%~0.30% 范围内,小于 3%,相对峰面积 RSD 值在 0.66%~3.94% 范围内,小于 5.0%,表明供试品溶液在 24 小时内相对稳定性良好。

4.重复性考察　取同一批水蛭(蚂蟥)标准汤剂,平行 6 份,按水蛭(蚂蟥)标准汤剂特征图谱供试品溶液制备方法制备 6 份供试品溶液,进样测定分析,以峰 3 次黄嘌呤峰为参照峰 S1,计算峰 1~峰 4 与 S1 的相对保留时间与相对峰面积,以峰 5 水蛭胺 C 羧基衍生物峰为参照峰 S2,计算峰 5~峰 7 与 S2 的相对保留时间与相对峰面积,并计算 RSD 值,结果见表 15-3-10、表 15-3-11。

表 15-3-10　水蛭(蚂蟥)标准汤剂特征图谱重复性结果表(相对保留时间)

序号	峰 1	峰 2	峰 3(S1)	峰 4	峰 5(S2)	峰 6	峰 7
重复性 -1	0.464	0.937	1.000	1.081	1.000	1.257	1.487
重复性 -2	0.464	0.937	1.000	1.080	1.000	1.256	1.487
重复性 -3	0.464	0.938	1.000	1.080	1.000	1.255	1.486
重复性 -4	0.464	0.940	1.000	1.079	1.000	1.253	1.486
重复性 -5	0.464	0.941	1.000	1.080	1.000	1.253	1.486
重复性 -6	0.464	0.942	1.000	1.078	1.000	1.252	1.486
RSD(%)	0.00	0.23	0.00	0.10	0.00	0.16	0.03

表 15-3-11　水蛭(蚂蟥)标准汤剂特征图谱重复性结果表(相对峰面积)

序号	峰 1	峰 2	峰 3(S1)	峰 4	峰 5(S2)	峰 6	峰 7
重复性 -1	0.178	0.093	1.000	0.061	1.000	1.181	0.353
重复性 -2	0.177	0.091	1.000	0.061	1.000	1.207	0.370
重复性 -3	0.176	0.092	1.000	0.060	1.000	1.191	0.359
重复性 -4	0.177	0.089	1.000	0.059	1.000	1.210	0.374
重复性 -5	0.176	0.090	1.000	0.059	1.000	1.185	0.364
重复性 -6	0.176	0.091	1.000	0.061	1.000	1.186	0.367
RSD(%)	0.46	1.55	0.00	1.63	0.00	1.02	2.09

结果显示,同一批样品重复测定 6 次,以峰 3 次黄嘌呤峰为参照峰 S1,以峰 5 水蛭胺 C 羧基衍生物色谱峰为参照峰 S2,各特征峰与对应 S 峰的相对保留时间 RSD 值在 0.03%～0.23% 范围内,相对峰面积 RSD 值在 0.46%～2.09% 范围内,均小于 3.0%,说明该方法重复性良好。

5. 中间精密度考察　由其他分析人员在不同日期取同一批水蛭(蚂蟥)标准汤剂适量,按水蛭(蚂蟥)标准汤剂特征图谱项下供试品溶液制备方法制备样品,平行 6 份,并在不同色谱仪下操作,进样测定分析,以峰 3 次黄嘌呤峰为参照峰 S1,计算峰 1～峰 4 与 S1 的相对保留时间与相对峰面积,以峰 5 水蛭胺 C 羧基衍生物峰为参照峰 S2,计算峰 5～峰 7 与 S2 的相对保留时间与相对峰面积,并计算 RSD 值,实验结果见表 15-3-12、表 15-3-13。

表 15-3-12　水蛭(蚂蟥)标准汤剂特征图谱中间精密度结果表(相对保留时间)

	序号	峰 1	峰 2	峰 3(S1)	峰 4	峰 5(S2)	峰 6	峰 7
人员 1	重复性 -1	0.464	0.937	1.000	1.081	1.000	1.257	1.487
	重复性 -2	0.464	0.937	1.000	1.080	1.000	1.256	1.487
	重复性 -3	0.464	0.938	1.000	1.080	1.000	1.255	1.486
	重复性 -4	0.464	0.940	1.000	1.079	1.000	1.253	1.486
	重复性 -5	0.464	0.941	1.000	1.080	1.000	1.253	1.486
	重复性 -6	0.464	0.942	1.000	1.078	1.000	1.252	1.486
人员 2	中间精密度	0.461	0.936	1.000	1.080	1.000	1.261	1.493
	中间精密度	0.460	0.936	1.000	1.079	1.000	1.261	1.493
	中间精密度	0.461	0.936	1.000	1.079	1.000	1.260	1.493
	中间精密度	0.461	0.937	1.000	1.079	1.000	1.260	1.493
	中间精密度	0.461	0.937	1.000	1.078	1.000	1.259	1.493
	中间精密度	0.461	0.938	1.000	1.078	1.000	1.258	1.493
中间精密度考察 6 个数据 RSD(%)		0.09	0.09	0.00	0.07	0.00	0.09	0.01
与重复性试验 6 个数据 RSD(%)		0.36	0.22	0.00	0.09	0.00	0.26	0.23

表 15-3-13　水蛭(蚂蟥)标准汤剂特征图谱中间精密度结果表(相对峰面积)

	序号	峰 1	峰 2	峰 3(S1)	峰 4	峰 5(S2)	峰 6	峰 7
人员 1	重复性 -1	0.178	0.093	1.000	0.061	1.000	1.181	0.353
	重复性 -2	0.177	0.091	1.000	0.061	1.000	1.207	0.370
	重复性 -3	0.176	0.092	1.000	0.060	1.000	1.191	0.359
	重复性 -4	0.177	0.089	1.000	0.059	1.000	1.210	0.374
	重复性 -5	0.176	0.090	1.000	0.059	1.000	1.185	0.364
	重复性 -6	0.176	0.091	1.000	0.061	1.000	1.186	0.367
人员 2	中间精密度	0.168	0.086	1.000	0.053	1.000	1.186	0.366
	中间精密度	0.168	0.085	1.000	0.053	1.000	1.193	0.350
	中间精密度	0.168	0.085	1.000	0.053	1.000	1.183	0.359
	中间精密度	0.168	0.083	1.000	0.052	1.000	1.171	0.354
	中间精密度	0.167	0.085	1.000	0.053	1.000	1.160	0.355
	中间精密度	0.168	0.085	1.000	0.053	1.000	1.154	0.353

续表

序号	峰1	峰2	峰3(S1)	峰4	峰5(S2)	峰6	峰7
中间精密度考察6个数据 RSD(%)	0.24	1.16	0.00	0.77	0.00	1.31	1.58
与重复性试验6个数据 RSD(%)	2.70	3.89	0.00	6.90	0.00	1.39	2.14

人员1　操作时间:2019年11月13日;色谱仪:Waters Acquity-Arc;设备编码:208021

人员2　操作时间:2019年11月15日;色谱仪:Thermo Ulimate 3000;设备编码:208034

结果显示,由不同分析人员在不同日期和不同色谱仪下操作,同一批样品重复测定6次,以峰3次黄嘌呤峰为参照峰S1,以峰5水蛭胺C羧基衍生物色谱峰为参照峰S2,各特征峰与对应S峰的相对保留时间RSD值在0.01%~0.09%范围内,相对峰面积RSD值在0.24%~1.58%范围内,相对保留时间与重复性试验6个数据的RSD值在0.09%~0.36%范围内,相对峰面积与重复性试验6个数据除峰4的RSD值为6.90%外,其余各特征峰相对峰面积RSD值在1.39%~3.89%范围内,RSD值均小于5.0%,说明各特征峰的相对保留时间中间精密度良好,而相对峰面积受不同的人员和仪器操作影响较大。因此,本研究采用相对保留时间进行色谱峰定位,该方法的中间精密度较好。

(二)测定结果

按照高效液相色谱法建立特征图谱测定方法,并进行方法学考察,对16批水蛭(蚂蟥)标准汤剂特征图谱测定,最终确定特征图谱标准:供试品色谱中应呈现7个特征峰,并应与对照药材参照物色谱中的7个特征峰保留时间相对应,其中峰1、峰4、峰7应分别与相应对照品参照物峰保留时间相对应,与次黄嘌呤参照物峰相对应的峰为S1峰,计算峰2与S1峰的相对保留时间,其相对保留时间应该在规定值的±10%范围之内,规定值为:0.92(峰2);与水蛭胺C羧基衍生物参照物峰相对应的峰为S2峰,计算峰6与S2峰的相对保留时间,其相对保留时间应该在规定值的±10%之内,规定值为:1.26(峰6)。实验结果见图15-3-3~图15-3-5、表15-3-14。

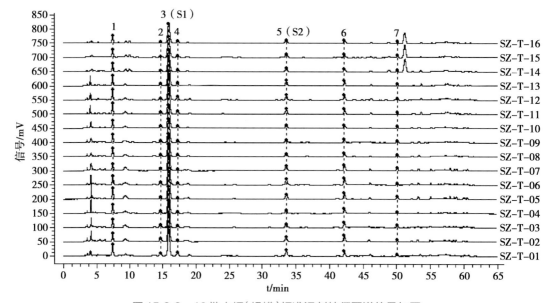

图15-3-3　16批水蛭(蚂蟥)标准汤剂特征图谱的叠加图

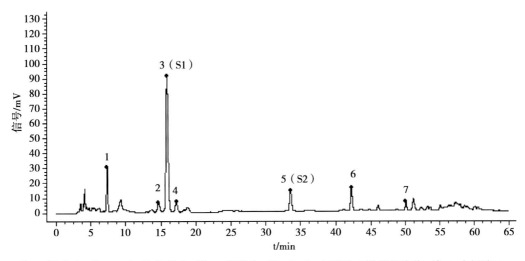

峰1：尿嘧啶；峰3(S1)：次黄嘌呤；峰4：黄嘌呤；峰5(S2)：水蛭胺C羧基衍生物；峰7：水蛭胺B。

图 15-3-4　水蛭(蚂蟥)标准汤剂对照特征图谱

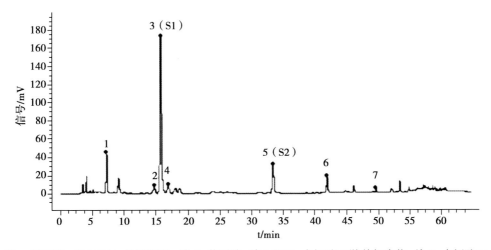

峰1：尿嘧啶；峰3(S1)：次黄嘌呤；峰4：黄嘌呤；峰5(S2)：水蛭胺C羧基衍生物；峰7：水蛭胺B。

图 15-3-5　水蛭(蚂蟥)对照药材特征图谱

表 15-3-14　16 批水蛭(蚂蟥)标准汤剂特征图谱相对保留时间

序号	标准汤剂批号	峰1	峰2	峰3(S1)	峰4	峰5(S2)	峰6	峰7
1	SZ-T-01	0.47	0.92	1.00	1.09	1.00	1.26	1.49
2	SZ-T-02	0.47	0.92	1.00	1.09	1.00	1.26	1.49
3	SZ-T-03	0.47	0.92	1.00	1.09	1.00	1.26	1.49
4	SZ-T-04	0.47	0.92	1.00	1.09	1.00	1.26	1.49
5	SZ-T-05	0.47	0.92	1.00	1.09	1.00	1.26	1.49
6	SZ-T-06	0.47	0.92	1.00	1.08	1.00	1.25	1.49
7	SZ-T-07	0.47	0.92	1.00	1.09	1.00	1.25	1.49
8	SZ-T-08	0.47	0.92	1.00	1.09	1.00	1.25	1.49

续表

序号	标准汤剂批号	峰1	峰2	峰3(S1)	峰4	峰5(S2)	峰6	峰7
9	SZ-T-09	0.47	0.92	1.00	1.09	1.00	1.25	1.49
10	SZ-T-10	0.46	0.92	1.00	1.08	1.00	1.26	1.49
11	SZ-T-11	0.46	0.93	1.00	1.08	1.00	1.26	1.5
12	SZ-T-12	0.46	0.93	1.00	1.08	1.00	1.26	1.5
13	SZ-T-13	0.46	0.93	1.00	1.08	1.00	1.26	1.5
14	SZ-T-14	0.47	0.93	1.00	1.08	1.00	1.26	1.5
15	SZ-T-15	0.47	0.93	1.00	1.08	1.00	1.26	1.5
16	SZ-T-16	0.47	0.93	1.00	1.08	1.00	1.26	1.5
	RSD(%)	0.96	0.54	0.00	0.48	0.00	0.36	0.33

四、质谱鉴别

测定方法同本章第二节水蛭(蚂蟥)药材和饮片研究"三、药材及饮片质量标准"下"(四)质谱鉴别"项。供试品溶液制备有所不同,具体如下:

供试品溶液制备　取本品适量,研细,取约 0.2g,精密称定,置具塞锥形瓶中,加 1% 碳酸氢铵溶液 25ml,称定重量,回流处理 60 分钟,放冷后用 1% 碳酸氢铵补足减失重量,摇匀,离心,取上清液,用 0.22μm 微孔滤膜滤过,取续滤液 1ml,置微量进样瓶中,加胰蛋白酶溶液 100μl(取序列分析用胰蛋白酶,加 1% 碳酸氢铵溶液制成每 1ml 中含 1mg 的溶液,临用时配制),摇匀,37℃恒温酶解 12 小时,作为供试品溶液。

(一)方法学验证

1. 专属性考察　精密吸取水蛭(蚂蟥)标准汤剂溶液、空白溶剂溶液和对照品溶液各 2μl,注入液质联用仪,按照拟定色谱与质谱条件测定(图 15-3-6、图 15-3-7)。

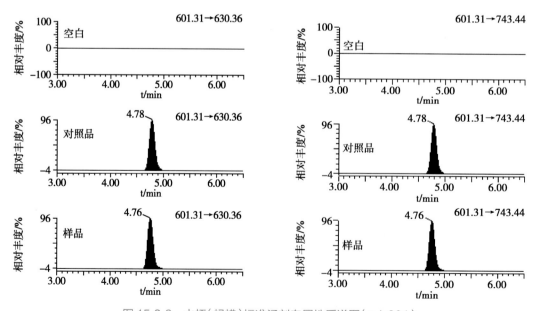

图 15-3-6　水蛭(蚂蟥)标准汤剂专属性质谱图(m/z601)

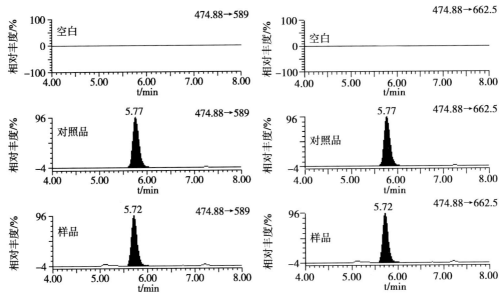

图 15-3-7　水蛭(蚂蟥)标准汤剂专属性质谱图(m/z 475)

结果显示：缺水蛭(蚂蟥)的空白溶剂供试品溶液图谱在与对照品色谱相应的保留时间处未检出特征离子峰，表明空白溶剂对方法中特征离子对的检出无干扰，方法具有专属性。

2. 稳定性考察　取水蛭(蚂蟥)标准汤剂供试品溶液，分别在 0、2、4、6、8、10、12 小时精密吸取 2μl 注入液质联用仪，按拟定的色谱与质谱条件进行测定，以离子对的峰面积和信噪比对溶液稳定性进行评价，测定结果见表 15-3-15。

表 15-3-15　稳定性考察结果

时间(h)	m/z 601→630		m/z 601→743		m/z 475→589		m/z 475→662	
	峰面积	信噪比	峰面积	信噪比	峰面积	信噪比	峰面积	信噪比
0	717	641	277	415	19 436	36	2 343	13
2	890	65	285	52	19 484	31	2 768	11
4	955	223	351	104	19 785	34	3 054	11
6	928	95	319	81	19 284	33	3 330	18
8	1 128	142	360	62	19 128	34	3 593	14
10	1 181	157	407	120	18 772	31	3 577	13
12	1 189	145	419	228	18 446	31	3 758	12

结果显示，供试品溶液在常温下放置 12 小时，特征离子对仍均能明显检出。表明供试品溶液在常温下放置 12 小时内，不影响特征离子的鉴别。

3. 耐用性考察

(1) 不同色谱柱考察：比较了 Agilent SB C_{18} 色谱柱(100mm×2.1mm，1.8μm)、Waters BEH C_{18} 色谱柱(100mm×2.1mm，1.7μm)和 YMC Triart C_{18} 色谱柱(100mm×2.1mm，1.9μm)3 种不同品牌和类型的色谱柱对水蛭(蚂蟥)标准汤剂特征离子峰的检出影响。

取水蛭(蚂蟥)标准汤剂供试品溶液，精密吸取 2μl 注入液质联用仪，按拟定的色谱与质谱条件进行测定，实验结果见表 15-3-16、图 15-3-8、图 15-3-9。

表 15-3-16　水蛭(蚂蟥)标准汤剂不同色谱柱考察结果

色谱柱	m/z 601→630		m/z 601→743		m/z 475→589		m/z 475→662	
	峰面积	信噪比	峰面积	信噪比	峰面积	信噪比	峰面积	信噪比
1#	1 329	6 898	491	1 542	9 713	44	3 769	28
2#	1 391	535	479	285	8 974	37	3 869	15
3#	1 610	11 442	589	1 202	9 468	23	4 769	22

注: 1# 色谱柱为 Agilent SB C$_{18}$;

2# 色谱柱为 Waters BEH C$_{18}$;

3# 色谱柱为 YMC Triart C$_{18}$。

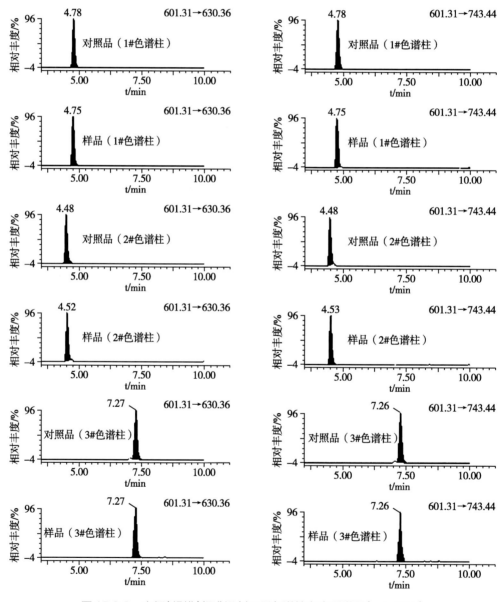

图 15-3-8　水蛭(蚂蟥)标准汤剂不同色谱柱考察质谱图(m/z 601)

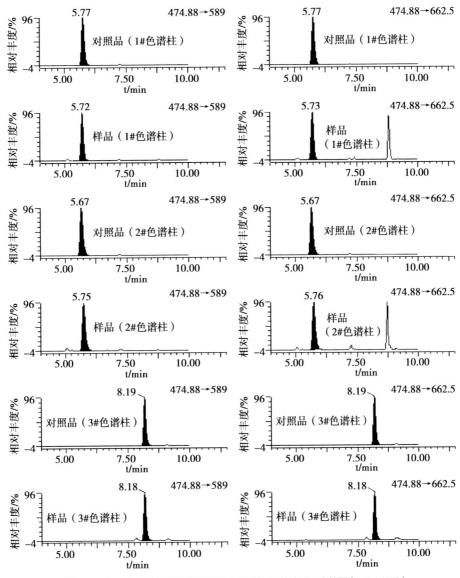

图 15-3-9　水蛭(蚂蟥)标准汤剂不同色谱柱考察质谱图(m/z 475)

　　结果显示：所使用的 3 种色谱柱均能明显检出规定的特征离子，表明不同牌子和型号的色谱柱对水蛭(蚂蟥)标准汤剂的特征离子的检出鉴别无影响。

　　(2)不同流速考察：比较 0.30ml/min、0.27ml/min、0.33ml/min 不同流速对水蛭(蚂蟥)标准汤剂特征离子峰的检出影响。取水蛭(蚂蟥)标准汤剂供试品溶液，精密吸取 2μl 注入液质联用仪，按拟定的色谱与质谱条件进行测定，实验结果见表 15-3-17、图 15-3-10、图 15-3-11。

表 15-3-17　水蛭(蚂蟥)标准汤剂不同流速耐用性考察结果

流速	m/z 601→630		m/z 601→743		m/z 475→589		m/z 475→662	
	信噪比	峰面积	信噪比	峰面积	信噪比	峰面积	信噪比	峰面积
0.30ml/min	1 329	6 898	491	1 542	9 713	44	3 769	28
0.27ml/min	1 802	811	643	211	10 080	46	5 390	24
0.33ml/min	1 428	187	538	1 962	8 642	68	3 790	25

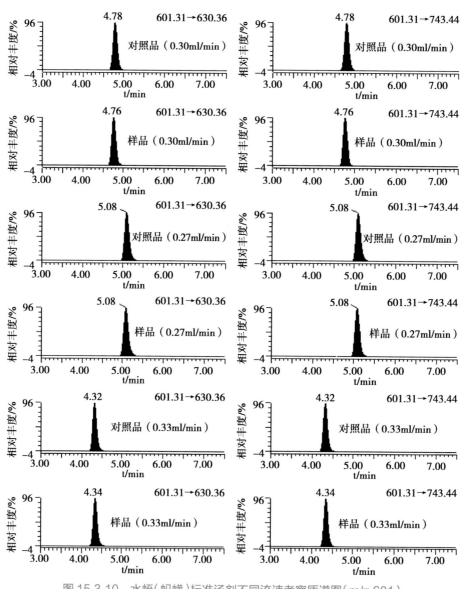

图 15-3-10　水蛭(蚂蟥)标准汤剂不同流速考察质谱图(m/z 601)

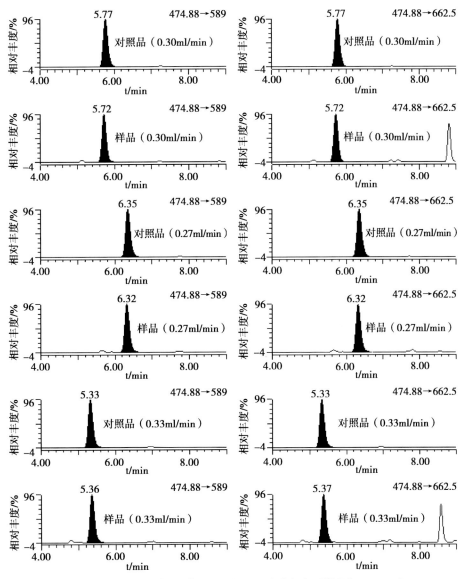

图 15-3-11　水蛭(蚂蟥)标准汤剂不同流速考察质谱图(m/z 475)

　　结果显示：使用 3 个不同的流速条件均能明显检出规定的特征离子，表明流速的小范围调整对水蛭(蚂蟥)标准汤剂的特征离子的检出鉴别无影响。

　　(3)不同柱温考察：比较 30℃、27℃、33℃不同柱温对水蛭(蚂蟥)标准汤剂特征离子峰的检出影响。取水蛭(蚂蟥)标准汤剂供试品溶液，精密吸取 2μl 注入液质联用仪，按拟定的色谱与质谱条件进行测定，实验结果见表 15-3-18、图 15-3-12、图 15-3-13。

表 15-3-18　水蛭(蚂蟥)标准汤剂不同柱温耐用性考察结果

柱温	m/z 601→630		m/z 601→743		m/z 475→589		m/z 475→662	
	峰面积	信噪比	峰面积	信噪比	峰面积	信噪比	信噪比	峰面积
30℃	1 329	6 898	491	1 542	9 713	44	3 769	28
27℃	1 640	741	532	499	9 000	50	4 573	22
33℃	1 567	1 383	553	4 649	8 450	53	4 714	40

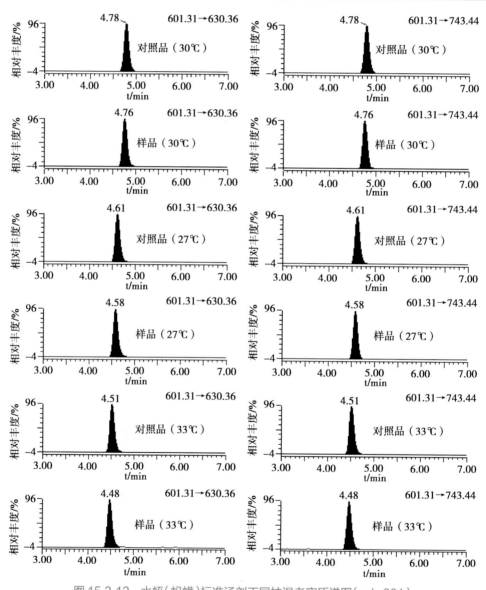

图 15-3-12　水蛭(蚂蟥)标准汤剂不同柱温考察质谱图(m/z 601)

　　结果显示：使用 3 个不同的柱温条件均能明显检出规定的特征离子，表明柱温的小范围调整对水蛭(蚂蟥)标准汤剂的特征离子的检出鉴别无影响。

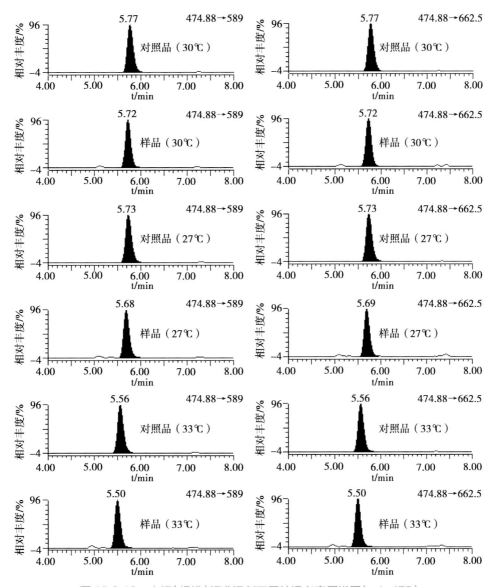

图 15-3-13　水蛭(蚂蟥)标准汤剂不同柱温考察质谱图(m/z 475)

（4）不同液质联用仪的考察：考察使用不同品牌的液质联用仪（岛津 LCMS-8045 三重四极杆液质联用仪）对水蛭(蚂蟥)标准汤剂特征离子峰的检出影响。

取水蛭(蚂蟥)标准汤剂供试品溶液，精密吸取 2μl 注入液质联用仪，按拟定的色谱与质谱条件进行测定，实验结果见表 15-3-19、图 15-3-14、图 15-3-15。

表 15-3-19　水蛭(蚂蟥)标准汤剂不同仪器耐用性考察结果

仪器品牌	m/z601→630		m/z601→743		m/z475→589		m/z475→662	
	峰面积	信噪比	峰面积	信噪比	峰面积	信噪比	信噪比	峰面积
岛津	54 701	414	16 538	93	237 968	265	86 963	33
Waters	1 329	6 898	491	1 542	9 708	43	3 783	27

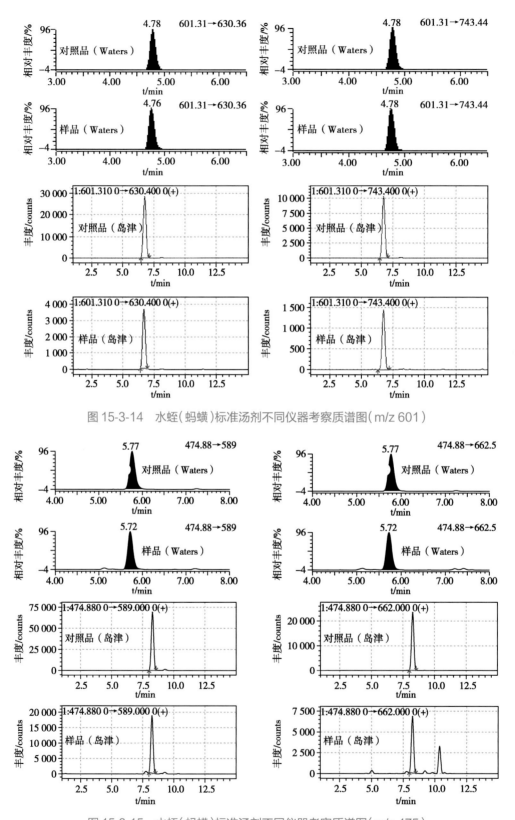

图 15-3-14 水蛭（蚂蟥）标准汤剂不同仪器考察质谱图（m/z 601）

图 15-3-15 水蛭（蚂蟥）标准汤剂不同仪器考察质谱图（m/z 475）

结果显示：使用不同品牌的三重四极杆液质联用仪，水蛭（蚂蟥）标准汤剂的两对特征离子对能明显检出。

综上所述，对水蛭（蚂蟥）标准汤剂质谱鉴别分析方法进行了专属性考察，特征峰不受溶剂峰干扰，方法专属；对方法的溶液稳定性进行了考察，表明供试品溶液能在 12 小时内保持稳定。并对方法的耐用性进行了考察，表明不同色谱柱、不同流速、小范围的柱温变动以及不同品牌的液质联用仪，对特征离子的检出无明显影响，方法的耐用性良好。

（二）样品的测定

1. 标准汤剂的质谱鉴别　按水蛭（蚂蟥）标准汤剂质谱鉴别方法，分别精密吸取对照品溶液和供试品溶液各 2μl，注入液质联用仪，测定，即得。

以质荷比（m/z）601（双电荷）→ 630 和 m/z601（双电荷）→ 743，m/z475（三电荷）→ 589 和 m/z475（三电荷）→ 662 四对离子对提取的供试品离子流色谱中，所有批次的水蛭（蚂蟥）标准汤剂均同时呈现与对照品色谱保留时间一致的色谱峰（表 15-3-20）。

表 15-3-20　水蛭（蚂蟥）标准汤剂样品测定结果

批号	保留时间（min）	m/z 601→630		m/z 601→743		保留时间（min）	m/z 475→589		m/z 475→662	
		峰面积	信噪比	峰面积	信噪比		峰面积	信噪比	峰面积	信噪比
SZ-T-01	4.44	2 291	151	886	177	5.66	6 051	42	4 108	20
SZ-T-02	4.43	1 079	231	371	118	5.67	6 651	33	4 428	20
SZ-T-03	4.40	936	155	342	158	5.65	5 261	38	3 709	19
SZ-T-04	4.40	800	97	247	198	5.65	4 402	36	2 898	16
SZ-T-05	4.42	951	84	331	196	5.66	5 989	38	3 889	19
SZ-T-06	4.41	1 172	72	380	98	5.65	6 849	34	4 426	21
SZ-T-07	4.42	893	40	334	29	5.66	2 285	41	1 700	7
SZ-T-08	4.41	1 880	117	700	77	5.64	6 134	36	4 185	15
SZ-T-09	4.42	1 308	172	461	97	5.67	4 469	38	3 109	15
SZ-T-10	4.42	1 694	155	592	121	5.67	4 979	37	3 420	16
SZ-T-11	4.43	1 171	87	426	3 550	5.87	3 387	26	2 508	16
SZ-T-12	4.42	2 616	128	948	93	5.67	6 197	37	4 471	21
SZ-T-13	4.43	2 045	98	702	84	5.67	5 082	39	4 042	19
SZ-T-14	4.45	198	112	51	192	5.73	492	49	418	27
SZ-T-15	4.43	117	90	38	53	5.72	280	34	174	9
SZ-T-16	4.43	100	838	20	187	5.72	231	32	143	33

2. 不同品种的质谱鉴别　取不同品种药材粉末（僵蚕、鳖甲、蝉蜕、地龙、鸡内金、龟甲、土鳖虫），按水蛭（蚂蟥）药材和饮片的质谱鉴别方法，分别制备供试品溶液。

分别精密吸取对照品溶液和供试品溶液各 2μl，注入液质联用仪，测定，即得。

以质荷比（m/z）601（双电荷）→ 630 和 m/z 601（双电荷）→ 743，m/z 475（三电荷）→ 589 和 m/z 475（三电荷）→ 662 离子对提取的供试品离子流色谱中，除水蛭外，其余动物药品种均未同时呈现与对照品色谱保留时间一致的色谱峰（图 15-3-16、图 15-3-17）。

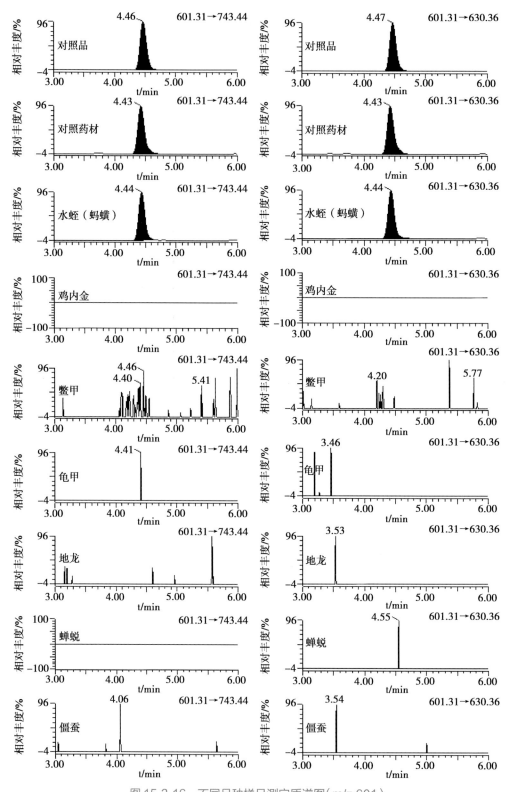

图 15-3-16　不同品种样品测定质谱图(m/z 601)

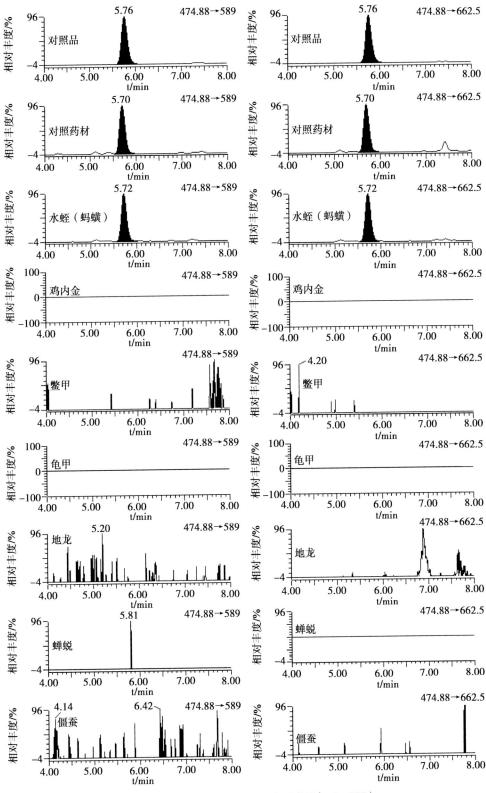

图 15-3-17　不同品种样品测定质谱图(m/z 475)

本研究对水蛭(蚂蟥)标准汤剂提取、固液分离、浓缩和冻干工艺进行了考察,制订了水蛭(蚂蟥)标准汤剂制备工艺;建立了水蛭(蚂蟥)标准汤剂中水蛭胺 B、水蛭胺 C 羧基衍生物含量测定方法并根据出膏率及转移率确定了水蛭(蚂蟥)标准汤剂中水蛭胺 B、水蛭胺 C 羧基衍生物的含量范围及转移率范围;建立了水蛭(蚂蟥)标准汤剂特征图谱,供试品色谱中应呈现 7 个特征峰,并应与对照药材参照物色谱中的 7 个特征峰保留时间相对应,其中峰 1、峰 4、峰 7 应分别与相应对照品参照物峰保留时间相对应,与次黄嘌呤参照物峰相对应的峰为 S1 峰,计算峰 2 与 S1 峰的相对保留时间,其相对保留时间应该在规定值的 ±10% 范围之内,规定值为:0.92(峰 2);与水蛭胺 C 羧基衍生物参照物峰相对应的峰为 S2 峰,计算峰 6 与 S2 峰的相对保留时间,其相对保留时间应该在规定值的 ±10% 之内,规定值为:1.26(峰 6)。并确定了水蛭(蚂蟥)标准汤剂的质谱鉴别方法,以质荷比(m/z)601(双电荷)→ 630 和 m/z 601(双电荷)→ 743,m/z 475(三电荷)→ 589 和 m/z 475(三电荷)→ 662 作为离子对提取的供试品离子流色谱中,供试品溶液色谱应同时呈现与对照品色谱保留时间一致的色谱峰。

第四节　水蛭(蚂蟥)配方颗粒质量标准研究

一、水蛭(蚂蟥)配方颗粒质量标准草案

水蛭(蚂蟥)配方颗粒

Shuizhi (mahuang) Peifangkeli

【来源】本品为水蛭科动物蚂蟥 *Whitmania pigra* Whitman 的干燥全体经炮制并按标准汤剂的主要质量指标加工制成的配方颗粒。

【制法】取水蛭(蚂蟥)饮片 4 000g,加水煎煮,滤过,滤液浓缩成清膏(干浸膏出膏率为 9%~17%),加入辅料适量,干燥(或干燥,粉碎),再加入辅料适量,混匀,制粒,制成 1000g,即得。

【性状】本品为灰黄色至浅棕褐色的颗粒;气腥,味淡。

【鉴别】(1)取本品 1g,研细,加乙醇 5ml,超声处理 15 分钟,滤过,取滤液作为供试品溶液。另取水蛭(蚂蟥)对照药材 1g,同法制成对照药材溶液。照薄层色谱法(《中国药典》2020 年版通则 0502)试验,吸取上述供试品溶液 10μl,对照药材溶液 5μl,分别点于同一硅胶 G 薄层板上,以环己烷 - 乙酸乙酯(4:1)为展开剂,展开,取出,晾干,喷以 10% 硫酸乙醇溶液,在 105℃加热至斑点显色清晰。供试品色谱中,在与对照药材色谱相应的位置上,显相同颜色的斑点;紫外光灯(365nm)下显相同颜色的荧光斑点。

(2)取本品适量,研细,取约 0.2g,加 1% 碳酸氢铵溶液 25ml,加热回流 30 分钟,用 0.22μm 微孔滤膜滤过,取续滤液 1ml,置微量进样瓶中,加胰蛋白酶溶液 50μl(取序列分析用胰蛋白酶,加 1% 碳酸氢铵溶液制成每 1ml 中含 1mg 的溶液,临用时配制),摇匀,37℃恒温酶解 12 小时,作为供试品溶液。另取水蛭多肽 I 和水蛭多肽 II 对照品适量,精密称定,加 1% 碳酸氢铵溶液分别制成每 1ml 各含 5μg 的混合溶液。照高效液相色谱法 - 质谱法(《中国药典》2020 年版通则 0512 和通则 0431)试验,以十八烷基硅烷键合硅胶为填充剂(柱长为 100mm,内径为 2.1mm,粒径为 1.7μm 至 1.8μm);以乙腈为流动相 A,0.1% 甲酸水溶液为流动相 B,按表 15-4-1 中规定进行梯度洗脱;流速为每分钟 0.3ml,采用高效液相色谱 - 质谱联用仪,电喷雾正离子模式(ESI⁺),进行多反应监测(MRM),选择质荷比(m/z)601(双电荷)→

630 和 m/z 601(双电荷)→ 743, m/z 475(三电荷)→ 589 和 m/z 475(三电荷)→ 662 作为检测离子对进行检测,色谱峰的信噪比均应大于 3:1。

表 15-4-1　梯度洗脱表

时间(min)	流动相 A(%)	流动相 B(%)
0~2	10 → 12	90 → 88
2~5	12	88
5~10	12 → 18	88 → 82
10~11	18 → 90	82 → 10
11~13	90	10
13~14	90 → 10	10 → 90
14~20	10	90

吸取供试品溶液 2μl,注入高效液相色谱 - 质谱联用仪,测定。以质荷比(m/z)601(双电荷)→ 630 和 m/z 601(双电荷)→ 743, m/z 475(三电荷)→ 589 和 m/z 475(三电荷)→ 662 离子对提取的供试品离子流色谱中,应同时呈现与对照品色谱保留时间一致的色谱峰。

【检查】应符合颗粒剂项下有关的各项规定(《中国药典》2020 年版通则 0104)。

【浸出物】取本品研细,取约 2g,精密称定,精密加入乙醇 100ml,照醇溶性浸出物测定法(《中国药典》2020 年版通则 2201)项下的热浸法测定,不得少于 14.0%。

【特征图谱】照高效液相色谱法(《中国药典》2020 年版通则 0512)测定。

色谱条件与系统适用性试验　以十八烷基硅烷键合硅胶为填充剂(柱长为 250mm,内径为 4.6mm,粒径为 5μm);以甲醇为流动相 A,以 0.01mol/L 甲酸铵溶液(加醋酸调节 pH 值至 4.0)为流动相 B,按表 15-4-2 中的规定进行梯度洗脱;流速为每分钟 0.8ml;柱温为 30℃;检测波长为 254nm。理论板数按次黄嘌呤峰计算应不低于 5 000。

表 15-4-2　梯度洗脱表

时间(min)	流动相 A(%)	流动相 B(%)
0~18	2 → 3	98 → 97
18~19	3 → 10	97 → 90
19~32	10 → 14	90 → 86
32~50	14 → 35	86 → 65
50~53	35 → 60	65 → 40
53~65	60	40

参照物溶液的制备　取水蛭(蚂蟥)对照药材约 1.0g,置具塞锥形瓶中,精密加入 50% 甲醇 25ml,超声处理(功率 300W,频率 40kHz)30 分钟,放冷,摇匀,滤过,取续滤液,作为对照药材参照溶液。取尿嘧啶对照品、次黄嘌呤对照品、黄嘌呤对照品适量,精密称定,加 50% 甲醇制成每 1ml 分别含尿嘧啶 50μg、次黄嘌呤 50μg、黄嘌呤 50μg 的混合溶液;另取 [含量测定] 项下水蛭胺 B、水蛭胺 C 羧基衍生物混合溶液,作为对照品参照物溶液。

供试品溶液的制备　同 [含量测定] 项。

供试品色谱中应呈现 7 个特征峰,并应与对照药材参照物色谱中的 7 个特征峰相对应,其中峰1、峰4、峰7应分别与相应对照品参照物峰保留时间相对应,与次黄嘌呤参照物峰相对应的峰为S1峰,计算峰2与S1峰的相对保留时间,其相对保留时间应该在规定值的±10%范围之内,规定值为:0.92(峰2);与水蛭胺C羧基衍生物参照物峰相对应的峰为S2峰,计算峰6与S2峰的相对保留时间,其相对保留时间应该在规定值的±10%之内,规定值为:1.26(峰6)(图15-4-1)。

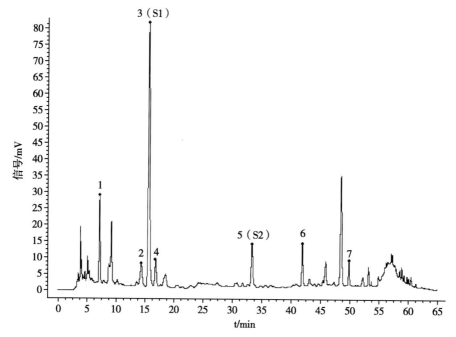

峰1:尿嘧啶;峰3(S1):次黄嘌呤;峰4:黄嘌呤;峰5(S2):水蛭胺C羧基衍生物;峰7:水蛭胺B。

图15-4-1　水蛭(蚂蟥)配方颗粒对照特征图谱

色谱仪:Waters Arc;色谱柱:Agilent ZORBAX SB-AQ C18

【含量测定】照高效液相色谱法(《中国药典》2020年版通则0512)测定。

色谱条件与系统适用性试验　以十八烷基硅烷键合硅胶为填充剂(柱长为100mm,内径为2.1mm,粒径为1.6至1.8μm);以甲醇为流动相A,以0.1%磷酸溶液为流动相B,按表15-4-3中的规定进行梯度洗脱;流速为每分钟0.3ml;柱温为30℃;检测波长为245nm。理论板数按水蛭胺C羧基衍生物峰计算应不低于5 000。

表15-4-3　梯度洗脱表

时间(min)	流动相A(%)	流动相B(%)
0~18	10	90
18~25	10 → 20	90 → 80
25~26	20 → 90	80 → 10
26~30	90	10

对照品溶液的制备　取水蛭胺B对照品、水蛭胺C羧基衍生物对照品适量,精密称定,加50%甲醇制成每1ml含水蛭胺B 6μg、水蛭胺C羧基衍生物7μg的混合溶液,即得。

供试品溶液的制备　取本品适量,研细,取约0.2g,精密称定,置具塞锥形瓶中,精密加入 50% 甲醇 25ml,称定重量,超声处理(功率 300W,频率 40kHz)30 分钟,放冷,再称定重量,用 50% 甲醇补足减失的重量,摇匀,滤过,取续滤液,即得。

测定法 分别精密吸取对照品溶液与供试品溶液各 1μl,注入液相色谱仪,测定,即得。

本品每 1g 含水蛭胺 B($C_{11}H_{10}N_4O_4S_2$)应为 0.30~1.50mg,每 1g 含水蛭胺 C 羧基衍生物($C_{10}H_6N_4O_5S_2$)应为 0.60~2.50mg。

【规格】每 1g 配方颗粒相当于饮片 4.0g。

【贮藏】密封。

二、水蛭(蚂蟥)配方颗粒质量标准草案起草说明

本研究以大生产三批水蛭(蚂蟥)配方颗粒样品进行质量研究,根据国家药品监督管理局《中药配方颗粒质量控制与标准制定技术要求》的要求,参考《中国药典》2020 年版一部水蛭药材质量标准,甘肃省药品检验研究院复核的《水蛭配方颗粒质量标准》以及前期水蛭(蚂蟥)标准汤剂的质量标准,建立符合标准汤剂质量要求的水蛭(蚂蟥)配方颗粒质量标准。

(一)药品名称

药品名称:水蛭(蚂蟥)配方颗粒

汉语拼音:Shuizhi(mahuang)Peifangkeli

(二)来源

本品为水蛭科动物蚂蟥 *Whitmania pigra* Whitman 的干燥全体经炮制并按标准汤剂的主要质量指标加工制成的配方颗粒。

(三)制法

水蛭(蚂蟥)配方颗粒的研究以标准汤剂为对照,以出膏率、指标成分含量和转移率、特征图谱的一致性为考察指标,通过单因素实验,确定了提取、固液分离、浓缩、干燥、成型工艺,通过三批中试的验证,考察了水蛭(蚂蟥)中间体及成品制备过程中的量值传递和物料平衡,最终确定了水蛭(蚂蟥)配方颗粒的制备工艺。

(四)性状

根据三批水蛭(蚂蟥)配方颗粒样品的实际性状描述,暂定本品性状为:本品为灰黄色至浅棕褐色的颗粒;气腥,味淡(图 15-4-2)。

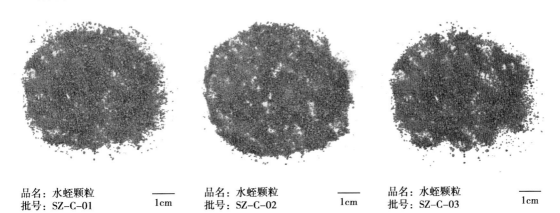

| 品名:水蛭颗粒 | 品名:水蛭颗粒 | 品名:水蛭颗粒 |
| 批号:SZ-C-01 | 批号:SZ-C-02 | 批号:SZ-C-03 |

图 15-4-2 3 批水蛭(蚂蟥)配方颗粒性状图

（五）鉴别

1. **薄层鉴别**　水蛭的化学成分包括大分子类化合物，主含蛋白质，也含有糖脂类、蝶啶类、甾体类和羧酸酯类等多种小分子类物质。本研究参照甘肃省药品检验研究院复核的《水蛭配方颗粒质量标准》的水蛭【鉴别】项下方法制定，选用水蛭(蚂蟥)对照药材作对照，以环己烷 - 乙酸乙酯(4:1)为展开剂，按本节标准草案鉴别(1)项下下方法操作，结果供试品在与对照品相应位置上有对应的颜色斑点和荧光斑点(见图 15-4-3、图 15-4-4)；经试验验证，方法重现性好，因此将该方法收入正文。

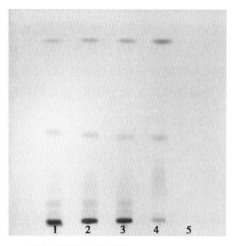

1. 水蛭(蚂蟥)配方颗粒(SZ-C-01)10μl；
2. 水蛭(蚂蟥)配方颗粒(SZ-C-02)10μl；
3. 水蛭(蚂蟥)配方颗粒(SZ-C-03)10μl；
4. 水蛭(蚂蟥)对照药材 5μl；5. 阴性样品。

图 15-4-3　水蛭(蚂蟥)配方颗粒薄层色谱专属性(日光下检视)

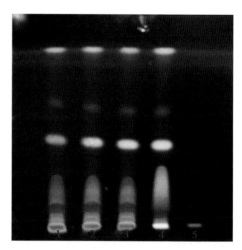

1. 水蛭(蚂蟥)配方颗粒(SZ-C-01)10μl；
2. 水蛭(蚂蟥)配方颗粒(SZ-C-02)10μl；
3. 水蛭(蚂蟥)配方颗粒(SZ-C-03)10μl；
4. 水蛭(蚂蟥)对照药材 5μl；5. 阴性样品。

图 15-4-4　水蛭(蚂蟥)配方颗粒薄层色谱专属性(365nm 紫外光下检视)

2. **质谱鉴别**　根据前期水蛭(蚂蟥)标准汤剂的研究，按照与标准汤剂相同的供试品制备方法和条件对水蛭(蚂蟥)配方颗粒进行测定，结果显示，质荷比(m/z)601(双电荷)→630 和 m/z 601(双电荷)→743，m/z 475(三电荷)→589 和 m/z 475(三电荷)→662 离子对提取的水蛭(蚂蟥)配方颗粒供试品溶液离子流色谱中，均能呈现与对照品保留时间一致的色谱图峰，且所检测出的离子对测定的 MRM 色谱峰信噪比均大于 3:1(图 15-4-5、图 15-4-6)，表明水蛭(蚂蟥)标准汤剂质谱鉴别的方法和条件同样适用于水蛭(蚂蟥)配方颗粒。再对方法供试品溶液制备中的提取方式和胰蛋白酶用量进行了考察，并对方法的专属性、溶液稳定性以及耐用性进行了方法学验证，表明了方法专属性且耐用性良好，因此列入标准正文。

（六）检查

1. **常规检查**　按《中国药典》2020 年版通则 0104 颗粒剂项下规定，对水蛭(蚂蟥)配方颗粒的粒度、水分、溶化性、装量差异、微生物限度进行了检查，规定如正文。

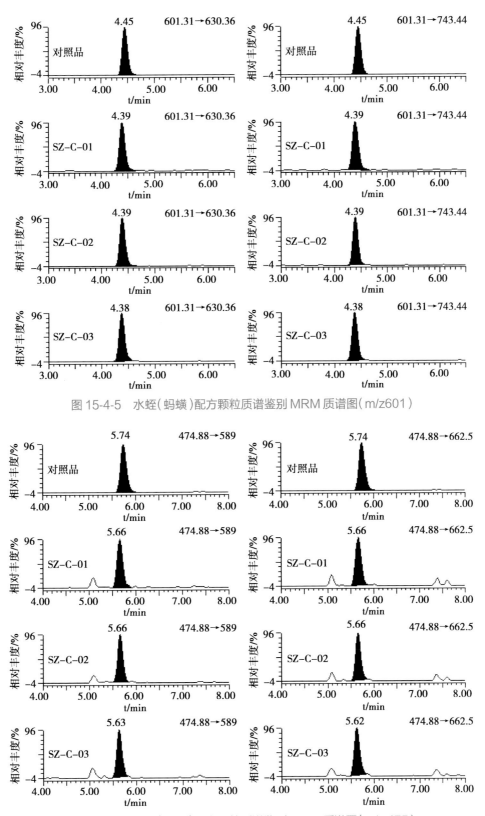

图 15-4-5　水蛭(蚂蟥)配方颗粒质谱鉴别 MRM 质谱图(m/z601)

图 15-4-6　水蛭(蚂蟥)配方颗粒质谱鉴别 MRM 质谱图(m/z 475)

2. 其他检查

(1)重金属及有害元素：按《中国药典》2020年版通则2321铅、镉、砷、汞、铜测定法(电感耦合等离子体质谱法)操作,采用电感耦合等离子体质谱仪对本品三批进行铅、镉、砷、汞、铜的测定,结果见表15-4-4。

表15-4-4　重金属及有害元素测定结果表

批号	铅(mg/kg)	镉(mg/kg)	砷(mg/kg)	汞(mg/kg)	铜(mg/kg)
SZ-C-01	0.704	0.047	16.070	0.011	11.877
SZ-C-02	0.694	0.045	15.074	0.011	10.807
SZ-C-03	0.704	0.043	14.648	0.011	10.445

对于三批水蛭(蚂蟥)配方颗粒的重金属数据仅作数据积累,暂不纳入标准,有待进一步研究和数据积累。

(2)有机氯农药残留量：按《中国药典》2020年版通则2341农药残留量测定法(第一法有机氯类农药残留量测定法-色谱法)中9种有机氯类农药残留量测定法操作,采用气相色谱仪对本品三批进行9种有机氯类农药残留量进行测定,测定结果表15-4-5。

表15-4-5　有机氯类农药残留量测定结果表

批号	总BHC(mg/kg)	总DDT(mg/kg)	PCNB(mg/kg)
SZ-C-01	0.002 0	0.002	未检出
SZ-C-02	0.000 8	0.003	未检出
SZ-C-03	0.004 0	0.005	未检出

结果：根据《中国药典》2020年版对中药材有机氯类农药残留量的一般规定,六六六(总BHC)不得过0.2mg/kg;滴滴涕(总DDT)不得过0.2mg/kg;五氯硝基苯(PCNB)不得过0.1mg/kg。由表15-4-5可见,三批水蛭(蚂蟥)配方颗粒中有机氯农药残留未超过《中国药典》2020年版限度。暂不纳入标准正文中。

(七)浸出物

按《中国药典》2020年版通则2201浸出法测定项下醇溶性浸出物测定法的热浸法测定,对三批水蛭(蚂蟥)配方颗粒进行测定,测定结果为26.65%、30.27%、27.10%。本研究仅测定了三批样品,缺乏样品的代表性,有待后续积累更多数据进行完善。因此参考广东一方制药有限公司的历史数据和本品大生产三批数据,暂定水蛭(蚂蟥)配方颗粒醇溶性浸出物不得少于14.0%。

(八)特征图谱

参照水蛭(蚂蟥)标准汤剂特征图谱标准,对水蛭(蚂蟥)配方颗粒特征图谱进行研究。

取三批水蛭(蚂蟥)配方颗粒,按正文色谱条件,测定三批水蛭(蚂蟥)配方颗粒特征图谱,结果见表15-4-6、图15-4-7。

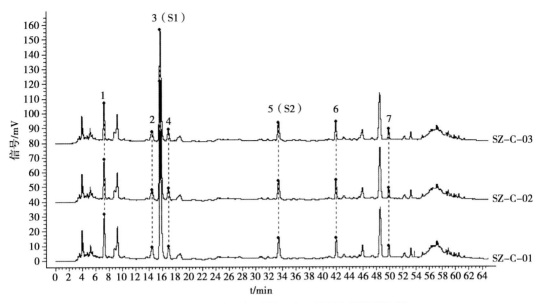

图 15-4-7　3 批水蛭(蚂蟥)配方颗粒特征图谱叠加图

表 15-4-6　3 批水蛭(蚂蟥)配方颗粒特征图谱(相对保留时间)

批号	峰 1	峰 2	峰 3(S1)	峰 4	峰 5(S2)	峰 6	峰 7
SZ-C-01	0.464	0.920	1.000	1.077	1.000	1.257	1.493
SZ-C-02	0.463	0.921	1.000	1.077	1.000	1.256	1.493
SZ-C-03	0.463	0.921	1.000	1.077	1.000	1.256	1.493
RSD(%)	0.12	0.06	0.00	0.01	0.00	0.05	0.01

　　将三批水蛭(蚂蟥)配方颗粒 HPLC 特征图谱使用《中药色谱指纹图谱相似度评价系统》进行匹配,生成对照图谱,建立水蛭(蚂蟥)配方颗粒对照特征图谱(图 15-4-8)。

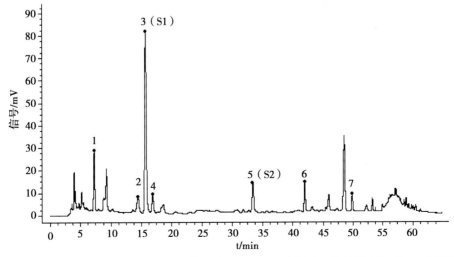

峰 1:尿嘧啶;峰 3(S1):次黄嘌呤;峰 4:黄嘌呤;峰 5(S2):水蛭胺 C 羧基衍生物;峰 7:水蛭胺 B。

图 15-4-8　水蛭(蚂蟥)配方颗粒对照特征图谱

（九）含量测定

前期在水蛭（蚂蟥）标准汤剂的研究中建立了以水蛭胺 B 和水蛭胺 C 羧基衍生物为含测指标的质量控制方法，并规定了标准汤剂中水蛭胺 B 和水蛭胺 C 羧基衍生物的含量限度；本次研究参考标准汤剂的方法，建立水蛭（蚂蟥）配方颗粒中水蛭胺 B 和水蛭胺 C 羧基衍生物的含量测定，并开展方法学验证。根据 16 批标准汤剂的研究结果，确定配方颗粒成品中水蛭胺 B 和水蛭胺 C 羧基衍生物的含量限度。

取所制备的 3 批水蛭（蚂蟥）配方颗粒，按照本节标准草案【含量测定】项下供试品制备方法制备供试品溶液，按本节标准草案含量测定项下色谱条件进行测定，测定 3 批水蛭（蚂蟥）配方颗粒，结果见表 15-4-7。

表 15-4-7　水蛭（蚂蟥）配方颗粒的含量测定结果表

批号	水蛭胺 B 含量（mg/g）	水蛭胺 C 羧基衍生物含量（mg/g）
SZ-C-01	0.57	0.86
SZ-C-02	0.49	0.73
SZ-C-03	0.47	0.68

结合水蛭（蚂蟥）药材、饮片质量及水蛭（蚂蟥）标准汤剂含量测定结果，暂定本品每 1g 含水蛭胺 B（$C_{11}H_{10}N_4O_4S_2$）应为 0.30～1.50mg，每 1g 含水蛭胺 C 羧基衍生物（$C_{10}H_6N_4O_5S_2$）应为 0.60～2.50mg。

（十）性味与归经、功能与主治、用法与用量、注意事项

同正文。

（十一）规格

按照制法中制成总量计算出每 1g 配方颗粒相当于饮片 4g。

（十二）贮藏

根据颗粒剂易吸潮特点以及稳定性试验结果，包装应密封。

三、小结

本研究以水蛭（蚂蟥）标准汤剂作为参照物，以衡量水蛭（蚂蟥）配方颗粒与传统汤剂的一致性。首先通过 16 批不同产地样品建立了水蛭（蚂蟥）标准汤剂的三大质量指标：出膏率，水蛭胺 B 及水蛭胺 C 羧基衍生物含量和转移率，以及特征图谱标准；并以标准汤剂质量指标为基准，指导水蛭（蚂蟥）配方颗粒生产工艺过程的质量控制，建立了与水蛭（蚂蟥）标准汤剂质量指标一致的原料、中间体和配方颗粒的质量标准。

水蛭具有破血通经，逐瘀消癥的功能。临床上主要用于血瘀经闭，癥瘕痞块，中风偏瘫，跌仆损伤。水蛭的化学成分包括大分子类化合物，主含蛋白质，含有 17 种氨基酸，水解氨基酸含量高达 49.4%，包括人体必需的 8 种氨基酸；还含有如水蛭素、肝素、组胺、吻蛭素等；水蛭中也含有糖脂类、蝶啶类、甾体类和羧酸酯类等多种小分子类物质。因此，水蛭（蚂蟥）配方颗粒的质量标准的建立，以标准汤剂质量标准为依据，水蛭胺 B 和水蛭胺 C 羧基衍生物作为含量测定指标成分，采用 UPLC 法，测定本品中水蛭胺 B、水蛭胺 C 羧基衍生物含量；采用 HPLC 法，分别建立了药材、饮片、标准汤剂、中间体、成品特征图谱，选取 7 个共

有峰,并对全过程进行量值传递分析,以确保水蛭(蚂蟥)配方颗粒的整体性质量控制。此外,采用 TLC 法,选择水蛭(蚂蟥)对照药材为对照进行专属性鉴别;采用质谱鉴别,以质荷比(m/z)601(双电荷)→630 和 m/z 601(双电荷)→743,m/z 475(三电荷)→589 和 m/z 475(三电荷)→662 作为离子对提取的供试品离子流色谱中,所有批次的水蛭(蚂蟥)样品均同时呈现与对照品色谱保留时间一致的色谱峰。除了进行定性定量分析外,还采用 ICP-MS进行重金属及有害元素的测定、采用 GC 进行农药残留量的测定、采用《中国药典》2020 年版所载进行二氧化硫残留量控制原料、产品质量,以期积累数据纳入药材内控质量标准,确保本品临床使用的安全性。经方法学考察,检测方法均符合要求,检测数据稳定可靠。三批大生产的中间体、成品之间各项关键指标均在规定质量范围之内,即三批大生产量值传递过程与标准汤剂均一致。说明水蛭(蚂蟥)配方颗粒与水蛭(蚂蟥)标准汤剂物质基础一致,与水蛭(蚂蟥)标准汤剂"形不同,但质相同"。

所建立的质量标准,能定性、定量评价水蛭(蚂蟥)配方颗粒的质量,为临床配方提供了符合传统汤剂质量,剂量合理、准确,工艺规范、统一,质量安全、优良且稳定的水蛭(蚂蟥)配方颗粒。

第十六章

土鳖虫（地鳖）配方颗粒标准汤剂与质量标准研究

第一节　概　　述

土鳖虫首载于《神农本草经》，列为中品，为鳖蠊科昆虫地鳖 *Eupolyphaga sinensis* Walker 或冀地鳖 *Steleophaga plancyi*（Boleny）的雌虫干燥体。土鳖虫具有破血逐瘀、续筋接骨等功效，用于跌打损伤、筋伤骨折、血瘀经闭、产后瘀阻腹痛、癥瘕痞块等。近代药理学研究表明土鳖虫有抗凝血、抗肿瘤、调血脂、镇痛、抗炎杀菌等活性，土鳖虫主要含有氨基酸、蛋白质、挥发油类化合物，另外还含有生物碱、脂肪酸、纤溶活性成分及微量元素等其他成分。

土鳖虫主产于河北、河南、陕西、甘肃、青海及湖南等地，野生者在夏、秋季捕捉，人工饲养随时捕捉，捕后用沸水烫死，晒干或烘干。

第二节　土鳖虫（地鳖）药材与饮片研究

一、药材来源

土鳖虫（地鳖）为鳖蠊科昆虫地鳖 *Eupolyphaga sinensis* Walker 的雌虫干燥体，捕捉后置沸水中烫死，晒干或烘干。本研究共收集了土鳖虫（地鳖）药材 21 批（TBC-YC-01～TBC-YC-21），其中江苏镇江 3 批，江苏丹阳 3 批，山东临沂 3 批，河南郑州 3 批，河南开封 3 批，湖北襄阳 3 批，四川成都 3 批。经广东一方制药有限公司质量中心鉴定，研究样品均为《中国药典》2020 年版一部土鳖虫项下规定的品种。

二、饮片炮制

按照《中国药典》2020 年版一部土鳖虫项下进行炮制，取土鳖虫（地鳖）药材，净制。即得土鳖虫（地鳖）饮片（TBC-YP-01～TBC-YP-21）。

三、药材及饮片质量标准

(一)性状

土鳖虫(地鳖)药材呈扁平卵形,长 1.3～3cm,宽 1.2～2.4cm。前端较窄,后端较宽,背部紫褐色,具光泽,无翅。前胸背板较发达,盖住头部;腹背板 9 节,呈覆瓦状排列。腹面红棕色,头部较小,有丝状触角 1 对,常脱落,胸部有足 3 对,具细毛和刺。腹部有横环节。质松脆,易碎。气腥臭,味微咸。

土鳖虫(地鳖)饮片同药材(图 16-2-1)。

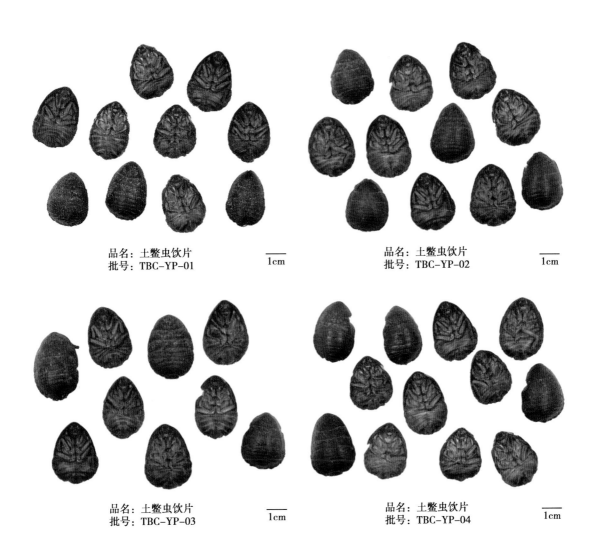

品名：土鳖虫饮片　　批号：TBC-YP-01　　1cm

品名：土鳖虫饮片　　批号：TBC-YP-02　　1cm

品名：土鳖虫饮片　　批号：TBC-YP-03　　1cm

品名：土鳖虫饮片　　批号：TBC-YP-04　　1cm

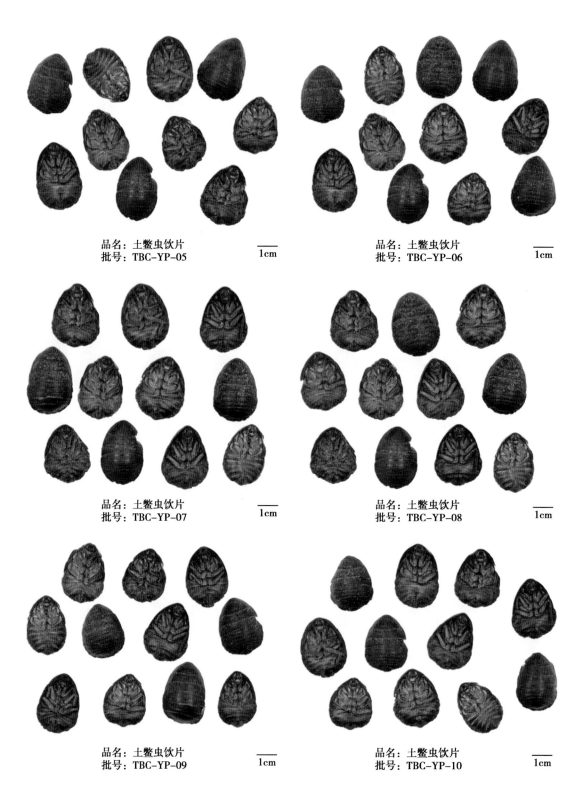

品名：土鳖虫饮片
批号：TBC-YP-05
1cm

品名：土鳖虫饮片
批号：TBC-YP-06
1cm

品名：土鳖虫饮片
批号：TBC-YP-07
1cm

品名：土鳖虫饮片
批号：TBC-YP-08
1cm

品名：土鳖虫饮片
批号：TBC-YP-09
1cm

品名：土鳖虫饮片
批号：TBC-YP-10
1cm

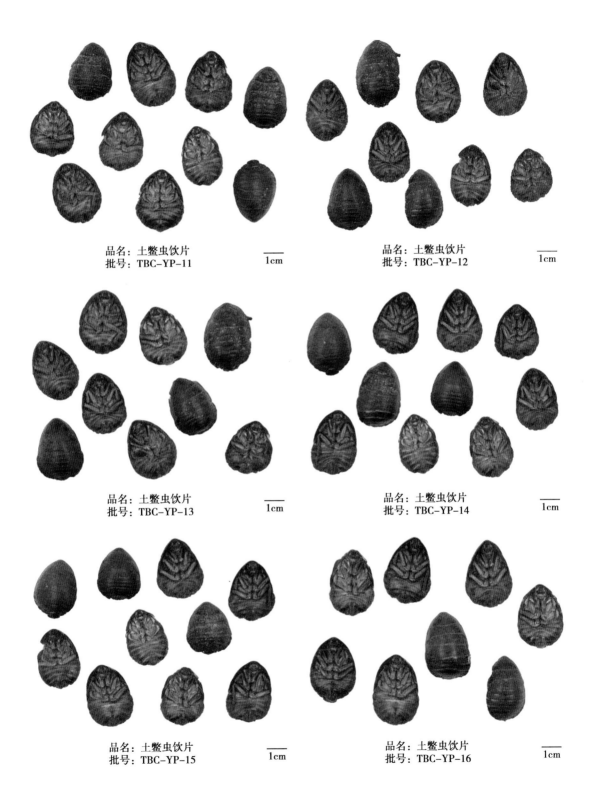

品名：土鳖虫饮片
批号：TBC-YP-11
———1cm

品名：土鳖虫饮片
批号：TBC-YP-12
———1cm

品名：土鳖虫饮片
批号：TBC-YP-13
———1cm

品名：土鳖虫饮片
批号：TBC-YP-14
———1cm

品名：土鳖虫饮片
批号：TBC-YP-15
———1cm

品名：土鳖虫饮片
批号：TBC-YP-16
———1cm

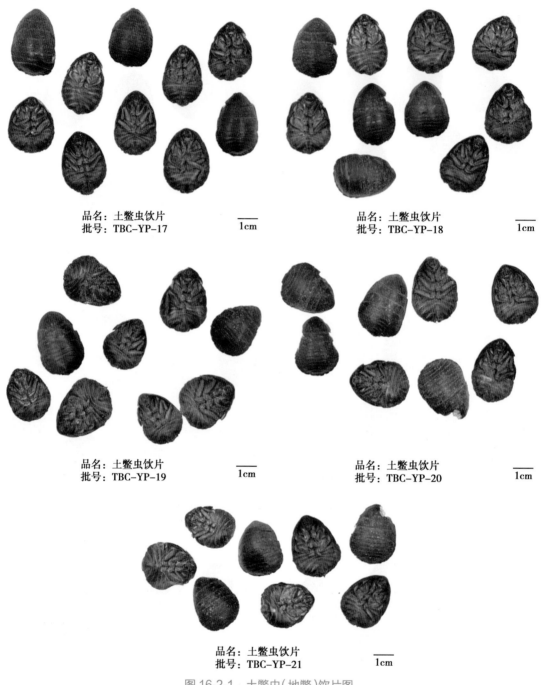

品名：土鳖虫饮片
批号：TBC-YP-17
—— 1cm

品名：土鳖虫饮片
批号：TBC-YP-18
—— 1cm

品名：土鳖虫饮片
批号：TBC-YP-19
—— 1cm

品名：土鳖虫饮片
批号：TBC-YP-20
—— 1cm

品名：土鳖虫饮片
批号：TBC-YP-21
—— 1cm

图 16-2-1 土鳖虫(地鳖)饮片图

（二）检测

按照《中国药典》2020 年版一部土鳖虫项下有关要求，对上述土鳖虫（地鳖）饮片进行检测，所有样品均符合规定，测定结果见表 16-2-1、表 16-2-2。

表 16-2-1　土鳖虫药材(地鳖)测定结果

序号	饮片批号	鉴别	水分(%)	总灰分(%)	酸不溶性灰分(%)	浸出物(%)	铅(mg/kg)	镉(mg/kg)	砷(mg/kg)	汞(mg/kg)	铜(mg/kg)	黄曲霉毒素 B₁ 含量(μg/kg)	黄曲霉毒素 B₁+B₂+G₁+G₂ 总量(μg/kg)	二氧化硫残留量(mg/kg)	丙氨酸(mg/g)	脯氨酸(mg/g)	苯丙氨酸(mg/g)
1	TBC-YC-01	符合规定	7.3	10.0	4.2	27.2	0.794	0.039	0.571	0.005	24.781	<0.1	<0.3	未检出	31.162	20.163	13.959
2	TBC-YC-02	符合规定	9.9	12.1	4.5	33.4	0.961	0.063	0.446	0.010	29.421	<0.1	<0.3	未检出	35.594	22.532	13.641
3	TBC-YC-03	符合规定	10.0	13.0	4.9	34.2	0.968	0.058	0.517	0.011	44.614	<0.1	<0.3	未检出	33.607	21.023	12.552
4	TBC-YC-04	符合规定	7.8	13.0	9.7	33.6	2.558	0.082	0.947	0.004	21.746	<0.1	<0.3	未检出	30.765	20.715	12.806
5	TBC-YC-05	符合规定	7.8	10.0	4.3	27.2	1.320	0.071	0.752	0.004	20.882	<0.1	<0.3	未检出	33.071	20.593	13.320
6	TBC-YC-06	符合规定	8.2	11.4	4.8	27.3	1.434	0.066	0.992	0.004	20.712	<0.1	<0.3	未检出	32.727	21.641	14.441
7	TBC-YC-07	符合规定	9.7	11.5	4.0	30.7	1.873	0.134	0.665	0.015	13.621	<0.1	<0.3	5	31.412	18.967	11.811
8	TBC-YC-08	符合规定	9.3	12.3	4.6	30.0	1.909	0.139	0.717	0.019	15.001	<0.1	<0.3	4	32.585	19.898	12.564
9	TBC-YC-09	符合规定	8.9	12.4	4.4	32.1	1.878	0.155	0.744	0.023	15.323	<0.1	<0.3	4	29.871	18.583	12.095
10	TBC-YC-10	符合规定	8.9	11.9	4.6	30.4	2.438	0.159	0.832	0.039	17.190	<0.1	<0.3	9	33.710	20.722	12.918
11	TBC-YC-11	符合规定	9.2	12.7	4.6	31.8	2.541	0.183	0.948	0.062	19.248	<0.1	<0.3	8	30.092	19.165	11.584
12	TBC-YC-12	符合规定	9.1	11.0	4.1	32.0	2.899	0.180	0.985	0.053	17.273	<0.1	<0.3	9	33.036	20.117	12.929
13	TBC-YC-13	符合规定	10.0	13.0	5.0	25.4	2.047	0.058	1.466	0.002	17.031	<0.1	<0.3	未检出	38.734	23.535	13.985
14	TBC-YC-14	符合规定	10.0	13.0	5.0	26.3	2.097	0.062	1.436	0.003	16.982	<0.1	<0.3	未检出	36.734	22.599	13.690
15	TBC-YC-15	符合规定	10.0	13.0	5.0	28.1	1.786	0.056	1.302	0.002	17.849	<0.1	<0.3	未检出	39.569	23.977	13.977
16	TBC-YC-16	符合规定	10.7	9.2	2.2	39.1	0.996	0.042	0.600	0.006	23.026	<0.1	<0.3	未检出	23.200	17.589	10.958
17	TBC-YC-17	符合规定	8.2	12.8	4.4	27.6	1.751	0.039	1.112	0.008	18.151	<0.1	<0.3	未检出	25.668	18.353	11.448
18	TBC-YC-18	符合规定	10.0	9.3	2.8	27.6	1.165	0.041	0.784	0.004	25.654	<0.1	<0.3	未检出	23.719	18.625	11.495
19	TBC-YC-19	符合规定	9.3	7.3	1.4	32.9	0.564	0.037	0.449	0.009	23.058	<0.5	<1.4	未检出	36.331	22.718	14.115
20	TBC-YC-20	符合规定	9.3	7.4	1.4	32.0	0.591	0.040	0.472	0.009	23.748	<0.5	<1.4	未检出	35.313	22.078	12.704
21	TBC-YC-21	符合规定	9.1	7.4	1.5	33.4	0.651	0.041	0.515	0.008	24.381	<0.5	<1.4	未检出	37.097	23.355	14.150

表 16-2-2 土鳖虫(地鳖)饮片测定结果

序号	饮片批号	鉴别	水分 (%)	总灰分 (%)	酸不溶性灰分 (%)	浸出物 (%)	铅 (mg/kg)	镉 (mg/kg)	砷 (mg/kg)	汞 (mg/kg)	铜 (mg/kg)	黄曲霉毒素 B_1 含量 (μg/kg)	黄曲霉毒素 $B_1+B_2+G_1+G_2$ 总量 (μg/kg)	二氧化硫残留量 (mg/kg)	丙氨酸 (mg/g)	脯氨酸 (mg/g)	苯丙氨酸 (mg/g)
1	TBC-YP-01	符合规定	9.7	10.3	4.2	32.1	0.852	0.040	0.701	0.002	18.367	<0.1	<0.3	未检出	29.387	18.975	13.274
2	TBC-YP-02	符合规定	8.1	10.0	3.1	36.4	1.060	0.063	0.598	0.003	20.818	<0.1	<0.3	未检出	36.509	23.849	13.982
3	TBC-YP-03	符合规定	7.7	10.2	2.8	57.6	1.033	0.051	0.739	0.005	31.719	<0.1	<0.3	未检出	34.407	22.419	12.716
4	TBC-YP-04	符合规定	8.0	13.0	5.0	29.2	2.620	0.051	1.453	0.003	17.104	<0.1	<0.3	未检出	31.041	21.405	12.903
5	TBC-YP-05	符合规定	8.5	10.8	4.5	33.7	1.304	0.036	1.187	0.002	15.347	<0.1	<0.3	未检出	32.505	21.121	13.028
6	TBC-YP-06	符合规定	8.6	11.1	4.5	30.4	1.157	0.032	1.379	0.002	15.140	<0.1	<0.3	未检出	33.480	22.376	14.852
7	TBC-YP-07	符合规定	8.7	13.0	5.0	30.5	2.393	0.150	1.076	0.006	11.396	<0.1	<0.3	5	31.687	19.258	12.021
8	TBC-YP-08	符合规定	9.1	13.0	5.0	29.8	2.916	0.150	1.185	0.004	10.983	<0.1	<0.3	4	32.770	20.219	12.750
9	TBC-YP-09	符合规定	6.9	13.0	5.0	32.2	2.580	0.238	0.891	0.006	13.986	<0.1	<0.3	4	29.069	18.329	11.888
10	TBC-YP-10	符合规定	9.0	13.0	5.0	33.2	1.269	0.189	1.511	0.005	16.637	<0.1	<0.3	9	31.540	19.618	12.203
11	TBC-YP-11	符合规定	9.6	13.0	5.0	34.7	3.257	0.202	1.490	0.010	13.633	<0.1	<0.3	8	30.567	19.290	11.748
12	TBC-YP-12	符合规定	9.6	13.0	5.0	33.1	3.756	0.263	0.872	0.023	19.405	<0.1	<0.3	未检出	34.439	21.423	13.460
13	TBC-YP-13	符合规定	10.0	12.7	5.0	29.4	1.882	0.060	1.535	0.002	13.679	<0.1	<0.3	未检出	39.860	24.651	14.405
14	TBC-YP-14	符合规定	9.9	13.0	5.0	29.8	2.027	0.068	1.622	0.002	13.666	<0.1	<0.3	未检出	36.968	23.143	13.795
15	TBC-YP-15	符合规定	9.6	13.0	5.0	29.3	2.121	0.088	1.351	0.002	16.855	<0.1	<0.3	未检出	34.832	24.321	13.903
16	TBC-YP-16	符合规定	10.8	9.2	2.2	28.2	1.083	0.041	0.609	0.005	21.336	<0.1	<0.3	未检出	23.361	17.372	11.137
17	TBC-YP-17	符合规定	7.6	12.3	4.6	28.8	1.769	0.037	1.075	<0.002	17.973	<0.1	<0.3	未检出	25.777	18.035	11.600
18	TBC-YP-18	符合规定	9.5	10.0	3.0	29.7	1.141	0.041	0.856	0.003	25.341	<0.1	<0.3	未检出	23.941	18.289	11.621
19	TBC-YP-19	符合规定	9.4	7.2	1.2	33.0	0.470	0.032	0.470	<0.002	21.313	<0.5	<1.4	未检出	36.484	23.237	14.152
20	TBC-YP-20	符合规定	9.9	7.8	1.6	33.2	0.826	0.037	0.489	<0.002	23.977	<0.5	<1.4	未检出	35.296	22.424	12.658
21	TBC-YP-21	符合规定	9.4	7.2	1.3	28.4	0.471	0.035	0.416	<0.002	22.299	<0.5	<1.4	未检出	37.027	23.694	14.080

（三）特征图谱

1. 色谱条件 以 Thermo Acclaim C$_{18}$（4.6mm×250mm，5μm）为色谱柱；以乙腈 -0.1mol/L 醋酸钠溶液（用醋酸调节 pH 值至 6.5）（7∶93）为流动相 A，以乙腈 - 水（4∶1）为流动相 B，按表 16-2-3 中的规定进行梯度洗脱；流速为每分钟 1.0ml；柱温为 40℃；检测波长为 254nm；进样量为 5μl。

表 16-2-3 梯度洗脱表

时间（min）	流动相 A（%）	流动相 B（%）
0～6	100 → 97	0 → 3
6～9	97	3
9～11	97 → 88	3 → 12
11～13	88	12
13～18	88 → 80	12 → 20
18～29	80 → 72	20 → 28
29～33	72 → 66	28 → 34
33～36	66 → 0	34 → 100
36～45	0	100

2. 参照物溶液制备 取丙氨酸对照品、脯氨酸对照品、苯丙氨酸对照品适量，精密称定，加 0.1mol/L 盐酸溶液制成每 1ml 含丙氨酸 100μg、脯氨酸 100μg、苯丙氨酸 50μg 的混合溶液。

取甘氨酸对照品、苏氨酸对照品、酪氨酸对照品、缬氨酸对照品、异亮氨酸对照品适量，精密称定，加 0.1mol/L 盐酸溶液制成每 1ml 含甘氨酸 150μg、苏氨酸 95μg、酪氨酸 140μg、缬氨酸 100μg、异亮氨酸 95μg 的混合溶液，作为对照品参照物溶液。

取土鳖虫（地鳖）对照药材适量，约 0.1g，精密称定，置于氨基酸水解管中，精密加入 6mol/L 盐酸溶液 10ml，置 150℃水解 3 小时，取出，放冷，滤过，滤液移至蒸发皿中，水解管与滤渣再用水 10ml 分次洗涤，滤过，滤液并入蒸发皿中，蒸干，残渣加 0.1mol/L 盐酸溶液溶解，转移至 25ml 量瓶中，加 0.1mol/L 盐酸溶液至刻度，摇匀，作为土鳖虫（地鳖）对照药材参照物溶液。

3. 供试品溶液制备 取本品粉末（过三号筛）约 0.1g，精密称定，置具塞水解管中，精密加入 6mol/L 盐酸溶液 10ml，150℃水解 3 小时，取出，放冷，滤过，滤液移至蒸发皿中，水解管与滤渣再用水 10ml 分次洗涤，滤过，滤液并入蒸发皿中，蒸干，残渣加 0.1mol/L 盐酸溶液溶解，转移至 25ml 量瓶中，加 0.1mol/L 盐酸溶液至刻度，摇匀。

精密量取上述对照品溶液和供试品溶液 5ml，置于 25ml 量瓶中，加 0.1mol/L 异硫氰酸苯酯（PITC）的乙腈溶液 2.5ml，1mol/L 三乙胺的乙腈溶液 2.5ml，摇匀，室温放置 1 小时后，加 50% 乙腈至刻度，摇匀。取 10ml，加正己烷 10ml，振摇，放置 10 分钟，取下层溶液，滤过，取续滤液，即得。

4. 方法学验证 方法学考察合格（具体内容略）。

5. 特征图谱的建立及共有峰的标定

（1）药材特征图谱的建立及共有峰的标定：按土鳖虫（地鳖）药材及饮片特征图谱研究方法，分别精密吸取参照物溶液和供试品溶液各 5μl，注入高效液相色谱仪，测定，即得。供

试品色谱中应呈现 8 个特征峰(图 16-2-2、图 16-2-3),并应与对照药材参照物色谱中的 8 个
特征峰保留时间相对应,其中 8 个峰应分别与相应对照品参照物峰保留时间一致。

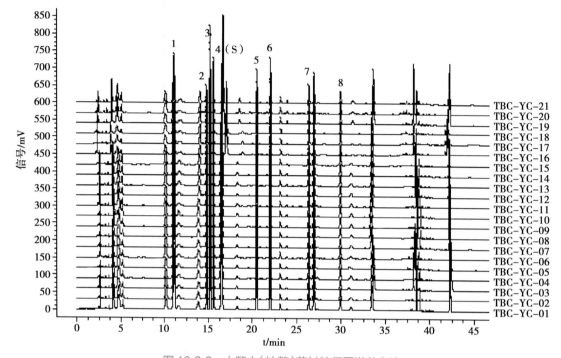

图 16-2-2　土鳖虫(地鳖)药材特征图谱共有峰

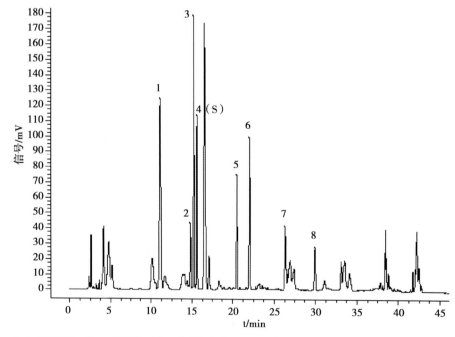

峰 1:甘氨酸;峰 2:苏氨酸;峰 3:丙氨酸;峰 4(S):脯氨酸;峰 5:酪氨酸;峰 6:缬氨酸;
峰 7:异亮氨酸;峰 8:苯丙氨酸。

图 16-2-3　土鳖虫(地鳖)药材对照特征图谱

与脯氨酸参照物相应的峰为 S 峰,计算各特征峰与 S 峰的相对保留时间和 RSD 值,结果见表 16-2-4。

表 16-2-4　土鳖虫(地鳖)药材特征图谱相对保留时间

序号	饮片批号	峰1	峰2	峰3	峰4(S)	峰5	峰6	峰7	峰8
1	TBC-YC-01	0.702	0.947	0.975	1.000	1.311	1.410	1.684	1.912
2	TBC-YC-02	0.702	0.946	0.974	1.000	1.311	1.409	1.684	1.912
3	TBC-YC-03	0.702	0.946	0.974	1.000	1.321	1.421	1.710	1.948
4	TBC-YC-04	0.702	0.947	0.974	1.000	1.312	1.410	1.686	1.914
5	TBC-YC-05	0.702	0.946	0.974	1.000	1.317	1.416	1.700	1.933
6	TBC-YC-06	0.704	0.947	0.975	1.000	1.314	1.412	1.691	1.922
7	TBC-YC-07	0.704	0.947	0.975	1.000	1.309	1.407	1.679	1.904
8	TBC-YC-08	0.704	0.947	0.975	1.000	1.307	1.404	1.672	1.895
9	TBC-YC-09	0.704	0.948	0.975	1.000	1.306	1.404	1.671	1.894
10	TBC-YC-10	0.716	0.950	0.975	1.000	1.308	1.403	1.676	1.903
11	TBC-YC-11	0.708	0.948	0.975	1.000	1.308	1.405	1.676	1.901
12	TBC-YC-12	0.710	0.949	0.975	1.000	1.309	1.405	1.677	1.903
13	TBC-YC-13	0.710	0.949	0.975	1.000	1.308	1.405	1.677	1.903
14	TBC-YC-14	0.711	0.949	0.975	1.000	1.309	1.405	1.677	1.903
15	TBC-YC-15	0.716	0.950	0.975	1.000	1.308	1.403	1.676	1.902
16	TBC-YC-16	0.735	0.955	0.980	1.000	1.321	1.418	1.698	1.935
17	TBC-YC-17	0.736	0.956	0.980	1.000	1.321	1.417	1.698	1.935
18	TBC-YC-18	0.734	0.955	0.980	1.000	1.321	1.418	1.699	1.935
19	TBC-YC-19	0.722	0.950	0.975	1.000	1.310	1.406	1.686	1.916
20	TBC-YC-20	0.722	0.951	0.975	1.000	1.310	1.405	1.684	1.913
21	TBC-YC-21	0.722	0.951	0.975	1.000	1.309	1.405	1.682	1.911
	RSD(%)	1.621	0.319	0.207	0.000	0.393	0.406	0.632	0.794

(2)饮片特征图谱的建立及共有峰的标定:按土鳖虫(地鳖)药材及饮片特征图谱研究方法,分别精密吸取参照物溶液和供试品溶液各 5μl,注入高效液相色谱仪,测定,即得。供试品色谱中应呈现 8 个特征峰(图 16-2-4、图 16-2-5),并应与对照药材参照物色谱中的 8 个特征峰保留时间相对应,其中 8 个峰应分别与相应对照品参照物峰保留时间一致。

与脯氨酸参照物相应的峰为 S 峰,计算各特征峰与 S 峰的相对保留时间和 RSD 值,结果见表 16-2-5。

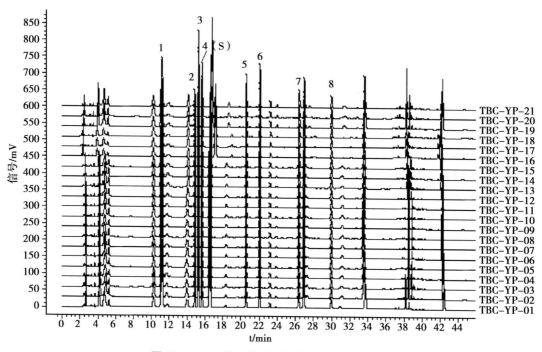

图 16-2-4　土鳖虫(地鳖)饮片特征图谱共有峰

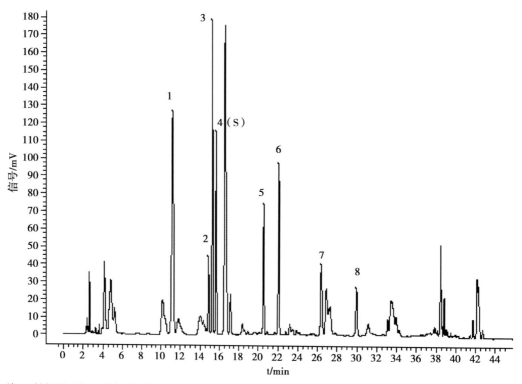

峰 1:甘氨酸;峰 2:苏氨酸;峰 3:丙氨酸;峰 4(S):脯氨酸;峰 5:酪氨酸;峰 6:缬氨酸;峰 7:异亮氨酸;
峰 8:苯丙氨酸。

图 16-2-5　土鳖虫(地鳖)饮片对照特征图谱

表 16-2-5　土鳖虫(地鳖)饮片特征图谱相对保留时间

序号	饮片批号	峰1	峰2	峰3	峰4(S)	峰5	峰6	峰7	峰8
1	TBC-YP-01	0.704	0.946	0.974	1.000	1.320	1.419	1.707	1.944
2	TBC-YP-02	0.703	0.947	0.974	1.000	1.312	1.410	1.686	1.914
3	TBC-YP-03	0.704	0.947	0.974	1.000	1.312	1.410	1.685	1.914
4	TBC-YP-04	0.703	0.947	0.974	1.000	1.312	1.410	1.686	1.915
5	TBC-YP-05	0.703	0.947	0.974	1.000	1.312	1.410	1.686	1.915
6	TBC-YP-06	0.709	0.949	0.975	1.000	1.308	1.405	1.675	1.901
7	TBC-YP-07	0.708	0.949	0.975	1.000	1.309	1.405	1.676	1.901
8	TBC-YP-08	0.708	0.948	0.975	1.000	1.309	1.405	1.676	1.901
9	TBC-YP-09	0.716	0.950	0.975	1.000	1.308	1.403	1.676	1.902
10	TBC-YP-10	0.708	0.948	0.975	1.000	1.309	1.406	1.678	1.904
11	TBC-YP-11	0.708	0.948	0.975	1.000	1.310	1.406	1.679	1.905
12	TBC-YP-12	0.716	0.950	0.975	1.000	1.308	1.403	1.675	1.901
13	TBC-YP-13	0.717	0.950	0.975	1.000	1.308	1.403	1.676	1.902
14	TBC-YP-14	0.715	0.950	0.975	1.000	1.308	1.403	1.676	1.902
15	TBC-YP-15	0.716	0.950	0.975	1.000	1.308	1.403	1.677	1.903
16	TBC-YP-16	0.735	0.955	0.980	1.000	1.321	1.417	1.698	1.934
17	TBC-YP-17	0.734	0.955	0.980	1.000	1.321	1.417	1.698	1.935
18	TBC-YP-18	0.734	0.956	0.980	1.000	1.321	1.418	1.699	1.935
19	TBC-YP-19	0.723	0.951	0.975	1.000	1.309	1.404	1.680	1.908
20	TBC-YP-20	0.724	0.951	0.976	1.000	1.308	1.403	1.678	1.904
21	TBC-YP-21	0.723	0.951	0.976	1.000	1.308	1.403	1.677	1.904
	RSD(%)	1.487	0.291	0.196	0.000	0.372	0.401	0.564	0.713

（四）质谱鉴别

1. 色谱和质谱条件

色谱条件：Waters ACQUITY HSS T3 C_{18}（100mm×2.1mm，1.8μm）色谱柱；以乙腈为流动相 A，0.1% 甲酸水溶液为流动相 B，按表 16-2-6 中规定进行梯度洗脱；流速为每分钟 0.3ml；柱温为 30℃；进样量为 1μl。

质谱条件：电喷雾正离子模式（ESI+），进行多反应监测（MRM），以质荷比（m/z）415.72（双电荷）→ 406.72，m/z 415.72（双电荷）→ 667.34 作为检测离子对进行检测。按上述监测离子对测定的 MRM 色谱峰的信噪比均应大于 3∶1。

表 16-2-6　梯度洗脱表

时间(min)	流动相 A(%)	流动相 B(%)
0～3	3 → 5	97 → 95
3～15	5 → 18	95 → 82
15～16	18 → 80	82 → 20
16～19	80	20
19～20	80 → 3	20 → 97
20～25	3	97

2. 参照物溶液的制备 取土鳖虫(地鳖)对照药材 0.1g,按供试品溶液制备方法制备成土鳖虫(地鳖)对照药材溶液,作为参照物溶液。

3. 供试品溶液制备 取本品粉末(过三号筛)0.1g,加 1% 碳酸氢铵溶液 100ml,加热回流 30 分钟,用 0.22μm 微孔滤膜滤过,取续滤液 1ml,置微量进样瓶中,加胰蛋白酶溶液 50μl(取序列分析用胰蛋白酶,加 1% 碳酸氢铵溶液制成每 1ml 中含 1mg 的溶液,临用时配制),摇匀,37℃恒温酶解 12 小时,作为供试品溶液。

4. 方法学验证 方法学考察合格(具体内容略)。

5. 样品测定

(1)药材及饮片的质谱鉴别:按土鳖虫(地鳖)药材和土鳖虫(地鳖)饮片的质谱鉴别方法,分别精密吸取对照药材溶液和供试品溶液各 1μl,注入液质联用仪,测定,即得。

以质荷比(m/z)415.72(双电荷)→ 406.72,m/z 415.72(双电荷)→ 667.34 离子对提取的供试品离子流色谱中,所有批次土鳖虫(地鳖)药材和土鳖虫(地鳖)饮片均同时呈现与对照药材色谱保留时间一致的色谱峰(图 16-2-6、表 16-2-7、表 16-2-8)。

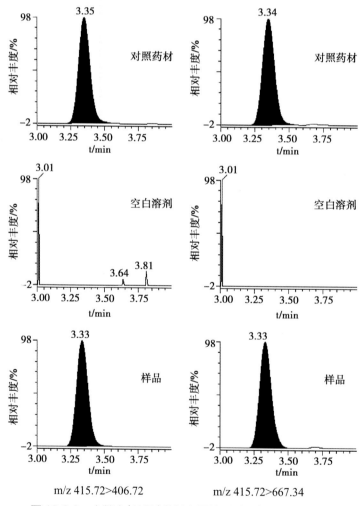

图 16-2-6 土鳖虫(地鳖)药材专属性质谱图(m/z=415.72)

表 16-2-7　土鳖虫(地鳖)药材样品测定结果

批号	保留时间(min)	m/z 415.72→406.72		m/z 415.72→667.34	
		峰面积	信噪比	峰面积	信噪比
TBC-YC-01	3.35	15 348	374	70	1 189
TBC-YC-02	3.35	24 344	2 241	137	74
TBC-YC-03	3.35	26 273	3 487	154	383
TBC-YC-04	3.36	13 773	1 019	82	24
TBC-YC-05	3.35	20 607	3 342	118	45
TBC-YC-06	3.36	24 501	2 062	141	82
TBC-YC-07	3.35	24 559	3 582	154	56
TBC-YC-08	3.35	22 502	2 854	127	46
TBC-YC-09	3.35	23 986	2 496	131	104
TBC-YC-10	3.35	23 980	1 233	138	82
TBC-YC-11	3.34	22 295	2 386	161	47
TBC-YC-12	3.34	21 092	2 167	128	14
TBC-YC-13	3.33	27 028	2 586	159	426
TBC-YC-14	3.34	28 638	1 962	182	274
TBC-YC-15	3.35	27 620	1 828	155	75
TBC-YC-16	3.35	10 705	1 544	47	729
TBC-YC-17	3.39	11 601	1 798	50	773
TBC-YC-18	3.38	8 547	2 137	40	675
TBC-YC-19	3.36	29 445	8 486	135	70
TBC-YC-20	3.36	29 329	6 481	144	34
TBC-YC-21	3.36	26 479	3 286	134	208

表 16-2-8　土鳖虫(地鳖)饮片样品测定结果

批号	保留时间(min)	m/z 415.72>406.72		m/z 415.72>667.34	
		峰面积	信噪比	峰面积	信噪比
TBC-YP-01	3.37	12 656	1 539	63	272
TBC-YP-02	3.37	19 564	2 045	91	32
TBC-YP-03	3.37	19 596	3 351	94	135
TBC-YP-04	3.37	12 274	665	48	20
TBC-YP-05	3.36	15 000	3 089	68	45
TBC-YP-06	3.35	17 863	3 718	82	86
TBC-YP-07	3.35	17 224	2 410	83	1 187
TBC-YP-08	3.35	17 451	3 096	86	176
TBC-YP-09	3.36	18 692	2 996	85	204
TBC-YP-10	3.35	2 996	3 767	204	140
TBC-YP-11	3.36	16 391	3 416	80	4

批号	保留时间(min)	m/z 415.72>406.72		m/z 415.72>667.34	
		峰面积	信噪比	峰面积	信噪比
TBC-YP-12	3.34	16 344	6 346	71	44
TBC-YP-13	3.35	17 326	3 795	79	34
TBC-YP-14	3.29	5 178	1 161	19	45
TBC-YP-15	3.35	17 317	1 524	77	46
TBC-YP-16	3.35	10 352	1 028	50	783
TBC-YP-17	3.35	10 910	2 269	46	709
TBC-YP-18	3.34	7 878	823	37	556
TBC-YP-19	3.36	27 841	5 479	145	149
TBC-YP-20	3.36	29 367	4 342	156	82
TBC-YP-21	3.36	25 440	11 391	128	65

以土鳖虫(地鳖)标准汤剂质量标准和《中国药典》2020 年版一部土鳖虫项下质量标准为基础,研究制定了高于《中国药典》且符合与标准汤剂质量指标一致性的药材和饮片标准:①新增加二氧化硫残留量、重金属及有害元素含量的检测项;②新增加了 3 种氨基酸的含量测定;③新增加了土鳖虫(地鳖)药材特征图谱标准;④新增加了土鳖虫(地鳖)的质谱鉴别方法。饮片相关项同药材。

后续研究将对原料、成品建立重金属、农残检测,并长期积累数据,防止原料及生产过程中外源性有害物质的带入和累积,保证产品临床用药的安全性;所建立的质量标准,能从定性、定量评价土鳖虫质量,为土鳖虫(地鳖)配方颗粒提供质量安全,品质优良、稳定的原药材。

第三节　土鳖虫(地鳖)配方颗粒标准汤剂研究

一、土鳖虫(地鳖)标准汤剂的制备

土鳖虫(地鳖)标准汤剂的制备工艺研究,均按照国家药典委员会起草的《中药配方颗粒质量控制与标准制定技术要求》中"标准汤剂的制备"有关要求进行,根据研究结果,确定土鳖虫(地鳖)标准汤剂的制备方法如下:

取土鳖虫(地鳖)饮片 100g,置电陶瓷壶中,加水煎煮两次,第一次煎煮加入 8 倍量水,浸泡 30 分钟后,武火(功率 500W)煮沸后文火(功率 200W)保持微沸 30 分钟,煎液经 350 目筛网趁热过滤,滤液迅速用冷水冷却。第二次加 6 倍量水,武火(功率 500W)煮沸后文火(功率 200W)保持微沸 25 分钟,煎液用 350 目筛网趁热过滤,滤液迅速用冷水冷却,合并两次煎液。将煎液转移至圆底烧瓶中,采用旋转蒸发仪减压低温浓缩(温度:65℃;真空度:-0.08MPa~-0.1MPa),转速 50~90r/min,浓缩至体积约为 150ml;在磁力搅拌下,精密吸取浓缩液 2ml 均匀分装于 10ml 西林瓶中,转移至真空冷冻干燥机中冻干,真空冷冻干燥工艺

参数见表 16-3-1,冻干曲线见图 16-3-1,取出,轧铝盖,即得。土鳖虫(地鳖)标准汤剂样品制备测定数据见表 16-3-2。

表 16-3-1 土鳖虫(地鳖)标准汤剂冷冻干燥参数设置

步骤	设定温度(℃)	设定时间(min)	维持时间(min)	真空度(mbar)
预冻	−50	80	150	/
一次干燥	−45	15	120	0.2
	−35	15	900	0.2
	−30	15	1 200	0.2
	−25	15	1 000	0.2
	−20	15	600	0.2
	−10	15	300	0.2
	0	15	150	0.2
解析干燥	10	15	120	0
	20	15	120	0
	30	15	330	0

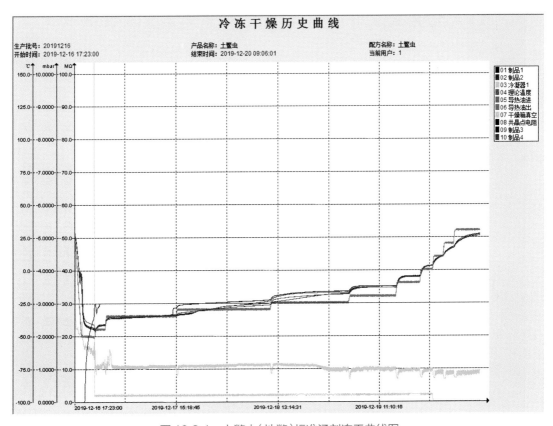

图 16-3-1 土鳖虫(地鳖)标准汤剂冻干曲线图

表16-3-2　21批土鳖虫（地鳖）标准汤剂研究汇总表

序号	标准汤剂批号	药材批号	饮片批号	饮片量(g)	第一煎			第二煎		过滤目数(目)	浓缩温度(℃)	浓缩液重量(g)	冻干用浓缩液(g)	冻干后重量(g)	水分(%)
					浸泡时间(min)	加水量(g)	加热时间(min)	加水量(g)	加热时间(min)						
1	TBC-T-01	TBC-YC-01	TBC-YP-01	100.77	30	800	30	600	25	350	65	131.65	111.30	13.58	8.9
2	TBC-T-01	TBC-YC-01	TBC-YP-01	100.39	30	800	30	600	25	350	65	160.06	109.94	10.67	7.3
3	TBC-T-02	TBC-YC-02	TBC-YP-02	100.08	30	800	30	600	25	350	65	133.04	116.05	14.21	9.1
4	TBC-T-02	TBC-YC-02	TBC-YP-02	100.89	30	800	30	600	25	350	65	146.43	108.05	13.28	8.9
5	TBC-T-03	TBC-YC-03	TBC-YP-03	100.80	30	800	30	600	25	350	65	132.91	116.23	13.74	8.6
6	TBC-T-03	TBC-YC-03	TBC-YP-03	100.47	30	800	30	600	25	350	65	139.51	118.05	13.44	8.4
7	TBC-T-04	TBC-YC-04	TBC-YP-04	100.09	30	800	30	600	25	350	65	149.40	138.18	16.49	7.1
8	TBC-T-04	TBC-YC-04	TBC-YP-04	100.28	30	800	30	600	25	350	65	138.66	127.75	16.34	7.0
9	TBC-T-04	TBC-YC-04	TBC-YP-04	100.22	30	800	30	600	25	350	65	140.22	128.92	15.18	7.7
10	TBC-T-05	TBC-YC-05	TBC-YP-05	100.14	30	800	30	600	25	350	65	164.08	118.93	12.08	10.0
11	TBC-T-05	TBC-YC-05	TBC-YP-05	100.54	30	800	30	600	25	350	65	124.91	113.59	12.79	9.5
12	TBC-T-06	TBC-YC-06	TBC-YP-06	100.51	30	800	30	600	25	350	65	143.17	105.57	11.00	10.2
13	TBC-T-06	TBC-YC-06	TBC-YP-06	100.48	30	800	30	600	25	350	65	132.27	115.59	13.45	9.4
14	TBC-T-07	TBC-YC-07	TBC-YP-07	100.53	30	800	30	600	25	350	65	145.27	112.82	13.35	8.6
15	TBC-T-07	TBC-YC-07	TBC-YP-07	100.83	30	800	30	600	25	350	65	143.28	104.13	12.56	9.4
16	TBC-T-08	TBC-YC-08	TBC-YP-08	100.19	30	800	30	600	25	350	65	144.52	133.49	14.89	9.2
17	TBC-T-08	TBC-YC-08	TBC-YP-08	100.95	30	800	30	600	25	350	65	147.72	136.58	16.81	8.4
18	TBC-T-09	TBC-YC-09	TBC-YP-09	100.49	30	800	30	600	25	350	65	153.89	103.50	11.84	9.1
19	TBC-T-09	TBC-YC-09	TBC-YP-09	100.04	30	800	30	600	25	350	65	160.64	113.14	12.14	9.0
20	TBC-T-10	TBC-YC-10	TBC-YP-10	100.20	30	800	30	600	25	350	65	140.60	103.77	13.93	9.6
21	TBC-T-10	TBC-YC-10	TBC-YP-10	100.49	30	800	30	600	25	350	65	140.83	117.28	14.18	7.8
22	TBC-T-11	TBC-YC-11	TBC-YP-11	100.26	30	800	30	600	25	350	65	144.70	132.99	16.65	7.5

续表

序号	标准汤剂批号	药材批号	饮片批号	饮片量(g)	第一煎			第二煎		过滤目数(目)	浓缩温度(℃)	浓缩液重量(g)	冻干用浓缩液(g)	冻干后重量(g)	水分(%)
					浸泡时间(min)	加水量(g)	加热时间(min)	加水量(g)	加热时间(min)						
23	TBC-T-11	TBC-YC-11	TBC-YP-11	100.67	30	800	30	600	25	350	65	162.79	151.12	17.29	8.1
24	TBC-T-12	TBC-YC-12	TBC-YP-12	100.67	30	800	30	600	25	350	65	151.94	140.23	17.41	8.3
25	TBC-T-12	TBC-YC-12	TBC-YP-12	100.14	30	800	30	600	25	350	65	194.87	183.13	17.53	7.8
26	TBC-T-13	TBC-YC-13	TBC-YP-13	100.68	30	800	30	600	25	350	65	150.96	120.59	9.83	8.4
27	TBC-T-13	TBC-YC-13	TBC-YP-13	100.11	30	800	30	600	25	350	65	147.62	122.54	9.98	8.5
28	TBC-T-14	TBC-YC-14	TBC-YP-14	100.83	30	800	30	600	25	350	65	173.92	129.47	9.99	8.7
29	TBC-T-14	TBC-YC-14	TBC-YP-14	100.58	30	800	30	600	25	350	65	161.86	128.47	10.38	8.7
30	TBC-T-15	TBC-YC-15	TBC-YP-15	100.09	30	800	30	600	25	350	65	151.14	119.46	9.69	11.8
31	TBC-T-15	TBC-YC-15	TBC-YP-15	100.67	30	800	30	600	25	350	65	153.35	114.01	9.55	9.2
32	TBC-T-16	TBC-YC-16	TBC-YP-16	100.03	30	800	30	600	25	350	65	155.50	143.58	14.11	8.4
33	TBC-T-16	TBC-YC-16	TBC-YP-16	100.52	30	800	30	600	25	350	65	153.30	141.72	14.70	8.6
34	TBC-T-17	TBC-YC-17	TBC-YP-17	100.73	30	800	30	600	25	350	65	167.79	156.56	16.11	9.7
35	TBC-T-17	TBC-YC-17	TBC-YP-17	100.24	30	800	30	600	25	350	65	163.99	152.49	14.68	8.8
36	TBC-T-18	TBC-YC-18	TBC-YP-18	100.58	30	800	30	600	25	350	65	160.41	148.54	12.07	8.9
37	TBC-T-18	TBC-YC-18	TBC-YP-18	100.18	30	800	30	600	25	350	65	150.94	139.61	11.51	8.5
38	TBC-T-19	TBC-YC-19	TBC-YP-19	100.81	30	800	30	600	25	350	65	156.75	145.71	18.02	9.8
39	TBC-T-19	TBC-YC-19	TBC-YP-19	100.36	30	800	30	600	25	350	65	149.52	138.48	16.28	10.6
40	TBC-T-20	TBC-YC-20	TBC-YP-20	100.48	30	800	30	600	25	350	65	167.12	155.74	16.64	9.9
41	TBC-T-20	TBC-YC-20	TBC-YP-20	100.17	30	800	30	600	25	350	65	149.83	138.38	17.91	8.9
42	TBC-T-21	TBC-YC-21	TBC-YP-21	100.37	30	800	30	600	25	350	65	158.01	146.53	16.01	10.0
43	TBC-T-21	TBC-YC-21	TBC-YP-21	100.41	30	800	30	600	25	350	65	157.26	145.65	16.71	10.5

二、含量测定

(一)色谱条件

选择 Thermo Acclaim C_{18}(4.6mm×250mm,5μm)色谱柱;以乙腈 -0.1mol/L 醋酸钠溶液(用醋酸调节 pH 值至 6.5)(7:93)为流动相 A,以乙腈 - 水(4:1)为流动相 B,按表 16-3-3 中的规定进行梯度洗脱;流速为每分钟 1.0ml;柱温为 40℃;检测波长为 254nm;进样量为 5μl。

表 16-3-3 梯度洗脱表

时间(min)	流动相 A(%)	流动相 B(%)
0～6	100 → 97	0 → 3
6～9	97	3
9～11	97 → 88	3 → 12
11～13	88	12
13～18	88 → 80	12 → 20
18～29	80 → 72	20 → 28
29～33	72 → 66	28 → 34
33～36	66 → 0	34 → 100
36～45	0	100

(二)对照品溶液的制备

精密称取丙氨酸对照品 2.155mg、脯氨酸对照品 2.197mg、苯丙氨酸对照品 2.716mg 置 20ml 量瓶中,加 0.1mol/L 盐酸溶液制成每 1ml 含丙氨酸 107.750μg、脯氨酸 109.740μg、苯丙氨酸 135.800μg 对照品溶液母液;精密吸取上述溶液 5ml 置 10ml 量瓶中,加 0.1mol/L 盐酸溶液制成每 1ml 含丙氨酸 53.875μg、脯氨酸 54.870μg、苯丙氨酸 67.900μg 对照品溶液。

(三)供试品溶液的制备

取土鳖虫(地鳖)标准汤剂适量,研细,取约 0.1g,精密称定,置氨基酸水解管中,精密加入 6mol/L 盐酸溶液 10ml,置 150℃水解 3 小时,取出,放冷,滤过,滤液移至蒸发皿中,水解管与滤渣再用水 10ml 分次洗涤,滤过,滤液并入蒸发皿中,蒸干,残渣加 0.1mol/L 盐酸溶液溶解,转移至 25ml 量瓶中,定容至刻度,摇匀,即得。

精密量取上述对照品溶液和供试品溶液各 5ml,分别置于 25ml 量瓶中,加 0.1mol/L 异硫氰酸苯酯(PITC)的乙腈溶液 2.5ml,1mol/L 三乙胺的乙腈溶液 2.5ml,摇匀,室温放置 1 小时后,加 50% 乙腈至刻度,摇匀。取 10ml,加正己烷 10ml,振摇,放置 10 分钟,取下层溶液,滤过,取续滤液,即得。

(四)方法学验证

方法学考察合格(具体内容略)。

(五)测定结果

土鳖虫(地鳖)标准汤剂的丙氨酸、脯氨酸、苯丙氨酸含量测定及转移率结果见表 16-3-4～表 16-3-6。

表 16-3-4 21 批土鳖虫(地鳖)标准汤剂丙氨酸含量及转移率结果

序号	标准汤剂批号	对应饮片含量(mg/g)	标准汤剂含量(mg/g)	丙氨酸转移率(%)
1	TBC-T-01	30.0	24.6	12.6
2	TBC-T-02	38.4	16.5	7.3
3	TBC-T-03	36.2	20.7	9.0
4	TBC-T-04	32.2	14.7	8.0
5	TBC-T-05	33.5	17.6	7.6
6	TBC-T-06	34.8	16.9	7.0
7	TBC-T-07	33.1	21.6	11.0
8	TBC-T-08	34.3	20.7	10.3
9	TBC-T-09	30.2	21.2	12.0
10	TBC-T-10	33.1	20.2	10.9
11	TBC-T-11	32.1	21.8	12.6
12	TBC-T-12	35.5	20.2	10.8
13	TBC-T-13	42.5	19.4	5.6
14	TBC-T-14	39.1	22.8	7.7
15	TBC-T-15	37.1	19.1	6.3
16	TBC-T-16	24.8	20.1	11.5
17	TBC-T-17	27.5	19.8	10.6
18	TBC-T-18	25.3	20.7	9.4
19	TBC-T-19	40.0	28.1	12.4
20	TBC-T-20	38.8	34.7	16.5
21	TBC-T-21	40.6	33.2	13.9
	最小值	24.8	14.7	5.6
	最大值	42.5	34.7	16.5
	平均值	34.2	21.6	10.1
	SD	4.9	5.0	2.7
	均值的70%~130%	24.0~44.5	15.1~28.1	7.1~13.2
	均值±3倍SD	19.6~48.9	6.7~36.6	1.9~18.4

表 16-3-5 21 批土鳖虫(地鳖)标准汤剂脯氨酸含量测定

序号	标准汤剂批号	对应饮片含量(mg/g)	标准汤剂含量(mg/g)	脯氨酸转移率(%)
1	TBC-T-01	20.5	11.2	8.4
2	TBC-T-02	26.5	13.1	8.4
3	TBC-T-03	24.9	14.3	9.1
4	TBC-T-04	23.4	16.6	12.4
5	TBC-T-05	23.0	10.3	6.5
6	TBC-T-06	24.4	12.9	7.6
7	TBC-T-07	21.2	13.2	10.5
8	TBC-T-08	22.3	12.6	9.6

序号	标准汤剂批号	对应饮片含量（mg/g）	标准汤剂含量（mg/g）	脯氨酸转移率（%）
9	TBC-T-09	20.1	12.4	10.6
10	TBC-T-10	21.7	13.4	11.0
11	TBC-T-11	21.4	14.9	12.9
12	TBC-T-12	22.3	13.2	11.3
13	TBC-T-13	27.6	13.1	5.9
14	TBC-T-14	25.8	14.4	7.4
15	TBC-T-15	27.3	13.1	5.9
16	TBC-T-16	19.9	12.3	8.7
17	TBC-T-17	20.7	10.6	7.5
18	TBC-T-18	21.0	11.8	6.5
19	TBC-T-19	26.6	18.1	12.1
20	TBC-T-20	25.8	19.1	13.7
21	TBC-T-21	27.2	19	11.9
	最小值	19.9	10.3	5.9
	最大值	27.6	19.1	13.7
	平均值	23.5	13.8	9.4
	SD	2.7	2.5	2.4
	均值的 70%～130%	16.5～30.6	9.7～17.9	6.6～12.3
	均值 ±3 倍 SD	15.6～31.5	6.3～21.3	2.2～16.7

表 16-3-6 21 批土鳖虫（地鳖）标准汤剂苯丙氨酸含量测定

序号	标准汤剂批号	对应饮片含量（mg/g）	标准汤剂含量（mg/g）	苯丙氨酸转移率（%）
1	TBC-T-01	14.3	4.9	5.3
2	TBC-T-02	15.5	5.6	6.1
3	TBC-T-03	14.1	6.7	7.5
4	TBC-T-04	14.1	6.3	7.8
5	TBC-T-05	14.1	5.0	5.1
6	TBC-T-06	16.2	5.9	5.2
7	TBC-T-07	13.1	6.3	8.1
8	TBC-T-08	14.0	6.1	7.4
9	TBC-T-09	13.0	6.3	8.3
10	TBC-T-10	13.4	6.9	9.1
11	TBC-T-11	12.9	7.7	11.0
12	TBC-T-12	14.5	7.5	9.8
13	TBC-T-13	16.2	5.8	4.5
14	TBC-T-14	15.3	7.0	6.0
15	TBC-T-15	15.6	6.4	5.0
16	TBC-T-16	12.7	6.8	7.6
17	TBC-T-17	13.3	4.9	5.4

序号	标准汤剂批号	对应饮片含量(mg/g)	标准汤剂含量(mg/g)	苯丙氨酸转移率(%)
18	TBC-T-18	13.3	5.1	4.4
19	TBC-T-19	16.5	8.1	8.7
20	TBC-T-20	14.7	9.1	11.5
21	TBC-T-21	16.4	9.3	9.6
	最小值	12.7	4.9	4.4
	最大值	16.5	9.3	11.5
	平均值	14.4	6.5	7.3
	SD	1.2	1.3	2.1
	均值的70%~130%	10.1~18.8	4.6~8.5	5.1~9.5
	均值±3倍SD	10.7~18.2	2.8~10.3	0.9~13.7

三、特征图谱

测定方法同本章第二节土鳖虫(地鳖)药材与饮片研究"三、药材及饮片质量标准"下"(三)特征图谱"项。

(一)方法学考察

1. 专属性考察 取土鳖虫(地鳖)标准汤剂溶液、空白溶剂溶液和参照物溶液,精密吸取上述溶液各5μl,注入液相色谱仪,按拟定色谱条件测定,记录色谱,详见图16-3-2。

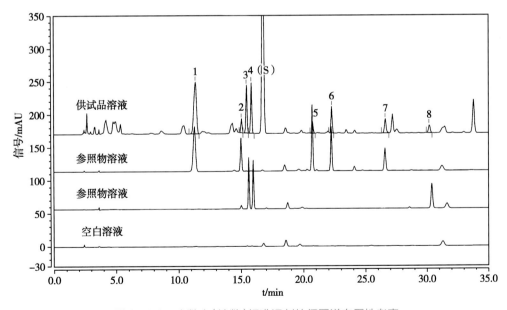

图16-3-2 土鳖虫(地鳖)标准汤剂特征图谱专属性考察

结果显示,供试品色谱在与对照品色谱相应的保留时间处有相同的色谱峰,且空白溶剂无干扰,说明该方法专属性良好。

2. 精密度考察 取土鳖虫(地鳖)标准汤剂供试品溶液,连续进样6次测定分析,以脯氨酸峰为参照峰S,计算各特征峰与S峰的相对保留时间和相对峰面积,并计算RSD值,实验结果见表16-3-7、表16-3-8。

表16-3-7 土鳖虫(地鳖)标准汤剂特征图谱精密度结果表(相对保留时间)

序号	峰1	峰2	峰3	峰4(S)	峰5	峰6	峰7	峰8
1	0.717	0.951	0.976	1.000	1.310	1.405	1.679	1.906
2	0.717	0.951	0.976	1.000	1.310	1.405	1.679	1.906
3	0.717	0.951	0.976	1.000	1.310	1.405	1.679	1.906
4	0.717	0.951	0.976	1.000	1.310	1.405	1.679	1.906
5	0.718	0.951	0.976	1.000	1.310	1.405	1.679	1.906
6	0.717	0.951	0.976	1.000	1.310	1.405	1.679	1.906
RSD(%)	0.06	0.01	0.01	0.00	0.01	0.01	0.01	0.01

表16-3-8 土鳖虫(地鳖)标准汤剂特征图谱精密度结果表(相对峰面积)

序号	峰1	峰2	峰3	峰4(S)	峰5	峰6	峰7	峰8
1	2.309	0.295	0.929	1.000	0.214	0.529	0.384	0.229
2	2.312	0.295	0.929	1.000	0.214	0.528	0.379	0.229
3	2.310	0.294	0.928	1.000	0.214	0.527	0.377	0.229
4	2.311	0.294	0.927	1.000	0.214	0.526	0.376	0.229
5	2.313	0.294	0.926	1.000	0.214	0.525	0.375	0.228
6	2.309	0.294	0.926	1.000	0.214	0.524	0.376	0.228
RSD(%)	0.07	0.18	0.15	0.00	0.00	0.36	0.88	0.23

结果显示,同一份供试品溶液连续进样6次,以脯氨酸色谱峰为参照峰S,各特征峰与S峰的相对保留时间RSD值在0.01%~0.06%范围内,相对峰面积RSD值在0~0.88%范围内,均小于3.0%,表明仪器精密度良好。

3.稳定性考察 取土鳖虫(地鳖)标准汤剂特征图谱供试品溶液,分别在0、4、6、10、12、18小时进样测定,以脯氨酸峰为参照峰S,计算各特征峰与S峰的相对保留时间和相对峰面积,并计算RSD值,结果见表16-3-9、表16-3-10。

表16-3-9 土鳖虫(地鳖)标准汤剂特征图谱稳定性结果表(相对保留时间)

时间(h)	峰1	峰2	峰3	峰4(S)	峰5	峰6	峰7	峰8
0	0.730	0.953	0.978	1.000	1.311	1.402	1.674	1.902
4	0.730	0.953	0.978	1.000	1.311	1.402	1.674	1.902
6	0.729	0.953	0.978	1.000	1.311	1.402	1.674	1.902
10	0.729	0.953	0.978	1.000	1.311	1.402	1.674	1.902
12	0.730	0.953	0.978	1.000	1.311	1.402	1.674	1.902
18	0.734	0.953	0.978	1.000	1.31	1.4	1.673	1.901
RSD(%)	0.25	0.01	0.01	0.00	0.03	0.06	0.02	0.02

表 16-3-10　土鳖虫（地鳖）标准汤剂特征图谱稳定性结果表（相对峰面积）

时间（h）	峰1	峰2	峰3	峰4（S）	峰5	峰6	峰7	峰8
0	3.063	0.343	0.961	1.000	0.222	0.556	0.401	0.245
4	3.051	0.345	0.959	1.000	0.222	0.552	0.399	0.243
6	3.047	0.344	0.957	1.000	0.222	0.551	0.400	0.244
10	3.045	0.342	0.955	1.000	0.222	0.548	0.399	0.243
12	3.041	0.34	0.953	1.000	0.223	0.545	0.398	0.242
18	3.039	0.337	0.948	1.000	0.223	0.542	0.379	0.242
RSD（%）	0.28	0.86	0.49	0.00	0.23	0.92	2.12	0.48

　　结果显示，同一份供试品溶液分别在 0、4、6、10、12、18 小时进行分析，以脯氨酸峰为参照峰 S，各特征峰与 S 峰的相对保留时间 RSD 值在 0.01%～0.25% 范围内，相对峰面积 RSD 值在 0.23%～2.12% 范围内，均小于 3%，表明供试品溶液在 18 小时内相对稳定。

　　4. 重复性考察　取同一批土鳖虫（地鳖）标准汤剂，平行 6 份，按土鳖虫（地鳖）标准汤剂特征图谱供试品溶液制备方法制备 6 份供试品溶液，进样测定分析，以脯氨酸峰为参照峰 S，计算各特征峰与 S 峰的相对保留时间和相对峰面积，并计算 RSD 值，结果见表 16-3-11、表 16-3-12。

表 16-3-11　土鳖虫（地鳖）标准汤剂特征图谱重复性结果表（相对保留时间）

序号	峰1	峰2	峰3	峰4（S）	峰5	峰6	峰7	峰8
1	0.730	0.953	0.978	1.000	1.311	1.402	1.674	1.902
2	0.730	0.952	0.978	1.000	1.311	1.401	1.674	1.902
3	0.730	0.953	0.978	1.000	1.311	1.402	1.674	1.902
4	0.730	0.953	0.978	1.000	1.311	1.402	1.674	1.902
5	0.730	0.953	0.978	1.000	1.311	1.402	1.674	1.902
6	0.735	0.953	0.978	1.000	1.310	1.400	1.673	1.901
RSD（%）	0.28	0.04	0.01	0.00	0.03	0.06	0.02	0.02

表 16-3-12　土鳖虫（地鳖）标准汤剂特征图谱重复性结果表（相对峰面积）

序号	峰1	峰2	峰3	峰4（S）	峰5	峰6	峰7	峰8
1	3.036	0.344	0.959	1.000	0.227	0.551	0.400	0.243
2	3.037	0.343	0.954	1.000	0.223	0.548	0.398	0.243
3	2.717	0.344	0.948	1.000	0.218	0.542	0.395	0.242
4	2.951	0.329	0.936	1.000	0.218	0.539	0.395	0.241
5	2.860	0.343	0.946	1.000	0.224	0.539	0.394	0.242
6	2.890	0.337	0.953	1.000	0.226	0.555	0.400	0.243
RSD（%）	4.16	1.76	0.84	0.00	1.74	1.22	0.68	0.34

结果显示,同一批样品重复测定 6 次,以脯氨酸色谱峰为参照峰 S,各特征峰与 S 峰的相对保留时间 RSD 值在 0.01%～0.28% 范围内,小于 3%,相对峰面积 RSD 值在 0.34%～4.16% 范围内,小于 5.0%,表明该方法重复性良好。

5. 中间精密度考察 由其他分析人员在不同日期取同一批土鳖虫(地鳖)标准汤剂适量,按土鳖虫(地鳖)标准汤剂特征图谱项下供试品溶液制备方法制备样品,平行 6 份,并在不同色谱仪下操作,进样测定分析,以脯氨酸峰为参照峰 S,计算各特征峰与 S 峰的相对保留时间和相对峰面积,并计算 RSD 值,实验结果见表 16-3-13、表 16-3-14。

表 16-3-13 土鳖虫(地鳖)标准汤剂特征图谱中间精密度结果表(相对保留时间)

序号	峰1	峰2	峰3	峰4(S)	峰5	峰6	峰7	峰8
重复性1	0.730	0.953	0.978	1.000	1.311	1.402	1.674	1.902
重复性2	0.730	0.952	0.978	1.000	1.311	1.401	1.674	1.902
重复性3	0.730	0.953	0.978	1.000	1.311	1.402	1.674	1.902
重复性4	0.730	0.953	0.978	1.000	1.311	1.402	1.674	1.902
重复性5	0.730	0.953	0.978	1.000	1.311	1.402	1.674	1.902
重复性6	0.735	0.953	0.978	1.000	1.310	1.400	1.673	1.901
中间精密度1	0.728	0.950	0.976	1.000	1.316	1.408	1.684	1.915
中间精密度2	0.728	0.950	0.976	1.000	1.315	1.408	1.684	1.915
中间精密度3	0.728	0.950	0.977	1.000	1.315	1.408	1.684	1.915
中间精密度4	0.728	0.950	0.976	1.000	1.315	1.408	1.684	1.915
中间精密度5	0.728	0.950	0.976	1.000	1.315	1.408	1.684	1.915
中间精密度6	0.728	0.950	0.976	1.000	1.315	1.408	1.684	1.915
中间精密度6个数据RSD(%)	0.01	0.01	0.04	0.00	0.03	0.01	0.01	0.01
与重复性试验6个数据RSD(%)	0.27	0.15	0.07	0.00	0.17	0.24	0.32	0.36

表 16-3-14 土鳖虫(地鳖)标准汤剂特征图谱中间精密度结果表(相对峰面积)

序号	峰1	峰2	峰3	峰4(S)	峰5	峰6	峰7	峰8
重复性1	3.036	0.344	0.959	1.000	0.227	0.551	0.4	0.243
重复性2	3.037	0.343	0.954	1.000	0.223	0.548	0.398	0.243
重复性3	2.717	0.344	0.948	1.000	0.218	0.542	0.395	0.242
重复性4	2.951	0.329	0.936	1.000	0.218	0.539	0.395	0.241
重复性5	2.860	0.343	0.946	1.000	0.224	0.539	0.394	0.242
重复性6	2.890	0.337	0.953	1.000	0.226	0.555	0.4	0.243
中间精密度1	2.111	0.312	0.893	1.000	0.257	0.510	0.371	0.250
中间精密度2	2.649	0.312	0.891	1.000	0.262	0.507	0.371	0.251
中间精密度3	1.965	0.303	0.892	1.000	0.250	0.504	0.370	0.248

续表

序号	峰1	峰2	峰3	峰4(S)	峰5	峰6	峰7	峰8
中间精密度4	2.288	0.307	0.892	1.000	0.259	0.503	0.370	0.250
中间精密度5	2.876	0.304	0.885	1.000	0.265	0.497	0.368	0.247
中间精密度6	2.464	0.302	0.892	1.000	0.250	0.500	0.369	0.248
中间精密度6个数据RSD(%)	14.21	1.40	0.34	0.00	2.41	0.93	0.35	0.67
与重复性试验6个数据RSD(%)	13.79	5.61	3.39	0.00	7.80	4.32	3.74	1.53

人员1　仪器：Thermo U3000；编号：208034；实验日期：2020年7月30日

人员2　仪器：Agilent 1290；编号：208036；实验日期：2020年8月7日

　　结果显示，由不同的分析人员在不同日期于不同的仪器上操作，同一批样品重复测定6次，以脯氨酸色谱峰为参照峰S，各特征峰与S峰的相对保留时间RSD值在0.01%～0.04%范围内，相对峰面积RSD值在0.34%～14.21%范围内，相对保留时间与重复性试验6个数据的RSD值在0.07%～0.36%范围内，相对峰面积与重复性试验6个数据的RSD值在1.53%～13.79%范围内，相对保留时间RSD值均小于3.0%，说明各特征峰的相对保留时间中间精密度良好。

（二）测定结果

　　按照高效液相色谱法建立特征图谱测定方法，并进行方法学考察，对21批土鳖虫(地鳖)标准汤剂特征图谱测定，最终确定了土鳖虫(地鳖)标准汤剂特征图谱标准：规定土鳖虫(地鳖)标准汤剂供试品溶液特征图谱中应呈现8个特征峰(图16-3-3～图16-3-5)，其中8个峰应分别与相应对照品参照物峰保留时间相对应。

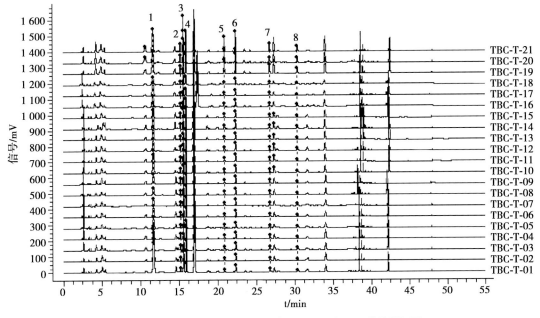

图16-3-3　21批土鳖虫(地鳖)标准汤剂特征图谱的叠加图

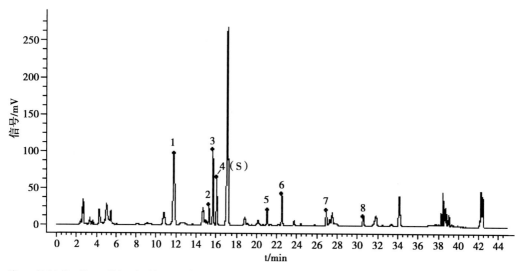

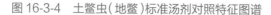

峰1：甘氨酸；峰2：苏氨酸；峰3：丙氨酸；峰4(S)：脯氨酸；峰5：酪氨酸；峰6：缬氨酸；峰7：异亮氨酸；峰8：苯丙氨酸。

图16-3-4　土鳖虫(地鳖)标准汤剂对照特征图谱

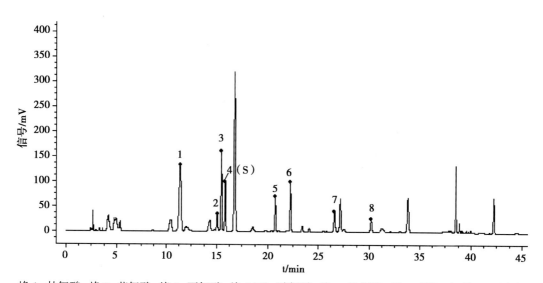

峰1：甘氨酸；峰2：苏氨酸；峰3：丙氨酸；峰4(S)：脯氨酸；峰5：酪氨酸；峰6：缬氨酸；峰7：异亮氨酸；峰8：苯丙氨酸。

图16-3-5　土鳖虫(地鳖)对照药材特征图谱

　　与脯氨酸参照物相应的峰为S峰，计算各特征峰与S峰的相对保留时间和RSD值，结果见表16-3-15。

表16-3-15　21批土鳖虫(地鳖)标准汤剂特征图谱相对保留时间

序号	批号	峰1	峰2	峰3	峰4(S)	峰5	峰6	峰7	峰8
1	TBC-T-01	0.737	0.952	0.977	1.000	1.309	1.399	1.673	1.901
2	TBC-T-02	0.737	0.952	0.977	1.000	1.309	1.399	1.674	1.902
3	TBC-T-03	0.746	0.950	0.975	1.000	1.304	1.395	1.670	1.896
4	TBC-T-04	0.737	0.952	0.977	1.000	1.308	1.399	1.672	1.899
5	TBC-T-05	0.737	0.952	0.977	1.000	1.309	1.399	1.672	1.899
6	TBC-T-06	0.738	0.952	0.977	1.000	1.309	1.398	1.672	1.899
7	TBC-T-07	0.730	0.952	0.976	1.000	1.308	1.400	1.673	1.900
8	TBC-T-08	0.748	0.951	0.976	1.000	1.305	1.395	1.670	1.897
9	TBC-T-09	0.733	0.952	0.977	1.000	1.309	1.400	1.672	1.899
10	TBC-T-10	0.733	0.952	0.977	1.000	1.310	1.401	1.675	1.904
11	TBC-T-11	0.725	0.952	0.977	1.000	1.312	1.404	1.677	1.906
12	TBC-T-12	0.732	0.952	0.977	1.000	1.310	1.400	1.673	1.900
13	TBC-T-13	0.723	0.952	0.977	1.000	1.312	1.405	1.678	1.907
14	TBC-T-14	0.727	0.950	0.975	1.000	1.305	1.399	1.673	1.899
15	TBC-T-15	0.732	0.952	0.977	1.000	1.309	1.400	1.673	1.899
16	TBC-T-16	0.734	0.955	0.980	1.000	1.322	1.419	1.702	1.939
17	TBC-T-17	0.734	0.955	0.980	1.000	1.322	1.419	1.700	1.937
18	TBC-T-18	0.735	0.955	0.980	1.000	1.322	1.418	1.700	1.937
19	TBC-T-19	0.702	0.947	0.975	1.000	1.316	1.415	1.697	1.926
20	TBC-T-20	0.704	0.948	0.976	1.000	1.314	1.412	1.690	1.919
21	TBC-T-21	0.708	0.949	0.976	1.000	1.312	1.409	1.686	1.913
	RSD(%)	1.49	0.19	0.13	0.00	0.89	0.61	0.57	0.60

四、质谱鉴别

测定方法同本章第二节土鳖虫(地鳖)药材与饮片研究"三、药材及饮片质量标准"下"(四)质谱鉴别"项。供试品溶液制备有所不同，具体如下：

供试品溶液制备　取本品适量，研细，取约0.1g，精密称定，置锥形瓶中，加1%碳酸氢铵溶液100ml，称定重量，超声处理(功率250W，频率40kHz)30分钟，取出，放冷，用1%碳酸氢铵溶液补重，摇匀。用0.22μm微孔滤膜滤过，取续滤液1ml，置微量进样瓶中，加胰蛋白酶溶液50μl(取序列分析用胰蛋白酶，加1%碳酸氢铵溶液制成每1ml中含1mg的溶液，临用时配制)，摇匀，37℃恒温酶解12小时，作为供试品溶液。

（一）方法学验证

1. 专属性考察　精密吸取空白溶剂溶液、对照药材溶液和土鳖虫(地鳖)标准汤剂溶液各1μl，注入液质联用仪，按照拟定色谱与质谱条件测定(图16-3-6)。

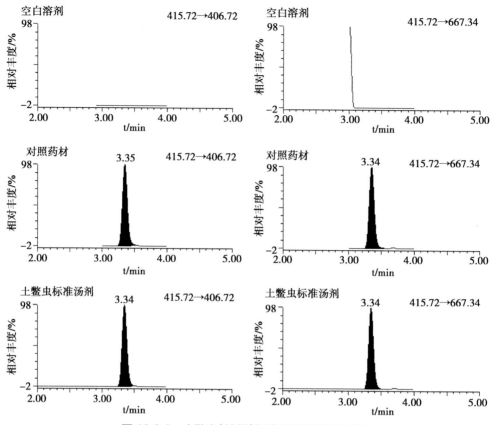

图 16-3-6　土鳖虫(地鳖)标准汤剂专属性质谱图

结果显示:空白溶剂图谱在与对照药材相应的保留时间处未检出特征离子峰,表明空白溶剂对方法中特征离子对的检出无干扰,方法具有专属性。

2. 稳定性考察　取土鳖虫(地鳖)标准汤剂供试品溶液,分别在 0、2、4、8、10、12 小时精密吸取 1μl 注入液质联用仪,按拟定的色谱与质谱条件进行测定,以离子对的峰面积对溶液稳定性进行评价,测定结果见表 16-3-16。

表 16-3-16　稳定性考察结果

时间(h)	m/z 415.72 >406.72		m/z 415.72 >667.34	
	峰面积	信噪比	峰面积	信噪比
0	127 875	8 553	745	204
2	114 946	4 896	617	708
4	104 479	5 495	552	268
8	97 825	9 448	521	211
10	95 863	7 774	570	399
12	108 894	4 465	740	106

结果显示,供试品放置 12 小时,特征离子对仍均能明显检出。表明供试品溶液放置 12 小时内,不影响特征离子的鉴别。

3. 耐用性考察

（1）不同色谱柱考察：比较了 Waters ACQUITY HSS T3（100mm×2.1mm，1.8μm），Agilent ZORBAX SBC$_{18}$（100mm×2.1mm，1.8μm），Waters ACQUITY BEH C$_{18}$（100mm×2.1mm，1.7μm）3 种不同品牌和类型的色谱柱对土鳖虫（地鳖）标准汤剂特征离子峰的检出影响。

取土鳖虫（地鳖）标准汤剂供试品溶液，精密吸取 1μl 注入液质联用仪，按拟定的色谱与质谱条件进行测定，实验结果见表 16-3-17、图 16-3-7。

表 16-3-17　土鳖虫(地鳖)标准汤剂不同色谱柱耐用性考察峰面积结果

色谱柱	m/z 415.72 >406.72		m/z 415.72 >667.34	
	峰面积	信噪比	峰面积	信噪比
Waters HSS T3 C$_{18}$	77 360	5 315	357	229
Agilent ZORBAX SBC$_{18}$	105 706	3 642	670	28
Waters BEH C$_{18}$	75 379	2 308	374	92

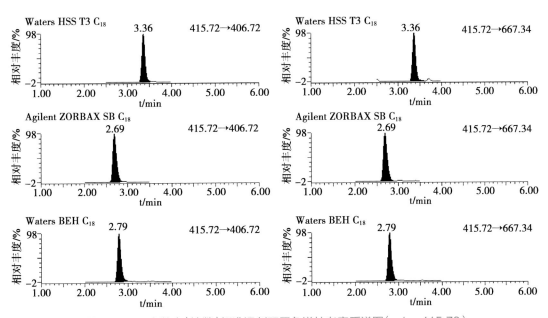

图 16-3-7　土鳖虫(地鳖)标准汤剂不同色谱柱考察质谱图(m/z =415.72)

结果显示：所使用的 3 种色谱柱均能明显检出规定的特征离子，表明不同品牌和型号的色谱柱对土鳖虫（地鳖）标准汤剂的特征离子的检出鉴别无影响。

（2）不同流速考察：比较 0.28ml/min、0.30ml/min、0.32ml/min 不同流速对土鳖虫（地鳖）标准汤剂特征离子峰的检出影响。

取土鳖虫（地鳖）标准汤剂供试品溶液，精密吸取 1μl 注入液质联用仪，按拟定的色谱与质谱条件进行测定，实验结果见表 16-3-18、图 16-3-8。

表 16-3-18　土鳖虫(地鳖)标准汤剂不同流速耐用性考察峰面积结果

流速	m/z 415.72>406.72		m/z 415.72>667.34	
	峰面积	信噪比	峰面积	信噪比
0.28ml/min	84 131	9 702	390	250
0.30ml/min	77 360	5 315	357	229
0.32ml/min	72 446	3 374	350	5 257

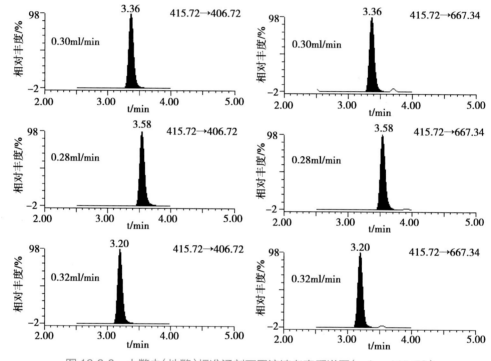

图 16-3-8　土鳖虫(地鳖)标准汤剂不同流速考察质谱图(m/z =415.72)

结果显示:使用 3 个不同的流速条件均能明显检出规定的特征离子,表明流速的小范围调整对土鳖虫(地鳖)标准汤剂的特征离子的检出鉴别无影响。

(3)不同柱温考察:比较 28℃、30℃、32℃不同柱温对土鳖虫(地鳖)标准汤剂特征离子峰的检出影响。

取土鳖虫(地鳖)标准汤剂供试品溶液,精密吸取 1μl 注入液质联用仪,按拟定的色谱与质谱条件进行测定,实验结果见表 16-3-19、图 16-3-9。

表 16-3-19　土鳖虫(地鳖)标准汤剂不同柱温耐用性考察峰面积结果

柱温	m/z 415.72 >406.72		m/z 415.72 >667.34	
	峰面积	信噪比	峰面积	信噪比
28℃	86 825	4 696	428	446
30℃	77 360	5 315	357	229
32℃	72 446	3 374	350	5 257

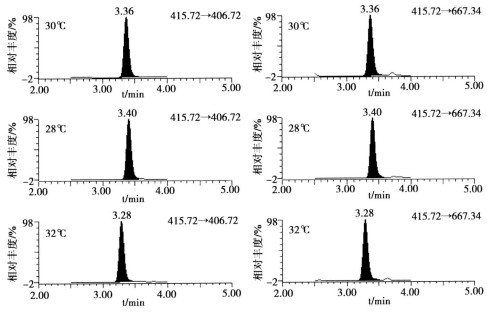

图 16-3-9　土鳖虫(地鳖)标准汤剂不同柱温考察质谱图(m/z =415.72)

结果显示:使用 3 个不同的柱温条件均能明显检出规定的特征离子,表明柱温的小范围调整对土鳖虫(地鳖)标准汤剂的特征离子的检出鉴别无影响。

(4)不同液质联用仪的考察:考察使用不同品牌的液质联用仪(Agilent 1290 Infinity Ⅱ-6470LC/TQ)对土鳖虫(地鳖)标准汤剂特征离子峰的检出影响。

取土鳖虫(地鳖)标准汤剂供试品溶液,精密吸取 1μl 注入液质联用仪,按拟定的色谱与质谱条件进行测定,实验结果见表 16-3-20、图 16-3-10、图 16-3-11。

表 16-3-20　土鳖虫(地鳖)标准汤剂耐用性考察结果

仪器品牌	序号	m/z 415.72 >406.72		m/z 415.72 >667.34	
		峰面积	信噪比	峰面积	信噪比
Agilent	1	2 023	630	92	79
	2	1 808	333	83	113
waters	1	119 619	9 546	835	66
	2	114 726	6 444	799	500

结果显示:使用 Agilent 的三重四极杆液质联用仪,土鳖虫(地鳖)标准汤剂的两对特征离子对能明显检出。

综上所述,对土鳖虫(地鳖)标准汤剂质谱鉴别分析方法进行了专属性考察,特征峰不受溶剂峰干扰,方法专属;对方法的溶液稳定性进行了考察,表明供试品溶液能在 12 小时内保持稳定。并对方法的耐用性进行了考察,表明不同色谱柱、不同流速、小范围的柱温变动以及不同品牌的液质联用仪,对特征离子的检出无明显影响,方法的耐用性良好。

(二)样品测定

1. 标准汤剂的质谱鉴别　按土鳖虫(地鳖)标准汤剂质谱鉴别方法,分别精密吸取对照药材溶液和供试品溶液各 1μl,注入液质联用仪,测定,即得。

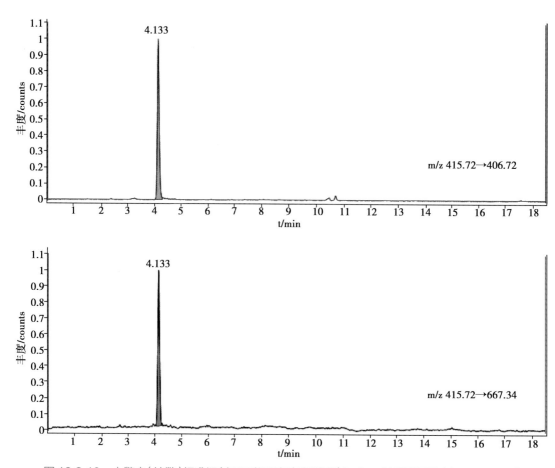

图 16-3-10　土鳖虫(地鳖)标准汤剂不同仪器考察质谱图(Agilent 液质联用仪)(m/z415.72)

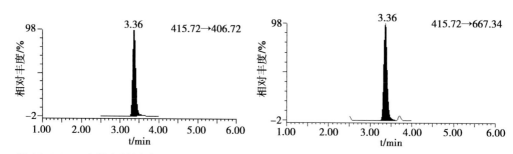

图 16-3-11　土鳖虫(地鳖)标准汤剂不同仪器考察质谱图(Waters 液质联用仪)(m/z =415.72)

以质荷比(m/z)415.72(双电荷)→ 406.72,m/z 415.72(双电荷)→ 667.34 离子对提取的供试品离子流色谱中,所有批次的土鳖虫(地鳖)标准汤剂均同时呈现与对照药材色谱保留时间一致的色谱峰(表 16-3-21)。

2. 不同品种及伪品的质谱鉴别　取土鳖虫(地鳖)、金边土鳖、金边龙虱、美洲大蠊的标准汤剂,按土鳖虫(地鳖)标准汤剂质谱鉴别方法,分别制备供试品溶液。

表 16-3-21　土鳖虫(地鳖)标准汤剂样品测定峰面积结果

批号	保留时间(min)	m/z 415.72 >406.72		m/z 415.72 >667.34	
		峰面积	信噪比	峰面积	信噪比
TBC-T-01	3.35	85 380	5 799	586	169
TBC-T-02	3.35	115 566	3 874	799	1 323
TBC-T-03	3.36	154 354	7 179	1 120	360
TBC-T-04	3.36	71 246	4 148	410	248
TBC-T-05	3.33	93 823	4 087	635	566
TBC-T-06	3.34	129 204	8 535	817	1 148
TBC-T-07	3.34	123 066	6 393	833	278
TBC-T-08	3.34	118 020	5 288	827	442
TBC-T-09	3.34	119 428	5 076	778	72
TBC-T-10	3.34	134 123	9 413	841	549
TBC-T-11	3.34	128 953	7 466	800	299
TBC-T-12	3.34	107 550	5 757	546	346
TBC-T-13	3.34	159 112	5 979	791	265
TBC-T-14	3.34	156 691	5 366	758	302
TBC-T-15	3.34	137 327	6 984	615	117
TBC-T-16	3.35	51 574	15 234	265	4 166
TBC-T-17	3.37	44 032	5 754	205	3 396
TBC-T-18	3.36	46 609	3 134	209	3 197
TBC-T-19	3.36	83 771	10 891	419	232
TBC-T-20	3.36	71 528	15 928	343	125
TBC-T-21	3.30	90 367	9 805	468	260

　　分别精密吸取对照药材溶液和供试品溶液各 1µl,注入液质联用仪,测定,即得。以质荷比(m/z)415.72(双电荷)→ 406.72, m/z 415.72(双电荷)→ 667.34 离子对提取的供试品离子流色谱中,金边土鳖、金边龙虱、美洲大蠊标准汤剂均未同时呈现与对照药材色谱保留时间一致的色谱峰(图 16-3-12、图 16-3-13)。

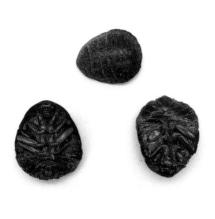

土鳖虫（地鳖）

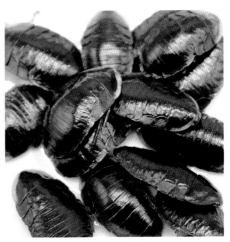

金边土鳖

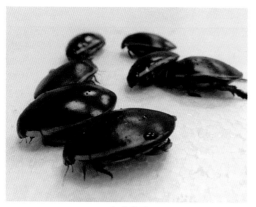
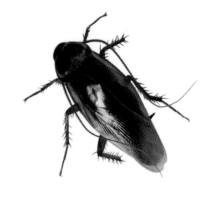

金边龙虱 美洲大蠊

图 16-3-12 不同品种及伪品

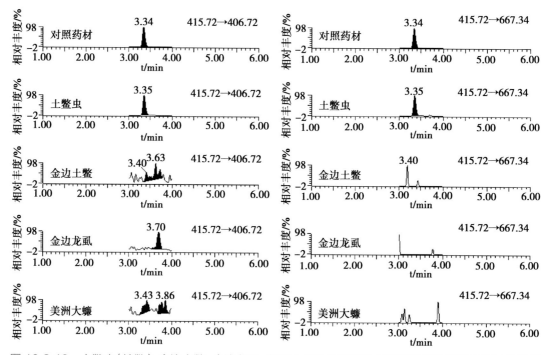

图 16-3-13 土鳖虫(地鳖)、金边土鳖、金边龙虱、美洲大蠊标准汤剂的离子对特征性验证 MRM 质谱图
(m/z=415.72)

3. 土鳖虫与其他动物药的质谱鉴别 取土鳖虫(地鳖)、僵蚕、龟甲、地龙、蝉蜕、鸡内金、鳖甲和水蛭标准汤剂,按土鳖虫(地鳖)标准汤剂的质谱鉴别方法,分别制备供试品溶液。

分别精密吸取对照品溶液和供试品溶液各 1μl,注入液质联用仪,测定,即得。

以质荷比(m/z)415.72(双电荷)→406.72,m/z 415.72(双电荷)→667.34 离子对提取的供试品离子流色谱中,僵蚕、龟甲、地龙、蝉蜕、鸡内金、鳖甲和水蛭标准汤剂均未同时呈现与对照药材色谱保留时间一致的色谱峰。详见图 16-3-14。

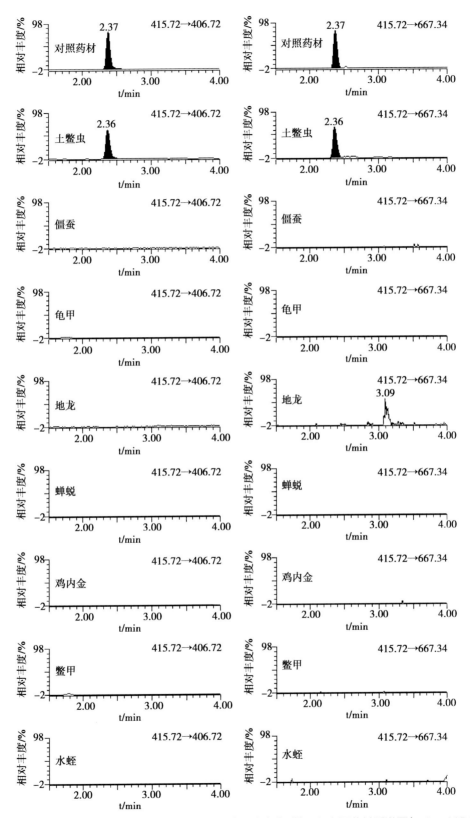

图 16-3-14　土鳖虫（地鳖）、僵蚕、龟甲、地龙、蝉蜕、鸡内金、鳖甲和水蛭药材质谱图（m/z =415.72）

本研究对土鳖虫(地鳖)标准汤剂提取、固液分离、浓缩和冻干工艺进行了考察,制订了土鳖虫(地鳖)标准汤剂制备工艺;建立了土鳖虫(地鳖)标准汤剂中3种氨基酸含量测定方法并根据出膏率及转移率确定了土鳖虫(地鳖)标准汤剂中3种氨基酸的含量范围及转移率范围;建立了土鳖虫(地鳖)标准汤剂特征图谱,规定供试品色谱中应呈现8个特征峰,并应与对照药材参照物色谱中的8个特征峰保留时间相对应,其中8个峰应分别与相应对照品参照物峰保留时间一致。并确定了土鳖虫(地鳖)标准汤剂的质谱鉴别方法,以质荷比(m/z)415.72(双电荷)→ 406.72,m/z 415.72(双电荷)→ 667.34 离子对提取的供试品离子流色谱中,供试品溶液色谱应同时呈现与对照药材色谱保留时间一致的色谱峰。

第四节　土鳖虫(地鳖)配方颗粒质量标准研究

一、土鳖虫(地鳖)配方颗粒质量标准草案

土鳖虫(地鳖)配方颗粒
Tubiechong (Dibie) Peifangkeli

【来源】本品为鳖蠊科昆虫地鳖 *Eupolyphaga sinensis* Walker 的雌虫干燥体经加工制成的配方颗粒。

【制法】取土鳖虫(地鳖)饮片 3 500g,加水煎煮,滤过,滤液浓缩成清膏(干浸膏出膏率为 14.5%～22.0%),加入辅料适量,干燥(或干燥,粉碎),再加入辅料适量,混匀,制粒,制成 1 000g,即得。

【性状】本品为浅灰黄色至黄褐色的颗粒;气腥,味微咸。

【鉴别】(1)取本品 1g,研细,加甲醇 20ml,超声处理 30 分钟,滤过,滤液蒸干,残渣加甲醇 1ml 使溶解,作为供试品溶液。另取土鳖虫(地鳖)对照药材 3g,加水 50ml,煮沸 30 分钟,滤过,滤液蒸干,残渣加甲醇 20ml,同法制成对照药材溶液。照薄层色谱法(《中国药典》2020 年版通则 0502)试验。吸取供试品溶液 1μl,对照药材溶液 2μl,分别点于同一硅胶 G 薄层板上,以正丁醇 - 乙醇 - 冰醋酸 - 水(4:1:1:0.2)为展开剂,展开,取出,晾干,喷以 0.5% 茚三酮乙醇溶液,在 105℃加热至斑点显色清晰。供试品色谱中,在与对照药材色谱相应的位置上,显相同颜色的斑点。

(2)取本品适量,研细,取约 0.2g,加 1% 碳酸氢铵溶液 100ml,称定重量,超声处理(功率 250W,频率 40kHz)15 分钟,冷却至室温后用 1% 碳酸氢铵溶液补重,用 0.22μm 微孔滤膜滤过,取续滤液 1ml,置微量进样瓶中,加胰蛋白酶溶液 50μl(取序列分析用胰蛋白酶,加 1% 碳酸氢铵溶液制成每 1ml 中含 1mg 的溶液,临用时配制),摇匀,37℃恒温酶解 12 小时,作为供试品溶液。取土鳖虫(地鳖)对照药材 0.1g,加 1% 碳酸氢铵溶液 100ml,称定重量,加热回流 30 分钟,冷却至室温后用 1% 碳酸氢铵溶液补重,用 0.22μm 微孔滤膜滤过,取续滤液 1ml,置微量进样瓶中,加胰蛋白酶溶液 50μl(取序列分析用胰蛋白酶,加 1% 碳酸氢铵溶液制成每 1ml 中含 1mg 的溶液,临用时配制),摇匀,37℃恒温酶解 12 小时,作为对照药材溶液。照高效液相色谱法 - 质谱法(《中国药典》2020 年版通则 0512 和通则 0431)试验,以十八烷基硅烷键合硅胶为填充剂(柱长为 100mm,内径为 2.1mm,粒径为 1.8μm);以乙腈

为流动相 A，0.1% 甲酸水溶液为流动相 B，按表 16-4-1 中规定进行梯度洗脱；流速为每分钟 0.3ml，采用质谱检测器，电喷雾正离子模式(ESI+)，进行多反应监测(MRM)，以质荷比 (m/z) 415.72(双电荷)→406.72，(m/z) 415.72(双电荷)→667.34 作为检测离子对进行检测，按上述监测离子对测定的 MRM 色谱峰的信噪比均应大于 3∶1。

表 16-4-1　梯度洗脱表

时间(min)	流动相 A(%)	流动相 B(%)
0～3	3→5	97→95
3～15	5→18	95→82
15～16	18→80	82→20
16～19	80	20
19～20	80→3	20→97
20～25	3	97

吸取供试品溶液 1µl，注入高效液相色谱 - 质谱联用仪，测定。以质荷比(m/z) 415.72(双电荷)→406.72，m/z 415.72(双电荷)→667.34 离子对提取的供试品离子流色谱中，应同时呈现与对照药材色谱保留时间一致的色谱峰。

【检查】　应符合颗粒剂项下有关的各项规定(《中国药典》2020 年版通则 0104)。

【浸出物】　取本品研细，取约 2g，精密称定，精密加入乙醇 100ml，照醇溶性浸出物测定法(《中国药典》2020 年版通则 2201)项下的热浸法测定，不得少于 15.0%。

【特征图谱】　照高效液相色谱法(《中国药典》2020 年版通则 0512)测定。

色谱条件与系统适用性试验　同[含量测定]项。

参照物溶液的制备　取甘氨酸对照品、苏氨酸对照品、丙氨酸对照品、脯氨酸对照品、酪氨酸对照品、缬氨酸对照品、异亮氨酸对照品、苯丙氨酸对照品适量，精密称定，加 0.1mol/L 盐酸溶液制成每 1ml 含甘氨酸 6µg、苏氨酸 40µg、丙氨酸 4µg、脯氨酸 2µg、酪氨酸 40µg、缬氨酸 3µg、异亮氨酸 40µg、苯丙氨酸 50µg 的对照品混合溶液。

取土鳖虫(地鳖)对照药材适量，约 0.1g，精密称定，置于氨基酸水解管中，精密加入 6mol/L 盐酸溶液 10ml，置于 150℃水解 3 小时，放冷，取出，滤过，滤液移至蒸发皿中，水解管与滤渣再用水 10ml 分次洗涤，滤过，滤液并入蒸发皿中，蒸干，残渣加 0.1mol/L 盐酸溶液溶解，转移至 25ml 量瓶中，加 0.1mol/L 盐酸溶液至刻度，摇匀，作为土鳖虫(地鳖)对照药材参照物溶液。

供试品溶液的制备　同[含量测定]项。

精密量取上述参照物溶液和供试品溶液各 5ml，分别置 25ml 量瓶中，各加 0.1mol/L 异硫氰酸苯酯(PITC)的乙腈溶液、1mol/L 三乙胺的乙腈溶液 2.5ml，摇匀，室温放置 1 小时后，加 50% 乙腈至刻度，摇匀。取 10ml，加正己烷 10ml，振摇，放置 10 分钟，取下层溶液，滤过，取续滤液，即得。

测定法　分别精密吸取参照物溶液与供试品溶液各 5µl，注入液相色谱仪，测定，即得。供试品色谱中应呈现 8 个特征峰，并应与对照药材参照物色谱中的 8 个特征峰保留时间相对应，其中 8 个峰应分别与相应对照品参照物峰保留时间一致(图 16-4-1)。

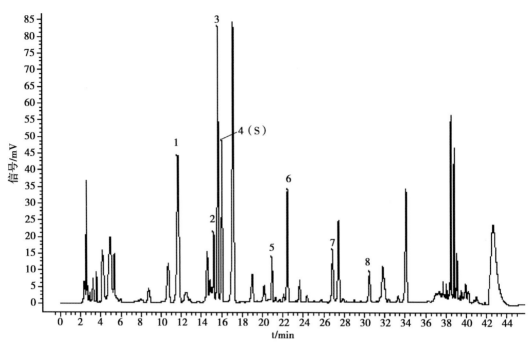

峰1：甘氨酸；峰2：苏氨酸；峰3：丙氨酸；峰4(S)：脯氨酸；峰5：酪氨酸；峰6：缬氨酸；峰7：异亮氨酸；
峰8：苯丙氨酸。

图 16-4-1　土鳖虫(地鳖)配方颗粒对照特征图谱
色谱仪：Waters ARC；色谱柱：Thermo Acclaim C$_{18}$

【含量测定】照高效液相色谱法(《中国药典》2020 年版通则 0512)测定。

　　色谱条件与系统适用性试验　以十八烷基硅烷键合硅胶为填充剂(柱长为 250mm，内径为 4.6mm，粒径为 5μm)；以乙腈 –0.1mol/L 醋酸钠溶液(用醋酸调节 pH 值至 6.5)(7∶93)为流动相 A；以乙腈 - 水(4∶1)为流动相 B，按表 16-4-2 中的规定进行梯度洗脱；流速为每分钟 1.0ml；柱温为 40℃；检测波长为 254nm。理论板数按丙氨酸峰计算应不低于 4 000。

表 16-4-2　梯度洗脱表

时间(min)	流动相A(%)	流动相B(%)
0～6	100 → 97	0 → 3
6～9	97	3
9～11	97 → 88	3 → 12
11～13	88	12
13～18	88 → 80	12 → 20
18～29	80 → 72	20 → 28
29～33	72 → 66	28 → 34
33～36	66 → 0	34 → 100
36～45	0	100

　　对照品溶液的制备　取丙氨酸对照品、脯氨酸对照品、苯丙氨酸对照品适量，精密称定，加 0.1mol/L 盐酸溶液制成每 1ml 含丙氨酸 50μg、脯氨酸 50μg、苯丙氨酸 30μg 的混合溶液。

供试品溶液的制备　取本品适量,研细,取约 0.2g,精密称定,置具塞水解管中,精密加入 6mol/L 盐酸溶液 10ml,置于 150℃水解 3 小时取出,放冷,称定重量,用 6mol/L 盐酸补足减失重量,过滤,精密吸取续滤液 5ml 于蒸发皿中,蒸干,残渣加 0.1mol/L 盐酸溶解,转移至 25ml 量瓶中,加 0.1mol/L 盐酸溶液至刻度,摇匀,即得。

精密量取上述对照品溶液和供试品溶液各 5ml,分别置 25ml 量瓶中,各加 0.1mol/L 异硫氰酸苯酯(PITC)的乙腈溶液、1mol/L 三乙胺的乙腈溶液 2.5ml,摇匀,室温放置 1 小时后,加 50% 乙腈至刻度,摇匀。取 10ml,加正己烷 10ml,振摇,放置 10 分钟,取下层溶液,滤过,取续滤液,即得。

测定法　分别精密吸取对照品溶液与供试品溶液各 5μl,注入液相色谱仪,测定,即得。本品每 1g 含丙氨酸($C_3H_7NO_2$)应为 8.5～23.3mg、脯氨酸($C_5H_9NO_2$)应为 1.6～13.9mg、苯丙氨酸($C_9H_{11}NO_2$)应为 0.7～6.7mg。

【规格】每 1g 配方颗粒相当于饮片 3.5g。

【贮藏】密封。

二、土鳖虫(地鳖)配方颗粒质量标准草案起草说明

本研究以大生产三批土鳖虫(地鳖)配方颗粒样品进行质量研究,根据国家药品监督管理局《中药配方颗粒质量控制与标准制定技术要求》的要求,参考《中国药典》2020 年版一部土鳖虫药材质量标准,《天津市中药配方颗粒质量标准》土鳖虫配方颗粒项下质量标准以及前期土鳖虫(地鳖)标准汤剂的质量标准,建立符合标准汤剂质量要求的土鳖虫(地鳖)配方颗粒质量标准。

（一）药品名称

药品名称:土鳖虫(地鳖)配方颗粒

汉语拼音:Tubiechong(Dibie)Peifangkeli

（二）来源

本品为鳖蠊科昆虫地鳖 *Eupolyphaga sinensis* Walker 的雌虫干燥体经加工制成的配方颗粒。

（三）制法

土鳖虫(地鳖)配方颗粒的研究以标准汤剂为对照,以出膏率、指标成分含量和转移率、特征图谱的一致性为考察指标,通过单因素实验,确定了提取、固液分离、浓缩、干燥、成型工艺,通过三批中试的验证,考察了土鳖虫(地鳖)中间体及成品制备过程中的量值传递和物料平衡,最终确定了土鳖虫(地鳖)配方颗粒的制备工艺。

（四）性状

根据三批土鳖虫(地鳖)配方颗粒样品的实际性状描述,暂定本品性状为:本品为浅灰黄色至黄褐色的颗粒;气腥,味微咸(图 16-4-2)。

（五）鉴别

1. 薄层鉴别　土鳖虫(地鳖)的化学成分主要为蛋白质、多糖、氨基酸和微量元素。本研究参照《天津市中药配方颗粒质量标准》的土鳖虫【鉴别】项下方法制定,选用土鳖虫(地鳖)对照药材作对照,以正丁醇 - 乙醇 - 冰醋酸 - 水(4:1:1:0.2)为展开剂,按本节标准草案下方法操作,结果供试品在与对照药材相应位置上有对应斑点(图 16-4-3);经验证,方法重现性好,因此将该方法收入正文。

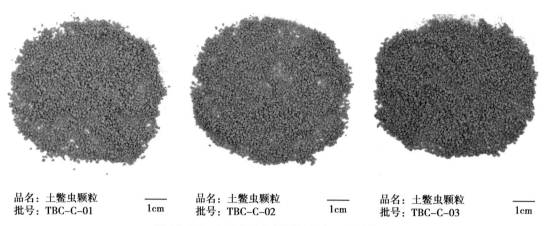

<table>
<tr><td>品名：土鳖虫颗粒
批号：TBC-C-01</td><td>——
1cm</td><td>品名：土鳖虫颗粒
批号：TBC-C-02</td><td>——
1cm</td><td>品名：土鳖虫颗粒
批号：TBC-C-03</td><td>——
1cm</td></tr>
</table>

图 16-4-2　3 批土鳖虫(地鳖)配方颗粒性状图

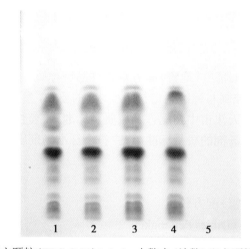

1. 土鳖虫(地鳖)配方颗粒(TBC-C-01)1μl；2. 土鳖虫(地鳖)配方颗粒(TBC-C-02)1μl；

3. 土鳖虫(地鳖)配方颗粒(TBC-C-03)1μl；4. 土鳖虫(地鳖)对照药材 2μl；5. 阴性样品 1μl。

图 16-4-3　3 批土鳖虫(地鳖)配方颗粒薄层色谱

2. 质谱鉴别　测定方法同本章第二节土鳖虫(地鳖)药材与饮片研究"三、药材及饮片质量标准"下"(四)质谱鉴别"项。供试品溶液制备有所不同，具体如下：

取本品适量，研细，取约 0.2g，加 1% 碳酸氢铵溶液 100ml，称定重量，超声处理(功率250W，频率 40kHz)15 分钟，冷却至室温后用 1% 碳酸氢铵溶液补重，用 0.22μm 微孔滤膜滤过，取续滤液 1ml，置微量进样瓶中，加胰蛋白酶溶液 50μl(取序列分析用胰蛋白酶，加 1% 碳酸氢铵溶液制成每 1ml 中含 1mg 的溶液，临用时配制)，摇匀，37℃恒温酶解 12 小时，作为供试品溶液。

结果显示，以质荷比(m/z)415.72(双电荷)→406.72，m/z 415.72(双电荷)→667.34 离子对提取的土鳖虫(地鳖)配方颗粒供试品溶液离子流色谱中，均能呈现与对照药材保留时间一致的色谱图峰，且所检测出的离子对测定的 MRM 色谱峰信噪比均大于 3∶1(图 16-4-4)，表明土鳖虫(地鳖)标准汤剂质谱鉴别的方法和条件同样适用于土鳖虫(地鳖)配方颗粒。再对方法供试品溶液制备中的提取方式和胰蛋白酶用量进行了考察，并对方法的专属性、溶液稳定性以及耐用性进行了方法学验证，表明了方法专属性且耐用性良好，因此列入标准正文。

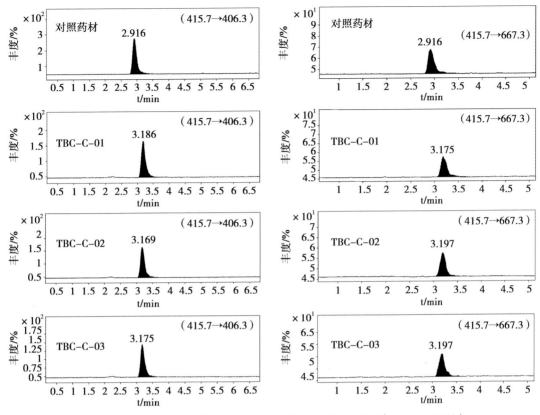

图 16-4-4　土鳖虫(地鳖)配方颗粒质谱鉴别 MRM 质谱图(m/z =415.72)

(六)检查

1. 常规检查　按《中国药典》2020 年版通则 0104 颗粒剂项下规定,对土鳖虫(地鳖)配方颗粒的粒度、水分、溶化性、装量差异、微生物限度进行了检查,规定如正文。

2. 其他检查

(1)重金属及有害元素:按《中国药典》2020 年版通则 2321 铅、镉、砷、汞、铜测定法(电感耦合等离子体质谱法)操作,采用电感耦合等离子体质谱仪对本品三批进行铅、镉、砷、汞、铜的测定,结果见表 16-4-3。

表 16-4-3　重金属及有害元素测定结果表

批号	镉(mg/kg)	铜(mg/kg)	铅(mg/kg)	砷(mg/kg)	汞(mg/kg)
TBC-C-01	0.014	9.795	0.180	0.854	0.004
TBC-C-02	0.015	10.780	0.182	0.947	0.002
TBC-C-03	0.013	8.638	0.152	0.834	0.002

根据《中国药典》2020 年版对中药材重金属及有害元素的一般规定,除矿物、动物、海洋类以外的中药材中,铅不得过 5mg/kg;镉不得过 1mg/kg;砷不得过 2mg/kg;汞不得过 0.2mg/kg;铜不得过 20mg/kg。由表 16-4-3 可见,三批土鳖虫(地鳖)配方颗粒重金属及有害元素铅≤5mg/kg、镉≤1mg/kg、铜≤20mg/kg、砷≤2mg/kg、汞≤0.2mg/kg。暂不纳入标准正文中。

(2)有机氯农药残留量:按《中国药典》2020 年版通则 2341 农药残留量测定法(第一法

有机氯类农药残留量测定法 - 色谱法）中 9 种有机氯类农药残留量测定法操作，采用气相色谱仪对本品三批进行 9 种有机氯类农药残留量进行测定，测定结果表 16-4-4。

表 16-4-4　有机氯类农药残留量测定结果表

批号	总 BHC（mg/kg）	总 DDT（mg/kg）	PCNB（mg/kg）
TBC-C-01	0.004	0.008	未检出
TBC-C-02	0.003	0.006	未检出
TBC-C-03	0.004	0.009	未检出

结果：根据《中国药典》2020 年版对中药材有机氯类农药残留量的一般规定，六六六（总 BHC）不得过 0.2mg/kg；滴滴涕（总 DDT）不得过 0.2mg/kg；五氯硝基苯（PCNB）不得过 0.1mg/kg。由表 16-4-4 可见，三批土鳖虫（地鳖）配方颗粒中有机氯农药残留未超过《中国药典》2020 年版限度，暂不纳入标准正文中。

（七）浸出物

按《中国药典》2020 年版通则 2201 浸出法测定项下醇溶性浸出物测定法的热浸法测定，对三批土鳖虫（地鳖）配方颗粒进行测定，测定结果为 17.05%、19.73%、20.28%。本研究仅测定了三批样品，缺乏样品的代表性，有待后续积累更多数据进行完善。因此参考广东一方制药有限公司的历史数据和本品大生产三批数据，暂定土鳖虫（地鳖）配方颗粒醇溶性浸出物不得少于 15.0%。

（八）特征图谱

参照土鳖虫（地鳖）标准汤剂特征图谱标准，对土鳖虫（地鳖）配方颗粒特征图谱进行研究。

取三批土鳖虫（地鳖）配方颗粒，按照【含量测定】项下供试品制备方法制备供试品溶液，按正文色谱条件，测定三批土鳖虫（地鳖）配方颗粒特征图谱，结果见图 16-4-5、表 16-4-5。

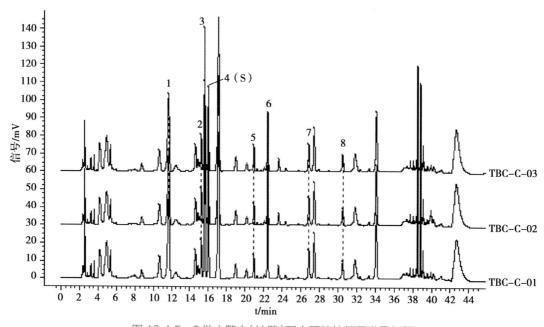

图 16-4-5　3 批土鳖虫（地鳖）配方颗粒特征图谱叠加图

表 16-4-5　3 批土鳖虫（地鳖）配方颗粒特征图谱（相对保留时间）

批号	峰 1	峰 2	峰 3	峰 4（S）	峰 5	峰 6	峰 7	峰 8
TBC-C-01	0.730	0.951	0.975	1.000	1.307	1.401	1.676	1.903
TBC-C-02	0.730	0.951	0.975	1.000	1.306	1.400	1.675	1.902
TBC-C-03	0.730	0.951	0.975	1.000	1.306	1.400	1.675	1.901
RSD（%）	0.016	0.006	0.000	0.000	0.028	0.025	0.024	0.038

　　将三批土鳖虫（地鳖）配方颗粒 HPLC 特征图谱使用《中药色谱指纹图谱相似度评价系统》进行匹配，生成对照图谱，建立土鳖虫（地鳖）配方颗粒对照特征图谱（图 16-4-6）。

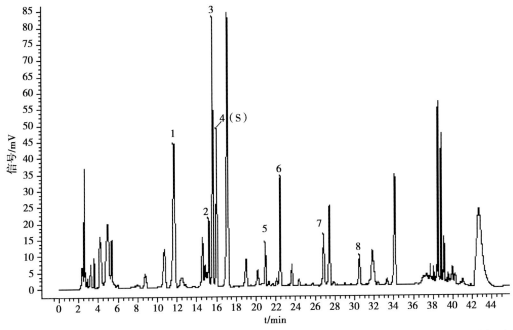

峰 1：甘氨酸；峰 2：苏氨酸；峰 3：丙氨酸；峰 4（S）：脯氨酸；峰 5：酪氨酸；峰 6：缬氨酸；峰 7：异亮氨酸；峰 8：苯丙氨酸。

图 16-4-6　土鳖虫（地鳖）配方颗粒对照特征图谱

（九）含量测定

　　前期研究在土鳖虫（地鳖）标准汤剂的研究中建立了以丙氨酸、脯氨酸及苯丙氨酸为含测指标的质量控制方法，并规定了标准汤剂中丙氨酸、脯氨酸及苯丙氨酸的含量限度；本次研究参考标准汤剂的方法，建立土鳖虫（地鳖）配方颗粒中丙氨酸、脯氨酸及苯丙氨酸的含量测定，并开展方法学验证。根据 21 批标准汤剂的研究结果，确定配方颗粒成品中丙氨酸、脯氨酸及苯丙氨酸的含量限度。

　　取所制备的 3 批土鳖虫（地鳖）配方颗粒，按照【含量测定】项下供试品制备方法制备供试品溶液，按本节标准草案含量测定下色谱条件进行测定，测定 3 批土鳖虫（地鳖）配方颗粒，结果见表 16-4-6。

表 16-4-6　土鳖虫(地鳖)配方颗粒的含量测定结果表

批号	丙氨酸含量(mg/g)	脯氨酸含量(mg/g)	苯丙氨酸(mg/g)
TBC-C-01	17.566	10.550	5.232
TBC-C-02	16.598	9.686	5.010
TBC-C-03	16.673	9.808	5.124

　　结合土鳖虫(地鳖)药材、饮片质量及土鳖虫(地鳖)标准汤剂氨基酸含量测定结果,暂定本品每1g 含丙氨酸($C_3H_7NO_2$)应为 8.5~23.3mg、脯氨酸($C_5H_9NO_2$)应为 1.6~13.9mg、苯丙氨酸($C_9H_{11}NO_2$)应为 0.7~6.7mg。

（十）性味与归经、功能与主治、用法与用量、注意事项

同正文。

（十一）规格

按照制法中制成总量计算出每1g 配方颗粒相当于饮片 3.5g。

（十二）贮藏

根据颗粒剂易吸潮特点以及稳定性试验结果,包装应密封。

三、小结

　　本研究以土鳖虫(地鳖)标准汤剂作为参照物,以衡量土鳖虫(地鳖)配方颗粒与传统汤剂的一致性。首先通过 21 批不同产地样品建立了土鳖虫(地鳖)标准汤剂的三大质量指标:出膏率,丙氨酸、脯氨酸和苯丙氨酸含量和转移率,以及特征图谱标准;并以标准汤剂质量指标为基准,指导土鳖虫(地鳖)配方颗粒生产工艺过程的质量控制,建立了与土鳖虫(地鳖)标准汤剂质量指标一致的原料、中间体和配方颗粒的质量标准。

　　土鳖虫主要含有氨基酸、蛋白质、挥发油类化合物,土鳖虫(地鳖)配方颗粒的质量标准的建立以标准汤剂质量标准为依据,针对氨基酸类成分作为含量测定指标成分,采用 HPLC 法,测定本品中丙氨酸、脯氨酸和苯丙氨酸含量;分别建立了药材、饮片、标准汤剂、成品特征图谱,选取了 8 个共有峰,并对全过程进行量值传递分析,以确保土鳖虫(地鳖)配方颗粒的整体性质量控制。采用 TLC 法,选择土鳖虫(地鳖)对照药材为对照进行专属性鉴别。此外还建立了其质谱鉴别方法,以质荷比(m/z)415.72(双电荷)→ 406.72,m/z 415.72(双电荷)→ 667.34 离子对提取的土鳖虫(地鳖)配方颗粒供试品溶液离子流色谱中,均能呈现与对照药材保留时间一致的色谱图峰。除了进行定性定量分析外,还采用 ICP-MS 进行重金属及有害元素的测定、采用 GC 进行农药残留量的测定、采用《中国药典》2020 年版所载进行二氧化硫残留量控制原料、产品质量,以期积累数据纳入药材内控质量标准,确保本品临床使用的安全性。经方法学考察,检测方法均符合要求,检测数据稳定可靠。三批大生产成品的各项关键指标均在规定质量范围之内,即三批大生产量值传递过程与标准汤剂均一致。说明土鳖虫(地鳖)配方颗粒与土鳖虫(地鳖)标准汤剂物质基础一致,与土鳖虫(地鳖)标准汤剂"形不同,但质相同"。

　　所建立的质量标准,能定性、定量评价土鳖虫(地鳖)配方颗粒的质量,为临床配方提供了符合传统汤剂质量,剂量合理、准确,工艺规范、统一,质量安全、优良且稳定的土鳖虫(地鳖)配方颗粒。

第十七章

蝉蜕配方颗粒标准汤剂与质量标准研究

第一节 概　　述

蝉蜕为蝉科昆虫黑蚱 *Cryptotympana pustulata* Fabricius 的若虫羽化时脱落的皮壳。夏、秋二季收集，除去泥沙，晒干。归肺、肝经，具有疏散风热、利咽、透疹、明目退翳、解痉的功效，临床上常用于风热感冒、咽痛音哑、麻疹不透、风疹瘙痒、目赤翳障、惊风抽搐、破伤风等。

蝉蜕以蚱蝉之名，始载于《神农本草经》，列为中品。苏颂曰："本草所谓蚱蝉，其实一种，蝉类虽众，而为时用者，独此一种耳。又医方：多用蝉壳，亦此蝉所蜕壳也，又名枯蝉。《本草衍义》云："蚱蝉，夏月身与声皆大者是，始终一般声，仍皆乘昏夜方出土中，升高处，背壳坼蝉出。"《本草纲目》载"夏月始鸣，大而色黑者，蚱蝉也。"综观记载，古今所用一致。蝉蜕主产于山东、河南、河北、湖北、江苏、四川等地，其中以山东产量较大。

其常见伪品有：金蝉衣，为蝉科昆虫山蝉 *Cicada flammata* Dist. 的若虫羽化时脱落的皮壳；小蝉衣，又名褐斑蝉，为蝉科蟪蛄 *Platylenra kaempderi* Fabricius 的皮壳；华南蚱蝉，为蝉科蚱蝉属华南蚱蝉 *Cryptotympana mandarina* Dist. 的蜕壳。

第二节　蝉蜕药材和饮片研究

一、药材来源

蝉蜕为蝉科昆虫黑蚱 *Cryptotympana pustulata* Fabricius 的若虫羽化时脱落的皮壳。夏、秋二季收集，除去泥沙，晒干。本研究共收集蝉蜕药材 17 批（CT-YC-01～CT-YC-17），其中山东临沂 5 批，河南洛阳 3 批，湖北襄阳 3 批，安徽阜阳 3 批，安徽宿州 3 批。经广东一方制药有限公司质量中心鉴定，研究样品均为《中国药典》2020 年版一部蝉蜕项下规定的品种。

二、饮片炮制

按照《中国药典》2020 年版一部蝉蜕项下进行炮制，取蝉蜕原药材，除去杂质，洗净，干燥。即得蝉蜕饮片（CT-YP-01～CT-YP-17）。

三、药材及饮片质量标准

（一）性状

蝉蜕药材略呈椭圆形而弯曲，长约3.5cm，宽约2cm。表面黄棕色，半透明，有光泽。头部有丝状触角1对，多已断落，复眼突出。额部先端突出，口吻发达，上唇宽短，下唇伸长成管状。胸部背面呈十字形裂开，裂口向内卷曲，脊背两旁具小翅2对；腹面有足3对，被黄棕色细毛。腹部钝圆，共9节。体轻，中空，易碎。气微，味淡。

蝉蜕饮片形同药材，气微，味淡（图17-2-1）。

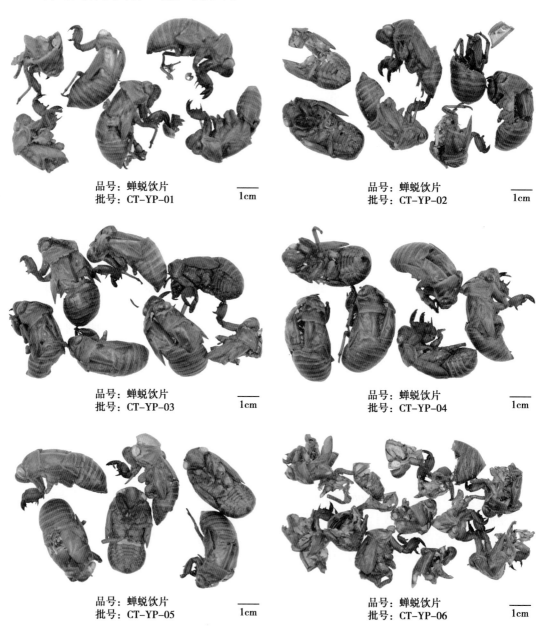

品号：蝉蜕饮片　批号：CT-YP-01　1cm

品号：蝉蜕饮片　批号：CT-YP-02　1cm

品号：蝉蜕饮片　批号：CT-YP-03　1cm

品号：蝉蜕饮片　批号：CT-YP-04　1cm

品号：蝉蜕饮片　批号：CT-YP-05　1cm

品号：蝉蜕饮片　批号：CT-YP-06　1cm

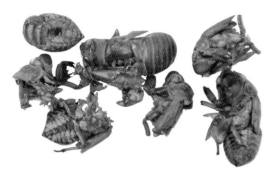

品号：蝉蜕饮片
批号：CT-YP-07
1cm

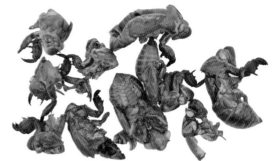

品号：蝉蜕饮片
批号：CT-YP-08
1cm

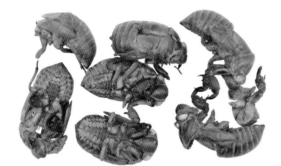

品号：蝉蜕饮片
批号：CT-YP-09
1cm

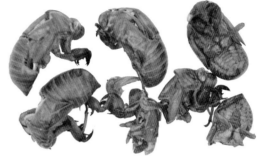

品号：蝉蜕饮片
批号：CT-YP-10
1cm

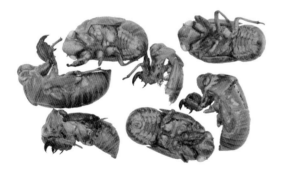

品号：蝉蜕饮片
批号：CT-YP-11
1cm

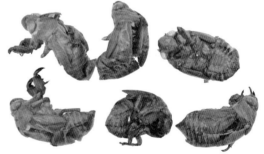

品号：蝉蜕饮片
批号：CT-YP-12
1cm

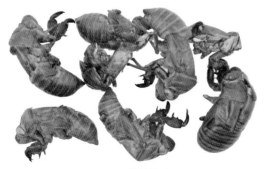

品号：蝉蜕饮片
批号：CT-YP-13
1cm

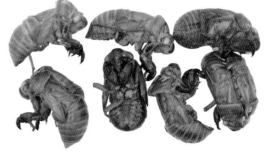

品号：蝉蜕饮片
批号：CT-YP-14
1cm

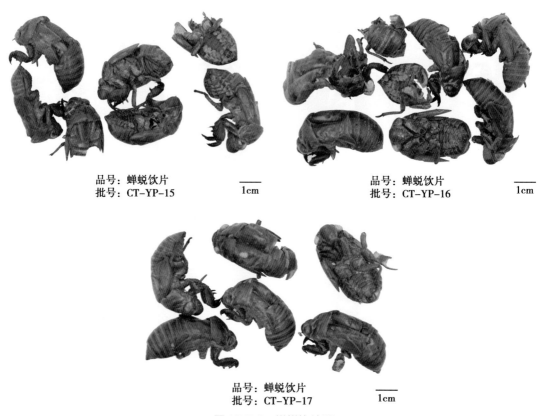

品号：**蝉蜕饮片**
批号：CT-YP-15

品号：**蝉蜕饮片**
批号：CT-YP-16

品号：**蝉蜕饮片**
批号：CT-YP-17

图 17-2-1　蝉蜕饮片图

（二）检测

按照《中国药典》2020 年版一部蝉蜕项下有关要求，对上述蝉蜕药材及饮片进行检测，所有样品均符合规定，测定结果见表 17-2-1、表 17-2-2。

（三）特征图谱（方法一）

1. 色谱条件　　以 Thermo Acclaim C$_{18}$（4.6mm×250mm，5μm）色谱柱；以乙腈 -0.1mol/L 醋酸钠溶液（用醋酸调节 pH 值至 6.5）（7∶93）为流动相 A；以乙腈 - 水（4∶1）为流动相 B，按表 17-2-3 中的规定进行梯度洗脱；流速为每分钟 1.0ml；柱温为 40℃；检测波长为 254nm；进样量为 5μl。

2. 参照物溶液制备　　取甘氨酸对照品、丙氨酸对照品、脯氨酸对照品、苯丙氨酸对照品适量，精密称定，加 0.1mol/L 盐酸溶液制成每 1ml 含甘氨酸 100μg、丙氨酸 100μg、脯氨酸 70μg、苯丙氨酸 15μg 的混合溶液。

取苏氨酸对照品、酪氨酸对照品、缬氨酸对照品、异亮氨酸对照品、亮氨酸对照品适量，精密称定，加 0.1mol/L 盐酸溶液制成每 1ml 各含苏氨酸、酪氨酸、缬氨酸、异亮氨酸、亮氨酸 80μg 的混合溶液，作为对照品参照物溶液。

取蝉蜕对照药材适量，约 0.1g，精密称定，置于氨基酸水解管中，精密加入 6mol/L 盐酸溶液 10ml，150℃水解 3 小时，放冷，取出，滤过，滤液移至蒸发皿中，水解管与水渣再用水 10ml 分次洗涤，滤过，滤液并入蒸发皿中，蒸干，残渣加 0.1mol/L 盐酸溶液溶解，转移至 25ml 量瓶中，加 0.1mol/L 盐酸溶液至刻度，摇匀，作为蝉蜕对照药材参照物溶液。

表 17-2-1 蝉蜕药材测定结果

序号	药材批号	鉴别	水分（%）	铅（mg/kg）	镉（mg/kg）	砷（mg/kg）	汞（mg/kg）	铜（mg/kg）	二氧化硫残留量（mg/kg）	甘氨酸（mg/g）	丙氨酸（mg/g）	脯氨酸（mg/g）	苯丙氨酸（mg/g）	乙酰多巴胺二聚体（mg/g）
1	CT-YC-01	符合规定	7.5	5.086	1.856	1.800	0.002	7.254	未检出	31.4	31.4	19.6	4.8	0.59
2	CT-YC-02	符合规定	6.3	6.210	0.617	2.458	0.014	12.046	未检出	36.8	34.8	23.5	5.9	0.62
3	CT-YC-03	符合规定	5.8	4.332	1.349	1.984	0.002	7.925	未检出	29.9	29.3	19.1	4.5	0.59
4	CT-YC-04	符合规定	9.1	3.885	0.820	1.308	0.001	6.767	未检出	34.7	33.7	21.8	5.3	0.70
5	CT-YC-05	符合规定	7.6	4.382	1.027	1.844	0.002	7.118	未检出	29.8	28.4	19.6	4.5	0.59
6	CT-YC-06	符合规定	7.5	2.664	0.534	1.433	0.001	5.761	未检出	28.5	28.7	18.0	4.4	0.56
7	CT-YC-07	符合规定	8.7	4.027	0.381	2.070	0.002	6.819	未检出	38.1	39.2	23.7	5.8	0.88
8	CT-YC-08	符合规定	6.4	4.431	1.569	1.991	0.002	6.993	未检出	38.6	38.3	24.5	5.8	0.69
9	CT-YC-09	符合规定	7.3	3.930	1.845	1.934	0.004	8.232	未检出	34.4	34.2	22.2	5.3	0.60
10	CT-YC-10	符合规定	8.5	3.617	3.125	1.702	0.002	15.279	未检出	38.7	39.0	24.1	6.1	0.57
11	CT-YC-11	符合规定	5.1	5.178	4.122	2.289	0.004	8.580	未检出	36.2	36.3	22.6	5.6	0.56
12	CT-YC-12	符合规定	5.6	4.638	0.812	1.948	0.002	7.100	未检出	27.6	27.1	18.0	4.4	0.47
13	CT-YC-13	符合规定	7.2	4.130	0.951	2.452	0.002	7.575	未检出	32.4	31.6	20.4	4.9	0.50
14	CT-YC-14	符合规定	7.0	3.220	0.788	2.023	0.004	7.034	未检出	36.1	35.8	22.9	5.5	0.59
15	CT-YC-15	符合规定	8.1	5.572	0.657	2.883	0.008	7.122	10	30.1	28.1	18.8	4.9	0.54
16	CT-YC-16	符合规定	6.8	6.371	0.827	3.540	0.008	8.099	10	31.7	29.9	19.9	5.1	0.62
17	CT-YC-17	符合规定	6.8	7.325	1.323	3.753	0.009	8.293	10	32.8	30.7	20.8	5.2	0.60

表 17-2-2　蝉蜕饮片测定结果

序号	饮片批号	鉴别	水分（%）	铅（mg/kg）	镉（mg/kg）	砷（mg/kg）	汞（mg/kg）	铜（mg/kg）	二氧化硫残留量（mg/kg）	甘氨酸（mg/g）	丙氨酸（mg/g）	脯氨酸（mg/g）	苯丙氨酸（mg/g）	乙酰多巴胺二聚体（mg/g）
1	CT-YP-01	符合规定	7.7	5.039	1.844	1.802	0.002	7.190	未检出	43.5	44.5	26.5	6.3	0.85
2	CT-YP-02	符合规定	6.1	4.804	0.888	1.991	<0.001	10.758	未检出	44.6	45.2	28.0	6.8	0.91
3	CT-YP-03	符合规定	5.8	4.324	1.304	1.967	0.002	7.823	未检出	43.8	44.4	27.1	6.4	0.81
4	CT-YP-04	符合规定	8.7	4.490	1.034	1.445	<0.001	7.612	未检出	43.9	44.2	27.3	6.5	0.84
5	CT-YP-05	符合规定	7.7	4.350	1.004	1.871	0.002	7.185	未检出	45.4	43.3	28.8	6.7	0.74
6	CT-YP-06	符合规定	7.5	2.786	0.521	1.449	0.001	5.775	未检出	46.7	49.7	29.0	7.2	0.95
7	CT-YP-07	符合规定	8.7	3.934	0.371	2.013	0.002	6.615	未检出	45.4	47.6	28.6	6.8	1.07
8	CT-YP-08	符合规定	6.4	4.445	1.554	2.038	0.002	7.129	未检出	41.5	41.2	26.0	6.0	0.73
9	CT-YP-09	符合规定	7.0	4.651	2.217	2.077	<0.001	9.230	未检出	45.6	44.9	28.9	6.7	0.77
10	CT-YP-10	符合规定	8.0	4.472	4.195	1.964	<0.001	9.867	未检出	44.2	43.4	29.2	6.4	0.70
11	CT-YP-11	符合规定	5.1	5.201	4.063	2.313	0.004	8.564	未检出	41.3	41.2	27.3	6.1	0.69
12	CT-YP-12	符合规定	5.7	4.592	0.804	1.961	0.002	7.033	未检出	44.4	44.6	28.4	6.8	0.80
13	CT-YP-13	符合规定	6.7	4.257	0.949	2.511	<0.001	8.036	未检出	42.5	41.5	27.2	6.2	0.73
14	CT-YP-14	符合规定	6.6	4.189	0.946	2.460	<0.001	8.138	未检出	42.3	41.5	27.0	6.3	0.73
15	CT-YP-15	符合规定	6.5	4.121	1.179	2.412	0.009	7.251	未检出	45.1	40.5	28.3	6.9	0.80
16	CT-YP-16	符合规定	6.3	4.219	1.167	2.384	0.006	6.646	未检出	43.4	39.0	27.5	6.6	0.78
17	CT-YP-17	符合规定	8.4	3.863	1.052	2.206	0.004	6.892	未检出	43.7	39.0	27.7	6.6	0.76

表 17-2-3　梯度洗脱表

时间（min）	流动相A（%）	流动相B（%）
0～6	100 → 97	0 → 3
6～9	97	3
9～11	97 → 88	3 → 12
11～13	88	12
13～18	88 → 80	12 → 20
18～29	80 → 72	20 → 28
29～33	72 → 66	28 → 34
33～36	66 → 0	34 → 100
36～45	0	100

3. 供试品溶液制备　取本品粉末（过三号筛）约 0.1g，精密称定，置于氨基酸水解管中，精密加入 6mol/L 盐酸溶液 10ml，150℃水解 3 小时，放冷，取出，滤过，滤液移至蒸发皿中，水解管与滤渣再用水 10ml 分次洗涤，滤过，滤液并入蒸发皿中，蒸干，残渣加 0.1mol/L 盐酸溶液溶解，转移至 25ml 量瓶中，加 0.1mol/L 盐酸溶液至刻度，摇匀，即得。

精密量取上述对照品溶液和供试品溶液各 5ml，分别置 25ml 量瓶中，各加 0.1mol/L 异硫氰酸苯酯（PITC）的乙腈溶液，1mol/L 三乙胺的乙腈溶液 2.5ml，摇匀，室温放置 1 小时后，加 50% 乙腈至刻度，摇匀。取 10ml，加正己烷 10ml，振摇，放置 10 分钟，取下层溶液，滤过，取续滤液，即得。

4. 方法学验证　方法学考察合格（具体内容略）。

5. 特征图谱（方法一）的建立及共有峰的标定

（1）药材特征图谱（方法一）的建立及共有峰的标定：按蝉蜕药材及饮片特征图谱（方法一）方法，精密吸取 5μl，注入液相色谱仪，测定，即得。

供试品色谱中应呈现 8 个特征峰（图 17-2-2、图 17-2-3），并应与对照药材参照物色谱中的 8 个特征峰保留时间相对应，其中 8 个峰应分别与相应对照品参照物峰保留时间相对应。

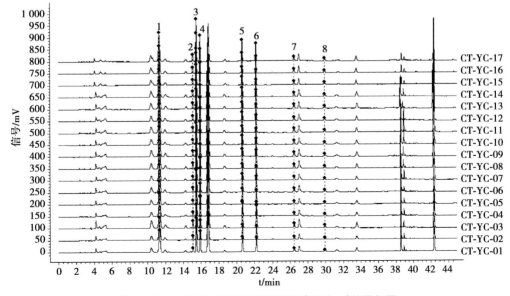

图 17-2-2　17 批蝉蜕药材特征图谱（方法一）的叠加图

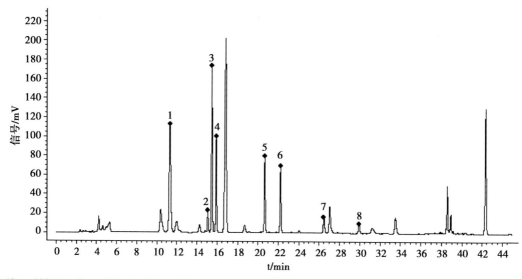

峰1：甘氨酸；峰2：苏氨酸；峰3：丙氨酸；峰4（S）：脯氨酸；峰5：酪氨酸；峰6：缬氨酸；峰7：异亮氨酸；
峰8：苯丙氨酸。

图 17-2-3　蝉蜕药材对照特征图谱（方法一）

以脯氨酸参照物相应的峰为 S 峰，计算各特征峰与 S 峰的相对保留时间（表 17-2-4）。

表 17-2-4　蝉蜕药材特征图谱（方法一）（相对保留时间）

序号	药材批号	峰1	峰2	峰3	峰4（S）	峰5	峰6	峰7	峰8
1	CT-YC-01	0.709	0.948	0.973	1.000	1.299	1.398	1.665	1.884
2	CT-YC-02	0.711	0.948	0.973	1.000	1.299	1.397	1.664	1.883
3	CT-YC-03	0.709	0.948	0.973	1.000	1.299	1.398	1.665	1.884
4	CT-YC-04	0.709	0.948	0.973	1.000	1.299	1.398	1.665	1.883
5	CT-YC-05	0.709	0.948	0.973	1.000	1.299	1.397	1.664	1.883
6	CT-YC-06	0.709	0.948	0.973	1.000	1.299	1.397	1.664	1.883
7	CT-YC-07	0.713	0.948	0.973	1.000	1.298	1.396	1.663	1.882
8	CT-YC-08	0.713	0.948	0.973	1.000	1.298	1.396	1.664	1.882
9	CT-YC-09	0.712	0.948	0.973	1.000	1.298	1.396	1.663	1.881
10	CT-YC-10	0.716	0.949	0.973	1.000	1.298	1.395	1.662	1.881
11	CT-YC-11	0.713	0.948	0.973	1.000	1.299	1.396	1.663	1.881
12	CT-YC-12	0.709	0.947	0.973	1.000	1.299	1.398	1.666	1.884
13	CT-YC-13	0.711	0.948	0.973	1.000	1.299	1.397	1.664	1.882
14	CT-YC-14	0.711	0.948	0.973	1.000	1.299	1.397	1.663	1.882
15	CT-YC-15	0.712	0.948	0.973	1.000	1.298	1.395	1.658	1.875
16	CT-YC-16	0.712	0.949	0.973	1.000	1.298	1.394	1.658	1.875
17	CT-YC-17	0.712	0.949	0.973	1.000	1.298	1.394	1.658	1.875
	RSD（%）	0.29	0.05	0.02	0.00	0.04	0.09	0.15	0.17

（2）饮片特征图谱（方法一）的建立及共有峰的标定：按蝉蜕药材及饮片特征图谱（方法一）方法，分别精密吸取参照物溶液和供试品溶液各 5μl，注入液相色谱仪，测定，即得（图 17-2-4、图 17-2-5）。

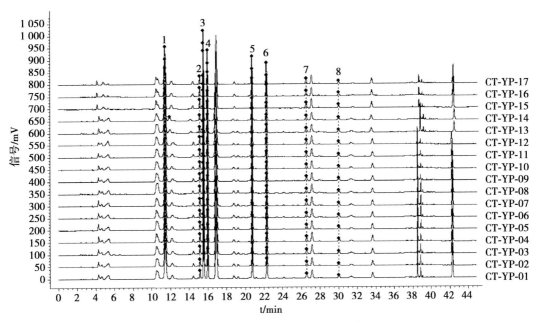

图 17-2-4　17 批蝉蜕饮片特征图谱（方法一）的叠加图

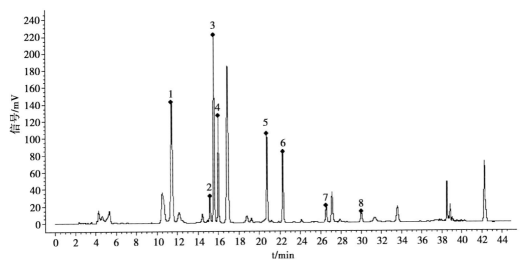

峰 1：甘氨酸；峰 2：苏氨酸；峰 3：丙氨酸；峰 4（S）：脯氨酸；峰 5：酪氨酸；峰 6：缬氨酸；峰 7：异亮氨酸；峰 8：苯丙氨酸。

图 17-2-5　蝉蜕饮片对照特征图谱（方法一）

以脯氨酸参照物相应的峰为 S 峰,计算各特征峰与 S 峰的相对保留时间(表 17-2-5)。

表 17-2-5 17 批蝉蜕饮片特征图谱(方法一)(相对保留时间)

序号	饮片批号	峰1	峰2	峰3	峰4(S)	峰5	峰6	峰7	峰8
1	CT-YP-01	0.719	0.949	0.973	1.000	1.297	1.393	1.660	1.878
2	CT-YP-02	0.719	0.949	0.973	1.000	1.297	1.394	1.661	1.879
3	CT-YP-03	0.721	0.949	0.973	1.000	1.296	1.392	1.658	1.875
4	CT-YP-04	0.716	0.949	0.973	1.000	1.298	1.395	1.662	1.880
5	CT-YP-05	0.718	0.949	0.973	1.000	1.297	1.393	1.660	1.877
6	CT-YP-06	0.720	0.949	0.973	1.000	1.296	1.392	1.658	1.875
7	CT-YP-07	0.718	0.949	0.973	1.000	1.297	1.393	1.660	1.877
8	CT-YP-08	0.714	0.948	0.973	1.000	1.299	1.396	1.663	1.881
9	CT-YP-09	0.721	0.949	0.973	1.000	1.296	1.392	1.658	1.875
10	CT-YP-10	0.716	0.949	0.973	1.000	1.298	1.394	1.661	1.879
11	CT-YP-11	0.721	0.949	0.973	1.000	1.296	1.392	1.658	1.875
12	CT-YP-12	0.724	0.949	0.973	1.000	1.294	1.390	1.654	1.870
13	CT-YP-13	0.703	0.946	0.973	1.000	1.298	1.398	1.662	1.879
14	CT-YP-14	0.699	0.944	0.972	1.000	1.300	1.400	1.666	1.884
15	CT-YP-15	0.713	0.949	0.973	1.000	1.297	1.394	1.658	1.874
16	CT-YP-16	0.713	0.949	0.973	1.000	1.298	1.394	1.658	1.875
17	CT-YP-17	0.713	0.949	0.973	1.000	1.297	1.394	1.658	1.875
	RSD(%)	0.91	0.14	0.03	0.00	0.11	0.18	0.16	0.18

(四)特征图谱(方法二)

1. 色谱条件 以 Agilent ZORBAX SB C_{18}(2.1mm×150mm,1.8μm)色谱柱;以乙腈为流动相 A;以 0.2% 甲酸为流动相 B,按表 17-2-6 中的规定进行梯度洗脱;按流速为每分钟 0.35ml;柱温为 35℃;检测波长为 280nm;进样量为 2μl。

表 17-2-6 梯度洗脱表

时间(min)	流动相 A(%)	流动相 B(%)
0	6	94
7	8	92
10	11	89
22	15	85
32	23	77
35	90	10
38	90	10

2. 参照物溶液制备 取原儿茶酸对照品、原儿茶醛对照品、乙酰多巴胺二聚体对照品适量,精密称定,加 50% 甲醇溶液制成每 1ml 含原儿茶酸 20μg、原儿茶醛 10μg、乙酰多巴胺二聚体 15μg 的混合溶液,作为对照品参照物溶液。

　　取蝉蜕对照药材适量,约 1.0g,精密称定,置于具塞锥形瓶中,精密加入 70% 甲醇溶液 50ml,称定重量,加热回流 30 分钟,取出,放冷,称定重量,用 70% 甲醇溶液补足损失的重量,离心(转速 4 000r/min,时间 5 分钟),取上清液 25ml 置蒸发皿中,蒸干,残渣加 70% 甲醇溶液溶解至 5ml 容量瓶中,并用 70% 甲醇溶液定容至刻度,摇匀,滤过,取续滤液,作为蝉蜕对照药材参照物溶液。

　　3.供试品溶液制备　取本品粉末适量(过三号筛),取约 1.0g,精密称定,置于具塞锥形瓶中,精密加入 70% 甲醇溶液 50ml,称定重量,加热回流 30 分钟,取出,放冷,称定重量,用 70% 甲醇溶液补足损失的重量,离心(转速 4 000r/min,时间 5 分钟),取上清液 25ml 置蒸发皿中,蒸干,残渣加 70% 甲醇溶液溶解至 5ml 容量瓶中,并用 70% 甲醇溶液定容至刻度,摇匀,滤过,即得。

　　4.方法学验证　方法学考察合格(具体内容略)。

　　5.特征图谱(方法二)的建立及共有峰的标定

　　(1)药材特征图谱(方法二)的建立及共有峰的标定:按蝉蜕药材及饮片特征图谱(方法二)方法,精密吸取 2μl,注入液相色谱仪,测定,即得。

　　供试品色谱中应呈现 6 个特征峰(图 17-2-6、图 17-2-7),并应与对照药材参照物色谱中的 6 个特征峰保留时间相对应,其中 3 个峰应分别与相应对照品参照物峰保留时间相对应,与乙酰多巴胺二聚体参照物相应的峰为 S 峰,计算各特征峰与 S 峰的相对保留时间,其相对保留时间应该在规定值的 ±10% 之内[规定值为:1.10(峰 4)、1.21(峰 5)、1.30(峰 6)]。

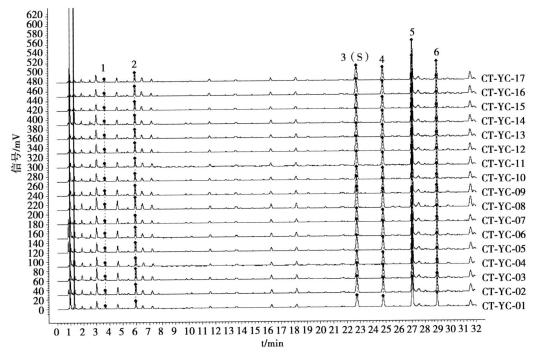

图 17-2-6　17 批蝉蜕药材特征图谱(方法二)的叠加图

　　以乙酰多巴胺二聚体参照物相应的峰为 S 峰,计算各特征峰与 S 峰的相对保留时间(表 17-2-7)。

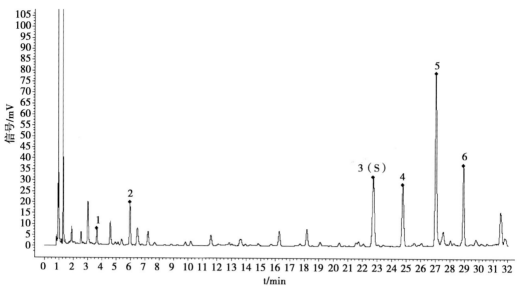

峰1：原儿茶酸；峰2：原儿茶醛；峰3（S）：乙酰多巴胺二聚体。

图 17-2-7　蝉蜕药材对照特征图谱（方法二）

表 17-2-7　蝉蜕药材特征图谱（方法二）（相对保留时间）

序号	药材批号	峰1	峰2	峰3（S）	峰4	峰5	峰6
1	CT-YC-01	0.160	0.262	1.000	1.089	1.187	1.269
2	CT-YC-02	0.161	0.263	1.000	1.089	1.187	1.270
3	CT-YC-03	0.161	0.262	1.000	1.089	1.187	1.271
4	CT-YC-04	0.160	0.262	1.000	1.089	1.188	1.272
5	CT-YC-05	0.161	0.262	1.000	1.088	1.187	1.270
6	CT-YC-06	0.161	0.262	1.000	1.088	1.184	1.266
7	CT-YC-07	0.161	0.262	1.000	1.089	1.188	1.272
8	CT-YC-08	0.160	0.262	1.000	1.089	1.189	1.273
9	CT-YC-09	0.161	0.262	1.000	1.090	1.190	1.273
10	CT-YC-10	0.160	0.262	1.000	1.089	1.189	1.272
11	CT-YC-11	0.161	0.262	1.000	1.090	1.190	1.274
12	CT-YC-12	0.161	0.263	1.000	1.090	1.191	1.275
13	CT-YC-13	0.161	0.262	1.000	1.089	1.189	1.273
14	CT-YC-14	0.160	0.262	1.000	1.089	1.187	1.270
15	CT-YC-15	0.161	0.263	1.000	1.090	1.191	1.276
16	CT-YC-16	0.161	0.262	1.000	1.090	1.191	1.275
17	CT-YC-17	0.160	0.262	1.000	1.089	1.188	1.272
	RSD%	0.16	0.12	0.00	0.06	0.16	0.20

　　（2）饮片特征图谱（方法二）的建立及共有峰的标定：按蝉蜕药材及饮片特征图谱（方法二）方法，分别精密吸取参照物溶液和供试品溶液各 2μl，注入液相色谱仪，测定，即得（图 17-2-8、图 17-2-9）。

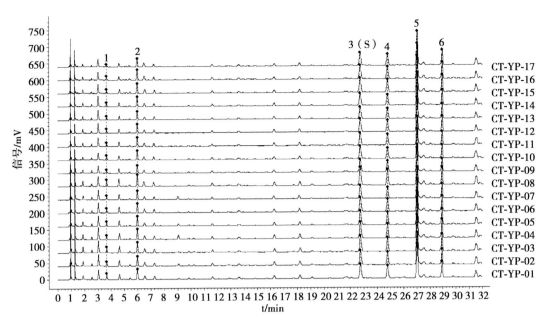

图 17-2-8 17 批蝉蜕饮片特征图谱(方法二)的叠加图

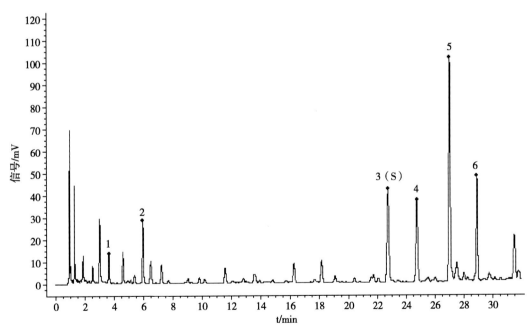

峰 1:原儿茶酸;峰 2:原儿茶醛;峰 3(S):乙酰多巴胺二聚体。

图 17-2-9 蝉蜕饮片对照特征图谱(方法二)

以乙酰多巴胺二聚体参照物相应的峰为 S 峰,计算各特征峰与 S 峰的相对保留时间(表 17-2-8)。

表 17-2-8　17 批蝉蜕饮片特征图谱（方法二）（相对保留时间）

序号	饮片批号	峰1	峰2	峰3	峰4（S）	峰5	峰6
1	CT-YP-01	0.161	0.263	1.000	1.088	1.186	1.270
2	CT-YP-02	0.161	0.263	1.000	1.088	1.186	1.269
3	CT-YP-03	0.161	0.263	1.000	1.089	1.188	1.272
4	CT-YP-04	0.161	0.263	1.000	1.089	1.188	1.272
5	CT-YP-05	0.161	0.262	1.000	1.089	1.190	1.275
6	CT-YP-06	0.161	0.264	1.000	1.088	1.187	1.270
7	CT-YP-07	0.161	0.263	1.000	1.090	1.192	1.277
8	CT-YP-08	0.161	0.263	1.000	1.090	1.191	1.277
9	CT-YP-09	0.162	0.264	1.000	1.089	1.188	1.272
10	CT-YP-10	0.161	0.263	1.000	1.088	1.187	1.271
11	CT-YP-11	0.161	0.262	1.000	1.088	1.188	1.271
12	CT-YP-12	0.161	0.263	1.000	1.088	1.186	1.269
13	CT-YP-13	0.162	0.263	1.000	1.089	1.191	1.276
14	CT-YP-14	0.161	0.263	1.000	1.089	1.188	1.272
15	CT-YP-15	0.161	0.263	1.000	1.088	1.185	1.266
16	CT-YP-16	0.161	0.263	1.000	1.089	1.189	1.272
17	CT-YP-17	0.161	0.263	1.000	1.089	1.186	1.270
	RSD（%）	0.15	0.15	0.00	0.07	0.17	0.23

以蝉蜕标准汤剂质量标准和《中国药典》2020 年版一部蝉蜕项下质量标准为基础,研究制定了高于中国药典且具有与标准汤剂质量指标一致性的药材和饮片标准:①蝉蜕药材二氧化硫残留量标准提高(规定不得过 50mg/kg,药典一般要求不得过 150mg/kg);②新增加重金属及有害元素含量的检测项;③新增加了 4 种氨基酸的含量测定及乙酰多巴胺二聚体含量测定;④新增加了 2 个蝉蜕药材特征图谱标准。饮片相关项同药材。后续研究将对原料、成品建立重金属、农残检测,并长期积累数据,防止原料及生产过程中外源性有害物质的带入和累积,保证产品临床用药的安全性;所建立的质量标准,能从定性、定量评价蝉蜕质量,为蝉蜕配方颗粒提供质量安全,品质优良、稳定的原药材。

第三节　蝉蜕配方颗粒标准汤剂研究

一、蝉蜕标准汤剂的制备

蝉蜕标准汤剂的制备工艺研究,均按照国家药典委员会起草的《中药配方颗粒质量控制与标准制定技术要求》中"标准汤剂的制备"有关要求进行,根据研究结果,确定蝉蜕标准汤剂的制备方法如下:

取蝉蜕饮片 100g,置电陶瓷壶中,加水煎煮两次,第一次煎煮加入 14 倍量水,浸泡 30 分钟后,武火(功率 500W)煮沸后文火(功率 200W)保持微沸 30 分钟,煎液经 350 目筛网趁热滤过,滤液迅速用冷水冷却。第二次加 12 倍量水,武火(功率 500W)煮沸后文火(功率

200W）保持微沸 25 分钟，煎液用 350 目筛网趁热滤过，滤液迅速用冷水冷却，合并两次煎液。将煎液转移至圆底烧瓶中，采用旋转蒸发仪减压低温浓缩（温度：65℃；真空度：−0.08MPa～−0.1MPa），转速 50～90r/min，浓缩至体积约为 100ml；在磁力搅拌下，精密吸取煎液 2ml 均匀分装于 10ml 西林瓶中，转移至真空冷冻干燥机中冻干，真空冷冻干燥工艺参数见表 17-3-1，冻干曲线见图 17-3-1，取出，轧铝盖，即得。蝉蜕标准汤剂样品制备测定数据见表 17-3-2。

表 17-3-1 蝉蜕标准汤剂冷冻干燥参数设置

步骤	设定温度（℃）	设定时间（min）	维持时间（min）	真空度（mbar）
预冻	−50	80	120	/
一次干燥	−45	15	240	0.2
	−40	15	800	0.2
	−35	15	1 200	0.2
	−30	15	600	0.2
	−20	15	600	0.2
	−10	15	400	0.2
	0	15	400	0.2
解析干燥	10	15	240	0.0
	20	15	240	0.0
	30	15	240	0.0

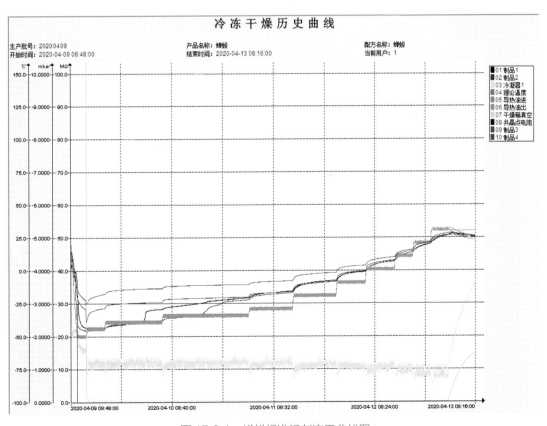

图 17-3-1 蝉蜕标准汤剂冻干曲线图

表17-3-2　17批蝉蜕标准汤剂研究汇总表

序号	标准汤剂批号	药材批号	饮片批号	饮片量 (g)	第一煎				第二煎			过滤目数 (目)	浓缩温度 (℃)	浓缩液重量 (g)	冻干用浓缩液 (g)	冻干后重量 (g)	水分 (%)
					浸泡时间 (min)	加水量 (ml)	加热时间 (min)		加水量 (ml)	加热时间 (min)							
1	CT-T-01	CT-YC-01	CT-YP-01	100.25	30	1 400	30		1 200	25		350	65	120.59	109.10	3.79	9.72
2	CT-T-01	CT-YC-01	CT-YP-01	100.85	30	1 400	30		1 200	25		350	65	117.14	105.75	4.07	9.37
3	CT-T-02	CT-YC-02	CT-YP-02	100.35	30	1 400	30		1 200	25		350	65	130.69	119.75	3.79	10.14
4	CT-T-02	CT-YC-02	CT-YP-02	100.34	30	1 400	30		1 200	25		350	65	120.80	109.70	3.40	10.93
5	CT-T-03	CT-YC-03	CT-YP-03	100.75	30	1 400	30		1 200	25		350	65	111.99	100.73	3.43	7.66
6	CT-T-03	CT-YC-03	CT-YP-03	100.15	30	1 400	30		1 200	25		350	65	107.41	95.94	3.32	7.46
7	CT-T-04	CT-YC-04	CT-YP-04	100.64	30	1 400	30		1 200	25		350	65	98.38	87.78	1.72	7.89
8	CT-T-04	CT-YC-04	CT-YP-04	100.63	30	1 400	30		1 200	25		350	65	131.09	120.62	2.10	7.37
9	CT-T-05	CT-YC-05	CT-YP-05	100.06	30	1 400	30		1 200	25		350	65	117.94	107.06	3.45	9.53
10	CT-T-05	CT-YC-05	CT-YP-05	100.24	30	1 400	30		1 200	25		350	65	106.90	95.58	3.63	10.16
11	CT-T-06	CT-YC-06	CT-YP-06	200.44	30	2 800	30		2 400	25		350	65	156.44	145.41	6.38	5.51
12	CT-T-06	CT-YC-06	CT-YP-06	201.17	30	2 800	30		2 400	25		350	65	164.67	153.28	6.67	4.76
13	CT-T-06	CT-YC-06	CT-YP-06	201.07	30	2 800	30		2 400	25		350	65	146.17	134.90	5.19	6.04
14	CT-T-07	CT-YC-07	CT-YP-07	100.57	30	1 400	30		1 200	25		350	65	92.03	80.35	2.16	6.83
15	CT-T-07	CT-YC-07	CT-YP-07	100.72	30	1 400	30		1 200	25		350	65	103.67	91.64	2.03	6.68
16	CT-T-08	CT-YC-08	CT-YP-08	100.34	30	1 400	30		1 200	25		350	65	106.56	95.44	3.72	10.20
17	CT-T-08	CT-YC-08	CT-YP-08	100.04	30	1 400	30		1 200	25		350	65	111.00	99.52	3.62	10.12

续表

序号	标准汤剂批号	药材批号	饮片批号	饮片量 (g)	第一煎 浸泡时间 (min)	第一煎 加水量 (ml)	第一煎 加热时间 (min)	第二煎 加水量 (ml)	第二煎 加热时间 (min)	过滤目数 (目)	浓缩温度 (℃)	浓缩液重量 (g)	冻干用浓缩液 (g)	冻干后重量 (g)	水分 (%)
18	CT-T-09	CT-YC-09	CT-YP-09	100.49	30	1 400	30	1 200	25	350	65	96.76	85.41	2.45	7.06
19	CT-T-09	CT-YC-09	CT-YP-09	100.18	30	1 400	30	1 200	25	350	65	107.25	99.80	2.72	6.55
20	CT-T-10	CT-YC-10	CT-YP-10	100.98	30	1 400	30	1 200	25	350	65	101.74	89.24	2.79	6.44
21	CT-T-10	CT-YC-10	CT-YP-10	100.57	30	1 400	30	1 200	25	350	65	142.33	121.90	2.76	5.80
22	CT-T-11	CT-YC-11	CT-YP-11	100.43	30	1 400	30	1 200	25	350	65	107.93	96.00	4.14	8.86
23	CT-T-11	CT-YC-11	CT-YP-11	100.07	30	1 400	30	1 200	25	350	65	116.16	104.19	4.37	8.60
24	CT-T-12	CT-YC-12	CT-YP-12	100.44	30	1 400	30	1 200	25	350	65	100.20	89.03	3.59	6.39
25	CT-T-12	CT-YC-12	CT-YP-12	100.83	30	1 400	30	1 200	25	350	65	101.08	90.00	3.72	6.36
26	CT-T-13	CT-YC-13	CT-YP-13	100.61	30	1 400	30	1 200	25	350	65	124.30	111.10	2.44	6.30
27	CT-T-13	CT-YC-13	CT-YP-13	100.64	30	1 400	30	1 200	25	350	65	114.37	101.02	2.44	6.97
28	CT-T-14	CT-YC-14	CT-YP-14	100.39	30	1 400	30	1 200	25	350	65	101.47	92.23	2.78	7.56
29	CT-T-14	CT-YC-14	CT-YP-14	100.67	30	1 400	30	1 200	25	350	65	111.80	104.38	2.66	6.06
30	CT-T-15	CT-YC-15	CT-YP-15	100.32	30	1 400	30	1 200	25	350	65	108.39	97.15	3.92	2.50
31	CT-T-15	CT-YC-15	CT-YP-15	100.29	30	1 400	30	1 200	25	350	65	114.74	103.56	3.75	2.98
32	CT-T-16	CT-YC-16	CT-YP-16	100.20	30	1 400	30	1 200	25	350	65	107.92	96.72	4.00	2.15
33	CT-T-16	CT-YC-16	CT-YP-16	100.30	30	1 400	30	1 200	25	350	65	104.92	93.87	3.85	6.24
34	CT-T-17	CT-YC-17	CT-YP-17	100.47	30	1 400	30	1 200	25	350	65	124.69	113.7	4.26	2.48
35	CT-T-17	CT-YC-17	CT-YP-17	100.91	30	1 400	30	1 200	25	350	65	108.08	97.05	4.18	3.10

二、氨基酸类含量测定

（一）色谱条件

选择 Thermo Acclaim C_{18}（4.6mm×250mm，5μm）色谱柱；以乙腈 −0.1mol/L 醋酸钠溶液（用醋酸调节 pH 值至 6.5）（7∶93）为流动相 A，以乙腈 - 水（4∶1）为流动相 B，按表 17-3-3 中的规定进行梯度洗脱；流速为每分钟 1.0ml；柱温为 40℃；检测波长为 254nm；进样量为 5μl。

表 17-3-3　梯度洗脱表

时间（min）	流动相 A（%）	流动相 B（%）
0～6	100 → 97	0 → 3
6～9	97	3
9～11	97 → 88	3 → 12
11～13	88	12
13～18	88 → 80	12 → 20
18～29	80 → 72	20 → 28
29～33	72 → 66	28 → 34
33～36	66 → 0	34 → 100
36～45	0	100

（二）对照品溶液的制备

精密称取甘氨酸对照品 2.847mg、丙氨酸对照品 2.862mg、脯氨酸对照品 3.904mg、苯丙氨酸对照品 2.315mg 置 25ml 量瓶中，加 0.1mol/L 盐酸溶液制成每 1ml 含甘氨酸 113.88μg、丙氨酸 114.48μg、脯氨酸 156.00μg、苯丙氨酸 92.06μg 的混合溶液。

精密量取上述溶液 10ml 置 20ml 量瓶中，加 0.1mol/L 盐酸溶液定容至刻度，制成每 1ml 含甘氨酸 56.94μg、丙氨酸 57.24μg、脯氨酸 78.00μg、苯丙氨酸 46.30μg 的混合溶液。

（三）供试品溶液的制备

取蝉蜕标准汤剂适量，研细，取约 0.05g，精密称定，置氨基酸水解管中，精密加入 6mol/L 盐酸溶液 10ml，置 150℃水解 3 小时，取出，放冷，滤过，滤液移至蒸发皿中，水解管与滤渣再用水 10ml 分次洗涤，滤过，滤液并入蒸发皿中，蒸干，残渣加 0.1mol/L 盐酸溶液溶解，转移至 25ml 量瓶中，定容至刻度，摇匀，即得。

精密量取上述供试品溶液及对照品溶液各 5ml，分别置于 25ml 量瓶中，加 0.1mol/L 异硫氰酸苯酯（PITC）的乙腈溶液 2.5ml，1mol/L 三乙胺的乙腈溶液 2.5ml，摇匀，室温放置 1 小时后，加 50% 乙腈至刻度，摇匀。取 10ml，加正己烷 10ml，振摇，放置 10 分钟，取下层溶液，滤过，取续滤液，即得。

（四）方法学验证

方法学考察合格（具体内容略）。

（五）测定结果

蝉蜕标准汤剂甘氨酸、丙氨酸、脯氨酸、苯丙氨酸含量测定及转移率结果见表 17-3-4～表 17-3-7。

表 17-3-4　17 批蝉蜕标准汤剂甘氨酸含量及转移率结果

序号	蝉蜕标准汤剂批号	对应饮片含量（mg/g）	标准汤剂含量（mg/g）	甘氨酸转移率（%）
1	CT-T-01	43.5	25.8	2.51
2	CT-T-02	44.6	35.6	2.98
3	CT-T-03	43.8	28.7	2.41
4	CT-T-04	43.9	31.3	1.5
5	CT-T-05	45.4	31.4	2.65
6	CT-T-06	46.7	30.4	2.18
7	CT-T-07	45.4	25	1.33
8	CT-T-08	41.5	26.5	2.51
9	CT-T-09	45.6	34.7	2.17
10	CT-T-10	44.2	33.2	2.43
11	CT-T-11	41.3	30.1	3.33
12	CT-T-12	44.4	32.1	2.93
13	CT-T-13	42.5	30.2	1.94
14	CT-T-14	42.3	32.6	2.26
15	CT-T-15	45.1	28.4	2.78
16	CT-T-16	43.4	28.7	2.95
17	CT-T-17	43.7	25.5	2.87
最小值		41.3	25.0	1.33
最大值		46.7	35.6	3.33
平均值		44.0	30.0	2.46
SD		—	3.2	0.53
均值的 70%～130%		—	21.0～39.0	1.72～3.19
均值 ±3 倍 SD		—	20.5～39.5	0.87～4.04

表 17-3-5　蝉蜕标准汤剂丙氨酸含量测定

序号	蝉蜕标准汤剂批号	对应饮片含量（mg/g）	标准汤剂含量（mg/g）	丙氨酸转移率（%）
1	CT-T-01	44.5	20.4	1.94
2	CT-T-02	45.2	30.8	2.54
3	CT-T-03	44.4	23.4	1.94
4	CT-T-04	44.2	25.7	1.23
5	CT-T-05	43.3	27.0	2.39
6	CT-T-06	49.7	25.2	1.70
7	CT-T-07	47.6	20.7	1.05
8	CT-T-08	41.2	21.7	2.07
9	CT-T-09	44.9	31.5	1.99
10	CT-T-10	43.4	27.2	2.03
11	CT-T-11	41.2	26.1	2.9
12	CT-T-12	44.6	27.6	2.51

序号	蝉蜕标准汤剂批号	对应饮片含量（mg/g）	标准汤剂含量（mg/g）	丙氨酸转移率（%）
13	CT-T-13	41.5	24.2	1.59
14	CT-T-14	41.5	27.1	1.92
15	CT-T-15	40.5	26.4	2.88
16	CT-T-16	39.0	25.9	2.97
17	CT-T-17	39.0	23.3	2.93
	最小值	39.0	20.4	1.05
	最大值	49.7	31.5	2.97
	平均值	43.3	25.5	2.15
	SD	—	3.1	0.58
	均值的70%～130%	—	17.9～33.2	1.51～2.80
	均值±3倍SD	—	16.3～34.8	0.40～3.90

表 17-3-6　蝉蜕标准汤剂脯氨酸含量测定

序号	蝉蜕标准汤剂批号	对应饮片含量（mg/g）	标准汤剂含量（mg/g）	脯氨酸转移率（%）
1	CT-T-01	26.5	34.4	5.49
2	CT-T-02	28.0	47.6	6.36
3	CT-T-03	27.1	40.9	5.55
4	CT-T-04	27.3	46.2	3.58
5	CT-T-05	28.8	46.7	6.23
6	CT-T-06	29.0	43.8	5.02
7	CT-T-07	28.6	35.8	3.04
8	CT-T-08	26.0	38.4	5.81
9	CT-T-09	28.9	53.7	5.29
10	CT-T-10	29.2	48.3	5.37
11	CT-T-11	27.3	44.5	7.45
12	CT-T-12	28.4	45.4	6.47
13	CT-T-13	27.2	48.4	4.86
14	CT-T-14	27.0	48.6	5.28
15	CT-T-15	28.3	41.7	6.51
16	CT-T-16	27.5	42.6	6.91
17	CT-T-17	27.7	37.7	6.69
	最小值	26.0	34.4	3.04
	最大值	29.2	53.7	7.45
	平均值	27.8	43.8	5.64
	SD	—	5.2	1.14
	均值的70%～130%	—	30.7～56.9	3.95～7.33
	均值±3倍SD	—	28.3～59.3	2.23～9.05

表 17-3-7 蝉蜕标准汤剂苯丙氨酸含量测定

序号	蝉蜕标准汤剂批号	对应饮片含量（mg/g）	标准汤剂含量（mg/g）	苯丙氨酸转移率（%）
1	CT-T-01	6.3	9.9	6.63
2	CT-T-02	6.8	15.7	8.65
3	CT-T-03	6.4	11.6	6.60
4	CT-T-04	6.5	13.0	4.25
5	CT-T-05	6.7	13.7	7.88
6	CT-T-06	7.2	12.4	5.81
7	CT-T-07	6.8	10.3	3.69
8	CT-T-08	6.0	11.1	7.20
9	CT-T-09	6.7	16.0	6.76
10	CT-T-10	6.4	13.8	6.99
11	CT-T-11	6.1	12.8	9.58
12	CT-T-12	6.8	14.4	8.54
13	CT-T-13	6.2	12.7	5.54
14	CT-T-14	6.3	14.2	6.59
15	CT-T-15	6.9	13.3	8.57
16	CT-T-16	6.6	13.2	8.88
17	CT-T-17	6.6	11.3	8.48
	最小值	6.0	9.9	3.69
	最大值	7.2	16.0	9.58
	平均值	6.5	12.9	7.10
	SD	—	1.7	1.64
	均值的 70%～130%	—	9.0～16.8	4.97～9.23
	均值 ±3 倍 SD	—	7.8～18.0	2.17～12.03

三、乙酰多巴胺二聚体含量测定

（一）色谱条件

选择 Agilent ZORBAX SB C_{18}（2.1mm×150mm，1.8μm）色谱柱；以乙腈为流动相 A，以 0.2% 甲酸溶液为流动相 B，按表 17-3-8 中的规定进行梯度洗脱；流速为每分钟 0.35ml；柱温为 35℃；检测波长为 280nm；进样量为 2μl。

表 17-3-8 梯度洗脱表

时间（min）	流动相 A（%）	流动相 B（%）
0～7	6 → 8	94 → 92
7～10	8 → 11	92 → 89
10～22	11 → 15	89 → 85
22～32	15 → 23	85 → 77
32～35	23 → 90	77 → 10
35～38	90	10

（二）对照品溶液的制备

精密称取乙酰多巴胺二聚体对照品 2.124mg，置 20ml 量瓶中，加甲醇制成每 1ml 含乙酰多巴胺二聚体 97.099μg 的溶液。

（三）供试品溶液的制备

取蝉蜕标准汤剂适量，研细，取约 0.1g，精密称定，置具塞锥形瓶中，精密加入 70% 甲醇 50ml，称定重量，超声处理（300W，40kHz）30 分钟，取出，放冷，称定重量，用 70% 甲醇补足减失的重量。离心（转速 4 000r/min，时间 5min），取上清液 25ml 置蒸发皿中，蒸干，残渣用 70% 甲醇溶解至 5ml 量瓶中，并定容至刻度，摇匀，滤过，取续滤液，即得。

（四）方法学验证

方法学考察合格（具体内容略）。

（五）测定结果（表 17-3-9）

表 17-3-9　17 批蝉蜕标准汤剂乙酰多巴胺二聚体含量及转移率结果

序号	蝉蜕标准汤剂批号	对应饮片含量（mg/g）	标准汤剂含量（mg/g）	乙酰多巴胺二聚体转移率（%）
1	CT-T-01	0.85	8.12	40.41
2	CT-T-02	0.91	9.03	37.09
3	CT-T-03	0.81	9.46	42.83
4	CT-T-04	0.84	8.83	22.28
5	CT-T-05	0.74	8.43	43.43
6	CT-T-06	0.95	10.37	36.19
7	CT-T-07	1.07	10.26	23.26
8	CT-T-08	0.73	9.02	48.34
9	CT-T-09	0.77	7.19	26.63
10	CT-T-10	0.70	9.28	42.96
11	CT-T-11	0.69	5.45	36.21
12	CT-T-12	0.80	7.07	35.93
13	CT-T-13	0.73	7.30	27.34
14	CT-T-14	0.73	7.74	31.11
15	CT-T-15	0.80	6.09	33.47
16	CT-T-16	0.78	5.73	32.96
17	CT-T-17	0.76	5.05	32.82
	最小值	0.69	5.05	22.28
	最大值	1.07	10.37	48.34
	平均值	0.80	7.91	34.90
	SD	—	1.65	7.36
	均值的 70%～130%	—	5.53～10.28	24.43～45.37
	均值 ±3 倍 SD	—	2.96～12.85	12.83～56.97

四、特征图谱（方法一）

测定方法同本章第二节蝉蜕药材和饮片研究"三、药材及饮片质量标准"下"（三）特征图谱（方法一）"项。

（一）方法学考察

1. 专属性考察　精密吸取蝉蜕标准汤剂溶液、空白溶剂和参照物溶液各5μl，注入液相色谱仪，按蝉蜕标准汤剂特征图谱（方法一）拟定色谱条件测定，记录色谱（图17-3-2）。

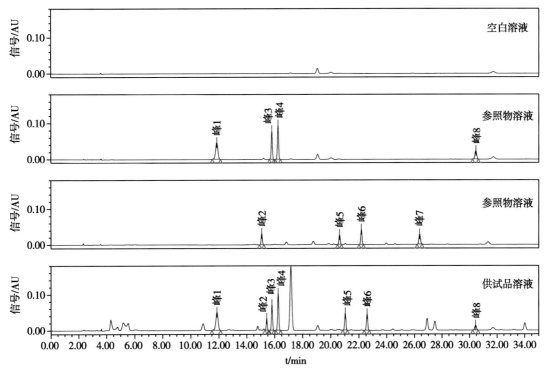

图 17-3-2　蝉蜕标准汤剂特征图谱（方法一）专属性考察

结果显示，供试品色谱在与对照品色谱相应的保留时间处有相同的色谱峰，且空白溶剂无干扰，说明该方法专属性良好。

2. 精密度考察　取蝉蜕标准汤剂供试品溶液，按蝉蜕标准汤剂特征图谱（方法一），连续进样6次测定分析，以脯氨酸峰为参照峰S，计算各特征峰与S峰的相对保留时间和相对峰面积，并计算RSD值，实验结果见表17-3-10、表17-3-11。

表 17-3-10　蝉蜕标准汤剂特征图谱（方法一）精密度结果表（相对保留时间）

序号	峰1	峰2	峰3	峰4（S）	峰5	峰6	峰7	峰8
1	0.727	0.949	0.972	1.000	1.295	1.390	1.657	1.874
2	0.726	0.949	0.972	1.000	1.295	1.390	1.657	1.874
3	0.727	0.949	0.972	1.000	1.295	1.390	1.656	1.873
4	0.727	0.949	0.972	1.000	1.295	1.390	1.656	1.873
5	0.727	0.949	0.972	1.000	1.295	1.390	1.656	1.873
6	0.727	0.949	0.972	1.000	1.295	1.390	1.656	1.873
RSD（%）	0.06	0.00	0.00	0.00	0.00	0.00	0.03	0.03

表 17-3-11　蝉蜕标准汤剂特征图谱(方法一)精密度结果表(相对峰面积)

序号	峰1	峰2	峰3	峰4(S)	峰5	峰6	峰7	峰8
1	0.908	0.236	0.594	1.000	0.458	0.418	0.409	0.182
2	0.913	0.238	0.595	1.000	0.461	0.417	0.410	0.184
3	0.910	0.237	0.595	1.000	0.459	0.417	0.407	0.182
4	0.924	0.239	0.599	1.000	0.467	0.418	0.409	0.184
5	0.909	0.236	0.590	1.000	0.461	0.412	0.405	0.180
6	0.920	0.235	0.589	1.000	0.461	0.409	0.403	0.180
RSD(%)	0.72	0.62	0.62	0.00	0.68	0.91	0.67	0.98

结果显示,同一份供试品溶液连续进样 6 次,以脯氨酸色谱峰为参照峰 S,各特征峰与 S 峰的相对保留时间 RSD 值在 0.03%～0.06% 范围内,相对峰面积 RSD 值在 0.62%～0.98% 范围内,均小于 3.0%,表明仪器精密度良好。

3. 稳定性考察　取蝉蜕标准汤剂特征图谱供试品溶液,于常温下放置,分别在 0、2、4、8、10、12、24 小时进样测定,以脯氨酸峰为参照峰 S,计算各特征峰与 S 峰的相对保留时间和相对峰面积,并计算 RSD 值,结果见表 17-3-12、表 17-3-13。

表 17-3-12　蝉蜕标准汤剂特征图谱(方法一)稳定性结果表(相对保留时间)

时间(h)	峰1	峰2	峰3	峰4(S)	峰5	峰6	峰7	峰8
0	0.729	0.949	0.972	1.000	1.294	1.389	1.656	1.873
2	0.730	0.949	0.972	1.000	1.294	1.389	1.656	1.873
4	0.730	0.949	0.972	1.000	1.294	1.389	1.656	1.872
8	0.730	0.949	0.972	1.000	1.294	1.388	1.655	1.872
10	0.730	0.949	0.972	1.000	1.293	1.388	1.655	1.872
12	0.730	0.949	0.972	1.000	1.294	1.388	1.655	1.871
24	0.726	0.949	0.972	1.000	1.295	1.390	1.657	1.874
RSD(%)	0.21	0.00	0.00	0.00	0.04	0.05	0.05	0.05

表 17-3-13　蝉蜕标准汤剂特征图谱(方法一)稳定性结果表(相对峰面积)

时间(h)	峰1	峰2	峰3	峰4(S)	峰5	峰6	峰7	峰8
0	0.979	0.289	0.679	1.000	0.495	0.508	0.479	0.203
2	0.975	0.287	0.679	1.000	0.493	0.504	0.474	0.206
4	0.971	0.285	0.672	1.000	0.497	0.497	0.463	0.197
8	0.958	0.277	0.658	1.000	0.481	0.484	0.458	0.200
10	0.946	0.268	0.647	1.000	0.473	0.475	0.447	0.196
12	0.951	0.268	0.644	1.000	0.473	0.468	0.425	0.196
24	0.945	0.254	0.622	1.000	0.468	0.441	0.431	0.189
RSD(%)	1.48	4.64	3.22	0.00	2.49	4.87	4.53	2.79

结果显示,同一份供试品溶液分别在 0、2、4、8、10、12、24 小时进行分析,以脯氨酸峰为参照峰 S,各特征峰与 S 峰的相对保留时间 RSD 值在 0.04%～0.21% 范围内,小于 3%,相对

峰面积 RSD 值在 1.48%～4.87% 范围内，小于 5%，表明供试品溶液在 24 小时内相对稳定。

4. 重复性考察　取同一批蝉蜕标准汤剂，平行 6 份，按蝉蜕标准汤剂特征图谱（方法一）供试品溶液制备方法制备 6 份供试品溶液，进样测定分析，以脯氨酸峰为参照峰 S，计算各特征峰与 S 峰的相对保留时间和相对峰面积，并计算 RSD 值，结果见表 17-3-14、表 17-3-15。

表 17-3-14　蝉蜕标准汤剂特征图谱（方法一）重复性结果表（相对保留时间）

序号	峰 1	峰 2	峰 3	峰 4（S）	峰 5	峰 6	峰 7	峰 8
1	0.730	0.949	0.972	1.000	1.294	1.388	1.655	1.872
2	0.730	0.949	0.972	1.000	1.294	1.388	1.655	1.872
3	0.731	0.949	0.972	1.000	1.294	1.388	1.655	1.872
4	0.731	0.949	0.972	1.000	1.293	1.388	1.655	1.872
5	0.731	0.949	0.972	1.000	1.293	1.388	1.654	1.870
6	0.731	0.949	0.972	1.000	1.293	1.388	1.654	1.870
RSD（%）	0.07	0.00	0.00	0.00	0.04	0.00	0.03	0.06

表 17-3-15　蝉蜕标准汤剂特征图谱（方法一）重复性结果表（相对峰面积）

序号	峰 1	峰 2	峰 3	峰 4（S）	峰 5	峰 6	峰 7	峰 8
1	0.959	0.278	0.657	1.000	0.487	0.488	0.458	0.201
2	0.933	0.277	0.634	1.000	0.482	0.466	0.441	0.197
3	0.929	0.280	0.629	1.000	0.474	0.459	0.436	0.193
4	0.923	0.266	0.626	1.000	0.471	0.455	0.432	0.193
5	0.915	0.267	0.622	1.000	0.472	0.454	0.431	0.191
6	0.930	0.264	0.623	1.000	0.468	0.452	0.428	0.192
RSD（%）	1.60	2.60	2.07	0.00	1.53	2.92	2.50	1.94

结果显示，同一批样品重复测定 6 次，以脯氨酸色谱峰为参照峰 S，各特征峰与 S 峰的相对保留时间 RSD 值在 0.03%～0.07% 范围内，相对峰面积 RSD 值在 1.53%～2.92% 范围内，均小于 3.0%，表明该方法重复性良好。

5. 中间精密度考察　由其他分析人员在不同日期取同一批蝉蜕标准汤剂适量，按蝉蜕标准汤剂特征图谱（方法一）项下供试品溶液制备方法制备样品，平行 6 份，并在不同色谱仪下操作，进样测定分析，以脯氨酸峰为参照峰 S，计算各特征峰与 S 峰的相对保留时间和相对峰面积，并计算 RSD 值，实验结果见表 17-3-16、表 17-3-17。

表 17-3-16　蝉蜕标准汤剂特征图谱（方法一）中间精密度结果表（相对保留时间）

序号	峰 1	峰 2	峰 3	峰 4（S）	峰 5	峰 6	峰 7	峰 8
重复性 1	0.715	0.950	0.975	1.000	1.308	1.405	1.680	1.907
重复性 2	0.716	0.950	0.975	1.000	1.309	1.405	1.680	1.907
重复性 3	0.716	0.950	0.975	1.000	1.309	1.405	1.680	1.906
重复性 4	0.716	0.950	0.975	1.000	1.309	1.405	1.680	1.907
重复性 5	0.716	0.950	0.975	1.000	1.309	1.405	1.679	1.906
重复性 6	0.716	0.950	0.976	1.000	1.309	1.405	1.680	1.907

续表

序号	峰1	峰2	峰3	峰4(S)	峰5	峰6	峰7	峰8
中间精密度1	0.730	0.949	0.972	1.000	1.294	1.388	1.655	1.872
中间精密度2	0.730	0.949	0.972	1.000	1.294	1.388	1.655	1.872
中间精密度3	0.731	0.949	0.972	1.000	1.294	1.388	1.655	1.872
中间精密度4	0.731	0.949	0.972	1.000	1.293	1.388	1.655	1.872
中间精密度5	0.731	0.949	0.972	1.000	1.293	1.388	1.654	1.870
中间精密度6	0.731	0.949	0.972	1.000	1.293	1.388	1.654	1.870
中间精密度6个数据RSD(%)	0.06	0.02	0.02	0.00	0.01	0.01	0.01	0.01
与重复性试验6个数据RSD(%)	1.06	0.05	0.18	0.00	0.61	0.64	0.79	0.97

表 17-3-17　蝉蜕标准汤剂特征图谱（方法一）中间精密度结果表（相对峰面积）

序号	峰1	峰2	峰3	峰4(S)	峰5	峰6	峰7	峰8
重复性1	0.956	0.292	0.670	1.000	0.506	0.485	0.444	0.196
重复性2	0.959	0.292	0.665	1.000	0.502	0.485	0.442	0.198
重复性3	0.957	0.293	0.663	1.000	0.504	0.483	0.441	0.198
重复性4	0.960	0.291	0.663	1.000	0.496	0.483	0.442	0.197
重复性5	0.946	0.286	0.653	1.000	0.487	0.475	0.436	0.193
重复性6	0.956	0.288	0.656	1.000	0.494	0.477	0.438	0.194
中间精密度1	0.959	0.278	0.657	1.000	0.487	0.488	0.458	0.201
中间精密度2	0.933	0.277	0.634	1.000	0.482	0.466	0.441	0.197
中间精密度3	0.929	0.280	0.629	1.000	0.474	0.459	0.436	0.193
中间精密度4	0.923	0.266	0.626	1.000	0.471	0.455	0.432	0.193
中间精密度5	0.915	0.267	0.622	1.000	0.472	0.454	0.431	0.191
中间精密度6	0.930	0.264	0.623	1.000	0.468	0.452	0.428	0.192
中间精密度6个数据RSD(%)	0.52	1.03	0.91	0.00	1.45	0.87	0.70	1.11
与重复性试验6个数据RSD(%)	1.74	3.86	2.83	0.00	2.79	2.92	1.77	1.54

人员1　仪器：Waters ACQUITY Arc；编号：208021；实验日期：2020年7月27日

人员2　仪器：Thermo U3000；编号：208034；实验日期：2020年8月4日

　　结果显示，由不同的分析人员在不同日期于不同的仪器上操作，同一批样品重复测定6次，以脯氨酸色谱峰为参照峰S，各特征峰与S峰的相对保留时间RSD值在0.01%～0.06%范围内，相对峰面积RSD值在0.52%～1.45%范围内，相对保留时间与重复性试验6个数据的RSD值在0.05%～1.06%范围内，相对峰面积与重复性试验6个数据的RSD值在1.54%～3.86%范围内，相对保留时间和相对峰面积RSD值均小于5.0%，说明该方法中间精密度良好。

（二）测定结果

　　按照高效液相色谱法建立特征图谱（方法一）测定方法，并进行方法学考察，对17批蝉蜕标准汤剂特征图谱（方法一）测定，最终确定了蝉蜕标准汤剂特征图谱（方法一）的标准：

规定蝉蜕标准汤剂供试品色谱中应呈现 8 个特征峰（图 17-3-3、图 17-3-4），并应与对照药材参照物色谱（图 17-3-5）中的 8 个特征峰保留时间相对应；其中 8 个峰应分别与相应对照品参照物峰保留时间相对应。

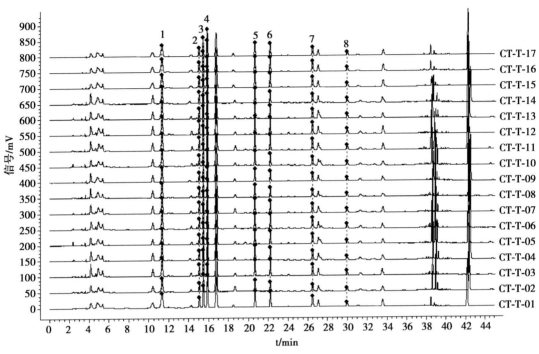

图 17-3-3　17 批蝉蜕标准汤剂特征图谱（方法一）的叠加图

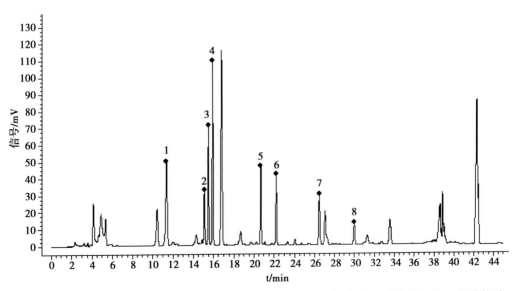

峰 1：甘氨酸；峰 2：苏氨酸；峰 3：丙氨酸；峰 4：脯氨酸；峰 5：酪氨酸；峰 6：缬氨酸；峰 7：异亮氨酸；峰 8：苯丙氨酸。

图 17-3-4　蝉蜕标准汤剂对照特征图谱（方法一）

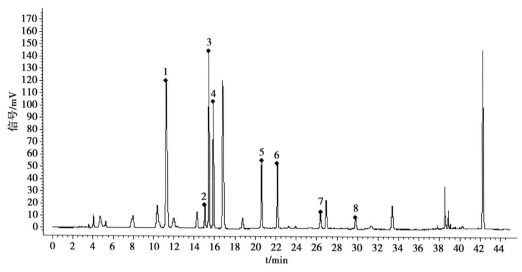

峰1：甘氨酸；峰2：苏氨酸；峰3：丙氨酸；峰4：脯氨酸；峰5：酪氨酸；峰6：缬氨酸；峰7：异亮氨酸；
峰8：苯丙氨酸。

图17-3-5　蝉蜕对照药材特征图谱（方法一）

以脯氨酸参照物相应的峰为S峰，计算各特征峰与S峰的相对保留时间（表17-3-18）。

表17-3-18　17批蝉蜕标准汤剂特征图谱（方法一）（相对保留时间）

序号	批号	峰1	峰2	峰3	峰4（S）	峰5	峰6	峰7	峰8
1	CT-T-01	0.988	0.341	0.648	1.000	0.490	0.410	0.390	0.195
2	CT-T-02	0.990	0.314	0.701	1.000	0.509	0.522	0.454	0.222
3	CT-T-03	0.953	0.275	0.631	1.000	0.480	0.449	0.434	0.194
4	CT-T-04	0.894	0.258	0.609	1.000	0.445	0.439	0.426	0.190
5	CT-T-05	0.891	0.326	0.629	1.000	0.486	0.415	0.396	0.198
6	CT-T-06	0.891	0.293	0.611	1.000	0.467	0.406	0.396	0.186
7	CT-T-07	0.921	0.328	0.635	1.000	0.461	0.370	0.354	0.194
8	CT-T-08	0.890	0.322	0.639	1.000	0.474	0.402	0.376	0.199
9	CT-T-09	0.875	0.310	0.672	1.000	0.507	0.463	0.414	0.209
10	CT-T-10	0.880	0.269	0.590	1.000	0.463	0.383	0.362	0.186
11	CT-T-11	0.884	0.351	0.647	1.000	0.499	0.373	0.372	0.199
12	CT-T-12	0.942	0.336	0.656	1.000	0.539	0.502	0.470	0.211
13	CT-T-13	0.836	0.249	0.537	1.000	0.438	0.355	0.341	0.178
14	CT-T-14	0.927	0.314	0.652	1.000	0.517	0.478	0.426	0.213
15	CT-T-15	0.900	0.349	0.676	1.000	0.518	0.501	0.464	0.216
16	CT-T-16	0.887	0.333	0.649	1.000	0.512	0.494	0.461	0.213
17	CT-T-17	0.903	0.340	0.668	1.000	0.512	0.503	0.453	0.213
	RSD（%）	4.44	10.30	5.88	0.00	5.78	12.37	10.10	6.24

五、特征图谱（方法二）

测定方法同本章第二节蝉蜕药材和饮片研究"三、药材及饮片质量标准"下"（四）特征图谱（方法二）"项。

（一）方法学考察

1. 专属性考察　精密吸取蝉蜕标准汤剂溶液、空白溶液和参照物溶液各 2μl，注入液相色谱仪，按拟定色谱条件测定，记录色谱，详见图 17-3-6。

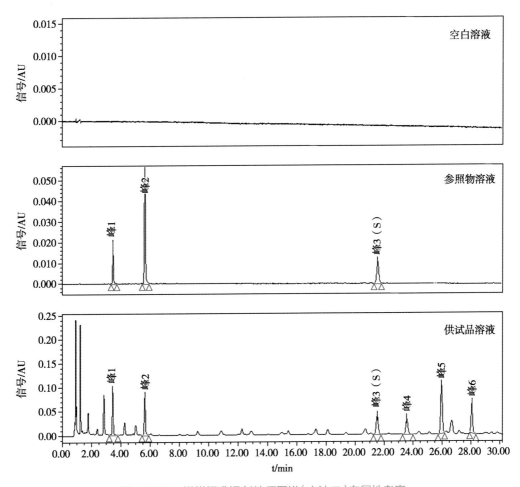

图 17-3-6　蝉蜕标准汤剂特征图谱（方法二）专属性考察

结果显示，供试品色谱在与对照品色谱相应的保留时间处有相同的色谱峰，且空白溶剂无干扰，说明该方法专属性良好。

2. 精密度考察　取蝉蜕标准汤剂供试品溶液，连续进样 6 次测定分析，以乙酰多巴胺二聚体峰为参照峰 S，计算各特征峰与 S 峰的相对保留时间和相对峰面积，并计算 RSD 值，实验结果见表 17-3-19、表 17-3-20。

表 17-3-19　蝉蜕标准汤剂特征图谱（方法二）精密度结果表（相对保留时间）

序号	峰1	峰2	峰3（S）	峰4	峰5	峰6
1	0.162	0.263	1.000	1.096	1.204	1.298
2	0.161	0.263	1.000	1.095	1.203	1.297
3	0.161	0.263	1.000	1.096	1.204	1.298
4	0.161	0.262	1.000	1.096	1.204	1.299
5	0.161	0.263	1.000	1.096	1.205	1.299
6	0.161	0.262	1.000	1.096	1.203	1.296
RSD（%）	0.25	0.20	0.00	0.04	0.06	0.09

表 17-3-20　蝉蜕标准汤剂特征图谱（方法二）精密度结果表（相对峰面积）

序号	峰1	峰2	峰3（S）	峰4	峰5	峰6
1	1.076	1.156	1.000	0.848	2.087	1.237
2	1.073	1.149	1.000	0.849	2.075	1.229
3	1.078	1.157	1.000	0.846	2.084	1.234
4	1.068	1.163	1.000	0.854	2.091	1.237
5	1.073	1.155	1.000	0.853	2.102	1.238
6	1.075	1.159	1.000	0.847	2.089	1.233
RSD（%）	0.32	0.40	0.00	0.39	0.42	0.27

　　结果显示，同一份供试品溶液连续进样 6 次，以乙酰多巴胺二聚体色谱峰为参照峰 S，各特征峰与 S 峰的相对保留时间 RSD 值在 0.04%～0.25% 范围内，相对峰面积 RSD 值在 0.27%～0.42% 范围内，均小于 3.0%，表明仪器精密度良好。

　　3. 稳定性考察　取蝉蜕标准汤剂特征图谱供试品溶液，分别在 0、2、4、6、8、12、24 小时进样测定，以乙酰多巴胺二聚体峰为参照峰 S，计算各特征峰与 S 峰的相对保留时间和相对峰面积，并计算 RSD 值，结果见表 17-3-21、表 17-3-22。

表 17-3-21　蝉蜕标准汤剂特征图谱（方法二）稳定性结果表（相对保留时间）

时间（h）	峰1	峰2	峰3（S）	峰4	峰5	峰6
0	0.162	0.263	1.000	1.096	1.207	1.303
2	0.161	0.263	1.000	1.096	1.207	1.303
4	0.161	0.263	1.000	1.096	1.208	1.305
6	0.161	0.262	1.000	1.096	1.208	1.305
8	0.161	0.262	1.000	1.096	1.207	1.304
12	0.161	0.262	1.000	1.096	1.209	1.307
24	0.163	0.265	1.000	1.096	1.210	1.307
RSD（%）	0.49	0.41	0.00	0.00	0.10	0.13

表 17-3-22　蝉蜕标准汤剂特征图谱（方法二）稳定性结果表（相对峰面积）

时间（h）	峰1	峰2	峰3（S）	峰4	峰5	峰6
0	1.058	1.129	1.000	0.841	2.116	1.243
2	1.051	1.139	1.000	0.845	2.106	1.240
4	1.059	1.151	1.000	0.851	2.129	1.249
6	1.054	1.148	1.000	0.851	2.121	1.241
8	1.056	1.153	1.000	0.856	2.127	1.243
12	1.054	1.156	1.000	0.851	2.131	1.245
24	1.064	1.162	1.000	0.855	2.134	1.247
RSD（%）	0.40	0.96	0.00	0.63	0.46	0.26

　　结果显示，同一份供试品溶液分别在 0、2、4、6、8、12、24 小时进行分析，以乙酰多巴胺二聚体峰为参照峰 S，各特征峰与 S 峰的相对保留时间 RSD 值在 0.10%～0.49% 范围内，相对峰面积 RSD 值在 0.26%～0.96% 范围内，表明供试品溶液在 24 小时内相对稳定。

　　4. 重复性考察　取同一批蝉蜕标准汤剂，平行 6 份，按蝉蜕标准汤剂特征图谱（方法二）供试品溶液制备方法制备 6 份供试品溶液，进样测定分析，以乙酰多巴胺二聚体峰为参照峰 S，计算各特征峰与 S 峰的相对保留时间和相对峰面积，并计算 RSD 值，结果见表 17-3-23、表 17-3-24。

表 17-3-23　蝉蜕标准汤剂特征图谱（方法二）重复性结果表（相对保留时间）

序号	峰1	峰2	峰3（S）	峰4	峰5	峰6
1	0.161	0.262	1.000	1.097	1.209	1.305
2	0.161	0.262	1.000	1.096	1.209	1.306
3	0.162	0.263	1.000	1.096	1.208	1.305
4	0.161	0.262	1.000	1.096	1.208	1.305
5	0.162	0.263	1.000	1.096	1.208	1.305
6	0.161	0.262	1.000	1.096	1.210	1.308
RSD（%）	0.32	0.20	0.00	0.04	0.07	0.09

表 17-3-24　蝉蜕标准汤剂特征图谱（方法二）重复性结果表（相对峰面积）

序号	峰1	峰2	峰3（S）	峰4	峰5	峰6
1	1.082	1.112	1.000	0.844	2.061	1.206
2	1.049	1.122	1.000	0.849	2.094	1.224
3	1.053	1.128	1.000	0.849	2.100	1.224
4	1.088	1.123	1.000	0.858	2.085	1.220
5	1.049	1.129	1.000	0.843	2.080	1.208
6	1.044	1.120	1.000	0.849	2.087	1.219
RSD（%）	1.79	0.55	0.00	0.63	0.65	0.65

结果显示,同一批样品重复测定 6 次,以乙酰多巴胺二聚体色谱峰为参照峰 S,各特征峰与 S 峰的相对保留时间 RSD 值在 0.04%～0.32% 范围内,相对峰面积 RSD 值在 0.55%～1.79% 范围内,均小于 3.0%,表明该方法重复性良好。

5. 中间精密度考察　由其他分析人员在不同日期取同一批蝉蜕标准汤剂适量,按蝉蜕标准汤剂特征图谱(方法二)项下供试品溶液制备方法制备样品,平行 6 份,并在不同色谱仪下操作,进样测定分析,以乙酰多巴胺二聚体峰为参照峰 S,计算各特征峰与 S 峰的相对保留时间和相对峰面积,并计算 RSD 值,实验结果见表 17-3-25、表 17-3-26。

表 17-3-25　蝉蜕标准汤剂特征图谱(方法二)中间精密度结果表(相对保留时间)

序号	峰 1	峰 2	峰 3(S)	峰 4	峰 5	峰 6
重复性 1	0.161	0.262	1.000	1.097	1.209	1.305
重复性 2	0.161	0.262	1.000	1.096	1.209	1.306
重复性 3	0.162	0.263	1.000	1.096	1.208	1.305
重复性 4	0.161	0.262	1.000	1.096	1.208	1.305
重复性 5	0.162	0.263	1.000	1.096	1.208	1.305
重复性 6	0.161	0.262	1.000	1.096	1.210	1.308
中间精密度 1	0.152	0.256	1.000	1.089	1.182	1.263
中间精密度 2	0.152	0.256	1.000	1.088	1.181	1.262
中间精密度 3	0.154	0.258	1.000	1.088	1.180	1.260
中间精密度 4	0.155	0.260	1.000	1.087	1.179	1.258
中间精密度 5	0.156	0.262	1.000	1.086	1.177	1.256
中间精密度 6	0.157	0.263	1.000	1.085	1.176	1.255
中间精密度 6 个数据 RSD(%)	1.28	1.16	0.00	0.12	0.20	0.27
与重复性试验 6 个数据 RSD(%)	2.51	1.03	0.00	0.44	1.30	1.91

表 17-3-26　蝉蜕标准汤剂特征图谱(方法二)中间精密度结果表(相对峰面积)

序号	峰 1	峰 2	峰 3(S)	峰 4	峰 5	峰 6
重复性 1	1.082	1.112	1.000	0.844	2.061	1.206
重复性 2	1.049	1.122	1.000	0.849	2.094	1.224
重复性 3	1.053	1.128	1.000	0.849	2.100	1.224
重复性 4	1.088	1.123	1.000	0.858	2.085	1.220
重复性 5	1.049	1.129	1.000	0.843	2.080	1.208
重复性 6	1.044	1.120	1.000	0.849	2.087	1.219
中间精密度 1	1.069	1.154	1.000	0.859	2.144	1.222
中间精密度 2	1.062	1.160	1.000	0.858	2.141	1.225
中间精密度 3	1.113	1.159	1.000	0.858	2.156	1.229
中间精密度 4	1.077	1.163	1.000	0.860	2.175	1.230
中间精密度 5	1.071	1.166	1.000	0.855	2.159	1.210

续表

序号	峰1	峰2	峰3(S)	峰4	峰5	峰6
中间精密度6	1.100	1.154	1.000	0.855	2.137	1.202
中间精密度6个数据RSD(%)	1.85	0.42	0.00	0.23	0.64	0.93
与重复性试验6个数据RSD(%)	2.02	1.76	0.00	0.70	1.77	0.77

人员1　操作时间：2020年11月9日；色谱仪：Waters H-Class；设备编码：208017

人员2　操作时间：2020年11月11日；色谱仪：Thermo Vanquish；设备编码：208030

结果显示，由不同的分析人员在不同日期于不同的仪器上操作，同一批样品重复测定6次，以乙酰多巴胺二聚体色谱峰为参照峰S，各特征峰与S峰的相对保留时间RSD值在0.12%～1.28%范围内，相对峰面积RSD值在0.23%～1.85%范围内，相对保留时间与重复性试验6个数据的RSD值在0.44%～2.51%范围内，相对峰面积与重复性试验6个数据的RSD值在0.70%～2.02%范围内，相对保留时间和相对峰面积RSD值均小于5.0%，说明该方法中间精密度良好。

（二）测定结果

按照高效液相色谱法建立特征图谱（方法二）测定方法，并进行方法学考察，对17批蝉蜕标准汤剂特征图谱（方法二）测定，最终确定了蝉蜕标准汤剂特征图谱（方法二）的标准：规定蝉蜕标准汤剂供试品色谱中应呈现6个特征峰（图17-3-7、图17-3-8），并应与工作对照药材参照物色谱中的6个特征峰保留时间相对应（图17-3-9）；其中3个峰应分别与相应对照品参照物峰保留时间相对应，与乙酰多巴胺二聚体参照物相应的峰为S峰，计算各特征峰与S峰的相对保留时间，其相对保留时间应该在规定值的±10%之内［规定值为：1.10（峰4）、1.21（峰5）、1.30（峰6）］。

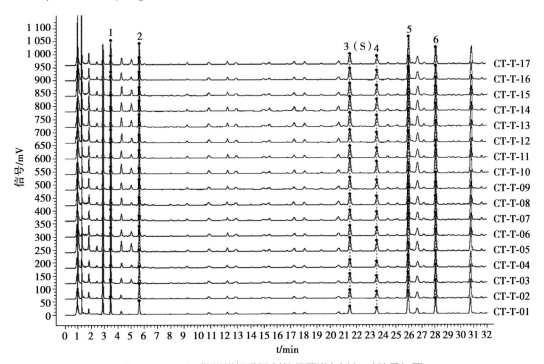

图17-3-7　17批蝉蜕标准汤剂特征图谱（方法二）的叠加图

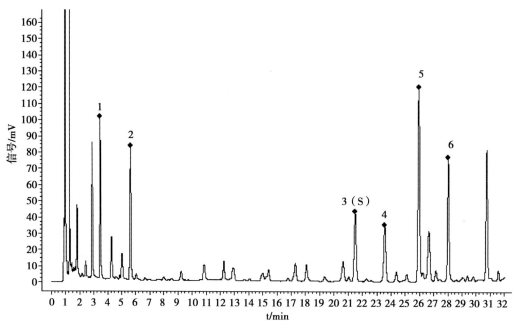

峰 1：原儿茶酸；峰 2：原儿茶醛；峰 3（S）：乙酰多巴胺二聚体。

图 17-3-8　蝉蜕标准汤剂对照特征图谱（方法二）

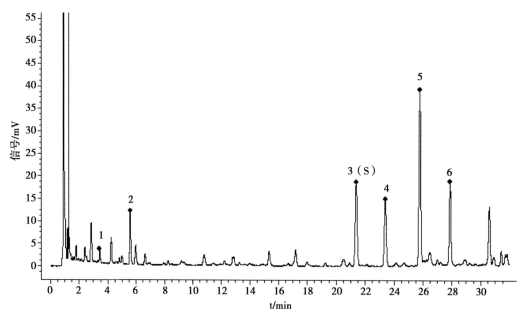

峰 1：原儿茶酸；峰 2：原儿茶醛；峰 3（S）：乙酰多巴胺二聚体。

图 17-3-9　蝉蜕对照药材特征图谱（方法二）

以乙酰多巴胺二聚体参照物相应的峰为 S 峰，计算各特征峰与 S 峰的相对保留时间（表 17-3-27）。

表 17-3-27　17 批蝉蜕标准汤剂特征图谱（方法二）（相对保留时间）

序号	批号	峰1	峰2	峰3（S）	峰4	峰5	峰6
1	CT-T-01	0.161	0.262	1.000	1.096	1.208	1.305
2	CT-T-02	0.162	0.263	1.000	1.096	1.207	1.305
3	CT-T-03	0.161	0.262	1.000	1.096	1.208	1.304
4	CT-T-04	0.162	0.263	1.000	1.096	1.206	1.302
5	CT-T-05	0.161	0.262	1.000	1.097	1.210	1.309
6	CT-T-06	0.161	0.262	1.000	1.096	1.208	1.304
7	CT-T-07	0.161	0.262	1.000	1.095	1.206	1.303
8	CT-T-08	0.161	0.261	1.000	1.096	1.209	1.306
9	CT-T-09	0.161	0.262	1.000	1.096	1.207	1.304
10	CT-T-10	0.160	0.261	1.000	1.096	1.207	1.304
11	CT-T-11	0.162	0.261	1.000	1.096	1.206	1.303
12	CT-T-12	0.161	0.262	1.000	1.096	1.205	1.300
13	CT-T-13	0.161	0.261	1.000	1.097	1.208	1.305
14	CT-T-14	0.161	0.261	1.000	1.096	1.207	1.304
15	CT-T-15	0.161	0.261	1.000	1.097	1.208	1.306
16	CT-T-16	0.160	0.261	1.000	1.096	1.209	1.307
17	CT-T-17	0.161	0.262	1.000	1.096	1.208	1.306
	RSD（%）	0.36	0.20	0.00	0.04	0.11	0.16

第四节　蝉蜕配方颗粒质量标准研究

一、蝉蜕配方颗粒质量标准草案

蝉蜕配方颗粒
Chantui Peifangkeli

【来源】本品为蝉科昆虫黑蚱 *Cryptotympana pustulata* Fabricius 的若虫羽化时脱落的皮壳经炮制并按标准汤剂的主要质量指标加工制成的配方颗粒。

【制法】取蝉蜕饮片 6 000g，加水煎煮，滤液浓缩成清膏（干浸膏出膏率为 2.0%～6.0%），加入辅料适量，干燥（或干燥，粉碎），再加入辅料适量，混匀，制粒，制成 1 000g，即得。

【性状】本品浅灰色至灰褐色的颗粒；气微，味淡。

【鉴别】取本品适量，研细，取 1g，加 10ml 盐酸，加热回流 30 分钟，滤过，滤液蒸干，残渣加甲醇定容至 1ml，作为供试品溶液。另取蝉蜕对照药材 0.5g，加水 30ml，煮沸 30 分钟，滤过，滤液蒸干，残渣自"加 10ml 盐酸"起，同法制成对照药材溶液。照薄层色谱法（《中国药典》2020 年版通则 0502）试验，吸取上述两种溶液各 1μl，分别点于同一硅胶 G 薄层板上，以正丁醇 - 冰醋酸 - 水（4∶1∶5）的上层液为展开剂，展开，取出，晾干，喷以 0.5% 茚三酮试液，在 105℃加热至斑点显色清晰。供试品色谱中，在与对照药材色谱相应的位置上，显相同颜色的斑点。

【检查】应符合颗粒剂项下有关的各项规定（《中国药典》2020 年版通则 0104）。

【浸出物】取本品约 2g,研细,精密称定,精密加入乙醇 100ml,照醇溶性浸出物测定法项下的热浸法(《中国药典》2020 年版通则 2201)测定,不得少于 5.0%。

【特征图谱】

特征图谱(方法一) 照高效液相色谱法(《中国药典》2020 年版通则 0512)测定。

色谱条件与系统适用性试验 同[含量测定]项。

参照物溶液的制备 取蝉蜕对照药材适量,约 0.1g,精密称定,置于氨基酸水解管中,精密加入 6mol/L 盐酸溶液 10ml,置于 150℃中水解 3 小时,放冷,取出,滤过,滤液移至蒸发皿中,水解管与滤渣再用水 10ml 分次洗涤,滤过,滤液并入蒸发皿中,蒸干,残渣加 0.1mol/L 盐酸溶液溶解,转移至 25ml 量瓶中,加 0.1mol/L 盐酸溶液至刻度,摇匀,作为蝉蜕对照药材参照物溶液。

取氨基酸类[含量测定]项下的对照品溶液,另取丝氨酸对照品、苏氨酸对照品、酪氨酸对照品、缬氨酸对照品、异亮氨酸对照品、亮氨酸对照品、赖氨酸适量,精密称定,加 0.1mol/L 盐酸溶液制成每 1ml 含丝氨酸 10μg、苏氨酸 15μg、酪氨酸 10μg、缬氨酸 10μg、异亮氨酸 10μg、亮氨酸 10μg、赖氨酸 10μg 的混合溶液,作为对照品参照物溶液。

供试品溶液的制备 同[含量测定]项。

精密量取上述参照物溶液和供试品溶液各 5ml,分别置 25ml 量瓶中,各加 0.1mol/L 异硫氰酸苯酯(PITC)的乙腈溶液,1mol/L 三乙胺的乙腈溶液 2.5ml,摇匀,室温放置 1 小时后,加 50% 乙腈至刻度,摇匀。取 10ml,加正己烷 10ml,振摇,放置 10 分钟,取下层溶液,滤过,取续滤液,即得。

测定法 分别精密吸取参照物溶液与供试品溶液各 5μl,注入液相色谱仪,测定,即得。

供试品溶液色谱中应呈现 8 个特征峰,并与对照品参照物溶液色谱中的 8 个特征峰保留时间相对应(图 17-4-1)。

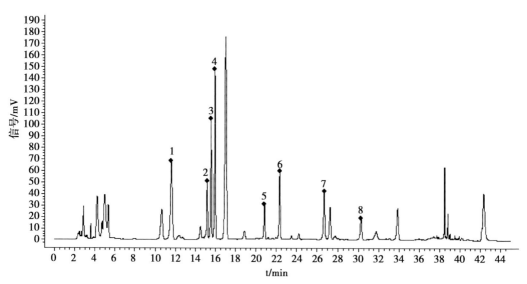

峰 1:甘氨酸;峰 2:苏氨酸;峰 3:丙氨酸;峰 4:脯氨酸;峰 5:酪氨酸;峰 6:缬氨酸;峰 7:异亮氨酸;峰 8:苯丙氨酸。

图 17-4-1 蝉蜕配方颗粒对照特征图谱(方法一)

色谱仪:Waters Acquity Arc 高效液相色谱仪;色谱柱:Thermo Acclaim C_{18}

特征图谱（方法二） 照高效液相色谱法（《中国药典》2020 年版通则 0512）测定。

色谱条件与系统适用性试验 同乙酰多巴胺二聚体［含量测定］项。

参照物溶液的制备 取蝉蜕对照药材适量，约 1.0g，精密称定，置于具塞锥形瓶中，精密加入 70% 甲醇溶液 50ml，称定重量，加热回流 30 分钟，取出，放冷，称定重量，用 70% 甲醇溶液补足损失的重量，离心（转速 4 000r/min，时间 5 分钟），取上清液 25ml 置蒸发皿中，蒸干，残渣加 70% 甲醇溶液溶解至 5ml 量瓶中，并用 70% 甲醇溶液定容至刻度，摇匀，滤过，取续滤液，作为蝉蜕对照药材参照物溶液。

另取原儿茶酸对照品、原儿茶醛对照品、乙酰多巴胺二聚体对照品适量，精密称定，加 50% 甲醇溶液制成每 1ml 含原儿茶酸 20μg、原儿茶醛 10μg、乙酰多巴胺二聚体 15μg 的混合溶液，作为对照品参照物溶液。

供试品溶液的制备 同乙酰多巴胺二聚体［含量测定］项。

测定法 分别精密吸取参照物溶液与供试品溶液各 2μl，注入液相色谱仪，测定，即得。

供试品溶液色谱中应呈现 6 个特征峰，并应与对照药材参照物色谱中的 6 个特征峰保留时间相对应，其中 3 个峰应分别与相应对照品参照物峰保留时间相对应，与乙酰多巴胺二聚体参照物相应的峰为 S 峰，计算各特征峰与 S 峰的相对保留时间，其相对保留时间应该在规定值的 ±10% 之内，规定值为：1.10（峰4）、1.21（峰5）、1.30（峰6）（图 17-4-2）。

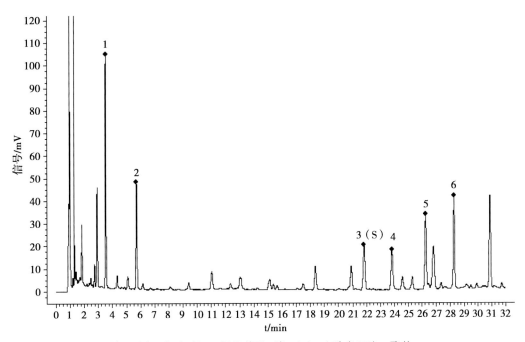

峰 1：原儿茶酸；峰 2：原儿茶醛；峰 3（S）：乙酰多巴胺二聚体。

图 17-4-2　蝉蜕配方颗粒对照特征图谱（方法二）

色谱仪：Waters H-Class；色谱柱：Agilent ZORBAX SB C18

【含量测定】氨基酸类 照高效液相色谱法（《中国药典》2020 年版通则 0512）测定。

色谱条件与系统适用性试验 以十八烷基硅烷键合硅胶为填充剂（柱长为 250mm，内径为 4.6mm，粒径为 5μm）；以乙腈 −0.1mol/L 醋酸钠溶液（用醋酸调节 pH 值至 6.5）（7∶93）

为流动相 A；以乙腈 - 水（4∶1）为流动相 B，按表 17-4-1 中的规定进行梯度洗脱；流速为每分钟 1.0ml；柱温为 40℃；检测波长为 254nm。理论板数按丙氨酸峰计算应不低于 4 000。

表 17-4-1 梯度洗脱表

时间（min）	流动相 A（%）	流动相 B（%）
0～6	100 → 97	0 → 3
6～9	97	3
9～11	97 → 88	3 → 12
11～13	88	12
13～18	88 → 80	12 → 20
18～29	80 → 72	20 → 28
29～33	72 → 66	28 → 34
33～36	66 → 0	34 → 100
36～45	0	100

对照品溶液的制备 取甘氨酸对照品、丙氨酸对照品、脯氨酸对照品、苯丙氨酸对照品适量，精密称定，加 0.1mol/L 盐酸溶液制成每 1ml 各含 10μg 的混合溶液。

供试品溶液的制备 取本品适量，研细，取约 0.1g，精密称定，置于氨基酸水解管中，精密加入 6mol/L 盐酸溶液 10ml，置于 150℃烘箱中水解 3 小时，放冷，取出，滤过，滤液移至蒸发皿中，水解管与滤渣再用水 10ml 分次洗涤，滤过，滤液并入蒸发皿中，蒸干，残渣加 0.1mol/L 盐酸溶液溶解，转移至 25ml 量瓶中，加 0.1mol/L 盐酸溶液至刻度，摇匀，即得。

精密量取上述对照品溶液和供试品溶液各 5ml，分别置 25ml 量瓶中，各加 0.1mol/L 异硫氰酸苯酯（PITC）的乙腈溶液、1mol/L 三乙胺的乙腈溶液 2.5ml，摇匀，室温放置 1 小时后，加 50% 乙腈至刻度，摇匀。取 10ml，加正己烷 10ml，振摇，放置 10 分钟，取下层溶液，滤过，取续滤液，即得。

测定法 分别精密吸取对照品溶液与供试品溶液各 5μl，注入液相色谱仪，测定，即得。

本品每 1g 含甘氨酸（$C_2H_5NO_2$）应为 2.0～10.5mg，丙氨酸（$C_3H_7NO_2$）应为 1.5～9.5mg，脯氨酸（$C_5H_9NO_2$）应为 3.5～12.0mg，苯丙氨酸（$C_9H_{11}NO_2$）应为 0.8～3.5mg。

乙酰多巴胺二聚体 照高效液相色谱法（《中国药典》2020 年版通则 0512）测定。

色谱条件与系统适用性试验 以十八烷基硅烷键合硅胶为填充剂（柱长为 150mm，内径为 2.1mm，粒径为 1.8μm）；以乙腈为流动相 A，以 0.2% 甲酸为流动相 B，按表 17-4-2 中的规定进行梯度洗脱；流速为每分钟 0.35ml；检测波长为 280nm；柱温为 35℃。理论板数按乙酰多巴胺二聚体峰计算应不低于 5 000。

表 17-4-2 梯度洗脱表

时间（min）	流动相 A（%）	流动相 B（%）
0～7	6 → 8	94 → 92
7～10	8 → 11	92 → 89

时间(min)	流动相A(%)	流动相B(%)
10～22	11 → 15	89 → 85
22～32	15 → 23	85 → 77
32～35	23 → 90	77 → 10
35～38	90	10

对照品溶液的制备 取乙酰多巴胺二聚体对照品适量,精密称定,加甲醇溶液制成每1ml 含 100μg 的溶液。

供试品溶液的制备 取本品适量,研细,取约 0.1g,精密称定,置于具塞锥形瓶中,精密加入 70% 甲醇溶液 50ml,称定重量,超声处理(300W,40kHz)30 分钟,取出,放冷,再称定重量,用 70% 甲醇溶液补足损失的重量,离心(转速 4 000r,时间 5min),取上清液 25ml 置蒸发皿中,蒸干,残渣加 70% 甲醇溶液溶解至 5ml 容量瓶中,并用 70% 甲醇溶液定容至刻度,摇匀,滤过,取续滤液,即得。

测定法 分别精密吸取对照品溶液与供试品溶液各 2μl,注入液相色谱仪,测定,即得。

本品每 1g 含乙酰多巴胺二聚体($C_{20}H_{22}N_2O_6$)为 0.5～2.0mg。

【规格】每 1g 配方颗粒相当于饮片 6.0g。

【贮藏】密封。

二、蝉蜕配方颗粒质量标准草案起草说明

本研究以大生产三批蝉蜕配方颗粒样品进行质量研究,根据国家药品监督管理局《中药配方颗粒质量控制与标准制定技术要求》的要求,参考《中国药典》2020 年版一部蝉蜕药材质量标准,《天津市中药配方颗粒质量标准》蝉蜕配方颗粒项下质量标准,以及前期蝉蜕标准汤剂的质量标准,建立符合标准汤剂质量要求的蝉蜕配方颗粒质量标准。

(一)药品名称

药品名称:蝉蜕配方颗粒

汉语拼音:Chantui Peifangkeli

(二)来源

本品为蝉科昆虫黑蚱 *Cryptotympana pustulata* Fabricius 的若虫羽化时脱落的皮壳经炮制并按标准汤剂的主要质量指标加工制成的配方颗粒。

(三)制法

蝉蜕配方颗粒的研究以标准汤剂为对照,以出膏率、指标成分含量和转移率、特征图谱的一致性为考察指标,通过单因素实验,确定了提取、固液分离、浓缩、干燥、成型工艺,通过三批中试的验证,考察了蝉蜕中间体及成品制备过程中的量值传递和物料平衡,最终确定了蝉蜕配方颗粒的制备工艺。

(四)性状

根据三批蝉蜕配方颗粒样品的实际性状描述,暂定本品性状为:本品为浅灰色至灰褐色的颗粒;气微,味淡(图 17-4-3)。

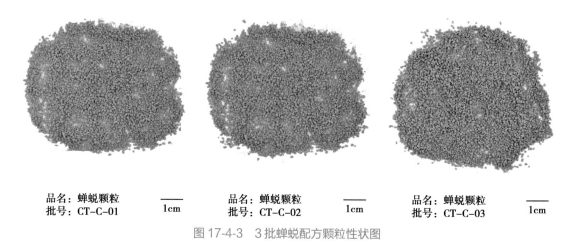

| 品名：蝉蜕颗粒 | 品名：蝉蜕颗粒 | 品名：蝉蜕颗粒 |
| 批号：CT-C-01 | 批号：CT-C-02 | 批号：CT-C-03 |

图 17-4-3　3 批蝉蜕配方颗粒性状图

（五）薄层鉴别

蝉蜕的主要活性成分为乙酰多巴胺、氨基酸类成分。本研究照《中国药典》2020 年版第四部通则 0502 薄层色谱法规定操作，选用蝉蜕对照药材作对照，以正丁醇 - 冰醋酸 - 水（4∶1∶5）的上层液为展开剂，按本节标准草案鉴别项下方法操作，结果供试品色谱中，在与对照药材色谱相应的位置上，显相同颜色的斑点；经试验验证，方法重现性好，因此将该方法收入正文（图 17-4-4）。

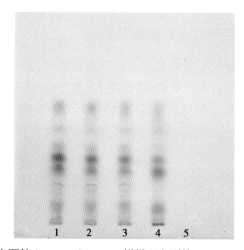

1. 蝉蜕配方颗粒（CT-C-03）1μl；2. 蝉蜕配方颗粒（CT-C-02）1μl；
3. 蝉蜕配方颗粒（CT-C-01）1μl；4. 蝉蜕对照药材 1μl；5. 阴性样品 1μl。

图 17-4-4　3 批蝉蜕配方颗粒薄层色谱

（六）检查

1. 常规检查　按《中国药典》2020 年版通则 0104 颗粒剂项下规定，对蝉蜕配方颗粒的粒度、水分、溶化性、装量差异、微生物限度进行了检查，规定如正文。

2. 其他检查

（1）重金属及有害元素：按《中国药典》2020 年版通则 2321 铅、镉、砷、汞、铜测定法（电感耦合等离子体质谱法）操作，采用电感耦合等离子体质谱仪对本品三批进行铅、镉、砷、汞、铜的测定,结果见表17-4-3。

表17-4-3 重金属及有害元素测定结果表

批号	镉(mg/kg)	铜(mg/kg)	铅(mg/kg)	砷(mg/kg)	汞(mg/kg)
CT-C-01	0.195	3.238	1.931	2.628	<0.021
CT-C-02	0.150	2.828	1.271	2.293	<0.021
CT-C-03	0.169	2.915	1.777	2.321	<0.021

根据《中国药典》2020年版对中药材重金属及有害元素的一般规定,除矿物、动物、海洋类以外的中药材中,铅不得过5mg/kg;镉不得过1mg/kg;砷不得过2mg/kg;汞不得过0.2mg/kg;铜不得过20mg/kg。由于蝉蜕为动物药,暂不规定其重金属及有害元素的限度。暂不纳入标准正文中。

(2)有机氯农药残留量:按《中国药典》2020年版通则2341农药残留量测定法(第一法有机氯类农药残留量测定法-色谱法)中9种有机氯类农药残留量测定法操作,采用气相色谱仪对本品三批进行9种有机氯类农药残留量进行测定,测定结果见表17-4-4。

表17-4-4 有机氯类农药残留量测定结果表

批号	总BHC(mg/kg)	总DDT(mg/kg)	PCNB(mg/kg)
CT-C-01	0.01	0.03	未检出
CT-C-02	0.01	0.02	未检出
CT-C-03	0.01	0.03	未检出

结果:根据《中国药典》2020年版对中药材有机氯类农药残留量的一般规定,六六六(总BHC)不得过0.2mg/kg;滴滴涕(总DDT)不得过0.2mg/kg;五氯硝基苯(PCNB)不得过0.1mg/kg。由表17-4-4可见,三批蝉蜕配方颗粒中有机氯农药残留均未超过《中国药典》2020年版限度,暂不纳入标准正文中。

(七)浸出物

按《中国药典》2020年版通则2201浸出法测定项下醇溶性浸出物测定法的热浸法测定,对三批蝉蜕配方颗粒进行测定,测定结果为13.52%、13.73%、12.63%。本研究仅测定了三批样品,缺乏样品的代表性,有待后续积累更多数据进行完善。因此参考广东一方制药有限公司的历史数据和本品大生产三批数据,暂定蝉蜕配方颗粒醇溶性浸出物不得少于5.0%。

(八)特征图谱

1. 特征图谱(方法一) 参照蝉蜕标准汤剂特征图谱(方法一)标准,对蝉蜕配方颗粒的特征图谱(方法一)进行研究。

取三批蝉蜕配方颗粒,按本节【特征图谱】项下特征图谱(方法一)的色谱条件,测定三批蝉蜕配方颗粒特征图谱(方法一),结果见表17-4-5、图17-4-5。

以脯氨酸参照物相应的峰为S峰,计算各特征峰与S峰的相对保留时间(表17-4-5)。

将三批蝉蜕配方颗粒HPLC特征图谱(方法一)使用《中药色谱指纹图谱相似度评价系统》进行匹配,生成对照图谱,建立蝉蜕配方颗粒对照特征图谱(方法一),见图17-4-6。

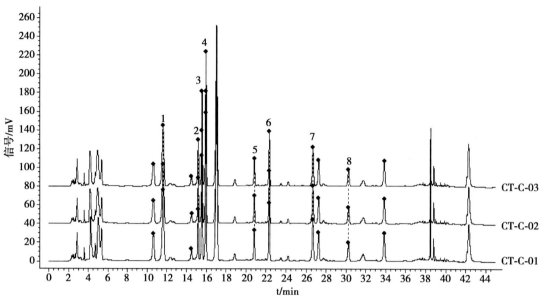

图 17-4-5 3 批蝉蜕配方颗粒特征图谱(方法一)叠加图

表 17-4-5 3 批蝉蜕配方颗粒特征图谱(方法一)(相对保留时间)

批号	峰 1	峰 2	峰 3	峰 4(S)	峰 5	峰 6	峰 7	峰 8
CT-C-01	0.728	0.951	0.976	1.000	1.306	1.400	1.672	1.897
CT-C-02	0.728	0.952	0.976	1.000	1.306	1.399	1.671	1.896
CT-C-03	0.728	0.952	0.976	1.000	1.305	1.399	1.670	1.895
RSD(%)	0.01	0.01	0.01	0.00	0.02	0.02	0.03	0.05

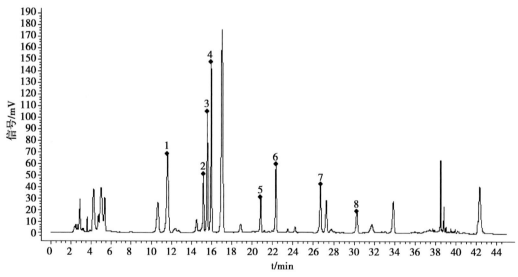

峰 1：甘氨酸；峰 2：苏氨酸；峰 3：丙氨酸；峰 4：脯氨酸；峰 5：酪氨酸；峰 6：缬氨酸；峰 7：异亮氨酸；峰 8：苯丙氨酸。

图 17-4-6 蝉蜕配方颗粒对照特征图谱(方法一)

2.特征图谱（方法二）　参照蝉蜕标准汤剂特征图谱（方法二）标准,对蝉蜕配方颗粒特征图谱（方法二）进行研究。

取三批蝉蜕配方颗粒,按本节【特征图谱】项下特征图谱（方法二）的色谱条件,测定三批蝉蜕配方颗粒特征图谱（方法二）,结果见表17-4-6、图17-4-7。

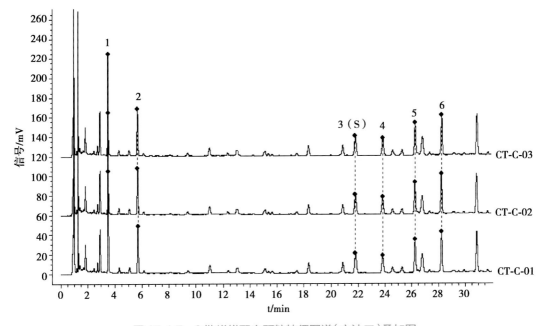

图 17-4-7　3批蝉蜕配方颗粒特征图谱（方法二）叠加图

以乙酰多巴胺二聚体参照物相应的峰为 S 峰,计算各特征峰与 S 峰的相对保留时间（表 17-4-6）。

表 17-4-6　3批蝉蜕配方颗粒特征图谱（方法二）（相对保留时间）

批号	峰 1	峰 2	峰 3(S)	峰 4	峰 5	峰 6
CT-C-01	0.161	0.262	1.000	1.092	1.204	1.295
CT-C-02	0.161	0.261	1.000	1.092	1.203	1.294
CT-C-03	0.161	0.261	1.000	1.093	1.204	1.295
RSD(%)	0.22	0.19	0.00	0.03	0.03	0.04

将三批蝉蜕配方颗粒 UPLC 特征图谱（方法二）使用《中药色谱指纹图谱相似度评价系统》进行匹配,生成对照图谱,建立蝉蜕配方颗粒对照特征图谱（方法二）,见图17-4-8。

（九）含量测定

1.氨基酸类　前期研究在蝉蜕标准汤剂的研究中建立了以甘氨酸、丙氨酸、脯氨酸及苯丙氨酸为含测指标的质量控制方法,并规定了标准汤剂中甘氨酸、丙氨酸、脯氨酸及苯丙氨酸的含量限度;本次研究参考标准汤剂的方法,建立蝉蜕配方颗粒中甘氨酸、丙氨酸、脯氨酸及苯丙氨酸的含量测定,并开展方法学验证。根据 17 批标准汤剂的研究结果,确定配方颗粒成品中甘氨酸、丙氨酸、脯氨酸及苯丙氨酸的含量限度。

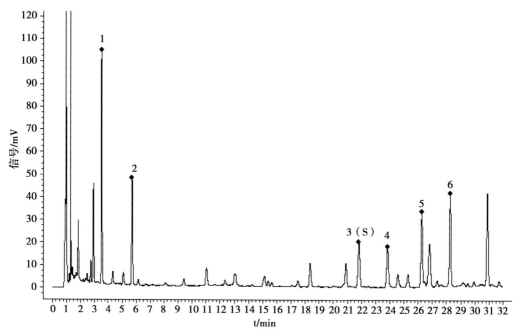

峰1：原儿茶酸；峰2：原儿茶醛；峰3（S）：乙酰多巴胺二聚体。

图17-4-8　蝉蜕配方颗粒对照特征图谱（方法二）

取所制备的3批蝉蜕配方颗粒，按照［含量测定］中氨基酸类项下供试品制备方法制备供试品溶液，按本节标准草案含量测定项下氨基酸类的色谱条件进行测定，测定3批蝉蜕配方颗粒的含量，结果见表17-4-7。

表17-4-7　蝉蜕配方颗粒的氨基酸类含量测定结果表

批号	甘氨酸含量（mg/g）	丙氨酸含量（mg/g）	脯氨酸含量（mg/g）	苯丙氨酸（mg/g）
CT-C-01	4.6	4.4	6.6	2.0
CT-C-02	4.2	4.0	6.0	1.8
CT-C-03	4.3	4.1	6.1	1.9

结合蝉蜕药材、饮片质量及蝉蜕标准汤剂氨基酸含量测定结果，暂定本品每1g含甘氨酸（$C_2H_5NO_2$）应为2.0～10.5mg、丙氨酸（$C_3H_7NO_2$）应为1.5～9.5mg、脯氨酸（$C_5H_9NO_2$）应为3.5～12.0mg、苯丙氨酸（$C_9H_{11}NO_2$）应为0.8～3.5mg。

2. 乙酰多巴胺二聚体　前期研究在蝉蜕标准汤剂的研究中建立了以乙酰多巴胺二聚体为含测指标的质量控制方法，并规定了标准汤剂中乙酰多巴胺二聚体的含量限度；本次研究参考标准汤剂的方法，建立蝉蜕配方颗粒中乙酰多巴胺二聚体的含量测定，并开展方法学验证。根据17批标准汤剂的研究结果，确定配方颗粒成品中乙酰多巴胺二聚体的含量限度。

取所制备的3批蝉蜕配方颗粒，按照［含量测定］中乙酰多巴胺二聚体项下供试品制备方法制备供试品溶液，按本节标准草案含量测定项下乙酰多巴胺二聚体的色谱条件进行测定，测定3批蝉蜕配方颗粒的含量，结果见表17-4-8。

表 17-4-8 蝉蜕配方颗粒的乙酰多巴胺二聚体含量测定结果表

批号	乙酰多巴胺二聚体（mg/g）
CT-C-01	0.68
CT-C-02	0.68
CT-C-03	0.68

结合蝉蜕药材、饮片质量及蝉蜕标准汤剂乙酰多巴胺二聚体含量测定结果，暂定本品每 1g 含乙酰多巴胺二聚体（$C_{20}H_{22}N_2O_6$）为 0.5～2.0mg。

（十）性味与归经、功能与主治、用法与用量、注意事项

同正文。

（十一）规格

按照制法中制成总量计算出每 1g 配方颗粒相当于饮片 6.0g。

（十二）贮藏

根据颗粒剂易吸潮特点以及稳定性试验结果，包装应密封。

三、小结

本研究以蝉蜕标准汤剂作为参照物，以衡量蝉蜕配方颗粒与传统汤剂的一致性。首先通过 17 批不同产地样品建立了蝉蜕标准汤剂的三大质量指标：出膏率，甘氨酸、丙氨酸、脯氨酸和苯丙氨酸、乙酰多巴胺二聚体含量和转移率，以及两个特征图谱标准；并以标准汤剂质量指标为基准，指导蝉蜕配方颗粒生产工艺过程的质量控制，建立了与蝉蜕标准汤剂质量指标一致的原料、中间体和配方颗粒的质量标准。

蝉蜕的主要成分包括蛋白质、乙酰多巴胺、氨基酸和微量元素等，其中以氨基酸成分为主。蝉蜕饮片中含有甘氨酸、丙氨酸等鲜味氨基酸，苯丙氨酸等必需氨基酸。具有疏散风热、利咽、透疹、明目退翳、解痉的功效，临床上常用于风热感冒、咽痛音哑、麻疹不透、风疹瘙痒、目赤翳障、惊风抽搐、破伤风等。近代药理学研究表明蝉蜕具有抗惊厥、镇静解热等活性。因此，蝉蜕配方颗粒的质量标准的建立，以标准汤剂质量标准为依据，以氨基酸类成分和乙酰多巴胺二聚体作为含量测定指标成分，分别采用 HPLC 法和 UPLC 法，测定本品中甘氨酸、丙氨酸、脯氨酸、苯丙氨酸和乙酰多巴胺二聚体的含量；分别建立了药材、饮片、标准汤剂、中间体、成品的特征图谱（方法一），选取了 8 个共有峰，以及特征图谱（方法二），选取了 6 个共有峰，并对全过程进行量值传递分析，以确保蝉蜕配方颗粒的整体性质量控制。采用 TLC 法，选择蝉蜕对照药材为对照进行专属性鉴别。除了进行定性定量分析外，还采用 ICP-MS 进行重金属及有害元素的测定、采用 GC 进行农药残留量的测定，来控制原料、产品质量，以期积累数据纳入药材内控质量标准，确保本品临床使用的安全性。经方法学考察，检测方法均符合要求，检测数据稳定可靠。三批大生产的中间体、成品之间各项关键指标均在规定质量范围之内，即三批大生产量值传递过程与标准汤剂均一致。说明蝉蜕配方颗粒与蝉蜕标准汤剂物质基础一致，与蝉蜕标准汤剂"形不同，但质相同"。

所建立的质量标准，能定性、定量评价蝉蜕配方颗粒的质量，为临床配方提供了符合传统汤剂质量，剂量合理、准确，工艺规范、统一，质量安全、优良且稳定的蝉蜕配方颗粒。

第十八章

特征多肽在中成药的应用

据统计，《中国药典》2020 年版共收载成方制剂和单味制剂 1 603 种，涉及使用动物药的成方制剂 579 种，占比 36%。可见，动物药在成方制剂中拥有不可或缺的地位。但由于动物药主要含有专属性较低的蛋白质、多肽等大分子初生代谢产物，且中成药本身组成复杂，加之受原料、辅料和生产工艺等的影响，鉴别成方制剂中的动物药成分难度较高。在《中国药典》2020 年版一部收载的成方制剂和单味制剂中，大部分的鉴别集中在对组方进行显微特征鉴别或对组方中的一味或几味植物药进行薄层鉴别，方法专属性稍差。少数有利用液质联用技术对含阿胶中成药的驴皮源成分进行鉴别，该方法专属性强，灵敏度高，能有效区分常见的伪品皮源，但此技术多用于胶类中药的鉴别，未见对组方中的其他类动物药成分进行检测。

本章节基于前文的研究，采用液质联用技术，对市场上购买的含有鸡内金、炒鸡内金、僵蚕、麸炒僵蚕、鳖甲、醋鳖甲、水蛭和土鳖虫的成方制剂进行多反应监测（MRM），为含动物药的成方制剂质量控制和成分鉴别提供可靠的分析方法。

第一节　含炒鸡内金的成方制剂检测

一、成方制剂信息

从药店购买化积口服液、健脾生血颗粒、小儿消食片和胃苏颗粒等含有炒鸡内金并且采用原粉入药或水提工艺的成方制剂，采用鸡内金配方颗粒的质谱鉴别方法进行检测。成方制剂信息见表 18-1-1，处方和制法信息详见《中国药典》2020 年版一部。

表 18-1-1　成方制剂信息表

名称	批号	炒鸡内金含量	规格
化积口服液	200721	7.45%	10ml/ 支
健脾生血颗粒	200705	5.85%	5g/ 袋
小儿消食片	1803011	1.75%	0.4g/ 片
胃苏颗粒	20040691	9.37%	5g/ 袋

二、检测方法

1. 色谱与质谱条件　同第七章第二节鸡内金药材和饮片研究"三、药材及饮片质量标准"下"（四）质谱鉴别"。

2. 对照品溶液的制备　同第七章第二节鸡内金药材和饮片研究"三、药材及饮片质量标准"下"（四）质谱鉴别"。

3. 供试品溶液的制备　取各样品适量，取约 5g，精密称定，分别加 1% 碳酸氢铵溶液 25ml，称定重量，回流 30 分钟，放冷，再称定重量，用 1% 碳酸氢铵溶液补足减失重量，摇匀，用 0.22μm 微孔滤膜滤过，移取 500μl，置微量进样瓶中，加胰蛋白酶溶液 50μl（取序列分析用胰蛋白酶，加 1% 碳酸氢铵溶液制成每 1ml 中含 1mg 的溶液，临用时配制），摇匀，37℃ 恒温酶解 12 小时，即得。

三、检测结果

结果显示，鸡内金配方颗粒质谱鉴别方法可应用于这 4 种成药的检测，4 种成药的 m/z 379.2（双电荷）→ 385.3，m/z 379.2（双电荷）→ 571.4 和 m/z 785.4（双电荷）→ 941.5，m/z 785.4（双电荷）→ 245.1 离子对均能明显检出，信噪比均大于 3∶1，且同时呈现与对照品色谱保留时间一致的色谱峰（表 18-1-2、图 18-1-1、图 18-1-2）。

表 18-1-2　检测结果表

品种	离子对	峰面积	信噪比
化积口服液	m/z 379.2 → 385.3	1 933	1 329
	m/z 379.2 → 571.4	2 953	7 706
	m/z 785.4 → 941.5	195	80
	m/z 785.4 → 245.1	310	85
健脾生血颗粒	m/z 379.2 → 385.3	135	637
	m/z 379.2 → 571.4	209	2 494
	m/z 785.4 → 941.5	18	41
	m/z 785.4 → 245.1	18	27
小儿消食片	m/z 379.2 → 385.3	340	2 361
	m/z 379.2 → 571.4	469	5 455
	m/z 785.4 → 941.5	27	32
	m/z 785.4 → 245.1	48	95
胃苏颗粒	m/z 379.2 → 385.3	564	932
	m/z 379.2 → 571.4	821	4 801
	m/z 785.4 → 941.5	63	72
	m/z 785.4 → 245.1	113	537

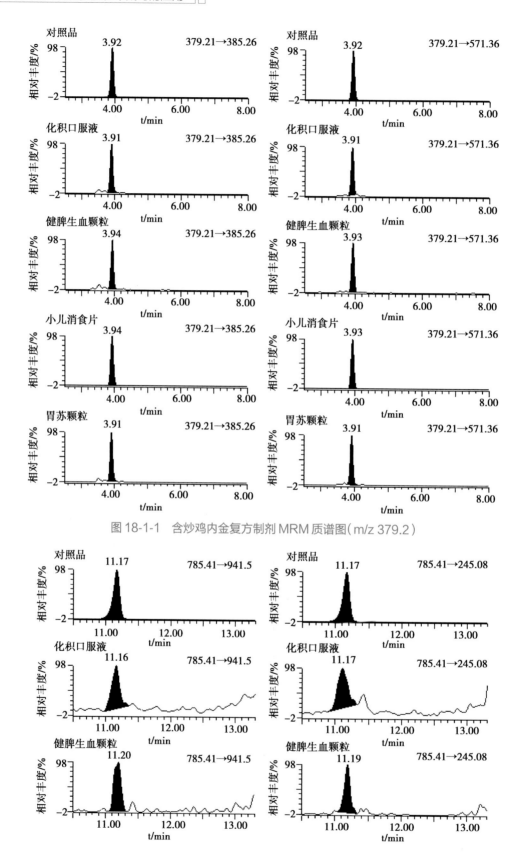

图 18-1-1 含炒鸡内金复方制剂 MRM 质谱图（m/z 379.2）

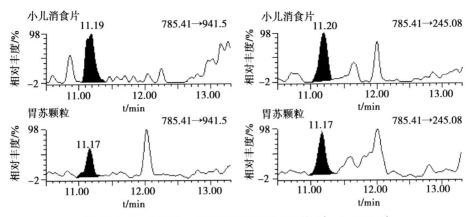

图 18-1-2　含炒鸡内金复方制剂 MRM 质谱图（m/z 785.4）

第二节　含僵蚕和麸炒僵蚕的成方制剂检测

一、成方制剂信息

从药店购买中风回春丸、乳癖散结胶囊、医痫丸、癫痫平片和小儿七珍丸等含有僵蚕并且采用原粉入药或水提工艺的成方制剂，采用僵蚕配方颗粒的质谱鉴别方法进行检测。成方制剂信息见表 18-2-1，处方和制法信息详见《中国药典》2020 年版一部和《中华人民共和国卫生部药品标准中药成方制剂》（第十九册）。

表 18-2-1　成方制剂信息表

名称	批号	僵蚕或麸炒僵蚕含量	规格
中风回春丸	K01005	3.33%	1.8g/ 袋
乳癖散结胶囊	190902	5.01%	0.53g/ 粒
医痫丸	200727	8.64%	3g/ 袋
癫痫平片	200702	2.59%	0.3g/ 片
小儿七珍丸	201001	7.60%	0.62g/100 粒

二、检测方法

1. 色谱与质谱条件　同第九章第二节僵蚕药材和饮片研究质谱鉴别"三、药材及饮片质量标准"下"（四）质谱鉴别"。

2. 对照品溶液的制备　同第九章第二节僵蚕药材和饮片研究质谱鉴别"三、药材及饮片质量标准"下"（四）质谱鉴别"。

3. 供试品溶液的制备　取各样品适量，取约 5g，精密称定，分别加 1% 碳酸氢铵溶液 20ml，称定重量，回流 30 分钟，放冷，再称定重量，用 1% 碳酸氢铵溶液补足减失重量，摇匀,用 0.22μm 微孔滤膜滤过,移取 500μl,置微量进样瓶中,加胰蛋白酶溶液 50μl(取序列分析用胰蛋白酶,加 1% 碳酸氢铵溶液制成每 1ml 中含 1mg 的溶液,临用时配制),摇匀,37℃恒温酶解 12 小时,即得。

三、检测结果

结果显示,僵蚕配方颗粒质谱鉴别方法可应用于这 5 种成药的检测,5 种成药的 m/z 823.4(双电荷)→1 070.5,m/z 823.4(双电荷)→1 345.6,m/z 637.3(三电荷)→825.4 和 m/z 637.3(三电荷)→926.4 离子对均能明显检出,信噪比均大于 3:1,且同时呈现与对照品色谱保留时间一致的色谱峰(表 18-2-2、图 18-2-1、图 18-2-2)。

表 18-2-2　检测结果表

品种	离子对	峰面积	信噪比
中风回春丸	m/z 823.4 → 1 070.5	518	9
	m/z 823.4 → 1 345.6	331	7
	m/z 637.3 → 825.4	286	9
	m/z 637.3 → 926.4	125	5
乳癖散结胶囊	m/z 823.4 → 1 070.5	1 804	26
	m/z 823.4 → 1 345.6	1 166	27
	m/z 637.3 → 825.4	677	7
	m/z 637.3 → 926.4	317	7
医痫丸	m/z 823.4 → 1 070.5	891	21
	m/z 823.4 → 1 345.6	577	13
	m/z 637.3 → 825.4	1 616	22
	m/z 637.3 → 926.4	793	14
癫痫平片	m/z 823.4 → 1 070.5	138	65
	m/z 823.4 → 1 345.6	77	36
	m/z 637.3 → 825.4	186	43
	m/z 637.3 → 926.4	88	23
小儿七珍丸	m/z 823.4 → 1 070.5	1 675	31
	m/z 823.4 → 1 345.6	1 021	15
	m/z 637.3 → 825.4	897	15
	m/z 637.3 → 926.4	427	10

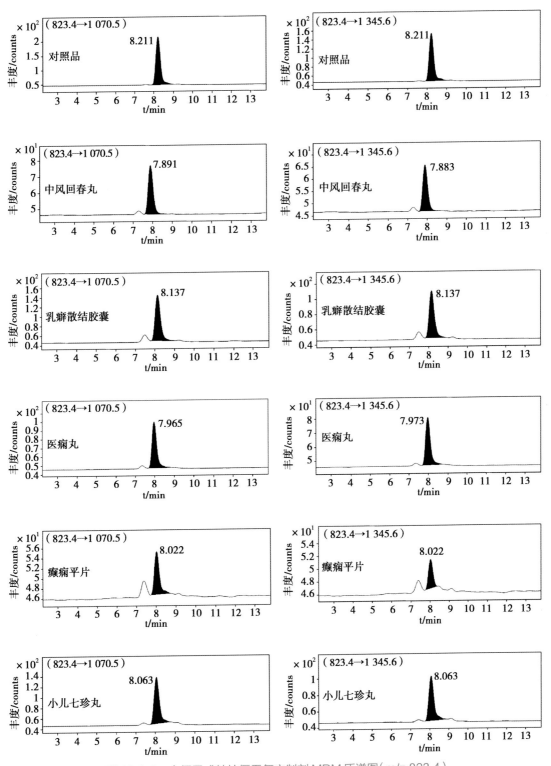

图 18-2-1 含僵蚕或麸炒僵蚕复方制剂 MRM 质谱图（m/z 823.4）

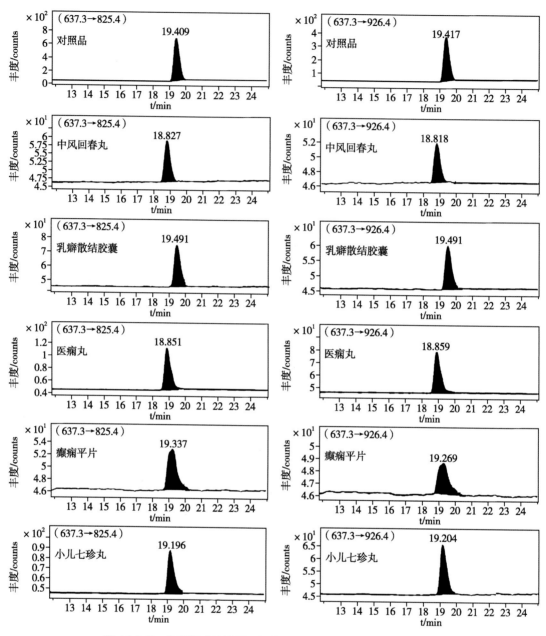

图 18-2-2　含僵蚕或麸炒僵蚕复方制剂 MRM 质谱图（m/z 637.3）

第三节　含鳖甲和醋鳖甲的成方制剂检测

一、成方制剂信息

从药店购买恒古骨伤愈合剂、小儿肺咳颗粒、蛤蚧定喘胶囊、蛤蚧定喘丸、乳癖散结胶囊和乌鸡白凤丸等含有鳖甲并且采用原粉入药或水提工艺的成方制剂，采用鳖甲配方颗

粒的质谱鉴别方法进行检测。成方制剂信息见表 18-3-1，处方和制法信息详见《中国药典》
2020 年版一部。

表 18-3-1　成方制剂信息表

名称	批号	鳖甲或醋鳖甲含量	规格
恒古骨伤愈合剂	20190320	5.85 %	25ml/ 瓶
小儿肺咳颗粒	20201208	4.69 %	2g/ 袋
蛤蚧定喘胶囊	190901	8.18 %	0.5g/ 粒
蛤蚧定喘丸	20200601	8.18%	6g/ 袋
乳癖散结胶囊	190902	12.50 %	0.53g/ 粒
乌鸡白凤丸	L06011	2.51 %	6g/ 袋

二、检测方法

1．色谱与质谱条件　同第十二章第二节鳖甲药材和饮片研究"三、药材及饮片质量标准"下"（四）质谱鉴别"。

2．对照品溶液的制备　同第十二章第二节鳖甲药材和饮片研究"三、药材及饮片质量标准"下"（四）质谱鉴别"。

3．供试品溶液的制备　取各样品适量，取约 5g，精密称定，分别加 1% 碳酸氢铵溶液 25ml，称定重量，回流 30 分钟，放冷，再称定重量，用 1% 碳酸氢铵溶液补足减失重量，摇匀，用 0.22μm 微孔滤膜滤过，移取 500μl，置微量进样瓶中，加胰蛋白酶溶液 50μl（取序列分析用胰蛋白酶，加 1% 碳酸氢铵溶液制成每 1ml 中含 1mg 的溶液，临用时配制），摇匀，37℃ 恒温酶解 12 小时，即得。

三、检测结果

结果显示，鳖甲配方颗粒质谱鉴别方法可应用于这 6 种成药的检测，6 种成药的 m/z 784.9（双电荷）→ 872.5，m/z 784.9（双电荷）→ 1 028.5，m/z 834.1（三电荷）→ 743.4 和 m/z 834.1（三电荷）→ 953.5 离子对均能明显检出，信噪比均大于 3∶1，且同时呈现与对照品色谱保留时间一致的色谱峰（表 18-3-2、图 18-3-1、图 18-3-2）。

表 18-3-2　检测结果表

品种	离子对	峰面积	信噪比
恒古骨伤愈合剂	m/z 784.9 → 872.5	2 223	29
	m/z 784.9 → 1 028.5	2 665	24
	m/z 834.1 → 743.4	239	13
	m/z 834.1 → 953.5	202	11
小儿肺咳颗粒	m/z 784.9 → 872.5	361	18
	m/z 784.9 → 1 028.5	475	17
	m/z 834.1 → 743.4	107	11
	m/z 834.1 → 953.5	91	9

续表

品种	离子对	峰面积	信噪比
蛤蚧定喘胶囊	m/z 784.9 → 872.5	15 314	512
	m/z 784.9 → 1 028.5	19 649	977
	m/z 834.1 → 743.4	2 437	306
	m/z 834.1 → 953.5	2 149	138
蛤蚧定喘丸	m/z 784.9 → 872.5	1 900	41
	m/z 784.9 → 1 028.5	2 370	34
	m/z 834.1 → 743.4	84	10
	m/z 834.1 → 953.5	74	8
乳癖散结胶囊	m/z 784.9 → 872.5	627	14
	m/z 784.9 → 1 028.5	770	15
	m/z 834.1 → 743.4	46	4
	m/z 834.1 → 953.5	33	4
乌鸡白凤丸	m/z 784.9 → 872.5	2 654	44
	m/z 784.9 → 1 028.5	3 317	47
	m/z 834.1 → 743.4	72	4
	m/z 834.1 → 953.5	62	4

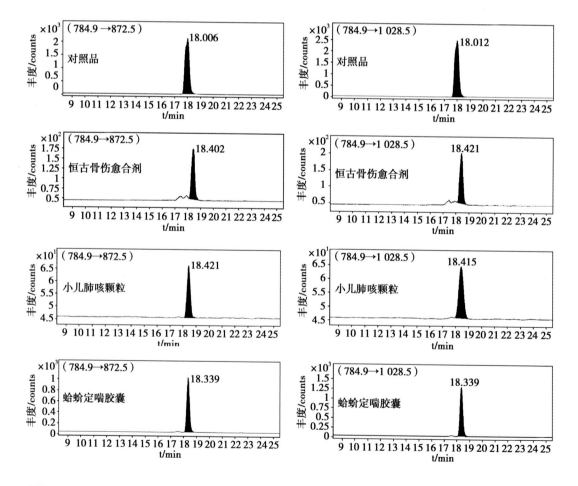

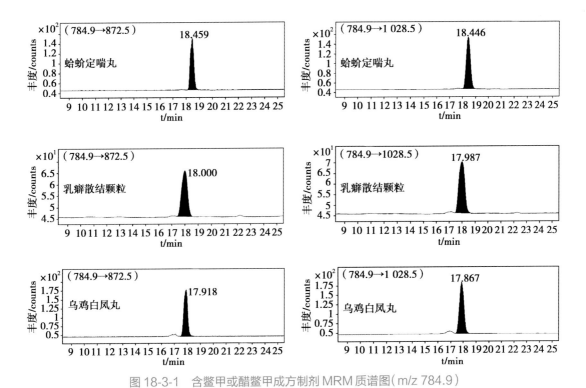

图 18-3-1　含鳖甲或醋鳖甲成方制剂 MRM 质谱图（m/z 784.9）

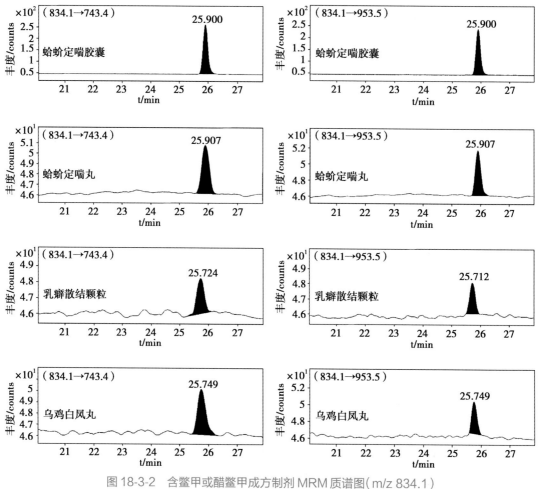

图 18-3-2　含鳖甲或醋鳖甲成方制剂 MRM 质谱图（m/z 834.1）

第四节　含水蛭的成方制剂检测

一、成方制剂信息

从药店购买脑心通胶囊、血栓心脉宁胶囊、血栓心脉宁片和天丹通络片这 4 个含有水蛭并且采用原粉入药或水提工艺的成方制剂，采用水蛭配方颗粒的质谱鉴别方法进行检测。成方制剂信息见表 18-4-1，处方和制法信息详见《中国药典》2020 年版一部。

表 18-4-1　成方制剂信息表

名称	批号	水蛭含量	规格
脑心通胶囊	190638	6.73%	0.4g/ 粒
血栓心脉宁胶囊	190104	7.50%	0.5g/ 粒
血栓心脉宁片	200905	7.50%	0.40g/ 片
天丹通络片	5020137	4.40%	0.415g/ 片

二、检测方法

1. 色谱与质谱条件　同第十五章第二节水蛭（蚂蟥）药材和饮片研究"三、药材及饮片质量标准"下"（四）质谱鉴别"。

2. 对照品溶液的制备　同第十五章第二节水蛭（蚂蟥）药材和饮片研究"三、药材及饮片质量标准"下"（四）质谱鉴别"。

3. 供试品溶液的制备　取各样品适量，取约 5g，精密称定，分别加 1% 碳酸氢铵溶液 20ml，称定重量，回流 30 分钟，放冷，再称定重量，用 1% 碳酸氢铵溶液补足减失重量，摇匀，用 0.22μm 微孔滤膜滤过，移取 500μl，置微量进样瓶中，加胰蛋白酶溶液 200μl（取序列分析用胰蛋白酶，加 1% 碳酸氢铵溶液制成每 1ml 中含 1mg 的溶液，临用时配制），摇匀，37℃恒温酶解 12 小时，即得。

三、检测结果

结果显示，水蛭配方颗粒质谱鉴别方法可应用于这 4 种成药的检测，4 种成药的 m/z 601.3（双电荷）→ 559.3，m/z 601.3（双电荷）→ 630.4 离子对均能明显检出，信噪比均大于 3∶1，且同时呈现与对照品色谱保留时间一致的色谱峰（表 18-4-2、图 18-4-1）。

表 18-4-2　检测结果表

品种	离子对	峰面积	信噪比
脑心通胶囊	m/z 601.3 → 559.3	5 533	881
	m/z 601.3 → 630.4	10 891	76
血栓心脉宁胶囊	m/z 601.3 → 559.3	2 721	263
	m/z 601.3 → 630.4	5 320	164
血栓心脉宁片	m/z 601.3 → 559.3	1 067	197
	m/z 601.3 → 630.4	2 139	136
天丹通络片	m/z 601.3 → 559.3	57	17
	m/z 601.3 → 630.4	54	7

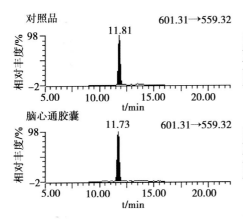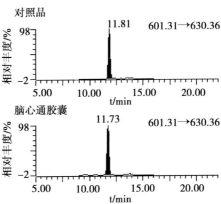

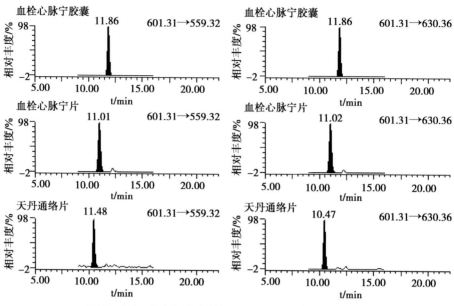

图 18-4-1　含水蛭成方制剂 MRM 质谱图(m/z 601.3)

第五节　含土鳖虫的成方制剂检测

一、成方制剂信息

从药店购买宫瘤清片、宫瘤清胶囊、郁金银屑片、中风回春丸、止痛化癥片和骨刺宁胶囊等含有土鳖虫并且采用原粉入药或水提工艺的成方制剂,采用土鳖虫配方颗粒的质谱鉴别方法进行检测。成方制剂信息见表 18-5-1,处方和制法信息详见《中国药典》2020 年版一部。

表 18-5-1　成方制剂信息表

名称	批号	土鳖虫或炒土鳖虫含量	规格
宫瘤清片	20191001	10.00%	0.4g/ 片
宫瘤清胶囊	190703-2	10.00%	0.37g/ 粒
郁金银屑片	190602	6.90%	0.24g/ 片
中风回春丸	K01005	3.33%	1.8g/ 袋
止痛化癥片	0H01 0360029	5.02%	0.6g/ 片
骨刺宁胶囊	201001 021	50.00%	0.3g/ 粒

二、检测方法

1. 色谱与质谱条件　同第十六章第二节土鳖虫(地鳖)药材与饮片研究"三、药材及饮片质量标准"下"(四)质谱鉴别"。

2. 对照药材溶液的制备　同第十六章第二节土鳖虫(地鳖)药材与饮片研究"三、药材及饮片质量标准"下"(四)质谱鉴别"。

3. 供试品溶液的制备　取各样品适量,取约 5g,精密称定,分别加 1% 碳酸氢铵溶液 25ml,称定重量,回流 30 分钟,放冷,再称定重量,用 1% 碳酸氢铵溶液补足减失重量,摇匀,用 0.22μm 微孔滤膜滤过,移取 500μl,置微量进样瓶中,加胰蛋白酶溶液 200μl(取序列分析用胰蛋白酶,加 1% 碳酸氢铵溶液制成每 1ml 中含 1mg 的溶液,临用时配制),摇匀,37℃恒温酶解 12 小时,即得。

三、检测结果

结果显示,土鳖虫配方颗粒质谱鉴别方法可应用于这 6 种成药的检测,6 种成药的 m/z 415.7(双电荷)→ 406.3,m/z 415.7(双电荷)→ 667.3,离子对均能明显检出,信噪比均大于 3:1,且同时呈现与对照药材色谱保留时间一致的色谱峰(表 18-5-2、图 18-5-1)。

表 18-5-2　检测结果表

品种	离子对	峰面积	信噪比
宫瘤清片	m/z 415.7 → 406.3	945	11
	m/z 415.7 → 667.3	52	10
宫瘤清胶囊	m/z 415.7 → 406.3	946	12
	m/z 415.7 → 667.3	48	7
郁金银屑片	m/z 415.7 → 406.3	584	6
	m/z 415.7 → 667.3	31	3
中风回春丸	m/z 415.7 → 406.3	382	6
	m/z 415.7 → 667.3	30	4
止痛化癥片	m/z 415.7 → 406.3	745	13
	m/z 415.7 → 667.3	72	11
骨刺宁胶囊	m/z 415.7 → 406.3	13 243	40
	m/z 415.7 → 667.3	1 238	32

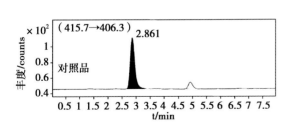
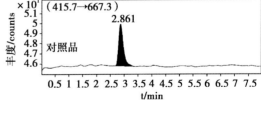
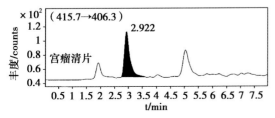
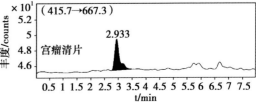

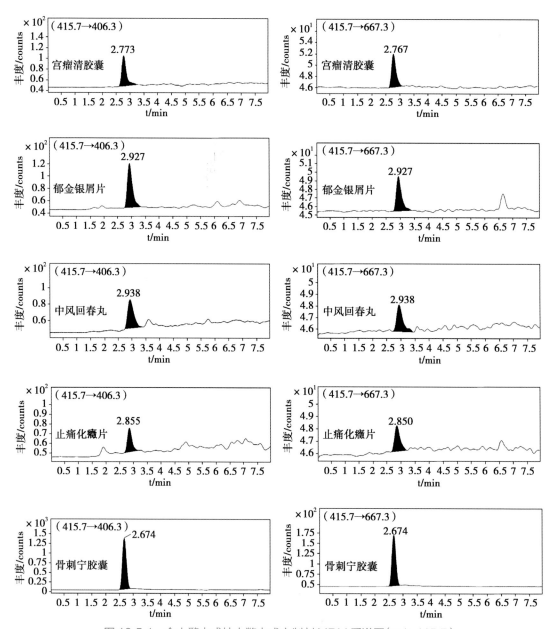

图 18-5-1 含土鳖虫或炒土鳖虫成方制剂 MRM 质谱图（m/z 415.7）

第十九章

基于含量测定及特征图谱的动物药氨基酸分析

动物药的主要成分为蛋白质、多肽及氨基酸,而水解产物主要为氨基酸,根据文献报道,发挥药效的物质基础主要产物可能与氨基酸有关。动物类中常见的氨基酸多为甘氨酸、丙氨酸、缬氨酸、亮氨酸等 20 余种,不同动物药中含有的氨基酸种类相似度较高,但含量有所差别。本研究在前期的研究品种,建立了 11 种动物药氨基酸的多组分含量测定及特征图谱方法,并对其药材、饮片、标准汤剂及配方颗粒进行了分析,本章节拟在此基础上,对上述研究数据进行分析,进一步挖掘不同动物药之间的氨基酸含量规律,以期为动物药的鉴别及质量控制提供参考。

第一节　药材氨基酸含量测定及特征图谱分析

一、不同动物药药材含量测定结果及分析

(一)动物药氨基酸含量测定结果

取 18 批鸡内金药材、17 批蝉蜕药材、18 批地龙(参环毛蚓)药材、15 批鳖甲药材、21 批土鳖虫(地鳖)药材、3 批水蛭(蚂蟥)药材、3 批僵蚕药材及 6 批龟甲药材样品进行测定,结果见表 19-1-1。结果显示,8 种动物药药材的氨基酸含量 RSD 值在 27.96%~90.80% 之间。其中蝉蜕及龟甲药材中未检出蛋氨酸;水蛭(蚂蟥)药材中未检出丝氨酸;鳖甲药材中未检出酪氨酸、蛋氨酸及苯丙氨酸。

表 19-1-1　各品种药材氨基酸含量比较(含量:mg/g)

批号	丝氨酸	甘氨酸	苏氨酸	丙氨酸	脯氨酸	酪氨酸	缬氨酸	蛋氨酸	异亮氨酸	亮氨酸	苯丙氨酸	赖氨酸
JNJ-YC-01	32.7	43.3	35.8	41.4	34.9	53.7	47.9	12.3	34.6	57.5	39.2	28.1
JNJ-YC-02	33.2	44.1	36.8	41.5	35.7	54.5	49.6	12.2	36.2	58.4	40.2	28.6
JNJ-YC-03	34.3	44.5	36.5	41.7	36.5	54.5	47.0	12.6	33.9	58.3	40.0	27.8
JNJ-YC-04	33.8	43.5	35.8	40.9	35.5	52.8	45.8	12.2	33.1	56.9	38.6	27.3

续表

批号	丝氨酸	甘氨酸	苏氨酸	丙氨酸	脯氨酸	酪氨酸	缬氨酸	蛋氨酸	异亮氨酸	亮氨酸	苯丙氨酸	赖氨酸
JNJ-YC-05	33.1	44.4	37.4	41.1	36.0	54.4	49.0	12.2	36.1	58.0	39.9	28.1
JNJ-YC-06	33.0	44.2	37.3	40.9	36.0	54.0	48.2	12.1	35.6	57.4	39.5	27.6
JNJ-YC-07	31.8	43.3	35.8	39.9	35.0	51.7	44.6	11.7	32.4	54.7	37.7	25.6
JNJ-YC-08	31.5	43.3	35.8	40.4	35.5	54.6	46.5	12.2	34.0	57.2	39.4	28.1
JNJ-YC-09	33.0	44.3	38.2	41.4	36.5	56.7	50.6	12.3	37.5	59.6	40.9	29.7
JNJ-YC-10	31.7	41.9	37.4	40.0	34.7	54.4	50.8	11.8	38.3	58.2	39.2	30.6
JNJ-YC-11	32.1	41.8	36.6	40.0	34.9	52.6	45.7	12.1	34.0	56.0	37.9	29.0
JNJ-YC-12	31.2	42.6	37.1	40.2	35.4	54.0	49.0	11.9	36.8	57.6	39.1	29.3
JNJ-YC-13	31.9	43.1	35.7	40.9	35.9	53.6	44.8	11.8	32.8	56.5	38.2	27.2
JNJ-YC-14	31.7	41.1	33.4	38.6	34.2	49.2	40.4	11.4	29.0	52.4	35.5	25.5
JNJ-YC-15	31.0	42.5	34.1	39.4	35.4	51.2	41.9	11.3	30.4	53.8	36.8	25.6
JNJ-YC-16	31.2	45.5	39.5	41.2	37.8	56.0	60.8	11.6	46.6	60.0	44.1	32.5
JNJ-YC-17	31.6	44.7	40.4	42.0	37.1	55.0	61.2	11.5	46.3	59.2	43.1	32.0
JNJ-YC-18	31.9	44.5	40.6	42.1	36.8	54.9	60.8	11.3	45.6	58.4	42.8	31.0
CT-YC-01	10.5	25.7	5.7	26.9	16.6	22.7	15.6	/	5.6	7.7	4.6	7.8
CT-YC-02	11.8	28.6	6.1	30.5	17.7	25.5	16.9	/	5.7	10.5	4.9	8.1
CT-YC-03	13.3	32.6	6.7	34.0	21.3	30.8	20.3	/	7.3	11.3	5.8	9.2
CT-YC-04	10.7	25.9	5.4	27.9	16.3	22.0	15.3	/	5.2	10.7	4.4	7.5
CT-YC-05	10.6	27.8	5.7	29.0	17.6	23.7	16.2	/	5.6	11.2	4.7	7.8
CT-YC-06	11.6	31.1	6.3	32.1	19.4	26.6	17.6	/	6.0	12.5	5.1	8.1
CT-YC-07	10.1	27.1	5.5	27.6	17.7	24.1	15.4	/	5.5	12.2	4.5	7.6
CT-YC-08	12.4	34.3	7.1	37.4	21.2	30.3	20.7	/	6.7	13.5	5.7	8.7
CT-YC-09	15.3	35.6	7.6	37.5	22.5	31.9	20.7	/	7.0	13.8	5.8	8.9
CT-YC-10	14.3	29.6	6.6	30.8	18.6	26.7	17.5	/	6.1	11.8	4.9	8.1
CT-YC-11	15.3	33.1	7.3	34.9	20.9	30.5	19.6	/	6.6	13.3	5.5	8.8
CT-YC-12	13.7	31.5	6.9	33.3	20.2	29.0	18.3	/	6.4	13.1	5.3	8.5
CT-YC-13	15.0	34.1	7.9	37.4	21.6	33.5	21.7	/	7.4	11.7	5.9	9.5
CT-YC-14	14.5	33.9	7.4	36.0	21.0	31.7	20.0	/	6.8	13.2	5.8	9.2
CT-YC-15	14.0	26.6	7.1	26.7	16.9	27.1	16.0	/	5.7	8.9	4.8	8.0
CT-YC-16	14.6	28.5	7.6	28.8	18.3	29.2	17.0	/	6.0	9.4	5.1	8.3
CT-YC-17	15.4	29.6	7.6	29.6	19.2	29.9	17.2	/	6.2	9.6	5.1	8.3
DL-YC-01	29.3	34.8	24.7	39.6	19.9	18.7	29.6	11.8	27.0	49.2	21.7	49.7
DL-YC-02	28.4	29.9	24.2	37.6	18.1	18.1	30.1	11.6	27.0	46.6	21.5	49.8
DL-YC-03	33.9	34.6	27.7	40.6	20.2	18.7	31.0	12.9	27.7	50.5	22.7	53.4

续表

批号	丝氨酸	甘氨酸	苏氨酸	丙氨酸	脯氨酸	酪氨酸	缬氨酸	蛋氨酸	异亮氨酸	亮氨酸	苯丙氨酸	赖氨酸
DL-YC-04	32.9	35.5	27.2	40.7	20.5	18.7	31.1	12.5	27.9	50.5	22.6	52.8
DL-YC-05	32.1	35.6	26.3	40.6	20.3	18.6	30.3	12.4	27.2	50.3	22.7	50.6
DL-YC-06	30.4	33.7	25.8	39.8	19.8	17.8	29.7	12.0	26.7	48.6	21.7	49.4
DL-YC-07	32.3	36.0	27.3	41.9	21.8	19.0	31.2	12.7	28.1	52.4	23.0	52.1
DL-YC-08	29.8	33.8	25.0	39.4	20.0	17.8	28.9	11.6	26.0	48.6	21.5	48.7
DL-YC-09	28.3	32.5	25.0	40.6	18.8	18.9	31.6	11.8	28.1	48.5	22.2	51.7
DL-YC-10	31.8	34.4	26.0	39.9	20.1	19.1	29.4	11.8	26.6	50.1	21.9	50.0
DL-YC-11	29.7	32.4	24.6	38.3	19.1	18.1	29.4	11.6	26.6	47.8	21.4	48.9
DL-YC-12	28.9	33.5	24.0	38.0	19.1	17.4	28.3	11.4	25.3	46.6	20.9	46.7
DL-YC-13	34.1	33.9	27.5	40.9	20.0	19.1	31.2	12.7	27.4	49.2	23.0	53.1
DL-YC-14	28.9	31.5	24.0	38.6	18.4	17.6	29.3	11.6	26.2	46.6	21.0	48.3
DL-YC-15	34.9	36.4	28.6	43.3	21.5	20.2	33.5	13.4	29.9	52.6	25.0	56.9
DL-YC-16	41.0	41.3	32.8	49.4	24.0	22.2	36.2	14.3	32.7	59.3	27.5	60.2
DL-YC-17	41.3	37.0	32.8	46.7	23.8	22.0	35.9	14.3	32.7	58.1	28.0	60.6
DL-YC-18	41.0	38.1	32.0	46.1	23.4	21.5	35.0	13.8	32.0	57.6	26.9	59.4
BJ-YC-01	9.1	53.0	7.9	24.3	29.2	/	7.4	/	4.8	8.9	/	17.8
BJ-YC-02	9.2	53.7	7.3	23.4	27.8	/	7.1	/	4.4	8.6	/	17.4
BJ-YC-03	9.9	52.2	7.1	25.1	28.0	/	8.7	/	6.2	11.0	/	19.9
BJ-YC-04	10.1	57.8	7.1	25.6	30.4	/	8.4	/	5.7	10.3	/	19.3
BJ-YC-05	10.4	49.9	7.0	26.0	28.1	/	11.4	/	8.7	14.8	/	24.1
BJ-YC-06	9.8	55.4	7.6	25.1	30.6	/	8.1	/	5.1	9.7	/	18.4
BJ-YC-07	9.5	61.1	8.5	26.6	31.9	/	8.4	/	5.6	10.2	/	19.2
BJ-YC-08	11.8	73.8	8.6	32.8	38.5	/	11.6	/	8.2	14.4	/	23.3
BJ-YC-09	14.2	58.4	6.7	25.9	33.0	/	9.9	/	6.2	11.1	/	18.9
BJ-YC-10	15.5	62.6	7.2	27.6	35.3	/	10.2	/	6.3	11.8	/	19.5
BJ-YC-11	15.4	60.4	7.5	27.0	36.5	/	10.8	/	6.9	12.8	/	20.4
BJ-YC-12	15.8	66.5	7.4	28.9	37.8	/	10.7	/	6.8	12.7	/	20.2
BJ-YC-13	12.7	56.2	5.7	23.3	32.3	/	8.4	/	5.1	9.5	/	16.3
BJ-YC-14	14.0	59.7	6.3	24.9	34.4	/	9.2	/	5.4	10.2	/	17.8
BJ-YC-15	16.4	65.2	8.8	28.6	38.5	/	10.0	/	6.9	12.7	/	18.8
TBC-YC-01	18.0	37.8	13.6	31.2	20.2	26.7	25.1	5.5	14.7	25.1	14.0	23.6
TBC-YC-02	19.1	36.8	13.8	35.6	22.5	27.6	26.9	5.1	15.0	25.9	13.6	24.1
TBC-YC-03	18.6	32.7	12.2	33.6	21.0	27.2	25.2	4.8	13.1	25.5	12.6	21.3
TBC-YC-04	13.7	50.7	12.2	30.8	20.7	23.0	24.9	4.6	14.9	22.8	12.8	23.1

续表

批号	丝氨酸	甘氨酸	苏氨酸	丙氨酸	脯氨酸	酪氨酸	缬氨酸	蛋氨酸	异亮氨酸	亮氨酸	苯丙氨酸	赖氨酸
TBC-YC-05	14.0	43.1	11.8	33.1	20.6	24.7	26.1	4.8	15.1	24.6	13.3	22.6
TBC-YC-06	19.1	32.9	13.4	32.7	21.6	27.4	26.3	5.7	15.1	26.4	14.4	23.8
TBC-YC-07	17.0	30.5	11.7	31.4	19.0	23.0	22.7	4.9	12.8	23.0	11.8	21.0
TBC-YC-08	17.2	33.2	12.4	32.6	19.9	24.0	23.9	5.2	13.7	24.4	12.6	22.2
TBC-YC-09	15.9	34.5	11.7	29.9	18.6	22.2	22.7	4.9	13.2	23.1	12.1	21.5
TBC-YC-10	17.6	35.5	12.5	33.7	20.7	25.1	24.9	5.2	14.3	25.0	12.9	22.7
TBC-YC-11	16.3	32.2	11.4	30.1	19.2	22.8	21.8	4.6	12.4	21.5	11.6	20.8
TBC-YC-12	15.5	41.4	12.1	33.0	20.1	24.2	25.8	5.1	14.6	23.9	12.9	22.9
TBC-YC-13	17.0	42.7	13.3	38.7	23.5	28.6	30.3	5.2	15.8	26.1	14.0	24.6
TBC-YC-14	17.1	44.3	13.0	36.7	22.6	28.2	28.9	5.1	15.2	25.0	13.7	24.3
TBC-YC-15	18.5	40.4	13.7	39.6	24.0	29.8	30.1	5.3	15.5	27.1	14.0	24.7
TBC-YC-16	14.9	31.6	11.1	23.2	17.6	23.2	18.2	4.0	11.0	20.0	11.0	18.8
TBC-YC-17	14.0	26.2	12.0	25.7	18.4	21.8	19.7	4.2	12.6	22.0	11.4	18.5
TBC-YC-18	16.1	27.0	11.7	23.7	18.6	25.3	18.1	4.1	11.1	20.8	11.5	17.5
TBC-YC-19	15.9	42.2	12.1	36.3	22.7	27.4	28.7	5.3	16.3	27.4	14.1	24.6
TBC-YC-20	18.7	29.6	11.9	35.3	22.1	27.4	23.9	5.3	13.0	25.1	12.7	22.9
TBC-YC-21	16.6	41.9	12.7	37.1	23.4	28.4	29.1	5.3	16.3	27.6	14.1	25.0
SZ-YC-14	/	41.3	26.0	37.5	26.2	20.2	34.8	9.8	21.8	51.7	24.4	39.4
SZ-YC-15	/	37.7	25.7	34.5	25.7	19.5	34.4	9.3	21.4	50.3	23.8	39.6
SZ-YC-16	/	41.6	27.2	37.9	26.8	19.9	34.8	9.5	21.8	52.1	24.9	41.5
JC-YC-15	58.1	84.5	21.1	76.5	18.8	34.4	25.6	7.3	15.7	24.9	17.6	33.8
JC-YC-16	59.7	91.9	21.1	82.9	18.5	36.2	25.8	6.4	15.5	24.1	17.2	33.5
JC-YC-17	64.4	92.6	22.4	82.4	20.3	36.7	26.7	6.6	16.1	25.2	17.5	35.2
GJ-YC-10	16.0	61.0	8.4	24.4	32.2	13.7	12.9	/	7.9	15.4	8.6	18.1
GJ-YC-11	16.6	61.0	8.2	24.2	32.3	14.6	11.6	/	6.7	14.2	8.6	16.8
GJ-YC-12	17.7	68.7	9.1	28.3	36.9	18.5	15.0	/	8.5	17.1	9.9	19.1
GJ-YC-13	17.3	65.6	8.6	27.8	34.8	13.0	11.3	/	7.0	14.4	8.8	18.1
GJ-YC-14	15.5	60.5	7.7	23.6	32.1	12.6	12.1	/	7.1	13.4	8.2	17.3
GJ-YC-15	16.1	60.2	8.2	25.3	32.4	12.0	10.5	/	6.3	13.4	8.2	17.3
RSD（%）	54.16	32.39	63.99	28.64	27.96	63.94	50.49	90.80	66.05	61.28	80.57	53.81

（二）层次聚类分析

运用 SPSS 20.0 软件对以上 101 批样品进行聚类分析,采用组间平均数联结,以平方 Euclidean 距离作为样品相似度的距离公式,欧式距离为 5 时,上述样品聚为七类(图 19-1-1)。

JNJ-YC-01～JNJ-YC-18 聚为 Ⅰ 类，为鸡内金药材；CT-YC-01～CT-YC-17 聚为 Ⅱ 类，为蝉蜕药材；TBC-YC-01～TBC-YC-21 聚为 Ⅲ 类，为土鳖虫（地鳖）药材；BJ-YC-01～BJ-YC-15、GJ-YC-10～GJ-YC-15 聚为 Ⅳ 类，为鳖甲及龟甲药材；DL-YC-01～DL-YC-18 聚为 Ⅴ 类，为地龙（参环毛蚓）药材；SZ-YC-14～SZ-YC-16 聚为 Ⅵ 类，为水蛭（蚂蟥）药材；JC-YC-15～JC-YC-17 聚为 Ⅶ 类，为僵蚕药材。除鳖甲及龟甲外，其余动物药药材均能单独聚为一类。

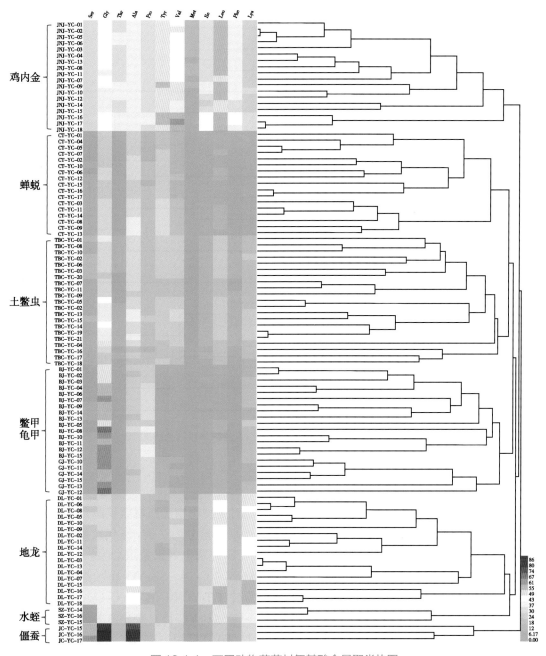

图 19-1-1　不同动物药药材氨基酸含量聚类热图

进一步运用 SPSS 20.0 软件对鳖甲及龟甲药材 21 批样品进行单独聚类分析，采用组间平均数联结，以平方 Euclidean 距离作为样品相似度的距离公式，欧式距离为 20 时，鳖甲药材及龟甲药材可聚为两类（图 19-1-2）。

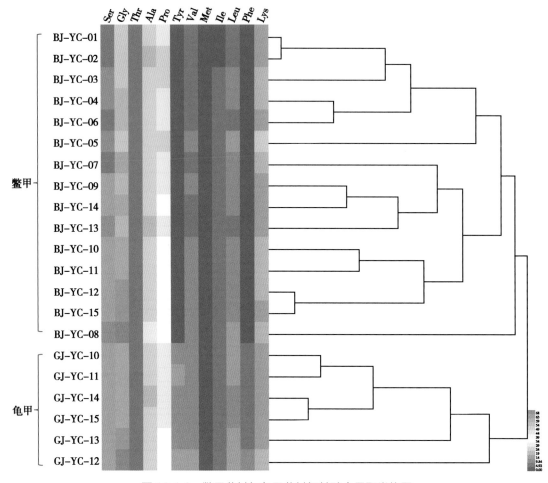

图 19-1-2　鳖甲药材与龟甲药材氨基酸含量聚类热图

（三）K-Means 均值聚类分析

通过 SPSS 20.0 软件，采用 K-Means 聚类算法对 8 种动物药药材氨基酸含量数据进行聚类分析，经前研究中系统聚类分析，将聚类的类别数量分为 7 类，迭代次数为 5。结果表明，该聚类方法分析结果与系统聚类结果一致。即类别 1 为土鳖虫（地鳖）药材（TBC-YC-01～TBC-YC-21）；类别 2 为水蛭（蚂蟥）药材（SZ-YC-14～SZ-YC-16）；类别 3 为鸡内金药材（JNJ-YC-01～JNJ-YC-18）；类别 4 为蝉蜕药材（CT-YC-01～CT-YC-17）；类别 5 为鳖甲药材（BJ-YC-01～BJ-YC-15）、龟甲药材（GJ-YC-10～GJ-YC-15）；类别 6 为僵蚕药材（JC-YC-14～JC-YC-16）；类别 7 为地龙（参环毛蚓）药材（DL-YC-01～DL-YC-18）。除鳖甲及龟甲外，其余动物药均能明显区分，具体结果见表 19-1-2 及图 19-1-3。

表 19-1-2　8 种动物药药材聚类中心值数据分布

成分名称	聚类类别						
	1	2	3	4	5	6	7
丝氨酸	18.50	0.00	31.18	10.48	17.29	64.39	28.43
甘氨酸	40.35	41.33	45.48	25.69	65.56	92.55	29.92
苏氨酸	13.70	25.96	39.48	5.73	8.63	22.44	24.16
丙氨酸	39.57	37.49	41.22	26.86	27.79	82.42	37.56
脯氨酸	23.98	26.16	37.77	16.63	34.84	20.33	18.11
酪氨酸	29.84	20.19	55.95	22.72	13.00	36.70	18.06
缬氨酸	30.15	34.75	60.80	15.65	11.25	26.69	30.13
蛋氨酸	5.31	9.77	11.57	0.00	0.00	6.62	11.63
异亮氨酸	15.55	21.85	46.64	5.61	6.96	16.14	26.99
亮氨酸	27.10	51.65	60.05	7.70	14.44	25.24	46.65
苯丙氨酸	13.98	24.39	44.08	4.56	8.81	17.51	21.46
赖氨酸	24.71	39.39	32.49	7.81	18.06	35.23	49.80
聚类个数	21	3	18	17	21	3	18
对应品种	土鳖虫（地鳖）	水蛭（蚂蟥）	鸡内金	蝉蜕	龟甲、鳖甲	僵蚕	地龙（参环毛蚓）

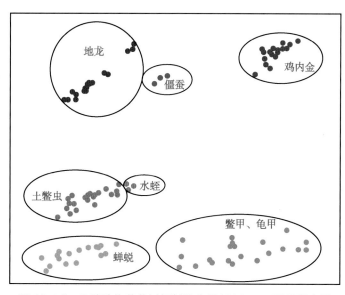

图 19-1-3　8 种动物药药材氨基酸含量 K-Means 聚类散点图

为进一步区分龟甲及鳖甲药材，沿用 K-Means 聚类算法对该两类药材氨基酸含量数据进行聚类分析，将聚类的类别数量分为 2 类，迭代次数为 3。结果表明，该聚类方法可有效将龟甲及鳖甲药材划分。其中类别 1 为鳖甲药材（BJ-YC-01～BJ-YC-15）；类别 2 为龟甲药材（GJ-YC-10～GJ-YC-15）。具体结果见表 19-1-3、图 19-1-4。

表 19-1-3　鳖甲与龟甲药材聚类中心值数据分布

成分名称	聚类类别	
	1	2
丝氨酸	12.25	16.55
甘氨酸	59.06	62.83
苏氨酸	7.38	8.37
丙氨酸	26.34	25.60
脯氨酸	32.83	33.45
酪氨酸	0.00	14.07
缬氨酸	9.34	12.23
蛋氨酸	0.00	0.00
异亮氨酸	6.16	7.24
亮氨酸	11.24	14.64
苯丙氨酸	0.00	8.72
赖氨酸	19.42	17.78
聚类个数	15	6
对应品种	鳖甲	龟甲

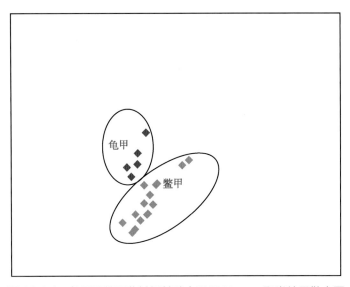

图 19-1-4　龟甲及鳖甲药材氨基酸含量 K-Means 聚类结果散点图

二、不同动物药药材特征图谱分析及评价

（一）氨基酸特征图谱的建立及共有峰归属

取 18 批鸡内金药材、17 批蝉蜕药材、18 批地龙（参环毛蚓）药材、15 批鳖甲药材、21 批土鳖虫（地鳖）药材、3 批水蛭（蚂蟥）药材、3 批僵蚕药材及 6 批龟甲药材样品，将所得色谱数据导入中药色谱指纹图谱相似度评价系统（国家药典委员会，2012.0 版）进行结果分析：

鸡内金确定 12 个共有峰、蝉蜕确定 12 个共有峰、地龙（参环毛蚓）共确定 13 个共有峰、鳖甲确定 10 个共有峰、土鳖虫（地鳖）确定 12 个共有峰、水蛭（蚂蟥）确定 11 个共有峰、僵蚕确定 13 个共有峰、龟甲确定 12 个共有峰，其中峰 5（脯氨酸）分离度较好，响应较高，故以峰 5（脯氨酸）为参照峰（即为 S 峰）；经与对照品色谱峰保留时间比对，并结合 DAD 光谱分析，共指认 13 个特征峰，8 种动物药的色谱峰详细信息见图 19-1-5～图 19-1-13、表 19-1-4。

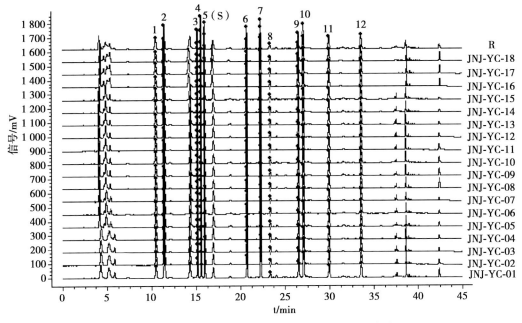

图 19-1-5　18 批鸡内金药材氨基酸特征图谱共有峰

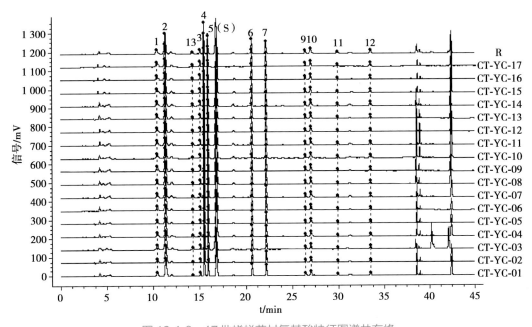

图 19-1-6　17 批蝉蜕药材氨基酸特征图谱共有峰

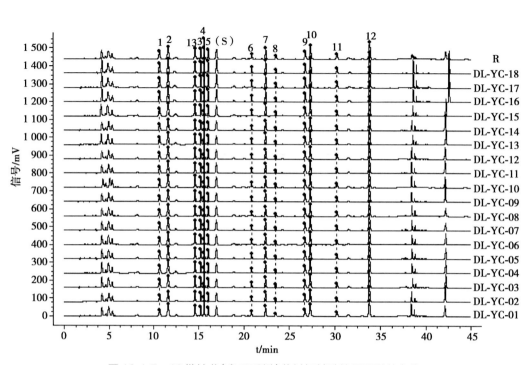

图 19-1-7　18 批地龙（参环毛蚓）药材氨基酸特征图谱共有峰

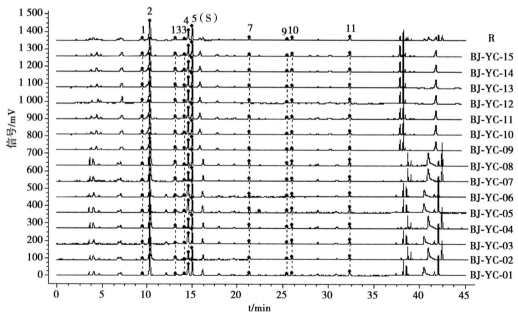

图 19-1-8　15 批鳖甲药材氨基酸特征图谱共有峰

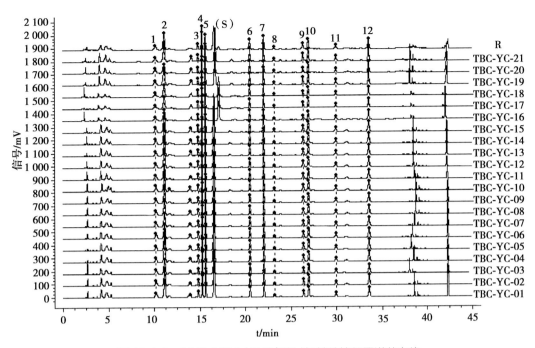

图 19-1-9　21 批土鳖虫（地鳖）药材氨基酸特征图谱共有峰

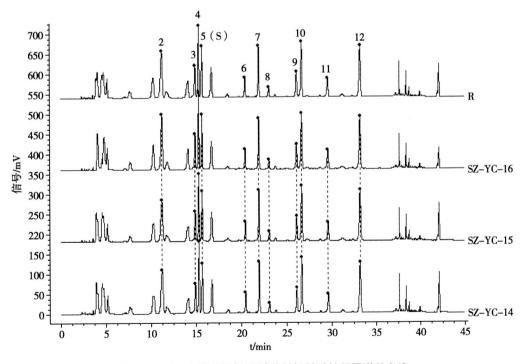

图 19-1-10　3 批水蛭（蚂蟥）药材氨基酸特征图谱共有峰

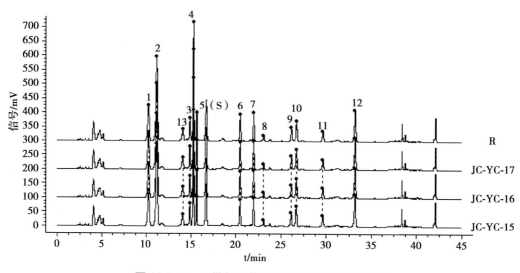

图 19-1-11 3批僵蚕药材氨基酸特征图谱共有峰

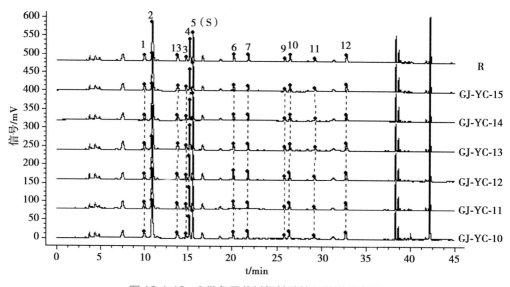

图 19-1-12 6批龟甲药材氨基酸特征图谱共有峰

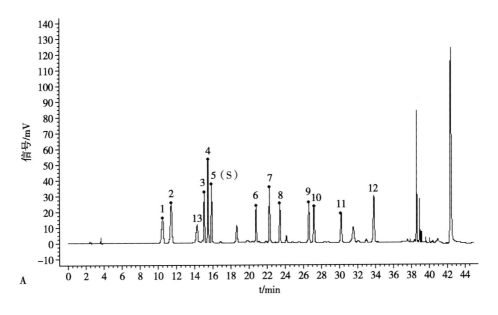

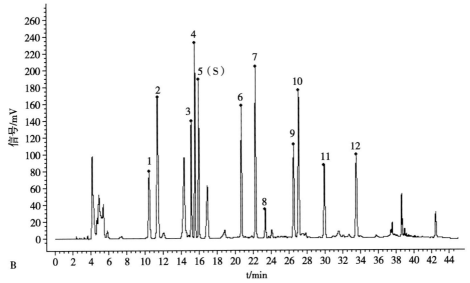

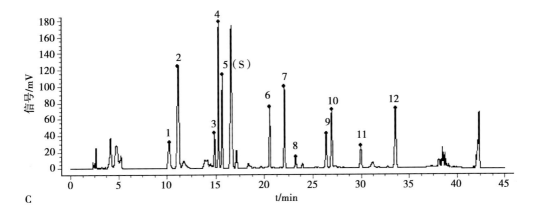

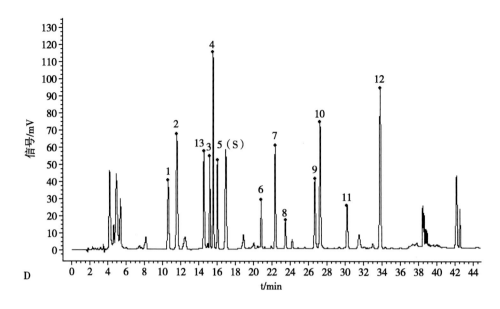

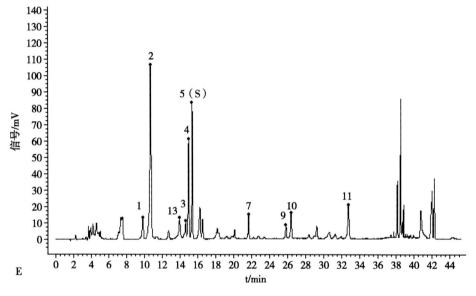

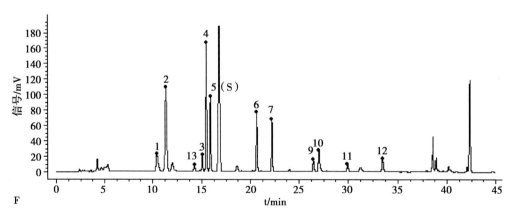

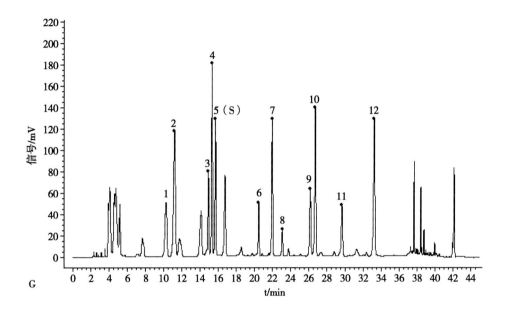

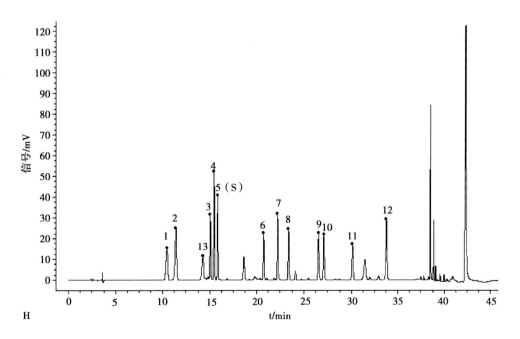

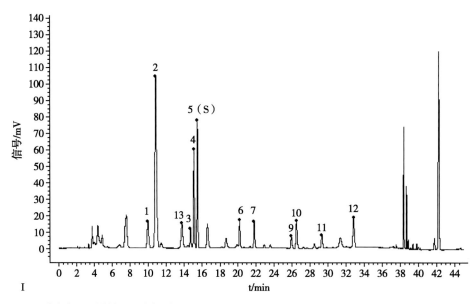

A: 对照品; B: 鸡内金; C: 蝉蜕; D: 地龙(参环毛蚓); E: 鳖甲; F: 土鳖虫(地鳖); G: 水蛭(蚂蟥); H: 僵蚕; I: 龟甲;
峰 1: 丝氨酸; 峰 2: 甘氨酸; 峰 3: 苏氨酸; 峰 4: 丙氨酸; 峰 5(S): 脯氨酸; 峰 6: 酪氨酸; 峰 7: 缬氨酸;
峰 8: 蛋氨酸; 峰 9: 异亮氨酸; 峰 10: 亮氨酸; 峰 11: 苯丙氨酸; 峰 12: 赖氨酸; 峰 13: 精氨酸。

图 19-1-13　8种动物药药材共有峰对照品归属图

表 19-1-4　8种动物药药材氨基酸图谱色谱峰信息对比

药材名称	色谱峰信息
鸡内金	1、2、3、4、5(S)、6、7、8、9、10、11、12
蝉蜕	1、2、3、4、5(S)、6、7、9、10、11、12、13
地龙(参环毛蚓)	1、2、3、4、5(S)、6、7、8、9、10、11、12、13
鳖甲	1、2、3、4、5(S)、7、9、10、11、13
土鳖虫(地鳖)	1、2、3、4、5(S)、6、7、8、9、10、11、12
水蛭(蚂蟥)	2、3、4、5(S)、6、7、8、9、10、11、12
僵蚕	1、2、3、4、5(S)、6、7、8、9、10、11、12、13
龟甲	1、2、3、4、5(S)、6、7、9、10、11、12、13

（二）相似度评价结果

采用国家药典委员会推荐的"中药色谱指纹图谱相似度评价系统(2012.0 版本)"分别对鸡内金药材(JNJ-YC-01～JNJ-YC-18)、蝉蜕药材(CT-YC-01～CT-YC-17)、土鳖虫(地鳖)药材(TBC-YC-01～TBC-YC-21)、鳖甲药材(BJ-YC-01～BJ-YC-15)、地龙(参环毛蚓)药材(DL-YC-01～DL-YC-18)、水蛭(蚂蟥)药材(SZ-YC-14～SZ-YC-16)僵蚕药材(JC-YC-14～JC-YC-16)及龟甲药材(GJ-YC-10～GJ-YC-15)共 101 批药材样品氨基酸特征图谱进行数据处理,采用平均数,时间窗口为 0.1,自动匹配,分别以鸡内金、蝉蜕、地龙(参环毛蚓)、鳖甲、土鳖虫(地鳖)、水蛭(蚂蟥)、僵蚕、龟甲共有模式作为对照特征图谱,计算相似度系数,同一品种动物药相似度均高于 0.95,相似度结果说明同一基原的药材不同批次间的化学成分具有较好的一致性,结果见表 19-1-5。

表 19-1-5　8 种不同品种动物药药材样品相似度评价结果

鸡内金	相似度	蝉蜕	相似度	地龙(参环毛蚓)	相似度	鳖甲	相似度	土鳖虫(地鳖)	相似度	水蛭(蚂蟥)	相似度	僵蚕	相似度	龟甲	相似度
JNJ-YC-01	1.000	CT-YC-01	0.999	DL-YC-01	1.000	BJ-YC-01	0.998	TBC-YC-01	0.996	SZ-YC-14	1.000	JC-YC-15	1.000	GJ-YC-10	1.000
JNJ-YC-02	1.000	CT-YC-02	0.999	DL-YC-02	0.999	BJ-YC-02	0.999	TBC-YC-02	0.997	SZ-YC-15	1.000	JC-YC-16	1.000	GJ-YC-11	1.000
JNJ-YC-03	0.999	CT-YC-03	1.000	DL-YC-03	1.000	BJ-YC-03	0.999	TBC-YC-03	0.997	SZ-YC-16	1.000	JC-YC-17	1.000	GJ-YC-12	1.000
JNJ-YC-04	0.999	CT-YC-04	0.999	DL-YC-04	1.000	BJ-YC-04	0.999	TBC-YC-04	0.956	—	—	—	—	GJ-YC-13	1.000
JNJ-YC-05	1.000	CT-YC-05	1.000	DL-YC-05	1.000	BJ-YC-05	0.993	TBC-YC-05	0.983	—	—	—	—	GJ-YC-14	1.000
JNJ-YC-06	1.000	CT-YC-06	1.000	DL-YC-06	1.000	BJ-YC-06	0.998	TBC-YC-06	0.999	—	—	—	—	GJ-YC-15	1.000
JNJ-YC-07	0.999	CT-YC-07	0.999	DL-YC-07	1.000	BJ-YC-07	0.999	TBC-YC-07	0.997	—	—	—	—	—	—
JNJ-YC-08	1.000	CT-YC-08	0.999	DL-YC-08	1.000	BJ-YC-08	0.999	TBC-YC-08	0.997	—	—	—	—	—	—
JNJ-YC-09	1.000	CT-YC-09	1.000	DL-YC-09	0.999	BJ-YC-09	0.998	TBC-YC-09	0.992	—	—	—	—	—	—
JNJ-YC-10	0.999	CT-YC-10	1.000	DL-YC-10	1.000	BJ-YC-10	0.998	TBC-YC-10	0.996	—	—	—	—	—	—
JNJ-YC-11	1.000	CT-YC-11	1.000	DL-YC-11	1.000	BJ-YC-11	0.998	TBC-YC-11	0.996	—	—	—	—	—	—
JNJ-YC-12	1.000	CT-YC-12	1.000	DL-YC-12	0.999	BJ-YC-12	0.998	TBC-YC-12	0.988	—	—	—	—	—	—
JNJ-YC-13	1.000	CT-YC-13	1.000	DL-YC-13	1.000	BJ-YC-13	0.997	TBC-YC-13	0.991	—	—	—	—	—	—
JNJ-YC-14	0.999	CT-YC-14	1.000	DL-YC-14	1.000	BJ-YC-14	0.997	TBC-YC-14	0.991	—	—	—	—	—	—
JNJ-YC-15	0.998	CT-YC-15	0.999	DL-YC-15	1.000	BJ-YC-15	0.997	TBC-YC-15	0.994	—	—	—	—	—	—
JNJ-YC-16	0.997	CT-YC-16	0.998	DL-YC-16	1.000	—	—	TBC-YC-16	1.000	—	—	—	—	—	—
JNJ-YC-17	0.997	CT-YC-17	0.997	DL-YC-17	0.999	—	—	TBC-YC-17	0.999	—	—	—	—	—	—
JNJ-YC-18	0.997	—	—	DL-YC-18	0.999	—	—	TBC-YC-18	1.000	—	—	—	—	—	—
—	—	—	—	—	—	—	—	TBC-YC-19	0.991	—	—	—	—	—	—
—	—	—	—	—	—	—	—	TBC-YC-20	0.983	—	—	—	—	—	—
—	—	—	—	—	—	—	—	TBC-YC-21	0.992	—	—	—	—	—	—

共有峰匹配结果显示,其中 8 个氨基酸为鸡内金、蝉蜕、地龙(参环毛蚓)、鳖甲、土鳖虫(地鳖)、水蛭(蚂蟥)、僵蚕、龟甲药材的共有成分。分别将上述动物药药材的对照图谱导入"中药色谱指纹图谱相似度评价系统(2012.0 版本)"软件,实验数据表明(表 19-1-6),不同基原样品间的指纹图谱共有峰信息和相似度均有差异,说明不同动物药含有氨基酸的组成存在着差异。

表 19-1-6　不同品种动物药药材样品对照特征图谱相似度评价结果

名称	鸡内金	蝉蜕	地龙 (参环毛蚓)	鳖甲	土鳖虫 (地鳖)	水蛭 (蚂蟥)	僵蚕	龟甲
鸡内金	/	0.873	0.943	0.794	0.971	0.974	0.837	0.787
蝉蜕	0.876	/	0.802	0.931	0.945	0.867	0.959	0.925
地龙(参环毛蚓)	0.943	0.802	/	0.744	0.947	0.987	0.833	0.725
鳖甲	0.794	0.931	0.744	/	0.891	0.817	0.935	0.999
土鳖虫(地鳖)	0.971	0.945	0.947	0.891	/	0.980	0.928	0.880
水蛭(蚂蟥)	0.974	0.864	0.987	0.817	0.980	/	0.870	0.804
僵蚕	0.837	0.959	0.833	0.935	0.928	0.870	/	0.927
龟甲	0.787	0.925	0.725	0.999	0.880	0.804	0.927	/

（三）层次聚类分析

运用 SPSS 20.0 软件对以上 101 批样品进行聚类分析,采用组间平均数联结,以平方 Euclidean 距离作为样品相似度的距离公式,欧式距离为 5 时,上述样品聚为七类(图 19-1-14)。JNJ-YC-01～JNJ-YC-18 聚为 Ⅰ 类,为鸡内金药材;CT-YC-01～CT-YC-17 聚为 Ⅱ 类,为蝉蜕药材;TBC-YC-01～TBC-YC-21 聚为 Ⅲ 类,为土鳖虫(地鳖)药材;BJ-YC-01～BJ-YC-15、GJ-YC-10～GJ-YC-15 聚为 Ⅳ 类,为鳖甲及龟甲药材;DL-YC-01～DL-YC-18 聚为 Ⅴ 类,为地龙(参环毛蚓)药材;SZ-YC-14～SZ-YC-16 聚为 Ⅵ 类,为水蛭(蚂蟥)药材;JC-YC-14～JC-YC-16 聚为 Ⅶ 类,为僵蚕药材。除鳖甲及龟甲外,其余动物药均能单独聚为一类。

进一步运用 SPSS 20.0 软件对鳖甲及龟甲药材 21 批样品进行聚类分析,采用组间平均数联结,以平方 Euclidean 距离作为样品相似度的距离公式,欧式距离为 15 时,鳖甲药材及龟甲药材可明显区分(图 19-1-15)。

（四）K-Means 均值聚类分析

通过 SPSS 20.0 软件,采用 K-Means 聚类算法对 8 种动物药药材氨基酸相对峰面积数据进行聚类分析,经前研究中系统聚类分析,将聚类的类别数量分为 7 类,迭代次数为 5。结果表明,该聚类方法分析结果与系统聚类结果一致。即类别 1 为土鳖虫(地鳖)药材(TBC-YC-01～TBC-YC-21);类别 2 为水蛭(蚂蟥)药材(SZ-YC-14～SZ-YC-16);类别 3 为鸡内金药材(JNJ-YC-01～JNJ-YC-18);类别 4 为蝉蜕药材(CT-YC-01～CT-YC-17);类别 5 为鳖甲药材(BJ-YC-01～BJ-YC-15)、龟甲药材(GJ-YC-10～GJ-YC-15);类别 6 为僵蚕药材(JC-YC-14～JC-YC-16);类别 7 为地龙(参环毛蚓)药材(DL-YC-01～DL-YC-18)。除鳖甲及龟甲外,其余动物药均能单独聚为一类,具体结果见表 19-1-7、图 19-1-16。

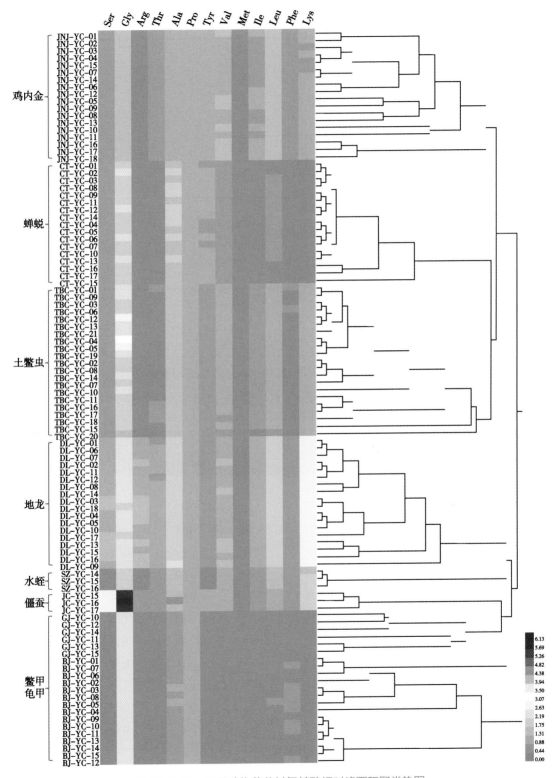

图 19-1-14 不同动物药药材氨基酸相对峰面积聚类热图

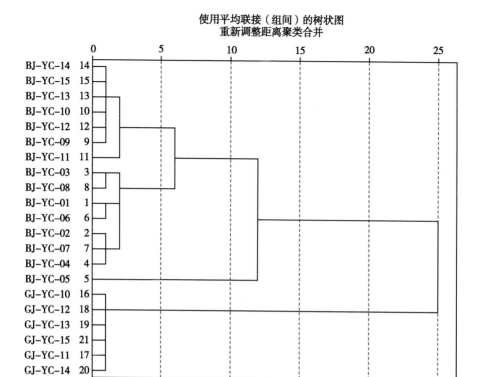

图 19-1-15 鳖甲药材与龟甲药材氨基酸相对峰面积聚类树状图

表 19-1-7 动物药药材聚类中心值数据分布

成分名称	聚类类别						
	1	2	3	4	5	6	7
丝氨酸	0.00	1.28	2.71	0.66	0.29	0.77	0.55
甘氨酸	2.03	2.28	6.18	2.28	2.45	1.67	2.15
精氨酸	0.00	1.29	0.78	0.00	0.28	0.00	0.16
苏氨酸	0.73	0.93	0.80	0.41	0.14	0.78	0.24
丙氨酸	1.43	2.08	4.30	1.58	0.80	1.22	1.73
酪氨酸	0.41	0.58	1.05	0.75	0.08	0.96	0.92
缬氨酸	1.12	1.29	1.14	1.00	0.23	1.27	0.81
蛋氨酸	0.25	0.40	0.23	0.16	0.00	0.24	0.00
异亮氨酸	0.68	1.13	0.68	0.55	0.15	0.89	0.26
亮氨酸	1.57	2.08	1.04	0.96	0.30	1.41	0.49
苯丙氨酸	0.62	0.73	0.61	0.41	0.38	0.77	0.17
赖氨酸	1.75	2.86	1.98	1.12	0.12	0.93	0.32
聚类个数	21	3	18	17	21	3	18
对应品种	土鳖虫（地鳖）	水蛭（蚂蟥）	鸡内金	蝉蜕	龟甲、鳖甲	僵蚕	地龙（参环毛蚓）

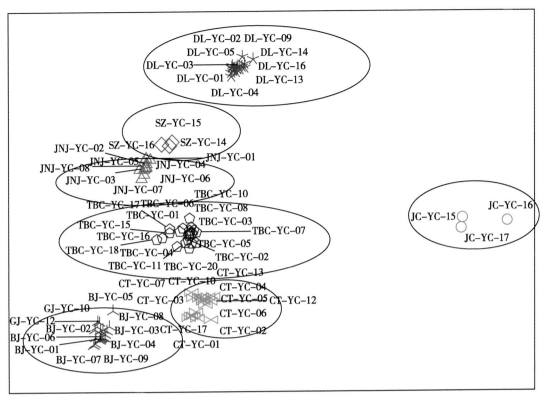

图 19-1-16 不同动物药药材氨基酸 K-Means 聚类结果散点图

　　为进一步区分龟甲及鳖甲药材,沿用 K-Means 聚类算法对该两类药材氨基酸含量数据进行聚类分析,将聚类的类别数量分为 2 类,迭代次数为 3。结果表明,该聚类方法可有效将龟甲及鳖甲药材划分。其中类别 1 为鳖甲药材(BJ-YC-01～BJ-YC-15);类别 2 为龟甲药材(GJ-YC-10～GJ-YC-15)。具体结果见表 19-1-8、图 19-1-17。

表 19-1-8 鳖甲与龟甲药材聚类中心值数据分布

成分名称	聚类类别	
	1	2
丝氨酸	0.38	0.26
甘氨酸	2.56	2.41
精氨酸	0.40	0.24
苏氨酸	0.16	0.13
丙氨酸	0.79	0.81
酪氨酸	0.27	0.00
缬氨酸	0.26	0.22
蛋氨酸	0.00	0.00
异亮氨酸	0.15	0.15

成分名称	聚类类别	
	1	2
亮氨酸	0.34	0.28
苯丙氨酸	0.16	0.46
赖氨酸	0.40	0.00
聚类个数	15	6
对应品种	鳖甲	龟甲

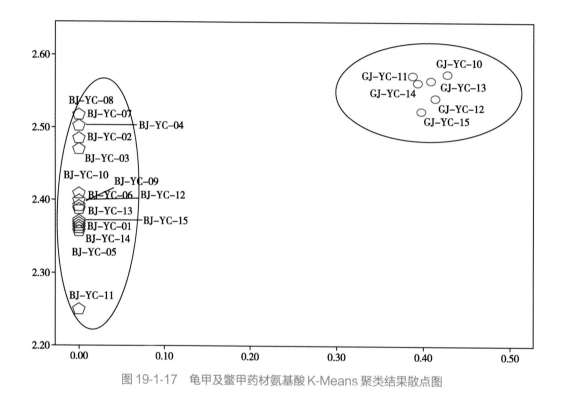

图 19-1-17　龟甲及鳖甲药材氨基酸 K-Means 聚类结果散点图

第二节　标准汤剂氨基酸含量测定及特征图谱分析

一、不同动物药标准汤剂含量测定结果及分析

（一）动物药氨基酸含量测定结果

取 18 批鸡内金标准汤剂、17 批蝉蜕标准汤剂、18 批地龙（参环毛蚓）标准汤剂、15 批鳖甲标准汤剂、21 批土鳖虫（地鳖）标准汤剂、3 批水蛭（蚂蟥）标准汤剂及 3 批僵蚕标准汤剂样品，结果见表 19-2-1。结果显示，各品种氨基酸成分含量在标准汤剂中均能稳定传递。

表 19-2-1　各品种标准汤剂氨基酸含量比较（含量：mg/g）

批号	丝氨酸	甘氨酸	苏氨酸	丙氨酸	脯氨酸	酪氨酸	缬氨酸	蛋氨酸	异亮氨酸	亮氨酸	苯丙氨酸	赖氨酸
JNJ-T-01	35.01	39.42	22.60	29.80	37.75	28.84	19.45	13.30	14.24	25.22	34.39	25.20
JNJ-T-02	29.19	36.56	23.75	27.93	35.95	32.05	28.79	12.37	23.81	31.14	35.34	30.11
JNJ-T-03	32.70	35.91	24.58	28.83	40.75	34.36	27.93	13.66	23.95	30.71	41.27	28.97
JNJ-T-04	30.12	37.75	24.18	29.13	40.85	35.26	29.06	13.34	25.99	33.58	38.69	32.11
JNJ-T-05	29.86	42.91	24.39	31.50	43.29	34.87	30.44	13.25	26.54	33.88	40.28	32.16
JNJ-T-06	34.34	36.83	22.10	31.78	38.46	30.80	19.50	13.77	15.01	27.88	33.89	26.34
JNJ-T-07	25.97	38.79	21.17	25.65	33.92	30.02	27.22	11.41	23.69	29.46	34.00	27.86
JNJ-T-08	33.69	36.73	23.56	27.75	38.68	37.09	28.57	14.39	25.47	33.30	41.89	33.46
JNJ-T-09	33.89	36.58	24.19	29.90	40.41	34.80	22.98	14.39	18.93	31.02	39.15	30.68
JNJ-T-10	29.99	31.71	22.96	26.16	30.02	29.98	24.25	12.20	19.23	28.05	33.02	25.35
JNJ-T-11	29.80	31.52	15.63	18.15	27.48	29.44	21.23	12.42	16.64	27.12	32.35	23.98
JNJ-T-12	31.87	32.95	21.22	26.89	29.81	27.95	19.30	12.53	14.09	25.81	29.93	22.99
JNJ-T-13	31.71	42.37	23.34	31.02	40.35	28.89	23.30	12.07	19.04	29.55	31.22	28.34
JNJ-T-14	32.13	35.77	23.02	29.64	37.04	29.28	22.34	12.25	18.11	28.94	31.65	27.79
JNJ-T-15	31.19	35.68	23.05	29.29	38.00	30.88	23.53	12.53	19.84	31.03	33.05	29.83
JNJ-T-16	26.66	36.77	21.31	25.96	36.93	26.74	23.84	10.55	19.81	23.90	35.31	22.46
JNJ-T-17	21.06	35.99	19.57	26.40	36.62	27.23	27.57	10.40	22.46	24.72	36.84	23.67
JNJ-T-18	19.77	36.17	18.80	26.24	36.63	25.75	26.75	10.31	22.14	24.10	35.34	23.33
CT-T-01	20.43	30.11	20.93	27.29	41.73	37.91	24.78	/	23.57	14.04	13.42	19.04
CT-T-02	16.96	22.19	14.95	19.52	30.08	23.67	16.05	/	14.83	14.67	9.69	15.10
CT-T-03	21.35	29.30	19.49	28.89	42.26	34.78	26.17	/	23.42	17.20	14.62	19.42
CT-T-04	20.93	26.92	17.90	25.22	41.07	31.85	21.34	/	20.61	13.25	12.50	16.53
CT-T-05	18.60	25.63	16.13	22.89	37.41	28.80	19.34	/	18.78	9.68	11.58	15.82
CT-T-06	16.88	28.23	15.98	25.05	42.38	30.42	22.55	/	21.71	12.34	12.66	16.13
CT-T-07	22.16	27.47	19.84	25.59	41.75	32.90	21.01	/	20.86	18.92	13.06	17.46
CT-T-08	18.76	22.92	15.46	20.54	33.01	24.62	16.37	/	15.05	10.22	10.37	14.39
CT-T-09	18.82	23.12	15.77	21.24	34.15	24.98	17.00	/	15.43	10.38	10.71	15.40
CT-T-10	20.10	27.14	16.68	23.82	44.83	32.01	19.79	/	19.35	9.21	12.63	15.36
CT-T-11	21.62	27.89	18.54	26.63	45.00	34.16	23.15	/	22.21	23.73	13.94	16.98
CT-T-12	23.86	31.23	21.08	30.66	49.75	38.55	26.26	/	24.66	19.93	15.55	19.13
CT-T-13	20.98	28.48	18.25	26.80	45.06	33.76	22.96	/	21.51	25.43	13.65	17.12
CT-T-14	22.75	26.69	19.50	25.31	40.30	31.41	17.98	/	17.57	12.21	12.34	17.32
CT-T-15	20.35	27.79	20.63	27.09	39.82	35.11	23.94	/	22.39	13.56	13.21	18.98
CT-T-16	19.94	27.59	20.18	26.23	40.00	34.84	23.82	/	22.34	13.54	13.09	18.70
CT-T-17	18.25	25.02	18.38	23.99	35.84	31.12	21.34	/	19.66	12.05	11.66	17.36

续表

批号	丝氨酸	甘氨酸	苏氨酸	丙氨酸	脯氨酸	酪氨酸	缬氨酸	蛋氨酸	异亮氨酸	亮氨酸	苯丙氨酸	赖氨酸
DL-T-01	39.20	43.69	15.76	40.05	13.64	7.84	17.88	5.94	13.12	23.71	11.37	29.76
DL-T-02	35.52	39.93	15.07	37.18	13.77	7.91	17.55	5.74	13.09	24.92	11.31	29.11
DL-T-03	40.55	43.85	17.82	38.95	14.57	8.34	19.48	6.52	14.25	24.45	11.98	32.54
DL-T-04	38.61	43.09	16.72	39.74	14.10	8.09	18.90	6.08	13.91	24.58	11.77	31.05
DL-T-05	34.53	46.14	17.53	47.59	15.87	8.60	22.29	7.04	16.20	28.69	13.30	34.54
DL-T-06	34.11	45.88	17.89	49.40	16.61	9.21	23.35	7.08	16.97	29.06	13.79	35.16
DL-T-07	34.08	45.38	18.56	48.32	16.63	9.20	23.03	7.08	17.15	29.50	13.63	34.23
DL-T-08	32.32	45.37	17.15	47.97	16.05	8.69	22.60	6.88	16.51	29.18	13.16	33.66
DL-T-09	31.05	45.31	16.35	47.65	15.98	8.51	21.99	6.67	15.83	27.47	12.84	32.26
DL-T-10	31.61	44.14	15.84	46.86	16.37	8.80	22.15	6.74	16.11	28.50	13.15	33.19
DL-T-11	36.72	46.36	18.37	42.42	17.75	8.76	20.57	7.07	15.48	29.96	13.18	34.58
DL-T-12	37.47	48.36	19.00	42.64	18.64	9.27	21.00	7.25	15.80	31.12	13.57	35.85
DL-T-13	38.24	45.66	18.61	43.33	17.18	8.99	21.43	7.29	15.82	27.78	13.27	35.28
DL-T-14	38.04	46.30	18.88	43.65	17.95	9.06	21.48	7.36	15.94	29.36	13.60	35.40
DL-T-15	37.45	46.03	18.54	42.22	18.00	8.96	20.93	7.14	15.63	29.70	13.34	34.33
DL-T-16	37.90	47.66	17.33	44.94	18.37	11.68	24.13	5.84	17.86	29.20	16.76	41.40
DL-T-17	35.50	47.24	16.24	42.43	18.41	11.58	23.03	7.30	17.93	28.09	15.59	40.33
DL-T-18	35.55	46.06	15.40	40.35	18.13	11.00	21.65	7.19	17.42	26.78	14.52	38.63
BJ-T-01	14.48	77.71	7.98	34.98	41.72	0.00	7.12	/	4.80	8.43	/	17.56
BJ-T-02	12.43	64.61	7.58	29.29	35.06	0.00	5.91	/	3.93	6.93	/	15.87
BJ-T-03	14.49	71.02	8.45	33.70	37.92	0.00	7.26	/	4.67	8.75	/	18.35
BJ-T-04	13.04	68.26	7.93	31.34	36.90	0.00	6.28	/	4.17	7.29	/	16.25
BJ-T-05	13.93	68.30	7.92	33.14	36.79	0.00	6.87	/	4.44	7.94	/	17.45
BJ-T-06	15.59	74.17	8.69	33.32	39.92	0.00	6.97	/	4.50	8.26	/	18.35
BJ-T-07	12.38	58.82	7.17	26.32	31.74	0.00	5.45	/	3.40	6.09	/	16.11
BJ-T-08	11.57	57.66	7.22	26.85	30.79	0.00	5.46	/	3.55	6.27	/	15.31
BJ-T-09	15.76	80.87	7.61	36.18	44.31	0.00	9.23	/	6.18	10.27	/	17.79
BJ-T-10	15.33	81.92	7.52	36.40	44.91	0.00	9.26	/	6.20	10.31	/	17.84
BJ-T-11	14.67	76.85	7.20	33.32	45.20	0.00	8.50	/	5.72	9.82	/	17.12
BJ-T-12	13.12	66.25	6.62	28.30	37.89	0.00	7.74	/	5.28	9.07	/	15.74
BJ-T-13	14.30	65.18	8.09	27.39	35.04	0.00	6.04	/	3.95	7.55	/	17.41
BJ-T-14	13.98	73.64	7.80	30.88	39.53	0.00	6.64	/	4.39	8.40	/	17.93
BJ-T-15	12.65	60.13	7.30	24.65	32.48	0.00	5.34	/	3.43	6.62	/	16.11
TBC-T-01	6.21	60.93	5.75	23.44	10.00	6.47	9.71	2.76	5.70	7.88	4.53	12.92
TBC-T-02	7.48	38.43	6.42	15.67	11.75	6.39	9.09	1.77	5.82	8.25	5.11	14.52

续表

批号	丝氨酸	甘氨酸	苏氨酸	丙氨酸	脯氨酸	酪氨酸	缬氨酸	蛋氨酸	异亮氨酸	亮氨酸	苯丙氨酸	赖氨酸
TBC-T-03	8.74	29.97	7.63	19.69	12.92	7.20	11.39	3.23	8.40	9.55	6.08	14.52
TBC-T-04	10.59	18.28	8.76	14.24	15.21	6.99	9.44	2.45	6.76	9.28	5.82	16.85
TBC-T-05	7.36	23.48	5.86	16.55	9.02	6.54	8.15	2.28	5.11	7.68	4.54	11.49
TBC-T-06	8.57	25.40	6.58	15.87	11.37	6.11	9.18	3.03	6.07	8.47	5.30	11.43
TBC-T-07	9.06	40.85	8.09	21.97	12.02	7.92	11.70	1.68	7.70	11.14	5.96	15.43
TBC-T-08	9.06	39.50	7.92	21.71	11.52	7.53	11.60	1.72	7.77	11.13	5.88	15.13
TBC-T-09	9.21	31.16	7.83	20.07	11.09	7.29	11.05	2.62	8.38	9.90	5.73	14.74
TBC-T-10	9.00	28.92	7.64	19.21	11.99	7.82	12.29	2.40	7.95	11.40	6.26	15.97
TBC-T-11	8.50	28.21	7.31	18.25	11.59	7.61	11.64	1.83	7.48	10.91	5.85	15.42
TBC-T-12	8.87	42.35	7.87	19.67	12.43	8.25	12.68	3.34	8.35	12.05	6.48	16.83
TBC-T-13	9.46	24.72	7.20	18.49	11.79	7.53	10.00	1.41	6.37	8.68	5.36	15.68
TBC-T-14	8.65	41.75	6.74	20.46	12.61	7.84	11.74	3.39	7.80	8.83	5.80	16.74
TBC-T-15	8.66	25.49	6.60	16.14	10.58	7.14	8.70	1.35	5.60	7.62	4.95	14.64
TBC-T-16	7.53	24.88	6.23	16.70	9.85	6.87	9.61	2.90	6.46	9.28	5.43	14.32
TBC-T-17	6.35	29.55	5.40	16.34	8.47	6.44	7.75	2.40	4.63	6.25	3.95	10.50
TBC-T-18	6.85	20.60	5.35	17.08	9.41	5.53	7.92	2.46	5.24	6.66	4.13	10.06
TBC-T-19	8.01	29.27	7.53	23.22	15.51	8.20	12.88	3.27	8.43	12.80	6.60	17.23
TBC-T-20	9.94	34.43	8.74	28.71	16.52	8.81	15.60	3.95	10.28	15.71	7.44	20.43
TBC-T-21	10.13	35.71	8.74	28.07	16.78	9.07	15.51	3.85	10.17	15.73	7.69	20.84
SZ-T-14	/	17.90	5.97	23.91	7.65	3.65	8.04	1.70	4.33	8.46	5.44	10.45
SZ-T-15	/	18.63	6.22	23.81	7.91	3.44	8.33	1.66	4.44	8.79	5.55	10.76
SZ-T-16	/	17.37	5.65	22.95	7.35	2.85	7.83	1.44	4.13	8.19	5.20	9.89
JC-T-15	13.18	21.12	8.65	16.63	30.84	6.48	9.63	2.48	6.25	8.01	5.70	20.16
JC-T-16	14.41	20.38	9.11	17.50	30.36	6.73	9.80	2.57	6.30	8.23	5.83	20.99
JC-T-17	14.64	19.99	9.45	17.54	31.92	7.01	10.34	2.63	6.77	8.83	6.16	21.67

（二）层次聚类分析

运用 SPSS 20.0 软件对以上 95 批标准汤剂样品进行聚类分析，采用组间平均数联结，以平方 Euclidean 距离作为样品相似度的距离公式，欧式距离为 4 时，上述样品聚为六类，其中 JNJ-T-01～JNJ-T-18 聚为 Ⅰ 类，为鸡内金标准汤剂；CT-T-01～CT-T-17 聚为 Ⅱ 类，为蝉蜕标准汤剂；DL-YC-01～DL-YC-18 聚为 Ⅲ 类，为地龙（参环毛蚓）标准汤剂；BJ-T-01～BJ-T-15 聚为 Ⅳ 类，为鳖甲标准汤剂；TBC-T-01～TBC-T-21、SZ-T-14～SZ-T-16 聚为 Ⅴ 类，为土鳖虫（地鳖）、水蛭（蚂蟥）标准汤剂；JC-T-14～JC-T-16 聚为 Ⅵ 类，为僵蚕标准汤剂，结果见图 19-2-1。

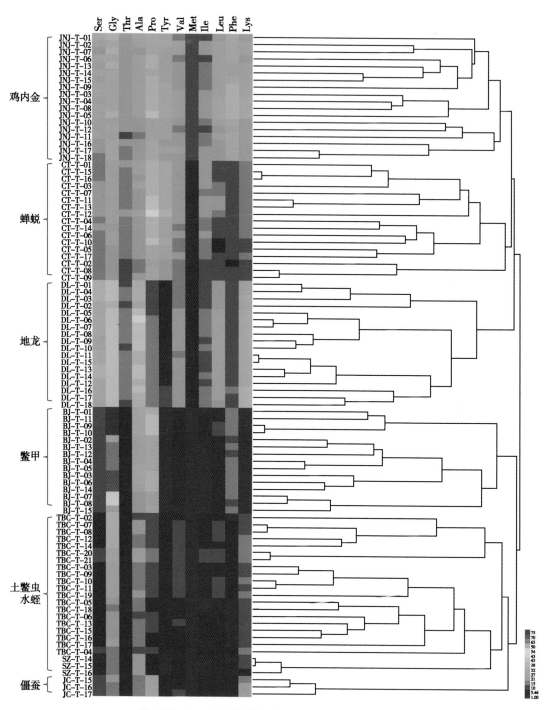

图 19-2-1 不同动物药标准汤剂氨基酸含量聚类热图

本研究运用 SPSS 20.0 软件对土鳖虫（地鳖）及水蛭（蚂蟥）标准汤剂共 26 批样品进行进一步聚类分析，采用组内平均数联结，以余弦距离作为样品相似度的距离公式，欧式距离为 15 时，两者可明显区分，结果见图 19-2-2。

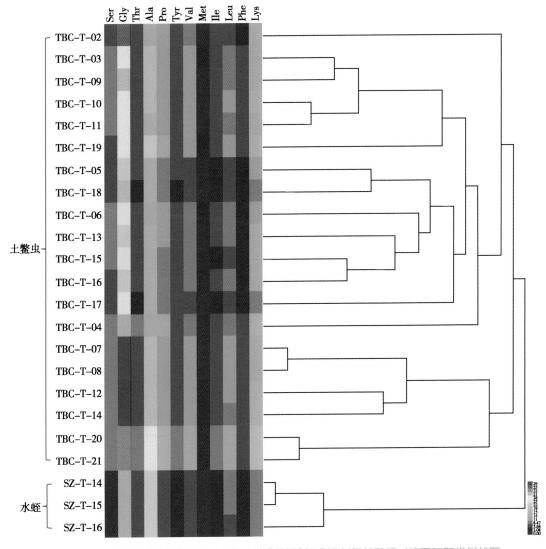

图 19-2-2　土鳖虫（地鳖）标准汤剂与水蛭（蚂蟥）标准汤剂氨基酸相对峰面积聚类树状图

（三）Fisher 线性判别分析

根据"2.1.2"项聚类分析结果，并对该 7 类动物药标准汤剂结果进行验证，对各品种的标准汤剂氨基酸含量采用 SPSS 20.0 软件进行 Fisher 线性判别分析，各品种标准汤剂判别函数如下：

（1）$Y_{JNJ}=1.27X_S+0.91X_G+9.28X_T-5.43X_A+0.34X_P-2.02X_Y+23.58X_V+23.74X_M-23.24X_I-1.07X_L+12.28X_F-5.21X_K-372.93$

（2）$Y_{CT}=1.12X_S-0.01X_G+3.43X_T-0.66X_A+2.41X_P+6.47X_Y+6.93X_V-9.66X_M-7.16X_I-2.18X_L-2.51X_F-0.52X_K-152.91$

（3）$Y_{DL}=18.40X_S-0.43X_G-7.00X_T-8.55X_A-8.58X_P-15.23X_Y-5.12X_V-4.05X_M+23.00X_I-1.74X_L-2.79X_F-2.61X_K-462.17$

（4）$Y_{BJ}=3.94X_S+1.36X_G+2.26X_T+1.97X_A+0.28X_P-6.29X_Y-2.22X_V-10.13X_M-0.31X_I-0.02X_L-12.34X_F-3.06X_K-217.52$

（5）$Y_{TBC}=1.49X_S+0.62X_G+0.95X_T-0.44X_A-0.51X_P-1.28X_Y+7.20X_V+1.49X_M-5.82X_I+0.97X_L-0.31X_F+1.90X_K-42.09$

（6）$Y_{SZ}=-1.09X_S-0.07X_G+1.66X_T+2.51X_A-1.11X_P-0.51X_Y+1.77X_V-2.94X_M-4.62X_I-0.03X_L+2.69X_F+1.81X_K-42.094$

（7）$Y_{JC}=-0.04X_S-0.10X_G+2.80X_T-3.44X_A+5.28X_P-2.35X_Y+15.07X_V+3.77X_M-15.63X_I-2.58X_L-3.36X_F+4.86X_K-117.21$

并对相应品种的标准汤剂作为测试集对该溯源模型进行自身验证及交叉验证，对其准确度进行考察。结果显示，该7个动物药品种的正确判别率均为100%。表明不同品种动物药标准汤剂氨基酸含量存在差异，所建立的判别模型可有效区分该7种动物药，结果与聚类分析一致，详见图19-2-3。

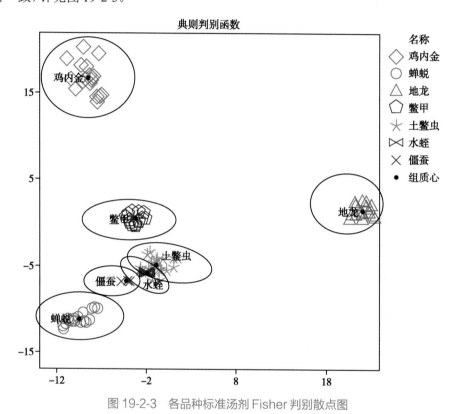

图 19-2-3　各品种标准汤剂 Fisher 判别散点图

二、不同动物药标准汤剂特征图谱分析及评价

（一）特征图谱的建立及共有峰归属

取18批鸡内金标准汤剂、17批蝉蜕标准汤剂、18批地龙（参环毛蚓）标准汤剂、15批鳖甲标准汤剂、21批土鳖虫（地鳖）标准汤剂、3批水蛭（蚂蟥）标准汤剂、3批僵蚕标准汤剂样品，将所得色谱数据导入中药色谱指纹图谱相似度评价系统（国家药典委员会，2012.0版）进行结果分析：鸡内金确定12个共有峰、蝉蜕确定12个共有峰、地龙（参环毛蚓）共确定13个共有峰、鳖甲确定10个共有峰、土鳖虫（地鳖）确定12个共有峰、水蛭（蚂蟥）确定11个共有峰、僵蚕确定13个共有峰（见图19-2-4～图19-2-10），其中峰5（脯氨酸）分离度较好，

响应较高，故以峰 5（脯氨酸）为参照峰（即为 S 峰）；经与对照品色谱峰保留时间比对，并结合 DAD 光谱分析，共指认 13 个特征峰，各特征峰指认图（图 19-2-11），7 种动物药标准汤剂中含有色谱峰详细信息见表 19-2-2。

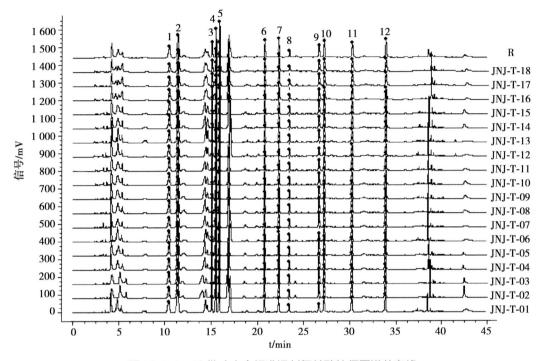

图 19-2-4　18 批鸡内金标准汤剂氨基酸特征图谱共有峰

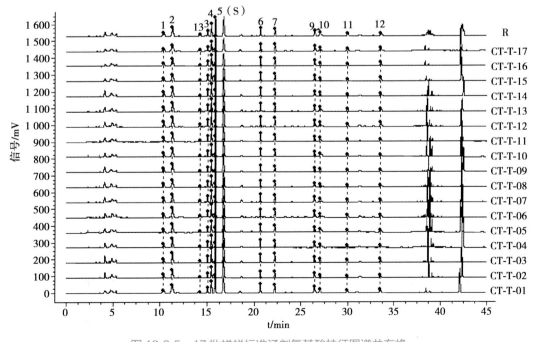

图 19-2-5　17 批蝉蜕标准汤剂氨基酸特征图谱共有峰

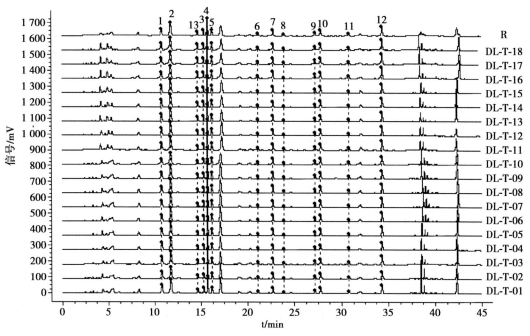

图 19-2-6　18 批地龙(参环毛蚓)标准汤剂氨基酸特征图谱共有峰

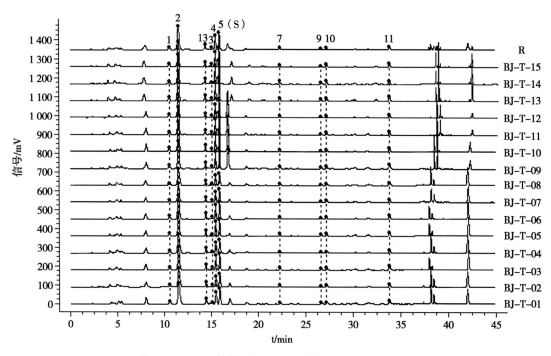

图 19-2-7　15 批鳖甲标准汤剂氨基酸特征图谱共有峰

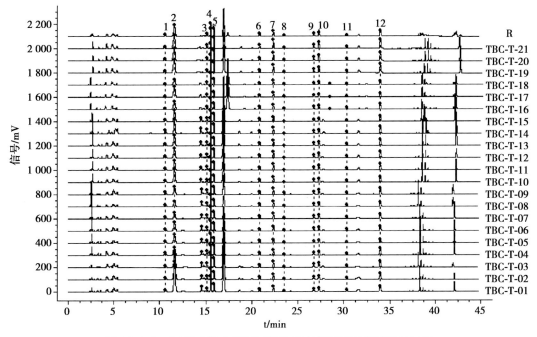

图 19-2-8　21 批土鳖虫（地鳖）标准汤剂氨基酸特征图谱共有峰

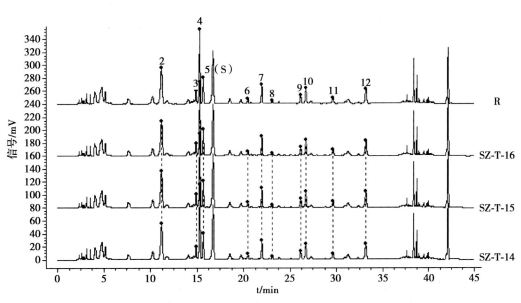

图 19-2-9　3 批水蛭（蚂蟥）标准汤剂氨基酸特征图谱共有峰

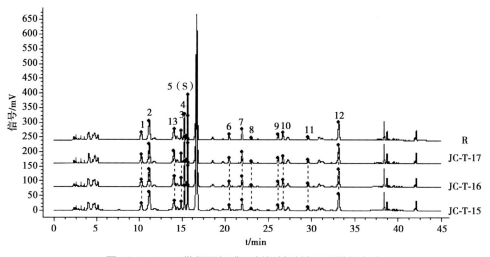

图 19-2-10　3批僵蚕标准汤剂氨基酸特征图谱共有峰

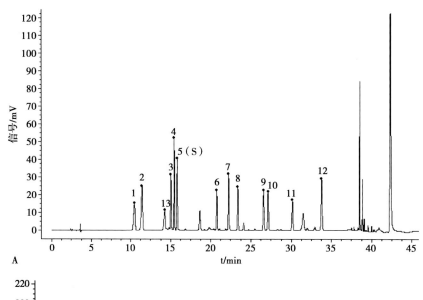

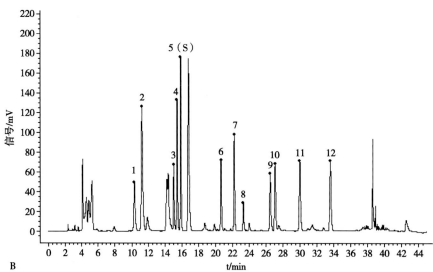

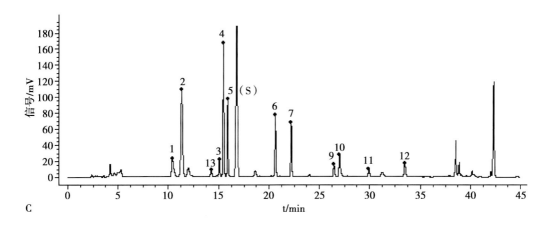

C

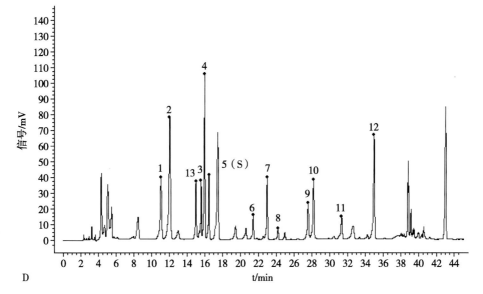

D

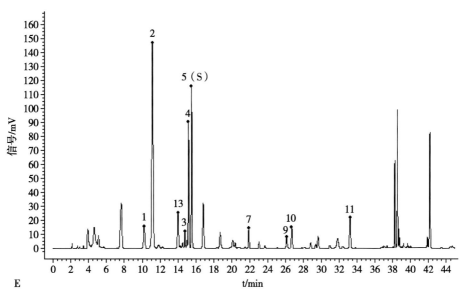

E

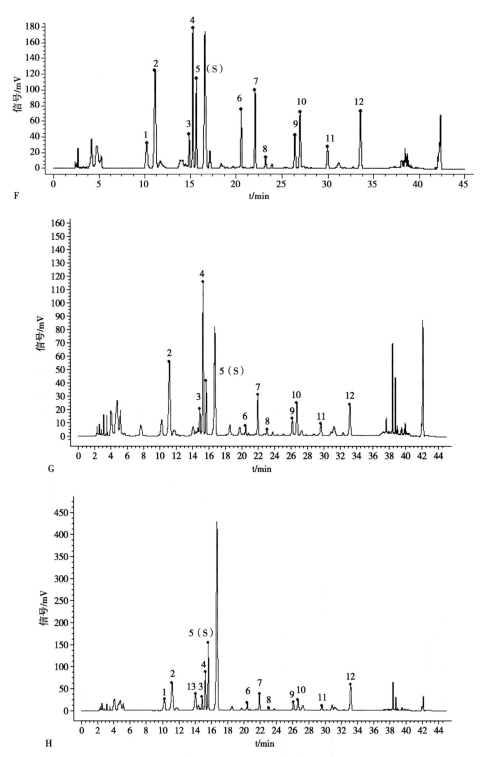

A: 对照品；B: 鸡内金；C: 蝉蜕；D: 地龙（参环毛蚓）；E: 鳖甲；F: 土鳖虫（地鳖）；G: 水蛭（蚂蟥）；H: 僵蚕；
峰 1: 丝氨酸；峰 2: 甘氨酸；峰 3: 苏氨酸；峰 4: 丙氨酸；峰 5（S）: 脯氨酸；峰 6: 酪氨酸；峰 7: 缬氨酸；
峰 8: 蛋氨酸；峰 9: 异亮氨酸；峰 10: 亮氨酸；峰 11: 苯丙氨酸；峰 12: 赖氨酸；峰 13: 精氨酸。

图 19-2-11　7 种动物药标准汤剂共有峰对照品归属图

表 19-2-2　7 种动物药标准汤剂氨基酸图谱色谱峰信息对比

品名	色谱峰信息
鸡内金	1、2、3、4、5(S)、6、7、8、9、10、11、12
蝉蜕	1、2、3、4、5(S)、6、7、9、10、11、12、13
地龙（参环毛蚓）	1、2、3、4、5(S)、6、7、8、9、10、11、12、13
鳖甲	1、2、3、4、5(S)、7、9、10、11、13
土鳖虫（地鳖）	1、2、3、4、5(S)、6、7、8、9、10、11、12
水蛭（蚂蟥）	2、3、4、5(S)、6、7、8、9、10、11、12
僵蚕	1、2、3、4、5(S)、6、7、8、9、10、11、12、13

（二）相似度评价结果

采用国家药典委员会推荐的"中药色谱指纹图谱相似度评价系统（2012.0 版本）"分别对鸡内金标准汤剂（JNJ-T-01～JNJ-T-18）、蝉蜕标准汤剂（CT-T-01～CT-T-17）、土鳖虫（地鳖）标准汤剂（TBC-T-01～TBC-T-21）、鳖甲标准汤剂（BJ-T-01～BJ-T-15）、地龙（参环毛蚓）标准汤剂（DL-T-01～DL-T-18）、水蛭（蚂蟥）标准汤剂（SZ-T-14～SZ-T-16）及僵蚕标准汤剂（JC-T-15～JC-T-17）共 95 批标准汤剂样品氨基酸特征图谱进行数据处理，采用平均数，时间窗口为 0.1，自动匹配，分别以上述 7 种动物药标准汤剂共有模式作为对照特征图谱，计算相似度系数，同一品种动物药标准汤剂相似度均高于 0.90，相似度结果说明同一品种标准汤剂不同批次间的化学成分具有较好的一致性，结果见表 19-2-3。

（三）线性判别分析

前研究中上述 7 个品种药材通过根据聚类分析（无监督模式）表明基原可明显区分，为此，各品种的标准汤剂氨基酸相对峰面积采用 SPSS 20.0 软件进行 Fisher 线性判别分析，各品种标准汤剂判别函数如下：

（1）$Y_{JNJ}=-31.05X_S+4.29X_G-51.19X_R+79.69X_T+6.50X_A-23.20X_Y-444.06X_V+17.31X_M-281.27X_I-15.12X_L+691.77X_F-50.68X_K-159.84$

（2）$Y_{CT}=-20.26X_S+2.03X_G+9.45X_R+23.96X_T-3.86X_A+380.79X_Y-249.00X_V-201.85X_M+371.09X_I+25.27X_L-93.33X_F-77.26X_K-100.34$

（3）$Y_{DL}=-14.89X_S+5.60X_G+541.25X_R+381.22X_T+6.69X_A-640.47X_Y-70.92X_V-37.41X_M-96.57X_I+236.50X_L+149.69X_F-11.44X_K-332.77$

（4）$Y_{BJ}=-46.39X_S+3.98X_G+283.16X_R+221.21X_T+25.36X_A-218.89X_Y-87.23X_V-53.46X_M+6.84X_I+98.82X_L-41.95X_F-12.54X_K-75.20$

（5）$Y_{TBC}=-0.69X_S+1.91X_G+2.00X_R+43.12X_T-7.14X_A-55.46X_Y+42.68X_V-78.91X_M-39.50X_I+14.72X_L+1.41X_F+13.91X_K-14.21$

（6）$Y_{SZ}=-38.58X_S+1.10X_G+307.88X_R+242.53X_T-7.49X_A-216.74X_Y+94.22X_V-39.30X_M-171.94X_I+77.09X_L-32.74X_F-10.35X_K-75.53$

表 19-2-3　7 种不同品种动物药饮片标准汤剂样品相似度评价结果

鸡内金	相似度	蝉蜕	相似度	地龙（参环毛蚓）	相似度	鳖甲	相似度	土鳖虫（地鳖）	相似度	水蛭（蚂蟥）	相似度	僵蚕	相似度
JNJ-T-01	0.988	CT-T-01	0.997	DL-T-01	0.996	BJ-T-01	1.000	TBC-T-01	0.922	SZ-T-14	1.000	JC-T-15	0.999
JNJ-T-02	0.995	CT-T-02	0.996	DL-T-02	0.998	BJ-T-02	1.000	TBC-T-02	0.921	SZ-T-15	1.000	JC-T-16	1.000
JNJ-T-03	0.995	CT-T-03	0.996	DL-T-03	0.998	BJ-T-03	1.000	TBC-T-03	0.994	SZ-T-16	1.000	JC-T-17	1.000
JNJ-T-04	0.995	CT-T-04	0.999	DL-T-04	0.998	BJ-T-04	1.000	TBC-T-04	0.961	∕	∕	∕	∕
JNJ-T-05	0.998	CT-T-05	0.995	DL-T-05	0.999	BJ-T-05	1.000	TBC-T-05	0.999				
JNJ-T-06	0.986	CT-T-06	0.996	DL-T-06	0.999	BJ-T-06	1.000	TBC-T-06	0.997				
JNJ-T-07	0.997	CT-T-07	1.000	DL-T-07	0.999	BJ-T-07	1.000	TBC-T-07	0.964				
JNJ-T-08	0.991	CT-T-08	0.995	DL-T-08	0.998	BJ-T-08	1.000	TBC-T-08	0.956				
JNJ-T-09	0.990	CT-T-09	0.999	DL-T-09	0.997	BJ-T-09	1.000	TBC-T-09	0.966				
JNJ-T-10	0.991	CT-T-10	0.997	DL-T-10	0.998	BJ-T-10	1.000	TBC-T-10	0.987				
JNJ-T-11	0.992	CT-T-11	0.999	DL-T-11	1.000	BJ-T-11	1.000	TBC-T-11	0.991				
JNJ-T-12	0.987	CT-T-12	0.999	DL-T-12	0.999	BJ-T-12	1.000	TBC-T-12	0.991				
JNJ-T-13	0.994	CT-T-13	0.997	DL-T-13	1.000	BJ-T-13	1.000	TBC-T-13	0.995				
JNJ-T-14	0.994	CT-T-14	0.998	DL-T-14	1.000	BJ-T-14	0.999	TBC-T-14	0.996				
JNJ-T-15	0.992	CT-T-15	0.997	DL-T-15	0.999	BJ-T-15	0.999	TBC-T-15	0.994				
JNJ-T-16	0.999	CT-T-16	0.997	DL-T-16	0.996	∕	∕	TBC-T-16	0.998				
JNJ-T-17	1.000	CT-T-17	0.997	DL-T-17	0.996	∕	∕	TBC-T-17	0.991				
JNJ-T-18	0.999	∕	∕	DL-T-18	0.997	∕	∕	TBC-T-18	0.985				
∕	∕							TBC-T-19	0.997				
								TBC-T-20	0.997				
								TBC-T-21	0.993				

（7）Y_{JC}=$-193.56X_S$+$0.62X_G$+$179.85X_R$+$508.94X_T$+$108.04X_A$-$427.35X_Y$-$365.89X_V$-$290.08X_M$-$64.21X_I$+$81.37X_L$+$510.06X_F$-$33.14X_K$-217.81

将对应品种的标准汤剂作为测试集对该溯源模型进行自身验证及交叉验证，并对其准确度进行考察。在交叉验证及自身验证结果中，该 7 个动物药品种标准汤剂各特征峰相对峰面积的正确判别率均为 100%。数据表明不同品种动物药标准汤剂氨基酸特征峰相对峰面积存在差异，所建立的判别模型可有效区分该 7 种动物药，结果见图 19-2-12。

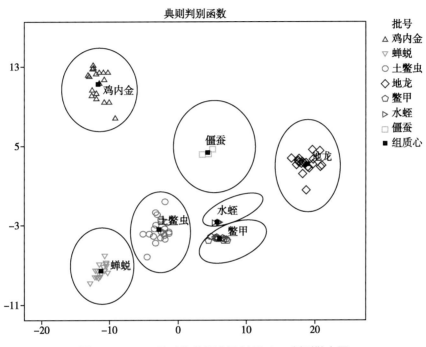

图 19-2-12　7 种动物药标准汤剂 Fisher 判别散点图

（四）主成分分析（PCA）

以 95 批标准汤剂样品中的 13 个氨基酸特征共有峰的相对峰面积为数据，采用 SPSS 20.0 软件对其进行主成分分析，得出相关矩阵的特征值和方差，见表 19-2-4，碎石图见图 19-2-13。结果显示前 2 个主成分的累计方差贡献率达 86.113%，故该 2 个主成分，可代表 7 种动物药标准汤剂特征图谱共有峰的大部分信息。同时结合碎石图可见主成分分析中特征值的变化情况，特征曲线存在一个明显拐点，说明前 2 个主成分分析结果显示出了 7 种动物药标准汤剂之间的差异性。初始因子载荷矩阵（表 19-2-5），由结果可知，第 1 主成分（P1）主要反映丝氨酸、苏氨酸、丙氨酸、缬氨酸、蛋氨酸、异亮氨酸、亮氨酸、苯丙氨酸和赖氨酸的信息，第 2 主成分（P2）主要反映精氨酸的信息。计算各样品之间的主成分得分（表 19-2-6、图 19-2-14），结果表明除土鳖虫（地鳖）外，同一品种动物药标准汤剂主成分得分较为集中。

表 19-2-4 主成分特征值及贡献率

主成分	特征值	方差贡献率（%）	积累贡献率（%）
1	8.538	71.150	71.150
2	1.796	14.963	86.113

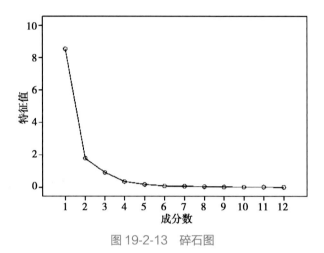

图 19-2-13 碎石图

表 19-2-5 主要因子载荷矩阵

峰名称	载荷	
	1	2
丝氨酸	0.834	0.370
甘氨酸	0.689	0.171
精氨酸	0.221	0.897
苏氨酸	0.976	−0.019
丙氨酸	0.891	0.226
酪氨酸	0.630	−0.670
缬氨酸	0.968	−0.091
蛋氨酸	0.897	−0.211
异亮氨酸	0.962	−0.135
亮氨酸	0.977	0.138
苯丙氨酸	0.808	−0.422
赖氨酸	0.950	0.239

表 19-2-6　各动物药标准汤剂主成分得分

鸡内金	P1	P2	蝉蜕	P1	P2	土鳖虫（地鳖）	P1	P2	地龙（参环毛蚓）	P1	P2	鳖甲	P1	P2	僵蚕	P1	P2	水蛭（蚂蟥）	P1	P2
JNJ-T-01	0.157	−1.318	CT-T-01	−0.620	−0.672	TBC-T-01	0.172	−0.038	DL-T-01	1.332	1.652	BJ-T-01	−1.184	1.019	JC-T-15	−0.966	0.761	SZ-T-14	0.094	−0.297
JNJ-T-02	0.054	−1.345	CT-T-02	−0.625	−0.553	TBC-T-02	−0.045	−0.101	DL-T-02	1.202	1.408	BJ-T-02	−1.169	1.061	JC-T-16	−0.925	0.830	SZ-T-15	0.075	−0.257
JNJ-T-03	0.056	−1.302	CT-T-03	−0.630	−0.606	TBC-T-03	−0.066	−0.329	DL-T-03	1.372	1.638	BJ-T-03	−1.136	1.113	JC-T-17	−0.933	0.804	SZ-T-16	0.058	−0.196
JNJ-T-04	−0.029	−1.221	CT-T-04	−0.712	−0.535	TBC-T-04	−0.365	−0.303	DL-T-04	1.340	1.533	BJ-T-04	−1.161	1.063	/	/	/	/	/	/
JNJ-T-05	0.145	−1.334	CT-T-05	−0.662	−0.544	TBC-T-05	0.004	−0.490	DL-T-05	1.341	1.437	BJ-T-05	−1.143	1.075	/	/	/	/	/	/
JNJ-T-06	0.138	−1.383	CT-T-06	−0.776	−0.571	TBC-T-06	−0.205	−0.378	DL-T-06	1.255	1.266	BJ-T-06	−1.148	1.109	/	/	/	/	/	/
JNJ-T-07	0.035	−1.304	CT-T-07	−0.682	−0.547	TBC-T-07	0.009	−0.321	DL-T-07	1.241	1.216	BJ-T-07	−1.167	1.069	/	/	/	/	/	/
JNJ-T-08	0.337	−1.465	CT-T-08	−0.729	−0.525	TBC-T-08	−0.131	−0.484	DL-T-08	1.266	1.251	BJ-T-08	−1.155	1.084	/	/	/	/	/	/
JNJ-T-09	0.254	−1.429	CT-T-09	−0.706	−0.503	TBC-T-09	0.209	−0.214	DL-T-09	1.197	1.228	BJ-T-09	−1.183	0.997	/	/	/	/	/	/
JNJ-T-10	−0.062	−1.063	CT-T-10	−0.821	−0.491	TBC-T-10	0.155	−0.383	DL-T-10	1.185	1.151	BJ-T-10	−1.190	0.976	/	/	/	/	/	/
JNJ-T-11	0.033	−1.150	CT-T-11	−0.739	−0.599	TBC-T-11	−0.043	−0.395	DL-T-11	0.984	1.201	BJ-T-11	−1.231	0.915	/	/	/	/	/	/
JNJ-T-12	−0.105	−1.070	CT-T-12	−0.659	−0.563	TBC-T-12	0.168	−0.398	DL-T-12	0.932	1.235	BJ-T-12	−1.201	0.984	/	/	/	/	/	/
JNJ-T-13	−0.104	−1.092	CT-T-13	−0.746	−0.535	TBC-T-13	−0.141	−0.262	DL-T-13	1.117	1.265	BJ-T-13	−1.154	1.039	/	/	/	/	/	/
JNJ-T-14	0.181	−1.266	CT-T-14	−0.687	−0.556	TBC-T-14	0.020	−0.264	DL-T-14	1.036	1.196	BJ-T-14	−1.236	0.888	/	/	/	/	/	/
JNJ-T-15	−0.142	−0.951	CT-T-15	−0.619	−0.612	TBC-T-15	−0.121	−0.286	DL-T-15	1.010	1.196	BJ-T-15	−1.186	0.968	/	/	/	/	/	/
JNJ-T-16	−0.064	−1.221	CT-T-16	−0.640	−0.620	TBC-T-16	4.111	−1.577	DL-T-16	1.140	1.692	BJ-T-01	−1.184	1.019	/	/	/	/	/	/
JNJ-T-17	−0.018	−1.321	CT-T-17	−0.631	−0.600	TBC-T-17	3.212	−1.251	DL-T-17	1.145	1.553	BJ-T-02	−1.169	1.061	/	/	/	/	/	/
JNJ-T-18	−0.054	−1.256	/	/	/	TBC-T-18	3.086	−1.231	DL-T-18	0.994	1.636	BJ-T-03	−1.136	1.113	/	/	/	/	/	/
/	/	/	/	/	/	TBC-T-19	0.043	−0.330		1.332	1.652	/	/	/	/	/	/	/	/	/
/	/	/	/	/	/	TBC-T-20	−0.039	−0.289		1.202	1.408	/	/	/	/	/	/	/	/	/
/	/	/	/	/	/	TBC-T-21	−0.006	−0.309		1.372	1.638	/	/	/	/	/	/	/	/	/

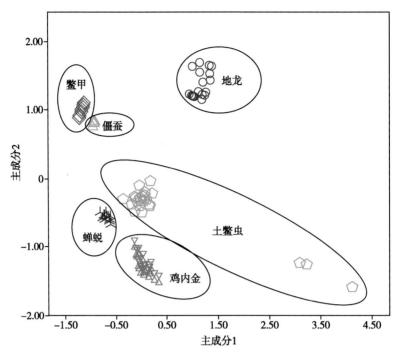

图 19-2-14　各动物药标准汤剂主成分得分二维图

第三节　配方颗粒氨基酸含量测定及特征图谱分析

一、不同动物药配方颗粒含量测定结果及分析

（一）动物药氨基酸配方颗粒含量测定结果

取鸡内金、蝉蜕、地龙（参环毛蚓）、鳖甲、土鳖虫（地鳖）、水蛭（蚂蟥）、僵蚕配方颗粒样品各 3 批，进行氨基酸含量测定，结果见表 19-3-1。结果显示，各种动物药配方颗粒的氨基酸含量存在明显差异，RSD 值在 34.33%～116.09% 之间。其中蝉蜕配方颗粒未检出蛋氨酸；水蛭（蚂蟥）配方颗粒未检出丝氨酸；鳖甲配方颗粒未检出酪氨酸、蛋氨酸及苯丙氨酸，检出氨基酸成分与相应品种药材及标准汤剂结果一致。

表 19-3-1　各品种配方颗粒氨基酸含量比较（含量：mg/g）

批号	丝氨酸	甘氨酸	苏氨酸	丙氨酸	脯氨酸	酪氨酸	缬氨酸	蛋氨酸	异亮氨酸	亮氨酸	苯丙氨酸	赖氨酸
JNJ-C-01	11.30	17.48	10.10	12.32	15.89	10.83	13.06	4.78	10.73	11.74	16.12	12.04
JNJ-C-02	11.29	17.91	10.04	12.43	16.24	7.38	12.87	4.26	10.63	11.36	16.05	12.03
JNJ-C-03	11.59	17.51	9.99	12.05	16.03	10.51	12.41	4.64	10.27	10.89	15.82	11.70
CT-C-01	2.82	4.61	3.07	4.42	6.56	2.51	3.39	/	3.19	2.11	1.98	2.35
CT-C-02	2.75	4.23	2.88	4.04	6.02	2.31	3.13	/	2.95	1.94	1.82	2.22

批号	丝氨酸	甘氨酸	苏氨酸	丙氨酸	脯氨酸	酪氨酸	缬氨酸	蛋氨酸	异亮氨酸	亮氨酸	苯丙氨酸	赖氨酸
CT-C-03	2.69	4.31	2.90	4.11	6.12	2.32	3.21	/	3.02	2.00	1.87	2.26
DL-C-01	20.17	30.15	11.76	25.59	11.74	5.03	13.59	3.74	9.74	18.13	9.07	23.62
DL-C-02	21.25	31.03	12.45	26.79	12.13	5.24	14.25	3.95	10.24	19.02	9.48	24.89
DL-C-03	20.73	30.38	12.31	26.41	11.97	4.84	14.16	3.86	10.13	18.92	9.39	24.84
BJ-C-01	24.65	125.44	12.33	56.92	69.20	/	11.69	0.00	9.06	16.79	23.80	/
BJ-C-02	23.94	121.41	11.98	55.17	66.83	/	11.21	0.00	8.69	16.18	23.19	/
BJ-C-03	24.49	122.47	12.04	55.07	67.50	/	11.26	0.00	8.71	16.23	23.08	/
TBC-C-01	7.51	16.04	5.91	17.57	10.55	5.32	9.41	2.76	5.57	8.95	5.23	12.99
TBC-C-02	7.11	14.52	5.73	16.60	9.69	5.08	9.07	2.72	5.36	8.56	5.01	12.63
TBC-C-03	7.14	15.26	5.77	16.67	9.81	6.16	9.17	2.85	5.45	8.65	5.12	12.69
SZ-C-01	/	23.14	5.81	15.89	9.45	2.51	7.65	1.23	3.24	8.51	5.23	8.50
SZ-C-02	/	24.24	6.07	16.93	10.12	2.57	8.06	1.26	3.46	9.05	5.53	8.61
SZ-C-03	/	25.14	6.12	17.00	10.43	3.02	8.22	1.36	3.54	9.26	5.74	8.64
JC-C-01	16.56	16.67	10.79	16.51	18.44	8.32	11.79	3.45	7.97	12.13	8.20	20.63
JC-C-02	16.19	16.46	10.45	16.20	18.52	7.32	11.65	3.35	7.91	11.98	8.18	19.93
JC-C-03	16.46	16.74	10.65	16.49	18.90	7.64	11.91	3.44	8.13	12.28	8.36	20.22
RSD（%）	73.21	116.09	40.08	74.22	101.26	67.94	34.33	77.58	41.51	46.52	70.71	56.11

（二）层次聚类分析

运用 SPSS 20.0 软件对上述不同动物药共 21 批配方颗粒样品进行聚类分析,采用组内平均数联结,以 Euclidean 距离作为样品相似度的距离公式,欧式距离为 5 时,样品聚为七类(图 19-3-1)。其中 CT-C-01～CT-C-03 聚为 Ⅰ 类,为蝉蜕配方颗粒;DL-C-01～DL-C-03 聚为Ⅱ类,为地龙(参环毛蚓)配方颗粒;TBC-C-01～TBC-C-03 聚为 Ⅲ 类,为土鳖虫(地鳖)配方颗粒;SZ-C-01～SZ-C-03 聚为 Ⅳ 类,为水蛭(蚂蟥)配方颗粒;JC-C-01～JC-C-03 聚为 Ⅴ 类,为僵蚕配方颗粒;JNJ-C-01～JNJ-C-03 聚为 Ⅵ类,为鸡内金配方颗粒;BJ-C-01～BJ-C-03 聚为 Ⅶ 类,为鳖甲配方颗粒。

（三）最小偏二乘法判别分析（OPLS-DA）

采用 Simca 14.0 软件 OPLS-DA 分析,所建立 7 种动物药配方颗粒的模型中 R^2X（cum）= 0.997,R^2Y（cum）=0.967,Q^2（cum）=0.940,均大于 0.5,说明该模型稳定可靠,由图 19-3-2 可知,该模型可将不同基原的 7 种动物药配方颗粒区分,并从 12 个变量的 VIP 值图(图 19-3-3)可知,以 VIP>1.0 为显著影响,共找到 6 个差异标志物,其影响显著性排序为苏氨酸>酪氨酸>丝氨酸>赖氨酸>异亮氨酸>苯丙氨酸,提示该部分氨基酸成分对于区分不同品种动物药配方颗粒贡献率较大。

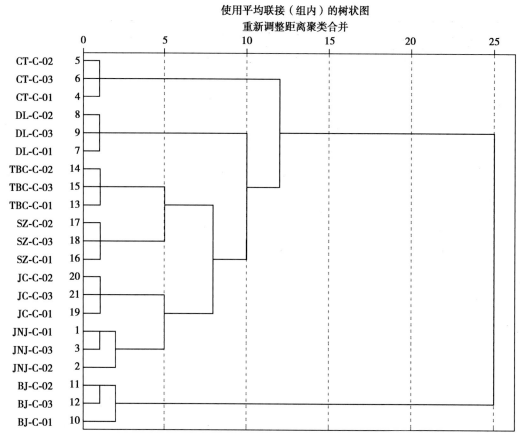

图 19-3-1 7 种动物药配方颗粒氨基酸含量聚类树状图

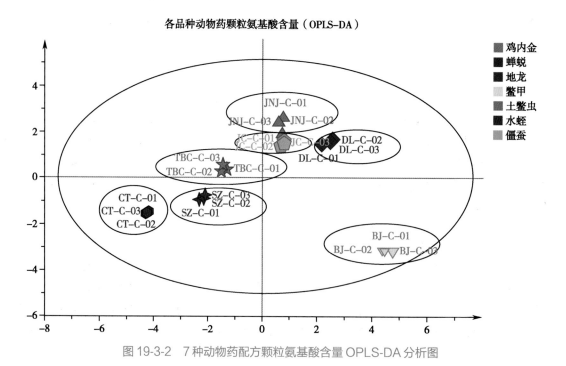

图 19-3-2 7 种动物药配方颗粒氨基酸含量 OPLS-DA 分析图

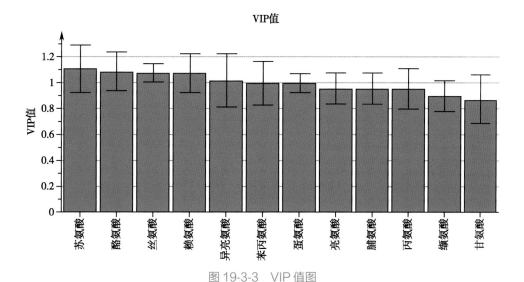

图 19-3-3　VIP 值图

二、不同动物药配方颗粒特征图谱分析及评价

(一)氨基酸特征图谱的建立及共有峰归属

取鸡内金、蝉蜕、地龙(参环毛蚓)、鳖甲、土鳖虫(地鳖)、水蛭(蚂蟥)、僵蚕配方颗粒样品各 3 批,将所得色谱数据导入中药色谱指纹图谱相似度评价系统(国家药典委员会,2012.0 版)进行结果分析:鸡内金配方颗粒确定 12 个共有峰、蝉蜕配方颗粒确定 12 个共有峰、地龙(参环毛蚓)配方颗粒共确定 13 个共有峰、鳖甲配方颗粒确定 10 个共有峰、土鳖虫(地鳖)配方颗粒确定 12 个共有峰、水蛭(蚂蟥)配方颗粒确定 11 个共有峰、僵蚕配方颗粒确定 13 个共有峰(图 19-3-4～图 19-3-10);其中峰 5(脯氨酸)分离度较好,响应较高,故以

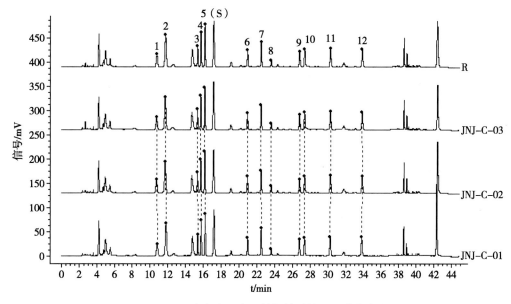

图 19-3-4　鸡内金配方颗粒氨基酸特征图谱共有峰

峰 5（脯氨酸）为参照峰（即为 S 峰）；经与对照品色谱峰保留时间比对，并结合 DAD 光谱分析，共指认 13 个特征峰，各特征峰指认图（图 19-3-11），7 种动物药配方颗粒中含有色谱峰详细信息见表 19-3-2。

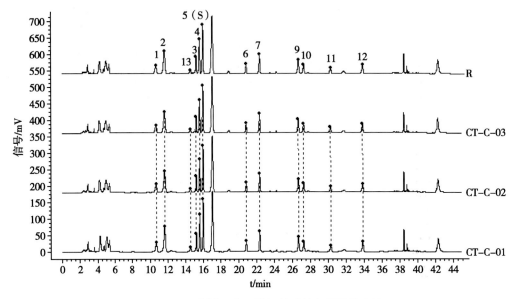

图 19-3-5 蝉蜕配方颗粒氨基酸特征图谱共有峰

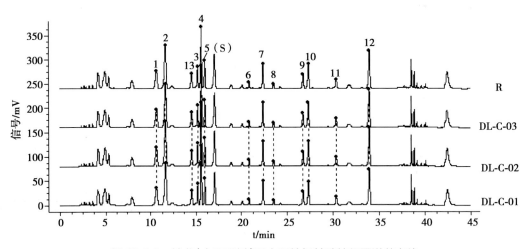

图 19-3-6 地龙（参环毛蚓）配方颗粒氨基酸特征图谱共有峰

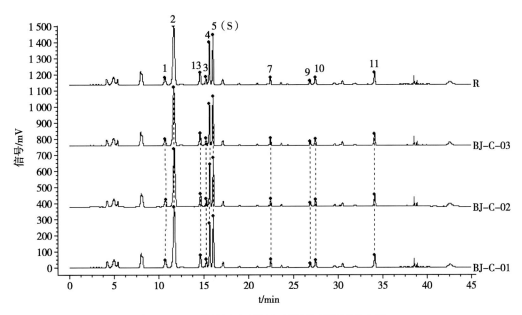

图 19-3-7　鳖甲配方颗粒氨基酸特征图谱共有峰

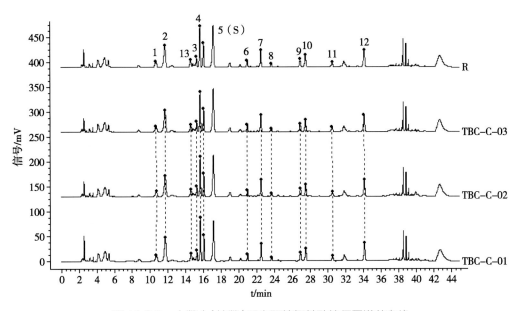

图 19-3-8　土鳖虫（地鳖）配方颗粒氨基酸特征图谱共有峰

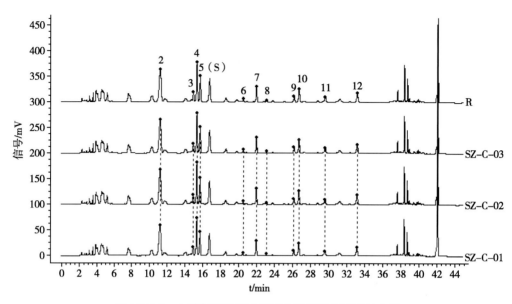

图 19-3-9 水蛭(蚂蟥)配方颗粒氨基酸特征图谱共有峰

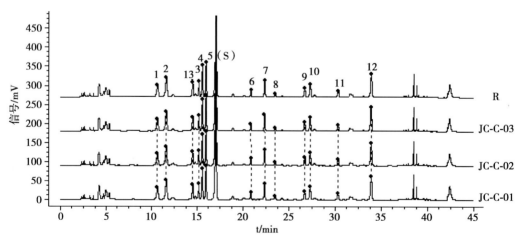

图 19-3-10 僵蚕配方颗粒氨基酸特征图谱共有峰

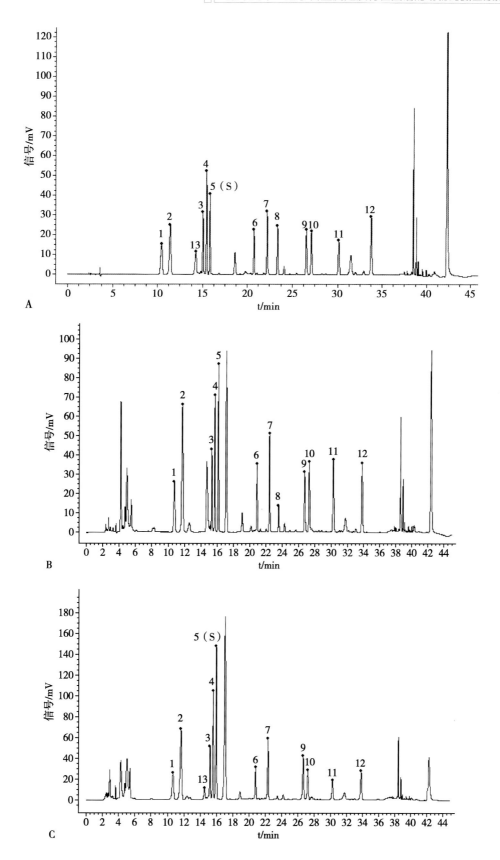

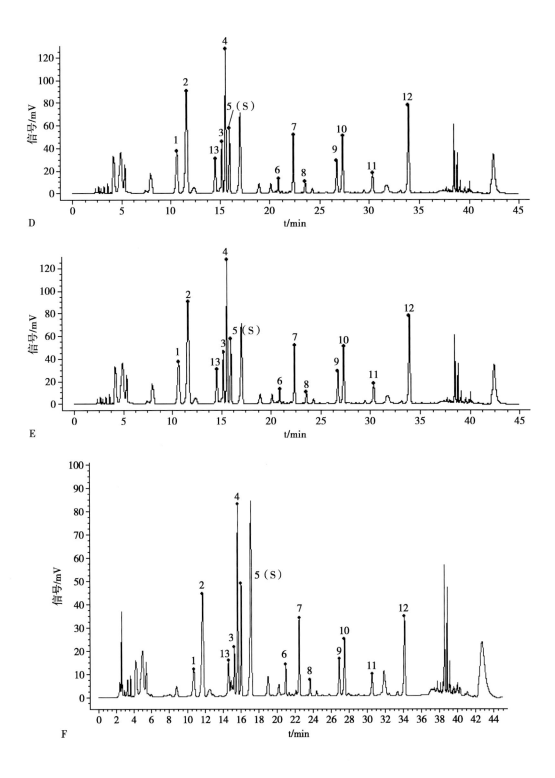

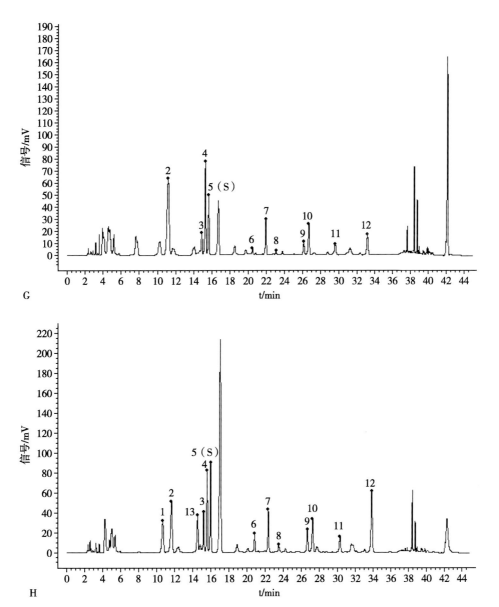

A：对照品；B：鸡内金；C：蝉蜕；D：地龙（参环毛蚓）；E：鳖甲；F：土鳖虫（地鳖）；G：水蛭（蚂蟥）；H：僵蚕；
峰 1：丝氨酸；峰 2：甘氨酸；峰 3：苏氨酸；峰 4：丙氨酸；峰 5（S）：脯氨酸；峰 6：酪氨酸；峰 7：缬氨酸；
峰 8：蛋氨酸；峰 9：异亮氨酸；峰 10：亮氨酸；峰 11：苯丙氨酸；峰 12：赖氨酸；峰 13：精氨酸。

图 19-3-11 7 种动物药配方颗粒共有峰对照品归属图

表 19-3-2 7 种动物药配方颗粒氨基酸图谱色谱峰信息对比

品种名称	色谱峰信息
鸡内金	1、2、3、4、5（S）、6、7、8、9、10、11、12
蝉蜕	1、2、3、4、5（S）、6、7、9、10、11、12、13
地龙（参环毛蚓）	1、2、3、4、5（S）、6、7、8、9、10、11、12、13
鳖甲	1、2、3、4、5（S）、7、9、10、11、13

615

续表

品种名称	色谱峰信息
土鳖虫（地鳖）	1、2、3、4、5（S）、6、7、8、9、10、11、12
水蛭（蚂蟥）	2、3、4、5（S）、6、7、8、9、10、11、12
僵蚕	1、2、3、4、5（S）、6、7、8、9、10、11、12、13

（二）相似度评价结果

采用国家药典委员会推荐的"中药色谱指纹图谱相似度评价系统（2012.0 版本）"分别对鸡内金配方颗粒、蝉蜕配方颗粒、土鳖虫（地鳖）配方颗粒、鳖甲配方颗粒、地龙（参环毛蚓）配方颗粒、水蛭（蚂蟥）配方颗粒及僵蚕配方颗粒，各取 3 批样品进行氨基酸特征图谱数据处理，采用平均数，时间窗口为 0.1，自动匹配，分别以上述 7 种动物药配方颗粒共有模式作为对照特征图谱，计算相似度系数，同一品种动物药相似度均大于 0.99，相似度结果说明同一基原的配方颗粒不同批次间的化学成分具有较好的一致性，结果见表 19-3-3。

表 19-3-3　7 种不同品种动物药配方颗粒样品相似度评价结果

鸡内金	相似度	蝉蜕	相似度	鳖甲	相似度	地龙（参环毛蚓）	相似度
JNJ-C-01	0.999	CT-C-01	1.000	BJ-C-01	1.000	DL-C-01	1.000
JNJ-C-02	0.999	CT-C-02	1.000	BJ-C-02	1.000	DL-C-02	1.000
JNJ-C-03	1.000	CT-C-03	1.000	BJ-C-03	1.000	DL-C-03	1.000
土鳖虫（地鳖）	相似度	僵蚕	相似度	水蛭（蚂蟥）	相似度	/	/
TBC-C-01	1.000	JC-C-01	1.000	SZ-C-01	1.000	/	/
TBC-C-02	1.000	JC-C-02	1.000	SZ-C-02	1.000	/	/
TBC-C-03	1.000	JC-C-03	1.000	SZ-C-03	1.000	/	/

（三）层次聚类分析

运用 SPSS 20.0 软件对上述不同动物药共 21 批配方颗粒样品进行聚类分析，采用组内平均数联结，以平方 Euclidean 距离作为样品相似度的距离公式，欧式距离为 2 时，样品聚为七类（图 19-3-12）。其中 BJ-C-01～BJ-C-03 聚为 Ⅰ 类，为鳖甲配方颗粒；CT-C-01～CT-C-03 聚为 Ⅱ 类，为蝉蜕配方颗粒；JC-C-01～JC-C-03 聚为 Ⅲ 类，为僵蚕配方颗粒；JNJ-C-01～JNJ-C-03 聚为 Ⅳ 类，为鸡内金配方颗粒；SZ-C-01～SZ-C-03 聚为 Ⅴ 类，为水蛭（蚂蟥）配方颗粒；TBC-C-01～TBC-C-03 聚为 Ⅵ 类，为土鳖虫（地鳖）配方颗粒；DL-C-01～DL-C-03 聚为 Ⅶ 类，为地龙（参环毛蚓）配方颗粒。

（四）最小偏二乘法判别分析（OPLS-DA）

采用 Simca 14.0 软件 OPLS-DA 分析，所建立 7 种动物药配方颗粒的模型中 R^2X（cum）= 0.990，R^2Y（cum）=0.811，Q^2（cum）=0.984，均大于 0.5，说明该模型稳定可靠，由图 19-3-13 可知，该模型可将不同基原的 7 种动物药配方颗粒区分，并从 12 个变量的 VIP 值图（图 19-3-14）可知，以 VIP>1.0 为显著影响，共找到 5 个差异标志物，其影响显著性排序为甘氨酸>精氨酸>蛋氨酸>苯丙氨酸>丙氨酸，提示该部分氨基酸成分对于区分不同品种动物药配方颗粒贡献率较大。

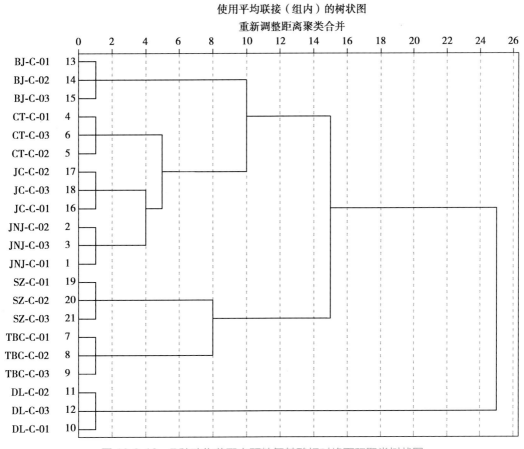

图 19-3-12 7 种动物药配方颗粒氨基酸相对峰面积聚类树状图

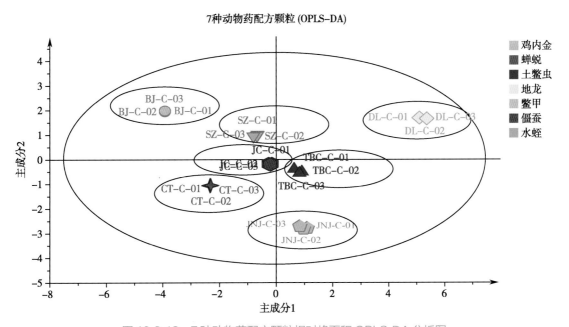

图 19-3-13 7 种动物药配方颗粒相对峰面积 OPLS-DA 分析图

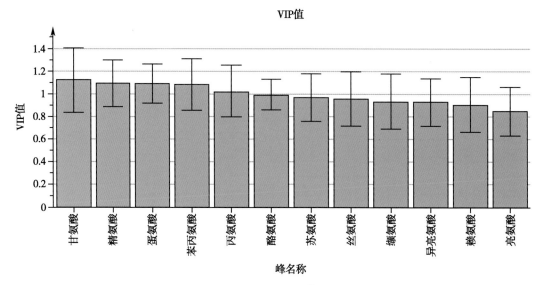

图 19-3-14　VIP 值图

第四节　小结与讨论

本研究在建立同法测定动物药氨基酸多指标含量及特征图谱的基础上,选择常用的 8 种动物药[鸡内金、僵蚕、龟甲、鳖甲、地龙(参环毛蚓)、水蛭(蚂蟥)、土鳖虫(地鳖)、蝉蜕,采用多种分析方法对上述动物药的药材、标准汤剂、配方颗粒进行差异性分析,同时也对部分品种的生品及炮制品进行了差异性研究,尝试寻找不同动物药在氨基酸含量及特征图谱上的差异规律,为制定动物药中药配方颗粒的质量标准及质量控制提供参考方法及理论依据。

研究结果显示,不同动物药之间的氨基酸既存在成分种类上的差异,也存在成分表达上的差异,如蝉蜕未检出蛋氨酸;水蛭(蚂蟥)中未检出丝氨酸;鳖甲未检出酪氨酸、蛋氨酸及苯丙氨酸;又如鸡内金和地龙(参环毛蚓)成分种类上一致,均含有 12 种氨基酸,但其表达上却不一致,鸡内金的 8 种氨基酸(苏氨酸、脯氨酸、酪氨酸、缬氨酸、蛋氨酸、异亮氨酸、亮氨酸、苯丙氨酸)含量高于地龙(参环毛蚓),而地龙(参环毛蚓)的 4 种氨基酸(丝氨酸、甘氨酸、丙氨酸、赖氨酸)含量高于鸡内金。基于上述差异,本研究采用层次聚类分析、K-Means 均值聚类分析、Fisher 线性判别分析、主成分分析、最小偏二乘法判别分析等多种系统分类方法对 8 种不同动物药的药材、标准汤剂;7 种不同动物药配方颗粒含量及特征图谱测定数据进行分析,结果显示,不同动物药均能各自被归为一类,说明不同动物药具有其内在特性。而龟甲与鳖甲、水蛭(蚂蟥)与土鳖虫(地鳖)在系统分类过程中,需要进行二次分析才能将两者分离,说明两者具有一定的共性。龟甲与鳖甲均能滋阴潜阳,水蛭(蚂蟥)与土鳖虫(地鳖)均能破血逐瘀,这与其氨基酸的表达相似性是否有关联,需要进一步验证。上述研究结果均能在不同动物药的药材、标准汤剂、配方颗粒呈现较好的传递性,说明采用氨基酸含量测定结合特征图谱的方式对动物药的药材、配方颗粒进行质量控制具有一定的科学依据。

本研究建立的动物药氨基酸含量测定结合特征图谱的方法,能对不同动物药的药材、标准汤剂、配方颗粒进行定性定量分析,为动物药及配方颗粒的质量控制提供参考方法及依据。

第二十章

动物药炮制前后化学成分对比研究

第一节　中药炮制研究背景

中药炮制是根据中医中药理论，按照医疗、调配、制剂的不同要求，以及药材自身性质，所采取的一项制药技术，它是古人对中医长期临床用药经验的总结，是古代医家才能巧智慧的直接体现，有一定的实践性和科学性。

中药的品种繁多，包括动物药、植物药和矿物药三大类，而这些药物都是原生药，大都附有各种杂质和非药用部位，有的甚至具有毒性，且各种药物所含成分并不一定符合治疗疾病的要求。因此，中药材必须经过适当的方法加工炮制，成为生、熟饮片各种规格，才能适应中医整体观念、辨证论治、灵活用药的要求，继而作为药物用于临床。饮片入药，复方配伍，是中医临床用药的特点，炮制是满足中医临床用药要求的重要手段和措施。中药炮制成饮片后细胞破损，表面积增大，药效成分便于溶出；此外，炮制中的蒸、炒、煮等热处理亦可减低某些药物的毒性；药物通过炮制可产生新的成分或者增加有效成分的溶出而增强疗效。所以，中医治病除组方、遣药、用量、剂型、服法外，必须注明炮制要求。

中药炮制的方法十分复杂，辅料种类复杂，其综合作用也有多方面，不仅因药物的性能不同而各异，还因药物在方剂中作用不同而有别。传统的炮制方法虽然历史悠久，工艺独特，但随着时代发展和科技进步，这些理论内容、方法工艺等，满足不了时代的要求，显露出理论依据不足，炮制工艺欠规范统一，甚至有误传误用现象，导致了"各地各法，一药多法"等现象出现，极大地影响了对中药炮制方法的继承和创新工作。因此，必须利用现代医学理论和科技手段对中药炮制理论和方法去粗取精、去伪存真，进而做到规范炮制品的质量。

目前中药炮制研究的主要思路有四种：炮制前后药理变化、炮制前后化学成分变化、炮制过程化学成分变化、化学研究和药理研究相结合。中药炮制前后药性和功效发生改变的基础就是化学成分的变化，而这些变化都是在炮制过程中发生的，因此，只有揭示中药炮制过程中化学成分的变化过程及规律，才能更好地阐明中药炮制机理，也才能更好地与炮制过程药理作用的变化相结合。另外，原药材的化学成分会随品种、产地、采收期、加工过程等因素的影响而发生变化，只有控制原药材的质量，才能保证其作为原料得到的炮制品质量均一,疗效可靠。对于中药炮制的研究必须在中医基本理论原则指导下,合理运用现代科学知识和方法,对药物要有整体观念,不能单纯地从某几种化学成分或动物实验来确定传统中药炮制方法及原理的合理性。

现代中药炮制只有以中医药理论为指导,通过多学科的配合研究,新技术的应用,达到统一,从化学成分分析和药理作用研究阐明中药炮制理论,才能加速中药炮制科学技术的发展。随着中药单味和中药复方现代化的实现,使炮制后饮片逐步向"成药化"方向发展,充分发挥"中药饮片"在中医药学中的作用,同时尽快做到"医知药情,药知医用",为振兴中医药学的发展做出贡献。

第二节　动物药炮制研究概况

动物药是中医药学的重要组成部分,多有"行走通窜之功",临床常用于抗肿瘤、强心、镇静、抗惊厥、免疫调节等方面的治疗。动物药化学活性成分类型多样,一般认为含有的主要活性成分包括生物碱、蛋白质(酶)、多肽及氨基酸类及甾体类等。我国药用动物种类繁多,约占全部中药资源的18%,这些丰富的品种为临床用药提供了多种选择。从动物药中寻找生理活性成分,经广泛的药理筛选和研究开发成新药,可以大大缩短新药开发的周期,扩大药源。但动物药大多含有非药用部分,使用前必须除去,使药物便于调剂和制剂,降低或消除药物的毒性或副作用,改变或缓和药物的性能等。

动物药炮制历史悠久,以加热处理为主。《本草经集注》中规定,虫类、齿骨类药材要炙、煮;《备急千金要方》中明确规定"甲、皮、肉、骨、角、筋、鹿茸等皆炙之"。从汉至唐代,多种动物药需加热处理,有制熟、杀菌、便于保存贮藏之意,其方式早期多是利用直火和简单的蒸煮,后世为便于观察加热程度和控制温度,又创造了介质加热方法,加热介质可使药材受热均匀,并便于观察受热程度,改善了加热效果,并逐渐发展出多种辅料,在改善加热效果的同时通过将药物与辅料配伍,利用辅料本身性质与药物起协同或拮抗作用。而现代动物药炮制方法多是在传统炮制方法的基础上,结合现代加工手段改良而成。一般经过蒸、煮、炒、煅、盐水制、酒制、醋制等加工方法炮制后即可灭除所带细菌、微生物及致病菌等,而某些动物药因其特异的炮制加工和使用方法,如自然风干的土鳖虫、地龙,鲜用的蝮蛇、鲜乌鳢等无法起到杀菌、灭毒的效果,故炮制如不得当可能会存在一定的安全隐患,直接影响其临床疗效。

动物药因其来源的特殊性,药用成分复杂,多数品种炮制后的药效物质基础尚不明确,相关研究基础薄弱,质量控制缺乏专属性,以致目前动物药炮制品的质量控制水平总体上仍然较低,质控指标与药效关联性不强的问题尤其突出,而且由于动物药多含蛋白质、多肽等遇高温易降解的物质,其高温炮制的合理性也有待论证。

一、动物药炮制方法

动物由于其组织结构和生存方式与植物完全不同,这使动物药的炮制方法与植物药的炮制有一定的差别。动物药的来源和入药部位比较复杂,有动物的肉体、骨骼、内脏、皮毛、分泌物、排泄物,甚至化石等,炮制时要根据具体的药用部位选择炮制方法。常用的炮制方法包括净制、切制、炒制、煅制、辅料制等,具体见表20-2-1。

表 20-2-1　动物药炮制方法

来源与部位	炮制方法	实例	炮制目的	炮制共性	检测方法
全体	精制、炒法等	水蛭、蕲蛇、乌梢蛇	去除非药用部位，使药材洁净或防止再生	加热处理	显微、理化、TLC、分子、含有量测定
贝壳、甲片、骨骼	油炙法、煅法等	牡蛎、龟甲、鹿茸	使药材酥脆便于粉碎，利于有效成分溶出	武火，200～400℃高温加热处理，煅法可达400℃以上	显微、理化、TLC、含有量测定
昆虫类等质地疏松者	烘焙法等	九香虫、土鳖虫、蜈蚣	使药材酥脆便于粉碎，利于有效成分溶出	文火，130～140℃高温加热处理	显微、TLC、含有量测定
排泄物、提取物等具有特殊腥味者	炒法、炙法等	阿胶、麝香、五灵脂	除去腥臭之味	文火，130～140℃高温加热处理	显微、理化、TLC、含有量测定
有毒者	炒法、炙法、煅法等	斑蝥、蟾酥	减毒	文火，130～140℃高温加热处理	显微、理化、TLC、含有量测定
本不具有药理活性者	煅法等	血余炭	产生新的药理作用	武火，约400℃以上高温加热处理	无

二、动物药炮制作用

动物药的临床疗效很好，但有些毒副作用太大，临床应用不安全，可以通过炮制降低其毒性或副作用，如米炒斑蝥、酒制蟾酥等；有的动物药具有腥臭味，不便于服用，经过炮制，或逸散腥臭味或使臭味成分破坏，或被辅料吸收，达到矫味矫臭的目的，如九香虫、白僵蚕、紫河车等；一些质地坚硬致密的骨骼、甲壳等药材，有效成分不易煎出，可通过煅制、醋淬等使其质地疏松，增加药物的溶出度或增强某一疗效，如牡蛎、瓦楞子等贝壳类中药煅制后还能增强其收敛固涩、止酸等作用；一些质地疏松的动物药可采用烘焙法使药材酥脆，便于粉碎，如蜈蚣、蚂蚁等；质地坚硬的动物贝壳、骨骼类药材，多采用砂烫、砂烫醋淬、油炸、油涂烧等方法，使其酥脆便于粉碎，利于有效成分的溶出；有些部位本身不具药理活性，经过炮制后产生新的作用，如人发一般不生用，煅成血余炭后才可入药，产生止血作用。

三、动物药炮制前后对比研究

（一）炮制对动物药化学成分的影响

动物药成分复杂，活性组分中除了小分子化合物外，还包含许多蛋白质、多糖、多肽等大分子化合物，尤其是蛋白质、多肽类成分，不仅所占比例大，而且活性强。

1. 对蛋白质类成分的影响　蛋白质群是一个热不稳定体系，加热会导致蛋白质变性，失去生理活性。不同炮制方法对斑蝥蛋白质及氨基酸有一定影响，蛋白质含量为生斑蝥＞净制斑蝥＞米炒斑蝥，氨基酸总含量为净制斑蝥＞生斑蝥＞米炒斑蝥。僵蚕经过高温麸炒后蛋白质含量下降，且通过炮制辅料的作用，毒性成分黄曲霉毒素完全被吸附，增加了药材的安全性。生鸡内金经砂烫或微波处理后，水溶性浸出物含量、蛋白质含量显著增加，而醇溶性浸出物含量则降低，而生鸡内金中胃蛋白酶活力、淀粉酶活力显著高于砂烫鸡内金和微波处理鸡内金，说明生鸡内金中胃蛋白酶、淀粉酶经过高温大部分已变性失活。

2．对无机元素的影响　　炮制对动物药中所含无机元素有一定影响，有较多研究报道通过炮制可以降低重金属及有害元素的含量，从而达到减毒的目的。有研究报道，Pb、Cd、Hg、Zn、Mn、Cu、Fe 含量以生水蛭最高，烫水蛭最低，说明水蛭经炮制后可使其毒性降低，提高临床用药安全。蛤壳经火煅后砷含量显著降低，且火煅时间越长，砷越易挥发，更易除去有害元素砷，但不是火煅时间越长越好。

3．对多糖类成分的影响　　动物药中含有部分糖类成分，有学者用苯酚 - 硫酸比色法测定鸡内金生品及炮制品的多糖含量，结果表明，砂烫鸡内金中总多糖含量比生品及微波炮制品高。另有研究发现家养鸡及白羽鸡的鸡内金生品经炮制后黏多糖含量依次为醋淬品、生品和清炒品。

4．对其他类成分的影响　　除了蛋白质和多肽外，高温炮制对动物药中其他成分也有影响。蟾酥的主要成分吲哚类生物碱在经过 105℃烘干后明显减少，而冷冻干燥法能有效保留蟾酥有效成分。与原蟾酥原料药材比，炮制品中总蟾蜍甾的含量升高，并且酒制品 < 牛乳浸制品 < 滑石粉烫品。美洲大蠊经制霜后，浸出物含量略有增加，油脂含量明显减低，总氨基酸含量及总糖含量均增加。

（二）炮制对动物药药理活性的影响

中药炮制后其化学成分往往会发生变化，因此临床用途也会改变。水蛭生品经过100℃处理后，抗凝效价显著降低，说明高温会使水蛭的活性降低。壁虎鲜品与炮制品均有抗肿瘤作用，且炮制后对胸腺和脾脏有生长刺激作用。炮制方法不同，各炮制品显示出的药性也不同，从而药理活性也存在差异。如醋炙五灵脂可增强散瘀止血的功效，酒炙可增强其活血止痛的作用。阿胶生品及不同炮制品均具有补血作用，且以微波阿胶珠高剂量补血作用最强，生品最弱；对免疫器官的增强作用强度也不同：微波阿胶珠高剂量组 > 微波阿胶珠低剂量组 > 生品组 > 炒品组。

四、动物药炮制研究思路

（一）色谱法

色谱法的迅猛发展，给中药炮制带来生机和活力。如今薄层色谱法（TLC）、高效液相色谱法（HPLC）、毛细管电泳法（HPCE）、气相色谱法（GC）、气相色谱 - 质谱联用（GC-MS）等方法在动物药炮制的研究方面得到充分应用。有学者通过 TLC 法发现不同批次产地的蟾酥样品虽然斑点数目相同，但斑点颜色和大小因产地不同而各有差异。HPLC 法是目前最常用和首选的方法。蟾酥及其炮制品 HPLC 指纹图谱显示，不同蟾酥炮制品的 HPLC 指纹图谱整体面貌与原药材相似，但共有峰强度差别较大，且不同辅料炮制峰面积变化差异较大。有文献报道了生鳖甲与醋鳖甲抗肝纤维化有效物质部位的 HPCE 指纹图谱，发现鳖甲炮制前后的化学成分及含量有较大不同。色谱 - 质谱联用技术发展迅速，应用也越来越广泛。有研究利用顶空 - 气质联用技术（HS-GC-MS）发现炒制、甘草制、醋炙、酒炙均能减少地龙腥味成分，并且酒炙还能增加杂环类和酯类香气成分来掩盖其不良气味，为地龙炮制矫味提供了科学依据。隋利强等通过固相微萃取 - 气相色谱 - 质谱（SPME-GC-MS）分析发现砂烫鸡内金、滑石粉炒水蛭等 6 种动物药炮制前后挥发性成分含量差异明显，炮制过程中棕榈酸的含量降低,同时部分生成 α- 葎草烯等新化合物。

（二）差异蛋白质组学

差异蛋白质组学是蛋白质组学研究的主要内容,其目标在于找出有意义的差异蛋白,其核心技术是高通量的双向凝胶电泳、生物质谱、蛋白质芯片,能同时实现对包含多达几千种甚至上万种蛋白混合物的分离、检测和分析,已广泛应用于医学、中药鉴定等诸多领域。有学者利用蛋白组学技术发现僵蚕生品的蛋白含量明显高于炮制品,而自制僵蚕炮制品蛋白质含量略高于市售炮制品;其生品和炮制品的氨基酸组成及含量分布趋势一致,除甲硫氨酸外,生品中其余氨基酸的含量均高于炮制品。通过结合现代生物分析技术对动物药炮制前后蛋白质的差异研究,为传统动物药的研究方向开辟了新的思路。

常用的炮制方法有加热炮制和加辅料炮制,主要包括炒法、炙法、煅法、蒸煮法、发酵发芽法、制霜法、煨法等。通过采用不同的炮制方法可对中药原有性能加以取舍,使活性成分含量增加,毒性成分含量减少,药理作用增强,或能矫臭矫味,便于调剂和制剂。炮制过程可提高或降低药材中化学成分的含量,甚至可使某些化学成分消失或产生新物质,所以中药材经炮制后,在外观、药物成分、药动学性质、药理作用等方面会发生较大变化,进而影响其临床疗效。由于动物药含有较多的蛋白质或氨基酸等成分,高温加热易使其变性,故炮制是否得当将直接影响其临床疗效。目前动物药炮制方面的研究多是关于饮片炮制前后有效成分含量变化、特征图谱共有峰检测等,由饮片进一步制成标准汤剂或配方颗粒后的成分变化规律还尚未有文献报道。因此,本次研究致力于比较生品及炮制品在制备成标准汤剂及配方颗粒过程中出膏率、转移率及含量变化,并对其特征图谱及质谱提取离子流图进行比较分析,旨在更全面地揭示动物药炮制前后各指标变化规律,为动物药炮制品质量标准的建立提供实验参考。

第三节　动物药炮制研究实例

一、鳖甲与醋鳖甲炮制前后对比研究

为研究鳖甲与醋鳖甲炮制前后的差异,对生品与炮制品的出膏率、氨基酸含量及转移率、特征图谱和质谱提取离子流(EIC)图进行比较,详细结果如下:

（一）出膏率

对鳖甲生品与炮制品各 15 批标准汤剂的出膏率结果进行分析,结果显示鳖甲炮制后出膏率有所上升,鳖甲砂炒醋淬后质地变酥脆,易于粉碎及煎出有效成分。结果见表 20-3-1、图 20-3-1。

表 20-3-1　鳖甲与醋鳖甲标准汤剂出膏率对比

序号	批号	出膏率（%）	批号	出膏率（%）	差值（%）
1	BJ-T-01	2.42	CBJ-T-01	12.31	9.89
2	BJ-T-02	2.76	CBJ-T-02	10.89	8.13
3	BJ-T-03	3.41	CBJ-T-03	11.86	8.45
4	BJ-T-04	4.35	CBJ-T-04	10.16	5.81

续表

序号	批号	出膏率(%)	批号	出膏率(%)	差值(%)
5	BJ-T-05	4.71	CBJ-T-05	11.30	6.59
6	BJ-T-06	3.45	CBJ-T-06	11.31	7.86
7	BJ-T-07	3.02	CBJ-T-07	11.44	8.42
8	BJ-T-08	3.38	CBJ-T-08	10.19	6.81
9	BJ-T-09	6.14	CBJ-T-09	13.09	6.95
10	BJ-T-10	4.86	CBJ-T-10	12.65	7.79
11	BJ-T-11	4.84	CBJ-T-11	10.71	5.87
12	BJ-T-12	3.05	CBJ-T-12	9.90	6.85
13	BJ-T-13	3.42	CBJ-T-13	10.23	6.81
14	BJ-T-14	3.23	CBJ-T-14	10.47	7.24
15	BJ-T-15	2.80	CBJ-T-15	9.82	7.02

注:差值=醋鳖甲-鳖甲。

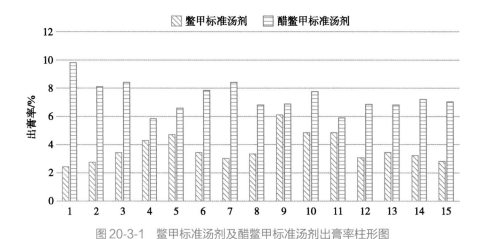

图 20-3-1　鳖甲标准汤剂及醋鳖甲标准汤剂出膏率柱形图

(二)氨基酸含量及转移率

对 15 批鳖甲生品与炮制品饮片、标准汤剂的氨基酸含量测定结果及转移率进行分析,结果显示鳖甲经炮制后甘氨酸、脯氨酸、缬氨酸 3 种氨基酸总含量总体呈下降趋势;炮制品标准汤剂 3 种氨基酸总含量总体稍高于生品标准汤剂,转移率远高于生品标准汤剂(见表 20-3-2~表 20-3-4、图 20-3-2~图 20-3-4)。

表 20-3-2　鳖甲饮片与醋鳖甲饮片含量对比

序号	鳖甲饮片				醋鳖甲饮片			
	甘氨酸(mg/g)	脯氨酸(mg/g)	缬氨酸(mg/g)	总量(mg/g)	甘氨酸(mg/g)	脯氨酸(mg/g)	缬氨酸(mg/g)	总量(mg/g)
1	71.7	39.5	10.0	121.2	62.8	34.4	8.4	105.6
2	69.0	38.1	9.4	116.5	65.0	36.3	8.3	109.6

续表

序号	鳖甲饮片				醋鳖甲饮片			
	甘氨酸 （mg/g）	脯氨酸 （mg/g）	缬氨酸 （mg/g）	总量 （mg/g）	甘氨酸 （mg/g）	脯氨酸 （mg/g）	缬氨酸 （mg/g）	总量 （mg/g）
3	70.0	39.1	8.9	118.0	70.2	38.7	9.5	118.4
4	59.5	33.3	7.8	100.6	61.2	34.7	7.3	103.2
5	69.6	38.6	9.7	117.9	72.1	39.8	9.3	121.2
6	70.1	38.8	9.6	118.5	65.5	36.4	7.4	109.3
7	68.9	39.1	9.8	117.8	63.0	35.7	7.2	105.9
8	66.8	36.8	8.1	111.7	63.1	35.6	7.4	106.1
9	78.1	42.7	11.8	132.6	77.6	42.3	10.6	130.5
10	64.9	36.2	8.5	109.6	71.4	39.0	9.1	119.5
11	74.0	41.3	9.7	125.0	72.3	40.5	9.3	122.1
12	71.4	39.6	9.4	120.4	69.4	38.8	8.5	116.7
13	73.5	41.1	9.3	123.9	66.6	36.9	8.1	111.6
14	76.6	42.7	9.4	128.7	68.5	37.9	8.4	114.8
15	68.3	38.4	8.8	115.5	68.0	38.1	8.2	114.3
均值	70.2	39.0	9.3	/	67.8	37.7	8.5	/

表 20-3-3　鳖甲标准汤剂与醋鳖甲标准汤剂含量对比

序号	鳖甲标准汤剂			醋鳖甲标准汤剂		
	甘氨酸 （mg/g）	脯氨酸 （mg/g）	缬氨酸 （mg/g）	甘氨酸 （mg/g）	脯氨酸 （mg/g）	缬氨酸 （mg/g）
1	245.3	133.4	22.1	205.3	108.1	20.6
2	198.0	109.5	17.8	214.5	113.5	21.5
3	217.2	117.1	21.9	197.6	102.3	20.6
4	197.8	108.8	17.9	233.3	126.9	21.7
5	203.3	110.5	20.2	198.8	104.2	20.5
6	218.1	118.3	20.3	228.5	120.1	23.7
7	171.8	93.8	15.7	222.3	119.6	23.5
8	166.1	90.9	15.5	222.2	116.7	21.2
9	220.3	115.3	21.7	220.8	121.2	21.9
10	217.7	113.9	21.5	204.9	112.3	20.0
11	203.6	114.2	18.8	215.8	123.2	20.6
12	177.1	96.8	16.6	220.0	121.1	19.8
13	179.5	98.8	17.4	218.5	120.2	21.6
14	201.1	110.1	18.9	223.8	122.9	21.5
15	165.6	91.8	15.3	225.5	125.6	21.5
均值	198.8	108.2	18.8	216.8	117.2	21.3

表 20-3-4 鳖甲标准汤剂与醋鳖甲标准汤剂转移率对比

序号	鳖甲标准汤剂转移率（％）			醋鳖甲标准汤剂转移率（％）		
	甘氨酸	脯氨酸	缬氨酸	甘氨酸	脯氨酸	缬氨酸
1	7.9	7.8	5.1	42.1	40.5	31.4
2	7.9	7.9	5.2	37.5	35.6	29.6
3	10.3	9.9	8.2	33.6	31.5	25.8
4	14.1	13.8	9.7	39.4	37.7	30.9
5	13.2	13.0	9.4	31.9	30.3	25.5
6	10.5	10.3	7.2	40.2	38.1	36.6
7	7.3	7.1	4.7	41.0	38.9	37.8
8	8.2	8.2	6.3	36.7	34.1	30.0
9	17.2	16.5	11.2	36.1	36.3	36.1
10	16.6	15.6	12.5	35.7	35.8	27.4
11	13.6	13.7	9.6	31.0	31.5	22.9
12	7.7	7.5	5.4	30.8	30.4	22.6
13	8.5	8.4	6.6	33.7	33.4	27.5
14	8.7	8.5	6.7	34.9	34.6	27.3
15	7.0	6.9	5.0	32.8	32.6	26.1
均值	10.6	10.3	7.5	35.8	34.8	29.2

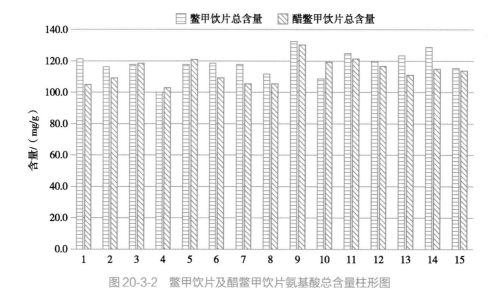

图 20-3-2 鳖甲饮片及醋鳖甲饮片氨基酸总含量柱形图

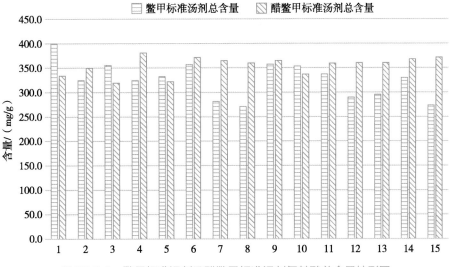

图 20-3-3　鳖甲标准汤剂及醋鳖甲标准汤剂氨基酸总含量柱形图

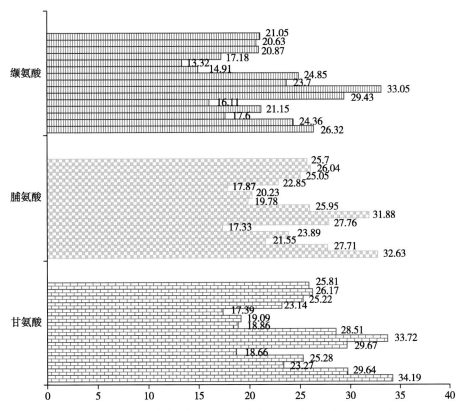

图 20-3-4　鳖甲标准汤剂及醋鳖甲标准汤剂转移率差值比较柱形图（差值＝醋鳖甲 - 鳖甲）

（三）特征图谱差异研究

采用国家药典委员会推荐的"中药色谱指纹图谱相似度评价系统（2012.0 版本）"分别对 BJ-YP-01～BJ-YP-15、CBJ-YP-01～CBJ-YP-15 共 30 批样品氨基酸特征图谱进行数据处理，生品与炮制品图谱均有 10 个共有峰，说明炮制前后的化学成分组成较稳定，结果见图 20-3-5～图 20-3-6。

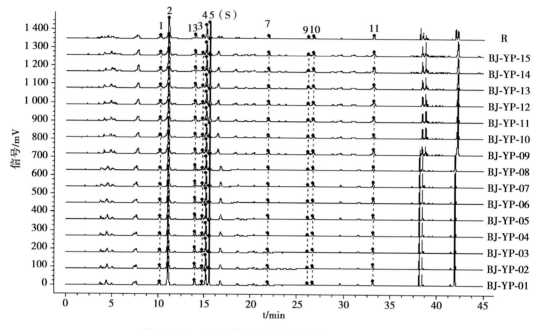

图 20-3-5　15 批鳖甲饮片氨基酸特征图谱共有峰

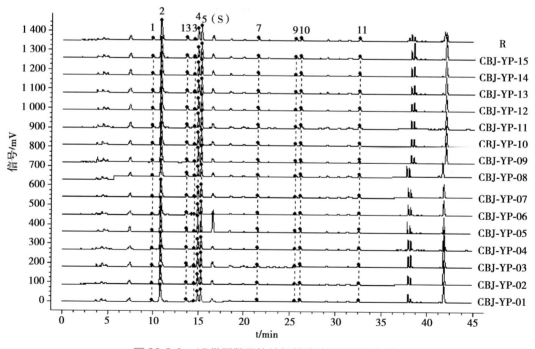

图 20-3-6　15 批醋鳖甲饮片氨基酸特征图谱共有峰

采用 SPSS 20.0 软件对生品与炮制品测定的 9 种氨基酸相对峰面积进行独立样本 t 检验,结果见表 20-3-5。结果显示,与生品相比,炮制品的丝氨酸、精氨酸、苏氨酸、缬氨酸、异亮氨酸、亮氨酸及赖氨酸共 7 种氨基酸的相对峰面积具有极显著性差异($P<0.01$);甘氨酸、丙氨酸的相对峰面积响应值均有一定程度的降低,但差异无统计学意义。

表 20-3-5　鳖甲饮片及醋鳖甲饮片相对峰面积独立样本 t 检验(均值 ± 标准差)

序号	成分	鳖甲饮片	醋鳖甲饮片
1	丝氨酸(S)	0.33±0.02	0.17±0.03 **
2	甘氨酸(G)	2.42±0.05	2.42±0.04
3	精氨酸(R)	0.40±0.01	0.30±0.03 **
4	苏氨酸(T)	0.14±0.01	0.05±0.02 **
5	丙氨酸(A)	0.84±0.03	0.85±0.00
6	脯氨酸(P)	/	/
7	缬氨酸(V)	0.21±0.01	0.15±0.01 **
8	异亮氨酸(I)	0.14±0.01	0.11±0.01 **
9	亮氨酸(L)	0.27±0.02	0.19±0.01 **
10	赖氨酸(K)	0.45±0.03	0.25±0.02 **

注:与鳖甲饮片比较,** 为 $P<0.01$。

(四)质谱差异研究

根据"第十二章鳖甲配方颗粒标准汤剂与质量标准研究"和"第十三章醋鳖甲配方颗粒标准汤剂与质量标准研究"的研究可得出,在鳖甲的生品与炮制品中均能检测出鳖源多肽 1 和鳖源多肽 2,监测离子对质荷比(m/z)分别为:784.9>872.46、m/z 784.9>1 028.55 和 m/z 834.09>743.38、m/z 834.09>953.52,两者的 EIC 图有明显差别。鳖源多肽 1 的差异体现在,生品保留时间(RT)为 14.5~15min 的范围内仅出现一个色谱峰,而炮制品则呈现两个色谱峰,详见图 20-3-7。鳖源多肽 2 的差异体现在,炮制品在 RT 为 24.1~24.5min 的范围内比生品多一个色谱峰,详见图 20-3-8。以生品与炮制品各 15 批标准汤剂和 3 批颗粒均呈现同一规律,结果见图 20-3-9~图 20-3-16。

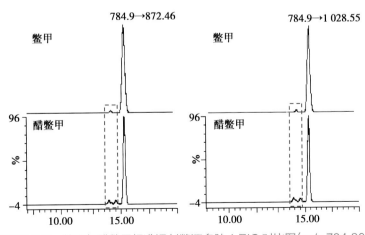

图 20-3-7　鳖甲与醋鳖甲标准汤剂鳖源多肽 1 EIC 对比图(m/z 784.90)

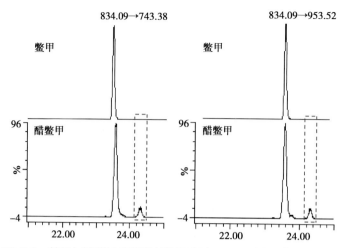

图 20-3-8　鳖甲与醋鳖甲标准汤剂鳖源多肽 2 EIC 对比图（m/z 834.09）

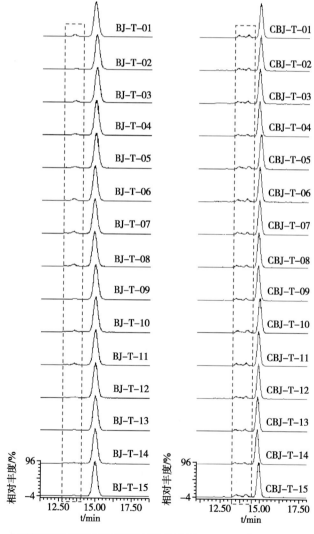

图 20-3-9　15 批鳖甲与醋鳖甲标准汤剂鳖源多肽 1 EIC 图（m/z 784.90>872.46）

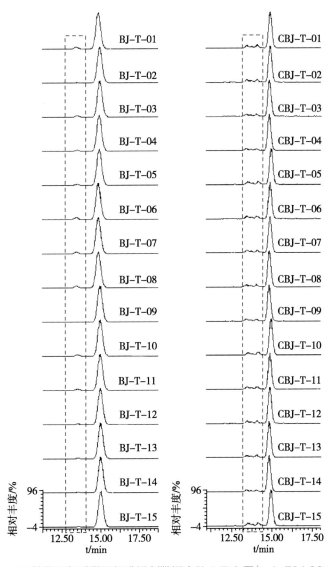

图 20-3-10　15 批鳖甲与醋鳖甲标准汤剂鳖源多肽 1 EIC 图（m/z 784.90>1 028.55）

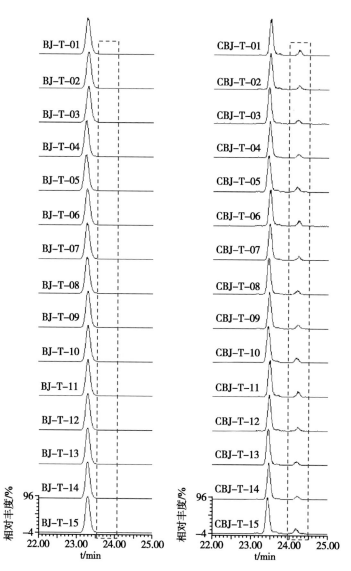

图 20-3-11　15 批鳖甲与醋鳖甲标准汤剂鳖源多肽 2 EIC 图（m/z 834.09>743.38）

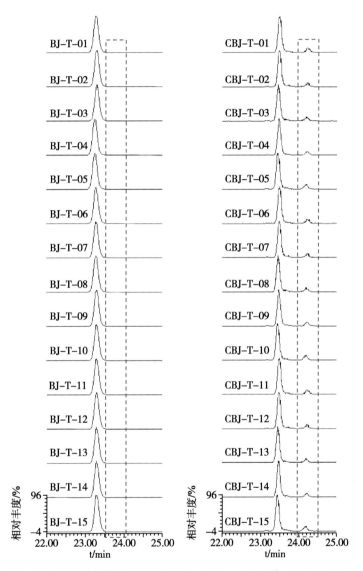

图 20-3-12　15 批鳖甲与醋鳖甲标准汤剂鳖源多肽 2 EIC 图（m/z 834.09>953.52）

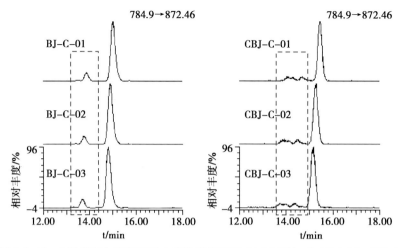

图 20-3-13　3 批鳖甲与醋鳖甲配方颗粒鳖源多肽 1 EIC 图（m/z 784.90>872.46）

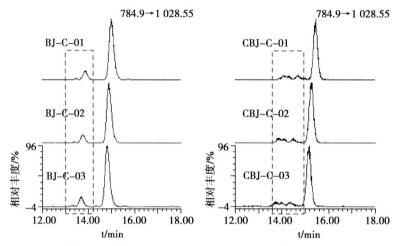

图 20-3-14　3 批鳖甲与醋鳖甲配方颗粒鳖源多肽 1 EIC 图（m/z 784.90>1 028.55）

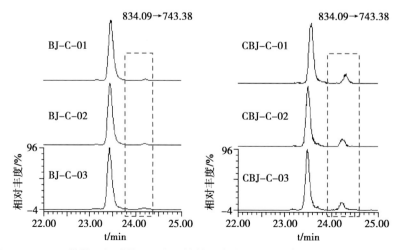

图 20-3-15　3 批鳖甲与醋鳖甲配方颗粒鳖源多肽 2 EIC 图（m/z 834.09>743.38）

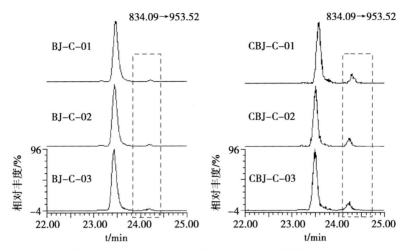

图 20-3-16　3 批鳖甲与醋鳖甲配方颗粒鳖源多肽 2 EIC 图（m/z 834.09>953.52）

（五）小结

综上所述，鳖甲经醋淬后，其标准汤剂的出膏率、氨基酸的总含量及转移率明显升高；与生品相较，炮制品的甘氨酸、脯氨酸、缬氨酸 3 种氨基酸总含量呈下降趋势；对生品及炮制品的特征图谱相对峰面积进行独立样本 t 检验，发现炮制品的丝氨酸、精氨酸、苏氨酸、缬氨酸、异亮氨酸、亮氨酸及赖氨酸共 7 种氨基酸的相对峰面积具有极显著性差异（$P<0.01$）；甘氨酸、丙氨酸的相对峰面积响应值均有一定程度的降低，但差异无统计学意义；在鳖甲的生品与炮制品中均能检测出鳖源多肽 1 和鳖源多肽 2，监测离子对质荷比（m/z）分别为：m/z784.9>872.46、m/z 784.9>1 028.55 和 m/z 834.09>743.38、m/z 834.09>953.52，两者的 EIC 图有明显差别。鳖源多肽 1 的差异体现在，生品保留时间（RT）为 14.5～15min 的范围内仅出现一个色谱峰，而炮制品则呈现两个色谱峰。鳖源多肽 2 的差异体现在，炮制品在 RT 为 24.1～24.5min 的范围内比生品多一个色谱峰。以生品与炮制品各 15 批标准汤剂和 3 批颗粒均呈现同一规律。

二、鸡内金与炒鸡内金炮制前后对比研究

为研究鸡内金及炒鸡内金炮制前后的差异，对生品和炮制品的出膏率、氨基酸含量及转移率和特征图谱进行比较，详细结果如下：

（一）出膏率

对鸡内金生品和炮制品各 18 批标准汤剂的出膏率结果进行分析，结果显示鸡内金炮制后出膏率有所下降，结果见表 20-3-6、图 20-3-17。

表 20-3-6　鸡内金与炒鸡内金标准汤剂出膏率对比

序号	批号	出膏率（%）	批号	出膏率（%）	差值（%）
1	JNJ-T-01	2.76	CJNJ-T-01	1.63	1.13
2	JNJ-T-02	4.14	CJNJ-T-02	1.96	2.18
3	JNJ-T-03	3.19	CJNJ-T-03	1.78	1.41
4	JNJ-T-04	4.12	CJNJ-T-04	3.85	0.27
5	JNJ-T-05	3.78	CJNJ-T-05	3.13	0.65
6	JNJ-T-06	3.84	CJNJ-T-06	3.26	0.58

续表

序号	批号	出膏率（%）	批号	出膏率（%）	差值（%）
7	JNJ-T-07	4.91	CJNJ-T-07	2.90	2.01
8	JNJ-T-08	3.65	CJNJ-T-08	2.36	1.29
9	JNJ-T-09	3.66	CJNJ-T-09	2.13	1.53
10	JNJ-T-10	3.66	CJNJ-T-10	2.65	1.01
11	JNJ-T-11	4.05	CJNJ-T-11	3.14	0.91
12	JNJ-T-12	3.74	CJNJ-T-12	2.99	0.75
13	JNJ-T-13	4.16	CJNJ-T-13	3.14	1.02
14	JNJ-T-14	3.66	CJNJ-T-14	2.73	0.93
15	JNJ-T-15	4.61	CJNJ-T-15	2.60	2.01
16	JNJ-T-16	4.76	CJNJ-T-16	3.47	1.29
17	JNJ-T-17	4.55	CJNJ-T-17	3.46	1.09
18	JNJ-T-18	3.73	CJNJ-T-18	3.29	0.44

注：差值 = 鸡内金 - 炒鸡内金。

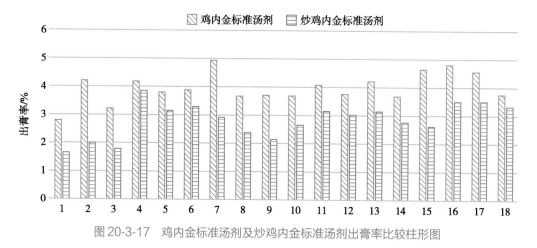

图 20-3-17　鸡内金标准汤剂及炒鸡内金标准汤剂出膏率比较柱形图

（二）氨基酸含量及转移率

对鸡内金生品和炮制品各18批饮片、标准汤剂的氨基酸含量测定结果及转移率进行分析，结果显示除2批次外，其余各批次生品饮片氨基酸总含量均高于炮制品；除3批次外，其余各批次生品标准汤剂甘氨酸、丙氨酸、脯氨酸及苯丙氨酸含量均高于炮制品；生品转移率均高于炮制品。结果见表20-3-7～表20-3-9、图20-3-18～图20-3-20。

表20-3-7　鸡内金饮片与炒鸡内金饮片含量对比

序号	鸡内金饮片					炒鸡内金饮片				
	甘氨酸（mg/g）	丙氨酸（mg/g）	脯氨酸（mg/g）	苯丙氨酸（mg/g）	总量（mg/g）	甘氨酸（mg/g）	丙氨酸（mg/g）	脯氨酸（mg/g）	苯丙氨酸（mg/g）	总量（mg/g）
1	49.9	43.6	40.3	44.1	177.9	48.1	43.9	39.6	43.6	175.2
2	51.5	44.3	41.7	45.8	183.3	48.7	44.1	40.4	43.8	177.0
3	50.5	43.3	41.5	44.3	179.6	49.6	44.3	41.2	44.3	179.4
4	50.5	43.3	41.3	43.8	178.9	47.0	42.3	38.8	41.3	169.4

序号	鸡内金饮片					炒鸡内金饮片				
	甘氨酸（mg/g）	丙氨酸（mg/g）	脯氨酸（mg/g）	苯丙氨酸（mg/g）	总量（mg/g）	甘氨酸（mg/g）	丙氨酸（mg/g）	脯氨酸（mg/g）	苯丙氨酸（mg/g）	总量（mg/g）
5	51.3	43.4	41.8	45.1	181.6	48.0	43.0	40.1	42.5	173.6
6	50.8	43.0	41.6	44.5	179.9	48.2	43.7	39.6	44.0	175.5
7	49.8	41.9	40.4	42.4	174.5	49.7	44.5	40.7	45.3	180.2
8	50.6	43.1	41.6	44.9	180.2	49.1	44.6	40.9	44.9	179.5
9	51.5	44.0	42.5	46.6	184.6	49.7	45.0	41.6	45.0	181.3
10	48.0	41.9	39.9	43.9	173.7	46.1	42.3	38.6	41.7	168.7
11	47.9	42.0	40.2	42.5	172.6	48.5	44.0	40.9	43.9	177.3
12	48.9	42.2	40.7	43.9	175.7	49.5	44.0	41.4	44.2	179.1
13	49.9	43.3	41.7	43.2	178.1	47.8	42.1	40.2	41.6	171.7
14	47.8	41.0	39.8	40.3	168.9	47.0	41.8	39.2	40.3	168.3
15	49.0	41.4	40.9	41.4	172.7	47.2	42.4	39.7	40.8	170.1
16	53.1	44.4	44.1	50.8	192.4	55.1	44.9	43.0	48.9	191.9
17	52.0	45.0	43.0	49.4	189.4	47.1	41.4	39.4	44.6	172.5
18	51.6	45.1	42.6	48.9	188.2	53.0	42.3	41.7	46.4	183.4
均值	50.3	43.1	41.4	44.8	/	48.9	43.4	40.4	43.7	/

表 20-3-8　鸡内金标准汤剂与炒鸡内金标准汤剂含量对比

序号	鸡内金标准汤剂				炒鸡内金标准汤剂			
	甘氨酸（mg/g）	丙氨酸（mg/g）	脯氨酸（mg/g）	苯丙氨酸（mg/g）	甘氨酸（mg/g）	丙氨酸（mg/g）	脯氨酸（mg/g）	苯丙氨酸（mg/g）
1	38.4	28.8	41.3	41.5	34.7	22.2	32.4	23.6
2	41.7	27.4	39.5	36.6	37.6	22.9	33.8	22.6
3	38.7	27.5	45.0	44.1	35.4	22.0	35.7	24.9
4	40.7	28.7	44.6	41.9	40.3	27.5	38.4	26.5
5	46.3	31.1	47.2	43.7	42.8	28.1	41.1	29.0
6	38.3	30.3	40.3	35.3	39.7	27.5	38.4	28.7
7	42.5	25.6	37.6	37.6	39.3	20.7	33.4	23.0
8	39.7	30.3	45.1	45.6	40.0	25.8	39.9	30.3
9	39.6	29.6	44.3	42.6	36.2	23.6	36.5	27.3
10	34.3	25.9	33.1	35.9	33.7	21.7	29.7	24.0
11	33.7	25.5	32.7	34.8	32.8	21.0	29.7	22.2
12	34.5	25.8	31.6	31.4	34.6	22.5	30.8	23.1
13	41.6	29.0	40.8	38.2	39.5	24.3	38.8	22.3
14	38.8	29.1	40.9	34.5	37.4	24.3	37.8	22.1
15	41.6	29.8	42.8	35.0	36.2	22.9	38.0	21.7
16	39.7	26.6	40.2	38.7	39.2	24.6	36.9	30.3
17	38.9	27.2	39.8	40.4	36.5	22.8	35.9	27.7
18	39.2	27.0	40.0	38.8	36.8	22.1	36.2	28.1
均值	39.3	28.1	40.4	38.7	37.4	23.7	35.7	25.4

表 20-3-9 鸡内金标准汤剂与炒鸡内金标准汤剂转移率对比

序号	鸡内金标准汤剂转移率（%）				炒鸡内金标准汤剂转移率（%）			
	甘氨酸	丙氨酸	脯氨酸	苯丙氨酸	甘氨酸	丙氨酸	脯氨酸	苯丙氨酸
1	2.21	1.94	2.85	2.73	1.16	0.81	1.31	0.87
2	3.61	2.83	4.10	3.59	1.50	1.01	1.63	1.01
3	2.61	2.16	3.60	3.32	1.26	0.87	1.53	0.99
4	3.55	2.90	4.68	4.12	3.27	2.48	3.77	2.44
5	3.70	2.91	4.55	3.90	2.80	2.05	3.22	2.14
6	3.08	2.87	3.88	3.19	2.57	1.96	3.02	2.04
7	4.15	2.98	4.42	4.34	2.17	1.33	2.35	1.51
8	3.08	2.75	4.11	3.95	1.85	1.31	2.21	1.53
9	3.06	2.64	4.09	3.57	1.51	1.09	1.83	1.27
10	2.69	2.30	3.09	3.01	1.94	1.36	2.04	1.53
11	3.04	2.59	3.49	3.47	2.04	1.45	2.20	1.53
12	2.83	2.43	3.06	2.81	2.07	1.52	2.21	1.55
13	3.84	3.05	4.43	3.97	2.52	1.76	2.95	1.64
14	3.26	2.84	4.05	3.37	2.17	1.59	2.64	1.50
15	4.15	3.50	5.04	4.06	2.02	1.42	2.51	1.39
16	3.76	3.07	4.52	3.91	2.43	1.87	2.93	2.12
17	3.58	2.94	4.37	4.00	2.62	1.86	3.08	2.10
18	2.95	2.37	3.59	3.15	2.26	1.69	2.82	1.97
均值	3.3	2.7	4.0	3.6	2.1	1.5	2.5	1.6

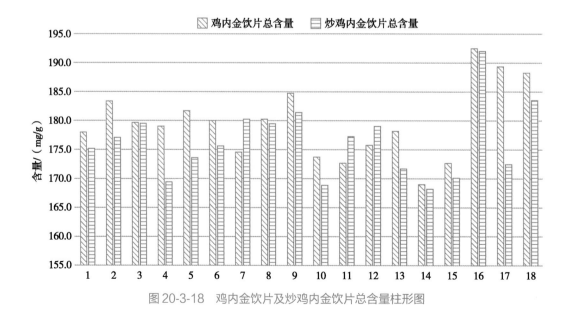

图 20-3-18 鸡内金饮片及炒鸡内金饮片总含量柱形图

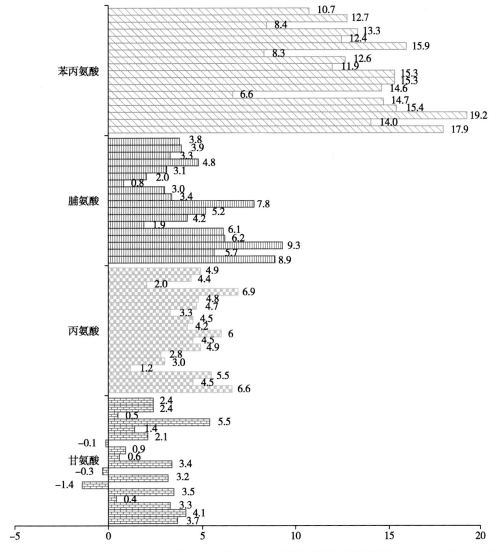

图 20-3-19　鸡内金标准汤剂及炒鸡内金标准汤剂含量差值比较柱形图（差值 = 鸡内金 - 炒鸡内金）

（三）特征图谱差异研究

采用国家药典委员会推荐的"中药色谱指纹图谱相似度评价系统（2012.0 版本）"分别对 JNJ-YP-01～JNJ-YP-18、CJNJ-YP-01～CJNJ-YP-18 共 36 批样品氨基酸特征图谱进行数据处理，结果显示生品与炮制品均有 12 个共有峰，说明鸡内金炮制前后的化学成分组成较稳定，结果见图 20-3-21、图 20-3-22。

采用 SPSS 20.0 软件对鸡内金生品与炮制品饮片测定的 11 种氨基酸相对峰面积进行独立样本 t 检验，结果见表 20-3-10。结果表明，与生品相比，炮制品饮片的丝氨酸、甘氨酸、苏氨酸、丙氨酸相对峰面积具有极显著性差异（$P<0.01$）；蛋氨酸峰面积具有显著性差异（$P<0.05$）。经炮制，炮制品饮片中各氨基酸响应值均增加。

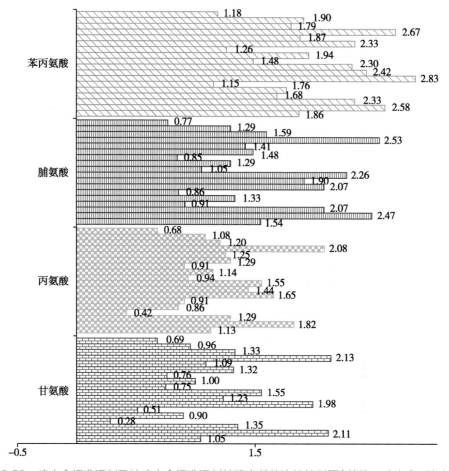

图 20-3-20　鸡内金标准汤剂及炒鸡内金标准汤剂转移率差值比较柱形图（差值 = 鸡内金 - 炒鸡内金）

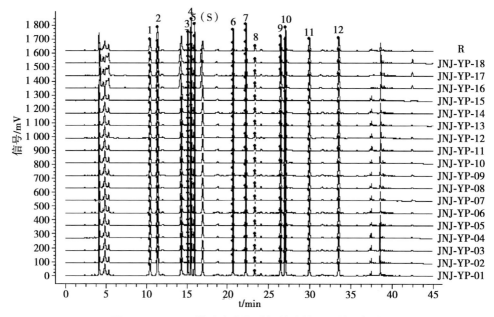

图 20-3-21　18 批鸡内金饮片氨基酸特征图谱共有峰

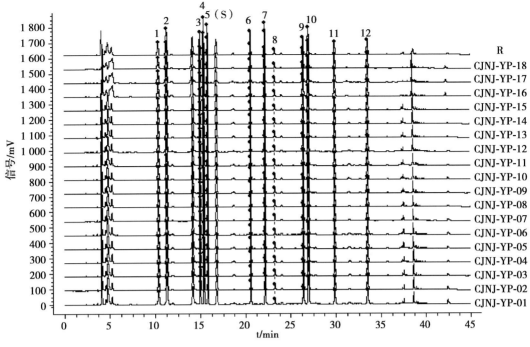

图 20-3-22　18 批炒鸡内金饮片氨基酸特征图谱共有峰

表 20-3-10　鸡内金饮片及炒鸡内金饮片相对峰面积独立样本 t 检验（均值 ± 标准差）

序号	成分	鸡内金饮片	炒鸡内金饮片
1	丝氨酸（S）	0.74±0.03	0.79±0.03 **
2	甘氨酸（G）	1.64±0.01	1.66±0.01 **
3	苏氨酸（T）	0.74±0.03	0.80±0.03 **
4	丙氨酸（A）	1.18±1.02	1.24±0.03 **
5	脯氨酸（P）	/	/
6	酪氨酸（Y）	0.91±0.02	0.92±0.03
7	缬氨酸（V）	1.20±0.13	1.25±0.10
8	蛋氨酸（M）	0.23±0.01	0.24±0.01 *
9	异亮氨酸（I）	0.85±0.10	0.88±0.08
10	亮氨酸（L）	1.36±0.04	1.36±0.04
11	苯丙氨酸（F）	0.74±0.03	0.75±0.02
12	赖氨酸（K）	0.89±0.07	0.87±0.05

注：与鸡内金饮片比较，** 为 $P<0.01$，* 为 $P<0.05$。

（四）小结

综上所述，鸡内金经炮制后，其标准汤剂的出膏率有所下降；除个别批次外，炮制后饮片的 4 个氨基酸总含量低于生品，炮制品标准汤剂的甘氨酸、丙氨酸、脯氨酸和苯丙氨酸的含量及转移率均低于生品；生品与炮制品的氨基酸特征图谱共标定 12 个共有峰，对其饮片的 11 种氨基酸相对峰面积进行独立样本 t 检验，发现与生品相比，炮制品饮片的丝氨酸、甘氨酸、苏氨酸、丙氨酸相对峰面积具有极显著性差异（$P<0.01$），蛋氨酸峰面积具有显著性差异（$P<0.05$），炮制后，炮制品饮片中各氨基酸响应值有所增加。

主要参考文献

[1] 张俊玲. 中药炮制的现代发展状况与研究思路[J]. 中国卫生产业，2013，10（30）：190-191.

[2] 李祥华. 中药炮制理论源流及研究进展[J]. 湖北省卫生职工医学院学报，1992（2）：34-37.

[3] 孟姝，邢尚. 现代中药炮制的研究思路与方法[J]. 科技信息，2008（36）：21，54.

[4] 秦昆明，束雅春，曹岗，等. 中药炮制研究的思路与方法——以地黄的炮制研究为例[J]. 中草药，2013，44（11）：1363-1370.

[5] 宋丽，王少云，聂磊. 中药炮制质量分析方法与药效评价研究进展[J]. 中药材，2013，36（1）：151-156.

[6] 谢崇义，李国忠，吴杨. 近年来动物类中药炮制研究概况[J]. 中医药信息，2005，（6）：18-20.

[7] 张秀云. 动物类中药炮制及化学成分研究概况[J]. 北方药学，2012，9（5）：77-78.

[8] 王丹丹，昝珂，魏锋，等. 动物类中药材使用情况及常见质量问题探讨[J]. 中国药事，2020，34（11）：1281-1298.

[9] 赵荣华，张秋云. 试析动物药的炮制方法与作用特点[J]. 中国民族民间医药，1997（2）：9-11.

[10] 欧阳罗丹，马莉，肖小河. 中药动物药的炮制现状与对策分析[J]. 中成药，2017，39（5）：1034-1037.

[11] 吕福祥. 常用动物药炮制作用探讨[J]. 中医药学报，1988（5）：16.

[12] 王艳杰，董欣，刘晓波，等. 斑蝥炮制前后蛋白质及氨基酸含量测定[J]. 吉林中医药，2010，30（10）：904-905.

[13] 马莉，王玄，马琳，等. 动物药僵蚕高温麸炒的科学合理性[J]. 中国中药杂志，2015，40（23）：4629-4633.

[14] 蔡真真，程再兴，林丽虹，等. 白羽鸡与家养鸡鸡内金不同炮制品中化学成分测定[J]. 海峡药学，2015，27（5）：50-52.

[15] 史红专，郭巧生，刘飞，等. 野生和人工养殖蚂蟥不同炮制品内在质量的比较研究[J]. 中国中药杂志，2007（24）：2657-2659.

[16] 铁步荣，陈秀梅，张谦. 海洋动物药蛤壳、鱼脑石炮制前后砷含量的研究[J]. 中国中药杂志，2003，28（4）：381-382.

[17] 付兰，何树芸，潘德敏. 蟾酥不同炮制品蟾毒内酯的含量测定[J]. 中药材，1990，13（2）：25-27.

[18] 王鹏飞. 基于减毒存效美洲大蠊去油制霜炮制研究[D]. 成都中医药大学，2016.

[19] 侯新楠，廉迪，蔡昂，等. 壁虎鲜品和炮制品抗肿瘤活性比较研究[J]. 中药材，2008，31（7）：957-959.

[20] 崔金玉，贾天柱. 阿胶及不同炮制品的药理作用研究[J]. 中成药，2008，30（12）：1841-1842.

[21] 宋丽，王少云，聂磊. 中药炮制质量分析方法与药效评价研究进展[J]. 中药材，2013，36（1）：151-156.

[22] 沈嘉茵. 蟾酥质量分析及其炮制前后指纹图谱研究[D]. 广东药学院，2008.

[23] 施婧妮，陈进文，高建蓉，等. 鳖甲炮制前后抗肝纤维化有效物质部位 HPCE 指纹图谱的比较研究[J]. 中国中医药信息杂志，2011，18（2）：63-66.

[24] 隋利强，吴追乐，陈玉鹏. 基于 SPME-GC-MS 分析探讨炮制对 6 种动物药挥发性成分的影响[J]. 中药材，2019，42（5）：1030-1037.

[25] GREGORICH Z R，GE Y. Top-down proteomics in health and disease：Challenges and opportunities[J]. Proteomics，2014，14（10）：1195-1210.

45